现代营养学
临床营养应用

Present Knowledge in Nutrition
Clinical and Applied Topics in Nutrition

第11版

主　编　Bernadette P. Marriott
　　　　Diane F. Birt
　　　　Virginia A. Stallings
　　　　Allison A. Yates

主　译　周　芸

副主译　李增宁　王青山　翟兴月　王　柯　李　丽

人民卫生出版社
·北　京·

图书在版编目（CIP）数据

现代营养学：临床营养应用 /（美）伯纳黛特·马
里奥特（Bernadette P. Marriott）主编；周芸主译.
北京：人民卫生出版社，2024.9. -- ISBN 978-7-117
-36623-6

Ⅰ. R151

中国国家版本馆 CIP 数据核字第 2024TP0318 号

| 人卫智网 | www.ipmph.com | 医学教育、学术、考试、健康，购书智慧智能综合服务平台 |
| 人卫官网 | www.pmph.com | 人卫官方资讯发布平台 |

图字：01-2021-5353 号

现代营养学——临床营养应用

Xiandai Yingyangxue——Linchuang Yingyang Yingyong

主　　译	周　芸

出版发行：人民卫生出版社（中继线 010-59780011）

地　　址：北京市朝阳区潘家园南里 19 号

邮　　编：100021

E - mail：pmph @ pmph.com

购书热线：010-59787592　010-59787584　010-65264830

印　　刷：北京瑞禾彩色印刷有限公司

经　　销：新华书店

开　　本：889 × 1194　1/16　**印张**：37

字　　数：1069 千字

版　　次：2024 年 9 月第 1 版

印　　次：2024 年 9 月第 1 次印刷

标准书号：ISBN 978-7-117-36623-6

定　　价：399.00 元

打击盗版举报电话：010-59787491　**E-mail**: WQ @ pmph.com

质量问题联系电话：010-59787234　**E-mail**: zhiliang @ pmph.com

数字融合服务电话：4001118166　**E-mail**: zengzhi @ pmph.com

现代营养学
临床营养应用

Present Knowledge in Nutrition
Clinical and Applied Topics in Nutrition

第11版

主　编　Bernadette P. Marriott
　　　　Diane F. Birt
　　　　Virginia A. Stallings
　　　　Allison A. Yates

主　译　周　芸

副主译　李增宁　王青山　翟兴月　王　柯　李　丽

译　者（按姓氏笔画排序）

于登峰	王　柯	王广智	王青山	王霓雯	冯晓慧
宁势力	朱华倩	庄成君	刘雅卓	关金凤	李　旭
李　丽	李　爽	李　鑫	李增宁	杨　光	杨小宇
杨轶仑	邱　勋	张　宁	张　峰	张勇胜	张鑫杰
陈　杨	陈　钏	周　芸	周春凌	胡　雯	战弋音
施万英	姚　颖	高晓明	葛　声	蒋希乐	谢　颖
楚　辞	简　枭	翟一静	翟兴月		

人民卫生出版社
·北　京·

Elsevier(Singapore) Pte Ltd.
3 Killiney Road
#08-01 Winsland House I
Singapore 239519
Tel: (65) 6349-0200
Fax: (65) 6733-1817

Present Knowledge in Nutrition: Clinical and Applied Topics in Nutrition, 11E

Bernadette P. Marriott, Diane F. Birt, Virginia A. Stallings, and Allison A. Yates

Copyright © 2020 by International Life Sciences Institute (ILSI). Published by Elsevier Inc. All rights reserved.

Previous editions copyrighted 2013, 2009, 2001, 1993, and 1986.

ISBN-13: 978-0-12-818460-8

Authorized Chinese translation published by People Medical Publishing House.

《现代营养学：临床营养应用》第 11 版（周芸主译）

ISBN: 978-7-117-36623-6

Copyright © Elsevier（Singapore）Pte Ltd. and People Medical Publishing House.

我们谨以《现代营养学》（第11版）献给全球营养学界的同仁们，正是他们，为全世界人民的福祉不断探索并诠释科学，坚持用循证方法抵制不科学的营养信息，以改善人类健康。我们还将本书献给我们的学术导师和同事，是他们不计得失，以坚定的信念推动我们朝着最高质量的营养科学方向发展。

主 编 简 介

BERNADETTE P. MARRIOTT, PHD

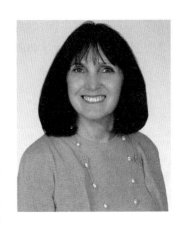

Bernadette P. Marriott 拥有南卡罗来纳医药大学医学与精神病学系荣誉教授和营养科荣誉主任的职位。Bernadette 在营养学、心理学、比较医学领域有超过 35 年的经验，是饮食、营养和慢性病的比较医学专家。Marriott 博士曾经在联邦政府、美国学术机构、大学和基金会担任科学和行政职务。她是美国国立卫生研究院（National Institutes of Health，NIH）膳食补充剂办公室的创始主任，也是美国国家科学院（National Academy of Sciences，NAS）食品和营养委员会的副主任。她的研究集中于人类和动物营养以及相关的行为研究（在人类：饮食和健康研究和食品标签；在动物：非人灵长类动物营养和行为生态学）。近年来主持由陆军、国防部、美国科学基金会、美国卫生研究院、美国农业部、工业和基金会资助的研究项目。Bernadette Marriott 拥有巴克内尔大学生物学/免疫学学士学位（1970），苏格兰阿伯丁大学心理学博士（1976），以及微量矿物质营养学、比较医学和高级统计学研究生培训经历。她发表了大量的论文，在多个国家委员会和大学科学咨询委员会任职，并经常就饮食、膳食补充剂和健康问题发表演讲。她目前是食品和营养委员会（Food and Nutrition Board）、美国国家科学院（US National Academy of Sciences）和美国营养学会（American Society for Nutrition Committee）的成员，负责宣传和制订科学政策。在 2016 年，Marriott 博士被提名为美国营养学会会员。

DIANE F. BIRT, PHD

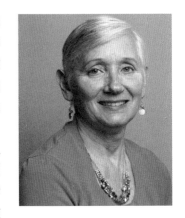

Diane F. Birt 是爱荷华州立大学食品科学和人类营养学的杰出教授。她拥有惠蒂尔学院（1971 年）的家庭经济学和化学学士学位，以及普渡大学（1975 年）的营养学博士学位。她的专长是饮食和癌症预防、植物成分和健康养生。她曾在内布拉斯加大学医学中心工作（1976—1997），而后成为爱荷华州立大学食品科学和人类营养学系主任（1997—2004）。Birt 实验室长期关注饮食对癌症的预防。最近的研究重点是利用细胞培养和动物模型，研究通过减缓玉米淀粉的消化来预防结肠癌，结果显示特定基因变化在人类结肠癌发展过程中具有非常重要的作用。她曾担任美国国家毒理学计划（美国卫生部）科学顾问委员会成员和美国国家科学院医学研究所食品和营养委员会成员。2015 年，Birt 博士被选为美国营养学会会员，2016 年，她被选为美国国家医学院（National Academy of Medicine）院士。

VIRGINIA A. STALLINGS, MD, MS

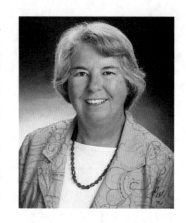

　　Virginia Stallings 是费城儿童医院和宾夕法尼亚大学佩雷尔曼医学院儿科教授，也是 Jean A. Cortner Endowed（简·A. 考特奈尔·爱德华）儿科胃肠病学和营养学主席。她拥有奥本大学营养与食品学士学位，康奈尔大学营养与生物化学硕士学位，阿拉巴马大学伯明翰分校医学博士。她在弗吉尼亚大学完成了儿科住院医师培训，随后在 Sick Children 医院从事营养学亚专业。在费城儿童医院的职业生涯中，她在临床护理、研究员和教员培训以及慢性病儿童和健康儿童生长异常、营养状况和健康的临床和转化研究方面做出了贡献。她曾在许多国家科学院委员会任职，为儿童健康、营养和联邦营养计划提供咨询，也是美国医学院的成员。美国儿科学会和美国营养学会为她在科学、指导和服务方面做出的贡献授予奖项。

ALLISON A. YATES, PHD, MSPH, RD

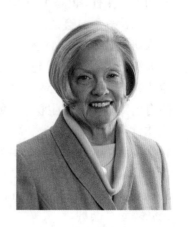

　　Allison A. Yates 持有加州大学洛杉矶分校公共卫生和饮食学学士学位和硕士学位，并获加州大学伯克利分校营养学博士学位，在洛杉矶的 VA 中心完成了营养学实习并成为了一名注册营养师。她曾在得克萨斯休斯敦大学健康科学中心、埃默里大学医学院任职，是南密西西比大学健康与人文科学学院的创始院长，她主持了该州第一个经认证的公共卫生项目。她的研究集中在人类蛋白质和能量需求上。1994 年，她被任命为美国国家科学院医学研究所食品和营养委员会主任。在研究所工作的 10 年中，她为美国和加拿大制订了人群营养素需求和推荐意见，即膳食营养参考摄入量。随后，她担任美国农业部农业科学研究院（ARS）贝尔茨维尔人类营养研究中心主任，以及贝尔茨维尔农业研究中心的副主任，2014 年从美国农业部退休，并被选为美国营养学会的会员。从那时起，她主持了一项志愿者工作，为了确定食品中生物活性成分的参考值而建立了一个框架。

译 者 名 单

主 译 周 芸

副主译 李增宁 王青山 翟兴月 王 柯 李 丽

译 者 （按姓氏笔画排序）

于登峰	大连大学附属新华医院	张 宁	大连医科大学附属第二医院
王 柯	大连医科大学附属第二医院	张 峰	大连医科大学附属第二医院
王广智	大连医科大学附属第二医院	张勇胜	广西医科大学第一附属医院
王青山	大连医科大学公共卫生学院	张鑫杰	大连医科大学附属第二医院
王霓雯	华中科技大学同济医学院附属同济医院	陈 杨	大连医科大学基础医学院
冯晓慧	上海交通大学医学院附属第六人民医院	陈 钊	大连医科大学附属第二医院
宁势力	大连医科大学附属第二医院	周 芸	大连医科大学附属第二医院
朱华倩	中国医科大学附属第一医院	周春凌	哈尔滨医科大学附属第四医院
庄成君	大连医科大学附属第二医院	胡 雯	四川大学华西医院
刘雅卓	大连大学附属中山医院	战弋音	大连医科大学附属第二医院
关金凤	大连医科大学附属第二医院	施万英	中国医科大学附属第一医院
李 旭	大连医科大学附属第二医院	姚 颖	华中科技大学同济医学院附属同济医院
李 丽	大连医科大学附属第二医院	高晓明	大连医科大学附属第二医院
李 爽	大连医科大学附属第一医院	葛 声	上海交通大学医学院附属第六人民医院
李 鑫	大连医科大学附属第二医院	蒋希乐	四川大学华西医院
李增宁	河北医科大学口腔医院 / 河北医科大学第一医院	谢 颖	河北医科大学第一医院
		楚 辞	四川大学华西医院
杨 光	大连医科大学公共卫生学院	简 枭	大连医科大学附属第二医院
杨小宇	大连市金州区第一人民医院	翟一静	河北医科大学第一医院
杨轶仑	大连医科大学附属第二医院	翟兴月	大连医科大学附属第二医院
邱 勋	大连医科大学附属第二医院		

编 者 名 单

Ajibola Ibraheem Abioye, MD
Harvard University
Cambridge, MA
United States

Katherine Alaimo, PhD
Michigan State University
East Lansing, MI
United States

Stephen Anton, PhD
University of Florida College of Medicine
Gainesville, FL
United States

E. Wayne Askew, PhD
Department of Nutrition and Integrative Physiology
College of Health
University of Utah
Salt Lake City, UT
United States

Joseph L. Baumert, MS, PhD
University of Nebraska, Lincoln
Lincoln, NE
United States

Kirstine J. Bell, APD, CDE, PhD
University of Sydney
Sydney, NSW
Australia

Jennie Brand-Miller, PhD, FAA, FAIFST, FNSA
University of Sydney
Sydney, NSW
Australia

Louise M. Burke, OAM, PhD, APD, FACSM
Australian Sports Commission
Canberra, ACT
Australia

Asta Bye, RD, PhD
Oslo Metropolitan University
Oslo
Norway

Elizabeth J. Campbell, BSc
EAS Consulting Group
Alexandria, VA
United States

Mariana Chilton, PhD, MPH
Drexel University
Philadelphia, PA
United States

Stephen Colagiuri, MBBS, FRACP
University of Sydney
Sydney, NSW
Australia

Charlene Compher, PhD, RD, CNSC, LDN, FADA, FASPEN
University of Pennsylvania
Philadelphia, PA
United States

Jeanne H.M. de Vries, PhD
Wageningen University
Wageningen
Netherlands

Adam Drewnowski, PhD
University of Washington Center for Public
  Health Nutrition
Seattle, WA
United States

Johanna T. Dwyer, DSc, RD
National Institutes of Health, Office of the Dietary
  Supplements
Bethesda, MD
United States

Rebecca Egdorf, BS, MS, RD, LD
University of Texas at Tyler
Tyler, TX
United States

Ibrahim Elmadfa, PhD
University of Vienna
Vienna
Austria

Wafaie W. Fawzi, MBBS, MPH, MS, DrPH
Harvard University
Cambridge, MA
United States

Hilda E. Fernandez, MD, MS
New York Presbeterian Hospital
New York, NY
United States

Jimi Francis, BS, MS, PhD, IBCLC, RLC, RDN, LD
University of Texas at Tyler
Tyler, TX
United States

Karl E. Friedl, PhD
US Army Research Institute of Environmental Medicine
Natick, MA
United States

Stephanie P. Gilley, MD, PhD
University of Colorado School of Medicine
Denver, CO
United States

Vi Goh, MD, MS
Children's Hospital of Philadelphia
Philadelphia, PA
United States

Weimin Guo, PhD
Jean Mayer USDA Human Nutrition Research
   Center on Aging at Tufts University
Boston, MA
United States

David B. Haytowitz, MSc
USDA Agriculture Research Service (Retired)
Silver Spring, MD
United States

Sung Nim Han, PhD, RD
Seoul National University
Seoul
South Korea

Kirsten A. Herrick, PhD, MSc
National Institutes of Health, National Cancer Institute
Bethesda, MD
United States

James E. Hoadley, PhD
EAS Consulting Group
Alexandria, VA
United States

Paul J.M. Hulshof, MSc
Wageningen University
Wageningen
Netherlands

Sharon Y. Irving, PhD, CRNP, FCCM, FAAN
University of Pennsylvania
Philadelphia, PA
United States

Ellisiv Jacobsen, PhD, MPH
Akershus University College
Oslo
Norway

Namrata G. Jain, MD
Columbia University
New York, NY
United States

Marie Johnson, MS, RD
Kaiser Permanente Northwest
Portland, OR
United States

Emily A. Johnston, MPH, RDN, CDE
Pennsylvania State University
University Park, PA
United States

Alexandra M. Johnstone, PhD
The Rowett Institute, University of Aberdeen
Aberdeen
Scotland

Sonya J. Jones, PhD
University of South Carolina
Columbia, SC
United States

Irina Kirpich, PhD
Alcohol Research Center
University of Louisville
Louisville, KY
United States

Nancy F. Krebs, MD, MS
University of Colorado School of Medicine
Denver, CO
United States

Penny M. Kris-Etherton, PhD, RDN
College of Health and Human Development at Pennsylvania
   State University
University Park, PA
United States

Ellisiv Lærum-Onsager, RN, PhD
Lovisenberg Diaconal University College
Oslo
Norway

**Janine L. Lewis, BSc, Grad Dip Nut & Diet,
   Grad Dip Public Health**
Food Standards Australia New Zealand
Majura Park, ACT
Australia

Karen Lindsay, PhD, RD
University of California Irvine School of Medicine
Orange, CA
United States

Asim Maqbool, MD
Children's Hospital of Philadelphia
Philadelphia, PA
United States

Melinda M. Manore, PhD, RD, CSSD, FACSM
Oregon State University
Corvallis, OR
United States

Maria R. Mascarenhas, MBBS
Children's Hospital of Philadelphia
Philadelphia, PA
United States

Craig James McClain, MD
University of Louisville
Louisville, KY
United States

Liam McKeever, PhD, RDN, LDN
University of Pennsylvania
Philadelphia, PA
United States

Sarah A. McNaughton, PhD, APA, FDAA
Deakin University
Melbourne, VIC
Australia

Simin Nikbin Meydani, DVM, PhD
Nutritional Immunology Laboratory,
Jean Mayer USDA Human Nutrition Research Center
   on Aging at Tufts University
Boston, MA
United States

Alexa L. Meyer, PhD
Nutritional Sciences, University of Vienna
Vienna
Austria

Pablo Monsivais, PhD, MPH
Washington State University
Pullman, WA
United States

Laura M. Nance, MA, RDN
Medical University of South Carolina Friedman Center
   for Eating Disorders
Charleston, SC
United States

Carolyn Newberry, MD
Cornell University
New York, NY
United States

Thomas L. Nickolas, MD, MS
Columbia University Irving Medical Center
New York, NY
United States

Marga C. Ocké, PhD
National Institute for Public Health and the Environment
Bilthoven
Netherlands

Cynthia L. Ogden, PhD
Centers for Disease Control National Center for Health
   Statistics
Hyattsville, MD
United States

Elizabeth Prout Parks, MD, MSCE
Children's Hospital of Philadelphia
Philadelphia, PA
United States

Pamela R. Pehrsson, PhD
USDA, ARS Beltsville Human Nutrition Research Center,
Beltsville, MD
United States

Kristina S. Petersen, PhD, BNutDiet(Hons)
Pennsylvania State University
University Park, PA
United States

Robert C. Post, PhD, MEd, MSc
FoodTrition Solutions, LLC
Hackettstown, New Jersey
United States

Renee D. Rienecke, PhD, FAED
Eating Recovery Center/Insight Behavioral Health Centers,
   Northwestern University
Chicago, IL 60601
United States

Terrence M. Riley, BSc
Pennsylvania State University
University Park, PA
United States

René Rizzoli, MD
Geneva University Hospitals and Faculty of Medicine
Geneva
Switzerland

Donna H. Ryan, MD
Pennington Biomedical Research Center
Baton Rouge, LA
United States

Sarah Safadi, MD
University of Louisville
Louisville, KY
United States

Thomas A.B. Sanders, PhD, DSc
King's College London
London
United Kingdom

Philip A. Sapp, MS
Pennsylvania State University
University Park, PA
United States

David D. Schnakenberg, PhD
Historian of Military Nutrition Science
Vienna, VA
United States

Laura Smart, MD
University of Louisville
Louisville, KY
United States

Juquan Song, MD
University of Texas Medical Branch Dallas
Dallas, TX
United States

Vijay Srinivasan, MBBS, MD, FAAP, FCCM
University of Pennsylvania
Philadelphia, PA
United States

Sylvia Stephen, MSc
The Rowett Institute, University of Aberdeen
Aberdeen
Scotland

Valerie K. Sullivan, RDN
Penn State University
University Park, PA
United States

Paolo M. Suter, MD, MS
University Hospital Zurich, Clinic and Policlinic of Internal
  Medicine
Zurich
Switzerland

Steve L. Taylor, PhD
University of Nebraska Lincoln
Lincoln, NE
United States

Alyssa M. Tindall, PhD, RDN
College of Health and Human Development, Pennsylvania
  State University
University Park, PA
United States

Katherine L. Tucker, PhD
University of Massachusetts Lowell
Lowell, MA
United States

Kimberly K. Vesco, MD, MPH
Kaiser Permanente Northwest
Portland, OR
United States

Charles E. Wade, PhD
McGovern School of Medicine, The University of Texas,
  Houston
Houston, TX
United States

Elizabeth M. Wallis, MD, MS
Medical University of South Carolina
Charleston, SC
United States

Steven E. Wolf, MD
University of Texas Medical Branch
Galveston, TX
United States

Dayong Wu, MD, PhD
Jean Mayer USDA Human Nutrition Research Center
  on Aging at Tufts University
Boston, MA
United States

Vivian M. Zhao, PharmD
Emory University Hospital
Atlanta, GA
United States

Thomas R. Ziegler, MD
Emory University School of Medicine
Atlanta, GA
United States

前　言

及时提供关于营养的信息对于改善人类健康和福祉以及保护环境至关重要。国际生命科学学会（ILSI）的部分宗旨就是提供此类信息，我们很高兴向您介绍《现代营养学》（第11版）。

《现代营养学》于1953年首次出版，旨在为读者提供最全面和最新的信息，涵盖营养学学科的广泛领域。本版作者是来自多个国家的营养学专家，反映了全球营养和营养科学的主要现状。

ILSI是一个世界性的非营利组织，旨在促进科学的公益性和科学家之间的合作，所有工作都遵循ILSI的科学诚信核心原则。2019年，ILSI在全球拥有16个实体，在全球范围内发表了70篇科学文章，并举办了152场研讨会，讨论营养、食品安全和可持续性问题。ILSI是建立公私合作伙伴关系的世界领导者，推动科学发展、改善公共健康并实现积极的现实影响。

我们相信，这两卷《现代营养学》将成为研究人员、卫生专业人员、临床医生、教育工作者和营养学高年级学生的宝贵资源。ILSI为这一重要参考书的作者和编辑所作的贡献感到自豪，我们也很高兴通过这一出版物推动营养学学科的发展。

Kerr Dow, ILSI Board of Trustees Co-Chair

Michael Doyle, ILSI Board of Trustees Co-Chair

序　言

作为编者，我们很荣幸被邀请参加《现代营养学》（第 11 版）的编辑工作。第 11 版的修订代表着该书作为营养学的参考资料的历史已经超过了 65 年，进入了令人振奋的新方法大暴发阶段，以及关于饮食和营养对人类的健康和福祉作用的新理解的阶段。在 2017 年进行的一项全球调查中，《现代营养学》是营养和膳食治疗专业人员和临床医生获取营养领域最新信息的关键资源。具体而言，调查者表示，作为非营养学领域的人员，当他们在寻求营养领域的最新信息时，他们会求助于《现代营养学》这部重要的参考资料。此外，《现代营养学》是一部有价值的高级营养学课程教材。认识到定期更新《现代营养学》对科学家和从业者的重要性，作为编者，我们一直致力于寻找本领域的顶尖专家撰写，以便在本版所述章节中提供其领域中最全面和最新的信息。

《现代营养学》（第 11 版）分为两卷，第一卷是《基础营养和代谢》，第二卷是《临床营养应用》。提供两卷可使读者更快地确定相关材料的位置，并使这一 72 章版本的印刷本更便于携带。第 11 版包括全彩插图和其他彩色增强的特点。在每章末尾，作者都明确指出了重要的研究空白和未来研究的需求。第一卷包括提供有关特定营养素和基因组学要求的最新科学知识的章节，以及讨论重要跨学科主题的章节，包括系统生物学、微生物组学和营养在免疫功能调节中的作用。第二卷提供了关于生命阶段营养、肥胖、体力活动和饮食行为的最新信息；膳食指导；营养监测，营养和疾病进展，以及医学营养治疗的主题。

我们相信，作者在撰写各自领域的最新信息方面做了出色的工作，并希望本版将继续作为广泛的营养领域的重要资源。

Bernadette P. Marriott
Charleston, South Carolina

Diane F. Birt
Ames, Iowa

Virginia A. Stallings
Philadelphia, Pennsylvania

Allison A. Yates
Johnson City, Tennessee

致　谢

　　编写一本具有这种深度和高度科学性的最新内容的书，代表着许多人投入了大量的时间和精力。首先，我们要感谢这两卷书籍中 72 章的作者所做的贡献，最重要的是，他们致力于展示各自领域科学现状的最佳信息。其次，如果没有国际生命科学学会的 Allison Worden 和 James Cameron 的不懈努力和指导，本版就不会完成。我们非常感谢第 10 版的两位编者 John Erdman 和 Steven Zeisel 在早期的指导，在他们的帮助下我们形成了第 11 版的概念。能够完成如此耗时和规模庞大的工作，离不开家人、同事和朋友的支持，我们要感谢他们在这项工作开展过程中给予的理解。

目　　录

第一篇

生命期营养与维持健康

第1章

婴 儿 营 养

Stephanie P. Gilley, MD, PhD

Nancy F. Krebs, MD, MS

Department of Pediatrics, Section of Nutrition,

University of Colorado Denver School of Medicine,

Aurora, CO, United States

【摘要】 婴儿期是一个快速生长和发育的时期,其营养需求与生命的其他阶段不同。此外,婴儿需要从完全摄入流质饮食转变为以固体饮食为主。许多卫生组织都认可母乳喂养是婴儿出生后第一年的理想营养来源。本章讨论了常见的母乳喂养问题以及如何支持母亲首选母乳喂养。本章还讨论了用婴儿配方食品喂养、早产儿和住院患儿的营养需求、向辅食过渡以及初期喂养的选择如何影响喂养指导、婴儿出生后12个月内出现的营养不良和营养过剩的常见营养问题,以及1岁后向幼儿饮食过渡的简要讨论。

【关键词】 母乳喂养;辅食;发育迟缓;先天性代谢缺陷;婴儿期;婴儿配方奶粉;微量营养素缺乏症;早产儿。

第1节 引 言

一、背景

从受孕到两岁这段时间被定义为生命第一个 1 000 天,代表着一个独特的脆弱的生长发育窗口期,对整个生命周期都有影响。在生命第一个 1 000 天,以营养为目标的干预措施,可以改善青春期和成年期的健康状况。提高母乳喂养率是美国疾病预防和控制中心(Centers for Disease Control and Prevention,CDC),世界卫生组织(World Health Organization,WHO)和美国儿科学会(American Academy of Pediatrics)的一个目标,这预计将在长期和短期内促进妇幼保健、减少健康差距,并带来经济效益 [1]。虽然母乳喂养率在过去十年有所增加,但只有不到30%的美国儿童在一岁时仍在接受母乳喂养 [1,2]。

自从上一版图书发行以来,有关婴儿营养的知识有了显著的进步,特别是早期体重快速增长的负面作用、微生物群形成以及引入高过敏性食物的理想时机。此外,人们对基本营养素需求的了解也已经比较充分。但是对保证大脑生长、整体发育和长期健康的最佳营养成分尚不明确。本章介绍了有关婴儿出生后第一年喂养的循证实践、共识建议和其他指南,同时强调了当前的研究空白,并希望可以在未来深入研究。

二、关键问题

- 胃肠功能发育
- 婴儿期的正常预期生长
- 母乳喂养
- 婴儿配方奶喂养
- 早产儿的特殊需求
- 先天性代谢缺陷
- 添加辅食
- 重点关注问题:母乳喂养禁忌和问题、生长迟缓、乳蛋白不耐受和微量营养素缺乏
- 婴儿至幼儿膳食过渡
- 住院患儿的营养支持

第2节 不同生命阶段的生理需求

一、胃肠道功能的发育

婴儿在出生时,胃肠道迅速代替胎盘成为消化吸收功能器官。肠道的消化和吸收功能在出生

时还不成熟[3]。因此，婴儿的饮食必须与肠道的功能水平相匹配。脂肪占新生儿饮食的 40%~50%，并作为神经发育的基石[4]。然而，在 3~6 月龄之前，婴儿胰腺酶（包括脂肪酶）的浓度较低[5]，导致摄入的脂质只有 70%~90% 被吸收，早产儿和配方奶喂养的足月儿的吸收率更低[6,7]。因为淀粉酶大约要 1 月龄才能产生，2 岁龄才能达到成熟[5]，所以未成熟的胰腺功能也影响碳水化合物的吸收。大多数碳水化合物消化需要经由肠道乳糖酶完成[3]。

除了消化功能外，肠道还是肠道微生物群增殖的家园，肠道微生物群因其在生长发育中的重要作用而日益被认识[8]。众所周知，孕龄、分娩方式、主要喂养类型以及其他环境因素都会对微生物群产生重大影响[9,10]，而这些影响有助于形成先天免疫[11]。这些影响可以对健康产生长期作用，大量研究表明，生命早期微生物群与多种疾病（包括肥胖、过敏性疾病、炎症性肠病和神经系统疾病）有关[10-12]。

二、正常预期增长

（一）出生后体重降低

出生后，所有婴儿的体重都会立即减轻，以出生体重的百分比进行评估。体重减轻的程度基于多种因素而异，包括产妇分娩过程中的静脉输液、婴儿性别、分娩方式和喂养方式[2,13]。一般来说，体重减轻超过出生体重的 8%~10% 即为过度减轻[1]。纯母乳喂养的婴儿应在出院后 1~2 天内接受密切的门诊随访。婴儿的出生体重通常会在出生后 7~10 天内恢复，但是也有可能需要 14 天[1-2]。纯母乳喂养的婴儿体重下降超过出生体重的 8%，或未能在 10 天内恢复到出生体重，应进行喂养效果评估。

（二）生长监测

在最初的体重减轻之后，可以通过参考生长曲线来确定孩子的生长是否以预期的速度增长。对于 24 个月以下的婴儿，生长曲线检查指标包括体重、身高、头围和身高别体重。2006 年，世界卫生组织发布了对六个不同国家主要母乳喂养的婴儿进行纵向测量的标准曲线[14,15]。CDC 和美国儿科学会建议将 WHO 曲线作为评估儿童生长的专用工具[1,15,16]。一般来说，婴儿前 3 个月增重约每天 20~30g，3~6 个月增重约每天大约 15g，6~12

个月增重约每天 10~12g[3,16]。母乳喂养的女婴通常在 4~5 个月体重可达出生体重的 2 倍[16,17]。早产儿的生长轨迹曲线应按照校正胎龄绘制，直到 2~3 岁，尤其是身高[3]。虽然身体成分变化指标临床上并不使用，但在整个婴儿期，身体成分会自然发生显著变化。体脂百分比稳步增加，直到 6 个月左右达到峰值。此后，去脂体重/瘦体重的增长开始加速，脂肪量的积累减慢[18]。

（三）生长评估

婴儿生长呈下降趋势并跌破生长曲线百分位数的情况会使医务工作者和家长感到忧虑。有些时候这种波动是由于基因因素对婴儿生长轨迹曲线的影响。然而，重要的是辨识哪些患儿生长不良是由于营养不足引起的或由于潜在的健康状况或遗传因素引起的。使用身高别体重图有助于区分正常和意外的体重增加，并评估消瘦程度。理想体重（ideal body weight, IBW）等于婴儿当前身长第 50 百分位数对应的体重。IBW 百分比（当前体重/IBW × 100%）低于 90% 的表明营养不良[3]。身高别体重 Z 评分低于两个标准差诊断为消瘦。体重轻但身高正常的婴儿通常需要增加能量。对于 6 个月以上的婴儿来说，在辅食中注意增加蛋白质和脂肪的含量可能会有所帮助。如果婴儿的身长也较低（Z 评分低于两个标准差诊断为生长迟缓），这种差别需要详细考虑，可能与能量摄入不足、微量营养素缺乏、医疗或遗传条件有关。这些病例令人担忧，需要立即关注和评估。本章后面将讨论发育迟缓，也称为生长迟缓（failure to thrive, FTT）。

另一种生长不良状况是早期体重快速增加，这与未来肥胖的发病风险增加有关[19]。与纯母乳喂养的婴儿相比，这种模式在用婴儿配方奶喂养的婴儿中更为常见。在 2 岁之前，儿童的身高别体重超过第 95 百分位数即为超重。"肥胖"一词定义为身体脂肪过多，但是对于该年龄组，这个定义并不合适[20,21]。目前还不清楚脂肪含量的分布（如皮下脂肪和内脏脂肪）是否在未来会产生疾病风险。在许多文化中，较胖的婴儿被认为是健康的，所以父母不愿意承认他们的婴儿已经超重。然而，对能量摄入和喂养行为应当进行评估，包括早期添加辅食、婴儿配方奶过量喂养以及饮用含糖饮料或食用高度加工食品[21]。

三、足月儿

0～6个月婴儿的建议基于纯母乳喂养婴儿的观察摄入量，而6～12个月婴儿的建议则基于逐渐减少对母乳或配方奶的摄入，同时增加辅助食品（表1-1）[22,23]。

（一）母乳

母乳喂养对婴儿和母亲都有诸多好处。对于婴儿来说，包括降低耳部感染、婴儿猝死综合征、肥胖和出生后第一年住院的风险。母乳喂养的母亲往往能更快地恢复到孕前体重，并且降低了脑卒中、乳腺癌、卵巢癌、2型糖尿病和高血压的发病率[1,2,16,24]。成熟母乳的"平均"成分如表1-2所示[3,21]。CDC和WHO已经将提高母乳喂养率作为一项重要目标，以改善整体人口的健康状况，从而带来经济效益[1,3]。

1. 母乳喂养支持　许多女性认为母乳喂养是自然而然的、很容易的事。然而，母乳喂养对母亲和婴儿来说都是一种需要后天学习的技能，有熟悉母乳喂养的专业人员的支持至关重要，尤其是

在建立母乳喂养的第一个月[1]。一项大型回顾性研究发现，母乳喂养的婴儿与配方奶喂养的婴儿相比，出生后第一个月的住院率更高，主要是由于脱水或高胆红素血症[25]。因此，哺乳支持极为重要，包括一对一和分组设置，以及密切地监测体重。患有肥胖症和（或）胰岛素抵抗的妇女通常会经历乳汁分泌延迟，所以可能在早期哺乳支持中受益。此外，会有来自社会压力以及强烈的母亲和家庭情绪反应，从而导致纯母乳喂养有困难。如果条件允许，可以鼓励妇女参加妇女、婴儿和儿童特殊营养计划（Special Supplemental Nutrition Program for Women, Infants, and Children, WIC），该方案为妇女和5岁以下的儿童提供食品和营养咨询。母亲可以从WIC借用吸奶器，跟踪婴儿的成长，WIC并为哺乳期妇女提供额外的食物以支持哺乳。母亲也可以咨询经认证的哺乳顾问，或访问La Leche League网站，以找到当地的支持团体[1,2]。专业人士和非专业人士的支持对继续母乳喂养具有积极影响，其重要性无论怎样强调都不为过[26]。

表1-1　美国和欧洲按年龄分组的足月儿营养素推荐摄入量

建议年龄	美国 RDA		欧盟 RNI			
	0～6月龄	6～12月龄	0～3月龄	4～6月龄	7～9月龄	10～12月龄
维生素 A/μg	400*	500*	350	350	350	350
维生素 C/抗坏血酸 /mg	40*	50*	25	25	25	25
维生素 D/μg	10*^	10*	8.5～10	8.5～10	8.5～10	8.5～10
维生素 E/mg	4*	5*				
维生素 K/μg	2*	2.5*				
叶酸 /μg	65*	80*	50	50	50	50
维生素 B$_{12}$/μg	0.4*	0.5*	0.3	0.3	0.4	0.4
铁 /mg	0.27*	11	1.7	4.3	7.8	7.8
钙 /mg	200*	260*	525	525	525	525
磷 /mg	100*	275*	400	400	400	400
钠 /mg	120*	370*	210	280	320	350
镁 /mg	30*	75*	55	60	75	80
锌 /mg	2*	3	4	4	5	5

*表示AI；^表示10μg的维生素D（维生素 D$_3$形式）相当于400IU。

数据反映肠内摄入量。美国的RDA和AI数据来自美国科学院的膳食营养参考摄入量[1]。欧盟的RNI数据来自欧洲食品安全局的膳食营养参考摄入量[2]。

AI，适宜摄入量；通过观察或实验获得的健康人群对某种营养素的摄入量；IU，国际单位；RDA，膳食营养素推荐摄入量；满足人群中几乎所有（97%～98%）健康个体需求所需的摄入量；RNI，推荐营养素摄入量；类似于RDA。

表1-2 成熟乳汁(2~4周后)、牛乳基配方奶粉、全脂牛奶和杏仁露中选择的营养素成分(每100kcal*)

每100kcal	成熟乳汁	牛乳基配方奶粉	全脂牛奶	杏仁露
体积/ml	150	150~160	167	400~800
蛋白质/g	1.3~1.6	2~2.3	5.1~5.7	1.5~2.5
脂肪/g	5	5.1~5.6	5~5.7	4.2~7.5
碳水化合物/g	10.3	10.7~11.6	7.3~8	5~13.4
叶酸/μg	12~21	15~16	8*	N/A
维生素B₁₂/μg	0.15	0.26~0.33	0.56~1.2	0
铁/mg	0.05~0.14	1.5~1.9	0.08	0~0.36
锌/mg	0.1~0.5	0.65~0.8	0.6	N/A
钠/mg	18~38	25~27	83~192	170~450
维生素D/IU	3	60~75	100^	40~100^
参考资料	AAP Pediatric Nutrition, 7th Edition, Current Diagnosis and Treatment Pediatrics, 24th Edition	enfamil.com, gerber.com, abbottnutrition.com	horizon.com, Current Diagnosis and Treatment Pediatrics, 24th Edition	silk.com, pacificfoods.com, bluediamond.com

* 1kcal≈4.18kJ。全书后文表格中热量数据同此例，不再一一换算。
N/A，不适用。
* 每100kcal羊奶仅含3.3μg叶酸。
^代表强化。

2. 母乳的分泌和储存 当孩子不在身边，妇女可以用手或用手动或电动吸奶器挤出母乳[1]。对于短暂的母婴分离，手动吸奶器易于携带，并且可以在没有电源的情况下使用。但是，将要重返工作岗位或以其他方式与婴儿分开较长时间的妇女应备有一个电动吸奶器。自《平价医疗法案》通过以来，美国医疗保险公司必须为吸奶器提供一定额度的保险，雇主也必须为挤奶和储奶提供合理的时间和空间[1,24]。当母乳自然分层后，可以轻轻地搅拌或摇晃，使乳汁和脂肪重新融合。对于母乳的储存，根据来源的不同，指导原则略有不同。新鲜挤出的母乳可在室温下储存4小时，在冰箱中能储存4~6天，在冷冻柜中可保存6~12个月，母乳的储存时间取决于温度[1,16,27]。先前冷冻的母乳应在解冻后24小时内使用[16]。切勿用微波炉加热母乳。

3. 捐赠母乳 捐献母乳库机构从不同妇女处收集、筛选、巴氏杀菌和汇集母乳，以便后续分发。北美母乳库协会(Human Milk Banking Association of North America)帮助建立母乳库，制订母乳加工、巴氏杀菌和安全标准。巴氏杀菌牛奶的成分

不同于鲜奶，最显著的是母乳的生物活性成分。例如，巴氏杀菌过程会对捐赠的母乳(donor human milk, DHM)的免疫特性产生损害，包括细胞、细菌、酶和免疫球蛋白[28,29]；降低消化酶(如淀粉酶和脂肪酶)的活性[30]；并且杀灭了微生物群[29,30]。尽管许多研究表明DHM对早产儿有益(下面将讨论)，但很少有报告专门介绍健康足月儿使用DHM的情况。此外，长期使用捐献母乳价格非常昂贵。由于成本高，妇女有时通过互联网或从朋友那里购买母乳(称为母乳共享)。一项研究发现，互联网购买的母乳中有10%掺有牛奶[31]，74%受到潜在致病菌污染[32]。因为多是混合母乳，所以使用认证母乳库的母乳可以减少接触药物或毒品的风险[16,28]。因此，我们不鼓励直接分享母乳。

(二)婴儿配方奶喂养

尽管我们努力提倡和支持母乳喂养，但许多妇女还是无法或不愿意进行母乳喂养。这些女性大多会选择使用婴儿配方奶喂养她们的婴儿(相对于捐赠母乳)。婴儿配方奶有不同的类型，详见表1-3。Martinez和Ballew对婴儿配方奶粉的成分和不同类型进行了很好的回顾[33]。一般来说，牛

乳基配方奶粉适合大多数足月婴儿。每天食用大约 1L 的配方奶能够满足维生素 D 的推荐每日摄入量（recommended daily intake，RDI）[3,16,34]。

1. 营养成分　表 1-2 和图 1-1 总结了母乳和牛乳基配方奶粉成分之间的显著差异。与母乳相比，标准配方奶粉的铁含量高出 10～35 倍，蛋白质、锌、钙和钠含量也更高，这可能是由于婴儿身体对这些营养素吸收利用的程度差异造成的。这些差异对长期健康的影响尚不清楚，包括它们可能如何导致配方奶和母乳喂养婴儿之间的结果差异。例如，我们已经清楚生命早期高蛋白的摄入与较高的脂肪量之间有关联，这可能会导致日后肥胖的风险增加[19,35]。尽管家长可能会询问具体的品牌建议，但大多数标准配方奶粉在营养方面是等效的。1980 年通过的《婴儿配方食品法案》对任何标示为婴儿配方奶粉的产品的营养素含量可接受范围做出了规定。

2. 准备　在美国，大多数配方奶粉，每勺奶粉兑 59ml 水，配成 267.7～284.4kJ/100ml（64～68kcal/100ml）奶。有些氨基酸配方奶粉，每勺奶粉兑 29.6ml 水，或者使用包装附赠的勺子。从其他国家进口的配方奶粉也可以用不同的方式配制，所以应该查看容器上是否有提示。应该先测量水的量，然后加入奶粉[16]。一旦配制好，配方奶粉可以冷藏长达 24 小时，超过该时间应该弃用。如果婴儿只食用了奶瓶中的一部分，那么剩余的配方奶粉应该在大约 1 小时后扔掉[3,16]。永远不要在微波炉中加热配方奶。

3. 大豆配方奶粉　对于出于个人或宗教原因（如素食主义者）而避免饮用牛奶的家庭，以及患有罕见半乳糖血症或乳糖酶缺乏症的婴儿，大豆配方奶粉是一种可接受的选择[16,36]。大豆配方奶粉也可为牛奶蛋白过敏的婴儿提供一种选择，由于在这些婴儿中有 30%～50% 的概率出现大豆不耐

表 1-3　不同类型的婴儿配方奶粉、临床使用指征和成分

配方类型	临床应用	组成
早产儿 80＋kcal/100ml	住院早产儿	MCT 的百分数较高，较高的蛋白质、钙、磷酸盐、维生素 A、维生素 D、锌、叶酸、铁；乳糖降低
过渡期（早产儿出院后） 74kcal*/100ml	早产儿从出院后直到校正胎龄 1 岁。不用于足月儿的高能量替代品	MCT 的百分比较高；较高的蛋白质；较高的钙、磷、维生素 A 和维生素 D、锌、铁和叶酸
标准 64～68kcal*/100ml	适合大多数足月儿	牛乳基配方，完整蛋白质
低乳糖	烦躁、绞痛、胀气	降低乳糖含量
部分水解	有反流的足月儿；需要一些补充（使用 100% 乳清配方）的母乳喂养婴儿；考虑有过敏性疾病家族史的或个人病史的婴儿	部分水解蛋白质，降低乳糖，乳清蛋白酪蛋白比例不同，有些是 100% 乳清蛋白
反流	婴儿有呕吐症状，但不需要使用抑酸药物	完整蛋白质，添加大米淀粉，降低乳糖
大豆	患有半乳糖血症；乳糖酶缺乏；腹泻后暂时性乳糖不耐受；或根据家庭偏好（严格素食主义者/素食主义者） 不适合早产儿	完整的大豆蛋白，都不含乳糖
深度水解（半要素）	吸收不良、短肠综合征、乳糖不耐受的婴儿	深度水解蛋白质，有些含高 MCT
氨基酸型（要素）	吸收不良、短肠综合征和水解配方奶粉不耐受	100% 游离氨基酸，不含乳糖，含 MCT

该表给出了每种类型的示例，然而这并不是一个详尽的列表，尤其是在产品频繁变化的情况下。

请注意，提及商品名并不意味着宣传。

MCT，中链甘油三酯。

Bridget Young，PhD；Jill Nyman，RD；Kelly Klaczkiewicz，RD；Alexandra King，MD；Jaime Moore，MD；and Liliane Diab，MD 协助制订该表。

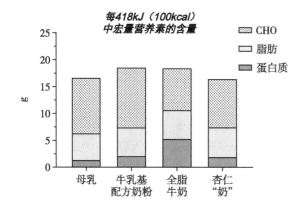

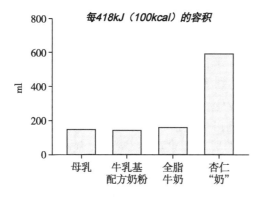

图 1-1 成熟乳汁、婴儿配方奶粉、牛奶和杏仁"奶"的相关成分比较。CHO，碳水化合物

受，因此在大多数情况下，深度水解配方奶粉是更合适的选择（见下文牛乳蛋白不耐受的内容）[33,36]。不建议早产儿使用大豆配方奶粉，因为他们的肾脏无法承受大豆配方奶粉中较高的铝含量[16]。大豆配方奶粉与牛乳基配方奶粉一样支持婴儿生长[36-38]。尽管动物研究表明，摄入大豆植物雌激素与不孕症之间存在关联，但人体研究尚无证据表明其对生长、骨矿化、生殖或神经发育有短期或长期影响[33,36,39]。

4. 水解和氨基酸配方奶粉 水解配方奶粉经过加热处理和酶处理，将蛋白质（特别是酪蛋白）分解成寡肽。配方奶粉可以是部分水解（partially hydrolyzed，PHF）或完全水解（extensively hydrolyzed，EHF）。基于元素 / 氨基酸的配方奶粉只含有个别的游离氨基酸[33]。PHF 的价格通常与牛乳基配方奶粉相似，而 EHF 和氨基酸配方奶粉的价格可能是牛乳基配方奶粉的 2～3 倍[40]。这些配方奶粉也支持婴儿的正常生长，而且可能更接近于母乳喂养婴儿的缓慢增重模式[41,42]。这在儿童肥胖症发病率上升的背景下尤为重要，因为婴儿期早期体重快速增长是一个已知的风险因素[19]。一项对约

80 名婴儿进行的研究发现，喂食牛乳基配方奶粉的婴儿体重增加很快，而喂食 EHF 配方奶粉的婴儿则没有出现这种现象[42,43]。该研究还调查了两种不同的喂养方式对婴儿神经发育方面造成的差异。与纯牛乳基配方奶粉喂养相比，用 EHF 喂养了至少 1 个月的婴儿，其粗大运动和视觉接收评分略有改善[44]。这些差异很小且不太可能有临床意义，但更深入的研究可能有助于阐明理想的配方奶粉成分（见本章末尾的研究空白）。

使用水解配方奶粉和要素配方奶粉有多种适应证。EHF 和要素配方奶粉（非 PHF）对牛乳蛋白不耐受症（cow milk protein intolerance，MPI）有用，下文将对此进行更详细的讨论[33]。尽管最近的分析和长期随访研究对这些结论提出了质疑[47]，但是多个随机对照试验和荟萃分析还是证明了 PHF（非 EHF）配方奶粉在降低高危婴儿（患有严重湿疹或一级亲属患有食物过敏）特应性皮炎方面有益处[41,45,46]。其他特应性疾病，如哮喘，还没有得到很好的研究。美国儿科学会的结论是，没有足够的证据支持对特应性疾病高风险婴儿推荐使用 PHF[47]。然而，其他人认为，PHF 并不比牛乳基配方奶粉贵很多，而且似乎没有证据表明有危害，因此建议使用[45,46]。

5. 益生元和益生菌添加剂 母乳含有多种细菌和生物活性成分（如乳铁蛋白），支持有益菌的生长。婴儿肠道微生物群因喂养类型而异，其对先天免疫发育和长期健康的重要性正日益得到认可[48]。为了促进配方奶粉喂养婴儿体内共生细菌的生长，使其更接近母乳喂养婴儿，配方奶粉中经常添加益生元和益生菌[33,49]。总的来说，关于益生菌是否有益，数据不一。由于样本量相对较小，使用的菌株种类繁多，以及不同的结果衡量标准，荟萃分析变得很困难[48-51]。有证据表明，给母乳喂养的婴儿服用乳杆菌可能会减少绞痛，但这些结果尚未在配方奶喂养的婴儿中得到证实[52]。早产儿可能从服用益生菌中获益。有限的荟萃分析证据支持，尤其是对于出生时体重低于 1 500g 的婴儿，服用益生菌可能降低坏死性小肠结肠炎、晚发型败血症和死亡率的发生率，但不同菌株的疗效不同，需要做更多的工作来精确制订治疗规范[50,51,53]。人们对益生元的了解尚少，但对于早产儿而言，益生元可能是更安全的选择。有报道称，对于免疫功能低下的人群可能会出现益生菌相关的脓毒症[51]，并

且抗生素耐药性在菌株间的转移也让人担忧[48,54]。因此，益生元值得进一步研究。

6. 其他生物活性化合物　母乳中有许多配方奶粉中没有的非营养成分，它们被认为会影响婴儿的发育和免疫力。这些因素可能是导致母乳喂养和配方奶喂养婴儿之间一些差异的原因。这些成分包括细胞、免疫球蛋白、细胞因子、生长因子、激素、母乳寡糖等[55]。配方奶粉制造商有意向在其产品中添加其中一些成分。例如，乳脂球膜（milk fat globule membranes，MFGM）是存在于母乳中的生物活性脂膜，最近已从牛乳中分离出来，并添加到一些配方奶粉中[56]。有证据表明，在配方奶粉中添加 MFGM 可降低急性中耳炎的发病率[57]并提高认知效果[58]。然而，关于 MFGM 的绝大多数临床研究结果来自一项随机对照试验，该试验还调整了试验配方奶粉的宏量营养素成分[58]，使得结论和关联难以解释。

7. 自制配方奶粉　最近人们对自制配方奶粉很感兴趣，这种配方奶粉通常包含生牛乳基、山羊乳基或植物基"牛奶"、鱼肝油、糖浆和其他成分。网上有多种配方。使用自制配方奶粉有很大的风险。生动物奶可能含有李斯特菌或沙门菌等细菌，这些细菌会导致婴儿发生脑膜炎等严重感染。未加工的牛奶和羊奶含有高浓度的蛋白质、钠和其他矿物质（表 1-2），这会增加肾脏溶质负荷，并可导致电解质失衡[3]。羊奶中叶酸含量特别低，可导致缺乏和巨幼红细胞贫血[34]。植物基"牛奶"能量和脂肪含量低，蛋白质不完全，钠含量通常较高（表 1-2）。它们不适合用于婴儿喂养。最后，错误地混合配方奶粉会给婴儿的肾脏和肠道带来不必要的压力，并且可能无法提供足够的能量[3]。所有这些配方奶粉在任何情况下都不鼓励使用，尤其是当它们被用作婴儿的唯一食物时。

四、早产儿

妊娠晚期的特征是显著的胎儿生长、骨矿化、转移营养物质以建立储备和肺成熟。早产儿特殊的营养需求源于需要模拟妊娠晚期的特征以充分支持其生长[59]。尽管生长受限的患病率正在下降[60]，但大约一半的早产儿在出院时还是有生长受限的问题。这种生长不足的大部分原因是营养不足，因此是可以预防的[61,62]。婴儿需要相对较高的蛋白质和能量来支持适当的生长[59,61,63]。在有重大疾病和压力时，蛋白质和能量的需求量可能会进一步增加[64]。表 1-4[3]列出了基于体重的早产儿推荐摄入量。

（一）肠外营养

妊娠 33～34 周之前出生的婴儿不太可能在出生时耐受全肠内营养，早期开始肠外营养（parenteral nutrition，PN）是他们护理的一个重要方面[65]。体重 1 000～1 500g 的婴儿肠外营养能量摄入应为 376.4～439.1kJ/（kg•d）[90～105kcal/（kg•d）]，体重低于 1 000g 的婴儿应为 439.1～480.9kJ/（kg•d）[105～115kcal/（kg•d）][3,65]。早产儿和足月儿的能量组成相似。总能量的 30%～40% 应该来自脂类，10%～20% 来自蛋白质，剩下的能量来自葡萄糖。脂质制剂达到 20% 可获得更好的耐受性，该制剂可以从 1～2g/（kg•d）开始，并增加到目标摄入量[3,65]。蛋白质制剂可直接给予目标摄入量，大多早产儿、体型较小的婴儿需求更高[3,59,65]。最初需限制钠的摄入量，直到开始利尿，通过增加尿量和体重减轻来衡量[3]。PN 的微量营养素和维生素建议见表 1-4。

（二）肠内营养

1. 喂养介绍　早产儿早期和序贯肠内营养，尤其是母乳，有多种好处，包括降低坏死性小肠结肠炎的风险、减少中心静脉插管总天数和改善生长[3,62,66]。在生命的最初几天开始肠内营养是很重要的，理想的情况是从第一天就开始[61]，因为推迟肠内营养的新生儿需要花费更长的时间建立完全喂养[67]。新生儿重症监护室应制订并遵循喂养方案，其中包括喂养量的增加、喂养时间的安排和强化剂的使用。应该仔细注意婴儿的总液体量、能量和蛋白质摄入量。当肠外摄入减少，应相应增加肠内的摄入量[3,61]。

2. 母乳　无论何时，只要可以，母乳都比其他所有喂养方式要好，因为母乳对早产儿有许多的好处，包括防止坏死性小肠结肠炎、迟发型脓毒症，而且可能会促进神经发育[24,63,66,68,69]。此外，早产儿哺乳期妇女的乳汁成分和足月儿哺乳期妇女的乳汁成分并不相同。早产儿哺乳期妇女的乳汁在婴儿出生的第一个月内含有更高水平的免疫活性蛋白（包括免疫球蛋白 A）、生长因子、总蛋白和低聚糖[3,30]。初乳应该尽可能早地喂给婴儿，可以对免疫系统提供重要的益处[62]。尽管在住院期间，配方奶喂养的婴儿会显出轻微的生长优势[70]，

表 1-4　早产儿基于当前体重的肠内和肠外营养共识建议

	单位	肠内营养		肠外营养	
		体重<1 000g	体重1 000~1 500g	体重<1 000g	体重1 000~1 500g
宏量营养素					
能量	kcal/(kg·d)	130~150	110~130	105~115	90~100
碳水化合物	g/(kg·d)	9~20	7~17	13~17	9.7~15
脂肪	g/(kg·d)	6.2~8.4	5.3~7.2	3~4	3~4
蛋白质	g/(kg·d)	3.8~4.4	3.4~4.2	3.5~4.0	3.2~3.8
微量营养素					
维生素 A	IU/(kg·d)	700~1 500		700~1 500	
维生素 C/抗坏血酸	mg/(kg·d)	18~24		15~25	
维生素 D	IU/(kg·d)	150~400		40~160	
维生素 E	IU/(kg·d)	6~12		2.8~3.5	
维生素 K	μg/(kg·d)	8~10		10	
叶酸	μg/(kg·d)	25~50		56	
铁	mg/(kg·d)	2~4		0.1~0.2	
钙	mg/(kg·d)	100~220		60~80	
磷	mg/(kg·d)	60~140		45~60	
钠	mg/(kg·d)	69~115		69~115	
钾	mg/(kg·d)	78~117		78~117	
镁	mg/(kg·d)	7.9~15		4.3~7.2	
锌	mg/(kg·d)	1~3		0.4	
胆碱	mg/(kg·d)	14.4~28		14.4~28	
肉碱	mg/(kg·d)	2.9		2.9	
牛磺酸	mg/(kg·d)	4.5~9.0		1.88~3.75	

摘自 Pediatric Nutrition 7th Edition from the American Academy of Pediatrics[3]。

但其他风险超过了这些生长益处，应尽可能使用母乳。为了满足早产儿更高的营养需求，需要强化母乳[1,24,71]，具体细节将在下文中进行讨论。尽管人们都知道母乳喂养的重要性，但是早产儿的母乳喂养率依旧很低[72]。对于孩子在住院期间的母亲来说提供足够的支持极为重要，包括获得母乳喂养教育、哺乳顾问、电动双吸乳器和私人空间泌乳[1,72,73]。多项研究证明，母亲和早产儿之间尽早且持续的皮肤接触（袋鼠式护理）对提高母乳喂养率也十分重要[74]。

3. 捐献母乳　在过去的十年中，由于其虽小但持续的临床益处[68,69]，对早产儿使用母乳库中的DHM越来越受欢迎[3,30]。DHM 在降低发病率和死亡率方面的表现优于配方奶粉，但是稍逊于母乳[29,62,68,69]。荟萃分析显示，和配方奶粉相比，纯母乳（无论是新鲜的还是经巴氏灭菌法消过毒的）可以减少支气管肺发育异常[75]、坏死性小肠结肠炎[68]和晚发型败血症[69]的发生。由于这些发现，DHM 成为了不能够进行母乳喂养时的标准护理，尤其是对于出生体重低于 1 500g 的婴儿[1,30]。众所周知，与新鲜的早产儿母乳相比，DHM 的成分发生了改变，包括更低的脂肪、蛋白质和能量[29,30]。这些可能是母乳喂养的婴儿比由 DHM 喂养的婴儿体重增加更快的原因[29]。巴氏杀菌过程也改变了DHM 的生物活性特性[28-30]以及轻微地影响了它的微量营养素的组成[76,77]。然而，关于巴氏杀菌与其他因素（如冻融循环、容器转移或早产儿母乳与足月儿母乳之间的成分差异）的临床差异仍存在知识空白[29,30]。

4. 强化 尽管对于早产儿来说，母乳是首选食物，但是母乳需要得到强化，尤其是能量、蛋白质、锌、钙和磷[1,33,71,78]。强化的选择包括母乳强化剂和牛乳基强化剂，通常是粉末状或者浓缩的液体形式。由于粉末状产品的杀菌方面面临挑战，所以通常首选液体强化剂[61,71]。液体蛋白质强化剂的另一个好处是增加了蛋白质的提供量：每100ml的牛奶可提供1.7g的蛋白质，而粉状产品每100ml只提供约1g[61]。通常在婴儿能够耐受80～100ml/（kg·d）的肠内营养后，才在母乳中添加强化剂[1]。母乳强化剂在铁含量方面存在着差异。因为早产儿需要更多的铁[2～4mg/（kg·d）][3]，所以需要监测他们的铁状态，包括血红蛋白、铁蛋白和炎症标志物。如果使用不含铁的强化剂，那么铁补充剂可与肠内营养分开给予。

（三）生长评估

在住院期间，应该密切地监测早产儿的生长状况，测量每日体重、每周身长和头围。将这些数据按照胎龄绘制成早产儿专用生长曲线[79]。曲线的选择也有很多种，包括Fenton曲线[80]、Olsen曲线[81]和INTERGROWTH-21st[82]等。这些曲线虽然存在差异，但其共同点是目标增长都约为15～20g/（kg·d）[1]。

（四）出院后

早产儿应在2～3岁前坚持通过门诊纠正生长发育。与足月儿相比，早产儿仍需要更多的能量、蛋白质、铁、钙、锌和磷。特殊配方奶粉（表1-3）含有支持早产儿生长的均衡的宏量营养素和微量营养素。相比于标准配方奶粉267.7～284.4kJ/100ml（64～68kcal/100ml），早产儿配方奶粉含有309.5kJ/100ml（74kcal/100ml），并且含有更多的蛋白质、钙和磷[33,63]。母乳喂养的早产儿可以持续这样喂养，同时给予早产儿配方奶粉强化母乳达到309.5kJ/100ml（74kcal/100ml）或334.6kJ/100ml（80kcal/100ml），或者每天用早产儿配方奶粉替代2～3份母乳[1]。还需要接受铁补充剂[2mg/（kg·d）]，因为即使是晚期早产儿也会有早期缺铁的风险[1,16,62]。同时还要补充一种与足月母乳喂养的婴儿类似的维生素D补充剂[83]。

五、先天性新陈代谢障碍

有多种先天性代谢障碍需要在婴儿早期进行饮食调整。这些疾病的具体症状和诊断不在本文讨论范围之内。不过，一般来说，婴儿可能会出现进食困难、嗜睡、呕吐、呼吸急促，在某些情况下还会发生癫痫[84]。

第一个被批准用于新生儿筛查的代谢障碍是苯丙酮尿症（phenylketonuria，PKU），它是由于苯丙氨酸羟化酶先天性缺失造成的，而苯丙氨酸羟化酶是苯丙氨酸转化为酪氨酸所必需的。如果PKU没有被早期诊断出来，苯丙氨酸的毒性水平就会开始积累，儿童可能会遭受到不可逆转的脑损伤[85,86]。幸运的是，长期坚持低苯丙氨酸饮食就可以满足正常或近似正常的生长和发育[85,87]。以前，婴儿使用低苯丙氨酸配方奶粉，并建议不要进行母乳喂养，部分原因是控制苯丙氨酸摄入量的难度增加。然而，已经开发出了用无苯丙氨酸配方和氨基酸型蛋白补充剂来增加母乳喂养[24,88]。一项小型研究表明，母乳喂养对控制血清苯丙氨酸的效果略好[87]。由于喂养方法千差万别，因此需要更大样本量的研究，并达成共识[89]。无论采用哪种喂养方法，确诊为PKU的婴儿都应由儿科代谢疾病专家密切监测苯丙氨酸水平和长期的生长发育情况。目前有多种电子设备应用程序，允许家庭用来监测苯丙氨酸的摄入量，并帮助制订饮食计划。

对其他代谢性疾病的母乳喂养研究还不多。大多数先天性代谢疾病可以母乳喂养并密切监测[88]，但是建议先向代谢专家进行咨询。两个显著的例外是半乳糖血症和先天性乳糖酶缺乏症。半乳糖血症是由于完全缺乏半乳糖-1-磷酸尿苷转移酶（galactose-1-phosphate uridylyltransferase，GALT）酶活性而不能正常代谢半乳糖。因为母乳中的糖主要是乳糖（葡萄糖＋半乳糖），所以半乳糖血症是母乳喂养的绝对禁忌证[16,24,88]。先天性乳糖酶缺乏症也是母乳喂养的一种禁忌证，因为这些儿童不能分解乳糖，还会出现严重的水样腹泻[90]。这两种情况都是罕见的。最近有证据表明，患有Duarte半乳糖血症（以部分GALT活性受损为特征）的儿童，当接触配方奶粉或母乳中的半乳糖时，可能不会产生不利的发育结果[91]。

第 3 节 营 养 需 求

一、关键营养素推荐的依据

（一）全球差异

国际专家委员会在婴儿的推荐摄入量方面存在差异，这也因年龄而异。更多信息见表 1-1。

（二）补充营养

1. 补充维生素 D 母乳中的维生素 D 含量很低，特别是许多女性自身的维生素 D 含量就很低。美国儿科学会建议，所有纯母乳喂养的婴儿每天接受 400IU/d 的维生素 D 补充剂[1-3,34,92]。一项随机临床试验显示，母亲补充 6 400IU/d 的维生素 D_3 的效果并不差[93]。这对解决母亲维生素 D 缺乏有足够的额外好处，但目前证据太过有限，无法支持这作为一种足够和可靠的替代维生素 D 的来源[16]。

2. 补充铁 母乳喂养的健康足月儿，在妊娠晚期和延迟脐带钳夹过程中的储备铁，在 4～6 月龄时开始耗尽[94,95]。母乳中含有少量的铁（<0.5mg/L）。虽然母乳中的铁具有良好的生物利用度，但母亲在妊娠晚期的储备铁耗尽后，母乳中的铁含量变得不足。因此，补充含铁食品（如红肉、扁豆、大豆、深色绿叶蔬菜）以及强化食品（如婴儿谷物）是母乳喂养中铁的重要来源，应优先考虑[95]。铁补充剂可以和液态维生素一起开始，但很少有数据显示在膳食铁来源充足的情况下补充铁的益处。有证据表明，在膳食铁来源匮乏的情况下，非贫血的大龄婴儿和幼儿体内过量的铁可能会造成损伤[96,97]。铁缺乏将在本章后面具体讨论。值得注意的是，许多含铁的婴儿复合维生素也含有维生素 D，因此可以不再单独补充维生素 D。健康的足月儿食用铁强化配方奶粉时不需要额外补充铁，但也应该提供含铁的食物。如前所述，早产儿对铁的需求更高。

（三）微量营养素缺乏的风险

1. 铁 非贫血性缺铁已被证明会改变神经系统发育，在成功治疗后仍会持续存在缺铁[98-100]。因此，及时发现和治疗是很重要的。缺铁的危险因素包括纯母乳喂养、母亲缺铁、早产、胎龄小或出生体重低于 2 500g、高铁辅食摄入量低、生长速度快和 BMI Z 评分升高[94,100,101]。虽然在美国，1 岁左右检测血红蛋白浓度很常见，但这本身并不足以

筛查铁缺乏，因为许多其他疾病也会导致贫血，缺铁也可以在不贫血的情况下出现[102]。一项研究观察发现，在初级保健环境中，对 15～18 月龄左右的婴儿进行铁缺乏检测，与血红蛋白相比，血清铁蛋白在筛查方面具有更高的灵敏度和特异度[102]。然而，母乳喂养的婴儿早在 6～8 个月时就面临缺铁的风险，所以这个时间对于普查来说已经太晚了。更合适的方案是为母乳喂养婴儿和配方奶喂养婴儿制订不同的筛查指南。由于美国配方奶粉中铁含量高，所以配方奶喂养的婴儿在出生后第一年缺铁的总体风险很低。然而，如果食物中的铁摄入不足，配方奶喂养的婴儿在停止配方奶喂养后就会出现铁缺乏。预防缺铁应始于出生前，缺铁的母亲在怀孕期间补充铁。延迟脐带结扎也会降低缺铁的风险，特别是在母乳喂养的婴儿中[100,103]。为了补充铁，在急性炎症过程消失后，初始剂量是 3～6mg/（kg·d），分为每天两次给药[21]。

2. 锌 锌是一种微量营养素，对正常生长、味觉、胃肠道功能和免疫系统至关重要[78,95]。轻度至中度缺锌的临床表现最为常见，通常包括生长障碍（体重和身高）、食欲减退和免疫功能受损等非特异性症状。严重缺锌的特征是四肢、口腔和会阴周围出现红斑性湿疹性皮疹、免疫力减弱和腹泻[21,78]。辅食中，锌的最佳膳食来源包括肉类和一些品牌的婴儿强化谷物。水果和蔬菜的锌含量都很低。虽然全谷物和豆类中锌含量较高，但这些来源的锌的生物利用度较低。在纯素 / 素食饮食中长大的儿童存在缺乏营养的风险，特别是如果在 0～6 个月期间纯母乳喂养，并且此后继续以母乳喂养为主[78]。父母应该被告知如何从强化谷物、扁豆、坚果酱等食物中增加锌的摄入量，如果不限制的话，还应该包括肉类和鸡蛋。医疗服务提供者应设定较低的锌补充起始阈值，特别是对有生长问题的儿童[起始剂量：元素锌 1mg/（kg·d）][21]。大多数，也许甚至是全部的液态婴儿复合维生素都不含锌。液态锌补充剂（如每 10 滴含 15mg 元素锌）可以在网上买到，而且比处方药更便宜。

3. 维生素 B_{12} 维生素 B_{12} 缺乏主要是纯母乳喂养儿童的问题，他们没有食用含有动物产品的辅食[21,34]。与成人相比，婴儿更容易出现维生素 B_{12} 缺乏[34]。目前有几种产品可以补充维生素 B_{12}。Zarbee 的天然婴儿复合维生素铁补充剂和 Nova-Ferrum 小儿复合维生素铁滴剂都含有维生素 B_{12}。

值得注意的是，Enfamil 不含铁的 Poly-Vi-Sol 含有维生素 B_{12}，而有铁的版本则不含。

4. 其他微量元素　缺乏其他微量营养素和维生素并不常见，尽管某些情况可能会增加婴儿患病的风险。下面的列表并非详尽无遗，但说明了一些重要的临床情况并应引起关注。出生时未接受肌内注射维生素 K 的纯母乳喂养婴儿，可能因缺乏维生素 K 而出现瘀伤或出血；最具破坏性的后遗症是颅内出血 [21,34]。维生素 A、铜和硒缺乏症可能由早产儿肠外营养补充不足而引起。如果用未经强化的母乳喂养，早产儿也有钙和磷缺乏症的风险。肾病易导致镁和硒缺乏。最后，母体营养不足可使母乳喂养的婴儿缺乏许多微量营养素，包括维生素 B_{12}、维生素 B_1 和碘。

二、饮食指南

（一）实践

1. 预期的能量 / 液量　父母们常问的一个问题是他们的孩子应该吃多少。应该鼓励父母专注于反馈式喂养，比如观察饱腹信号，而不是专注于确切的数字。临床工作者应使用体重和生长趋势来评估摄入量的充足性。纯粹基于能量摄入的

建议可能会导致过量喂养，这也有其自身的风险。表 1-5 列出了按年龄划分的能量摄入量和预期液量作为参考 [1,21]。

2. 辅食　推荐在婴儿 6 个月左右开始添加辅食。如果婴儿直立时头部控制良好，能靠支撑坐着，似乎对食物感兴趣，愿意张开嘴接受勺子，并且已经不再出现挺舌反射（舌头会将进入嘴里的非液体食物推出），那么通常是时候尝试固体食物了 [16]。从生物学角度，母乳在这 4～6 个月的时间内无法提供足够的能量、铁和锌 [78,95]。在 4 个月之前引入固体食物可能会与肥胖有关 [95]，而超过 6 个月之后再引入则可能会导致微量营养素缺乏、生长不良、喂养排斥和进食困难 [16]。

配方奶喂养和母乳喂养的婴儿应该侧重的食物有所不同。纯母乳喂养的婴儿依赖补充食物以获得足够的锌和铁 [95]。因此，重要的是根据早期喂养经验要加入肉、蛋、强化谷物和深绿色蔬菜等食物。为了满足配方奶喂养的婴儿的营养需求，引入的食物种类并不那么重要，但接触到不同口味和质地的食物是重要的。然而，新近的数据表明，蛋白质质量可能会影响长期生长发育 [104,105]。对于配方奶喂养和母乳喂养的婴儿来说，没有添

表 1-5　按年龄划分的婴儿能量平均需要量

年龄	能量平均需要量 /［kcal/（kg·d）］	每日液体需要量 /ml*	母乳喂养		配方奶喂养	
			每日喂养次数 / 次	每顿的液量 /ml	每日喂养次数 / 次	每顿的液量 /ml
0～24 小时			>6	滴		5～10
24～48 小时			>8	5		10～20
48～72 小时			>8	15		20～30
72～96 小时			8～12	30		30～40
4～9 天			8～12	30～50		40～50
10～30 天	120	740～800	8～12	59～118	6～8	59～118
1～2 月龄	115	880～950	8～12	89～148	5～7	89～148
2～3 月龄	105	910～1 010	8～12	118～177	4～6	118～207
3～4 月龄	95	910～1 010	8～12	118～177	4～6	148～237
4～6 月龄	95	1 025～1 055	6～10	118～177	4～6	177～237
6～12 月龄	90（70 来自牛奶或配方奶粉）	575～630	5～8	118～177	3～5	177～237

摘自 Current Diagnosis and Treatment Pediatrics，24th Edition[4]，Breastfeeding Handbook for Physicians，2nd edition[5]。

仅以能量摄入为目标可能会导致过度喂养，从而导致有害的健康后果。母乳喂养和人工喂养的婴儿有不同的喂养模式。请注意，婴儿从出生后 24～48 小时，每隔一小时哺乳一次，母亲才会有奶水。这对刺激乳汁分泌很重要，但不表明需要辅食。

*计算方法：表示通过取平均 kcal/（kg·d），乘以男婴和女婴第 50 百分位数的体重，计算得出 kcal/d。

加糖的完整的、未经加工的食品应该是优先考虑的[95]。除了蜂蜜和有窒息危险的（风险最高的食物是热狗、整粒坚果 / 种子、胡萝卜、爆米花、硬糖 / 口香糖、苹果和整粒葡萄[3]），没有特定的食物或食物类别是禁止引入的。一般建议是每隔几天只引入一种新食物，以便确定过敏反应的来源[3]。大一点的婴儿可以在吃饭时用杯子喝少量的水（30～59ml），但不能喝其他液体，包括牛奶或其他动物奶、植物奶、含糖饮料或碳酸饮料。在一岁之前也不建议喝果汁[3,95,106]。

3. 添加高致敏性食物　患有严重的、难以控制的湿疹或有明显的过敏性食物过敏家族史的婴儿患食物过敏的风险很高[47,107]。尽管此前曾建议对高致敏性食物（特别是花生和鸡蛋，但也有牛奶、贝类、芝麻、大豆、树坚果和小麦）推迟至 1 岁以后再添加，但现有随机试验表明，提早添加食物可能对高危婴儿未来的食物过敏有保护作用[47,107-109]。高危儿童应在 4～6 个月左右向儿童过敏专家咨询、指导过敏性食物的添加[16,107]。理想情况下，这些婴儿在吃花生之前应该进行皮肤或血清测试[47,107]。对于低风险的婴儿，可以在家中添加少量的适合其年龄的高过敏性食物，如果没有发现过敏的迹象，则食用量可以随着时间的推移而逐渐增加[16,47,107]。

4. 纯素食 / 素食饮食　对于纯素或素食饮食的人来说，所忌口的具体食物是不同的[3]。有必要向父母阐明哪些食物是不能吃的。如果主要是母乳喂养，6 个月以上的纯素食主义者的婴儿通常要关注铁和锌。这是因为这些微量元素的最佳来源是肉类（配方奶喂养不在本章讨论范围）。将铁源与维生素 C 的摄入相结合，并从高钙源中分离出来，可以增加对植物铁的吸收。与成人相比，如果婴儿很少或没有摄入动物食品，就更容易出现维生素 B_{12} 缺乏症[34]。在前文已讨论过通过补充剂预防微量营养素缺乏症。

（二）关键问题

1. 母乳喂养、婴儿和产妇的禁忌　接受母乳喂养的婴儿禁忌很少。半乳糖血症是最常见的[1,16,24]。产妇禁忌更为常见。有些传染病可能需要暂时或完全避免母乳喂养。由于推荐意见经常改变，可在 CDC 和 WHO 网站获取可供参考的最新建议。母乳喂养的母亲在服用某些药物时，经常被告知要"抽吸和抛弃"（如通过泌乳代谢药物）。这通常是不必要的，因为大多数药物对母乳喂养是安全

的[1]。几种参考资料和电子设备应用程序可以提供最新的建议，包括来自美国国立卫生研究院的 LactMed[16,24]或来自德克萨斯理工大学健康科学中心的婴儿风险中心[2]。一般来说，苯丙胺、化疗药物、麦角胺和他汀类药物不适合母乳喂养[24]。

2. 毒品　随着美国越来越多的州将大麻合法化，孕妇和哺乳期妇女使用大麻的问题日益突出。在最后一次使用后的 6 天内，在母乳中可以检测到大麻及其代谢物[110]。许多这些化合物在脂肪中很容易被吸收，而脂肪占母乳的 3%～5%。此外，尽管有关婴儿结局的研究有限[1]，但婴儿的大脑含有大量的脂肪，可能会富集精神活性化合物。应该鼓励妇女在怀孕和哺乳期间不要以任何形式使用大麻[2,16]。

还应劝告母亲不要吸烟。但即使没有戒烟的意向，也应鼓励母亲继续母乳喂养[1]。吸烟的人不太可能用母乳喂养，但母乳可能在防止烟草烟雾暴露对健康的一些负面影响方面有额外的益处[72]。最后，应避免或尽量减少饮酒。虽然乙醇可能不会对婴儿的长期发育产生影响[111]，但有证据表明，接触乙醇会影响婴儿的睡眠模式[112]。一般认为，在饮用一至两杯含酒精饮料后，需要至少 2～3h 后才能进行哺乳，此时母乳中的乙醇含量较少，有时这样做是安全的[1,24]。

3. 母乳喂养问题　母乳喂养的母亲会遇到许多问题。最常见的问题之一是母乳供应不足，特别是在产后的最初几周。新生儿在 24 小时内喂养 8～12 次是正常的（表 1-5）[1,2]。为了评估母乳摄入量，需要监测婴儿的体重和排出量，观察婴儿在出生后 4～5 天左右出现黄色颗粒大便的情况，在出生后第 1 周每 24 小时内至少有 7～8 次排尿[1]。除了直接哺乳外，要求母亲在喂食后每天至少吸奶 2～3 次，可以帮助确定和增加母乳供应。这对晚期早产儿（妊娠 35～36 周出生）尤其重要，因为与足月儿相比，他们的耐力和吸吮乳汁的能力可能更低，这可能导致乳房排空不足，从而不能充分刺激乳汁分泌。肥胖、有妊娠糖尿病史或有 2 型糖尿病的妇女泌乳往往会发生延迟，可能需要支持才能成功开始和维持母乳喂养。三联喂养方法包括：①母乳喂养；②母乳或配方奶粉的瓶式喂养；③有时也会吸出母乳以维持供应[1]。在喂养前后称重对评估母乳转移情况是有帮助的（称为测试称重或前后称重），这需要一个刻度精确到 1～2g 的

秤。然而，我们再次提醒不要关注精确的数字，而应该评估吸吮情况、总体发育趋势、大小便排泄的次数，以及母乳喂养后婴儿的饱腹度。其他常见的母乳喂养问题包括疼痛、睡眠不足、重返工作岗位和出牙[1,2,24]。工作人员应当预先发现这些问题，并相应地向母亲提出建议，以鼓励母乳喂养取得成功。有关这些和其他母乳喂养问题的更多信息，请参阅最近的综述[2,24]或美国儿科学会的《医用母乳喂养手册》，以获得全面的指导[1]。寻求哺乳专业人员的咨询评估和帮助应该有一个较低的门槛。

4. 发育迟缓　发育迟缓，通常被称为 FTT，定义为生长（无论是体重、身高或身高别体重）低于正常年龄和性别的标准[3]，或下降超过两个标准差[21]。重要的是要确保使用正确的生长曲线图（WHO 关于足月儿至 24 月龄的生长曲线图），并根据胎龄对早产儿的生长曲线图进行校正[16,24]。有关生长监测和评估的深入讨论，请参阅前文。确诊后，第一步是诊断潜在的病因。

发育迟缓以往被分为非器质性和器质性两种原因，尽管这一分类现在逐渐较少使用。非器质性是指其他方面均正常的婴儿或儿童摄入的能量不足。绝大多数的婴儿都属于这一类[21]。对于母乳喂养的婴儿来说，出现这种情况的最常见的原因是母乳摄入不足，无论是由于母乳转移无效还是母乳供应不足。称重喂奶/测试体重有助于估计转移的奶量。评估乳房的吸吮，每隔几次吮吸，倾听是否吞咽。鼓励母亲在每天至少喂养两到三次后抽吸母乳，以帮助评估和增加供应。上面描述的三联喂养方法可以在很短的时间内开始。对于配方奶喂养的婴儿来说，体重下降可能是由于配方奶混合不当，由于食物匮乏而刻意稀释配方奶粉来延长喂养时间，或者使用替代品（如牛奶、杏仁奶、豆奶或米糊）替代婴儿配方奶粉。为了评估这些不同替代品的可能性，采取 24 小时喂养回顾，询问配方奶粉是如何混合的，并询问家庭食物匮乏的情况。介绍低收入家庭参加 WIC 计划[3]。FTT 的另一种主要的传统类别是由于"器质性"原因，这种原因通常是由于一种潜在的条件导致了过量的能量需求（如先天性心脏病）、吸收不良（如囊性纤维化、慢性腹泻）或导致不同生长模式的潜在遗传疾病引起的。

补偿性生长所需的能量是指在维持需要的基础上，大约增加 20.9kJ/g（5kcal/g）补偿性生长（即

不足的体重）所需的摄入量。目标能量摄入量不是由当前的体重而是由 IBW 决定。能量目标是为临床提供的，而不是让父母开始计算他们的婴儿的能量。通常可以通过混合配方奶或强化母乳增加能量摄入量，达到 334.6～363.8kJ/100ml（80～87kcal/100ml）。如果婴儿超过 6 月龄，可以通过加强高热量、高脂肪的辅食（如肉类、鸡蛋、坚果酱，以及在水果和蔬菜中加入油或黄油等）来增加能量摄入量。微量营养素缺乏应予以纠正（见上文）。

5. MPI　在配方奶喂养的婴儿中牛奶 MPI 的发生率约 2%～3%[33]，在母乳喂养的婴儿中发病率较低[2,40]。MPI 最常见的表现是大便带血，有时大便中有黏液[16]。婴儿还可能出现生长不良、绞痛、便秘、拒绝进食、过多吐口水或反流等症状，即使采用药物治疗也难以控制[40]。如果婴儿是配方奶喂养，则可能需要深度水解配方奶粉[33,40]。虽然由于成本或可用性问题，可以尝试使用大豆配方奶粉，但是 30%～50% 的 MPI 婴儿也会对大豆敏感。对于最严重的情况，可以使用氨基酸/要素配方。配方试验应至少持续 1 周后才可改变或宣布治疗失败。大多数对乳制品敏感的婴儿也会对其他动物的乳汁（如山羊奶或绵羊奶）产生反应，所以这些来源的婴儿配方奶粉不是合适的替代品。对于母乳喂养的婴儿，治疗要求从母亲的饮食中消除所有奶制品（有时也包括大豆），因为这些蛋白质会被转移到母乳中[16]。应该给母亲们一份与牛奶相关的成分列表，以避免酪蛋白、乳清蛋白、乳铁蛋白、乳果糖和凝乳酪蛋白[40]。如果出现显著的体重减轻、体重增加失败或尽管坚持饮食限制或不进食但症状仍未缓解，则考虑转诊到儿科胃肠科专家或儿科营养专家[16,40]。由于大多数婴儿长大后不会再发生 MPI，所以在 1 岁左右再尝试使用奶制品是安全的，同时要监测症状[16,40]。

三、其他指导

（一）一年以上：过渡到幼儿饮食

若母亲和孩子均希望母乳喂养，母乳喂养就可以持续下去。母乳喂养 1 岁以上仍有益处，WHO 建议母乳喂养至 2 岁及 2 岁以上[113]。过量摄入母乳而忽略其他食物会影响每日总摄入量，并导致体重增加不良和/或微量营养素缺乏。因此，建议在婴儿 12 个月后的喂养计划中安排一些时间表，以便在哺乳之前给孩子提供餐桌食物，并且不允

许孩子全天频繁少量地摄入母乳。可以在用餐时给孩子一杯水，也可以在继续母乳喂养的同时添加牛奶。配方奶喂养的婴儿可以在1岁后改用全脂牛奶喂养。替代奶，如豆奶、杏仁奶和椰子奶的蛋白质总量和质量都较低，脂肪含量也较低，因此能量密度也较低（表1-2和图1-1）。包括钠在内的矿物质含量在不同的替代液体之间也有很大差异，对于能量而言，也有几倍的差异（表1-2和图1-1）。如果使用这些非乳制品，父母需要精心安排孩子的饮食，包括健康的脂肪和完全蛋白，以支持生长和大脑正常发育[3]。纯素食的幼儿需要补充维生素B_{12}和其他可能的微量营养素。许多幼儿的水果和蔬菜摄入量低于推荐量，幼儿早期喂养经验的一个主要目标应该是培养接受广泛的食物种类和健康习惯的能力，这些习惯可以持续一生[3]。最重要的是向家庭强调这一事实。最后，与成年人相比，所有的幼儿都需要相对较高的蛋白质、铁和锌。优先考虑的是多样化的饮食，包括所有主要的食物分类，尽量少摄入高度加工、添加糖、盐和精制碳水化合物的食品。应该鼓励幼儿和家人吃一样的食物。

（二）住院婴儿

住院婴儿有摄入不足的风险，从而导致营养不良。这可能会影响愈合和恢复，特别是在危重婴儿中[114,115]。请注意，30天或更小的婴儿的营养支持通常遵循本章前面讨论的新生儿指南[115]。

1. 营养评估 在入院时应首先对婴儿的营养状况进行评估[114,115]。它不仅要考虑到婴儿当时的体重/生长状况，还要根据疾病状况考虑预期需要。研究表明，相当一部分儿童在入院时就已经有某种程度的营养不良[114-116]。由于对正常生长的要求相对较高，婴幼儿营养状况迅速恶化的风险很高。在整个住院期间，每天都对患儿的营养摄入量、体液状况和体重进行评估，对于长期住院患儿，每周应测量其身长。早期开始营养治疗对于支持充分恢复很重要。然而，很大一部分患儿，特别是重症患儿，仍然没有达到能量和蛋白质的目标[115,116]。

2. 液体要求 估计儿科患者液体需求量的一般经验法则是，前10kg体重的液体需求量为100ml/（kg·d）；体重每超过10kg的部分，每1kg增加50ml/（kg·d）；体重每超过20kg的部分，每1kg增加20ml/（kg·d）。由于许多婴儿体重不足10kg，可以用体重乘以100ml，以确定每日需水量[3]。

3. 能量和蛋白质的需求 患病期间，能量和蛋白质的需求通常会有所增加[114]，而体外膜肺氧合、肾透析和严重烧伤、创伤或伤口，会导致蛋白质需求进一步增加。持续发热的患儿在重病期间，在37℃的基础上每升高1℃，就会增加12%～13%的能量。患儿的最低蛋白质需要量为1.5g/（kg·d），有时需要高达3g/（kg·d）的摄入量，用于平衡分解代谢的损失[115]。虽然重要的是防止住院儿童进食不足，但同样重要的也要防止过度进食，因为过度进食也会增加发病率和死亡率[115,117]。通过机械通气或镇静可以减少能量和液体的需求。每天评估液体和能量摄入的重要性无论怎样强调都不过分，以避免营养支持过度或不足。

4. 肠内营养 在医疗条件允许的情况下，肠内营养优于肠外营养[115]。母乳喂养的婴儿可以继续直接母乳喂养，或者通过鼻胃管或鼻空肠（幽门）管将分泌的乳汁进行喂养。哺乳期妇女应该得到来自哺乳专家的支持，来讨论用泵吸取母乳的频率，以保持母乳的产生[73]。如果婴儿在医疗上有相当长的时间内（如在手术前）不能进行口服喂养时，这一点尤为重要。配方奶喂养的婴儿可以继续接受与在家喂养相同或等效的配方奶粉。总体能量建议见表1-5，但需要根据患儿的具体情况进行调整。美国麻醉师协会支持的术前禁食指南包括：2小时内禁食清流质，4小时内禁食母乳，6小时内禁食婴儿配方奶粉，8小时内禁食其他任何食物[118]。

5. 肠外营养 虽然直接肠内喂养是理想的方式，但也有需要肠外营养的情况。由于缺乏食物热效应，肠外营养的能量需求量约降低10%。由于不存在肠道不完全吸收的问题，许多微量元素的需求量也会降低。为了确定肠外营养的组成，首先要计算总液体量和能量需求。大约总能量的30%～40%来自脂质，10%～20%来自蛋白质，剩下的能量来自葡萄糖。在没有肝功能障碍的情况下，氨基酸可以从目标量开始使用。脂质从0.5～1g/（kg·d）开始，增加1g/（kg·d）直至达到目标量。葡萄糖输注速率[=（ml/h滴速×%葡萄糖）/（kg×6）]每天可增加约2.5%～5%，直至到达目标[3]。最大葡萄糖输注速率由血清葡萄糖、静脉输液管放置位置（即中心静脉与外周静脉）、患儿年龄、其他药物以及患儿与疾病相关的代谢状态决定。在调整肠外营养成分时，至少应每天进行实验室监测。

研究空白

虽然在婴儿营养领域的研究取得了重大进展，但仍存在很多的知识空白（表 1-6）。这些领域的研究具有可改善从婴儿期到成年期的生长、发育和健康的潜能。

表 1-6　未来研究的重要领域

研究空白	
母乳喂养障碍与母亲表型的影响	超重和肥胖的母亲成功率较低 此外，乳汁成分可能会受到影响，其对婴儿的影响尚不清楚
母乳喂养与配方奶喂养婴儿的长期结局	特别是对青春期和成年期的研究
理想的配方奶粉组成	相对于母乳，高铁和蛋白质含量对后代生长和肥胖风险有何影响？
基于喂养类型的理想辅食喂养	研究辅食的随机对照试验，同时考虑母乳喂养或配方奶喂养。应包括身体成分和长期结果
早期喂养对成人发病风险的影响	对于早期营养暴露对免疫发育或癌症、阿尔茨海默病、肾病和其他疾病发展倾向的影响，目前还知之甚少
理想的体重增加，尤其是早产儿	体重迅速增加和追赶性生长都有风险，但尚不清楚早产儿的生长是否应以胎儿的生长率或其他指标为目标
缺铁性贫血的筛查	未来的研究需要确定理想的测试时间和方法，同时考虑主要喂养类型（母乳与强化铁配方奶粉）
营养对疾病状态的影响	需要更多的研究来充分了解营养基因学和营养表观遗传学在整个生命周期中对健康和疾病的影响
营养暴露对健康的影响	美国儿科学会在 2018 年发布了一份声明，呼吁 FDA 更新食品化学品安全评估计划，同时考虑到婴幼儿和儿童的情况，对已经标记为安全的化学品重新测试

（谢颖　李增宁　译）

参 考 文 献

1. *Breastfeeding Handbook for Physicians.* 2nd ed. Elk Grove Village, Illinois: American Academy of Pediatrics; 2014.
2. Bunik M. The pediatrician's role in encouraging exclusive breastfeeding. *Pediatr Rev.* 2017;38(8):353−368.
3. American Academy of Pediatrics Committee on Nutrition. *Pediatric Nutrition.* 7th ed. Elk Grove Village, IL: American Academy of Pediatrics; 2014.
4. Manson WG, Weaver LT. Fat digestion in the neonate. *Arch Dis Child Fetal Neonatal Ed.* 1997;76(3):F206−F211.
5. McClean P, Weaver LT. Ontogeny of human pancreatic exocrine function. *Arch Dis Child.* 1993;68(1 Spec No):62−65.
6. Poquet L, Wooster TJ. Infant digestion physiology and the relevance of in vitro biochemical models to test infant formula lipid digestion. *Mol Nutr Food Res.* 2016;60(8):1876−1895.
7. Lindquist S, Hernell O. Lipid digestion and absorption in early life: an update. *Curr Opin Clin Nutr Metab Care.* 2010;13(3):314−320.
8. Robertson RC, Manges AR, Finlay BB, Prendergast AJ. The human microbiome and child growth − first 1000 days and beyond. *Trends Microbiol.* 2019;27(2):131−147.
9. Hill CJ, Lynch DB, Murphy K, et al. Evolution of gut microbiota composition from birth to 24 weeks in the INFANTMET Cohort. *Microbiome.* 2017;5(1):4.
10. Tamburini S, Shen N, Wu HC, Clemente JC. The microbiome in early life: implications for health outcomes. *Nat Med.* 2016;22(7):713−722.
11. Pronovost GN, Hsiao EY. Perinatal interactions between the microbiome, immunity, and neurodevelopment. *Immunity.* 2019;50(1):18−36.
12. Videhult FK, West CE. Nutrition, gut microbiota and child health outcomes. *Curr Opin Clin Nutr Metab Care.* 2016;19(3):208−213.
13. Thulier D. Weighing the facts: a systematic review of expected patterns of weight loss in full-term, breastfed infants. *J Hum Lactation.* 2016;32(1):28−34.
14. Cole TJ. The development of growth references and growth charts. *Ann Hum Biol.* 2012;39(5):382−394.
15. Grummer-Strawn LM, Reinold C, Krebs NF. Use of world health organization and CDC growth charts for children aged 0−59 months in the United States. *MMWR Recomm Rep.* 2010;59(RR-9):1−15.
16. DiMaggio DM, Cox A, Porto AF. Updates in infant nutrition. *Pediatr Rev.* 2017;38(10):449−462.
17. Neumann CG, Alpaugh M. Birthweight doubling time: a fresh look. *Pediatrics.* 1976;57(4):469−473.
18. Demerath EW, Fields DA. Body composition assessment in the infant. *Am J Hum Biol.* 2014;26(3):291−304.
19. Singhal A. Long-term adverse effects of early growth acceleration or catch-up growth. *Ann Nutr Metab.* 2017;70(3):236−240.

20. Krebs NF, Himes JH, Jacobson D, Nicklas TA, Guilday P, Styne D. Assessment of child and adolescent overweight and obesity. *Pediatrics.* 2007;120(Suppl 4):S193–S228.

21. Haemer MA, Primak LE, Krebs NF. Normal childhood nutrition and its disorders. In: Hay Jr WW, Levin MJ, Deterding RR, Abzug MJ, eds. *Lange Current Diagnosis and Treatment: Pediatrics.* 24th ed. Chicago, IL, USA: McGraw-Hill Education; 2018.

22. National Academies of Sciences. Dietary Reference Intakes Tables and Application. http://nationalacademies.org/hmd/Activities/Nutrition/SummaryDRIs/DRI-Tables.aspx. Accessed April 1, 2019.

23. European Food Safety Authority. Dietary Reference Values. https://www.efsa.europa.eu/en/topics/topic/dietary-reference-values. Accessed April 1, 2019.

24. American Academy of Pediatrics Section on Breastfeeding. Breastfeeding and the use of human milk. *Pediatrics.* 2012;129(3):e827–841.

25. Flaherman V, Schaefer EW, Kuzniewicz MW, Li SX, Walsh EM, Paul IM. Health care utilization in the first month after birth and its relationship to newborn weight loss and method of feeding. *Acad Pediatr.* 2018;18(6):677–684.

26. McFadden A, Gavine A, Renfrew MJ, et al. Support for healthy breastfeeding mothers with healthy term babies. *Cochrane Database Syst Rev.* 2017;2:Cd001141.

27. Eglash A, Simon L. ABM clinical protocol #8: human milk storage information for home use for full-term infants, revised 2017. *Breastfeed Med.* 2017;12(7):390–395.

28. Committee on Nutrition Section on Breastfeeding Committee on Fetus and Newborn. Donor human milk for the high-risk infant: preparation, safety, and usage options in the United States. *Pediatrics.* 2017;139(1).

29. Hard AL, Nilsson AK, Lund AM, Hansen-Pupp I, Smith LEH, Hellstrom A. Review shows that donor milk does not promote the growth and development of preterm infants as well as maternal milk. *Acta Paediatr.* 2019;108(6):998–1007.

30. Meier P, Patel A, Esquerra-Zwiers A. Donor human milk update: evidence, mechanisms, and priorities for research and practice. *J Pediatr.* 2017;180:15–21.

31. Keim SA, Kulkarni MM, McNamara K, et al. Cow's milk contamination of human milk purchased via the internet. *Pediatrics.* 2015;135(5):e1157–1162.

32. Keim SA, Hogan JS, McNamara KA, et al. Microbial contamination of human milk purchased via the Internet. *Pediatrics.* 2013;132(5):e1227–1235.

33. Martinez JA, Ballew MP. Infant formulas. *Pediatr Rev.* 2011;32(5):179–189. quiz 189.

34. Diab L, Krebs NF. Vitamin excess and deficiency. *Pediatr Rev.* 2018;39(4):161–179.

35. Rzehak P, Oddy WH, Mearin ML, et al. Infant feeding and growth trajectory patterns in childhood and body composition in young adulthood. *Am J Clin Nutr.* 2017;106(2):568–580.

36. Vandenplas Y, Castrellon PG, Rivas R, et al. Safety of soya-based infant formulas in children. *Br J Nutr.* 2014;111(8):1340–1360.

37. Andres A, Cleves MA, Bellando JB, Pivik RT, Casey PH, Badger TM. Developmental status of 1-year-old infants fed breast milk, cow's milk formula, or soy formula. *Pediatrics.* 2012;129(6):1134–1140.

38. Mendez MA, Anthony MS, Arab L. Soy-based formulae and infant growth and development: a review. *J Nutr.* 2002;132(8):2127–2130.

39. Testa I, Salvatori C, Di Cara G, et al. Soy-based infant formula: are phyto-oestrogens still in doubt? *Front Nutr.* 2018;5:110.

40. Brill H. Approach to milk protein allergy in infants. *Can Fam Physician.* 2008;54(9):1258–1264.

41. Sauser J, Nutten S, de Groot N, et al. Partially hydrolyzed whey infant formula: literature review on effects on growth and the risk of developing atopic dermatitis in infants from the general population. *Int Arch Allergy Immunol.* 2018;177(2):123–134.

42. Mennella JA, Inamdar L, Pressman N, et al. Type of infant formula increases early weight gain and impacts energy balance: a randomized controlled trial. *Am J Clin Nutr.* 2018;108(5):1015–1025.

43. Mennella JA, Papas MA, Reiter AR, Stallings VA, Trabulsi JC. Early rapid weight gain among formula-fed infants: impact of formula type and maternal feeding styles. *Pediatr Obes.* 2019;14:e12503.

44. Mennella JA, Trabulsi JC, Papas MA. Effects of cow milk versus extensive protein hydrolysate formulas on infant cognitive development. *Amino Acids.* 2016;48(3):697–705.

45. Alexander DD, Schmitt DF, Tran NL, Barraj LM, Cushing CA. Partially hydrolyzed 100% whey protein infant formula and atopic dermatitis risk reduction: a systematic review of the literature. *Nutr Rev.* 2010;68(4):232–245.

46. Vandenplas Y, Latiff AHA, Fleischer DM, et al. Partially hydrolyzed formula in non-exclusively breastfed infants: a systematic review and expert consensus. *Nutrition.* 2019;57:268–274.

47. Greer FR, Sicherer SH, Burks AW. The effects of early nutritional interventions on the development of atopic disease in infants and children: the role of maternal dietary restriction, breastfeeding, hydrolyzed formulas, and timing of introduction of allergenic complementary foods. *Pediatrics.* 2019;143(4). pii: e20190281.

48. Aceti A, Beghetti I, Maggio L, Martini S, Faldella G, Corvaglia L. Filling the gaps: current research directions for a rational use of probiotics in preterm infants. *Nutrients.* 2018;10(10).

49. Braegger C, Chmielewska A, Decsi T, et al. Supplementation of infant formula with probiotics and/or prebiotics: a systematic review and comment by the ESPGHAN committee on nutrition. *J Pediatr Gastroenterol Nutr.* 2011;52(2):238–250.

50. Aceti A, Maggio L, Beghetti I, et al. Probiotics prevent late-onset sepsis in human milk-fed, very low birth weight preterm infants: systematic review and meta-analysis. *Nutrients.* 2017;9(8).

51. van den Akker CHP, van Goudoever JB, Szajewska H, et al. Probiotics for preterm infants: a strain-specific systematic review and network meta-analysis. *J Pediatr Gastroenterol Nutr.* 2018;67(1):103–122.

52. Sung V, D'Amico F, Cabana MD, et al. Lactobacillus reuteri to treat infant colic: a meta-analysis. *Pediatrics.* 2018;141(1).

53. Thomas JP, Raine T, Reddy S, Belteki G. Probiotics for the prevention of necrotising enterocolitis in very-low-birth-weight infants: a meta-analysis and systematic review. *Acta Paediatr.* 2017;106(11):1729–1741.

54. Kolacek S, Hojsak I, Berni Canani R, et al. Commercial probiotic products: a call for improved quality control. A position paper by the ESPGHAN working group for probiotics and prebiotics. *J Pediatr Gastroenterol Nutr.* 2017;65(1):117–124.

55. Ballard O, Morrow AL. Human milk composition: nutrients and bioactive factors. *Pediatr Clin N Am.* 2013;60(1):49–74.

56. Hernell O, Timby N, Domellof M, Lonnerdal B. Clinical benefits of milk fat globule membranes for infants and children. *J Pediatr.* 2016;173(Suppl):S60–S65.

57. Timby N, Hernell O, Vaarala O, Melin M, Lonnerdal B, Domellof M. Infections in infants fed formula supplemented with bovine milk fat globule membranes. *J Pediatr Gastroenterol Nutr.* 2015;60(3):384–389.

58. Timby N, Domellof E, Hernell O, Lonnerdal B, Domellof M. Neurodevelopment, nutrition, and growth until 12 mo of age in infants fed a low-energy, low-protein formula supplemented with bovine milk fat globule membranes: a randomized controlled trial. *Am J Clin Nutr.* 2014;99(4):860–868.

59. Denne SC. Protein and energy requirements in preterm infants. *Semin Neonatol.* 2001;6(5):377–382.

60. Horbar JD, Ehrenkranz RA, Badger GJ, et al. Weight growth velocity and postnatal growth failure in infants 501 to 1500 grams: 2000–2013. *Pediatrics.* 2015;136(1):e84–92.

61. Hay WW, Ziegler EE. Growth failure among preterm infants due to insufficient protein is not innocuous and must be prevented. *J Perinatol.* 2016;36(7):500–502.

62. Cleminson JS, Zalewski SP, Embleton ND. Nutrition in the preterm infant: what's new? *Curr Opin Clin Nutr Metab Care.* 2016;19(3):220–225.

63. Hay Jr WW, Hendrickson KC. Preterm formula use in the preterm very low birth weight infant. *Semin Fetal Neonatal Med.* 2017;22(1):15–22.

64. Ramel SE, Brown LD, Georgieff MK. The impact of neonatal illness on nutritional requirements-one size does not fit all. *Curr Pediatr Rep.* 2014;2(4):248–254.

65. Patel P, Bhatia J. Total parenteral nutrition for the very low birth weight infant. *Semin Fetal Neonatal Med.* 2017;22(1):2–7.

66. Corpeleijn WE, Kouwenhoven SM, Paap MC, et al. Intake of own mother's milk during the first days of life is associated with decreased morbidity and mortality in very low birth weight infants during the first 60 days of life. *Neonatology.* 2012;102(4):276–281.

67. Morgan J, Young L, McGuire W. Delayed introduction of progressive enteral feeds to prevent necrotising enterocolitis in very low birth weight infants. *Cochrane Database Syst Rev.* 2014;(12): Cd001970.

68. Miller J, Tonkin E, Damarell RA, et al. A systematic review and meta-analysis of human milk feeding and morbidity in very low birth weight infants. *Nutrients.* 2018;10(6).

69. de Halleux V, Pieltain C, Senterre T, Rigo J. Use of donor milk in the neonatal intensive care unit. *Semin Fetal Neonatal Med.* 2017; 22(1):23−29.

70. Quigley M, Embleton ND, McGuire W. Formula versus donor breast milk for feeding preterm or low birth weight infants. *Cochrane Database Syst Rev.* 2018;6:Cd002971.

71. Pillai A, Albersheim S, Matheson J, et al. Evaluation of a concentrated preterm formula as a liquid human milk fortifier in preterm babies at increased risk of feed intolerance. *Nutrients.* 2018;10(10).

72. Gertz B, DeFranco E. Predictors of breastfeeding non-initiation in the NICU. *Matern Child Nutr.* 2019:e12797.

73. Geraghty SR, Riddle SW, Shaikh U. The breastfeeding mother and the pediatrician. *J Hum Lactation.* 2008;24(3):335−339.

74. Boundy EO, Dastjerdi R, Spiegelman D, et al. Kangaroo mother care and neonatal outcomes: a meta-analysis. *Pediatrics.* 2016;137(1).

75. Villamor-Martínez E, Pierro M, Cavallaro G, Mosca F, Kramer BW, Villamor E. Donor human milk protects against bronchopulmonary dysplasia: a systematic review and meta-analysis. *Nutrients.* 2018;10(2).

76. Mohd-Taufek N, Cartwright D, Davies M, et al. The effect of pasteurization on trace elements in donor breast milk. *J Perinatol.* 2016;36(10):897−900.

77. Young BE, Borman LL, Heinrich R, Long J, Pinney S, Westcott J, Krebs NF. Effect of pooling practices and time postpartum of milk donations on the energy, macronutrient, and zinc concentrations of resultant donor human milk pools. *J Pediatr.* 2019;214: 54−59.

78. Krebs NF. Update on zinc deficiency and excess in clinical pediatric practice. *Ann Nutr Metab.* 2013;62(Suppl 1):19−29.

79. Bhatia J. Growth curves: how to best measure growth of the preterm infant. *J Pediatr.* 2013;162(3 Suppl):S2−S6.

80. Fenton TR, Kim JH. A systematic review and meta-analysis to revise the Fenton growth chart for preterm infants. *BMC Pediatr.* 2013;13:59.

81. Olsen IE, Groveman SA, Lawson ML, Clark RH, Zemel BS. New intrauterine growth curves based on United States data. *Pediatrics.* 2010;125(2):e214−224.

82. Villar J, Giuliani F, Fenton TR, Ohuma EO, Ismail LC, Kennedy SH. INTERGROWTH-21st very preterm size at birth reference charts. *Lancet.* 2016;387(10021):844−845.

83. Abrams SA. Calcium and vitamin d requirements of enterally fed preterm infants. *Pediatrics.* 2013;131(5):e1676−1683.

84. Burton BK. Inborn errors of metabolism in infancy: a guide to diagnosis. *Pediatrics.* 1998;102(6):E69.

85. Berry SA, Brown C, Grant M, et al. Newborn screening 50 years later: access issues faced by adults with PKU. *Genet Med.* 2013; 15(8):591−599.

86. Brown CS, Lichter-Konecki U. Phenylketonuria (PKU): a problem solved? *Mol Genet Metab Rep.* 2016;6:8−12.

87. Kose E, Aksoy B, Kuyum P, Tuncer N, Arslan N, Ozturk Y. The effects of breastfeeding in infants with phenylketonuria. *J Pediatr Nurs.* 2018;38:27−32.

88. Lawrence RM. Circumstances when breastfeeding is contraindicated. *Pediatr Clin N Am.* 2013;60(1):295−318.

89. Pinto A, Adams S, Ahring K, et al. Early feeding practices in infants with phenylketonuria across Europe. *Mol Genet Metab Rep.* 2018;16:82−89.

90. Wanes D, Husein DM, Naim HY. Congenital lactase deficiency: mutations, functional and biochemical implications, and future perspectives. *Nutrients.* 2019;11(2).

91. Carlock G, Fischer ST, Lynch ME, et al. Developmental outcomes in Duarte galactosemia. *Pediatrics.* 2019;143(1).

92. Wagner CL, Greer FR. Prevention of rickets and vitamin D deficiency in infants, children, and adolescents. *Pediatrics.* 2008; 122(5):1142−1152.

93. Hollis BW, Wagner CL, Howard CR, et al. Maternal versus infant vitamin D supplementation during lactation: a randomized controlled trial. *Pediatrics.* 2015;136(4):625−634.

94. Krebs NF, Sherlock LG, Westcott J, et al. Effects of different complementary feeding regimens on iron status and enteric microbiota in breastfed infants. *J Pediatr.* 2013;163(2):416−423.

95. Young BE, Krebs NF. Complementary feeding: critical considerations to optimize growth, nutrition, and feeding behavior. *Curr Pediatr Rep.* 2013;1(4):247−256.

96. Sazawal S, Black RE, Ramsan M, et al. Effects of routine prophylactic supplementation with iron and folic acid on admission to hospital and mortality in preschool children in a high malaria transmission setting: community-based, randomised, placebo-controlled trial. *Lancet.* 2006;367(9505):133−143.

97. Tang M, Frank DN, Hendricks AE, et al. Iron in micronutrient powder promotes an unfavorable gut microbiota in Kenyan infants. *Nutrients.* 2017;9(7).

98. Georgieff MK. Long-term brain and behavioral consequences of early iron deficiency. *Nutr Rev.* 2011;69(Suppl 1):S43−S48.

99. Lozoff B, Clark KM, Jing Y, Armony-Sivan R, Angelilli ML, Jacobson SW. Dose-response relationships between iron deficiency with or without anemia and infant social-emotional behavior. *J Pediatr.* 2008;152(5):696−702, 702.631-693.

100. Cusick SE, Georgieff MK, Rao R. Approaches for reducing the risk of early-life iron deficiency-induced brain dysfunction in children. *Nutrients.* 2018;10(2).

101. Sypes EE, Parkin PC, Birken CS, et al. Higher body mass index is associated with iron deficiency in children 1 to 3 years of age. *J Pediatr.* 2019;207:198−204. e1.

102. Oatley H, Borkhoff CM, Chen S, et al. Screening for iron deficiency in early childhood using serum ferritin in the primary care setting. *Pediatrics.* 2018;142(6).

103. Andersson O, Hellstrom-Westas L, Andersson D, Domellof M. Effect of delayed versus early umbilical cord clamping on neonatal outcomes and iron status at 4 months: a randomised controlled trial. *BMJ.* 2011;343:d7157.

104. Tang M, Hendricks AE, Krebs NF. A meat- or dairy-based complementary diet leads to distinct growth patterns in formula-fed infants: a randomized controlled trial. *Am J Clin Nutr.* 2018; 107(5):734−742.

105. Tang M, Andersen V, Hendricks AE, Krebs NF. Different growth patterns persist at 24 months of age in formula-fed infants randomized to consume a meat- or dairy-based complementary diet from 5 to 12 months of age. *J Pediatr.* 2019;206:78−82.

106. Heyman MB, Abrams SA. Fruit juice in infants, children, and adolescents: current recommendations. *Pediatrics.* 2017;139(6).

107. Togias A, Cooper SF, Acebal ML, et al. Addendum guidelines for the prevention of peanut allergy in the United States: report of the National Institute of Allergy and Infectious Diseases-sponsored expert panel. *J Allergy Clin Immunol.* 2017;139(1):29−44.

108. Du Toit G, Roberts G, Sayre PH, et al. Randomized trial of peanut consumption in infants at risk for peanut allergy. *N Engl J Med.* 2015;372(9):803−813.

109. Perkin MR, Logan K, Tseng A, et al. Randomized trial of introduction of allergenic foods in breast-fed infants. *N Engl J Med.* 2016; 374(18):1733−1743.

110. Bertrand KA, Hanan NJ, Honerkamp-Smith G, Best BM, Chambers CD. Marijuana use by breastfeeding mothers and cannabinoid concentrations in breast milk. *Pediatrics.* 2018;142(3).

111. Little RE, Northstone K, Golding J. Alcohol, breastfeeding, and development at 18 months. *Pediatrics.* 2002;109(5):E72.

112. Mennella JA, Gerrish CJ. Effects of exposure to alcohol in mother's milk on infant sleep. *Pediatrics.* 1998;101(5):E2.

113. World Health Organization. *Breastfeeding*; 2019. https://www.who.int/nutrition/topics/exclusive_breastfeeding/en/. Accessed January 14, 2019.

114. Hartman C, Shamir R, Hecht C, Koletzko B. Malnutrition screening tools for hospitalized children. *Curr Opin Clin Nutr Metab Care.* 2012;15(3):303−309.

115. Mehta NM, Skillman HE, Irving SY, et al. Guidelines for the provision and assessment of nutrition support therapy in the pediatric critically ill patient: society of critical care medicine and American society for parenteral and enteral nutrition. *J Parenter Enter Nutr.* 2017;41(5):706−742.

116. Leroue MK, Good RJ, Skillman HE, Czaja AS. Enteral nutrition practices in critically ill children requiring noninvasive positive

pressure ventilation. *Pediatr Crit Care Med.* 2017;18(12):1093—1098.

117. Ladd AK, Skillman HE, Haemer MA, Mourani PM. Preventing underfeeding and overfeeding: a clinician's guide to the acquisition and implementation of indirect calorimetry. *Nutr Clin Pract.* 2018;33(2):198—205.

118. American Society of Anesthesiologists. Practice guidelines for preoperative fasting and the use of pharmacologic agents to reduce the risk of pulmonary aspiration: application to healthy patients undergoing elective procedures: an updated report by the American society of anesthesiologists task force on preoperative fasting and the use of pharmacologic agents to reduce the risk of pulmonary aspiration. *Anesthesiology.* 2017;126(3): 376—393.

第2章

生长发育的营养需求

Elizabeth Prout Parks[1,2], MD, MSCE

Maria R. Mascarenhas[1,2], MBBS

Vi Goh[1,2], MD, MS

[1]Perelman School of Medicine, University of Pennsylvania, Philadelphia, PA, United States

[2]Gastroenterology, Hepatology and Nutrition, The Children's Hospital of Philadelphia, Philadelphia, PA, United States

【摘要】 儿童期和青春期是生长发育的关键时期,主要的生物、社会、生理和认知变化发生在这一阶段,营养在其中起着关键作用。营养需求随着儿童的生长发育而变化,并取决于生长速率(growth rate)、体型和活动强度。在青春期,由于生长激增、性成熟、身体成分变化、骨骼矿化及体力活动(physical activity,PA)的改变,营养需求会变得更高。在本章节中,我们将讨论儿童和青春期的营养需求,特别是儿童期喂养建议以及青春期肥胖与妊娠问题。

【关键词】 青春期;儿童期;喂养;营养需求;肥胖;妊娠

第1节 引 言

营养(nutrition)对于儿童的生长发育过程十分重要。当营养需求(nutrition needs)得不到满足,生长发育便会受到影响,导致营养不良(malnutrition)、生长迟缓(stunting)、发育及认知延迟。这里不仅包括宏量营养素(macronutrients),也包括微量营养素(micronutrients),例如铁和锌就有很强的支持性证据。在这一章,我们将阐述儿童和青春期的营养需求(婴儿期营养需求见第二篇第1章)。

第2节 儿童营养

营养需求随着儿童的生长发育而变化。儿童时期需要摄入充足的能量、蛋白质及其他必要营养物质,以适应其生长发育模式。营养需求依据生长速率、体型和活动消耗而变化。相较于婴儿,学步儿(toddlers,12～36月的婴儿)生长速率较慢,这一生长速率将贯穿整个儿童时期,直至青春期的生长发育高峰。健康的饮食模式(food pattern)将为儿童的生长发育提供充足的营养。

一、生长速率

体格生长评估(anthropometric assessment)是判断儿童是否营养良好的最佳方式。在营养均衡的健康儿童中,生长速率通常是可以预测的。12月龄婴儿体重可达出生时的3倍,2岁时达4倍。在2岁前,平均体重增长7g/d,而后减慢到相对稳定的2～3kg/年,直至青春期生长发育高峰来临[1]。

在2岁前,身长(linear growth)每年增长约9cm,3岁前每年增长约8cm。儿童通常在2岁时达到成人身高的50%,10岁时约为80%。从3岁到10岁,男女童身高增长速率维持在每年5～8cm[1]。在美国,新生儿平均头围(head circumference)约34cm,出生后第一年增长加倍,至3岁增长到50cm。其后头围增长不明显[2,3]。以体重和身高(2岁以内测量身长)描绘生长曲线图,用以判断儿童是否遵循个体生长轨迹(growth trajectory)。美国现行建议为:24月龄以下儿童可在WHO生长曲线图中绘制(图2-1),24月龄以上可在CDC生长曲线图中进行绘制(图2-2)。24月龄以下的儿童,体重与身长的关系可以在WHO身高别体重(weight for height)表中绘制,24月龄以上的儿童,其体重指数(body mass index,BMI)可在CDC生长曲线图中进行绘制。依据年龄与性别,适当的体重与身长/身高在第5百分位数和第85百分位数之间,并考虑到体型的个体差异。

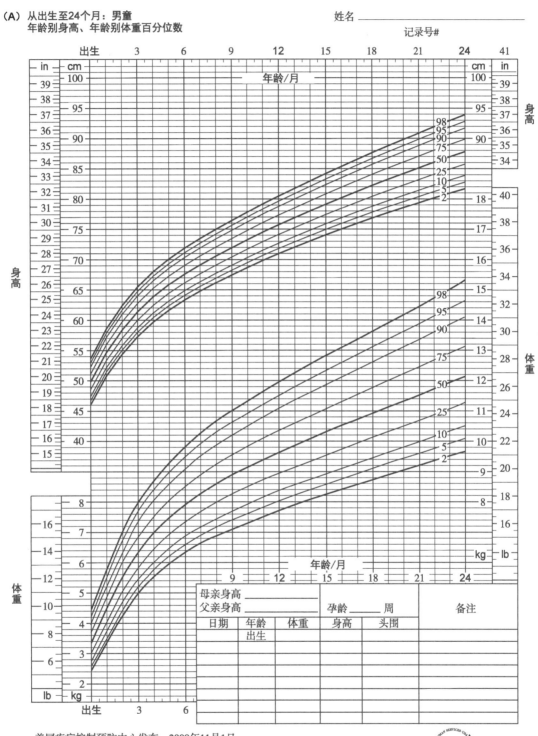

（A）从出生至24个月：男童
年龄别身高、年龄别体重百分位数

姓名 _____
记录号#

美国疾病控制预防中心发布，2009年11月1日
来自：世界卫生组织儿童生长标准（http://www.who.int/childgrowth/en）

SAFER · HEALTHIER · PEOPLE™

（B）从出生至24个月：男童
年龄别头围、身高别体重百分位数

姓名_____

记录号 # _____

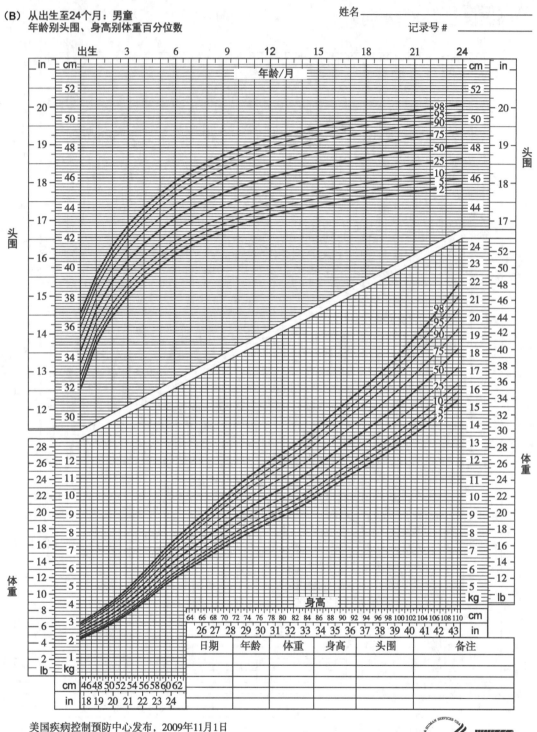

美国疾病控制预防中心发布，2009年11月1日
来自：世界卫生组织儿童生长标准（http://www.who.int/childgrowth/en）

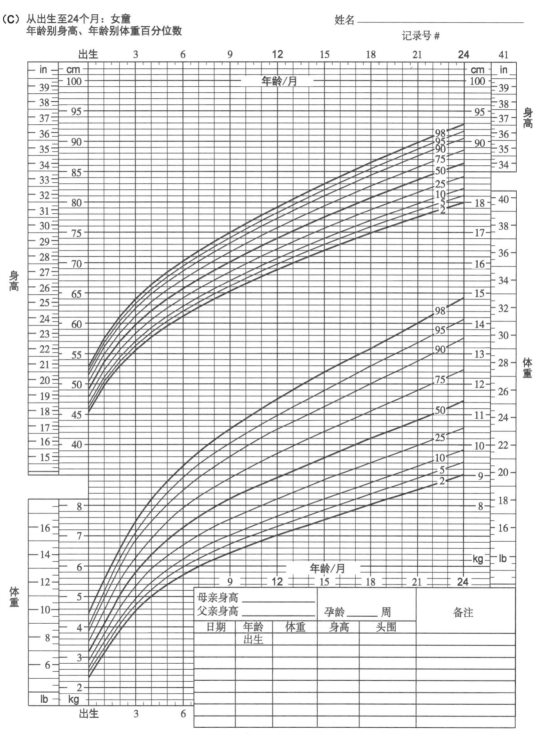

（C）从出生至24个月：女童
年龄别身高、年龄别体重百分位数

姓名 _____

记录号 #

美国疾病控制预防中心发布，2009年11月1日
来自：世界卫生组织儿童生长标准（http://www.who.int/childgrowth/en）

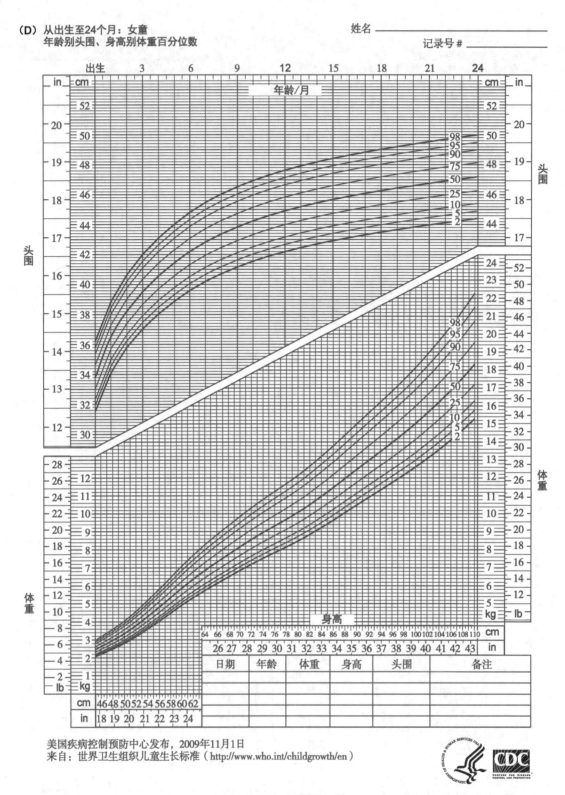

图 2-1 （A）从出生至 24 个月：男童年龄别身高、年龄别体重百分位数，（B）从出生至 24 个月：男童年龄别头围、身高别体重百分位数，（C）从出生至 24 个月：女童年龄别身高、年龄别体重百分位数，（D）从出生至 24 个月：女童年龄别头围、身高别体重百分位数

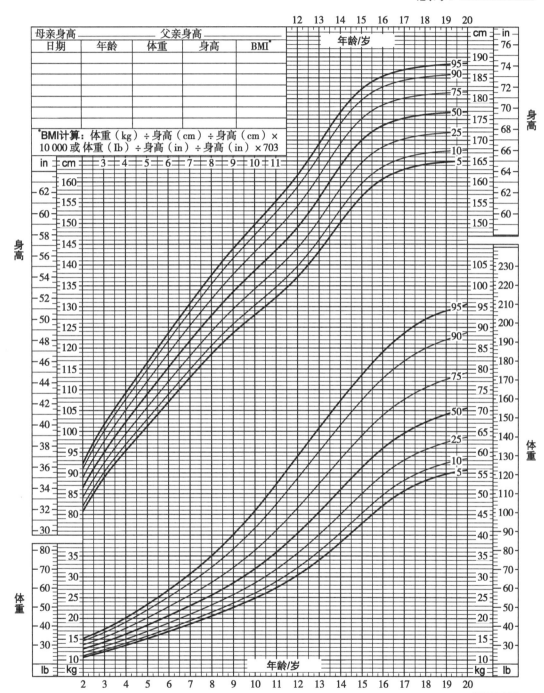

（A）2～20岁：男孩
年龄别身高以及年龄别体重百分位数

姓名 ＿＿＿＿＿＿＿＿＿＿＿＿＿＿＿＿

记录号 # ＿＿＿＿＿＿＿＿＿＿＿

Published May 30，2000（modified 11/21/00）.
来自：美国国家卫生统计中心与美国慢性病预防和
　　　健康促进中心联合发布（2000）
　　　http://www.cdc.gov/growthcharts

SAFER · HEALTHIER · PEOPLE™

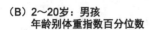

Published May 30，2000（modified 10/16/00）.
来自：美国国家卫生统计中心与美国慢性病预防和
　　　健康促进中心联合发布（2000）
　　　http://www.cdc.gov/growthcharts

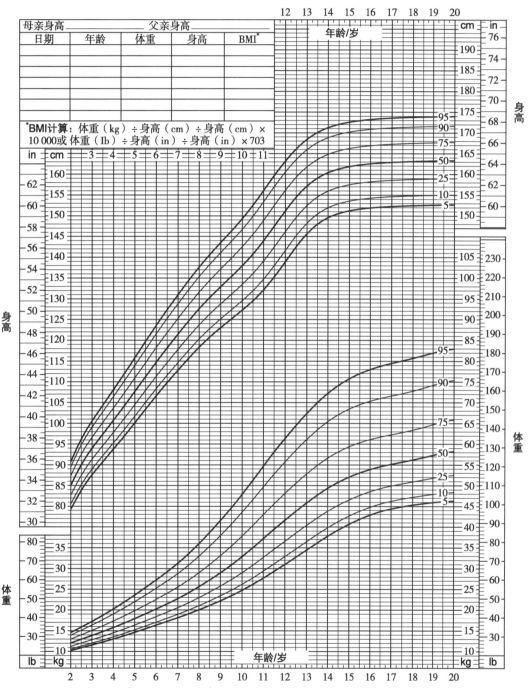

（C）2～20岁：女孩
年龄别身高以及年龄别体重百分位数

姓名 _____

记录号 # _____

母亲身高 _____ 父亲身高 _____

日期	年龄	体重	身高	BMI*

*BMI计算：体重（kg）÷身高（cm）÷身高（cm）×
10 000或 体重（lb）÷身高（in）÷身高（in）×703

年龄/岁

Published May 30，2000（modified 11/21/00）.
来自：美国国家卫生统计中心与美国慢性病预防和
　　　健康促进中心联合发布（2000）
　　　http://www.cdc.gov/growthcharts

CDC
SAFER · HEALTHIER · PEOPLE™

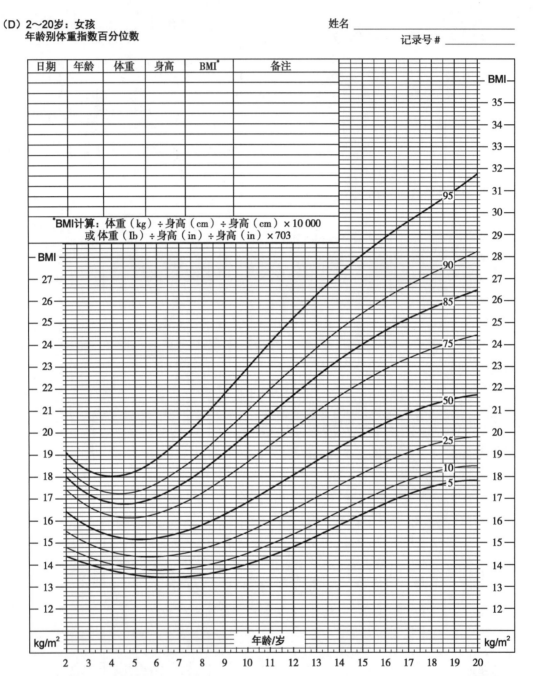

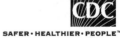

图 2-2 （A）2～20 岁：男孩年龄别身高以及年龄别体重百分位数；（B）2～20 岁：男孩年龄别体重指数
百分位数；（C）2～20 岁：女孩年龄别身高以及年龄别体重百分位数；（D）2～20 岁：女孩年龄别体重指
数百分位数

二、营养需求

（一）能量

推荐能量摄入量旨在维持健康、促进优化生长及发育过程，并支持理想的体力活动（physical activity，PA）水平。儿童的能量需求依据基础代谢水平、生长速率、体力活动、体型以及性别不同而产生较大的差异。由于 1~3 岁期间，每年的体重、身长 / 身高和头围的增长都在减少，因此以每公斤体重的能量需求也同时减少。

在 15~24 月龄之间，大多数幼儿的饮食与其家庭成员相同，大约 60% 的能量来自餐桌饮食（table foods）[4]。牛奶仍然是日常能量（约 25%）、宏量营养素以及多种维生素、矿物质（包括维生素 A、维生素 D、钙和锌）的主要来源[5]。从这个角度来说，除了牛奶之外，适当数量和种类的多样化食物能够提供更为充足的营养素。

随着儿童年龄的增长，固体食物摄入量增加，牛奶随之减少。在这个阶段，重要的是提供营养均衡、分量适宜的食物，并在用餐时间和加餐期间建立健康的饮食模式，以促进他们养成长期的健康饮食习惯。在青春期到来之前（7~9 岁），儿童为青春期的生长高峰储备能量，能量摄入量可能会增加。然而，这种能量迅速增加带来的体重过度增长，可能导致儿童体重问题，增加超重 / 肥胖的风险。

大多数儿童饮食中包含充足的能量、碳水化合物、蛋白质及脂肪。但是儿童从糖中摄入的"额外"或添加的能量特别多，尤其是从零食中摄入的能量，约占每日能量摄入量的 28%~44%、碳水化合物的 32%，以及添加糖的 39%[6-8]。其中，25% 的添加糖是从含糖饮料中获得的。在美国，约一半的 3 岁儿童每天饮用含糖饮料，75% 的儿童每天食用甜点或糖果[9]，这些是儿童糖摄入的主要来源。这种零食模式导致学龄前及学龄儿童的高能量摄入[6,10,11]。零食频次的增多，也与摄入过多的高能量、低营养食物有关。对于 1~3 岁的儿童，果汁摄入量应限制在 118.3ml/d；4~6 岁儿童果汁摄入量在 118.3~177.4ml/d；7~18 岁，果汁摄入量控制在 236.6ml/d。

（二）蛋白质

与能量需求相似，与实际年龄相比，蛋白质需求与儿童的生长方式关系更为密切。蛋白质的膳食营养素参考摄入量（dietary reference intake，DRI）是基于年龄、性别、生长速率及正氮平衡（positive nitrogen balance）所需的蛋白质量制定的。美国儿童的平均蛋白质摄入量远远高于所有年龄组的膳食营养素推荐供给量（recommended dietary allowance，RDA）。儿童蛋白质 RDA 1~3 岁为 1.05g/（kg·d），4~8 岁为 0.95g/（kg·d）[12]。当总能量摄入不足，膳食中的蛋白质将会用以供能，而无法合成新组织或修复组织。这将会导致生长速率减慢以及瘦体重下降。无论是从食物还是营养补充剂中（如青春期的运动员）摄入过量的蛋白质，都可能导致体重过度增加和钙流失，并可能影响肾功能。

（三）脂肪

美国儿科协会（American Academy of Pediatrics，AAP）建议，2 岁以下的健康儿童不要限制脂肪摄入，因为这一时期的快速生长发育需要高能量摄入[13]。因此，不建议在出生后的两年内使用脱脂或低脂牛奶喂养。2 岁以后的脂肪摄入量应逐渐减少，大约提供总能量的 30%[13,14]。可以通过增加天然低脂食物的摄入量，如水果、蔬菜、豆类、瘦肉、鱼类及全谷物食品，实现转变饮食，以减少脂肪供能。

需要引起注意的是，一些家长也许过度强调低脂饮食。事实上，23% 的 12~23 月龄的幼儿以及 47% 的 24~47 月龄的学龄前儿童总脂肪摄入量低于推荐量[7]。同时，约有 6% 的学龄前儿童饱和脂肪的摄入量高于推荐量。儿童饮用酸奶与较低的总脂肪、饱和脂肪摄入量以及较低的体脂含量相关[15]。必要的脂肪酸（亚油酸和 α- 亚麻酸）需要摄入足量，以防止婴儿和儿童因低脂肪饮食或患有某些疾病导致的严重脂肪吸收不良而出现的营养不良[16,17]。必需脂肪酸是组织正常功能所必需的。缺乏将会导致儿童出现多种症状，包括皮炎、生长速度减缓、脱发、易感性增加、肝功能损害、三磷酸腺苷合成抑制、大脑改变以及视网膜发育异常[18]。

（四）微量营养素

维生素（vitamins）和矿物质（minerals）在儿童的健康和成长中起着重要作用。父母经常会给儿童使用维生素和矿物质补充剂，最近的统计显示，约 21% 的幼儿和 40% 的学龄前儿童都在每天使用不同种类的补充剂。饮食均衡的健康儿童可能不需要维生素和矿物质补充剂。在开具维生素/矿物质补充剂处方之前，应该先完成饮食摄入量评估。对于不能或不愿摄入足量微量营养素的儿童和青少年，应考虑使用矿物质补充剂。维生素 D 是最常见的膳食补充剂（dietary supplement），有 20% 的幼儿和约 40% 的学龄前儿童都在服用。AAP 建议，饮食均衡的健康儿童不需要额外摄入高于 RDA 的维生素补充剂。1 岁以上儿童维生素 D 的 RDA 为 600IU。另一方面，铁补充剂的消耗量不足 10%[7,19]。铁缺乏会导致贫血（anemia）、智力和运动发育受限、认知能力受损（包括初中学业成绩下降）、免疫力低下以及工作表现下降[20-22]。铁在认知发展机制中起到的作用并不明了，但一些研究揭示了铁在正常髓鞘形成及神经递质功能当中的作用[21,23]。对于 2 岁以上的儿童，缺铁的短期治疗与认知改善有关，但与学业成绩无关[21]。基于有证据表明铁缺乏对儿童有不利影响，我们的目标是通过鼓励在饮食中摄入含有生物可利用铁的各种食物、强化儿童食品，同时在铁缺乏高风险时提供铁补充剂进行预防。约 25% 的 2 岁儿童每天吃咸味零食，近 50% 的儿童钠摄入量高于推荐摄入量[7,9]，这有可能导致高血压和心血管疾病等其他长期健康风险。

鉴于摄入富含微量营养素的水果和蔬菜对健康有诸多益处，美国膳食指南（the US Dietary Guidelines）建议，日消耗 8.4MJ（2 000kcal）的大龄儿童或年轻成人应每天摄取 400g 水果及 500g 蔬菜。建议 2~3 岁儿童每天摄入 200g 水果和蔬菜，4~8 岁儿童每天摄入量为 300g[24]。幼儿的水果和蔬菜摄入量低于推荐值[25,75]。约 1/3 的 2 岁儿童在限定的一天内并没有摄入任何水果或蔬菜。最常食用的蔬菜是炸薯条和炸薯片[9]，最常食用的水果是苹果酱和混合果汁，都是低纤维水果[26]。因此，大多数学龄前儿童的膳食纤维摄入量均不足[7]。尽管水果和蔬菜摄入量不足，但大多数健康的儿童从水果、蔬菜和其他食物中摄入了充足的维生素和矿物质。近期针对美国喂养婴幼儿营养摄入量的比较研究表明，12~23.9 月龄的幼儿饮食中摄入的维生素 D、维生素 K、铁、钾和钙含量较低，而 2~4 岁儿童饮食的钾、维生素 A、维生素 D、膳食纤维和铁的摄入量低[27]。研究同时表明，摄入过量添加糖（>25% 的每日能量）的儿童，微量营养素摄入较低，特别是钙、钾和维生素 A 和 E[28]。需要通过增加蔬菜摄取来解决钾、维生素 A 和膳食纤维等营养不足的问题。

三、摄食行为

（一）幼儿（1~3 岁）

摄食行为在幼儿时期逐渐发展，最终习得主动摄食的技能。口腔及神经肌肉的发展提高了摄食能力，幼儿掌握了握勺子所需的粗大运动技能，而后发展舀、蘸以及将食物送到口中且不易溢出的精细运动技能[29,30]。乳牙的出现同样使得幼儿能够啃咬和咀嚼，支持主动摄食以及参与家庭用餐。语言技能的习得使幼儿可以口头表达饮食偏好、饥饿和饱腹感。应当鼓励幼儿使用手指、勺子和杯子获取食物，以提高手的灵巧性和协调性。支持主动摄食能力被认为是鼓励保持能量摄入的自我调节、掌握进食技巧以及进食行为的社会化。如果有更早的机会掌握自我喂食技能，那么大一点的幼儿就可以按照与年龄相称的分量，食用大部分提供给家庭其他成员的相同食物。为了能够给儿童提供持续的能量以供日常消耗，AAP 对正餐和加餐的数量提供了指导；具体来说：1~4 岁儿童一天中应有三顿正餐，并且应有两到三份加餐[31]。幼儿在进餐时应当坐在高脚椅上或餐桌旁。应避免食用易引起窒息或误吸的食物，例如：坚果、热狗、未切葡萄和爆米花等。应设定进食限制，避免儿童整日都在吃东西。在这个阶段，食物摄入量的变化是很常见的。与婴儿阶段相比，大多数幼儿的食物摄入量相比于体型有所减少，这与生长速度随年龄增长而下降有关。他们的食物偏好可能仍不稳定，一天或一段时间内可以接受的食物，到了第二天可能就会被拒绝食用。幼儿也可能变得更加挑食，只吃某种特定的食物，这种情况会让父母颇为担心。利用生长曲线动态展示生长情况，并提供饮食指导，将会帮助父母打消上述顾虑。新的食物应当多次提供（最多 10 次）以提高接受程度。虽然每餐的摄入量看起来不太稳定，但大多数儿童都能自行调节，使每天的摄入量维持稳定[32]。幼儿应当从六组餐食中获得多样化的食物，六组餐食间隔规律，进食期间限制娱乐。典型的模式为：一天三次正餐，外加 2~3 次加餐。儿童早期营养的目标是建立健康的饮食习惯，并提供适宜发育的食物。随着固体食物摄入量的增加，牛奶的摄入量通常会逐渐减少。约在 12 月龄，儿童学会使用杯子喝奶,尽管有的儿童可能依旧接受母乳喂养或希望用配方奶粉喂养。奶瓶断奶(bottle weaning)应在12~15月龄开始,长期使用奶瓶与铁缺乏、肥胖和龋齿相关[33-36]。不鼓励睡前饮用奶粉、果汁或含糖饮料,因为这与龋齿相关[37]。除非在就餐时间饮用牛奶,否则吸吮杯只能装清水,以预防龋齿。

(二)学龄前儿童(4~6岁)

4~6岁的儿童可以自行进食,尽管他们的食欲可能有所变化。研究表明,当上学或在日托所时,儿童可能会增加食物的分量,消费更多在商店购买的加工食品[38-40]。基于营养及膳食计划的基本原则,为父母提供前瞻性指导,可以预防营养不足或营养过剩。应重视所有食物类别中的营养质量。父母和看护者有责任提供多样的富有营养的食物,确定膳食结构及进食时间。儿童则从提供的食物中决定吃什么,并主要决定每次摄入多少食物。为了预防肥胖及龋齿,高糖或营养价值较低的零食或甜点应尽量少提供。脱脂或低脂牛奶可以代替全脂牛奶,特别是当儿童有超重风险时,这可以减少每日摄入的总能量[41]。

(三)儿童中期(7~9岁)

青春期前的饮食习惯通常受到同龄人的影响更大,而不是父母。一味地适应学校及同伴饮食习惯可能会出现营养问题。因为学校的日程或偏好,正餐可能会被略过,零食的摄入可能不受监督[42,43]。如果在早期就建立起良好的饮食习惯,例如对健康食品的偏好,那么这些适应就不是什么大问题[44,45]。从依赖父母提供健康食物到自己选择食物的过程就发生在这一阶段。同时,应教会儿童基本营养原则,以及如何将这些原则应用到日常生活中[44,45]。这将使儿童对自己的健康承担更多责任,同时优化青春期及成年期的饮食习惯。

第3节 青 春 期

青春期是发育的重要时期,主要的生理、社会、心理以及认知变化都在这个阶段发生。青春期分为两个发展阶段:青春期早期(10~14岁),青春期晚期(15~19岁)。青年期是指20~24岁[46]。由于青春期导致的快速生长及成熟变化,青少年有特殊的营养需求。膳食调查显示,许多青少年的营养素摄入量没有达到所在年龄组的建议,钙、铁、维生素B_1、维生素B_2、维生素A及维生素C的摄入量不足[47]。尽管青少年的饮食摄入模式不佳,在临床上唯一常见的生化营养素缺乏是缺铁性贫血。饮食过量和肥胖的问题也愈发严重。

一、生长(Growth)

青春期开始后,其发展速度和年龄不同步[48]。青春期激素变化会导致体型、身体成分(肌肉、脂肪、骨骼)、骨骼和性成熟的特征改变。这种改变是膳食中能量、蛋白质及大多数微量营养素需求增加的基础。青春期的身高和体重增长占总体重的50%。青春期的营养需求很高[46]。男性的青春期生长发育高峰比女性迟2年左右,因此同龄男女性在营养需求方面往往有所不同。营养不良及许多慢性疾病可能会推迟青春期的到来[49]。此外,生长并不是一个连续的过程,而是以一系列振幅和频率上变化的生长小高峰而进行的[50]。所有这些因素都会影响到青春期个体的营养需求,个体间及个体本身的营养需求会随着时间的推移有所不同。最重要的是,需要意识到充足的营养摄入是保证正常生长和发育所必需的。

现在,青春期开始的年龄比既往的记录更早,并且不同种族群体之间存在差异。来自1988—1994年美国健康和营养检查调查(National Health and Nutrition Examination Survey,NHANES)Ⅲ的一份评估美国8~19岁男孩和女孩的样本中[51],非西班牙裔黑人、非西班牙裔白人和西班牙裔男性的阴毛发育的年龄中位数分别为11.2岁、12.0岁和12.3岁,非西班牙裔黑人、非西班牙裔白人和西班牙裔女性的阴毛发育的年龄中位数分别为9.4岁、10.6岁和10.4岁。在另一份1997年的美国大样本中,在3~12岁女孩中,非裔美国人月经初潮的平均年龄为12.2岁,白人为12.9岁[52]。月经初潮通常发生在青春期发育高峰之后[48]。在青春期线性生长的高峰期,男性身高增长速率约为10.3cm/年(范围7.2~13.4),女性约为9.0cm/年(7.0~11.0)[48]。从青春期线性生长开始到成年身高,男女性在此过程中增加了约最终身高的17%[53]。

青春期身高增长随之而来的是骨量的迅速积累。峰值骨量,即在生命周期中获得的最大骨量,在青春期结束或成年早期达到[54,55]。流行病学证据表明,较高的峰值骨量与体力活动、较高的钙和维生素D摄入量相关[56]。较高的钙摄入量和晚年髋部骨折发生率较低相关[55]。因此，在儿童和青春期摄入足量的钙和维生素 D，以确保最佳的骨量积累，可能对终身健康有重要影响[56]。

骨密度（g/cm^2）在青春期逐渐增长[54]。Bailey 等人[56,57]的一项纵向生长研究表明全骨矿物质含量（g）峰值出现在青春期身高增长之后。因此，为了适应青春期的快速增长，钙需求量（1 300mg）相较儿童或成人来说更高（表 2-1）。尽管青春期钙的推荐摄入量比儿童高 63%，NHANES Ⅲ全美调查结果表明，膳食钙摄入量却随着儿童进入青春期而下降（表 2-2），非西班牙裔黑人的钙摄入量低于非西班牙裔白人和西班牙裔儿童和青少年[59]。在最近发表的一项来自 NHANES 1999—2000 年[60]的多种群研究样本显示，从儿童到青春期，女性的膳食钙摄入量仍呈下降趋势，男性的钙摄入量保持稳定，远低于青春期推荐的 1 300mg/d[61]。钙的净吸收在婴儿期和青春期最高[62]。然而，在饮食摄入量不足的情况下，提高钙的吸收效率并不足以优化峰值骨量。补充钙剂可以增加儿童骨密度[63]，这一发现强调了足量钙摄入的重要性。必须持续增加钙的摄入量，以维持骨密度的增长。

表 2-1　RDA 和 NIH 推荐的钙摄入量[a]

年龄段 / 岁	RDA（2010）	NIH
1～3	700mg/d	700mg/d
4～8	1 000mg/d	800～1 200mg/d
9～18	1 300mg/d	1 200～1 500mg/d[b]
14～18	1 300mg/d	1 200～1 500mg/d

[a] RDA，膳食营养素推荐供给量[12]；NIH，美国国立卫生研究院最佳钙摄入量共识发展小组[58]。

[b] 11 岁时的变化。

其他在生长过程中影响骨量积累的因素包括维生素 D 状态和体力活动。充足的维生素 D 对于促进肠道钙吸收是必要的。维生素 D 是通过皮肤吸收的，其受到高纬度、季节变换、防晒霜、皮肤色素沉着和肥胖的不利影响。除去这些因素，健康儿童和青少年日常暴露于阳光下就可以获得充足的维生素 D[64]。青少年维生素 D$_3$ 的 RDA 为 600IU/d[61]。此外，负重体力活动对增强骨质和增加肌肉质量也很重要[65]。青春期之前和期间的锻炼对骨骼形成也很重要[66]。

二、青春期的营养需求

由于生长激增、性成熟、身体成分变化、骨骼矿化和身体活动的变化，青少年的营养需求高于儿童。身体活动不一定增加，但总能量需求会因体型增大而增加。与儿童不同，青春期的男性和女性的营养需求有所不同，并一直持续到成年。原因包括女性成熟较早、青春期和营养需求的巨大差异[67]。蛋白质、能量、钙、铁及锌的营养需求增加。此外，青少年怀孕、许多慢性疾病及特定的身体状况会增加营养需求。一些常见的青少年疾病，如神经性厌食症和神经性贪食等饮食失调状况，可能会影响营养状况和发育成熟。青少年推荐膳食摄入量[68]往往都是根据已知的儿童和成人需求量推算出来的，而不是青少年研究课题所提供的证据。男性的营养需求通常高于女性，包括孕妇和哺乳期女性。

青少年的饮食习惯通常不同于儿童和成人。青少年饮食模式的改变会对这一时期的生长产生不利影响[69]。青少年往往不在家吃饭，在外面吃得更多，并吃零食，尤其是含糖饮料、糖果、减肥食

表 2-2　1999—2014 年美国国家健康和营养检查调查中男性和女性钙摄入量

1988—1992 年[*]	男性		女性	
	6～11 岁	12～15 岁	6～11 岁	12～15 岁
非西班牙裔白人	994mg/d	822mg/d	822mg/d	744mg/d
非西班牙裔黑人	761mg/d	688mg/d	688mg/d	613mg/d
墨西哥裔美国人	986mg/d	890mg/d	890mg/d	790mg/d
1999—2000 年[**]	6～11 岁	12～15 岁	6～11 岁	12～15 岁
所有种族 / 族裔群体	843mg/d	956mg/d	812mg/d	661mg/d

摘自 [*]Alaimo et al[59]，[**]Ervin et al[60]。

品和快餐。他们有强烈的饮食观念，追求饮食时尚，或成为素食主义者 / 纯素食者。这种饮食时尚可能反映了一种独立的表达、繁忙的生活方式、身体形象问题或对自我认同的追寻，又或者是同伴或社会压力造成的[69]。

膳食摄入数据显示，美国青少年膳食中的钙、铁、维生素 A 和维生素 C 摄入量不足。男性的平均摄入量比女性更接近 RDA。与儿童相比，青少年经常摄入较多的苏打水、咖啡、茶和酒精，而牛奶和果汁的摄入量较低。这种模式在白人青少年中更为常见[67]。Cavadini 等人在一项针对 12 500 名 11～18 岁儿童的大型调查中发现，从 1965 年到 1996 年，总能量摄入以及总脂肪和饱和脂肪所占能量的比例下降[70]。牛奶总消耗量下降，同时含糖饮料和非柑橘类果汁增加。在 1999—2003 年间接受调查的美国高中生中，只有 16%～18% 的人每天喝三杯以上的牛奶[71]。蔬菜摄入也低于推荐的每日五份，叶酸、铁和钙的摄入同样低于女性的推荐摄入量[61,68,70,72]。在青春期女性和低收入青年中，维生素 B_6、维生素 A 和 E，铁、钙和锌的摄入量都较低[73]。典型的美国青少年饮食中，炸薯条占所有蔬菜摄入量的 25%，单糖摄入量超过复合碳水化合物的摄入量，超过 1/3 的膳食脂肪（占摄入热量的 33% 以上）是饱和脂肪。此外，营养素较少的"垃圾食品"或加工食品和高脂快餐占每日热量摄入量的 33% 以上[25,74]。尽管美国农业部健康膳食指南建议，每天水果和蔬菜的适当摄入量应大于 5 份，但青少年摄入量较低。在 2007—2010 年间进行的"美国青少年风险行为调查"中，只有 8.5% 的受访高中生每天食用≥284g 水果和≥506g 蔬菜[71]。

对青少年从各种来源摄取食物的建议强调如下：增加青春期女性富含钙和含铁的食物摄入量；限制单糖含量高的食物；减少摄入可能会滞留在口腔中导致龋齿的复合碳水化合物；使用氟化水、牙膏、局部治疗漱口液以预防蛀牙；总脂肪摄入量低于能量摄入的 30%，饱和脂肪摄入量低于 10%，胆固醇摄入量低于 300mg/d；盐摄入量限制在 2 500mg/d（女）和 2 500～3 000mg/d（男），每日蛋白摄入量小于 RDA 的 2 倍[75,76]。因为青春期发育迅速，美国儿科协会建议脂肪摄入量为能量的 20%～30%[77]。

（张宁　译）

（一）能量

青少年时期个体的能量需求很难精确评估[78]。DRI 提供了一种估算能量需求的方法，作为估算能量需求（estimated energy requirements，EER）预测方程（表 2-3）[79]。此外，应使用活动系数来考虑不同程度的体力活动（久坐不动、轻体力活动、中等体力活动和重体力活动）。女孩的能量需求峰值是在 15～16 岁、男孩的是在 18 岁，这与青春期后期生长发育的需求增加相对应。处于中等体力活动水平的青春期女性每天需要约 9.6MJ（2 300kcal）的能量，而男性每天需要 10.9～13.8MJ（2 600～3 300kcal）。在孕中期和孕晚期以及哺乳期的前 6 个月和后 6 个月，能量需求会增加和变化[79]。预测公式也可用于计算肥胖青少年女性和男性基于 EER 的能量需求[79]。

NHANES Ⅲ 的数据显示，青春期的男孩能量需求高于女孩，并且能量摄入量在青春期的后期达到高峰[80]。虽然部分青少年的平均膳食能量摄入值低于 RDA，但超重和肥胖青少年的患病率仍在不断增加。尽管膳食脂肪摄入量呈现出一定的下降趋势，但脂肪摄入水平仍高于推荐值[67]。

（二）蛋白质

蛋白质推荐摄入量详见表 2-4。NHANES Ⅲ 数据显示，多数美国青少年的每日蛋白质摄入量很容易达到推荐水平[80]，但青少年的具体蛋白质需求量并没有准确的实验数据支持，这些建议是根据婴儿和成人的需求量推算出来的。蛋白质摄入峰值与能量摄入峰值同时出现。蛋白质的量应占摄入总能量的 12%～14%。患有进食障碍、吸收不良、慢性疾病和社会经济条件限制导致食物不安全的青少年有蛋白质摄入过低风险。在能量摄入不足时，蛋白质被用于满足能量需求从而引起营养不良。

（三）矿物质

部分青少年的钙、铁、锌和镁等矿物质摄入量不足。钙和磷对骨骼健康至关重要。虽然饮食中的磷摄入量通常足够，但青少年的钙摄入量往往不足。正如前文在骨骼健康部分所述，全美调查数据显示，钙摄入量低于建议摄入量，在过去 20 年里不是下降就是没有增加。在 15～18 岁的女性中，钙的平均摄入量从 1980 年的 680mg/d 下降到 1990 年的 600mg/d[81]。在 NHANES 1999—2000 年膳食调查中[60]，12～19 岁女性的钙摄入量中位数为 611mg/d，

表 2-3　13~18 岁男孩和女孩的估算能量需求量 /（kcal/d）

	参考体重 */ kg（lb）	参考身高 */ m（in）	久坐不动 PAL**	轻度身体 活动 PAL	中度身体 活动 PAL	高强度身体 活动 PAL
男孩年龄						
13 岁	45.6（100.4）	1.56（61.4）	1 935	2 276	2 618	3 038
14 岁	51.0（112.3）	1.64（64.6）	2 090	2 459	2 829	3 283
15 岁	56.3（124.0）	1.70（66.9）	2 223	2 618	3 013	3 499
16 岁	60.9（134.1）	1.74（68.5）	2 320	2 736	3 152	3 663
17 岁	64.6（142.3）	1.75（68.9）	2 366	2 796	3 226	3 754
18 岁	67.2（148.0）	1.76（69.3）	2 383	2 823	3 263	3 804
女孩年龄						
13 岁	45.8（100.4）	1.57（61.8）	1 684	1 992	2 281	2 762
14 岁	49.4（112.3）	1.60（63.0）	1 718	2 036	2 334	2 831
15 岁	52.0（124.0）	1.62（63.8）	1 731	2 057	2 362	2 870
16 岁	53.9（134.1）	1.63（64.2）	1 729	2 059	2 368	2 883
17 岁	55.1（142.3）	1.63（64.2）	1 710	2 042	2 353	2 871
18 岁	56.2（148.0）	1.63（64.2）	1 690	2 024	2 336	2 858

　** PAL=体力活动水平。

　* 摘自 Institute of Medicine，Food and Nutrition Board. Dietary Reference Intakes for energy，carbohydrate，fiber，fat，fatty acids，cholesterol，protein and amino acids. Washington DC: National Academy Press，2002[79]。

表 2-4　膳食蛋白质参考摄入量

	男性		女性	
	g/（kg·d）	g/d	g/（kg·d）	g/d
9~13 岁	0.95	34	0.95	34
14~18 岁	0.85	52	0.85	46
孕妇 *	—	—	1.10	+25

　* 针对妊娠青少年，推荐每日蛋白质额外摄入量为 25g；针对 14~18 岁的青少年妊娠女孩，推荐每天摄入 71g 蛋白质（46g＋25g/d）。

　摘自 Institute of Medicine，Food and Nutrition Board. Dietary Reference Intakes for energy，carbohydrate，fiber，fat，fatty acids，cholesterol，protein and amino acids. Washington DC: National Academy Press，2002[79]。

仅为目前推荐摄入量（1 300mg/d）的 51%[61]。满足钙营养需求的最佳方法是通过食物而不是通过钙补充剂，并且钙与乳糖结合后可以更有效地被吸收。在美国饮食中钙摄入量约有 55% 来源于乳制品。然而，从其他饮食来源吸收的钙摄入也是十分重要的，尤其是对乳糖不耐受和来自不易获得乳制品社区的青少年。对于铁元素的摄入，尽管有很多谷物都进行了铁强化，但铁缺乏现象仍非常普遍。由于血容量和肌肉质量增加，青春期对铁的需求更高。女性由于月经的原因对铁的需求量进一步增加。铁缺乏风险增加的青春期女性包括年龄较大的青春期女性、怀孕的青春期女性和女运动员。NHANES 1999—2000 年调查中，12~19 岁女性的铁摄入量中位数为 11.7mg/d，是 14~18 岁女性建议的 15mg/d 的 78%[60,72]。妊娠期铁缺乏会增加早产和低体重儿出生的风险。青春期男性由于生长发育迅速也可能出现缺铁性贫血。青春期过后，铁的需求将会随着生长发育的延缓而降低。铁缺乏在低收入年轻人中更为常见，并且青少年女性比青少年男性更为多见[67]。青少年缺铁性贫血的患病率从 2% 到 10% 不等，在 11~14 岁的男性和 15~19 岁的女性中更为常见[73]。生长及青春期需要增加锌，而青少年的锌摄入量往往很低。缺锌与生长迟缓和性腺功能低下有关，补锌可使这些临床表现得到逆转。NHANES 1999—2000 年的调查数据显示[60]，美国 12~19 岁青少年的镁摄入量也未达到推荐水平[61]。

（四）维生素

在青少年的饮食中，维生素 A、维生素 B_6、维生素 E、维生素 D、维生素 C 以及叶酸存在摄入量不足的风险。由于女性的食物摄入量比男性低，所以维生素缺乏症在女性中也更常见。NHANES 1999—2000 年调查的数据显示[82]，12～19 岁青少年的维生素 A、维生素 E、维生素 C 和叶酸的摄入量中位数总体上未达到推荐水平[68,72]。

（五）膳食纤维

青少年的平均膳食纤维摄入量低于推荐水平，平均为 12g/d，而美国心脏学会推荐膳食纤维摄入量达到 25g/d 可降低血液胆固醇，以及 35～45g/d 可降低结肠癌风险[83]。DRI[79] 建议 9～13 岁男性每日摄入 31g 膳食纤维、14～18 岁男性每日摄入 38g、9～18 岁女性每日摄入 26g。NHANES Ⅲ（1988—1994）的数据显示，12～19 岁的青少年膳食纤维摄入量为 11～16g/d，远远低于推荐的 26～38g/d[80,84]。

三、青春期营养状态评估

在青春期，营养状况的评估（体重、身高和身体成分）是受青春期发育影响的。但在此时期密切监测营养状况仍然是重要的，因为青春期肥胖症和神经性厌食症等营养失调的风险更高。除了借助 CDC 提供的体重、身高、BMI 对照表[85]，身高速度增长表[86]（包括青春期早期和晚期的分类）也有助于评估青少年身高与成熟度的关系。借助这些图表可以有效评估个体早熟儿童或晚熟儿童的生长曲线，判断是否与他们自己的先前的生长规律以及与标准的生长曲线有明显偏差。对性成熟阶段性评估主要工具是 Tanner 分期[48]，其内容主要包括男孩阴毛生长和生殖器发育阶段以及女孩阴毛和乳房发育阶段。青春期营养状态也可使用自评问卷方式来进行[87]。对于身高和体重标准，可以用 BMI（单位为 kg/m^2）指标来评估。CDC 生长曲线中也提供了 2～20 岁儿童 BMI 成长曲线。性别和年龄别 BMI 百分位数可以用类似身高和体重的评估方式来进行绘制。但对于性早熟或者性晚熟儿童的 BMI，尚无明确的指南[88]。对于超重、肥胖和重度肥胖儿童，BMI 指标应与肱三头肌皮褶厚度联合进行营养评估[89]。此外，对于 BMI 超过第 95 百分位数的儿童和青少年，可使用扩展版 BMI 百分位数曲线进行评估[90]。

四、生长发育模式改变的情形

（一）肥胖

过去的几十年中，儿童和青少年肥胖患病率增加了两倍。根据全美调查，2～19 岁儿童肥胖率（BMI≥第 95 百分位数）[91] 已从 20 世纪 80 年代的 5%～6% 增至 2016 年的 18.5%。根据 NHANES 2015—2016 年调查数据，2～19 岁儿童有 34.3% 存在超重（BMI≥第 85 百分位数），有 18.5% 存在肥胖（BMI≥第 95 百分位数），另有 5.6% 的儿童存在严重肥胖（BMI≥120%>第 95 百分位数或 BMI≥$35kg/m^2$）[92,108]。青少年群体中各个程度的肥胖患病率均增加，分别为：超重（20%～24%），肥胖（21%）和严重肥胖（8%）[92,93]。与非西班牙裔白人男性（17%）和女性（15%）相比，肥胖对非西班牙裔黑人男性（20%）和女性（29%）以及西班牙裔男性（27%）和女性（17%）青少年的影响尤为严重（表 2-5）[94]。

表 2-5　青少年肥胖患病率（2～19 岁）

	非西班牙裔白人	非西班牙裔黑人	西班牙裔
男孩			
1976—1980	3.8%	6.1%	7.7%
1988—1994	11.6%	10.7%	14.1%
1999—2002	14.6%	18.7%	24.7%
2007—2008	16.7%	19.8%	25.5%
2013—2016	15.3%	17.9%	24.3%
女孩			
1976—1980	4.6%	10.7%	8.8%
1988—1994	8.9%	16.3%	13.4%
1999—2002	12.7%	23.6%	19.6%
2007—2008	14.5%	29.2%	17.5%
2013—2016	14.1%	23.0%	22.9%

患病率>95 百分位数 BMI。
摘自 Ogden CL et al[94]。

由于青春期面临着生理发育、家庭和社会方面的各种问题，这些挑战增加了肥胖的风险／恶化。青春发育初期是身体脂肪自然储存的时期，特别是对女孩而言。此外，从 Tanner 1 期到 Tanner 3 期的过渡与胰岛素敏感性降低 32% 有关，在月经初潮早期（<11.9 岁）的青少年中，胰岛素敏感性会进一步恶化[95,96]。这些正常的生理变化让儿童在

青春期更容易由超重发展到肥胖。此外，青春期女孩的体力活动减少，特别是非西班牙裔黑人和西班牙裔女孩，这带来了额外的挑战，因为体力活动可以改善胰岛素敏感性[97]。

青春期是一个独立性增强的时期，同龄人之间可能会造成明显的相互影响。比如青少年不喜欢带午餐到学校，因为这样会被看作是不合群。此外，青少年有了自我管理金钱的机会，可以自己从快餐店、便利店购买食物。青春期女孩的体力活动减少，特别体现在非西班牙裔黑人和西班牙裔女孩中，这带来了额外的挑战，因为体力活动可以改善胰岛素敏感性并有利于维持体重[97]。

儿童肥胖和成年后持续肥胖的风险与其家族史和肥胖开始发生的年龄有关。对6～49岁的人群进行跟踪调查的芬兰青少年心血管风险研究数据表明，儿童期和成年期均肥胖的人群，其BMI在25岁以前就已经呈线性增长趋势。与此相反，成年后非肥胖儿童，当女性16岁及男性21岁时其BMI曲线就趋于平稳[98]。儿时肥胖而成年后非肥胖的儿童在6岁时BMI就相对较低，并且在青春期变化速度也比较慢[98]。肥胖儿童有80%在成年后依然肥胖[99]。此外，肥胖儿童在成年后患心血管疾病的风险也会增加[98]。

肥胖主要是由于能量过度摄入，且明显超过了能量消耗导致的。即使是长期而少量地过度摄入能量，长此以往也可显著影响体重。而探明如此少量能量过度摄入的原因，使得预防和治疗肥胖症的任务更具有挑战性。总的来说，肥胖的病因学研究主要集中在四个方面：遗传、环境、能量消耗和饮食习惯。

1. 遗传　尽管一些遗传综合征（如普拉德-威利综合征、唐氏综合征）、单基因突变（如瘦素受体缺乏症、MC4-R）和某些其他的临床综合征（如皮质醇增多症）可导致肥胖，但这种肥胖病因仅占到儿童肥胖症患者的不到1%。大多数青少年的病因性肥胖在其幼年期就能够明确，但是还有一些后天性临床综合征（如甲状腺功能减退症）可能在青春期时确诊。尽管有关家族聚集性肥胖和双胞胎、领养儿童对肥胖的影响研究均支持基因背景可影响肥胖的发生[96,100]，但是遗传学并不能很好解释当前青少年肥胖症发病率不断上升的原因。在儿童期就被收养的人，其体重与亲生父母的体重呈正相关，而与养父母无明确相关性[96,100]。同样的

在不同家庭环境中成长的双胞胎，其体重与在相同环境中成长的双胞胎体重是相似的。人们在动物模型中已明确了瘦素和瘦素基因，研究人员也希望能够发现肥胖基因；然而，有关肥胖基因在人类中的研究尚未取得成果。

2. 环境和行为　前文提到，青春期是独立性增强的时期，同龄人对其选择和行为都有很大影响。肥胖的重要环境影响因素包括是否邻近超市、附近快餐店的数量、邻里安全性、卧室是否有电视、一家人是否在一起吃饭以及社会经济状况等。儿童和青少年的社会经济因素，比如父母的受教育水平、家庭规模、身处美国哪个地区、生活在城市还是农村，都与肥胖有关[101]。看电视或在其他屏幕前的时长是一个重要的环境影响因素。大龄儿童看电视时长和肥胖症的发病率紧密相关，而且是呈暴露剂量相关性的[97]。青春期前的儿童和青春期早期儿童每天看电视超过5h，其超重的可能性将比每天看电视少于2h者增加5.5倍。

3. 静息能量消耗（resting energy expenditure，REE）　REE的改变、身体活动消耗减少和总能量消耗降低是导致体重过度增加的潜在原因。很多肥胖青少年和其家人认为超重主要归因于代谢率较低，但研究数据并不支持这一观点。尽管这些研究的对象是儿童和成年人，不过预计青少年也会有类似的发现。近期研究认为，非裔美国儿童和成年人REE相对较低。通过减少身体活动的方式降低每日能量消耗可导致能量过剩，这将最终导致体重的增加。肥胖儿童比非肥胖儿童的身体活动较少，不过有证据表明，肥胖者需要消耗额外的能量来承载体重负担。这就意味着肥胖儿童完成日常活动所消耗的能量可能与非肥胖儿童一样，甚至更多。尽管研究结果不尽相同，但包括运动在内的体重管理方法[99,102-105]改善了临床效果，这证明久坐不动的体育活动模式对肥胖症的发展和治疗有不利影响。

4. 饮食摄入　关于饮食习惯和肥胖关系的数据表明，肥胖儿童更倾向摄入高脂饮食，从而摄取更多的能量。人类也有高能量饮食的生理偏好。在当今的环境下，我们很容易获取大量高脂、高能量的食物，这种饮食偏好可能导致了越来越多的人发生肥胖。精确地评估饮食摄入与能量需求是十分困难的。肥胖青少年通常低估了40%～60%的能量摄入[100,106]。我们可以利用标准预测公式来

评估肥胖儿童的能量需求[79]。此外,利用一些临床特殊设备也可以测量 REE 并精确评估能量需求的成分。

5. 评估与处理对策　真正的肥胖程度是难以精确评估的,而 BMI 是最常用的评估相对体重的指标。对成人而言,BMI≥25 即为超重,而 BMI≥30 为肥胖。但是 BMI 通常是随着儿童的身高与体重的增长而持续升高的;因此,不宜使用 BMI 的截断值(kg/m²)来定义青少年肥胖。通常我们使用年龄和性别的百分位数 BMI 来进行青少年肥胖程度评估,若超过 85% 即可认为体重超重,若超过 95% 则认为是肥胖。2000 版 CDC 生长发育曲线包括了基于年龄和性别百分位数的 BMI 参考曲线,建议用于评估儿童和青少年的相对体重[85]。若其数值位于第 85～95 百分位数区间则被认为有超重风险,若超过 95% 即定义为超重[91]。不过 CDC 当前版本的 BMI 曲线并不能准确评估极端值,另有扩展版 BMI 曲线将严重肥胖定义为 BMI 第 95 百分位数的 120%[90,103,107]。还有人建议,对于严重肥胖的儿童和青少年,应该检测性别和年龄相关 BMI 的第 95 百分位数值[90]。

对肥胖儿童的评估应该包括常规病史采集和体格检查,其中应包括肥胖相关综合征的评估和相关临床表现评估。此外还应该考虑到肥胖相关的重要临床表现(如高脂血症、胰岛素抵抗和高血压)和可能导致肥胖的身体功能情况(如低代谢率)。此外对于家庭功能障碍或青少年心理问题进行评估,也是作为体重管理评估和制订治疗方案的重要组成部分。

目前针对青少年肥胖已有多种治疗方案,包括行为矫正、饮食疗法、体育锻炼、校园干预、药物治疗及手术治疗等。大多数儿科提供的体重管理计划针对的是更小的年龄组。如果开展全面的行为学干预,再结合特殊饮食和运动处方,则疗效更好[106,109-111]。父母和家庭的参与是青少年肥胖治疗的重要部分。除了一起进行小组活动,父母还需要和青少年一起参与其中,从而重建家庭和游戏环境,并监测干预进程。肥胖干预和心血管风险因素在其他章节进行了阐述。

(二)青春期妊娠

青春期妊娠可导致身材和无脂肪体重持续增长。此外母体铁蛋白、脐带血铁蛋白和叶酸含量在身高增加的青少年妊娠者体内降低[112,113]。青少年妊娠女性的体重继续生长的现象也意味着受孕的青少年女性的营养需求比适龄妊娠女性更高。为了适应生长发育的需要,建议青春期妊娠者受孕前在体重建议范围内适当增重至体重上限[114]。孕早期和孕中期体重增长与婴儿的出生体重具有相关性[115]。妊娠期和哺乳期还需要额外的能量[79]和蛋白质(表 2-4)、钙、铁、维生素 B₆、维生素 C、维生素 A、维生素 D 和叶酸。建议孕妇的膳食补充剂应含有维生素 A、维生素 D、锌、钙、叶酸和铁。此外营养教育和咨询也是产前护理的重要部分。

青少年妊娠者,特别是年龄小于 17 岁者孕期并发症率更高,其死亡率是成年孕妇的两倍;还有一些其他的问题,比如孕产妇体重增加过少、早产、高血压、贫血、性传播疾病的发生率也较高,而且低体重儿出生率和新生儿死亡率也是增加的。其中后两种并发症在年龄小于 14 岁者和非洲裔美国人中更常见。导致以上并发症的因素包括:孕前身高和体重低下、奇数妊娠、孕期体重增加过少、贫困、未婚、受教育程度低、药物滥用和产前护理不足[112]。

第 4 节　总　结

儿童期和青春期是满足生长发育营养需求的关键时期。某些微量元素缺乏在不同年龄组都更为常见。缺乏正常的喂养模式会导致一系列的后续问题。肥胖和青少年妊娠是该年龄段需要应对的复杂情况,需要在青少年成长过程中认真对待。

研究空白

我们对儿童和青少年的营养需求的认知还有一些空白。尽管我们认识到微量元素对认知功能有影响,但很少有研究关注儿童的微量营养素需求和心理健康的关系。目前还没有长期的前瞻性研究来评估儿童和青少年时期的营养干预措施(营养素质量、微量营养素摄入)对成年后肥胖、代谢性疾病和心理健康的长期影响。鉴于对特定营养素和微生物组之间相互作用的知识爆炸性增长,了解儿童健康的最佳食物组成是非常重要的。

致谢

　　本章节是第十版《现代营养学》题为"41. 青春期"章节的更新版，作者：Asim Maqbool，Kelly A. Dougherty，Elizabeth P. Parks and Virginia A. Stallings。编辑：Erdman JW，Macdonald IA，Zeisel SH. 出版：Wiley-Blackwell，2012 国际生命科学部。部分更新来源于既往发表章节，本书前面对相关作者已致谢。

（王广智　译）

参 考 文 献

1. World Health Organization, M.G.R.S.G. *Length/Heightfor-Age, Weight-for-Age, Weight-for-Length, Weight-for-Height and Body Mass Index-Forage: Methods and Development*. Geneva, Switzerland: World Health Organization; 2006. July 14, 2019; Available from: https://www.who.int/childgrowth/standards/technical_report/en/.

2. Data Table for Girls Weight-for-Length and Head Circumference-for-Age Charts. July 14, 2019; Available from: https://www.cdc.gov/growthcharts/who/girls_weight_head_circumference.htm.

3. Data Table for Boys Weight-for-Length and Head Circumference-for-age Charts. July 14, 2019; Available from: www.cdc.gov/growthcharts/whocharts.htm.

4. Briefel RR, et al. Toddlers' transition to table foods: impact on nutrient intakes and food patterns. *J Am Diet Assoc*. 2004;104(1 Suppl 1):s38−44.

5. Fox MK, et al. Sources of energy and nutrients in the diets of infants and toddlers. *J Am Diet Assoc*. 2006;106(1 Suppl 1):S28−S42.

6. Shriver LH, et al. Contribution of snacks to dietary intakes of young children in the United States. *Matern Child Nutr*. 2018;14(1).

7. Butte NF, et al. Nutrient intakes of US infants, toddlers, and preschoolers meet or exceed dietary reference intakes. *J Am Diet Assoc*. 2010;110(12 Suppl):S27−S37.

8. Reedy J, et al. Comparing 3 dietary pattern methods−cluster analysis, factor analysis, and index analysis−with colorectal cancer risk: the NIH-AARP diet and health study. *Am J Epidemiol*. 2010; 171(4):479−487.

9. Fox MK, et al. Food consumption patterns of young preschoolers: are they starting off on the right path? *J Am Diet Assoc*. 2010;110(12 Suppl):S52−S59.

10. Leahy KE, et al. Reductions in entree energy density increase children's vegetable intake and reduce energy intake. *Obesity*. 2008; 16(7):1559−1565.

11. Mendoza JA, et al. Dietary energy density is associated with selected predictors of obesity in U.S. Children. *J Nutr*. 2006; 136(5):1318−1322.

12. (US), National Research Council. Protein and amino acids. In: Commission on Life Science National Research Council, Food and Nutrition Board, ed. *Recommended Dietary Allowances*. Washington DC: National Academies Press; 1989.

13. Daniels SR, Greer FR, Committee on Nutrition. Lipid screening and cardiovascular health in childhood. *Pediatrics*. 2008;122(1):198−208.

14. American Academy of Pediatrics, Committee on Nutrition. Statement on cholesterol. *Pediatrics*. 1998;101(1):141−147.

15. Albertson AM, Gugger CK, Hill Gallant KM, Holschuh NM, Keast DR. Associations between yogurt, dairy, calcium, and vitamin D intake and obesity among U.S. children aged 8-18 years: NHANES, 2005−2008. *Nutrients*. 2015;7(3):1577−1593.

16. Wiese HF, Hansen AE, Adam DJ. Essential fatty acids in infant nutrition. I. Linoleic acid requirement in terms of serum di-, tri- and tetraenoic acid levels. *J Nutr*. 1958;66(3):345−360.

17. Christensen MS, Hoy CE, Jeppesen PB, Mortensen PB. Essential fatty acid deficiency in patients with severe fat malabsorption. *Am J Clin Nutr*. 1997;65(3):837−843.

18. Alberda C, Bistrian B, Driscoll D. Essential fatty acid deficiency in 2015: the impact of novel intravenous lipid emulsions. *J Parenter Enter Nutr*. 2015;39(1 suppl), 61S−6S.

19. Bailey RL, et al. Total usual nutrient intakes of US children (under 48 Months): findings from the feeding infants and toddlers study (FITS) 2016. *J Nutr*. 2018;148(9S):1557S−1566S.

20. Scholl TO, Reilly T. Anemia, iron and pregnancy outcome. *J Nutr*. 2000;130(2S Suppl):443S−447S.

21. Grantham-McGregor S, Ani C. A review of studies on the effect of iron deficiency on cognitive development in children. *J Nutr*. 2001; 131(2):649S−668S.

22. Lozoff B, et al. Poorer behavioral and developmental outcome more than 10 years after treatment for iron deficiency in infancy. *Pediatrics*. 2000;105(4):E51.

23. Angulo-Kinzler RM, et al. Spontaneous motor activity in human infants with iron-deficiency anemia. *Early Hum Dev*. 2002;66(2):67−79.

24. United States Department of Agriculture. ChooseMyPlate. July 14, 2019; Available from: https://www.choosemyplate.gov.

25. Alberda C, Clevland L, Cook A, Friday J, Kahle LL, Krebs-Smith SM. Fruit and vegetable intakes of children and adolescents in the United States. *Arch Pediatr Adolesc Med*. 1996;150(1):81−86.

26. Kranz S, et al. Dietary fiber intake by American preschoolers is associated with more nutrient-dense diets. *J Am Diet Assoc*. 2005;105(2):221−225.

27. Eldridge AL, et al. Trends in mean nutrient intakes of US infants, toddlers, and young children from 3 feeding infants and toddlers studies (FITS). *J Nutr*. 2019;149(7):1230−1237.

28. Connor P, Hadden L, Marriott BP, Olsho L. Intake of added sugars and selected nutrients in the United States, National Health and Nutrition Examination Survey (NHANES) 2003−2006. *Crit Rev Food Sci Nutr*. 2010;50(3):228−258.

29. Carruth BR, et al. Developmental milestones and self-feeding behaviors in infants and toddlers. *J Am Diet Assoc*. 2004;104(1 Suppl 1):s51−s56.

30. Carruth BR, Skinner JD. Feeding behaviors and other motor development in healthy children (2−24 months). *J Am Coll Nutr*. 2002;21(2):88−96.

31. American Academy of Pediatrics. Promoting healthy nutrition. In: Hagab S, Duncan, eds. *Bright Futures: Guidelines for Health Supervision of Infants, Children, and Adolescents*. Elk Grove Village, IL USA: AAP; 2008.

32. Birch LL, et al. The variability of young children's energy intake. *N Engl J Med*. 1991;324(4):232−235.

33. Gooze RA, Anderson SE, Whitaker RC. Prolonged bottle use and obesity at 5.5 years of age in US children. *J Pediatr*. 2011;159(3): 431−436.

34. Brotanek JM, et al. Reasons for prolonged bottle-feeding and iron deficiency among Mexican-American toddlers: an ethnographic study. *Acad Pediatr*. 2009;9(1):17−25.

35. Brotanek JM, et al. Iron deficiency, prolonged bottle-feeding, and racial/ethnic disparities in young children. *Arch Pediatr Adolesc Med*. 2005;159(11):1038−1042.

36. Kimbro RT, Brooks-Gunn J, McLanahan S. Racial and ethnic differentials in overweight and obesity among 3-year-old children. *Am J Public Health*. 2007;97(2):298−305.

37. American Academy of Pediatrics, Section on Pediatric Dentistry and Oral Health. Preventive oral health Intervention of pediatricians. *Pediatrics*. 2008;122(6):1387−1394.

38. Poti JM, Popkin BM. Trends in energy intake among US children by eating location and food source, 1977−2006. *J Am Diet Assoc*. 2011;111(8):1156−1164.

39. Jahns L, Siega-Riz AM, Popkin BM. The increasing prevalence of snacking among US children from 1977 to 1996. *J Pediatr*. 2001; 138(4):493−498.

40. Bowman SA, et al. Effects of fast-food consumption on energy intake and diet quality among children in a national household survey. *Pediatrics*. 2004;113(1 Pt 1):112−118.

41. Rehm CD, Drewnowski A, Monsivais P. Potential population-level nutritional impact of replacing whole and reduced-fat milk with low-fat and skim milk among US children aged 2−19 years. *J Nutr Educ Behav*. 2015;47(1), 61-68 e1.

42. Drewnowski A, Rehm CD, Vieux F. Breakfast in the United States: food and nutrient intakes in relation to diet quality in National

Health and Examination Survey 2011(-)2014. A study from the International Breakfast Research Initiative. *Nutrients*. 2018;10(9).

43. Bevans KB, et al. Children's eating behavior: the importance of nutrition standards for foods in schools. *J Sch Health*. 2011;81(7):424-429.

44. Birch LL, Fisher JO. Development of eating behaviors among children and adolescents. *Pediatrics*. 1998;101(3 Pt 2):539-549.

45. Patrick H, Nicklas TA. A review of family and social determinants of children's eating patterns and diet quality. *J Am Coll Nutr*. 2005;24(2):83-92.

46. Da JK, Salam RA, Thornburg KL, et al. Nutrition in adolescents: physiology, metabolism, and nutritional needs. *Ann N Y Acad Sci*. 2017;1393(1):21-33.

47. Skiba A,LE, Orr DP. Nutritional screening and guidance for adolescents. *Adolesc Health Update*. 1997;9(1-8).

48. James Mourilyan T. *Growth at Adolescence*. Oxford: Blackwell Publications; 1962.

49. Pozo J, Argente J. Delayed puberty in chronic illness. *Best Pract Res Clin Endocrinol Metabol*. 2002;16(1):73-90.

50. Lampl M, Johnson ML. A case study of daily growth during adolescence: a single spurt or changes in the dynamics of saltatory growth? *Ann Hum Biol*. 1993;20(6):595-603.

51. Sun SS, et al. National estimates of the timing of sexual maturation and racial differences among US children. *Pediatrics*. 2002;110(5):911-919.

52. Herman-Giddens ME, et al. Secondary sexual characteristics and menses in young girls seen in office practice: a study from the pediatric research in office settings network. *Pediatrics*. 1997;99(4):505-512.

53. Abbassi V. Growth and normal puberty. *Pediatrics*. 1998;102(2 Pt 3):507-511.

54. Theintz G BB, Rizzoli R, Slosman D, Clavien H, Sizonenko PC, Bonjour JP. Longitudinal monitoring of bone mass accumulation in healthy adolescents: evidence for a marked reduction after 16 years of age at the levels of lumbar spine and femoral neck in female subjects. *J Clin Endocrinol Metab*. 1992;75(4):1060-1065.

55. Matkovic V. Calcium and peak bone mass. *J Intern Med*. 1992;231(2):151-160.

56. Weaver CM PM, Johnston Jr CC. Adolescent nutrition in the prevention of postmenopausal osteoporosis. *J Clin Endocrinol Metab*. 1999;84(6):1839-1843.

57. Bailey DA MH, Mirwald RL, Crocker PR, Faulkner RA. A six-year longitudinal study of the relationship of physical activity to bone mineral accrual in growing children: the University of Saskatchewan Bone Mineral Accrual Study. *J Bone Miner Res*. 1999;14(10):1672-1679.

58. Bilezikian JP, Elmer PJ, Bailey L, et al. NIH Consensus conference. Optimal calcium intake. NIH Consensus Development Panel On Optimal Calcium Intake. *J Am Med Assoc*. 1994;272(24):1942-1948.

59. Alaimo K, McDowell M, Briefel RR, et al. Dietary intake of vitamins, minerals, and fiber of persons ages 2 months and over in the United States: Third National Health and Nutrition Examination Survey. *Adv Data*. 1994;14(258):1-28.

60. Ervin RB, Wang C, Wright JD, Kennedy-Stephenson J. Dietary intake of selected minerals for the United States population: 1999-2000. *Adv Data*. 2004;(341):1-5.

61. Institute of Medicine (US) Standing Committee on the Scientific Evaluation of Dietary Reference Intake. *Dietary Reference Intakes for Calcium, Phosphorus, Magnesium, Vitamin D, and Fluoride*. 1997.

62. Matkovic V. Calcium metabolism and calcium requirements during skeletal modeling and consolidation of bone mass. *Am J Clin Nutr*. 1991;54(1):245S-260S.

63. Johnston Jr CC, Miller J, Slemenda CW, et al. Calcium supplementation and increases in bone mineral density in children. *N Engl J Med*. 1992;327(2):82-87.

64. Holick MF. *Vitamin D. Photobiology of Vitamin D*. 1997.

65. Specker BL. Evidence for an interaction between calcium intake and physical activity on changes in bone mineral density. *J Bone Miner Res*. 1996;11(10):1539-1544.

66. Marcus R. Exercise: moving in the right direction. *J Bone Miner Res*. 1998;13(12):1793-1796.

67. JT D. Present knowledge in nutrition. In: *Adolescence*. 7th ed. Washington D.C.: ILSI Press; 1996.

68. Institute of Medicine (US), Standing committee on the Scientific Evaluation of Dietary Reference Intakes and its Panel on Folate, Other B Vitamins, and Choline. *Dietary Reference Intakes for Thiamin, Riboflavin, Niacin, Vitamin B6, Folate, Vitamin B12, Pantothenic Acid, Biotin and Choline*. 1998.

69. Story M, Neumark-Sztainer D, French S. Individual and environmental influences on adolescent eating behaviors. *J Am Diet Assoc*. 2002;102(3 Suppl):S40-S51.

70. Cavadini C, Siega-Riz A, Popkin BM. US adolescent food intake trends from 1965 to 1996. *Arch Dis Child*. 2000;83(1):18-24.

71. Services, D.o.H.a.H.. *Trends in the Prevalence of Dietary Behaviors and Weight Control Practices. National Youth Risk Behavior Survey: 1991-2003*. DHHS, Centers for Disease Control and Prevention. 2005.

72. Institute of Medicine (US) Panel on Micronutrients. *Dietary Reference Intakes for Vitamin A, Vitamin K, Arsenic, Boron, Chromium, Copper, Iodine, Iron, Manganese, Molybdenum, Nickel, Silicon, Vanadium, and Zinc*. 2001.

73. Story M, Alton I. Adolescent nutrition: current trends and critical issues. *Top Clin Nutr*. 1996;11:56-69.

74. Muñoz KA, Krebs-Smith S, Ballard-Barbash R, Cleveland LE. Food intakes of US children and adolescents compared to recommendations. *Pediatrics*. 1997;100(3 Pt 1):323-329.

75. National Academies of Sciences, Engineering, and Medicine. *Dietary Reference Intakes for Sodium and Potassium. 2019*. Washington, DC: The National Academies; 2019.

76. Dietary Guidelines Advisory Committee. *Scientific Report of the 2015 Dietary Guidelines Advisory Committee:Advisory Report to the Secretary of Health and Human Services and the Secretary of Agriculture*. 2015.

77. Committee on Nutrition, K.R. *Adolescent Nutrition*. American Academy of Pediatrics; 2004:149-154.

78. Gong EJ, Heald F. *Diet, Nutrition and Adolescence*. 1999:857-869.

79. Trumbo P, S.S., Yates AA, Poos M, Food and Nutrition Board of the Institute of Medicine, The National Academies. Dietary reference intakes for energy, carbohydrate, fiber, fat, fatty acids, cholesterol, protein and amino acids. *J Am Diet Assoc*. 2002;102(11):1621-1630.

80. Bialostosky K, Wright J, Kennedy-Stephenson J, McDowell M, Johnson CL. Dietary intake of macronutrients and other dietary constituents: United States. *Vital Health Stat*. 2002;11(245):1-158.

81. Albertson AM, Tobelmann R, Marquart L. Estimated dietary calcium intake and food sources for adolescent females: 1980-1992. *J Adolesc Health*. 1997;20(1):20-26.

82. Ervin RB, Wang C, Wright JD, Kennedy-Stephenson J. Dietary intake of selected vitamins for the United States population: 1999-2000. *Adv Data*. 2004;(339):1-4.

83. Nicklas TA, Myers L, Berenson GS. Dietary fiber intake of children: the Bogalusa Heart Study. *Pediatrics*. 1995;96(5 Pt 2):988-994.

84. Williams CL, Bollella M, Wynder EL. A new recommendation for dietary fiber in childhood. *Pediatrics*. 1995;96(5 Pt 2):985-988.

85. Kuczmarski RJ, Ogden C, Grummer-Strawn LM, et al. CDC growth charts: United States. *Adv Data*. 2000;8(314):1-27.

86. Tanner JM, Davies P. Clinical longitudinal standards for height and height velocity for North American children. *J Pediatr*. 1985;107(3):317-329.

87. Morris NM, Udry J. Validation of a self-administered instrument to assess stage of adolescent development. *J Youth Adolesc*. 1980;9(3):271-280.

88. Himes JH. *Auxology Advances in the Study of Human Growth and Development. Growth Reference Data for Adolescents: Maturation-Related Misclassification and its Accommodation*. London: Smith Gordon; 1999.

89. Must A, Dallal G, Dietz WH. Reference data for obesity: 85th and 95th percentiles of body mass index (wt/ht2) and triceps skinfold thickness. *Am J Clin Nutr*. 1991;53(4):839-846.

90. Kelly AS, Barlow SE, Gaoutham R, et al. Severe obesity in children and adolescents: identification, associated health risks, and treatment approaches: a scientific statement from the American Heart Association. *Circulation*. 2013;128(15):1689-1712.

91. Kuczmarski RJ, Ogden C, Guo SS, et al. 2000 CDC Growth Charts for the United States: methods and development. *Vital Health Stat*. 2002;(246):1-190.

92. Hales CM, Frayar CD, Carroll MD, et al. Trends in obesity and severe obesity prevalence in US youth and adults by sex and age, 2007-2008 to 2015-2016. *J Am Med Assoc*. 2018;319(16):1723-1725.

93. Skinner AC, et al. Prevalence of obesity and severe obesity in US children, 1999—2016. *Pediatrics*. 2018;141(3).

94. Ogden CL, et al. Differences in obesity prevalence by demographics and urbanization in US children and adolescents, 2013—2016. *J Am Med Assoc*. 2018;319(23):2410—2418.

95. Goran MI, et al. Deterioration of insulin sensitivity and beta-cell function in overweight Hispanic children during pubertal transition: a longitudinal assessment. *Int J Pediatr Obes*. 2006;1(3):139—145.

96. Chumlea WM, Demerath EW, Remsberg KE, Schubert CM, Siervogel RM, Sun SS. Early menarche and the development of cardiovascular disease risk factors in adolescent girls: the Fels Longitudinal Study. *J Clin Endocrinol Metab*. 2005;90(5):2718—2724.

97. Renna F, Grafova I, Thakur N. The effect of friends on adolescent body weight. *Econ Hum Biol*. 2008;6(3):377—387.

98. Buscot MJ, et al. BMI trajectories associated with resolution of elevated youth BMI and incident adult obesity. *Pediatrics*. 2018;141(1).

99. Whitaker RC, Wright J, Pepe MS, Seidel KD, Dietz WH. Predicting obesity in young adulthood from childhood and parental obesity. *N Engl J Med*. 1997;337(13):869—873.

100. Stunkard AJ, Sørensen T, Hanis C, et al. An adoption study of human obesity. *N Engl J Med*. 1986;314(4):193—198.

101. Kumanyika SK. Environmental influences on childhood obesity: ethnic and cultural influences in context. *Physiol Behav*. 2008;94(1):61—70.

102. Deleted in review

103. Davis MM, McGonagle K, Schoeni RF, Stafford F. Grandparental and parental obesity influences on childhood overweight: implications for primary care practice. *J Am Board Fam Med*. 2008;21(6):549—554.

104. Epstein LH, Wing R, Penner BC, Kress MJ. Effect of diet and controlled exercise on weight loss in obese children. *J Pediatr*. 1985;107(3):358—361.

105. Shick SM, Wing R, Klem ML, McGuire MT, Hill JO, Seagle H. Persons successful at long-term weight loss and maintenance continue to consume a low-energy, low-fat diet. *J Am Diet Assoc*. 1998;98(4):408—413.

106. Bandini LG, Schoeller D, Cyr HN, Dietz WH. Validity of reported energy intake in obese and nonobese adolescents. *Am J Clin Nutr*. 1990;52(3):421—425.

107. Gulati AK, Kaplan DW, Daniels SR. Clinical tracking of severely obese children: a new growth chart. *Pediatrics*. 2012;130(6):1136—1140.

108. Freedman DS, Berenson GS. Tracking of BMI z scores for severe obesity. *Pediatrics*. 2017;140(3).

109. Freedman DS, Srinivasan S, Harsha DW, Webber LS, Berenson GS. Relation of body fat patterning to lipid and lipoprotein concentrations in children and adolescents: the Bogalusa Heart Study. *Am J Clin Nutr*. 1989;50(5):930—939.

110. Epstein LH, Myers M, Raynor HA, Saelens BE. Treatment of pediatric obesity. *Pediatrics*. 1998;101(3 pt. 2):554—570.

111. Wilson GT. Behavioral treatment of obesity: thirty years and counting. *Adv Behav Res Ther*. 1993;16(1):31—75.

112. Rafiroiu C, Sargent R, Parra-Medina D, Drane WJ, Valois RF. Co-variations of adolescent weight-control, health-risk and health-promoting behaviors. *Am J Health Behav*. 2003;27(1):3—14.

113. Woo T. Pharmacotherapy and surgery treatment for the severely obese adolescent. *J Pediatr Health Care*. 2009;23(4):206—212.

114. Strong JP. Landmark perspective: Coronary atherosclerosis in soldiers: a clue to the natural history of atherosclerosis in the young. *J Am Med Assoc*. 1986;256(20):2863—2866.

115. Strong JP, Malcom G, McMahan CA, et al. Prevalence and extent of atherosclerosis in adolescents and young adults: implications for prevention from the Pathobiological Determinants of Atherosclerosis in Youth Study. *J Am Med Assoc*. 1999;281(8):727—735.

第3章

孕期的营养代谢和需求

Kimberly K. Vesco[1], MD, MPH

Karen Lindsay[2], PhD, RD

Marie Johnson[3], MS, RD

[1]Department of Obstetrics & Gynecology, Kaiser Permanente Northwest, Science Programs Department, Kaiser Permanent Center for Health Research, Portland, OR, United States

[2]Department of Pediatrics, UCI School of Medicine, Susan and Henry Samueli College of Health Sciences, University of California, Irvine, Orange, CA, United States

[3]Department of Regional Clinical Nutrition, Kaiser Permanente Northwest, Portland, OR, United States

【摘要】 本章描述了如何通过影响母体营养利用、胎儿营养转移和膳食摄入量增加的一系列综合生理活动来满足妊娠期额外的营养需求。妊娠期的生理变化使营养状况指标的解释变得更为复杂。我们已部分了解孕期摄入不充足的大多数维生素和矿物质带来的不良影响，但仍对缺乏维生素和矿物质的亚临床或长期影响及其在特定不良妊娠结果中的作用知之甚少。随着进入妊娠期肥胖率、妊娠期体重过度增加和妊娠期糖尿病等并发症的发生率不断上升，有必要就孕妇的最佳宏量营养素平衡和膳食模式提供更明确的指导，以降低母亲和后代的不良后果和长期健康问题的风险。

【关键词】 妊娠期膳食模式；妊娠期糖尿病；妊娠期体重增加；孕产妇营养；孕产妇肥胖；孕期营养代谢；胎儿生长的营养需求

第1节 引 言

一、背景介绍

长期以来，使孕妇能够满足其营养需求一直是全球公共卫生的优先事项。这一优先权的依据是，有证据表明，在生育前和生育期间营养不良会对母婴产生严重的短期和长期不利影响。关于饮食的多样性、营养代谢的变化以及个体的营养需求的差异是如何影响妊娠体重增加、胎儿生长、早产风险、出生缺陷和其他妊娠结局的信息越来越多。针对发展中国家营养不良妇女进行的精心设计的研究表明，改善孕产妇营养可对母婴健康产生影响。然而，即使在较富裕的美国，早产、低出生体重、出生缺陷和其他妊娠并发症的发生率仍然高得令人无法接受。此外，由于饮食质量差，孕产妇肥胖和营养过剩的患病率增加，这对妊娠并发症的发展、胎儿过度生长以及对母亲和后代的长期不良后果提出了新的挑战。关于孕期最佳的母体营养需求和膳食摄入模式，我们还有很多需要了解的地方。

二、关键问题

本章讨论了妊娠期间发生的生理变化，母亲对宏量和微量营养物质的需求，以支持最佳的胎儿生长和发育，并减低妊娠并发症的风险，以及母亲肥胖和妊娠期糖尿病（gestational diabetes mellitus，GDM）带来的营养挑战。本章还讨论了可能改善妊娠结局的膳食模式的新研究进展，以及对食品安全和产前流行饮食的适用性的考量。如"研究空白"部分所述，产前营养还有许多方面需要进一步研究。

第2节 孕期的生理需求

一、激素变化

在妊娠期间，母胎组织的生长和代谢以及在胎儿体内都需要储存大量的营养物质。其中一些需求可以通过增加母亲的食物摄入量来满足，但无论饮食摄入量如何，在营养利用方面都有巨大的代谢调整，以支持胎儿的发育。表 3-1 概述了一些血清激素浓度、组织沉积和代谢方面中最重要的变化。

表 3-1　妊娠期间激素浓度和组织的变化以及营养沉积

血清激素、组织和代谢过程	妊娠周数 / 周			
	10	20	30	40
血清胎盘激素				
人绒促性 /(10⁴U/L)	1.3	4.0	3.0	2.5
人胎盘乳糖原 /(nmol/L)	23	139	255	394
雌二醇 /(pmol/L)	5	22	55	66
妊娠产物				
胎儿 /g	5	300	1 500	3 400
胎盘 /g	20	170	430	650
羊水 /g	30	250	750	800
母体组织增重				
子宫 /g	140	320	600	970
乳腺 /g	45	180	360	405
血浆量 /ml	50	800	1 200	1 500
母体和胎儿的营养代谢和增生				
基础代谢增加 / 日	80[a]	170	260	400
	0.19[b]	0.41	0.62	0.95
脂肪沉积 /g	328	2 064	3 594	3 825
蛋白质沉积 /g	36	165	498	935
铁堆积 /mg				565
钙堆积 /g				30
锌堆积 /mg				100
血红蛋白 /(g/L)	125	117	119	130

[a] kcal。

[b] MJ。

摘自 King（2000a）。

人绒毛膜促性腺激素（human chorionic gonadotropin，hCG）几乎完全由胎盘产生（少量由胎儿肾脏产生），着床后开始进入母体血液，排卵后约 8 天在孕妇血浆中可检测到[1]。hCG 的主要功能是帮助维持黄体，黄体产生类固醇激素以支持妊娠，直到胎盘产生足够的类固醇激素。类固醇激素的产生从黄体转移到胎盘（称为黄体胎盘转移）发生在妊娠 7～10 周。血液 hCG 在妊娠 8～10 周时达到峰值（约 100 000IU/L），接着在妊娠 18～20 周时下降到更低的水平（10 000～20 000IU/L），并保持到分娩。

血液中孕酮的浓度在妊娠期间大幅上升。在妊娠早期，黄体是孕酮的主要来源。在黄体 - 胎盘转移后，胎盘成为孕酮合成的主要来源[1]。孕酮可以松弛胃肠道[2]和子宫的平滑肌细胞[3]，刺激母体呼吸[4]，促进乳腺小叶的发育，并防止妊娠期间乳汁分泌[5]。

雌激素（包括雌酮、雌二醇和雌三醇）的生物合成在妊娠期间显著增加，同时血液中的雌激素浓度在整个妊娠期间持续上升[5]。雌激素在促进子宫血流和收缩方面起重要作用，并可能在胎儿发育和器官成熟中也发挥作用。雌激素还影响碳水化合物、脂质和骨代谢[6]，在哺乳准备过程中，促进乳腺导管的发育，刺激垂体催乳素的合成和释放[7]。

人胎盘催乳素（human placental lactogen，hPL）是由胎盘产生的。它的血液水平与胎盘和胎儿的体重相关，在妊娠期间稳定增加，直到最后 4 周，此时水平达到平台期[1]。hPL 通过刺激母体脂肪分解来增加游离脂肪酸的循环水平，从而支持胎盘和胎儿的生长，而游离脂肪酸可作为母体和胎儿营养的能量来源。它还刺激胰岛素分泌和胰岛素样生长因子的产生，诱导胰岛素抵抗和碳水化合物不耐受。此外，它还能促进乳腺发育，为哺乳做准备[8]。

正常妊娠期间会出现胰岛素抵抗增加的时期。激素例如孕酮、胎盘源性生长激素、催乳素、皮质醇、瘦素等激素和肿瘤坏死因子等细胞因子均在妊娠期胰岛素抵抗中发挥作用。胰岛素抵抗的增加可以为胎儿提供稳定的葡萄糖流动[9]。

尽管胎儿的体重在妊娠期间会增加，但大约 90% 的胎儿体重增长发生在妊娠的最后 20 周（表 3-1）。胎儿的生长伴随着胎盘、子宫和乳腺的扩张。在妊娠的后半期，这些额外扩张的组织使母体的代谢率增加了 60%，从而产生了对额外膳食能量的需求[6]。沉积在胎儿和母体组织中的蛋白质、脂肪、矿物质和维生素来自母体增加的食物摄入量和 / 或更有效的肠道吸收或肾脏再吸收，这取决于具体的营养物质。

二、血液和其他液体的变化

血浆容量增加始于妊娠 6～8w，孕晚期增加约 45%（1.2～1.6L），而红细胞体积仅增加 20%～30%（250～450ml）[10]。相对于红细胞质量而言，血浆容量的较大比例增加导致"妊娠期血液稀释"，特别是在妊娠后三个月，血浆容量增加至最多（表 3-1）。血液稀释可能导致某些矿物质（如钾）的血清浓度下降[9]。妊娠期的高血容量是必要的，以满足日益增大的子宫对营养物质和元素的需求，同时将营养物质和元素输送给胎儿，并保护母亲免受与分娩有关的失血[9]。

白蛋白是各种矿物质、激素和脂肪酸的载体，有助于维持毛细血管内的渗透压[11]。妊娠期间，血清白蛋白浓度下降；因此，与白蛋白结合的营养物质（如钙）的浓度也会下降。相比之下，大多数球蛋白、脂质（尤其是甘油三酯）和维生素 E 的含量较高。肾血浆流量增加 80%，肾小球滤过率增加 50%，同时尿中葡萄糖、氨基酸和水溶性维生素的排泄量增加，血清肌酐水平下降[9]。

三、妊娠期间的体重增加

体重增加是妊娠的正常现象，是母亲的身体适应支持胎儿的生长、分娩和哺乳而发生的。妊娠的产物（羊水、胎儿和胎盘）和母体结构的变化，如子宫大小和脂肪储存的增加，血液和血管外液体容量的增加，以及细胞的水和蛋白质的积累，都会导致妊娠期体重的增加[9,12]。

美国医学研究所（Institute of Medicine，IOM）在 2009 年修订了妊娠期体重增加指南。他们是基于当时最有效的证据，并考虑了母亲及其后代的福利（健康、舒适及幸福）。推荐的体重增加（表 3-2）与剖宫产、产后体重保持、早产、小胎龄（<第 10 百分位数）和大胎龄（>第 90 百分位数）婴儿以及儿童肥胖的发生率最低相关。获得的最佳增重量是随着妊娠前母亲的身体质量指数（BMI，kg/m²）而

变化的。IOM 对怀有单胎妇女的总体重增加率和孕中期和孕晚期体重增加率的建议是按照世界卫生组织（World Health Organization，WHO）的 BMI 分组进行分类的，如表 3-2 所示[12]。

IOM 指南包含对体重正常、超重和妊娠前肥胖的多胎妊娠妇女的临时增重建议（表 3-2）。用于制定这些临时建议的可用数据来源有限，没有足够的证据对体重指数过低的多胎妊娠妇女提出建议。此外，对种族 / 民族、性别、青少年或身材矮小的妇女等因素来说，IOM 委员会认为没有足够的证据支持增重建议的修改。尽管最近的研究表明，IOM 的体重增加指南可能不适用于亚洲孕妇群体[13-16]，但一项数据统计分析发现，如果使用区域型 BMI 类别对东亚女性进行分类，这些指南是适用的[16]。尽管美国以外的一些国家遵循了 IOM 的指导方针，但目前对于最佳妊娠期增重还没有达成全球共识，因此需要进一步研究以建立特定种族的指导方针[17]。

吸烟妇女分娩小于胎龄儿（small for gestational age infant，SGA）的风险增加；但是，根据吸烟女性妊娠期体重增加研究的数据，需要大幅增加体重才能降低 SGA 的风险。IOM 委员会指出，吸烟对婴儿出生体重的影响至少有一部分与母亲体重增加无关，并且得出结论，如果要求吸烟妇女增加更多的体重则弊大于利，会导致产妇产后体重保持显著增加，而 SGA 减少的可能性却很小。

一个有争议的话题是建议肥胖女性在妊娠期间限制体重增加还是保持体重，尤其是 BMI≥35kg/m²（2 级以上肥胖）的女性。有数据表明，体重增加低于当前 IOM 指南标准的，甚至体重丢失（减肥），可能会优化肥胖女性的围生期结果[12,18,19]。但是，IOM

表 3-2　根据孕前体重指数对孕期体重增加的建议

体重指数（BMI）分类	单胎妊娠的孕期总体重增加	妊娠中期和晚期单胎妊娠的体重增加率	多胎妊娠总体重增加 [a]
	范围 /kg	均数（范围）/（kg/w）	范围 /kg
体重不足（BMI＜18.5）	12.5～18	0.51（0.44～0.58）	—
正常体重（BMI 18.5～24.9）	11.5～16	0.42（0.35～0.50）	17～25
超重（BMI 25.0～29.9）	7～11.5	0.28（0.23～0.33）	14～23
肥胖（BMI＞30）	5～9	0.22（0.17～0.27）	11～19

[a] 临时指南适用于多胎妊娠的妇女，但不适用于孕前 BMI 属于体重过轻类别的妇女。关于多胎妊娠的增重率的建议也尚未确定。

摘自 Institute of Medicine and National Research Council.2009. Weight Gain During Pregnancy: Reexamining the Guidelines. Washington，DC: The National Academies Press。

指导委员会得出结论,我们目前还没有足够的证据来建议肥胖女性减少体重增加。他们担心胎儿生长受限和继发酮血症对胎儿造成伤害的潜在风险,这可能发生在严重的饮食限制下,并且妇女和她们的医疗保健提供者可能没有足够的能力来实施营养均衡、限制卡路里的饮食,以避免酮血症[12]。

反之,低体重增加对体重过轻的女性来说是一个重要的问题,因为她们分娩低体重婴儿的风险最高,而低体重增加进一步增加了胎儿发育不良的风险。

在国际上,妊娠期体重增加过度和不足都值得关注,它们与孕产妇和胎儿不良健康结局风险的增加有关。对来自不同国际队列的 100 多万名孕妇的系统回顾和统计分析数据表明,全球有47% 的妇女在妊娠期间体重增加过多,23% 的妇女体重增加过少[16]。

为了帮助女性优化孕期增重,IOM 委员会建议卫生保健提供者在每位女性妊娠初期为其设定一个增重目标,记录其孕期增重情况,并在每次产前检查时回顾其实现增重目标的进展情况,并提供饮食摄入和体育锻炼方面的指导[12]。

有多种资源可用于 BMI 特定的妊娠期体重增加图表,供患者和提供者使用[12,20]。相反,英国健康和临床优化研究所(National Institute for Health and Clinical Excellence, NICE)建议不要在妊娠期间对妇女进行常规称重,并指出体重跟踪应该"仅限于临床管理可能受到影响的情况"[21]。虽然NICE 强调了 BMI≥30kg/m² 的妊娠女性的饮食和体育活动的重要性,但它得出的结论是,没有足够的实验证据表明,监测妊娠期体重增加会改善分娩结果。

同样重要的是,卫生服务提供者要帮助妇女在分娩后恢复到妊娠前体重。许多研究表明,妊娠期体重增加或从第一次妊娠到下一次妊娠期间体重增加与不良妊娠结局的风险增加有关,如先兆子痫、妊娠期糖尿病、大于胎龄儿和剖宫产[22-27]。

第 3 节　营养需求

一、基础营养素推荐

血液稀释的严重的生理变化、游离态与结合态营养素比例的变化以及营养素周转和体内平衡

的改变,都会影响我们评估妊娠期间营养状况和需求。对于大多数营养物质,推荐摄入量是用阶乘法计算的。这涉及估算母亲和胎儿体内储存的营养物质的量,以及覆盖组织生长利用效率低下的因素之和,再加上非孕妇的需求。对于包括叶酸在内的一些营养素,因为存在一些实验数据,所以建议可以基于维持组织水平和营养依赖功能所需的量。表 3-3 列出了孕期营养推荐摄入量的总结。

二、膳食指南

(一)能量

在妊娠期间,需要增加能量,以满足母亲和胎儿储存的能量(约 752.8kJ,≈180kcal/d,妊娠期间共计 3.8kg 脂肪和 925g 蛋白质)[28]。此外,能量消耗增加 33.5kJ/(d·w)[8kcal/(d·w)]是为了满足额外的胎儿和母体代谢的消耗。这些增加的需求主要开始于孕中期(第二个三个月),这时估算的能量需求(EER)= 非妊娠需求 + 8kcal/(d·w)× 20w + 180kcal/d。在孕晚期(第三个三个月),EER = 非妊娠需求 + 8kcal/(d·w)× 34w + 180kcal/d。由于孕妇的体重和脂肪增加量以及能量消耗的不同,实际所需的能量在孕妇之间差别很大。一项针对10 名健康北美妇女的研究报告称,在妊娠期间,组织代谢和沉积的累积能量消耗在 252～714MJ(60 000～170 000kcal)之间[29]。目前我们还不清楚如何将这将近翻了三倍的能量吸收转换为推荐的能量摄入。

较高的能量摄入对于体重不足的孕妇来说可以改善胎儿出生体重和长度,并减少死产和围生期死亡率[30,31]。在营养良好和营养不良的人群中,更高的能量摄入会导致更多的母体脂肪沉积以及更高的代谢率[32]。在冈比亚,营养不良的妇女孕中期的静息代谢率实际上低于妊娠前的值,可能是为了为胎儿发育保存能量,但当妇女获得补充能量时,静息代谢率显著增加。很明显,尽管对能量消耗和沉积会根据能量可用性进行调整,但它们并不一定能促进胎儿的最佳发育和长期健康[33]。例如,在子宫内遭受营养限制的个体具有"节俭基因型"或"节俭表型",因此他们的新陈代谢会优先选择为他们储存脂肪和减少能量消耗。虽然这可能有助于在营养限制的条件下生存,但当食物供应充足时,它也可能增加肥胖和 2 型糖尿病的风险。出生时瘦小的成年人患冠心病、高胆固醇血症和高

表 3-3　非妊娠和妊娠成年妇女推荐的每日营养素摄入量

营养素	成年女人	孕妇
能量 /kcal	$2\ 000 \sim 2\ 200^a$	$+340^b, +452^c$
能量 /MJ	$8.37 \sim 9.21^a$	$+1.42^b, +1.89^c$
蛋白质 /(g/kg)	0.8	1.1
碳水化合物 /g	130	175
纤维 /g	14	14
亚油酸 /g	12	13
α- 亚麻酸	1.1	1.4
维生素 A/μg 维生素 A 当量	700	770
维生素 D/μg	15（600IU）	15（600IU）
维生素 E/mg 维生素 E 当量	15	15
维生素 K/μg	90	90
维生素 C/mg	75	85
维生素 B_1/mg	1.1	1.4
维生素 B_2/mg	1.1	1.4
维生素 B_6/mg	1.3	1.9
烟酸 /mg 烟酸当量	14	18
叶酸 /μg 膳食叶酸当量	400	600
维生素 B_{12}/μg	2.4	2.6
泛酸（维生素 B_5）/mg	5	6
生物素 /μg	30	30
胆碱 /mg	425	450
钙 /mg	1 000	1 000
磷 /mg	700	700
镁 /mg	$310^d, 320^e$	350
铁 /mg	18	27
锌 /mg	8	11
碘 /μg	150	220
硒 /μg	55	60
氟化物 /mg	3	3

数值代表了美国医学研究所 2006 年提出的建议，除了钙和维生素 D 的建议外，这些建议在 2011 年由医学研究所更新。除了维生素 K、泛酸、生物素、胆碱和氟化物外，推荐的膳食摄入量（RDA）为适当摄入量。

[a] 假设拥有适当运动量的女性。

[b] 妊娠中期。

[c] 妊娠晚期。

[d] 19 ～ 30 岁没妊娠的女性。

[e] 31 ～ 50 岁没妊娠的女性。

血压的风险也较高[34]。子宫内营养不良也可能对成年后的免疫能力产生不利影响[33]。例如，在冈比亚，在饥饿季节出生的成年人因传染病而过早死亡的风险是其他季节出生的成年人的 11 倍[30]。子宫内营养不良对健康状况造成严重的长期后果体现得越来越明显[35]。

目前，最好的策略可能是密切监测体重增加情况，并指导妇女根据需要增加或减少膳食摄入量。然而，由于对大多数营养素的需求远高于对能量的需求，因此必须谨慎建议降低能量摄入，以免影响饮食的营养密度。建议适当的改善饮食质量和进行足够的运动。

（二）脂肪和必需脂肪酸

在妊娠期间，膳食脂肪是必需的，为母体提供能量，促进胎儿的大脑和眼睛发育，并增加母体的脂肪储备，为哺乳做准备。推荐的总脂肪摄入量占每日能量的百分比与非妊娠人群相同，即 20%～35% 的能量。孕妇应强调摄入单不饱和脂肪和多不饱和脂肪，尽量减少饱和脂肪，特别是加工过的动物食品。极低脂肪饮食（≤20% 的能量来自脂肪）可能会由于母体必需多不饱和脂肪酸（polyunsaturated fatty acid，PUFA）供应不足而影响胎儿发育。

必需多不饱和脂肪酸（PUFA），必须在饮食中摄入，包括亚油酸（linoleic acid，LA，18∶2n-6）和 α- 亚麻酸（α-linolenic acid，ALA，18∶3n-3），主要存在于植物油、种子油、坚果和种子中。它们的长链多不饱和衍生物包括衍生自 LA 的花生四烯酸（arachidonic acid，AA）和二高 γ- 亚麻酸以及衍生自 ALA 的二十碳五烯酸（eicosapentaenoic acid，EPA）和二十二碳己酸（docosahexanoic acid，DHA）。EPA 是前列腺素的前体，而 AA 和 DHA 在胎儿和婴儿中枢神经系统（central nervous system，CNS）发育中发挥重要作用[36,37]。胎儿的 PUFA 供应取决于母体的 PUFA 状态，在孕晚期胎儿大脑发育特别容易出现营养不足，此时胎儿长链 PUFA 积累达到顶峰[38]。事实上，一些孕妇的 PUFA 状态已经被发现不足以支持最佳的新生儿状态，特别是在多胞胎的情况下[39]。异常的长链多不饱和脂肪酸代谢也与妊娠合并 GDM[40] 和先兆子痫的发病机制有关[41]。

根据普遍的摄入量来看，妊娠期 LA 的充足摄入量从 12g/d 增加到 13g/d，ALA 的充足摄入量从

1.1g/d 增加到 1.4g/d。然而，由于 ALA 内源性转化为长链 ω-3EPA 和 DHA 的比例低于 10%[42]，建议孕妇通过食用多脂鱼类增加长链 ω-3 脂肪酸的摄入量，特别是汞含量较低的鱼类（如三文鱼、沙丁鱼、凤尾鱼），因为从大型掠食性鱼类中摄入过量汞可能会导致胎儿神经中毒。食用富含高度加工食品和植物油的西方化饮食，通常会导致 n-6∶n-3 脂肪酸比例不平衡（>1∶1）。尽管这是一个正在进行的研究领域，但有观点认为，孕妇的不饱和脂肪酸不平衡状况与她们后代的肥胖以及情感和行为问题有关[43,44]。反式脂肪酸摄入越多，母体和新生儿 PUFA 状况越差；然而，这在今天很少被关注，因为大多数反式脂肪酸已经从食品供应中被根除。

（三）碳水化合物

为了支持正常的胎儿生长和大脑发育，碳水化合物应占每日摄入热量的 45%～65%。孕妇的碳水化合物推荐日供给量（recommended daily allowance，RDA）为每天最低 175g[45]。为了促进良好的血糖控制和提供足够的纤维，碳水化合物的大部分摄入应该来自全谷物、蔬菜和水果，并尽量少吃单糖类食物。虽然低血糖指数（glycemic index，GI）饮食已因其调节血糖的作用而普及，但临床试验中尚无确凿证据表明，妊娠期间遵循低 GI 饮食有助于预防 GDM、胎儿过度生长或其他不良围生期结局[46]。

近年来，特别是随着孕产妇肥胖、胰岛素抵抗和 GDM 患病率的增加，孕产妇饮食中碳水化合物的总量一直是许多研究的主题。除了建议尽量减少单糖的摄入量，长期以来临床实践中一直限制 GDM 患者碳水化合物的总摄入量，以改善血糖控制[47]。内分泌学会临床实践指南建议患有 GDM 的女性从碳水化合物中摄入总热量的 35%～45%[48]。但是也有人担心，在 GDM 孕妇中用饮食中的脂肪代替碳水化合物可能会增加母体血浆甘油三酯水平，并导致胎儿脂肪沉积过多[49]。仍需要进一步的研究来确定肥胖或 GDM 孕妇饮食中碳水化合物的最佳比例。妊娠或计划妊娠的妇女在遵循极低碳水化合物（<30% 能量）或生酮饮食时应谨慎，因为存在营养不足的风险，潜在地可能导致胎儿神经发育和器官生长改变等负面结果[参见本节三（四）][50]。

（四）蛋白质

从妊娠早期开始，母体氮代谢就会发生适应性变化，从而增加母体和胎儿体内的氮和蛋白质沉积。这包括降低尿素的生产和排泄，降低血浆 α- 氨基氮，以及降低支链氨基酸转氨基的速率[51]。RDA 标准建议摄入额外的 925g 蛋白质沉积在母亲和胎儿的体内，其中孕中期额外需要约 8g/d，孕晚期额外需要约 17g/d[28]。因此，总 RDA 标准是 1.1g/（kg•d）或 +25g/d 额外的蛋白质。工业化国家中的大多数孕妇，可能还有发展中国家的大多数孕妇，摄入的蛋白质至少符合建议量。

（五）维生素 A

维生素 A 参与免疫功能、视力、生殖和细胞通信[52,53]。在工业化国家，孕期和哺乳期缺乏维生素 A 的情况很少见，但在全世界，尤其是非洲和东南亚，这种情况令人担忧[54]。它是导致孕妇夜盲症的一个重要原因[54]。在儿童中，它是导致可预防性失明的主要原因，并增加了因严重感染而患病和死亡的风险[55,56]。

维生素 A 的 RDA 标准是以视黄醇活性当量（retinol activity equivalents，RAE）的微克（micrograms，μg）为单位的，以说明视黄醇和维生素 A 类胡萝卜素的不同生物活性。妊娠时的 RAE 推荐为 770μg/d，略高于未妊娠育龄妇女推荐的 700μg/d。

目前的证据表明，在妊娠期间补充维生素 A 并不能降低母亲或婴儿患病或死亡的风险[54]。世卫组织建议，只有在维生素 A 缺乏是严重公共卫生问题的地区，孕妇才需要补充维生素 A（以预防夜盲症）。对于在感染 HIV 的妇女中，通过补充维生素 A 是否能减少母胎艾滋病毒的传播，存在相互矛盾的证据，需要进一步调查[57]。

过度补充维生素 A 或类似物异维 A 酸（一种用于治疗严重囊性痤疮的药物）与出生缺陷有关，包括中枢神经系统、颅面和心血管缺陷的异常[53,55]。妊娠初期（前三个月）是最脆弱的阶段，因为这些畸形源于脑神经嵴细胞[55]。

对于育龄妇女和妊娠妇女，维生素 A 的安全上限被设定为 3 000μg/dRAE（10 000IU）[55]。大量摄入 β- 胡萝卜素不会导致畸形[58]。

（六）维生素 D

在妊娠期间，充足的维生素 D 对于促进胎儿骨骼的正常发育和预防新生儿维生素 D 缺乏是很重要的。妊娠期维生素 D_3 向 25- 羟基维生素 D [25-hydroxyvitamin D，25（OH）D] 的转化与非妊娠期的状态基本没有变化。然而，与非妊娠期妇女相比，25（OH）D 向活性形式 1,25- 二羟维生素 D[1,25（OH）$_2$D]的转化在妊娠初期结束时显著增加，这主要是由于肾脏合成的增加和胎盘 / 蜕膜组织的产生 [59,60]。孕妇血清 1,25（OH）$_2$D 水平在妊娠后期增加一倍以上，分娩时产妇的血清水平和新生儿血清水平高度相关。因此，取决于母体 25（OH）D 底物的可用性，胎儿 1,25（OH）$_2$D 水平也随着妊娠的延长而升高 [61]。妊娠期间，母体 / 胎儿 1,25（OH）$_2$D 的增加似乎不是由钙平衡机制驱动的，而是通过确保母体对胎儿的耐受性而具有重要的免疫调节特性 [62,63]。有证据表明，维生素 D 在预防妊娠高血压疾病（包括先兆子痫）方面发挥了作用 [64]。母体维生素 D 不足也被认为是 GDM、早产和 SGA 的危险因素 [65,66]。

目前，我们还缺乏足够的证据来确定孕期维生素 D 的最佳摄入量。因此，大多数机构为孕妇提供与非孕妇相同的饮食建议，以防止母体维生素 D 缺乏症。在美国和加拿大，RDA 标准被设定为 600IU/d（15μg）[67]。世界卫生组织建议摄入更低的量约为 200IU/d（5μg），并且不建议孕妇补充维生素 D，除非她们已经被诊断为维生素 D 缺乏症 [68]。然而，是否需要更高的剂量来预防新生儿缺乏症还在讨论当中 [61,62,69]。这对于妊娠时维生素 D 缺乏的风险较高的女性尤其重要，例如生活在北纬、皮肤色素沉着较深的女性，以及从强化食品和补充剂中维生素 D 摄入量较低的女性 [70,71]。此外，有报道称 [72-74]，孕妇血清 25（OH）D 水平的季节性变化可能进一步加剧母婴维生素 D 缺乏症，增加冬季妊娠后代骨骼发育异常的风险。

（七）维生素 B$_6$

孕妇维生素 B$_6$ 的 RDA 标准是 1.9mg/d。维生素 B$_6$ 主要作为蛋白质代谢的辅酶发挥作用 [75]。虽然血浆中吡哆醛和磷酸吡哆醛的浓度下降超过了血液稀释所能解释的程度，但这可能是由激素变化引起的，而不是由维生素状况差引起的 [75]。吡哆醛通过主动扩散转移到胎盘，胎盘将其转化为吡哆醛磷酸 [76]。

在美国，虽然非妊娠妇女每天摄入的维生素 B$_6$ 平均只有大约 1.5mg，但没有证据表明存在严重的维生素 B$_6$ 缺乏问题。在日本，孕产妇每天补充 2mg 的 B$_6$，可以改善维生素 B$_6$ 的状况和新生儿的生长 [77]。此外，维生素 B$_6$ 在妊娠期间经常被用来治疗妊娠剧吐 [78]。

（八）叶酸

妊娠期间，由于需要单碳转移的反应加速，母体和胎儿组织中的细胞分裂速度加快，以及在胎儿中的沉积，叶酸的利用率明显提高。从饮食和补充剂中摄入更多的叶酸 [79,80] 或更高的红细胞叶酸浓度 [81]，与神经管缺陷（neural tube defect，NTD）风险成反比。尽管叶酸代谢酶丝氨酸羟甲基转移酶 1（serine hydroxymethyltransferase 1）被破坏，但引起 NTD 的代谢缺陷和叶酸降低 NTD 风险的机制尚不完全清楚 [82]。

随机对照试验证明，在妊娠前和妊娠前四周服用叶酸补充剂可以降低有遗传易感性的妇女分娩患有 NTD 的孩子的风险 [83,84]。遗憾的是，大多数女性在这个早期阶段并没有意识到自己妊娠了。在美国，约 5.5/10 000 名新生儿中会出现 NTD 的情况，而在其他国家则高达 40/10 000，并且往往会在以后的妊娠中复发。

孕期叶酸的 RDA 标准是 600μg 的膳食叶酸当量，这是基于临床试验中维持红细胞叶酸浓度的量。自 1998 年以来，为了确保大部分人群都摄入足够的叶酸来预防 NTD，FDA 已经要求强化国家所有强化谷物产品达到 140μg 叶酸 /100g 食物的水平 [85]。在食物中发现的叶酸的生物利用度只有人工合成叶酸的一半左右。因此，为了降低患 NTD 的风险，人们普遍建议女性在孕前和产前期间从强化食品和 / 或补充剂中摄入 400μg/d 的合成叶酸，此外还要从多种饮食中摄入叶酸 [75,86,87]。这一剂量的叶酸有望在妊娠期间维持正常的叶酸状态，并防止血浆同型半胱氨酸浓度升高。在中国北方，每天补充 400μg 叶酸可以减少 80% 的 NTD 的发病率 [88]，在新英格兰地区可以减少 70%，在加州减少 35%，在美国整体减少 28%；在 NTD 初始发病率较高的人群中，降低的百分比更高 [83]。

美国妇产科医师学会（American College of Obstetricians and Gynecologists，ACOG）建议，患 NTD 风险较高的女性应从妊娠前 3 个月开始至妊娠 12 周，每天补充 4 000μg（4mg）而不是 400μg 的叶酸。这一高危妇女群体包括曾经妊娠时受 NTD 影响的妇女、自己本身受 NTD 影响的妇女、伴侣受 NTD 影响的妇女或伴侣的孩子以前受 NTD 影响的妇女 [87]。

另一个需要考虑的问题是，非活性叶酸转化为具有生物活性的 L- 甲基叶酸的效率可能会受到亚甲基四氢叶酸还原酶（methylenetetrahydrofolate reductase, MTHFR）基因多态性的影响。对于这些遗传变异，多达25%的特定群体是同型结合的[89]。备孕中或可能妊娠的妇女可以通过直接补充L-甲基叶酸而不是叶酸来改善她们的叶酸状况[90,91]，尽管在广泛推荐之前，还需要对孕前和产前补充L-甲基叶酸的效果进行进一步的研究。

（九）钙质

妊娠期间，母体对钙的吸收增加了一倍。肠道对钙的吸收增加，同时由于钙的清除率增加，母体对尿钙的排泄也增加[92]。钙是通过胎盘每日传输以满足胎儿的需求。钙的转移率在孕晚期（7～9个月）最大，在300～350mg/d之间[93]。

美国医学研究所（IOM）建议钙的摄入量为1 000mg/d，与19～50岁的非妊娠妇女相同[94]。对于18岁以下的孕妇，推荐摄入量为1 300mg/d。对于膳食钙摄入量低的妇女来说，补钙是否有利于母体和新生儿的骨矿物质含量，这些数据是相互矛盾的[95,96]。虽然孕期有适量的母体骨吸收，但这种损失一般是可逆的，在断奶后6～12个月内会恢复[92]。

有几项随机试验评估了补钙对降低与妊娠有关的高血压疾病风险的效果。这些疾病在妊娠20周后出现，包括妊娠高血压，即新发的高血压而没有其他症状或体征，以及先兆子痫和子痫。先兆子痫发生在既有高血压又有其他体征或症状的情况下，如蛋白尿、血小板减少；肝功能受损，表现为血液中肝酶浓度升高和严重的持续的右上腹或上腹疼痛，对药物没有反应；肾功能不全；肺水肿；对药物没有反应的新发头痛；和视觉障碍[97]。子痫是指有妊娠高血压或先兆子痫的患者出现大发作[97,98]。在世界范围内，先兆子痫-子痫是产妇发病和死亡的三大原因之一，估计影响2%～8%的妊娠[98]，占所有产妇死亡的大约14%[99]。

关于补钙对降低先兆子痫发病率及其相关发病率和死亡率的影响，试验显示了相互矛盾的结果[100-102]。然而，一项系统性的综述，其中包括27项预防先兆子痫的补钙随机试验，综述建议在有低钙饮食史（<900mg/d）的妇女中，高剂量补钙（≥1g/d）可以降低先兆子痫和早产的风险[99,103]。

由于先兆子痫-子痫的发病率和死亡率很高，以及现有的关于妊娠期间补钙的科学证据，世界卫生组织建议膳食中钙摄入量低的孕妇每天补充钙（1.5～2.0g口服元素钙），以减少先兆子痫的风险[99]。ACOG目前不建议补充钙预防先兆子痫[104]。

（十）铁质

妊娠期间，妇女需要吸收的铁量大幅增加，从妊娠前三个月的1.2mg/d，分别增加到孕中期及孕晚期的4.7mg/d和5.6mg/d[105]。妊娠时的铁总需求量估计为1 130mg[106]。额外补充的铁主要用于母体红细胞的增殖（450mg），其次是用于胎儿发育所需（270mg）。胎儿获取铁最好的方式是从母体获得。母体的铁由转铁蛋白携带，并通过胎盘上的转铁蛋白受体主动转移到胎儿。铁也保留在胎盘和脐带中（90mg），并通过正常的母体排泄途径（170mg），如胃肠道，以及分娩时的失血（150mg）流失。

缺铁是导致全世界贫血最主要的原因，影响到近1/3的育龄妇女[105,107]。在国际上，缺铁性贫血影响了43%的孕妇，在中非和西非（56%）以及南亚（52%）患病率最高[107]。美国疾病预防和控制中心（Centers for Disease Control and Prevention, CDC）利用NHANES 2003—2012年的数据估计了孕妇贫血的患病率，发现总体患病率为8.8%，但存在种族-民族差异；黑人孕妇的贫血患病率为24.2%。在同一研究中，22～49岁的美国孕妇中铁缺乏症的患病率随着妊娠的进展而增加，在孕早期、孕中期和孕晚期的患病率分别为5.3%、12.7%和27.5%[108]。

贫血的患病率在妊娠的各个阶段都在增加，这与妊娠期间对铁的需求增加是同步且一致的。妊娠期间的缺铁性贫血与产儿出生体重偏低、早产和围生期死亡风险增加有关[105,109]。产妇缺铁性贫血还可能与产后抑郁症和后代的精神和心理表现测试结果较差有关[109]。

包括WHO在内的许多组织都建议在第一次产前检查时进行贫血筛查[105,109,110]。血红蛋白浓度在妊娠期间下降，在孕中期（妊娠后4～6个月）达到最低点[111]。WHO、CDC和ACOG建议孕中期（血红蛋白<105g/L或红细胞比容<32%）的贫血诊断阈值低于妊娠早期和晚期（血红蛋白<110g/L或红细胞比容<33%）[109,110,112]。

对妊娠期贫血的所有诊断阈值均低于非孕妇的临界点（15岁或以上妇女的血红蛋白为<120g/L）[111]。

RDA建议孕期标准铁摄入量为27mg/d[105,113]。不同组织对妊娠期铁质补充的建议各不相同。

WHO 建议孕妇每天补充 30～60mg 的铁元素（相当于 300mg 硫酸亚铁），以预防出现产妇贫血、产褥期败血症、低出生体重和早产等相关状况[105]。当妊娠期贫血的人群患病率为 40% 或更高时，建议采用 60mg/d 高剂量[105]。对于那些无法忍受每日补充铁剂的副作用，且贫血患病率低于 20% 的人群，世界卫生组织建议采用每周口服 120mg 的铁质补充剂。CDC 还建议孕妇从第一次产前检查起每天口服铁质补充剂，约 30mg/d，如果被诊断出贫血，即采用 60～120mg/d 的口服铁质补充剂进行治疗[110]。ACOG 指出，围生期铁质补充非常重要，因为典型的美国饮食和妇女的内源性铁储存不足以满足妊娠时铁的需求。他们指出，大多数产前维生素都含有足够的铁含量，达到 RDA 27mg/d 的要求标准，所以只建议被诊断为缺铁性贫血的妇女进行额外补充铁[109]。

无论铁质状况如何，常规的孕产妇铁质补充剂的优势并不明确[114,115]，所以在一些国家，包括欧洲的许多国家，并没有常规的铁补充剂。一项大型的系统综述发现，在孕期进行预防性的铁质补充，其中包括每天使用 20～100mg 元素铁，可以降低产妇贫血和足月时缺铁性贫血的风险，但不能降低孕产妇死亡率或感染率[115]。与对照组相比，服用铁质补充剂的妇女在低出生体重新生儿和早产的比例上有较小的差异，但不显著，在新生儿死亡或先天性异常方面没有差异。总的来说，这篇综述的作者认为证据的总体质量很低，表明需要进行更多的研究。

妊娠期间补充铁可以增加婴儿 6 个月内的铁储存量，这对辅食中铁含量很低的发展中国家尤为有利[116]。如果婴儿出生时体重过低且母亲贫血，那么他们患缺铁性贫血的风险极大[117]。

减少后代贫血风险的另一项措施是延迟脐带结扎。出生后延迟脐带剪断（30～60s）可以使血液继续在胎盘和新生儿之间流动，减少婴儿在出生后 6 个月内发生贫血的风险。WHO、ACOG 和 NICE 建议，对所有出生的强壮的足月儿和早产儿进行延迟脐带剪断[105,118,119]。NICE 和 WHO 建议脐带夹紧时间不要早于出生后 1min，而 ACOG 建议脐带结扎的时间延迟 30～60s。

（十一）锌

孕期所需的额外补充的锌估计约为 100mg，相当于母亲体内锌的 5%～7%[120]。大约一半的锌储存在胎儿体内，1/4 在子宫内。因此，建议 19 岁以上的女性增加 3～11mg/d 的锌摄入量；14～18 岁的女性摄入 12mg/d 的锌[121]。锌的循环、吸收、排泄和全身动力学的自我平衡调节使其能够满足妇女妊娠的需要[122]。缺锌可能在食用少量动物源食物和大量豆类、谷物、坚果和种子等食物的人群中更为普遍，因为这些食物富含植酸盐，抑制锌的吸收。然而，尚未确定一个阈值，如果这个阈值低于锌稳态调整就不能支持健康的妊娠结果。妊娠期间，由于血浆容量的扩大，血浆锌浓度通常会下降，这使得血浆锌浓度不能作为母体锌营养的生物标志物[123]。

除了胎儿体内积累的锌之外，锌还会在胎盘、羊水、子宫和乳腺组织中富集。在妊娠期间，锌在细胞分裂、激素代谢、蛋白质和碳水化合物代谢以及免疫能力发挥着关键作用[124]。一项对补充锌试验的统计分析表明，在接受补充治疗的妇女中，早产率降低了 14%[125]。尽管大多数研究没有显示母体补锌对婴儿出生体重有明显的影响，但也没有观察到不良影响，而且可能使体重不足或缺锌的妇女受益。由于补锌可以减少早产和提高婴儿出生体重，且没有任何不良影响，因此对于处于缺锌风险的孕妇，应在产前补充剂中加入锌。

（十二）碘

碘是合成甲状腺激素的关键成分，特别是甲状腺素（thyroxine，T4）和三碘甲状腺原氨酸（triiodothyronine，T3）[126,127]。在妊娠期间，肾脏对碘的清除能力增强，大量的碘被转移到胎盘，以支持胎儿甲状腺激素的产生[128]。碘、甲状腺素和三碘甲状腺原氨酸会穿过胎盘[126,128]。胎儿甲状腺激素的产生在孕中期开始；在此之前，胎儿依赖于母体甲状腺激素的充足供应。

饮食中缺乏碘会导致甲状腺激素分泌不足，造成母体甲状腺肿和甲状腺功能减退[126]。妊娠期间缺碘会对婴儿产生永久性的不良影响，因为甲状腺激素在骨骼和中枢神经系统（CNS）发育中起着关键作用。胎儿或儿童早期的甲状腺功能减退会导致先天性甲状腺功能减退[126]。在最严重的先天性甲状腺功能减退的病例中，儿童可能会出现严重的智力障碍、身材矮小、骨骼发育不全、面部特征粗糙和舌头突出[126]。即使妊娠期间轻微的碘缺乏，也可能导致后代的长期认知功能影响[129,130]。

WHO、联合国儿童基金会和前国际控制碘缺乏症理事会(现在是全球碘营养联盟的一部分)建议将育龄妇女(15～49 岁)的碘摄入量从 150μg/d 增加到孕妇的 250μg/d[131]。孕妇的 RDA 标准相对较低,大约 220μg/d[55]。

碘缺乏症可以通过增加碘盐或富含碘的食物摄入量或使用碘补充剂来治疗。乳制品、鱼、蛋和海藻含有碘,水果、蔬菜和面包也含有少量的碘[132]。然而,膳食来源可能不足以预防碘缺乏,特别是在土壤缺碘或碘盐摄入量低的地区[126,133,134]。尽管世界上许多国家都有普遍的食盐加碘程序[131],但有证据表明,碘缺乏仍然是一个普遍的问题[134-136]。在食用加碘盐的家庭比例 <90% 的国家,碘摄入量被认为不足以保护胎儿和幼儿[137]。

碘补充剂可以碘化钾的形式每日服用,或者每年一次以碘油的形式口服 400mg 的碘[137]。此外,一些复合营养素也含有碘,如碘化钾或碘化钠[132]。

三、其他指导意见

(一)乙醇

乙醇对胎儿的不利影响最早发现于 20 世纪 60 年代[138]。乙醇很容易穿过胎盘。它直接起到了致畸作用,并间接地破坏了正常生理过程,包括营养物质的吸收和代谢[139]。与乙醇有关的出生缺陷包括面部畸形、生长迟缓和中枢神经系统神经发育异常[139,140]。在胎儿时期就暴露于乙醇的儿童很多都有残疾,现在称为胎儿酒精谱系障碍(fetal alcohol spectrum disorder,FASD)[138]。FASD 是世界上可预防的发育性残疾的主要原因[138],相关的行为障碍和智力发育受损可导致接触者在学业和就业方面面临挑战[140]。全球 FASD 的患病率为每 1 000 名新生儿中有 22.8 名,各国情况不同,从澳大利亚的每 1 000 名中有 1.1 名到南非的每 1 000 名中有 113.2 名不等[141]。

妊娠期间饮酒也与流产和胎儿宫内死亡的风险增加有关[139]。妊娠期间乙醇摄入的安全阈值尚未确定,而且目前没有批准的疗法来预防、减缓或逆转产前乙醇暴露的损害[139]。因此,建议孕妇和备孕妇女戒除乙醇的摄入[142]。

(二)咖啡因

咖啡因是一种能穿过胎盘的兴奋剂,在胎儿的羊水、脐带、尿液和血浆中都能检测到咖啡因[143,144]。孕妇体内的咖啡因代谢较慢,其消除半衰期是非孕妇的 1.5～3.5 倍[145]。咖啡因可以提高产妇的儿

茶酚胺水平[146],生理学数据表明,它可能会减少子宫胎盘的血流量[147]。几项调查研究了妊娠期间的咖啡因摄入量与妊娠失败和低出生体重的风险。一项大型的系统综述发现,当咖啡因摄入量 <300mg/d 时,流产、早产、先天性畸形或死胎的风险并没有增加[148]。一些研究表明,随着咖啡因摄入量从低至 50mg/d 开始增加,SGA 婴儿和宫内生长受限(IUGR)的风险可能会增加[149],而其他研究表明,咖啡因摄入量对这些结果没有影响[150-152]。目前还不清楚为什么关于咖啡因摄入对 SGA/IUGR 的影响数据不同,尽管在一些研究中,对吸烟和其他混杂因素的调整消除了观察到的咖啡因摄入和低出生体重之间的关联[150,152]。妊娠期间戒掉咖啡因是否对低出生体重或其他妊娠结果有影响尚未确定[153]。

世卫组织建议孕妇将咖啡因的摄入量限制在 <300mg/d,这与三杯约 230ml 的咖啡、六杯黑茶或八罐(约 2 840ml)可乐的咖啡因含量相似。ACOG 和英国的皇家产科医生和妇科医生学院建议咖啡因的摄入量应不超过 200mg/d(约两杯咖啡)[146,154]。

(三)肥胖妇女的妊娠

近几十年来,肥胖症患病率的急剧上升也影响到了育龄妇女。在美国,超过 50% 的妇女在进入孕期时超重或肥胖[155],种族和族裔之间的差异明显[156]。人们普遍认为,即使是中等程度的超重也会增加孕期并发症的风险和后代的不良后果,这些风险可能在很大程度上与妊娠期体重增加无关[157]。与体重正常的妇女相比,孕前 BMI 为 $25 \geq kg/m^2$ 的妇女发生妊娠期糖尿病、妊娠高血压和先兆子痫、早产和剖宫产的风险约为 2～6 倍(随着 BMI 的升高而增加)[158-160]。对于婴儿来说,产妇肥胖会导致低阿普加评分、增加进入新生儿重症监护室、巨大儿、胎龄过大、围生期死亡、NTD 和母乳喂养困难的风险[161-163]。此外,健康和疾病的发展起源假说表明,孕前和孕期的产妇体重和营养状况会对后代的健康产生终生影响。事实上,母亲在妊娠前的肥胖和相关的代谢功能障碍会增加婴儿脂肪含量增加的风险[164,165],并增加儿童肥胖症及其心脏代谢、免疫和神经发育障碍的发展倾向[166-168]。肥胖风险代际转移的胎儿发育机制主要归因于较高的母体血浆葡萄糖浓度,导致了胎儿的胰岛素抵抗[169,170]。研究还显示,母体循环中的过量脂质在后代肥胖和心脏代谢疾病风险的发

展中可能的作用 [171,172]。

即使实现了减少妊娠期体重增加的目标 [173,174]，然而目前，对孕前肥胖妇女的饮食和 / 或运动项目进行产前干预会改善母亲或婴儿的重要临床结果的研究是有限的或证据不足。因此，越来越多的人一致认为，关于健康饮食和减肥生活习惯的孕前咨询，可能比在妊娠期间开始的干预措施更有益。虽然在受孕前达到正常体重状态是最理想的，但这对许多妇女来说可能是一个不现实的目标。但是，即使是在受孕前适度减肥（体重的 3%～5%），也能为母亲提供代谢方面的好处、提高受孕概率和不影响后代的发育 [175]。孕前大幅减重（如通过极低热量饮食或减肥手术）的影响并不太清楚。虽然这些方法可以减少产妇妊娠并发症的风险（如 GDM），但人们担心婴儿不良后果的风险会增加 [176]。

重要的是要认识到，肥胖妇女在采取健康生活方式时会遇到许多社会困难和心理障碍。ACOG 建议结合动机访谈法来提高在妊娠前和妊娠期间采用的生活方式干预的成功率 [177]。一旦妊娠，肥胖妇女需要监测糖尿病和高血压，并应建议减少体重增加（表 3-2）和增加体育活动。即使在产前开始的饮食和活动行为不能减少妊娠并发症或婴儿不良后果的直接风险，也有可能在产后持续改变健康行为，这可能有助于产后体重减轻，并有利于未来妊娠时产妇的健康 [178]。

（四）妊娠期糖尿病

传统上，GDM 被定义为在妊娠期间首次发现的碳水化合物不耐受 [179-181]。GDM 的筛查通常在妊娠 24～28 周进行。筛查是通过两步法（非空腹、1h、50g 的口服葡萄糖激发试验，如有异常，再进行快速 3h、100g 的口服葡萄糖耐量试验，即 OGTT）或一步法（空腹、2h、75g 的 OGTT）进行的。这些测试的诊断方法阈值各不相同 [179-181]。随着育龄妇女中糖尿病和肥胖症患病率的增加，许多机构建议，如果妇女有 2 型糖尿病的危险因素，应在第一次产前检查时筛查糖尿病 [179,180]，如果妇女符合妊娠期以外糖尿病的标准诊断标准，则应将其归类为妊娠前期或妊娠期糖尿病 [180,181]。

与 GDM 相关的孕产妇风险包括先兆子痫和剖宫产。对后代的风险包括巨大儿（出生体重＞4 000g）、新生儿低血糖、高胆红素血症、肩难产、分娩创伤和死胎，以及儿童肥胖和糖尿病等 [179]。

在一项高血糖和不良妊娠国际多中心研究中，有超过 25 000 名孕妇在妊娠 24～32 周接受了 75g、2h 的 OGTT 测试，发现孕妇血糖水平的增加（空腹、餐后 1h 和 2h）与不良妊娠结局的风险增加有关，如剖宫产、胎龄大（出生体重＞第 90 百分位）和新生儿低血糖等相关因素，并且没有明显的风险增加阈值（即存在风险连续增加）[182]。我们的目标是，通过健康的孕前和产前生活方式对 GDM 进行一级预防并优化妊娠期糖尿病控制。然而，目前的临床试验并不能给出结论，证明任何特定的产前饮食干预对预防 GDM 是有效的 [46]。

两项大型随机临床试验表明，通过饮食调整、血糖自我监测和必要时添加胰岛素来治疗 GDM，可以降低产妇和新生儿不良结局的风险 [183,184]。所有诊断为 GDM 的女性应在确诊为 GDM 的 3 周内，向营养师进行至少 3 次饮食咨询 [185]。GDM 的医学营养治疗通常包括调整碳水化合物和热量的绝对摄入量，特别是对于肥胖的妇女，以及重新分配全天的碳水化合物摄入量，以优化产妇空腹和餐后血糖水平、胎儿生长和产妇体重增加 [186,187]。研究人员研究了多种饮食模式对妊娠期 GDM 患者血糖控制和婴儿结局的影响，研究手段包括实施低 GI 饮食、减少碳水化合物而增加脂肪、增加复合碳水化合物而减少脂肪，以及地中海式饮食。虽然大多数研究报告称，孕产妇血糖指标、药物治疗需求、婴儿出生体重和巨大儿的情况都有所下降，但降低 GDM 相关风险的饮食最佳模式尚未建立 [188,189]。运动也被证明对产妇血糖起到有利作用，因此建议所有 GDM 妇女进行运动；运动目标是每天进行 30 分钟或以上的中等强度有氧运动 [179,187]。

（五）妊娠期间的饮食质量模式

越来越多的人认为，向孕妇提供有关促进良好饮食质量的食物和饮食原则的咨询，比关注个别营养素更有帮助 [190-192]。研究调查了各种饮食质量指数及其相关性，即生物标志物和孕妇妊娠或儿童结果的相关性。在几种指数中，高质量饮食的共同元素包括增加蔬菜、全果、全谷物、低脂或脱脂乳制品、多脂鱼类和家禽类产品摄入，减少单糖、红肉和加工肉类以及富含饱和脂肪和反式脂肪的加工 / 油炸食品的摄入 [193]。一般来说，这种饮食模式有望提供多种微量营养素、多不饱和脂肪、纤维和蛋白质，以实现胎儿最佳生长、可接受的妊娠期体重增加和降低妊娠并发症的风险 [190]。

虽然目前没有任何一种饮食模式被认为是妊娠的最佳饮食选择，但越来越多的证据表明地中海饮食模式的有益影响，特别是降低了 GDM 和婴儿过敏症的风险[194]，以及对后代过度肥胖和心脏代谢性疾病风险有潜在保护作用[195]。这种饮食模式富含单链不饱和脂肪，主要来自橄榄油和坚果，以及蔬菜、水果、多脂鱼类、豆类和全谷物。同时依赖于适量的乳制品摄入，并减少红肉和加工肉类、精制谷物、单糖和深加工的食物。一项已发表的随机临床研究，系统地测试了产前遵循地中海饮食模式所带来的孕产妇和后代的健康状况。在西班牙进行的圣卡洛斯 GDM 预防研究为干预组提供了丰富的特级初榨橄榄油和开心果，作为对地中海饮食建议的补充剂。研究发现，该干预措施显著降低 GDM 的风险，并与更少的妊娠期体重增加、剖宫产率降低以及较少的妊娠期巨大儿和 SGA 婴儿相关[196-198]。此外，在诊断为 GDM 的女性中，地中海饮食组的血糖控制得到显著改善，对胰岛素治疗的需求减少[198]。这种饮食对代谢的有利影响可能是基于从橄榄油中摄取了更多的健康脂肪，以及从坚果中摄取了更多的纤维和植物化学物质，这些都有可能增强饱腹感和产热，同时减少炎症、用餐时的碳水化合物负荷和餐后血糖，并取代饮食中不健康的食物[199,200]。然而，还需要在其他地区（如美国）进行进一步的临床试验，以确定孕产妇的地中海饮食模式是否可以对标准饮食偏离这种模式的人群的妊娠结局产生同样的有利影响。

（六）产前流行饮食的适宜性和不足之处

在非孕期人群中，包括育龄妇女，越来越多的人倾向于遵循一系列其他的膳食模式，除非是为了治疗疾病，否则在临床实践中一般不建议使用这些膳食模式。其中一些膳食模式可能适合也可能不适合孕期。

1. 素食　虽然素食已经有几个世纪的历史，但对最近出现的素食主义在营养充足方面的研究还不够，特别是在生命的关键阶段，如妊娠期间[201]。纯素饮食不包括所有的动物性食物，包括鸡蛋和奶制品。因此，它缺乏维生素 B_{12}（没有补充剂的话），并可能导致蛋白质、铁、锌、钙、脂溶性维生素和 ω-3 脂肪酸的量不足或吸收不足。

在妊娠前和妊娠期间选择素食的妇女应该接受饮食咨询，以确保满足所有的营养需求，以满足

最佳的胎儿发育需要，防止出现维生素 B_{12} 或缺铁性贫血或其他妊娠并发症[202,203]。应特别注意为这些妇女补充适量的微量营养素。

2. 生酮饮食法　近年来，生酮饮食和改良的阿特金斯饮食的应用有所增加，以改善癫痫控制、血糖控制和肥胖症。它的特点是极少摄入膳食碳水化合物，从而提高血液循环中的酮体水平；因此，这种饮食的脂肪含量非常高（≥总能量的 70%）。患有药物抵抗性癫痫的人在妊娠期使用生酮饮食的研究并不广泛，需要进一步调查以确定安全性和长期效果。

有一份关于一名 27 岁的癫痫孕妇的病例报告，她被限制摄入 75g/d 碳水化合物，后来减少到 47g/d。她的血糖水平在 72～106mg/dl 之间，血酮水平在 0.2～1.4mmol/L 之间。妊娠期血酮的可接受范围是 ≤0.6mmol/L。结果来说，癫痫发作频率下降，胎儿生长发育正常[204]。

在一项动物研究中，比较了母体标准饮食或生酮饮食的小鼠的胚胎器官生长情况，生酮饮食的胚胎体积较小，但颈椎、丘脑、中脑和脑桥都增大[50]。在围生期坚持生酮饮食的话可能与器官发育障碍有关系。由于缺乏一致的人类和动物研究结果，在妊娠期间不建议采用生酮饮食，特别是在胚胎形成期。这种饮食对计划妊娠的妇女来说也是一个问题，因为她们可能在最初几周没有意识到自己已经妊娠，因而可能影响到胎儿的中枢神经系统发育。

3. 低碳水化合物饮食法　这种饮食包括适度重新限制碳水化合物的摄入，大约为 100g/d（约占总能量的 20%），通常以达到或维持体重减轻或减少胰岛素抵抗。而饮食中的脂肪和 / 或蛋白质含量会增加以作为补充。虽然持续的低碳水化合物摄入通常不会提高非孕期状态下的血酮水平，但由于胎儿葡萄糖利用率增加，可能会在妊娠期间达到酮症状态，这可能会损害胎儿发育。

虽然对于诊断为 GDM 的妇女，通常将适度限制碳水化合物纳入营养治疗，但没有足够的证据表明低碳水化合物饮食对改善母婴的健康状况有效[205,206]。低碳水化合物饮食模式以及从动物来源中摄入大量脂肪和蛋白质甚至与 GDM 风险增加有关[207,208]。此外，在低碳水化合物饮食中减少谷物类食物的摄入可能会影响产妇的叶酸状况，并可能增加 NTD 的风险，特别是在那些普遍采用叶

酸强化面粉的国家[209]。如果全谷物被限制，这种饮食也可能无法提供足够的纤维。

4. 原始人饮食法（或古式饮食）　这种饮食的特点是食用未经加工的食物，重点是使用在原始人时期可得到的食物：完整的水果和蔬菜、坚果和种子、肉和鱼，以及鸡蛋和低 GI 的淀粉类蔬菜（如胡萝卜、南瓜、红薯）作为主要的碳水化合物来源。这种饮食限制谷物和谷物制品（如面包）、乳制品、单糖、果汁和加工的肉类和鱼类制品。目前没有足够的证据表明旧石器时代的饮食对一般人群的代谢有好处[210]。

虽然没有研究评估原始人饮食法对妊娠的影响，但对各种食物的普遍关注表明，如果碳水化合物的摄入没有被过度限制，它可以作为一种在孕期维持健康的饮食方式保持下去。同时，还应通过非奶制品来源，如坚果、多脂鱼、绿色蔬菜和强化的非奶制品替代品来寻求足够的钙质摄入。面包和其他谷物类食品摄入降低可能会减少女性对叶酸的摄入[209]，如上文所述的低碳水化合物饮食。应建议孕妇补充适当的叶酸和摄入绿叶蔬菜，以确保其整个孕期有足够的叶酸量。

5. 无麸质饮食法　麸质是一种自然存在于所有形式的小麦、大麦和黑麦中的蛋白质，避免麸质是乳糜泻的首要和关键治疗方法。然而，越来越多的人认识到非乳糜泻的麸质不耐受/敏感性的存在，遵循无麸质饮食可能有利于消化过程，并减少某些没有被诊断为乳糜泻的人的腹部不适[211]。

无麸质饮食可以改善患有乳糜泻的妇女的妊娠结局[212]，但其对患有非糜烂性麸质过敏的孕妇的影响还没有得到评估。无麸质饮食与微量营养素不足有关，因此在妊娠期间，如果采用这种饮食，应鼓励孕妇摄入足够的水果和蔬菜，并适当补充营养素，特别是叶酸，以及从无麸质食物来源中摄入足够的碳水化合物，如淀粉类蔬菜、大米、藜麦、土豆、豆类和水果。

6. 间歇性禁食/时间限制性饮食法　这是在有限的时间范围内消耗日常食物的做法，以便延长过夜禁食期，例如 8 小时禁食期和 16 小时禁食期。尽管有越来越多的证据表明，间歇性禁食对

非妊娠个体有一系列有益的代谢和认知作用[213]，但不建议在妊娠期间使用，因为延长禁食时间会诱发暂时性酮症，这可能对胎儿有害。

（七）妊娠期间的食品安全和食物毒素暴露

由于荷尔蒙的变化，细胞介导的免疫功能在孕期会下降。因此，孕妇感染食源性病原体的风险增加。单核细胞增多性李斯特菌（Listeria monocytogenes）和肠道沙门菌（Salmonella enterica）是特别值得关注的，因为它们可以导致围生期并发症，如死胎、自然流产和低出生体重[214]。

妊娠会使感染单核细胞增生症的风险增加 10 倍。未经消毒的牛奶、软熟奶酪、冷藏的即食肉类和海鲜与 L. monocytogenes 细菌病原体有关。即食肉类，如热狗、午餐肉和发酵香肠，在食用前应加热到 74℃。所有海产品在食用前应达到 63℃ 的内部温度，应避免食用生海产品，如寿司、腌鱼和牡蛎。还应避免食用未经巴氏消毒的软奶酪，如布里奶酪、白奶酪、飞达奶酪和洛克福奶酪[214]。

肠道菌（S. enterica）主要与未经巴氏消毒或未煮熟的鸡蛋、生芽菜和未煮熟的肉类或家禽有关。鸡蛋应煮至 72℃ 的内部温度，应避免食用含有生鸡蛋的食物，如凯撒沙拉酱、蛋酒和提拉米苏[214]。

摄入超过推荐水平的汞会对胎儿神经系统发育产生负面影响。孕妇应避免食用市面上售卖含汞量最高的鱼类[215]。这些鱼包括墨西哥湾的石首鱼、箭鱼、鲨鱼、橙连鳍鲑、马林鱼和鲭鱼。同时，给孕妇的健康提示信息应强调食用低汞含量的海产品的总体益处，包括鲑鱼、沙丁鱼和凤尾鱼（每周至少 340g），因为它们的 DHA 含量很高[216]。

妊娠期间从食物来源接触的其他有毒化学物质因其对胎儿发育的潜在不利影响而受到越来越多的关注。这些包含了食品包装中的塑料[如双酚A，邻苯二甲酸二（2- 乙基己基）酯]，这些都是已知的干扰内分泌的化学物质[217,218]，以及一些农业生产中使用的杀虫剂、除草剂或肥料，这些都会通过增加男性和女性的雄激素水平而导致后代内分泌紊乱[219]，儿童较差的精神发育[220,221]，和儿童白血病[222]。目前还没有公共卫生指南建议在妊娠期间减少接触塑料包装和/或食用无机食品。

研究空白

需要更多的研究来确定以下内容：

- 在整个孕期坚持地中海饮食是否能改善地中海地区以外的母婴结局。
- 减少与 GDM 相关的母体和新生儿风险的最佳膳食模式和宏量营养素分配。
- 母体甘油三酯在胎儿过度生长和肥胖的发展中所扮演的角色，特别是在患有肥胖症和 / 或 GDM 的妇女中，以及为孕妇提供有关饮食脂肪质量的具体建议的重要性。
- 在感染艾滋病毒的妇女中补充维生素 A 是否会减少母婴间的艾滋病毒传播。
- 补铁对围生期不良后果的一级或二级预防的有效性。
- 在人群中和有 MTHFR 多态性的妇女中，孕前和孕期补充 L- 甲基叶酸是否比补充叶酸更有利于预防 NTD。
- 妊娠期间对维生素 D 的需求和足够的血清浓度，以优化更广泛的母婴结果，而不仅仅是骨骼发育。
- 咖啡因对胎儿生长和生长受限风险的影响。
- 在妊娠期间减少来自食物来源的有毒化学品暴露是否能减少后代的不良结果的风险。
- 多胎妊娠妇女的最佳妊娠期体重增长，特别是孕前体质指数不足的妇女。

致谢

我们要感谢 Lindsay Allen 博士，他是上一版《现代营养学》中关于妊娠和哺乳章节的作者，也是我们在妊娠期营养需求膳食指导方面的顾问。橡树园儿童医院的 Janet King 博士（锌和能量）；美国疾病预防和控制中心的 Andrea Sharma 博士（维生素 A、D、B_6、钙和碘）和 Cria Perrine 博士（碘）；以及 Emory 大学的 Anne Williams 博士（叶酸、钙和铁）。

本章是对题为"第 39 章孕期和哺乳期的母体营养代谢和需求"一章的更新，其作者是 Lindsay H. Allen，载于《现代营养学》第 10 版，由 Erdman JW、Macdonald IA 和 Zeisel SH 编著，由 Wiley-Blackwell 出版。©2012 年国际生命科学研究所。本更新的部分内容来自之前出版的章节，感谢之前作者的贡献。

（刘雅卓 译）

参 考 文 献

1. Frtiz MA, Speroff L. The endocrinology of pregnancy. In: Frtiz MA, Speroff L, eds. *Clinical Gynecologic Endocrinology and Infertility.* 8th ed. Philiadelphia, PA: Lippincott Williams & Wilkins; 2011:269−327.
2. Kelly TF, Savides TJ. Gastrointestinal disease in pregnancy. In: Resnik R, Lockwood CJ, Moore TR, Greene MF, Copel JA, Silver RM, eds. *Creasy and Resnik's Maternal-Fetal Medicine: Principles and Practice.* 8th ed. Elsevier, Inc; 2019, 1158−1172.e1154.
3. Liu JH. Endocrinology of pregnancy. In: Resnik R, Lockwood CJ, Moore TR, Greene MF, Copel JA, Silver RM, eds. *Creasy and Resnik's Maternal-Fetal Medicine: Principles and Practice.* 8th ed. Elsevier, Inc; 2019, 148−160.e143.
4. Whitty JE, Dombrowski MP. Respiratory diseases in pregnancy. In: Resnik R, Lockwood CJ, Moore TR, Greene MF, Copel JA, Silver RM, eds. *Creasy and Resnik's Maternal-Fetal Medicine: Principles and Practice.* 8th ed. Elsevier, Inc; 2019, 1043−1066.e1043.
5. Lawrence RM, Lawrence RA. The breast and the physiology of lactation. In: Resnik R, Lockwood CJ, Moore TR, Greene MF, Copel JA, Silver RM, eds. *Creasy and Resnik's Maternal-Fetal Medicine: Principles and Practice.* Elsevier, Inc; 2019, 161−180.e163.
6. King JC. Physiology of pregnancy and nutrient metabolism. *Am J Clin Nutr.* 2000;71(5 Suppl):1218s−1225s.
7. Beesley R, Johnson J. *The Breast during Pregnancy and Lactation.* 2008. https://doi.org/10.3843/GLOWM.10305.
8. Cunningham FG, Leveno KJ, Bloom SL, et al. The puerperium. In: *Williams Obstetrics.* 25th ed. New York, NY: McGraw-Hill Education; 2018.
9. Cunningham FG, Leveno KJ, Bloom SL, et al. Maternal physiology. In: *Williams Obstetrics.* 25th ed. New York, NY: McGraw-Hill Education; 2018.
10. Mastrobattista JM, Monga M. Maternal cardiovascular, respiratory, and renal adaptation to pregnancy. In: Resnik RL, Charles J, Moore TR, Greene MF, Copel JA, Silver RM, eds. *Creasy and Resnik's Maternal-Fetal Medicine: Principles and Practice.* 8th ed. Elsevier, Inc; 2019, 141−147.e143.
11. Doweiko JP, Nompleggi DJ. The role of albumin in human physiology and pathophysiology, Part III: albumin and disease states. *J Parenter Enter Nutr.* 1991;15(4):476−483.
12. Institute of Medicine and National Research Council. *Weight Gain during Pregnancy: Reexamining the Guidelines.* Washington, DC: The National Academies Press; 2009.
13. Arora P, Tamber Aeri B. Gestational weight gain among healthy pregnant women from Asia in comparison with Institute of Medicine (IOM) guidelines-2009: a systematic review. *J Pregnancy.* 2019:10.
14. Jiang X, Liu M, Song Y, et al. The Institute of Medicine recommendation for gestational weight gain is probably not optimal among non-American pregnant women: a retrospective study from China. *J Matern Fetal Neonatal Med.* 2019;32(8):1353−1358.
15. Ota E, Haruna M, Suzuki M, et al. Maternal body mass index and gestational weight gain and their association with perinatal outcomes in Viet Nam. *Bull World Health Organ.* 2011;89(2):127−136.
16. Goldstein RF, Abell SK, Ranasinha S, et al. Gestational weight gain across continents and ethnicity: systematic review and meta-analysis of maternal and infant outcomes in more than one million women. *BMC Med.* 2018;16(1):153.
17. Scott C, Andersen CT, Valdez N, et al. No global consensus: a cross-sectional survey of maternal weight policies. *BMC Pregnancy Childbirth.* 2014;14:167.

18. Oken E, Kleinman KP, Belfort MB, Hammitt JK, Gillman MW. Associations of gestational weight gain with short- and longer-term maternal and child health outcomes. *Am J Epidemiol.* 2009;170(2): 173−180.

19. Kiel DW, Dodson EA, Artal R, Boehmer TK, Leet TL. Gestational weight gain and pregnancy outcomes in obese women: how much is enough? *Obstet Gynecol.* 2007;110(4):752−758.

20. Centers for Disease Control and Prevention. *Pregnancy Weight Gain Trackers for Women Pregnant with One Baby. Weight Gain During Pregnancy;* 2019. https://www.cdc.gov/reproductivehealth/ maternalinfanthealth/pregnancy-weight-gain.htm#tracking.

21. National Institute for Health and Care Excellence (NICE). *Weight Management before, during and after Pregnancy.* Public Health Guideline [PH27]; 2010.

22. Glazer NL, Hendrickson AF, Schellenbaum GD, Mueller BA. Weight change and the risk of gestational diabetes in obese women. *Epidemiology.* 2004;15(6):733−737.

23. Ehrlich SF, Hedderson MM, Feng J, Davenport ER, Gunderson EP, Ferrara A. Change in body mass index between pregnancies and the risk of gestational diabetes in a second pregnancy. *Obstet Gynecol.* 2011;117(6):1323−1330.

24. Whiteman VE, Aliyu MH, August EM, et al. Changes in prepregnancy body mass index between pregnancies and risk of gestational and type 2 diabetes. *Arch Gynecol Obstet.* 2011;284(1):235−240.

25. Getahun D, Ananth CV, Peltier MR, Salihu HM, Scorza WE. Changes in prepregnancy body mass index between the first and second pregnancies and risk of large-for-gestational-age birth. *Am J Obstet Gynecol.* 2007;196(6):530−538.

26. Hoff GL, Cai J, Okah FA, Dew PC. Pre-pregnancy overweight status between successive pregnancies and pregnancy outcomes. *J Womens Health (Larchmt).* 2009;18(9):1413−1417.

27. Paramsothy P, Lin YS, Kernic MA, Foster-Schubert KE. Interpregnancy weight gain and cesarean delivery risk in women with a history of gestational diabetes. *Obstet Gynecol.* 2009;113(4):817−823.

28. Institute of Medicine. *Dietary Reference Intakes for Energy, Carbohydrate, Fiber, Fat, Fatty Acids, Cholesterol, Protein, and Amino Acids.* Washington, DC: The National Academies Press; 2005.

29. Bronstein MN, Mak RP, King JC. Unexpected relationship between fat mass and basal metabolic rate in pregnant women. *Br J Nutr.* 2007;75(5):659−668.

30. Moore SE. Nutrition, immunity and the fetal and infant origins of disease hypothesis in developing countries. *Proc Nutr Soc.* 2007; 57(2):241−247.

31. Ceesay SM, Prentice AM, Cole TJ, et al. Effects on birth weight and perinatal mortality of maternal dietary supplements in rural Gambia: 5 year randomised controlled trial. *BMJ (Clin Res ed).* 1997;315(7111):786−790.

32. Prentice AM, Goldberg GR. Energy adaptations in human pregnancy: limits and long-term consequences. *Am J Clin Nutr.* 2000; 71(5):1226S−1232S.

33. Moore SE. Early life nutritional programming of health and disease in the Gambia. *J Dev Orig Health Dis.* 2016;7(2):123−131.

34. Godfrey KM, Barker DJ. Fetal nutrition and adult disease. *Am J Clin Nutr.* 2000;71(5 Suppl):1344S−1352S.

35. Langley-Evans SC. *Fetal Programming and Adult Disease. Programming of Chronic Disease through Fetal Exposure to Undernutrition.* Wallingford: CABI Publishing; 2006.

36. Birch EE, Castañeda YS, Wheaton DH, Birch DG, Uauy RD, Hoffman DR. Visual maturation of term infants fed long-chain polyunsaturated fatty acid−supplemented or control formula for 12 mo. *Am J Clin Nutr.* 2005;81(4):871−879.

37. Birch EE, Garfield S, Castañeda Y, Hughbanks-Wheaton D, Uauy R, Hoffman D. Visual acuity and cognitive outcomes at 4 years of age in a double-blind, randomized trial of long-chain polyunsaturated fatty acid-supplemented infant formula. *Early Hum Dev.* 2007;83(5):279−284.

38. Wadhwani N, Patil V, Joshi S. Maternal long chain polyunsaturated fatty acid status and pregnancy complications. *Prostagl Leukot Essent Fat Acids.* 2018;136:143−152.

39. Hornstra G. Essential fatty acids in mothers and their neonates. *Am J Clin Nutr.* 2000;71(5):1262S−1269S.

40. Zhao JP, Levy E, Shatenstein B, et al. Longitudinal circulating concentrations of long-chain polyunsaturated fatty acids in the third trimester of pregnancy in gestational diabetes. *Diabet Med.* 2016;

33(7):939−946.

41. Mackay VA, Huda SS, Stewart FM, et al. Preeclampsia is associated with compromised maternal synthesis of long-chain polyunsaturated fatty acids, leading to offspring deficiency. *Hypertension.* 2012;60(4):1078−1085.

42. Burdge GC, Wootton SA. Conversion of α-linolenic acid to eicosapentaenoic, docosapentaenoic and docosahexaenoic acids in young women. *Br J Nutr.* 2007;88(4):411−420.

43. Donahue SM, Rifas-Shiman SL, Gold DR, Jouni ZE, Gillman MW, Oken E. Prenatal fatty acid status and child adiposity at age 3 y: results from a US pregnancy cohort. *Am J Clin Nutr.* 2011;93(4):780−788.

44. Steenweg-de Graaff JCJ, Tiemeier H, Basten MGJ, et al. Maternal LC-PUFA status during pregnancy and child problem behavior: the Generation R Study. *Pediatr Res.* 2014;77:489.

45. Trumbo P, Schlicker S, Yates AA, Poos M. Dietary reference intakes for energy, carbohydrate, fiber, fat, fatty acids, cholesterol, protein and amino acids. *J Acad Nutr Diet.* 2002;102(11):1621−1630.

46. Tieu J, Shepherd E, Middleton P, Crowther CA. Dietary advice interventions in pregnancy for preventing gestational diabetes mellitus. *Cochrane Database Syst Rev.* 2017;1(1). CD006674.

47. Bao W, Li S, Chavarro JE, et al. Low carbohydrate-diet scores and long-term risk of type 2 diabetes among women with a history of gestational diabetes mellitus: a prospective cohort study. *Diabetes Care.* 2016;39(1):43−49.

48. Blumer I, Hadar E, Hadden DR, et al. Diabetes and pregnancy: an endocrine society clinical practice guideline. *J Clin Endocrinol Metab.* 2013;98(11):4227−4249.

49. Barbour LA, Hernandez TL. Maternal lipids and fetal overgrowth: making fat from fat. *Clin Therapeut.* 2018;40(10):1638−1647.

50. Sussman D, van Eede M, Wong MD, Adamson SL, Henkelman M. Effects of a ketogenic diet during pregnancy on embryonic growth in the mouse. *BMC Pregnancy and Childbirth.* 2013;13:109.

51. Kalhan SC. Protein metabolism in pregnancy. *Am J Clin Nutr.* 2000; 71(5):1249S−1255S.

52. US Department of Health and Human Services. *Vitamin A. Fact Sheet For Health Professionals;* 2018. https://ods.od.nih.gov/factsheets/ VitaminA-HealthProfessional/. Accessed October 5, 2018.

53. Ross CA. Vitamin A. In: Coates PMB JM, Blackman MR, Cragg GM, Levine M, Moss J, White JD, eds. *Encyclopedia of Dietary Supplements.* 2nd ed. New York: London: Informa Healthcare; 2010:778−791.

54. World Health Organization. *Vitamin A Supplementation during Pregnancy.* e-Library of Evidence for Nutrition Actions (eLENA); 2019. https://www.who.int/elena/titles/vitamina_pregnancy/ en/. Accessed February 11, 2019.

55. Institute of Medicine (US) Panel on Micronutrients, ed. *Dietary Reference Intakes for Vitamin A, Vitamin K, Arsenic, Boron, Chromium, Copper, Iodine, Iron, Manganese, Molybdenum, Nickel, Silicon, Vanadium, and Zinc.* Washington, DC: National Academies Press; 2001. https://www.ncbi.nlm.nih.gov/books/NBK222310/.

56. WHO. Global prevalence of vitamin A deficiency in populations at risk 1995−2005. WHO Global Database on Vitamin A Deficiency. Geneva, World Health Organization, 2009. https://apps. who.int/iris/bitstream/handle/10665/44110/9789241598019_ eng.pdf?ua=1. Accessed 23 June 2019.

57. World Health Organization. *Vitamin A Supplementation in HIV-Infected Women during Pregnancy.* e-Library of Evidence for Nutrition Actions (eLENA); 2019. https://www.who.int/elena/titles/ vitamina_hiv_pregnancy/en/. Accessed February 11, 2019.

58. Johnson EJ, Russell RM. Beta-carotene. In: Coates PMB JM, Blackman MR, Cragg GM, Levine M, Moss J, White JD, eds. *Encyclopedia of Dietary Supplements.* 2nd ed. New York: London: informa healthcare; 2010:115−120.

59. Brannon PM, Picciano MF. Vitamin D in pregnancy and lactation in humans. *Annu Rev Nutr.* 2011;31(1):89−115.

60. Zehnder D, Evans KN, Kilby MD, et al. The ontogeny of 25-hydroxyvitamin D3 1α-hydroxylase expression in human placenta and decidua. *Am J Pathol.* 2002;161(1):105−114.

61. Kiely M, Hemmingway A, O'Callaghan KM. Vitamin D in pregnancy: current perspectives and future directions. *Ther Adv Musculoskelet Dis.* 2017;9(6):145−154.

62. Hollis BW, Wagner CL. New insights into the vitamin D requirements during pregnancy. *Bone Res.* 2017;5:17030.

63. Tamblyn JA, Hewison M, Wagner CL, Bulmer JN, Kilby MD. Immunological role of vitamin D at the maternal−fetal interface.

J Endocrinol. 2015;224(3):R107−R121.

64. De-Regil LM, Palacios C, Lombardo LK, Peña-Rosas JP. Vitamin D supplementation for women during pregnancy. *Cochrane Database Syst Rev.* 2016;(1):CD008873.

65. Aghajafari F, Nagulesapillai T, Ronksley PE, Tough SC, O'Beirne M, Rabi DM. Association between maternal serum 25-hydroxyvitamin D level and pregnancy and neonatal outcomes: systematic review and meta-analysis of observational studies. *BMJ Br Med J (Clin Res Ed).* 2013;346:f1169.

66. Qin L-L, Lu F-G, Yang S-H, Xu H-L, Luo B-A. Does maternal vitamin D deficiency increase the risk of preterm birth: a meta-analysis of observational studies. *Nutrients.* 2016;8(5).

67. Institute of Medicine. *Dietary Reference Intakes for Calcium and Vitamin D.* Washington, DC: National Academies Press; 2011, 0309163943.

68. World Health Organization. Vitamin D Supplementation During Pregnancy. eLibrary of Evidence for Nutrition Actions (eLENA). https://www.who.int/elena/titles/vitamind_supp_pregnancy/en/. Updated February 11, 2019. Accessed June 24, 2019.

69. March KM, Chen NN, Karakochuk CD, et al. Maternal vitamin D3 supplementation at 50 μg/d protects against low serum 25-hydroxyvitamin D in infants at 8 wk of age: a randomized controlled trial of 3 doses of vitamin D beginning in gestation and continued in lactation. *Am J Clin Nutr.* 2015;102(2):402−410.

70. Fiscaletti M, Stewart P, Munns CF. The importance of vitamin D in maternal and child health: a global perspective. *Publ Health Rev.* 2017;38:19.

71. Roth DE, Abrams SA, Aloia J, et al. Global prevalence and disease burden of vitamin D deficiency: a roadmap for action in low- and middle-income countries. *Ann N Y Acad Sci.* 2018;1430(1):44−79.

72. Luque-Fernandez MA, Gelaye B, VanderWeele T, et al. Seasonal variation of 25-hydroxyvitamin D among non-Hispanic black and white pregnant women from three US pregnancy cohorts. *Paediatr Perinat Epidemiol.* 2014;28(2):166−176.

73. Sloka S, Stokes J, Randell E, Newhook LA. Seasonal variation of maternal serum vitamin D in Newfoundland and Labrador. *J Obstet Gynaecol Can.* 2009;31(4):313−321.

74. Jain V, Gupta N, Kalaivani M, Jain A, Sinha A, Agarwal R. Vitamin D deficiency in healthy breastfed term infants at 3 months & their mothers in India: seasonal variation & determinants. *Indian J Med Res.* 2011;133(3):267−273.

75. Institute of Medicine Food and Nutrition Board, ed. *Dietary Reference Intakes: Thiamin, Riboflavin, Niacin, Vitamin B6, Folate, Vitamin B12, Pantothenic Acid, Biotin, and Choline.* Washington DC: National Academy Press; 1998.

76. Schenker S, Johnson RF, Mahuren JD, Henderson GI, Coburn SP. Human placental vitamin B6 (pyridoxal) transport: normal characteristics and effects of ethanol. *Am J Physiol Regul Integr Comp Physiol.* 1992;262(6):R966−R974.

77. Chang SJ. Adequacy of maternal pyridoxine supplementation during pregnancy in relation to the vitamin B6 status and growth of neonates at birth. *J Nutr Sci Vitaminol.* 1999;45(4):449−458.

78. Shrim A, Boskovic R, Maltepe C, Navios Y, Garcia−Bournissen F, Koren G. Pregnancy outcome following use of large doses of vitamin B6 in the first trimester. *J Obstet Gynaecol.* 2006;26(8):749−751.

79. Werler MM, Shapiro S, Mitchell AA. Periconceptional folic acid exposure and risk of occurrent neural tube defects. *J Am Med Assoc.* 1993;269(10):1257−1261.

80. Shaw GM, Schaffer D, Velie EM, Morland K, Harris JA. Periconceptional vitamin use, dietary folate, and the occurrence of neural tube defects. *Epidemiology.* 1995;6(3):219−226.

81. Daly LE, Kirke PN, Molloy A, Weir DG, Scott JM. Folate levels and neural tube defects. Implications for prevention. *J Am Med Assoc.* 1995;274(21):1698−1702.

82. Beaudin AE, Abarinov EV, Noden DM, et al. Shmt1 and de novo thymidylate biosynthesis underlie folate-responsive neural tube defects in mice. *Am J Clin Nutr.* 2011;93(4):789−798.

83. Heseker HB, Mason JB, Selhub J, Rosenberg IH, Jacques PF. Not all cases of neural-tube defect can be prevented by increasing the intake of folic acid. *Br J Nutr.* 2009;102(2):173−180.

84. Wolff T, Witkop CT, Miller T, Syed SB. Folic acid supplementation for the prevention of neural tube defects: an update of the evidence for the U.S. Preventive Services Task Force. *Ann Intern Med.* 2009;150(9):632−639.

85. US Food and Drug Administration. *Food Standards: Amendments of Standards of Identity for Enriched Grain Products to Require Addition of Folic Acid.* In: *Office of the Federal Register.* Vol. 61. National Archives and Records Administration; 1996:8781−8797.

86. Centers for Disease Control. Recommendations for the use of folic acid to reduce the number of cases of spina bifida and other neural tube defects. *MMWR.* 1992;41(RR-14). Washington DC.

87. ACOG. Neural tube defects. Practice bulletin No. 187. American College of Obstetricians and Gynecologists. *Obstet Gynecol.* 2017; 130:e279−290.

88. Berry RJ, Li Z, Erickson JD, et al. Prevention of neural-tube defects with folic acid in China. China-U.S. Collaborative project for neural tube defect prevention. *N Engl J Med.* 1999;341(20):1485−1490.

89. Greenberg JA, Bell SJ, Guan Y, Yu Y-H. Folic acid supplementation and pregnancy: more than just neural tube defect prevention. *Rev Obstet Gynecol.* 2011;4(2):52−59.

90. Lamers Y, Prinz-Langenohl R, Brämswig S, Pietrzik K. Red blood cell folate concentrations increase more after supplementation with [6 S]-5-methyltetrahydrofolate than with folic acid in women of childbearing age. *Am J Clin Nutr.* 2006;84(1):156−161.

91. Obeid R, Holzgreve W, Pietrzik K. Is 5-methyltetrahydrofolate an alternative to folic acid for the prevention of neural tube defects? *J Perinat Med.* 2013;41:469.

92. Nader S. Other endocrine disorders of pregnancy. In: Resnik RL, Charles J, Moore TR, Greene MF, Copel JA, Silver RM, eds. *Creasy and Resnik's Maternal-Fetal Medicine: Principles and Practice.* 8th ed. Elsevier, Inc; 2019, 1135−1157.e1134.

93. Kovacs CS. Maternal mineral and bone metabolism during pregnancy, lactation, and post-weaning recovery. *Physiol Rev.* 2016; 96(2):449−547.

94. IOM (Institute of Medicine). *Dietary Reference Intakes for Calcium and Vitamin D*; 2011. https://www.ncbi.nlm.nih.gov/books/NBK56070/.

95. Jarjou LM, Prentice A, Sawo Y, et al. Randomized, placebo-controlled, calcium supplementation study in pregnant Gambian women: effects on breast-milk calcium concentrations and infant birth weight, growth, and bone mineral accretion in the first year of life. *Am J Clin Nutr.* 2006;83(3):657−666.

96. Kovacs CS. Calcium and bone metabolism disorders during pregnancy and lactation. *Endocrinol Metab Clin N Am.* 2011;40(4): 795−826.

97. Hypertension in pregnancy. Report of the American College of Obstetricians and Gynecologists' Task Force on hypertension in pregnancy. *Obstet Gynecol.* 2013;122(5):1122−1131.

98. Ghulmiyyah L, Sibai B. Maternal mortality from preeclampsia/eclampsia. *Semin Perinatol.* 2012;36(1):56−59.

99. WHO recommendation. *Calcium Supplementation during Pregnancy for the Prevention of Pre-eclampsia and its Complications*; 2018. https://www.ncbi.nlm.nih.gov/books/NBK535812/.

100. Bucher HC, Cook RJ, Guyatt GH, et al. Effects of dietary calcium supplementation on blood pressure. A meta-analysis of randomized controlled trials. *Jama.* 1996;275(13):1016−1022.

101. Levine RJ, Hauth JC, Curet LB, et al. Trial of calcium to prevent preeclampsia. *N Engl J Med.* 1997;337(2):69−76.

102. Villar J, Abdel-Aleem H, Merialdi M, et al. World Health Organization randomized trial of calcium supplementation among low calcium intake pregnant women. *Am J Obstet Gynecol.* 2006; 194(3):639−649.

103. Hofmeyr GJ, Lawrie TA, Atallah AN, Torloni MR. Calcium supplementation during pregnancy for preventing hypertensive disorders and related problems. *Cochrane Database Syst Rev.* 2018;10: Cd001059.

104. American College of Obstetricians and Gynecologists (ACOG). ACOG practice bulletin No. 202: gestational hypertension and preeclampsia. *Obstet Gynecol.* 2019;133(1):e1−e25.

105. Nutritional anaemias: tools for effective prevention and control. Geneva: World Health Organization; 2017. https://apps.who.int/iris/bitstream/handle/10665/259425/9789241513067-eng.pdf?sequence=1. Accessed 23 June 2019.

106. Kilpatrick SJ, Kitahara S. Anemia and pregnancy. In: Resnik RL, Charles J, Moore TR, Greene MF, Copel JA, Silver RM, eds. *Creasy and Resnik's Maternal-Fetal Medicine: Principles and Practice.* 8th ed. Elsevier; 2018, 991−1006e.

107. Stevens GA, Finucane MM, De-Regil LM, et al. Global, regional, and national trends in haemoglobin concentration and prevalence of total and severe anaemia in children and pregnant and non-pregnant women for 1995−2011: a systematic analysis of population-representative data. *Lancet Glob Health*. 2013;1(1):e16−e25.

108. Gupta PM, Hamner HC, Suchdev PS, Flores-Ayala R, Mei Z. Iron status of toddlers, nonpregnant females, and pregnant females in the United States. *Am J Clin Nutr*. 2017;106(Suppl 6):1640s−1646s.

109. The American College of Obstetricians and Gynecologists (ACOG). Anemia in pregnancy. *ACOG Practice Bulletin*. 2008;112(1).

110. Centers for Disease Control and Prevention. Recommendations to prevent and control iron deficiency in the United States. *MMWR Recomm Rep (Morb Mortal Wkly Rep)*. 1998;47(RR-3):1−36.

111. World Health Organization. *Haemoglobin Concentrations for the Diagnosis of Anaemia and Assessment of Severity*. Vitamin and Mineral Nutrition Information System (VMNIS); 2011. https://www.who.int/vmnis/indicators/haemoglobin/en/.

112. World Health Organization. *WHO Recommendations on Antenatal Care for a Positive Pregnancy Experience*; 2016. https://apps.who.int/iris/bitstream/handle/10665/250796/9789241549912-eng.pdf;jsessionid=FC47BF0E3A4F6469C482E16C7875705A?sequence=1.

113. The National Academies of Sciences Engineering Medicine. Key points for iron. In: Otten JJ, Pitzi Hellwig J, Meyers LD, eds. *Dietary Reference Intakes (DRI): The Essential Guide to Nutrient Requirements*. Washington, DC: Insitute of Medicine of the National Academies; 2006.

114. Ziaei S, Norrozi M, Faghihzadeh S, Jafarbegloo E. A randomised placebo-controlled trial to determine the effect of iron supplementation on pregnancy outcome in pregnant women with haemoglobin > or = 13.2 g/dl. *BJOG*. 2007;114(6):684−688.

115. Pena-Rosas JP, De-Regil LM, Garcia-Casal MN, Dowswell T. Daily oral iron supplementation during pregnancy. *Cochrane Database Syst Rev*. 2015;7:Cd004736.

116. Preziosi P, Prual A, Galan P, Daouda H, Boureima H, Hercberg S. Effect of iron supplementation on the iron status of pregnant women: consequences for newborns. *Am J Clin Nutr*. 1997;66:1178−1182.

117. De Pee S, Bloem MW, Sari M, Kiess L, Yip R, Kosen S. The high prevalence of low hemoglobin concentration among Indonesian infants aged 3-5 months is related to maternal anemia. *J Nutr*. 2002;132(8):2215−2221.

118. The American College of Obstetricians and Gynecologists (ACOG). Delayed umbilical cord clamping after birth. *Committee Opin Committee Obstet Practice*. 2017:684.

119. National Institute for Health and Care Excellence (NICE). *Intrapartum Care: Delayed Cord Clamping*. NICE Guidelines: Quality Standard [QS105]; 2017. Quality Statement 6.

120. Swanson CA, King JC. Zinc and pregnancy outcome. *Am J Clin Nutr*. 1987;46(5):763−771.

121. Institute of Medicine. *Dietary Reference Intakes for Vitamin A, Vitamin K, Arsenic, Boron, Chromium, Copper, Iodine, Iron, Manganese, Molybdenum, Nickel, Silicon, Vanadium, and Zinc*. Washington DC: The National Academies Press; 2001.

122. Donangelo CM, King JC. Maternal zinc intakes and homeostatic adjustments during pregnancy and lactation. *Nutrients*. 2012;4(7):782−798.

123. Swanson CA, King JC. Reduced serum zinc concentration during pregnancy. *Obstet Gynecol*. 1983;62:313−318.

124. King JC, Brown KH, Gibson RS, et al. Biomarkers of nutrition for development (BOND)-Zinc review. *J Nutr*. 2016;146(4):858S−885S.

125. Hess SY, King JC. Effects of maternal zinc supplementation on pregnancy and lactation performance. *Food Nutr Bull*. 2009;30(1):S60−S78.

126. White B, Harrison JR, Mehlmann L. The thyroid gland. In: *Endocrine and Reproductive Physiology*. 5th ed. Elsevier, Inc; 2019.

127. World Health Organization. In: Andersson MdB B, Darnton-Hill I, Delange F, eds. *Iodine Deficiency in Europe: A Continuing Public Health Problem*. Geneva: World Health Organization; 2007. https://apps.who.int/iris/handle/10665/43398.

128. Nader S. Thyroid disease and pregnancy. In: Resnik RL, Charles J, Moore TR, Greene MF, Copel JA, Silver RM, eds. *Creasy and Resnik's Maternal-Fetal Medicine: Principles and Practice*. 8th ed. Elsevier, Inc; 2019, 1116−1134.e1114.

129. Hynes KL, Otahal P, Hay I, Burgess JR. Mild iodine deficiency during pregnancy is associated with reduced educational outcomes in the offspring: 9-year follow-up of the gestational iodine cohort. *J Clin Endocrinol Metab*. 2013;98(5):1954−1962.

130. Bath SC, Steer CD, Golding J, Emmett P, Rayman MP. Effect of inadequate iodine status in UK pregnant women on cognitive outcomes in their children: results from the Avon Longitudinal Study of Parents and Children (ALSPAC). *Lancet*. 2013;382(9889):331−337.

131. World Health Organization, United Nations Children's Fund. International Council for the control of iodine deficiency disorders. In: *Assessment of Iodine Deficiency Disorders and Monitoring Their Elimination: A Guide for Programme Managers*. 3rd ed. Geneva, Switzerland: WHO; 2008.

132. US Department of Health and Human Services. *Iodine. Fact Sheet For Health Professionals*; 2018. https://ods.od.nih.gov/factsheets/Iodine-HealthProfessional/. Accessed on 26, September 2018.

133. Gupta PM, Gahche JJ, Herrick KA, Ershow AG, Potischman N, Perrine CG. Use of iodine-containing dietary supplements remains low among women of reproductive age in the United States: NHANES 2011-2014. *Nutrients*. 2018;10(4):422.

134. Zimmermann MB, Jooste PL, Pandav CS. Iodine-deficiency disorders. *Lancet*. 2008;372(9645):1251−1262.

135. Perrine CG, Herrick K, Serdula MK, Sullivan KM. Some subgroups of reproductive age women in the United States may be at risk for iodine deficiency. *J Nutr*. 2010;140(8):1489−1494.

136. Perrine CG, Herrick KA, Gupta PM, Caldwell KL. Iodine status of pregnant women and women of reproductive age in the United States. *Thyroid*. 2019;29(1):153−154.

137. Andersson M, de Benoist B, Delange F, Zupan J. Prevention and control of iodine deficiency in pregnant and lactating women and in children less than 2-years-old: conclusions and recommendations of the Technical Consultation. *Publ Health Nutr*. 2007;10(12a):1606−1611.

138. Hoyme HE, Kalberg WO, Elliott AJ, et al. Updated clinical guidelines for diagnosing fetal alcohol spectrum disorders. *Pediatrics*. 2016;138(2).

139. Pruett D, Waterman EH, Caughey AB. Fetal alcohol exposure: consequences, diagnosis, and treatment. *Obstet Gynecol Surv*. 2013;68(1):62−69.

140. Denny CHAC, Naimi TS, Kim SY. Consumption of alcohol beverages and binge drinking among pregnant women aged 18−44 years — United States, 2015−2017. *MMWR Morb Mortal Wkly Rep*. 2019;68:365−368.

141. Roozen S, Black D, Peters GY, et al. Fetal alcohol spectrum disorders (FASD): an approach to effective prevention. *Curr Dev Disord Rep*. 2016;3(4):229−234.

142. Centers for Disease Control and Prevention: National Center on Birth Defects and Developmental Disabilities. *Advisory on Alcohol Use in Pregnancy [Press Release]*. 2005.

143. Soyka LF. Caffeine ingestion during pregnancy: in utero exposure and possible effects. *Semin Perinatol*. 1981;5(4):305−309.

144. Goldstein A, Warren R. Passage of caffeine into human gonadal and fetal tissue. *Biochem Pharmacol*. 1962;11:166−168.

145. Knutti R, Rothweiler H, Schlatter C. The effect of pregnancy on the pharmacokinetics of caffeine. *Arch Toxicol Suppl*. 1982;5:187−192.

146. The American College of Obstetricians and Gynecologists (ACOG). Moderate caffeine consumption during pregnancy. *Committee Opin Committee Obstet Practice*. 2010;116:467−468.

147. Kirkinen P, Jouppila P, Koivula A, Vuori J, Puukka M. The effect of caffeine on placental and fetal blood flow in human pregnancy. *Am J Obstet Gynecol*. 1983;147(8):939−942.

148. Wikoff D, Welsh BT, Henderson R, et al. Systematic review of the potential adverse effects of caffeine consumption in healthy adults, pregnant women, adolescents, and children. *Food Chem Toxicol*. 2017;109(Pt 1):585−648.

149. Chen LW, Wu Y, Neelakantan N, Chong MF, Pan A, van Dam RM. Maternal caffeine intake during pregnancy is associated with risk of low birth weight: a systematic review and dose-response meta-analysis. *BMC Med*. 2014;12:174.

150. Mills JL, Holmes LB, Aarons JH, et al. Moderate caffeine use and the risk of spontaneous abortion and intrauterine growth retardation. *JAMA*. 1993;269(5):593−597.

151. Grosso LM, Rosenberg KD, Belanger K, Saftlas AF, Leaderer B, Bracken MB. Maternal caffeine intake and intrauterine growth retardation. *Epidemiology.* 2001;12(4):447−455.

152. Linn S, Schoenbaum SC, Monson RR, Rosner B, Stubblefield PG, Ryan KJ. No association between coffee consumption and adverse outcomes of pregnancy. *N Engl J Med.* 1982;306(3):141−145.

153. Jahanfar S, Sharifah H. Effects of restricted caffeine intake by mother on fetal, neonatal and pregnancy outcome. *Cochrane Database Syst Rev.* 2009;(2):Cd006965.

154. Royal College of Obstetricians & Gynaecologists. *Healthy Eating and Vitamin Supplements in Pregnancy.* Information for you; 2014. https://www.rcog.org.uk/en/patients/patient-leaflets/healthy-eating-and-vitamin-supplements-in-pregnancy/.

155. Robbins CL, Zapata LB, Farr SL, et al. Core state preconception health indicators - pregnancy risk assessment monitoring system and behavioral risk factor surveillance system, 2009. *MMWR Surveill Summ.* 2014;63(3):1−62.

156. Singh GK, DiBari JN. Marked disparities in pre-pregnancy obesity and overweight prevalence among US women by race/ethnicity, nativity/immigrant status, and sociodemographic characteristics, 2012−2014. *Journal of Obesity.* 2019;2019:13.

157. Voerman E, Santos S, Inskip H, et al. Association of gestational weight gain with adverse maternal and infant outcomes. *Jama.* 2019;321(17):1702−1715.

158. Abenhaim HA, Kinch RA, Morin L, Benjamin A, Usher R. Effect of prepregnancy body mass index categories on obstetrical and neonatal outcomes. *Arch Gynecol Obstet.* 2007;275(1):39−43.

159. Schuster M, Mackeen AD, Neubert AG, Kirchner HL, Paglia MJ. The impact of pre-pregnancy body mass index and pregnancy weight gain on maternal and neonatal outcomes [24A]. *Obstet Gynecol.* 2016;127.

160. Schummers L, Hutcheon JA, Bodnar LM, Lieberman E, Himes KP. Risk of adverse pregnancy outcomes by prepregnancy body mass index: a population-based study to inform prepregnancy weight loss counseling. *Obstet Gynecol.* 2015;125(1).

161. Avci ME, Sanlikan F, Celik M, Avci A, Kocaer M, Gocmen A. Effects of maternal obesity on antenatal, perinatal and neonatal outcomes. *J Matern Fetal Neonatal Med.* 2015;28(17):2080−2083.

162. Liu P, Xu L, Wang Y, et al. Association between perinatal outcomes and maternal pre-pregnancy body mass index. *Obes Rev.* 2016;17(11):1091−1102.

163. Turcksin R, Bel S, Galjaard S, Devlieger R. Maternal obesity and breastfeeding intention, initiation, intensity and duration: a systematic review. *Matern Child Nutr.* 2014;10(2):166−183.

164. Andersson-Hall UK, Järvinen EAJ, Bosaeus MH, et al. Maternal obesity and gestational diabetes mellitus affect body composition through infancy: the PONCH study. *Pediatr Res.* 2019;85(3):369−377.

165. Logan KM, Gale C, Hyde MJ, Santhakumaran S, Modi N. Diabetes in pregnancy and infant adiposity: systematic review and meta-analysis. *Arch Dis Child Fetal Neonatal Ed.* 2017;102(1):F65.

166. Godfrey KM, Reynolds RM, Prescott SL, et al. Influence of maternal obesity on the long-term health of offspring. *Lancet Diabetes Endocrinol.* 2017;5(1):53−64.

167. Gaillard R, Santos S, Duijts L, Felix JF. Childhood health consequences of maternal obesity during pregnancy: a narrative review. *Ann Nutr Metabol.* 2016;69(3−4):171−180.

168. Catalano PM, Farrell K, Thomas A, et al. Perinatal risk factors for childhood obesity and metabolic dysregulation. *Am J Clin Nutr.* 2009;90(5):1303−1313.

169. Catalano PM, Presley L, Minium J, Hauguel-de Mouzon S. Fetuses of obese mothers develop insulin resistance in utero. *Diabetes Care.* 2009;32(6):1076.

170. Freeman DJ. Effects of maternal obesity on fetal growth and body composition: implications for programming and future health. *Semin Fetal Neonatal Med.* 2010;15(2):113−118.

171. Baker 2nd PR, Patinkin Z, Shapiro AL, et al. Maternal obesity and increased neonatal adiposity correspond with altered infant mesenchymal stem cell metabolism. *JCI Insight.* 2017;2(21):e94200.

172. Heerwagen MJR, Miller MR, Barbour LA, Friedman JE. Maternal obesity and fetal metabolic programming: a fertile epigenetic soil. *Am J Physiol Regul Integr Comp Physiol.* 2010;299(3):R711−R722.

173. Oteng-Ntim E, Tezcan B, Seed P, Poston L, Doyle P. Lifestyle interventions for obese and overweight pregnant women to improve pregnancy outcome: a systematic review and meta-analysis. *Lancet.* 2015;386:S61.

174. Flynn AC, Dalrymple K, Barr S, et al. Dietary interventions in overweight and obese pregnant women: a systematic review of the content, delivery, and outcomes of randomized controlled trials. *Nutr Rev.* 2016;74(5):312−328.

175. Price SA, Sumithran P, Nankervis A, Permezel M, Proietto J. Preconception management of women with obesity: a systematic review. *Obes Rev.* 2019;20(4):510−526.

176. Matusiak K, Barrett HL, Callaway LK, Nitert MD. Periconception weight loss: common sense for mothers, but what about for babies? *J Obes.* 2014;2014:10.

177. Practice bulletin no 156: obesity in pregnancy. *Obstet Gynecol.* 2015;126(6).

178. Dalrymple KV, Flynn AC, Relph SA, O'Keeffe M, Poston L. Lifestyle interventions in overweight and obese pregnant or postpartum women for postpartum weight management: a systematic review of the literature. *Nutrients.* 2018;10(11):1704.

179. The American College of Obstetricians and Gynecologists. Medical nutrition therapy and lifestyle interventions [Interim update]. *Med Nutri Therapy Lifestyle Intervent.* 2018;131(2).

180. American Diabetes Association. 2. Classification and diagnosis of diabetes: standards of medical care in diabetes-2019. *Diabetes Care.* 2019;42(Suppl 1):S13−s28.

181. World Health Organization. *Diagnostic Criteria and Classification of Hyperglycaemia First Detected in Pregnancy.* WHO: Diabetes Programme; 2013.

182. Metzger BE, Lowe LP, Dyer AR, et al. Hyperglycemia and adverse pregnancy outcomes. *N Engl J Med.* 2008;358(19):1991−2002.

183. Landon MB, Spong CY, Thom E, et al. A multicenter, randomized trial of treatment for mild gestational diabetes. *N Engl J Med.* 2009;361(14):1339−1348.

184. Crowther CA, Hiller JE, Moss JR, et al. Effect of treatment of gestational diabetes mellitus on pregnancy outcomes. *N Engl J Med.* 2005;352(24):2477−2486.

185. Duarte-Gardea MO, Gonzales-Pacheco DM, Reader DM, et al. Academy of nutrition and dietetics gestational diabetes evidence-based nutrition practice guideline. *J Acad Nutr Diet.* 2018;118(9):1719−1742.

186. Reader DM. Medical nutrition therapy and lifestyle interventions. *Diabetes Care.* 2007;30(Suppl 2):S188−S193.

187. Academy of Nutrition and Dietetics. GDM: executive summary of recommendations. *Gestational Diabetes (GDM) Guideline*; 2016. https://www.andeal.org/topic.cfm?menu=5288&cat=5538.

188. Hernandez TL, Brand-Miller JC. Nutrition therapy in gestational diabetes mellitus: time to move forward. *Diabetes Care.* 2018;41(7):1343−1345.

189. Yamamoto JM, Kellett JE, Balsells M, et al. Gestational diabetes mellitus and diet: a systematic review and meta-analysis of randomized controlled trials examining the impact of modified dietary interventions on maternal glucose control and neonatal birth weight. *Diabetes Care.* 2018;41(7):1346−1361.

190. Chen X, Zhao D, Mao X, Xia Y, Baker PN, Zhang H. Maternal dietary patterns and pregnancy outcome. *Nutrients.* 2016;8(6):351.

191. Tobias DK, Zhang C, Chavarro J, et al. Prepregnancy adherence to dietary patterns and lower risk of gestational diabetes mellitus. *Am J Clin Nutr.* 2012;96(2):289−295.

192. Mijatovic-Vukas J, Capling L, Cheng S, et al. Associations of diet and physical activity with risk for gestational diabetes mellitus: a systematic review and meta-analysis. *Nutrients.* 2018;10(6).

193. Academy of Nutrition and Dietetics. *Pregnancy Nutrition Therapy*; 2018. https://www.eatright.org/health/pregnancy/what-to-eat-when-expecting/the-best-foods-to-eat-during-pregnancy. Accessed August 29, 2019.

194. Amati F, Hassounah S, Swaka A. The impact of mediterranean dietary patterns during pregnancy on maternal and offspring health. *Nutrients.* 2019;11(5):1098.

195. Biagi C, Di Nunzio M, Bordoni A, Gori D, Lanari M. Effect of adherence to mediterranean diet during pregnancy on Children's health: a systematic review. *Nutrients.* 2019;11(5).

196. Assaf-Balut C, García de la Torre N, Duran A, et al. A mediterranean diet with an enhanced consumption of extra virgin olive oil and pistachios improves pregnancy outcomes in

women without gestational diabetes mellitus: a sub-analysis of the St. Carlos gestational diabetes mellitus prevention study. *Ann Nutr Metab.* 2019;74(1):69−79.

197. García de la Torre N, Assaf-Balut C, Jiménez Varas I, et al. Effectiveness of following mediterranean diet recommendations in the real world in the incidence of gestational diabetes mellitus (GDM) and adverse maternal-foetal outcomes: a prospective, universal, interventional study with a single group. The St Carlos study. *Nutrients.* 2019;11(6).

198. Assaf-Balut C, García de la Torre N, Durán A, et al. A Mediterranean diet with additional extra virgin olive oil and pistachios reduces the incidence of gestational diabetes mellitus (GDM): a randomized controlled trial: the St. Carlos GDM prevention study. *PLoS One.* 2017;12(10):e0185873.

199. Schwingshackl L, Christoph M, Hoffmann G. Effects of olive oil on markers of inflammation and endothelial function—a systematic review and meta-analysis. *Nutrients.* 2015;7(9).

200. Hernández-Alonso P, Salas-Salvadó J, Baldrich-Mora M, Juanola-Falgarona M, Bulló M. Beneficial effect of pistachio consumption on glucose metabolism, insulin resistance, inflammation, and related metabolic risk markers: a randomized clinical trial. *Diabetes Care.* 2014;37(11):3098.

201. Piccoli GB, Clari R, Vigotti FN, et al. Vegan−vegetarian diets in pregnancy: danger or panacea? A systematic narrative review. *BJOG.* 2015;122(5):623−633.

202. Baroni L, Goggi S, Battaglino R, et al. Vegan nutrition for mothers and children: practical tools for healthcare providers. *Nutrients.* 2018;11(1).

203. Kaiser LL, Campbell CG. Practice paper of the Academy of Nutrition and Dietetics abstract: nutrition and lifestyle for a healthy pregnancy outcome. *J Acad Nutr Diet.* 2014;114(9):1447.

204. van der Louw EJTM, Williams TJ, Henry-Barron BJ, et al. Ketogenic diet therapy for epilepsy during pregnancy: a case series. *Seizure.* 2017;45:198−201.

205. Viana LV, Gross JL, Azevedo MJ. Dietary intervention in patients with gestational diabetes mellitus: a systematic review and meta-analysis of randomized clinical trials on maternal and newborn outcomes. *Diabetes Care.* 2014;37(12):3345.

206. Han S, Middleton P, Shepherd E, Van Ryswyk E, Crowther CA. Different types of dietary advice for women with gestational diabetes mellitus. *Cochrane Database Syst Rev.* 2017;2(2):CD009275.

207. Bao W, Bowers K, Tobias DK, et al. Prepregnancy low-carbohydrate dietary pattern and risk of gestational diabetes mellitus: a prospective cohort study. *Am J Clin Nutr.* 2014;99(6):1378−1384.

208. Looman M, Schoenaker DAJM, Soedamah-Muthu SS, Geelen A, Feskens EJM, Mishra GD. Pre-pregnancy dietary carbohydrate quantity and quality, and risk of developing gestational diabetes: the Australian Longitudinal Study on Women's Health. *Br J Nutr.*

2018;120(4):435−444.

209. Desrosiers TA, Siega-Riz AM, Mosley BS, Meyer RE, National Birth Defects Prevention S. Low carbohydrate diets may increase risk of neural tube defects. *Birth Defects Res.* 2018; 110(11):901−909.

210. Pitt C. Cutting through the Paleo hype: the evidence for the Palaeolithic diet. *Aust Fam Physician.* 2016;45:35−38.

211. Khan A, Suarez MG, Murray JA. Nonceliac gluten and wheat sensitivity [Review]. *Clin Gastroenterol Hepatol*; 2019. https://dx.doi.org/10.1016/j.cgh.2019.04.009.

212. Tursi A, Giorgetti G, Brandimarte G, Elisei W. Effect of gluten-free diet on pregnancy outcome in celiac disease patients with recurrent miscarriages. *Dig Dis Sci.* 2008;53(11):2925−2928.

213. Patterson RE, Sears DD. Metabolic effects of intermittent fasting. *Annu Rev Nutr.* 2017;37(1):371−393.

214. Tam C, Erebara A, Einarson A. Food-borne illnesses during pregnancy: prevention and treatment. *Canadian family physician Medecin de famille canadien.* 2010;56(4):341−343.

215. Evans EC. The FDA recommendations on fish intake during pregnancy. *J Obstet Gynecol Neonatal Nurs.* 2002;31(6): 715−720.

216. Lando AM, Fein SB, Choinière CJ. Awareness of methylmercury in fish and fish consumption among pregnant and postpartum women and women of childbearing age in the United States. *Environ Res.* 2012;116:85−92.

217. Martínez MA, Rovira J, Prasad Sharma R, Nadal M, Schuhmacher M, Kumar V. Comparing dietary and non-dietary source contribution of BPA and DEHP to prenatal exposure: a Catalonia (Spain) case study. *Environ Res.* 2018;166:25−34.

218. Martínez MA, Rovira J, Sharma RP, Nadal M, Schuhmacher M, Kumar V. Prenatal exposure estimation of BPA and DEHP using integrated external and internal dosimetry: a case study. *Environ Res.* 2017;158:566−575.

219. Manservisi F, Lesseur C, Panzacchi S, et al. The Ramazzini Institute 13-week pilot study glyphosate-based herbicides administered at human-equivalent dose to Sprague Dawley rats: effects on development and endocrine system. *Environ Health.* 2019;18(1):15.

220. González-Alzaga B, Lacasaña M, Aguilar-Garduño C, et al. A systematic review of neurodevelopmental effects of prenatal and postnatal organophosphate pesticide exposure. *Toxicol Lett.* 2014;230(2):104−121.

221. Schmidt Rebecca J, Kogan V, Shelton Janie F, et al. Combined prenatal pesticide exposure and folic acid intake in relation to autism spectrum disorder. *Environ Health Perspect.* 2017;125(9):097007.

222. Bailey HD, Infante-Rivard C, Metayer C, et al. Home pesticide exposures and risk of childhood leukemia: findings from the childhood leukemia international consortium. *Int J Canc.* 2015;137(11): 2644−2663.

第4章

哺乳期的营养代谢和需求

Jimi Francis, BS, MS, PhD, IBCLC, RLC, RDN, LD

Rebecca Egdorf, BS, MS, RD, LD

College of Nursing and Health Sciences, Department of Health and Kinesiology,

University of Texas at Tyler, Tyler, TX, United States

【摘要】 母乳喂养在代谢上类似于一项竞技运动,具有独特的饮食和能量需求。在母乳喂养开始之前的几个月里,乳腺组织已经发展成一个由大量分泌细胞组成的分支网络,因为一旦开始大量泌乳,哺乳期妇女就需要消耗更多的能量来维持这个过程。孕产妇营养不仅对婴儿很重要,而且对产妇在整个哺乳期保持充足的营养状态,以及对母体的长期健康都至关重要。营养是为母亲提供适当成分以分泌优质母乳的关键。了解营养如何影响母婴,是正确管理和建议改变饮食习惯或摄入营养补充剂以优化母婴健康状况的关键步骤。哺乳期的营养需求不同于其他生命阶段,本章将讨论这些差异。

【关键词】 母乳喂养;膳食;食物摄入量;哺乳;新陈代谢;营养不良;营养。

第1节 概 述

哺乳期是新陈代谢活动旺盛的时期,根据被喂养婴儿的年龄和数量,可有效地使哺乳期妇女的能量需求增加一倍。在这方面,母乳喂养类似于一项竞技运动。一些营养素在哺乳期的需求量增加,而另一些则保持稳定。恰当的营养摄入对于确保哺乳期妇女的需求和保持健康至关重要,同时为成长中的婴儿提供最佳营养。

第2节 引 言

一、背景

哺乳期是母婴在情感和生理上的一个特殊时期。为了提高公众关注度,美国儿科学会重申其建议:"纯母乳喂养约6个月,然后随着辅食的引入继续母乳喂养,根据母婴的共同需要,持续母乳喂养1年或更长时间[1]"。摄入均衡的食物,保持平衡饮食模式可促进良好的新陈代谢,将有助于产妇健康,并在哺乳期间为母乳提供最佳浓度的营养素。长期缺乏特定营养素的食物模式会损害母体的健康,消耗营养储备,从而可能会减少母乳的营养含量[2]。

二、关键问题

新生儿的降生可能导致母亲的日常工作[3]变得困难,如准备食物和进食,从而降低母亲摄入食物的平衡性和多样性。重视产妇营养对于保持产妇健康和支持母乳喂养婴儿的最佳健康至关重要,哺乳期妇女摄入高质量的食物可降低婴儿肥胖的风险[4]。在哺乳期早期,哺乳期妇女的注意力集中在为婴儿提供足够的乳汁,并适应新生儿带来的新生活。生理上几乎所有的哺乳期妇女都能为婴儿提供足量的乳汁。

在哺乳期的最初几日,初乳是"最初"出现的乳汁,由母体激素的变化驱动。在最初的激素驱动期后,即出生后约72小时,母乳量的决定因素是排乳的规律性(每24小时的喂奶次数)和每次喂养时的排乳量。在美国,一般建议是在24小时内喂奶8~12次,平均值是24小时内喂奶11次[5]。然而,要确定什么是典型的喂养行为,重要的是公正地评估社会中的哺乳行为,比如发达国家喂养计划约束条件。在评估发展中国家的喂奶频率时,婴儿通常在24小时内被喂奶14~18次[6]。在哺乳期的前2~3周,可能有多种喂养方式;但是,每日喂奶8~20次被认为是正常的[7]。随着泌乳的进行,喂奶次数会减少,并且每次喂奶所需的时间通常会缩短。但是在婴儿生长突增期,可能会有所不同。

（一）母乳喂养对母体的益处

母乳喂养对婴儿的益处是众所周知的。哺乳对孕产妇健康也有许多好处。产后立即母乳喂养的第一个影响是减少产后出血和加快子宫收缩[8]。只要母乳喂养持续到夜间，这些影响就会转化为哺乳期月经失血量减少，以及哺乳期闭经导致的生育间隔增加[9]；考虑到分泌乳汁要消耗大量的能量，母乳喂养的母亲比不母乳喂养的更容易恢复到孕前体重[10]；从长期影响来看，根据母乳喂养的累积月数，哺乳期妇女患乳腺癌[11]、卵巢癌[12]、子宫内膜癌[13]的风险降低，有证据表明，纯母乳喂养6个月可降低哺乳期妇女患高血压的风险[14,15]；母乳喂养非常方便，可以改善母体的睡眠模式[16]。

除了这些公共健康方面的好处外，它还对环境和社会有益[17]。母乳喂养的家庭患病更少，父母误工也更少[18]。母乳喂养对环境友好，因为它既不需要使用外部能源来制造婴儿配方奶粉，也不会产生废物或空气污染。

（二）禁忌证

在美国，公认的母乳喂养禁忌证包括感染人类免疫缺陷病毒的母亲或患有先天性代谢异常的婴儿，例如典型的半乳糖血症（半乳糖-1-磷酸尿苷酰转移酶缺乏症）[1]。对服用某些处方药或违禁药物（表4-1）的哺乳期妇女，通常会提出反对母乳喂养的建议：因为这些药物会转移到母乳中，从而在喂养婴儿之后产生不可预测的危害。因此对于哺乳期药物使用的建议参考应确保准确可靠。

表 4-1 关于药物使用的主观意见举例
（参考目前可靠信息来源）

药物	用途	哺乳期间使用	注释
速达菲	减充血剂	禁止	减少乳汁分泌
苯海拉明	抗组胺剂	允许	小剂量，偶尔服用被认为是安全的
左洛复	抗抑郁药	允许	几乎不会进入到乳汁中
醋酸甲羟黄体酮注射液	避孕药	酌情使用[a]	产后前6周不要使用，会减少乳汁分泌
圣约翰草	草药补充剂	酌情使用[a]	可与其他药物相互作用，请谨慎使用
鼠尾草	草药补充剂	酌情使用[a]	减少乳汁分泌；会引起恶心、呕吐和腹泻

[a] 遵医嘱。

第3节 哺乳的生理需求

哺乳是哺乳动物的一个显著特征。对哺乳生理学有一个基本的了解，有助于更好地理解哺乳期妇女在这一高能量消耗时期的营养需求[19]。女婴从胎儿发育期间的乳腺组织发育开始，生殖分化为分娩建立了基本组织。出生时，女婴存在一个基本的导管系统，这为青春期导管的伸长和分叉提供了支架，以应对雌激素和孕激素的增加。青春期后直到妊娠前，乳腺组织进入发育静止期。在妊娠期间，乳腺上皮细胞分化为乳细胞，能够合成独特的乳成分，如乳糖，这一阶段被称为分泌分化。这一过程需要"催乳激素复合物"的存在，包括促肾上腺皮质激素、促甲状腺素、生长激素、雌激素、孕酮和催乳素[20]。到孕晚期，母体的乳腺组织已经准备好观看这场"生化芭蕾舞"中最耀眼的一幕。婴儿出生时，高浓度的孕酮会迅速降低，发出分泌激活的信号[21]。分泌激活有一系列步骤，首先是孕酮的急剧下降，然后是催乳素、胰岛素和糖皮质激素的出现，导致乳腺组织紧密连接的渗透性降低[22]。随着分泌激活的进程，乳汁大量分泌，并且所有肤色都可见乳腺组织中的血管扩张。对于人类来说，分泌激活是一种渐进的过程，而不像在其他哺乳动物中观察到的突发性，因为在婴儿出生后的前30～40小时内仅可分泌少量初乳（约30ml/24h）[23]。初乳在泌乳的前7～10天过渡到成熟乳[24]。总的来说，从分泌分化到出生时的分泌激活的变化，促使母亲能量需要量增加，如果可能，母体每日需从饮食和母体脂肪组织中获取至少1.3MJ（300kcal）能量[25]。

第4节 营养需求

一、关键营养素推荐依据

6个月内纯母乳喂养婴儿的所有营养需求都依赖于母亲的母乳，而哺乳期妇女也需要为自己的健康需求提供足够的营养。长期以来，人们一直认为，对于大多数健康女性来说，母乳中的营养浓度在女性中是一致的。如今了解到，其实母乳中的一些营养素，包括维生素 A、维生素 C、维生素 D、维生素 B_1、维生素 B_2、烟酸（维生素 B_3）、维生素 B$_6$、维生素 B$_{12}$、脂肪酸和碘，会受到产前储备和产后母体日常饮食的影响，这也是本章的重点。

二、膳食指南

（一）实践

1. 液体需求　随着母亲 / 婴儿逐渐适应新的生活习惯，母亲对液体的需求也会增加。在哺乳期，乳汁分泌需要水，而乳汁中 87% 都是水[26]。对 19～50 岁的成年健康女性，推荐的液体的适宜摄入量（adequate intake，AI）是 2.7L/d，在哺乳期应增加到 3.8L/d[27]。如果母乳产生量下降，女性应该摄入更多额外的水分；然而，基于 Cochrane 综述，没有足够的证据表明，摄入水分高于推荐日供给量（recommended daily allowance，RDA）可以提高母乳产生量[28]。目前在营养学会和营养学证据分析图书馆的文献中，没有证据表明健康哺乳期妇女短时间内增加或减少水分摄入量（与基线相比，+25%～50% 的体内液体变化）与母乳产量有明确的关系[29]。应鼓励妇女口渴时喝水并保持尿液为淡黄色，以确保最佳水合作用[30,31]。

2. 能量需求　哺乳期比妊娠期消耗更多的能量。在孕晚期，单胎妊娠能量需求比产前增加约 2.1MJ/d（500kcal/d）[25]。在哺乳期间，24 小时内平均生产 740ml 乳汁，能量消耗增加约 2.5MJ/d（600kcal/d）[32]，其中大约 648.2kJ/d（155kcal/d）来自母亲的能量储备[33]。对于那些喂养多胞胎的妇女，能量需求显著增加。对于双胞胎，哺乳期的母亲能量需求增加 5.0～6.3MJ/d（1 200～1 500kcal/d）[34]。对于母乳喂养额外的婴儿，根据婴儿的年龄和体型的变化，母亲的能量需求为每名婴儿 2.1～2.5MJ/d（500～600kcal/d）。例如，在哺乳前 6 个月纯母乳喂养的三胞胎母亲比不哺乳时需要额外消耗 7.1～8.4MJ/d（1 700～2 000kcal/d）[34]。三胞胎的母亲纯母乳喂养婴儿的情况很少见，因为这需要大量的家庭支持。

3. 蛋白质　根据宏量营养素可接受范围（acceptable macronutrient distribution ranges，AMDR），一个成年人应该消耗蛋白质的能量占总能量的 10%～35%。通常，妇女、儿童和一些老人蛋白质的消耗则要占总能量的 13%～15%。健康成人的蛋白质 RDA 为每公斤体重 0.8g/d。哺乳期会增加蛋白质需求[35]。碳水化合物、蛋白质和脂质的 AMDR 范围，即占每日摄入总能量的百分比和蛋白质的 RDA 如表 4-2 所示。

虽然充足的蛋白质摄入量对于产妇的健康和预防营养不良很重要，但哺乳期应避免摄入任何过量的营养素，包括蛋白质。一般健康建议避免大量摄入与某些癌症有关的高加工肉类和富含饱和脂肪的动物源性食物，这些食物可能增加心脏病、肥胖症和糖尿病风险，这同样适合于哺乳期妇女[36]。患有慢性肾病的人也应避免摄入高蛋白质，因为它会加速肾功能衰退[37]。饮食均衡的人不需要补充蛋白质。

4. 素食主义者　素食主义者和纯素食主义者的母亲应仔细监测其摄入量，以确保在哺乳期间摄入足够和完整的蛋白质。如果不仔细监测，每种素食主义对哺乳期母体营养缺乏风险有不同的营养影响。蛋白质质量是哺乳期一个重要的考虑因素。对哺乳期妇女的营养建议取决于其日常所遵循的素食类型[38]。哺乳期素食者的蛋白质来源应包括互补蛋白质模式，如豆类、种子、坚果、鸡蛋、乳制品、豆制品、豌豆和豆类。素食中可能缺乏的矿物质铁、钙、锌和维生素 B$_{12}$。可通过实验室检测这些特定营养素在母体中的存在状态[35]。日常遵循素食的哺乳期妇女应监测维生素 B$_{12}$ 状态[39]。

5. 脂肪　母乳中的脂肪酸反映了当前母体的饮食、孕前食物的摄入和体脂的储存[40,41]。阿特金斯饮食等高脂饮食习惯的流行带来了哺乳期极端高脂饮食的安全性影响[42]。这些饮食习惯不适合哺乳期的女性，因为它们远远超出 AMDR 的建

表 4-2　哺乳期间可接受的常量营养素分布范围（AMDR）即占每日总能量摄入量的百分比和每日克数

哺乳期	脂类	碳水化合物	蛋白质	RDA 碳水化合物	RDA 蛋白质
≤18 岁	20%～35%	45%～65%	15%～35%	210g	
19～50 岁哺乳期前 6 个月	20%～35%	45%～65%	15%～35%	210g	65g/1 000kcal
31～50 岁哺乳第 2 个 6 个月	20%～35%	45%～65%	15%～35%	210g	62g/1 000kcal

议范围，并且可能会改变哺乳结局，并且其中许多含有 60% 或更多的脂质能量，而不是推荐的 35%（表 4-2），这可能不是长期安全摄入的脂肪量 [43,44]。虽然不建议摄入过多的脂肪，但脂肪酸包括亚麻酸（linolenic acid，ALA，18∶3，ω-3）和亚油酸（linoleic acid，LA，18∶2，ω-6），这些是必需营养素，必须从日常饮食摄入中获取 [45,46]。这些必需脂肪酸可以通过去饱和延长形成长链多不饱和脂肪酸，包括花生四烯酸（arachidonic acid，AA）和二十二碳六烯酸（docosahexaenoic acid，DHA）。然而，这种转化是一个竞争过程，因为高摄入量的 LA 会降低 ALA 向 DHA 的转化 [47]。

6. ω-3 和 ω-6 脂肪酸　ALA（ω-3）和 LA（ω-6）的平衡对于确保母体营养充足及母乳中含有足够数量的 DHA 非常重要，尤其是对于不吃多脂鱼和其他 DHA 来源的人。DHA 已被证明可以降低血压，降低血液黏度，增加细胞膜的流动性，并改变细胞膜的许多基本特性，改变营养物质、废物和毒素进出细胞的方式 [48]。母体摄入和储存的 ω-3 脂肪酸有助于婴儿的神经系统发育，且更高的摄入量对产妇长期的健康有益处，包括预防心脏病和卒中 [49,50]。新的研究正在确定脂质抗炎药对多种疾病的潜在益处，包括癌症、炎症性肠病和自身免疫性疾病，如狼疮和类风湿关节炎 [51]。

因为婴儿无法产生足够数量的酶，所以在婴儿期必须通过母乳或配方奶获得 AA 和 DHA 来合成长链脂肪酸，从而使 DHA 和 AA 成为条件必需脂肪酸 [52]。尽管如稳定同位素研究所示，婴儿出生后可以将一些 ALA 和 LA 分别转化为 DHA 和 AA，但他们在这个过程中的酶活性很低。DHA 和 AA 脂肪酸对于婴儿的眼睛、大脑和神经系统的正常生长至关重要 [53]。

在大多数美国人的饮食中，DHA 摄入量很低，平均为 150mg/d，相当于每 10 天吃一次鱼；而在欧洲，DHA 摄入量为 180mg/d，相当于每 7 天吃一次鱼 [54]。美国心脏学会建议没有冠心病的人 DHA 摄入量为 300mg/d，有冠心病的人每天摄入 1 000mg/d。虽然目前还没有关于哺乳期应摄入的 DHA 量的建议，但建议育龄妇女每天摄入 200mg 的 DHA [55]。据报道，母亲补充 DHA 可提高孩子 4 岁时的智商，并可能改善母乳喂养婴儿 2 岁时的手眼协调能力 [56,57]。

在一项关于哺乳期妇女补充 DHA 与食物的对比研究中，2 周后，干预组（补充 DHA）的母乳中 DHA 含量高于对照组（安慰剂）。干预组每天服用 250mg 作为补充。对照组每天从食物中摄入 70mg。经过 14 天的补充治疗后，干预组的母乳中 DHA 浓度比对照组高 28%。服用补充剂 6～8 小时后，母乳中的 DHA 含量开始增加 [57]。

7. 碳水化合物　哺乳期间增加复合碳水化合物摄入量可能是有益的。在哺乳期尤其刚刚成为母亲时，由于难以平衡正常的膳食和应对新婴儿，经常会有不规律的食物摄入，如同"盛宴和饥荒"。由于胰岛素对碳水化合物的摄入有反应，因此，进食现成的碳水化合物与蛋白质和脂质相结合的健康零食，可以减少因胰岛素对碳水化合物摄入的反应而引起的血糖波动。碳水化合物的 AMDR 建议为每日总能量摄入的 45%～65%。根据个体的需求和健康目标，碳水化合物摄入量将在这个范围内波动。例如，低水平的碳水化合物摄入可降低无氧运动的运动表现，并减少运动后糖原补充的量 [58,59]。

8. 维生素　母乳中含有的水溶性维生素（维生素 C 和 B 族维生素）和脂溶性维生素（维生素 A、维生素 D、维生素 E、维生素 K），其浓度反映了产妇的营养状况 [35]。哺乳期母亲对微量营养素中的几种维生素和矿物质的需求增加 [27]（表 4-3 和表 4-4）。母乳中维生素和矿物质的含量通常保持稳定，因为在营养状况良好的女性中，如果短期减少母体的摄入量，则会牺牲母体储存量 [25,60-62]。然而，许多研究表明，在长期减少特定微量营养素的摄入后，母乳中的微量营养素成分可能会受到影响，但母乳量不会受到影响 [27,62-66]。

母乳中微量营养素成分研究有几个局限性，包括早产儿和足月儿母乳之间营养素浓度的巨大差异、婴儿性别、哺乳阶段、遗传因素、环境因素、季节、母乳样本的收集和储存方法，以及收集母乳样本的时间和喂养时间。[62,67]。此外，正如 Allen 等人所指出的，目前关于该主题的大多数研究样本量较小，且没有提供纵向数据 [67]。

9. 脂溶性维生素　根据设定额的推荐量（表 4-3），目前建议 19 岁及以上哺乳期女性使用 90μg/d 的维生素 K 为防止出血的维生素 K 的需要量。一般来说，母乳中的维生素 K 含量很低，产妇膳食的变化似乎不会显著改变母乳中的维生素 K 含量 [68,69]。维生素 K 在早期初乳和富含脂质的成熟

表 4-3　美国和加拿大的膳食营养参考摄入量（DRI）：哺乳期维生素摄入量

年龄	维生素A/(μg/d)	维生素C/(μg/d)	维生素D/(μg/d)	维生素E/(μg/d)	维生素K/(μg/d)	维生素B₁/(mg/d)	维生素B₂/(mg/d)	烟酸/(mg/d)	维生素B₆/(mg/d)	叶酸/(μg/d)	维生素B₁₂/(mg/d)	泛酸/(mg/d)	生物素/(μg/d)	胆碱/(mg/d)
14～18岁	1 200	115	15	19	75	1.4	1.6	17	2.0	500	2.8	7	35	550
19～30岁	1 300	120	15	19	90	1.4	1.6	17	2.0	500	2.8	7	35	550
31～50岁	1 300	120	15	19	90	1.4	1.6	17	2.0	500	2.8	7	35	550

注：平均需要量（Estimated Average Requirement, EAR）是为满足一群体中一半健康个体的需求而计算估计的平均每日营养摄入水平。EAR 尚未建立维生素 K、泛酸、生物素、胆碱、铬、氟化物、锰或其他尚未通过 DRI 过程评估的营养物。

表 4-4　美国和加拿大的膳食营养参考摄入量（DRI）：哺乳期矿物质摄入量

年龄	钙/(mg/d)	铬/(μg/d)	铜/(μg/d)	氟化物/(mg/d)	铁/(mg/d)	镁/(mg/d)	锰/(mg/d)	钼/(μg/d)	磷/(mg/d)	硒/(μg/d)	锌/(mg/d)	钾/(g/d)	钠/(g/d)	氯化物/(g/d)
14～18岁	1 300	44*	1 300	3*	10	360	2.6*	50	1 250	70	13	5.1*	1.5*	2.3*
19～30岁	1 300	45*	1 300	3*	9	310	2.6*	50	700	70	12	5.1*	1.5*	2.3*
31～50岁	1 300	45*	1 300	3*	9	320	2.6*	50	700	70	12	5.1*	1.5*	2.3*

标注：此表（摘自 DRI 报告，请参见 www.nap.edu）中推荐膳食营养素供给量（RDA）用粗体字表示，适宜摄入量（AI）用普通字表示，其中一项定义为满足群体中儿平所有（97%～98%）健康个体营养需求的平均每日膳食摄入量。它是根据平均需要量（EAR）计算得出的。如果没有足够的科学证据来建立 EAR，因而计算 RDA，则通常会研究适宜摄入量。RDA 包括多种，其中一项定义为满足该摄入量。对于健康的母乳喂养的婴儿，AI 是平均摄入量。其他生命阶段和性别组的适宜摄入量被认为满足了群体中所有健康个体的需求，但由于数据和数据的不确定性，无法准确地确定该摄入量所涵盖的个体百分比。

乳汁中浓缩，在乳脂球的核心部位运输[70,71]。由于存在新生儿出血症的风险，为预防此风险，建议产后 6 小时以内的婴儿在第一次母乳喂养后肌内注射 0.5～1.0mg 剂量的维生素 K_1（植物基甲萘醌）[1]。

妇女和儿童缺乏维生素 D 是国内外日益关注的问题[72,73]，在育龄妇女中，维生素 D 不足和缺乏的现象越来越普遍[74,75]。除饮食因素以外，缺乏维生素 D 的风险因素还包括光照不足和皮肤色素较深[73]。母乳中维生素 D 含量和婴儿血清 25（OH）D 的浓度与母体的储存量有关。母乳中的维生素 D 也来自产妇的膳食摄入以及孕期和产后的阳光照射[76]。母乳中的维生素 D 含量很低，只提供约 15IU/d 的维生素 D 给纯母乳喂养的婴儿[68]。母亲肥胖似乎与母乳中的维生素 D 水平呈负相关[62]。为预防疾病的发生，美国国家医学院和美国儿科学会建议纯母乳喂养的婴儿每天补充 400IU 维生素 D[77]。由于婴儿接受治疗的耐受性和依从性较差，研究人员测试了将母亲补充高剂量维生素 D 作为直接补充婴儿维生素 D 的一种替代方式[78,79]。Hollis 等人得出结论，直接服用 400IU 胆钙化醇的婴儿与母亲在母乳喂养期间连续 7 个月每天服用 6 400IU 胆钙化醇的婴儿相比，其 25（OH）D 含量没有差异[78]。然而，美国营养与饮食学会的意见书表示：目前没有足够的证据表明母体补充维生素 D 可以代替婴儿补充维生素 D[80]。

初乳富含维生素 A，而随着母乳的成熟，其浓度会下降，直到第 2 周和第 4 周水平稳定下来。母乳中的脂质成分以及母体对维生素 A 的摄入与母乳中的维生素 A 含量相关[60,64]。补充 β- 胡萝卜素可以提高维生素 A 缺乏的妇女母乳中的维生素 A 浓度，但对营养良好的妇女没有同样的效果，而在妇女孕期补充预制维生素 A 可能会增加营养良好妇女初乳中的维生素 A 含量[68]。哺乳期妇女补充一剂 200 000IU 的棕榈酰视黄酯后，产后初乳中维生素 A 含量增加[81]，但成熟乳中维生素 A 浓度没有增加，而出现意外的副作用是 α- 生育酚的生物利用度降低[82]。母乳中的类胡萝卜素化合物，包括番茄红素、叶黄素、玉米黄素和 β- 胡萝卜素，与母体的膳食摄入量呈正相关。哺乳期妇女肥胖可能对母乳中的叶黄素和玉米黄素有负面影响[83]。

初乳中富含 α- 生育酚，它是母乳中维生素 E 的主要形式。α- 生育酚在哺乳期的第一个月内下降，并在第 3～6 个月保持稳定。关于饮食对母乳中维生素 E 浓度影响的研究得出了与上述结论相互矛盾的结果。在一些研究中，母乳的总脂质含量似乎会影响维生素 E 的含量，而在另一些研究中，通过母体的食物或补充剂摄入的维生素 E 对母乳中的维生素 E 没有影响[84,85]。在应用维生素 E 补充剂的进一步研究中，我们看到了初乳和过渡乳中的维生素 E 含量增加，并且天然形式的维生素 E 比合成形式的维生素 E 效果更好。这与补充维生素 E 后成熟母乳中维生素 E 浓度没有增加的结果形成鲜明对比[86,87]。

10. 水溶性维生素　过渡乳和成熟乳中的 B 族维生素浓度高于初乳[64,88,89]。虽然产妇通过饮食摄入维生素 B_1 会影响维生素 B_1 在母乳中的含量[90]，但它似乎只会改善维生素 B_1 缺乏的产妇乳汁中维生素 B_1 的量[91]。纯母乳喂养的婴儿在 4～6 个月时的维生素 B_{12} 浓度低于喝牛奶或婴儿配方奶粉的婴儿。哺乳期妇女饮食和母体维生素 B_{12} 状态均与母乳维生素 B_{12} 浓度相关[89]。母亲长期缺乏维生素 B_{12} 或维生素 B_{12} 吸收不良，以及食用长寿饮食或素食，其婴儿维生素 B_{12} 缺乏症的风险都会增加[60]。补充维生素 B_{12} 对缺乏维生素 B_{12} 的产妇有一定作用，但对营养良好的孕产妇似乎没有增加维生素 B_{12} 的作用[67]。如果出现维生素 B_{12} 缺乏的症状，产妇和婴儿都应该肌内注射维生素 B_{12}[89]。虽然母亲补充维生素 B_2 会在短期内增加其在母乳中的含量，但从长期来看效果并不理想[67]。维生素 B_2[92] 和维生素 A[93] 都容易被光降解。为了防止这些维生素在母乳中流失，母乳应储存在冰箱或冰柜中的不透明容器中[94]。

尽管婴儿对叶酸的需求很高，但哺乳期妇女叶酸推荐摄入量仅增加约 25%。母乳中的叶酸浓度高于母体血浆中的叶酸浓度，这可能是叶酸向母乳中转运增加的结果。成熟母乳中的叶酸浓度高于初乳[95]，并且人乳中的叶酸以 5- 甲基四氢叶酸的形式存在。研究表明，叶酸补充剂与食物中摄入的叶酸相比，母乳中叶酸含量没有增加[96,97]。母乳中的维生素 B_6 在哺乳最初几周增加，然后逐渐减少，6 个月后可能无法满足婴儿的需求[67]。母乳中维生素 B_6 的浓度受产妇食物摄入和补充的影响很大[98]。

与免疫功能有关的维生素 C 在初乳中的浓度高于成熟乳[99]。然而，它的含量变化取决于产妇的饮食状况，补充维生素 C 似乎对维生素 C 缺乏的产妇影响最大[78,88,100,101]。虽然冷藏和冷冻可显著降低母乳中维生素 C 浓度，但是如果母乳喂养是婴儿主要摄入营养的方式，则应考虑冷藏和冷冻[102]。吸烟和糖尿病也与母乳维生素 C 浓度呈负相关[60]。

由于生长迅速，婴儿需要大量的胆碱，出生后 6～7 天母乳和产后 12～28 天母体血清中的胆碱浓度增加一倍[103,104]。产妇的饮食会影响母乳中胆碱的含量，遗传多态性可能会增加母体或婴儿对胆碱的需求量[105]。

11. 矿物质　尽管母乳含铁量低，但它的生物利用率很高。母乳还富含维生素 C（如果母亲摄入足够），能进一步提高铁的生物利用度。纯母乳喂养延长了产后闭经的时间，这使母体能够储备更多的铁。闭经会减少母体对铁的需求，该过程会持续到月经恢复[25,106]。由于母乳中的铁含量较低，婴儿的铁营养状况更多地依赖于胎儿在妊娠期间储存的铁[67]。如果发现婴儿缺铁，可能需要补充铁，如母亲在妊娠期缺铁的婴儿、发展中国家以及一些早产儿或低出生体重儿通常需要补充铁。妇女的产后饮食和铁的补充似乎不会影响母乳中的铁含量[60,66]。由于婴儿铁储备积累于在孕晚期，所以母体铁储备不足会导致婴儿早期缺铁。母体和婴儿体内的铁浓度都会随着年龄的增长而降低[107]。

尽管母亲的膳食摄入量是变化的，但母乳中的钙、磷、镁、铜、锌、氟和硫水平似乎也很稳定[25,63,66,108]。在哺乳期，母体的尿钙排泄量减少并且骨骼动员增加，这使哺乳期妇女对钙在饮食上的需求与非哺乳期成年女性相同[25]。一项关于比较埃塞俄比亚两种不同的膳食模式的研究发现，母体通过膳食摄入丰富的钙也会增加母乳中的钙含量[66]，而 Daniels 等人发现，尽管印度尼西亚妇女的钙摄入量低于 AI，但母乳中的钙含量是稳定的[64]。然而，当每日产乳量小于 300ml 时，母乳中的钙和锌含量就会下降[62]。

母乳中的钠、钾和氯浓度是乳腺分泌细胞通过一个电位梯度来调节的。然而，当此类元素每日摄入量减少时，母乳中的钠含量会增加[62]。人乳中的磷含量低于其他哺乳动物。

Maru 等人发现，母乳中的铜含量可能与产妇的饮食有关。研究人员得出结论，在世界上医疗资源匮乏且腹泻常见的地区，母乳中铜含量的降低不单纯是饮食所致，更可能是长期腹泻以及饮食摄入不足所致[66]。母乳中的硒和碘含量不仅与产妇的膳食摄入量有关，通常还与该地区的土壤矿物质含量有关[27,109]。产妇摄入的硒含量低会导致纯母乳喂养婴儿的出现临床上的硒缺乏症状[67]。乳腺优先吸收碘，这表明碘以牺牲母亲的碘状况为代价而优先进入母乳，只有母体碘摄入长期减少，母乳中的碘才会下降[110]。产妇吸烟会降低母乳中的碘含量[111]。产妇吸烟会增加血清硫氰酸盐浓度。母乳中碘含量降低可能是由于负责碘转运的硫氰酸盐竞争性抑制了哺乳期妇女乳腺组织中的碘化钠转运体[111]。

鉴于维生素和矿物质补充剂对增加母乳中营养素的种类和含量的效果与从食物中吸收营养素效果不同，适当地摄入种类丰富的食物进而形成营养丰富型的哺乳期妇女膳食模式最能保证哺乳期妇女的健康，并提高母乳中的营养素的质量[64,86,97]。

（二）关注的问题

1. 减重手术　胃旁路术的数量从 2007 年估计的 113 000 例[112]，增加到 2017 年的 228 000 例[113]。接受减肥手术的患者中，18 岁至 45 岁的育龄妇女占 50% 或以上，并且胃旁路术不是母乳喂养的禁忌证[114,115]。Jans 等人报告称，减肥手术后患者的母乳至少在母乳喂养的前 6 周具有足够的能量、常量营养素和维生素 A[116]。因为产妇维生素 B_{12} 缺乏可能会导致纯母乳喂养的婴儿缺乏，所以应监测患者的维生素 B_{12} 的缺乏情况[117]。由于该人群的数据较少，建议定期进行营养筛查。

2. 值得关注的物质　产妇饮食中的一些常见物质可能会引起哺乳期妇女关注。咖啡因、巧克力和乙醇会转移到母乳中，母乳中的咖啡因含量在摄入后 1～2 小时达到峰值[118]。咖啡和巧克力的摄入尚未被证明会影响婴儿的睡眠模式，但婴儿体内的咖啡因代谢比成年人慢。孕产妇摄入咖啡和巧克力与婴儿绞痛发生率有关[119]。尽管研究表明，大多数婴儿不会受到一定量咖啡因（摄入量少于 750mg/d，大约五杯咖啡当量）的影响，但建议孕产妇每天咖啡因摄入量少于三杯咖啡（少于 450mg/d）[120]。美国儿科学会（AAP）建议每天摄入的咖啡因不超过 450mg[1]。一般咖啡每份含有 150mg 咖啡因，每份茶咖啡因含量在 6～110mg 之间，苏打水咖啡因含量根据品牌而有所不同。不同咖啡的咖啡因含量差异很大，这取决于咖啡的品牌和浓度。例如，一杯 8 盎司的咖啡中咖啡因的含量在 95～200mg 之间。

三、其他指导

（一）运动

适度运动对哺乳期妇女有促进健康的作用[121]，不会影响产奶量或母乳成分[122]，也不会对婴儿的生长发育产生负面影响[123]。运动可以促进哺乳期妇女的整体健康和增强幸福感[124]。据报道，优秀运动员的母乳喂养持续时间更长，而且比普通大众的母乳喂养率更高[125]。体重较重的哺乳期肥胖女性在经过 12 周的结构化饮食和日常锻炼后，其健康风险降低了。改善的健康指标包括 1 年随访时的空腹胰岛素、总胆固醇、低密度脂蛋白胆固醇和腰围[126]。

虽然母亲们会关注营养信息，但在低收入家庭的母亲中最感兴趣的是在互联网上关注婴儿健康信息[127]。通常，女性在互联网上发现的信息是不完整或错误的[128]。卫生专业人士表示，一个点击量高的网站可以通过提供有关喂养 / 母乳喂养、婴儿需求和"产后抑郁"的信息来帮助孕产妇克服困难[128]。这表明孕产妇不仅关注自身的健康，还可能对母婴双方的营养信息更感兴趣。

（二）过敏和食物过敏

近十年来，发达国家和发展中国家的食物过敏率都在上升[129]。据报道，发病率高达约 10%[130]。据预测，在确定有效的治疗方法之前，食物过敏患病率将持续上升[131]。除非已确定对特定食物过敏，否则哺乳期间不需要对哺乳期妇女进行饮食限制。健康、均衡的哺乳期妇女饮食，包括水果、蔬菜和维生素，可能在预防婴儿过敏中发挥重要作用，并可提高孕产妇的总体健康水平和幸福感[132]。食物过敏发病率激增的影响因素是"现代生活方式"，而人们对此却知之甚少[133]。对于其他营养干预措施，仍然需要进行大规模的随机对照试验，希望在未来能在过敏的一级预防上做更多的工作[134]。

不建议哺乳期妇女保持排除特定食物的饮食习惯，因为这将增加维持母婴健康所需的营养素摄入不足的风险[25]。母乳喂养的婴儿在儿童时期罹患哮喘过程中，限制性和非限制性饮食习惯的母亲之间没有发现显著差异[135,136]。

（三）减肥补充剂

不建议哺乳期妇女使用减肥辅助药物（无论是非处方药还是为减肥设计的食物补充剂）。奥利司他就是其中一种减肥药。这种非处方药可以阻止食物中脂质的消化和吸收。奥利司他可阻断脂肪酶的作用，从而阻止某些膳食脂质的消化[137]。奥利司他可阻碍一餐中约 25% 脂质的吸收。未被吸收的脂质在粪便中排出。虽然只有极低水平的奥利司他可能进入母体循环，但它可能会干扰胃肠道对脂溶性维生素 A、D、E 和 K 的吸收[138]。

研究空白

未来方向和知识空白

没有足够的研究来评估哺乳期妇女饮食对母乳成分的影响。我们需要更多地了解哺乳期妇女摄入量与母乳中营养素可用性之间的直接和间接关系。此外，通过婴儿唾液进入乳房与母亲建立的联系，被认为会改变 microRNA，而 microRNA 可能在调节婴儿健康方面发挥作用[139]。据推测，哺乳期妇女高脂饮食摄入会影响某些 microRNA 的调节[140]。还需要更多的研究来解读对婴儿健康短期和长期健康结果的影响以及对哺乳期妇女健康的潜在影响。

哺乳期妇女使用大麻、四氢大麻酚（tetrahydrocannabinol，THC）和大麻二酚及其影响是一个新的研究领域。大麻中的活性成分会进入母乳，致使婴儿摄入[141]。已被证明，在母体使用大麻 6 天后，母乳中存在 THC 可测量的量[142]。根据娱乐用大麻合法化地区的母乳喂养的妇女自我报告，大约 5% 的妇女在产后早期哺乳时使用大麻[143]。由于在医学文献中发表的证据很少，文化信仰的改变、使用大麻的合法性以及在专业指南中没有达成共识，因此需要更多的信息来解释这一结论[144,145]。

菌群总学

肠道微生物群个体化很强，并受环境因素，尤其是受饮食摄入模式的影响。虽然饮食会影响肠道生物体的多样性、数量和功能[146]，但是哺乳期妇女微生物群基于营养和婴儿相互作用下对健康和获益的影响尚未明确界定。目前对微生物种群调节的机制知之甚少，越来越多的证据表明，孕产妇营养过剩或不良的饮食模式会影响婴儿肠道微生物群中微生物的发育和种类[147]。哺乳期乳腺中的微生物群尚未完全确定。有人提出，乳腺微生物群和母乳微生物群在婴儿肠道接种中的主要作用。肥胖妇女的体内微生物多样性较差，机会致病菌的数量增加，共生专性厌氧菌的消耗增加，这些与哺乳期妇女健康、母乳和婴儿健康之间的关系我们尚不清楚[148]。母乳中微生物群是母体乳腺组织生理学的一部分，也是婴儿肠道微生物群的预测因子[148]。有人认为在人类母乳微生物群、乳腺生理和泌乳之间存在潜在的健康益处和一种新的联系[149]。

致谢

本章由 Erdman JW，Macdonald IA 和 Zeisel SH 编辑，Wiley-Blackwell©2012 国际生命科学研究所出版的《现代营养学》第 10 版中由 Lindsay H. Allen 编写的题为"39. 孕期和哺乳期母体营养代谢和需求"一章的更新。部分更新来源于既往发表章节，特此鸣谢之前作者的贡献。

（杨光 译）

参 考 文 献

1. Pediatrics TAA of Policy Statement. Breastfeeding and the use of human milk. *Pediatrics*. 2012;129(3):e827−e841. https://doi.org/10.1542/peds.2011-3552.
2. Lee S, Kelleher SL. Biological underpinnings of breastfeeding challenges: the role of genetics, diet, and environment on lactation physiology. *Am J Physiol Endocrinol Metab*. 2016;311(2):E405−E422. https://doi.org/10.1152/ajpendo.00495.2015.
3. Bergmann RL, Bergmann KE, Von Weizsäcker K, Berns M, Henrich W, Dudenhausen JW. Breastfeeding is natural but not always easy: intervention for common medical problems of breastfeeding mothers - a review of the scientific evidence. *J Perinat Med*. 2014;42(1). https://doi.org/10.1515/jpm-2013-0095.
4. Tahir MJ, Haapala JL, Foster LP, et al. Higher maternal diet quality during pregnancy and lactation is associated with lower infant weight-for-length, body fat percent, and fat mass in early postnatal life. *Nutrients*. 2019;11(3). https://doi.org/10.3390/nu11030632.
5. Kent JC, Mitoulas LR, Cregan MD, Ramsay DT, Doherty DA, Hartmann PE. Volume and frequency of breastfeedings and fat content of breast milk throughout the day. *Pediatrics*. 2006;117(3). https://doi.org/10.1542/peds.2005-1417.
6. Walters-Bugbee SE, McClure KS, Kral TVE, Sarwer DB. Maternal child feeding practices and eating behaviors of women with extreme obesity and those who have undergone bariatric surgery. *Surg Obes Relat Dis*. 2012;8(6):784−791. https://doi.org/10.1016/j.soard.2012.07.016.
7. Center for Disease Control. *Breastfeeding FAQ*; 2019. https://www.cdc.gov/nccdphp/dnpao/index.html. Accessed October 2, 2019.
8. Sobhy SI, Mohame NA. The effect of early initiation of breast feeding on the amount of vaginal blood loss during the fourth stage of labor. *J Egypt Public Health Assoc*. 2004;79(1−2):1−12. http://www.ncbi.nlm.nih.gov/pubmed/16916046.
9. Chowdhury R, Sinha B, Sankar MJ, et al. Breastfeeding and maternal health outcomes: a systematic review and meta-analysis. *Acta Paediatr*. 2015;104(467):96−113. https://doi.org/10.1111/apa.13102.
10. Larson-Meyer DE, Schueler J, Kyle E, Austin KJ, Hart AM, Alexander BM. Do lactation-induced changes in ghrelin, glucagon-like peptide-1, and peptide YY influence appetite and body weight regulation during the first postpartum year? *J Obes*. 2016;2016. https://doi.org/10.1155/2016/7532926.
11. Mosca F, Giannì ML. Human milk: composition and health benefits. *La Pediatr Medica e Chir*. 2017;39(2). https://doi.org/10.4081/pmc.2017.155.
12. Li D-P, Du C, Zhang Z-M, et al. Breastfeeding and ovarian cancer risk: a systematic review and meta-analysis of 40 epidemiological studies. *Asian Pac J Cancer Prev*. 2014;15(12):4829−4837. https://doi.org/10.7314/apjcp.2014.15.12.4829.
13. Wang L, Li J, Shi Z. Association between breastfeeding and endometrial cancer risk: evidence from a systematic review and meta-analysis. *Nutrients*. 2015;7(7):5697−5711. https://doi.org/10.3390/nu7075248.
14. Stuebe AM, Schwarz EB, Grewen K, et al. Duration of lactation and incidence of maternal hypertension: a longitudinal cohort study. *Am J Epidemiol*. 2011;174(10):1147−1158. https://doi.org/10.1093/aje/kwr227.
15. Wu Y, Zhao P, Li W, Cao MQ, Du L, Chen JC. The effect of remote health intervention based on internet or mobile communication network on hypertension patients: protocol for a systematic review and meta-analysis of randomized controlled trials. *Medicine*. 2019;98(9):e14707. https://doi.org/10.1097/MD.0000000000014707.
16. Hughes O, Mohamad MM, Doyle P, Burke G. The significance of breastfeeding on sleep patterns during the first 48 hours postpartum for first time mothers. *J Obstet Gynaecol*. 2018;38(3):316−320. https://doi.org/10.1080/01443615.2017.1353594.
17. Bartick M, Reinhold A. The burden of suboptimal breastfeeding in the United States: a pediatric cost analysis. *Pediatrics*. 2010;125(5):e1048−e1056. https://doi.org/10.1542/peds.2009-1616.
18. Mass SB. Supporting breastfeeding in the United States: the surgeon general's call to action. *Curr Opin Obstet Gynecol*. 2011;23(6):460−464. https://doi.org/10.1097/GCO.0b013e32834cdcb3.
19. Butte NF, King JC. Energy requirements during pregnancy and lactation. *Public Health Nutr*. 2005;8(7A):1010−1027. http://www.ncbi.nlm.nih.gov/pubmed/16277817.
20. Truchet S, Honvo-Houéto E. Physiology of milk secretion. *Best Pract Res Clin Endocrinol Metabol*. 2017;31(4):367−384. https://doi.org/10.1016/j.beem.2017.10.008.
21. Pang WW, Hartmann PE. Initiation of human lactation: secretory differentiation and secretory activation. *J Mammary Gland Biol Neoplasia*. 2007;12(4):211−221. https://doi.org/10.1007/s10911-007-9054-4.
22. Kobayashi K, Tsugami Y, Matsunaga K, Oyama S, Kuki C, Kumura H. Prolactin and glucocorticoid signaling induces lactation-specific tight junctions concurrent with β-casein expression in mammary epithelial cells. *Biochim Biophys Acta*. 2016;1863(8):2006−2016. https://doi.org/10.1016/j.bbamcr.2016.04.023.
23. Santoro W, Martinez FE, Ricco RG, Jorge SM. Colostrum ingested during the first day of life by exclusively breastfed healthy newborn infants. *J Pediatr*. 2010;156(1):29−32. https://doi.org/10.1016/j.jpeds.2009.07.009.
24. Ballard O, Morrow AL. Human milk composition. Nutrients and bioactive factors. *Pediatr Clin N Am*. 2013. https://doi.org/10.1016/j.pcl.2012.10.002.
25. Marangoni F, Cetin I, Verduci E, et al. Maternal diet and nutrient requirements in pregnancy and breastfeeding. An Italian consensus document. *Nutrients*. 2016;8(10). https://doi.org/10.3390/nu8100629.

26. Neville MC, Keller R, Seacat J, et al. Studies in human lactation: milk volumes in lactating women during the onset of lactation and full lactation. *Am J Clin Nutr*. 1988;48(6):1375−1386. https://doi.org/10.1093/ajcn/48.6.1375.

27. Parr RM, DeMaeyer EM, Iyengar VG, et al. Minor and trace elements in human milk from Guatemala, Hungary, Nigeria, Philippines, Sweden, and Zaire. Results from a WHO/IAEA joint project. *Biol Trace Elem Res*. 1991;29(1):51−75. http://www.ncbi.nlm.nih.gov/pubmed/1711362.

28. Ndikom CM, Fawole B, Ilesanmi RE. Extra fluids for breastfeeding mothers for increasing milk production. *Cochrane Database Syst Rev*. 2014;6. https://doi.org/10.1002/14651858.CD008758.pub2.

29. Lessen RDIBCLCLDNRM, Kavanagh KLDNKR. From the academy position paper position of the academy of nutrition and dietetics: promoting and supporting breastfeeding position statement. *J Acad Nutr Diet*. 2015;115:444−449. https://doi.org/10.1016/j.jand.2014.12.014.

30. McKenzie AL, Muñoz CX, Ellis LA, et al. Urine color as an indicator of urine concentration in pregnant and lactating women. *Eur J Nutr*. 2017;56(1):355−362. https://doi.org/10.1007/s00394-015-1085-9.

31. McKenzie AL, Armstrong LE. Monitoring body water balance in pregnant and nursing women: the validity of urine color. *Ann Nutr Metab*. 2017;70(Suppl 1):18−22. https://doi.org/10.1159/000462999.

32. Butte NF, King JC. Energy requirements during pregnancy and lactation. *Public Health Nutr*. 2005;8(7A):1010−1027. http://www.ncbi.nlm.nih.gov/pubmed/16277817.

33. Butte NF, Wong WW, Hopkinson JM. Energy requirements of lactating women derived from doubly labeled water and milk energy output. *J Nutr*. 2001;131(1):53−58. https://doi.org/10.1093/jn/131.1.53.

34. Flidel-Rimon O, Shinwell ES. Breast feeding twins and high multiples. *Arch Dis Child Fetal Neonatal Ed*. 2006;91(5). https://doi.org/10.1136/adc.2005.082305.

35. Kominiarek MA, Rajan P. Nutrition recommendations in pregnancy and lactation. *Med Clin N Am*. 2016;100(6):1199−1215. https://doi.org/10.1016/j.mcna.2016.06.004.

36. Boada LD, Henríquez-Hernández LA, Luzardo OP. The impact of red and processed meat consumption on cancer and other health outcomes: epidemiological evidences. *Food Chem Toxicol*. 2016;92:236−244. https://doi.org/10.1016/j.fct.2016.04.008.

37. Ko GJ, Obi Y, Tortorici AR, Kalantar-Zadeh K. Dietary protein intake and chronic kidney disease. *Curr Opin Clin Nutr Metab Care*. 2017;20(1):77−85. https://doi.org/10.1097/MCO.0000000000000342.

38. Agnoli C, Baroni L, Bertini I, et al. Position paper on vegetarian diets from the working group of the Italian Society of Human Nutrition. *Nutr Metab Cardiovasc Dis*. 2017;27(12):1037−1052. https://doi.org/10.1016/j.numecd.2017.10.020LK-. http://limo.libis.be/resolver?&sid=EMBASE&issn=15903729&id=doi:10.1016%2Fj.numecd.2017.10.020&atitle=Position+paper+on+vegetarian+diets+from+the+working+group+of+the+Italian+Society+of+Human+Nutrition&stitle=Nutr.+Metab.+Cardiovasc.+Dis.&title=Nutrition%2C+Metabolism+and+Cardiovascular+Diseases&volume=27&issue=12&spage=1037&epage=1052&aulast=Agnoli&aufirst=C.&auinit=C.&aufull=Agnoli+C.&coden=&isbn=&pages=1037-1052&date=2017&auinit1=C&auinitm=.

39. Rizzo G, Laganà AS, Rapisarda AMC, et al. Vitamin B12 among vegetarians: status, assessment and supplementation. *Nutrients*. 2016;8(12). https://doi.org/10.3390/nu8120767.

40. Dickton D, Francis J. Case review: food pattern effects on milk lipid profiles. *J Nutr Heal Food Eng*. 2018;8(6):467−470. https://doi.org/10.15406/jnhfe.2018.08.00311.

41. Bzikowska-Jura A, Czerwonogrodzka-Senczyna A, Jasińska-Melon E, et al. The concentration of omega-3 fatty acids in human milk is related to their habitual but not current intake. *Nutrients*. 2019;11(7):1585. https://doi.org/10.3390/nu11071585.

42. Park JE, Miller M, Rhyne J, Wang Z, Hazen SL. Differential effect of short-term popular diets on TMAO and other cardio-metabolic risk markers. *Nutr Metab Cardiovasc Dis*. 2019;29(5):513−517. https://doi.org/10.1016/j.numecd.2019.02.003.

43. Nnodum BN, Oduah E, Albert D, Pettus M. Ketogenic diet-induced severe ketoacidosis in a lactating woman: a case report and review of the literature. *Case Rep Nephrol*. 2019;2019:

44. Hernandez LL, Grayson BE, Yadav E, Seeley RJ, Horseman ND. High fat diet alters lactation outcomes: possible involvement of inflammatory and serotonergic pathways. *PLoS One*. 2012;7(3):e32598. https://doi.org/10.1371/journal.pone.0032598.

45. National Center for Biotechnology Information. *Linolenic Acid*. PubChem Database; 2019. https://pubchem.ncbi.nlm.nih.gov/compound/Linolenic-acid. Accessed October 13, 2019.

46. National Center for Biotechnology Information. Linoleic Acid. PubChem Database.

47. Burns-Whitmore, Froyen, Heskey, Parker, San Pablo. Alpha-linolenic and linoleic fatty acids in the vegan diet: do they require dietary reference intake/adequate intake special consideration? *Nutrients*. 2019;11(10):2365. https://doi.org/10.3390/nu11102365.

48. Hishikawa D, Valentine WJ, Iizuka-Hishikawa Y, Shindou H, Shimizu T. Metabolism and functions of docosahexaenoic acid-containing membrane glycerophospholipids. *FEBS Lett*. 2017;591(18):2730−2744. https://doi.org/10.1002/1873-3468.12825.

49. Innis SM. Impact of maternal diet on human milk composition and neurological development of infants. *Am J Clin Nutr*. 2014;99(3). https://doi.org/10.3945/ajcn.113.072595, 734S−41S.

50. Lovegrove JA, Griffin BA. The acute and long-term effects of dietary fatty acids on vascular function in health and disease. *Curr Opin Clin Nutr Metab Care*. 2013;16(2):162−167. https://doi.org/10.1097/MCO.0b013e32835c5f29.

51. Biasucci LM, La Rosa G, Pedicino D, D'Aiello A, Galli M, Liuzzo G. Where does inflammation fit? *Curr Cardiol Rep*. 2017;19(9). https://doi.org/10.1007/s11886-017-0896-0.

52. Richard C, Lewis ED, Field CJ. Evidence for the essentiality of arachidonic and docosahexaenoic acid in the postnatal maternal and infant diet for the development of the infant's immune system early in life. *Appl Physiol Nutr Metabol*. 2016;41(5):461−475. https://doi.org/10.1139/apnm-2015-0660.

53. Guesnet P, Alessandri JM. Docosahexaenoic acid (DHA) and the developing central nervous system (CNS) − implications for dietary recommendations. *Biochimie*. 2011;93(1):7−12. https://doi.org/10.1016/j.biochi.2010.05.005.

54. Koletzko B, Cetin I, Thomas Brenna J, et al. Dietary fat intakes for pregnant and lactating women. *Br J Nutr*. 2007;98(5):873−877. https://doi.org/10.1017/S0007114507764747.

55. Cetin I, Koletzko B. Long-chain ω-3 fatty acid supply in pregnancy and lactation. *Curr Opin Clin Nutr Metab Care*. 2008;11(3):297−302. https://doi.org/10.1097/MCO.0b013e3282f795e6.

56. Helland IB, Smith L, Saarem K, Saugstad OD, Drevon CA. Maternal supplementation with very-long-chain n-3 fatty acids during pregnancy and lactation augments children's IQ at 4 years of age. *Pediatrics*. 2003;111(1):e39−44. https://doi.org/10.1542/peds.111.1.e39.

57. Bergmann RL, Haschke-Becher E, Klassen-Wigger P, et al. Supplementation with 200 mg/day docosahexaenoic acid from mid-pregnancy through lactation improves the docosahexaenoic acid status of mothers with a habitually low fish intake and of their infants. *Ann Nutr Metab*. 2008;52(2):157−166. https://doi.org/10.1159/000129651.

58. Wroble KA, Trott MN, Schweitzer GG, Rahman RS, Kelly PV, Weiss EP. Low-carbohydrate, ketogenic diet impairs anaerobic exercise performance in exercise-trained women and men: a randomized-sequence crossover trial. *J Sports Med Phys Fitness*. 2019;59(4):600−607. https://doi.org/10.23736/S0022-4707.18.08318-4.

59. Mata F, Valenzuela PL, Gimenez J, et al. Carbohydrate availability and physical performance: physiological overview and practical recommendations. *Nutrients*. 2019;11(5). https://doi.org/10.3390/nu11051084.

60. Dror DK, Allen LH. Overview of nutrients in human milk. *Adv Nutr*. 2018;9(suppl_1):278S−294S. https://doi.org/10.1093/advances/nmy022.

61. Khambalia A, Latulippe ME, Campos C, et al. Milk folate secretion is not impaired during iron deficiency in humans. *J Nutr*. 2006;136(10):2617−2624. https://doi.org/10.1093/jn/136.10.2617.

62. Wu X, Jackson RT, Khan SA, Ahuja J, Pehrsson PR. Human milk nutrient composition in the United States: current knowledge, challenges, and research needs. *Curr Dev Nutr*. 2018;2(7).

1214208. https://doi.org/10.1155/2019/1214208.

https://doi.org/10.1093/cdn/nzy025.

63. Björklund KL, Vahter M, Palm B, Grandér M, Lignell S, Berglund M. Metals and trace element concentrations in breast milk of first time healthy mothers: a biological monitoring study. *Environ Health.* 2012;11(1). https://doi.org/10.1186/1476-069X-11-92.

64. Daniels L, Gibson RS, Diana A, et al. Micronutrient intakes of lactating mothers and their association with breast milk concentrations and micronutrient adequacy of exclusively breastfed Indonesian infants. *Am J Clin Nutr.* 2019. https://doi.org/10.1093/ajcn/nqz047.

65. McKenzie AL, Perrier ET, Guelinckx I, et al. Relationships between hydration biomarkers and total fluid intake in pregnant and lactating women. *Eur J Nutr.* 2017;56(6):2161–2170. https://doi.org/10.1007/s00394-016-1256-3.

66. Maru M, Birhanu T, Tessema DA. Calcium, magnesium, iron, zinc and copper, compositions of human milk from populations with cereal and "enset" based diets. *Ethiop J Health Sci.* 2013;23(2):90–97. http://www.ncbi.nlm.nih.gov/pubmed/23950625%0Ahttp://www.pubmedcentral.nih.gov/articlerender.fcgi?artid=PMC3742886.

67. Allen LH, Donohue JA, Dror DK. Limitations of the evidence base used to set recommended nutrient intakes for infants and lactatingwomen. *Adv Nutr.* 2018;9:295S–312S. https://doi.org/10.1093/advances/nmy019.

68. Dror DK, Allen LH. Retinol-to-fat ratio and retinol concentration in humanmilk show similar time trends and associations with maternal factors at the population level: a systematic review and meta-analysis. *Adv Nutr.* 2018;9:332S–346S. https://doi.org/10.1093/advances/nmy021.

69. Greer FR, Marshall S, Cherry J, Suttie JW. Vitamin K status of lactating mothers, human milk, and breast-feeding infants. *Pediatrics.* 1991;88(4):751–756. http://www.ncbi.nlm.nih.gov/pubmed/1896278.

70. Canfield LM, Hopkinson JM, Lima AF, Silva B, Garza C. Vitamin K in colostrum and mature human milk over the lactation period-a cross-sectional study. *Am J Clin Nutr.* 1991;53(3):730–735. https://doi.org/10.1093/ajcn/53.3.730.

71. Kojima T, Asoh M, Yamawaki N, Kanno T, Hasegawa H, Yonekubo A. Vitamin K concentrations in the maternal milk of Japanese women. *Acta Paediatr.* 2004;93(4):457–463. http://www.ncbi.nlm.nih.gov/pubmed/15188971.

72. Dawodu A, Tsang RC. Maternal vitamin D status: effect on milk vitamin D content and vitamin D status of breastfeeding infants. *Adv Nutr.* 2012;3(3):353–361. https://doi.org/10.3945/an.111.000950.

73. Parva NR, Tadepalli S, Singh P, et al. Prevalence of vitamin D deficiency and associated risk factors in the US population (2011–2012). *Cureus.* 2018. https://doi.org/10.7759/cureus.2741.

74. Zhao G, Ford ES, Tsai J, Li C, Croft JB. Factors associated with vitamin D deficiency and inadequacy among women of childbearing age in the United States. *ISRN Obstet Gynecol.* 2012;2012:691486. https://doi.org/10.5402/2012/691486.

75. Ginde AA, Sullivan AF, Mansbach JM, Camargo CA. Vitamin D insufficiency in pregnant and nonpregnant women of childbearing age in the United States. *Am J Obstet Gynecol.* 2010;202(5). https://doi.org/10.1016/j.ajog.2009.11.036, 436.e1-8.

76. Li K, Jiang J, Xiao H, et al. Changes in the metabolite profile of breast milk over lactation stages and their relationship with dietary intake in Chinese women: HPLC-QTOFMS based metabolomic analysis. *Food Funct.* 2018;9(10):5189–5197. https://doi.org/10.1039/c8fo01005f.

77. Wagner CL, Greer FR. Prevention of rickets and vitamin D deficiency in infants, children, and adolescents. *Pediatrics.* 2008;122(5):1142–1152. https://doi.org/10.1542/peds.2008-1862.

78. Hollis BW, Wagner CL, Howard CR, et al. Maternal versus infant Vitamin D supplementation during lactation: a randomized controlled trial. *Pediatrics.* 2015;136(4):625–634. https://doi.org/10.1542/peds.2015-1669.

79. Wheeler BJ, Taylor BJ, Herbison P, et al. High-dose monthly maternal cholecalciferol supplementation during breastfeeding affects maternal and infant vitamin D status at 5 Months postpartum: a randomized controlled trial. *J Nutr.* 2016;146(10):1999–2006. https://doi.org/10.3945/jn.116.236679.

80. Melina V, Craig W, Levin S. Position of the Academy of nutrition and Dietetics: vegetarian diets. *J Acad Nutr Diet.* 2016;116(12):1970–1980. https://doi.org/10.1016/j.jand.2016.09.025.

81. Grilo EC, Lima MSR, Cunha LRF, Gurgel CSS, Clemente HA, Dimenstein R. Effect of maternal vitamin A supplementation on retinol concentration in colostrum. *J Pediatr.* 2015;91(1):81–86. https://doi.org/10.1016/j.jped.2014.05.004.

82. Grilo EC, Medeiros WF, Silva AGAA, Gurgel CSSS, Ramalho HMMM, Dimenstein R. Maternal supplementation with a megadose of vitamin A reduces colostrum level of α-tocopherol: a randomised controlled trial. *J Hum Nutr Diet.* 2016;29(5). https://doi.org/10.1111/jhn.12381.

83. Zielinska MA, Hamulka J, Wesolowska A. TitleCartenoid content in breastmilk in the 3rd and 6th month of lactation and ist association with maternal dietary intake and anthropometric characteristics. *Nutrients.* 2019;11(1). https://doi.org/10.3390/nu11010193.

84. Antonakou A, Chiou A, Andrikopoulos NK, Bakoula C, Matalas A-LL. Breast milk tocopherol content during the first six months in exclusively breastfeeding Greek. *Eur J Nutr.* 2011;50(3):195–202. https://doi.org/10.1007/s00394-010-0129-4.

85. Martysiak-Zurowska D, Szlagatys-Sidorkiewicz A, Zagierski M, et al. Concentrations of alpha- and gamma-tocopherols in human breast milk during the first months of lactation and in infant formulas. *Matern Child Nutr.* 2013;9(4). https://doi.org/10.1111/j.1740-8709.2012.00401.x.

86. Clemente HA, Ramalho HMM, Lima MSR, Grilo EC, Dimenstein R. Maternal supplementation with natural or synthetic vitamin E and its levels in human colostrum. *J Pediatr Gastroenterol Nutr.* 2015;60(4):533–537. https://doi.org/10.1097/MPG.0000000000000635.

87. Pires Medeiros JF, Ribeiro KDDS, Lima MSR, et al. α-Tocopherol in breast milk of women with preterm delivery after a single postpartum oral dose of vitamin e. *Br J Nutr.* 2016;115(8):1424–1430. https://doi.org/10.1017/S0007114516000477.

88. Keikha M, Bahreynian M, Saleki M, Kelishadi R. Macro- and micronutrients of human milk composition: are they related to maternal diet? A comprehensive systematic review. *Breastfeed Med.* 2017;12(9):517–527. https://doi.org/10.1089/bfm.2017.0048.

89. Neumann CG, Oace SM, Chaparro MP, Herman D, Drorbaugh N, Bwibo NO. Low vitamin B12 intake during pregnancy and lactation and low breastmilk vitamin 12 content in rural Kenyan women consuming predominantly maize diets. *Food Nutr Bull.* 2013;34(2):151–159. https://doi.org/10.1177/156482651303400204.

90. Ortega RM, Martínez RM, Andrés P, Marín-Arias L, López-Sobaler AM. Thiamin status during the third trimester of pregnancy and its influence on thiamin concentrations in transition and mature breast milk. *Br J Nutr.* 2004;92(1):129–135. https://doi.org/10.1079/bjn20041153.

91. Hampel D, Shahab-Ferdows S, Adair LS, et al. Thiamin and riboflavin in human milk: effects of lipid-based nutrient supplementation and stage of lactation on vitamer secretion and contributions to total vitamin content. *PLoS One.* 2016;11(2). https://doi.org/10.1371/journal.pone.0149479.

92. Francis J. Effects of light on riboflavin and ascorbic acid in freshly expressed human milk. *J Nutr Heal Food Eng.* 2015;2(6):2–4. https://doi.org/10.15406/jnhfe.2015.02.00083.

93. Mestdagh F, De Meulenaer B, De Clippeleer J, Devlieghere F, Huyghebaert A. Protective influence of several packaging materials on light oxidation of milk. *J Dairy Sci.* 2005;88(2):499–510. https://doi.org/10.3168/jds.S0022-0302(05)72712-0.

94. Francis J, Rogers K, Dickton D, Twedt R, Pardini R. Decreasing retinol and α-tocopherol concentrations in human milk and infant formula using varied bottle systems. *Matern Child Nutr.* 2012;8(2):215–224. https://doi.org/10.1111/j.1740-8709.2010.00279.x.

95. Mackey AD, Picciano MF. Maternal folate status during extended lactation and the effect of supplemental folic acid. *Am J Clin Nutr.* 1999;69(2):285–292. https://doi.org/10.1093/ajcn/69.2.285.

96. Houghton LA, Yang J, O'Connor DL. Unmetabolized folic acid and total folate concentrations in breast milk are unaffected by low-dose folate supplements. *Am J Clin Nutr.* 2009;89(1):216–220. https://doi.org/10.3945/ajcn.2008.26564.

97. West AA, Yan J, Perry CA, Jiang X, Malysheva OV, Caudill MA. Folate-status response to a controlled folate intake in nonpregnant, pregnant, and lactating women. *Am J Clin Nutr.* 2012;96(4):

789−800. https://doi.org/10.3945/ajcn.112.037523.

98. Kang-Yoon SA, Kirksey A, Giacoia G, West K. Vitamin B−6 status of breast-fed neonates: influence of pyridoxine supplementation on mothers and neonates. *Am J Clin Nutr.* 1992;56(3):548−558. https://doi.org/10.1093/ajcn/56.3.548.

99. Ahmed L, Islam S, Khan N, Nahid S. Vitamin C content in human milk (colostrum, transitional and mature) and serum of a sample of bangladeshi mothers. *Malays J Nutr.* 2004;10(1):1−4. http://www.ncbi.nlm.nih.gov/pubmed/22691742.

100. Bates CJ, Prentice AM, Prentice A, Paul AA, Whitehead RG. Seasonal variations in ascorbic acid status and breast milk ascorbic acid levels in rural Gambian women in relation to dietary intake. *Trans R Soc Trop Med Hyg.* 1982;76(3):341−347. https://doi.org/10.1016/0035-9203(82)90185-7.

101. Daneel-Otterbech S, Davidsson L, Hurrell R. Ascorbic acid supplementation and regular consumption of fresh orange juice increase the ascorbic acid content of human milk: studies in European and African lactating women. *Am J Clin Nutr.* 2005; 81(5):1088−1093. https://doi.org/10.1093/ajcn/81.5.1088.

102. Buss IH, McGill F, Darlow BAB, Winterbourn CCC. Vitamin C is reduced in human milk after storage. Acta Paediatr 90(7):813-815. doi:10.1111/j.1651-2227.2001.tb02810.x.

103. Ilcol YO, Ozbek R, Hamurtekin E, Ulus IH. Choline status in newborns, infants, children, breast-feeding women, breast-fed infants and human breast milk. *J Nutr Biochem.* 2005;16(8):489−499. https://doi.org/10.1016/j.jnutbio.2005.01.011.

104. Holmes HC, Snodgrass GJ, Iles RA. Changes in the choline content of human breast milk in the first 3 weeks after birth. *Eur J Pediatr.* 2000;159(3):198−204. https://doi.org/10.1007/s004310050050.

105. Fischer LM, Da Costa KA, Galanko J, et al. Choline intake and genetic polymorphisms influence choline metabolite concentrations in human breast milk and plasma. *Am J Clin Nutr.* 2010;92(2): 336−346. https://doi.org/10.3945/ajcn.2010.29459.

106. Dewey KG, Cohen RJ, Brown KH, Rivera LL. Effects of exclusive breastfeeding for four versus six months on maternal nutritional status and infant motor development: results of two randomized trials in Honduras. *J Nutr.* 2001;131(2):262−267. https://doi.org/10.1093/jn/131.2.262.

107. Özden TA, Gökçay G, Cantez MS, et al. Copper, zinc and iron levels in infants and their mothers during the first year of life: a prospective study. *BMC Pediatr.* 2015;15(1). https://doi.org/10.1186/s12887-015-0474-9.

108. Hannan MA, Faraji B, Tanguma J, Longoria N, Rodriguez RC. Maternal milk concentration of zinc, iron, selenium, and iodine and its relationship to dietary intakes. *Biol Trace Elem Res.* 2009; 127(1):6−15. https://doi.org/10.1007/s12011-008-8221-9.

109. Dorea JG. Selenium and breast-feeding. *Br J Nutr.* 2002;88(5): 443−461. https://doi.org/10.1079/BJN2002692.

110. Azizi F, Smyth P. Breastfeeding and maternal and infant iodine nutrition. *Clin Endocrinol.* 2009;70(5):803−809. https://doi.org/10.1111/j.1365-2265.2008.03442.x.

111. Laurberg P, Nøhr SB, Pedersen KM, Fuglsang E. Iodine nutrition in breast-fed infants is impaired by maternal smoking. *J Clin Endocrinol Metab.* 2004;89(1):181−187. https://doi.org/10.1210/jc.2003-030829.

112. Livingston EH. The incidence of bariatric surgery has plateaued in the U.S. *Am J Surg.* 2010;200(3):378−385. https://doi.org/10.1016/j.amjsurg.2009.11.007.

113. Surgery AS for M and B. *Estimate of Bariatric Surgery Numbers, 2011−2017. WwwAsmbsOrg;* June 2018:24−27. https://asmbs.org/resources/estimate-of-bariatric-surgery-numbers.

114. Center SCEP, Shekelle PG, Newberry S, et al. Bariatric surgery in women of reproductive age: special concerns for pregnancy. *Evid Rep Technol Assess.* 2008;169:1−51. http://www.ncbi.nlm.nih.gov/pubmed/20731480.

115. Edison E, Whyte M, van Vlymen J, et al. Bariatric surgery in obese women of reproductive age improves conditions that underlie fertility and pregnancy outcomes: retrospective cohort study of UK national bariatric surgery registry (NBSR). *Obes Surg.* 2016; 26(12):2837−2842. https://doi.org/10.1007/s11695-016-2202-4.

116. Jans G, Devlieger R, De Preter V, et al. Bariatric surgery does not appear to affect women's breast-milk composition. *J Nutr.* 2018; 148(7):1096−1102. https://doi.org/10.1093/jn/nxy085.

117. Rottenstreich A, Elazary R, Goldenshluger A, Pikarsky AJ, Elchalal U, Ben-Porat T. Maternal nutritional status and related pregnancy outcomes following bariatric surgery: a systematic review. *Surg Obes Relat Dis.* 2019;15(2):324−332. https://doi.org/10.1016/j.soard.2018.11.018.

118. Berlin CM, Denson HM, Daniel CH, Ward RM. Disposition of dietary caffeine in milk, saliva, and plasma of lactating women. *Pediatrics.* 1984;73(1):59−63. http://www.ncbi.nlm.nih.gov/pubmed/6691042.

119. Aimee M, Sumedha B, Lucy B, James SS, Yen-Fu C. Effects of maternal caffeine consumption on the breastfed child: a systematic review. *Swiss Med Wkly.* 2018;148:39−40. https://doi.org/10.4414/smw.2018.14665.

120. Temple JL, Bernard C, Lipshultz SE, Czachor JD, Westphal JA, Mestre MA. The safety of ingested caffeine: a comprehensive review. *Front Psychiatr.* 2017;8:80. https://doi.org/10.3389/fpsyt.2017.00080.

121. Bane SM. Postpartum exercise and lactation. *Clin Obstet Gynecol.* 2015;58(4):885−892. https://doi.org/10.1097/GRF.0000000000000143.

122. Lovelady C. Balancing exercise and food intake with lactation to promote post-partum weight loss. *Proc Nutr Soc.* 2011;70(2): 181−184. https://doi.org/10.1017/S002966511100005X.

123. Lovelady CA. The impact of energy restriction and exercise in lactating women. *Adv Exp Med Biol.* 2004;554:115−120. https://doi.org/10.1007/978-1-4757-4242-8_11.

124. Harrison CL, Brown WJ, Hayman M, Moran LJ, Redman LM. The role of physical activity in preconception, pregnancy and postpartum health. *Semin Reprod Med.* 2016;34(2):e28−37. https://doi.org/10.1055/s-0036-1583530.

125. Giles AR, Phillipps B, Darroch FE, McGettigan-Dumas R. Elite distance runners and breastfeeding. *J Hum Lactation.* 2016;32(4): 627−632. https://doi.org/10.1177/0890334416661507.

126. Brekke HK, Bertz F, Rasmussen KM, Bosaeus I, Ellegård L, Winkvist A. Diet and exercise interventions among overweight and obese lactating women: randomized trial of effects on cardiovascular risk factors. *PLoS One.* 2014;9(2). https://doi.org/10.1371/journal.pone.0088250.

127. Slomian J, Bruyère O, Reginster JY, Emonts P. The internet as a source of information used by women after childbirth to meet their need for information: a web-based survey. *Midwifery.* 2017; 48:46−52. https://doi.org/10.1016/j.midw.2017.03.005.

128. Slomian J, Emonts P, Erpicum M, Vigneron L, Reginster JY, Bruyère O. What should a website dedicated to the postnatal period contain? A Delphi survey among parents and professionals. *Midwifery.* 2017;53:9−14. https://doi.org/10.1016/j.midw.2017.07.004.

129. Loh W, Tang MLK. The epidemiology of food allergy in the global context. *Int J Environ Res Public Health.* 2018;15(9). https://doi.org/10.3390/ijerph15092043.

130. Sicherer SH, Sampson HA. Food allergy: a review and update on epidemiology, pathogenesis, diagnosis, prevention, and management. *J Allergy Clin Immunol.* 2018;141(1):41−58. https://doi.org/10.1016/j.jaci.2017.11.003.

131. Tang MLK, Mullins RJ. Food allergy: is prevalence increasing? *Intern Med J.* 2017;47(3):256−261. https://doi.org/10.1111/imj.13362.

132. Neerven RJJ van, Savelkoul H. Nutrition and allergic diseases. *Nutrients.* 2017;9(7):762. https://doi.org/10.3390/nu9070762.

133. Allen KJ, Koplin JJ. The epidemiology of IgE-mediated food allergy and anaphylaxis. *Immunol Allergy Clin N AM.* 2012;32(1): 35−50. https://doi.org/10.1016/j.iac.2011.11.008.

134. Perkin MR, Logan K, Tseng A, et al. Randomized trial of introduction of allergenic foods in breast-fed infants. *N Engl J Med.* 2016; 374(18):1733−1743. https://doi.org/10.1056/NEJMoa1514210.

135. Netting MJ, Middleton PF, Makrides M. Does maternal diet during pregnancy and lactation affect outcomes in offspring? A systematic review of food-based approaches. *Nutrition.* 2014; 30(11−12):1225−1241. https://doi.org/10.1016/j.nut.2014.02.015.

136. Fujimura T, Lum SZC, Nagata Y, Kawamoto S, Oyoshi MK. Influences of maternal factors over offspring allergies and the application for food allergy. *Front Immunol.* 2019;10:1933. https://doi.org/10.3389/fimmu.2019.01933.

137. Heck AM, Yanovski JA, Calis KA. Orlistat, a new lipase inhibitor for the management of obesity. *Pharmacotherapy.* 2000;20(3): 270−279. https://doi.org/10.1592/phco.20.4.270.34882.

138. Zhi J, Melia AT, Eggers H, Joly R, Patel IH. Review of limited systemic absorption of Orlistat, a lipase inhibitor, in healthy human

volunteers. *J Clin Pharmacol.* 1995;35(11):1103—1108. https://doi.org/10.1002/j.1552-4604.1995.tb04034.x.

139. Cui J, Zhou B, Ross SA, Zempleni J. Nutrition, microRNAs, and human health. *Adv Nutr.* 2017;8(1):105. https://doi.org/10.3945/an.116.013839.Exosomes.

140. Munch EM, Harris RA, Mohammad M, et al. Transcriptome profiling of microRNA by next-gen deep sequencing reveals known and novel miRNA species in the lipid fraction of human breast milk. *PLoS One.* 2013;8(2):1—13. https://doi.org/10.1371/journal.pone.0050564.

141. Metz TD, Borgelt LM. Marijuana use in pregnancy and while breastfeeding. *Obstet Gynecol.* 2018;132(5):1198—1210. https://doi.org/10.1097/AOG.0000000000002878.

142. Bertrand KA, Hanan NJ, Honerkamp-Smith G, Best BM, Chambers CD. Marijuana use by breastfeeding mothers and cannabinoid concentrations in breast milk. *Pediatrics.* 2018;142(3). https://doi.org/10.1542/peds.2018-1076.

143. Crume TL, Juhl AL, Brooks-Russell A, Hall KE, Wymore E, Borgelt LM. Cannabis use during the perinatal period in a state with legalized recreational and medical marijuana: the association between maternal characteristics, breastfeeding patterns, and neonatal outcomes. *J Pediatr.* 2018;197:90—96. https://doi.org/10.1016/j.jpeds.2018.02.005.

144. Miller J. Ethical issues arising from marijuana use by nursing mothers in a changing legal and cultural context. *HEC Forum.* 2019;31(1):11—27. https://doi.org/10.1007/s10730-018-9368-1.

145. Mourh J, Rowe H. Marijuana and breastfeeding: applicability of the current literature to clinical practice. *Breastfeed Med.* 2017;12(10):582—596. https://doi.org/10.1089/bfm.2017.0020.

146. Chu DM, Antony KM, Ma J, et al. The early infant gut microbiome varies in association with a maternal high-fat diet. *Genome Med.* 2016;8(1). https://doi.org/10.1186/s13073-016-0330-z.

147. Mulligan CM, Friedman JE. Maternal modifiers of the infant gut microbiota: metabolic consequences. *J Endocrinol.* 2017;235(1):R1—R12. https://doi.org/10.1530/JOE-17-0303.

148. Sakwinska O, Bosco N. Host microbe interactions in the lactating mammary gland. *Front Microbiol.* 2019;10:1863. https://doi.org/10.3389/fmicb.2019.01863.

149. Williams JE, Carrothers JM, Lackey KA, et al. Human milk microbial community structure is relatively stable and related to variations in macronutrient and micronutrient intakes in healthy lactating women. *J Nutr.* 2017;147(9):1739—1748. https://doi.org/10.3945/jn.117.248864.

第 5 章

老年人的营养、衰老和需求

Ibrahim Elmadfa, PhD

Alexa L. Meyer, PhD

Nutritional Sciences, Faculty of Life Sciences, University of Vienna, Vienna, Austria

【摘要】 衰老对身体机能和健康状态有着极大的影响，它限制了老年人的营养需求和膳食选择。随着年龄增长，身体最显著的变化是瘦体重减少，尤其是肌肉含量下降、组织器官重量减少和骨密度下降，而体内脂肪含量却是升高的，相关活性细胞质量的减少也导致了静息能量消耗的减少。然而，在衰老过程中，人体对大多数营养素的需求不会发生变化或只有微小变化。因此，老年人的膳食应该更加注重营养丰富，以确保必需营养素的摄入充足，包括一些具有预防保健作用的特殊营养素，如维持骨骼及肌肉功能的蛋白质、维生素 D、钙，以及抗氧化剂和具有抗氧化应激、抗炎作用的 n-3 多不饱和脂肪酸（n-3PUFA）等。总之，随着年龄的增长，人们应当采取平衡膳食和规律锻炼的方法来支持健康老龄化。

【关键词】 老年性厌食症；身体成分和衰老；慢性炎症；免疫衰老；营养素密度；肌肉减少症

第 1 节 引　　言

人口老龄化是全世界面临的共同问题，不仅工业化发达的高收入国家形势严峻，发展中国家的人口老龄化问题也日益严峻。1980 年，全球 60 岁及以上人口数量为 3.82 亿，2017 年为 9.62 亿，比 1980 年增长一倍多，而这一数字还在持续增长，预计到 2050 年将达到 20 亿以上[1]。老年人口增长的主要原因是人类预期寿命的延长，但寿命的延长并不意味着人们获得了更健康的晚年生活。在人口老龄化的背景下，老年人保持健康状态是非常重要的。世界卫生组织近期将健康老龄化定义为"以使老年人拥有幸福的晚年生活而维持和加强老年人的身体功能的过程"[2]，实现这一目标的重要环节是提供充足的营养。然而衰老对人体的生理功能产生了巨大影响，进而影响了老年人对营养物质的需求。衰老是一个持续的过程，早在生命步入 30 岁后就开始发生。对于女性来说，明显的衰老通常在绝经期出现，而男性的明显衰老在 60～65 岁左右开始出现。一般而言，由于衰老进程和健康状况的个体差异，老年人比其他人群更加特殊和多样化[2]，这些因素共同影响老年人的营养需求。

第 2 节 老年人的生理需求

一、衰老引起身体成分和功能的变化

衰老通过一系列生理变化影响着人体的功能及性能。这些变化也会影响身体对能量和营养的需求。总的来说，在生命的后三分之一时间里，身体功能下降、组织质量减少，但这一过程会因人而异（图 5-1）。

值得注意的是肌肉和骨骼构成的瘦体重（lean body mass，LBM）（又称去脂体重）减少[5,6,7]。LBM 下降是以细胞分裂减少为特征[8]。从 20 岁到 80 岁，人体平均有 40% 的肌肉量逐渐流失[9]。而在 70～80 岁过程中身体的脂肪含量逐渐增加，之后略有减少[3,4,10]，上述变化往往导致总体重维持不变，虽然身高会降低，但是体重指数（kg/m²）没有显著变化。由于 LBM 损失量较大，引起脂肪含量不断增加[8,4,11,7,12,10]。这些脂肪组织主要积累在腹部，增加了胰岛素抵抗和心血管疾病的风险[13,14]，同时脂肪还会在器官、肌肉和骨骼中异位堆积[11]。

（一）肌肉减少症

肌肉减少症（sarcopenia）（源自希腊语）是一种与年龄相关的肌肉量减少的正常现象，除了肌肉的质量减少外，肌肉的功能也有所下降。肌肉的

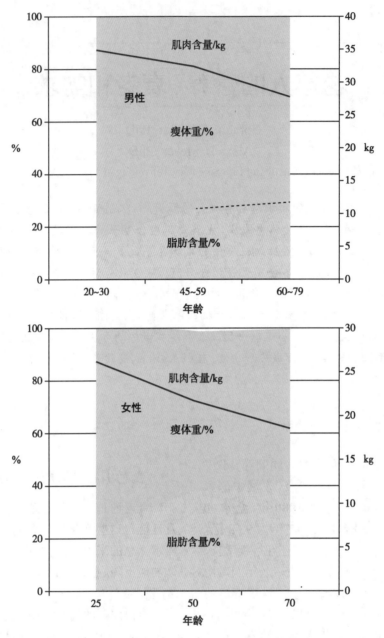

图 5-1 身体成分和肌肉质量的年龄相关变化。虚线表示在其他三项研究中观察到的脂肪量增加趋势[3,4,10]。基于参考文献 5 中的数据绘制

功能在 20 岁过后开始下降，40 岁过后显著下降，大约每十年下降 6%，45～85 岁之间肌肉功能约下降 25%[15,16]。因此，肌肉减少症的定义是肌肉重量减少，同时肌肉功能下降，表现为肌肉力量和 / 或身体功能下降[17]。运动单位是指由运动神经元支配的仅包含一种类型的肌纤维束。尽管快速收缩的Ⅱ型运动单位比慢速收缩的Ⅰ型运动单位更容易疲劳，耐力更低，但快速收缩的Ⅱ型运动单位的特点是有更多的纤维数量、更大的横截面积和更快的收缩速度，从而产生更大的力量。衰老，尤其是肌肉减少症，与慢速和快速肌肉运动单位的减少有

关，但快速肌肉运动单位的减少尤为明显。此外，快速收缩的Ⅱ型肌球蛋白纤维转变为缓慢收缩的Ⅰ型肌球蛋白纤维，导致快速运动所需的肌肉力量丧失（如站起来或者爬楼梯）。这种损失伴随着Ⅱ型肌纤维萎缩，导致肌肉横截面积下降、神经纤维丢失和神经肌肉接头的改变[18,19,20]。胰岛素样生长因子 1 和生长激素等激素刺激物的分泌减少，以及促炎症介质（尤其是肿瘤坏死因子 α 和白介素 6）的增加，导致肌肉细胞的蛋白质降解和肌肉细胞凋亡[20]，使男性的肌肉力量在 30～90 岁之间下降了 50%～60%[21]。此外，在 25～45 岁和 65～85 岁

两个年龄段,因为老化的肌肉越来越多地被脂肪组织渗透,导致肌肉中不具有收缩功能的成分含量增加了两到三倍[22]。脂肪替代肌肉组织导致肌少症性肥胖的发展,会使肌肉质量和功能进一步下降[17]。肌肉减少症会增加致残风险,从而使人丧失自理能力[16](图 5-2)。

（二）器官功能下降引起的变化

器官萎缩会导致器官代谢功能下降。以肾脏为例,在对肾脏捐献者的健康检查中发现,肾脏显示了与年龄相关的功能和结构的变化,即使在没有并发症的情况下,人的肾脏也会发生退行性改变。大约从 50 岁开始,肾脏体积以每十年减少约 20cm³ 的速度萎缩,其中减少的为肾皮质,而肾髓质在 30～50 岁之间有所增加。与年龄相关的显微解剖学变化为肾硬化,包括肾动脉和肾小动脉的硬化、肾小球硬化、肾小管萎缩和纤维化,并且伴随肾单位的丢失和残余肾单位的代偿性肥大[23,24]。40 岁之后,肾小球滤过率每十年下降 8～10ml/min[25],由于老年人的肾小球滤过率往往低于诊断慢性肾脏病的临界值（60ml/（min·1.73m²）),且这个临界值可能不适用于老年人,所以老年人轻度下降的肾小球滤过率与高死亡率无关[23]。

肾脏功能的改变使尿液浓缩功能下降,引起日常尿量增加、水分流失。因此,机体需要通过减少非肾性水分流失（如出汗减少,尤其是老年男性）和增加液体摄入量来进行补偿[26]。然而,老年人的体液平衡可能会受高温环境影响,也会因口渴感知功能下降而影响液体摄入量[27,28]。

除了 LBM,体内水分也会随着年龄的增长有所下降,年轻男性体内水分在 55% 以上,30 岁以下年轻女性体内水分略低于 50%,而老年人则远低于 50%[29,30,31]。由于去脂组织的水合水平是基本维持不变或略有增加的（平均约为 73%）,因此老年人体内水分的下降完全是由 LBM 的下降导致[31],而且体内水分的减少主要发生在细胞内,与细胞质量的损失相一致[29]。

二、衰老对骨量和矿物质密度的影响

骨量减少和骨矿物质含量减少与衰老有关,被称为骨质疏松症。衰老发生于骨量达到峰值之后（年龄为 15～30 岁）,骨量的减少则取决于骨骼所在部位[79,33,34]。然而,这种早期退化是缓慢的,主要是由于骨形成减少[35]。女性绝经期开始后,骨质流失率显著增加,从每十年减少≤10% 上升到每十年减少≥40%[36]。尽管不同个体不同部位之间存在差异,但骨小梁（骨内部海绵状部分）的骨量损失比致密的骨皮质更明显[36]。据研究报道,在 20～90 岁期间,女性和男性的骨小梁中心密度分别下降了 55% 和 46%,骨小梁外周密度下降幅度较小且没有明显性别差异（女性约为 24%,男性约为 26%）,骨皮质的矿物质密度也有小幅下降,但女性的下降幅度大于男性（女性约为 25%,男性约为 18%）[37],而且女性比男性骨膜附着生长（从外部沉积新的骨材料）的下降幅度更大。因此,在衰老过程中女性会比男性损失更多骨量。

骨量和矿物质含量的减少最终导致骨质疏松

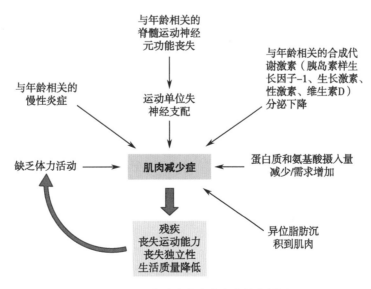

图 5-2 肌肉减少症发生和发展的原因

症。骨质疏松症的特征是骨量减少和微观结构退化，这是由于骨吸收和骨形成之间的不平衡造成骨量流失超过正常衰老水平。这种骨质结构改变降低了骨密度和强度，并与高骨折风险相关联[38]。骨质疏松症受性别影响，尤其是在绝经后女性中更为常见[39]，这是因为雌激素通过促进生长因子的释放和抗炎作用刺激成破骨细胞，并抑制破骨细胞产生和活化，而老年女性由于雌激素缺乏使骨形成和骨吸收之间的平衡转向骨吸收从而导致骨质疏松。除了激素缺乏外，与衰老相关的促炎状态以及老年人经常使用的某些药物也会促进骨质疏松症的发展[39]。此外，营养和生活方式也是影响骨代谢和骨质疏松症发展的重要决定因素[39]。

三、年龄相关性能量消耗变化：对身体成分和体力活动的影响

在衰老过程中，身体成分的变化对能量消耗也有影响。已有研究发现 LBM 和代谢器官组织活性的减少会导致静息能量消耗（resting energy expenditure，REE），每十年下降约 1%～3%[40]，如果再加上体力活动较少，就会导致总能量消耗的减少。然而，REE 的下降并不能完全用 LBM 的损失来解释。在一项针对德国老年人（年龄≥60 岁）的研究中，结合了 10 年间的横断面数据和纵向数据，发现男性身体成分的变化引起的 REE 下降幅度要远远高于女性。除了去脂体重外，年龄也是预测 REE 的重要因素。年龄每增长 10 岁，女性和男性的 REE 分别下降 1.5%～2% 和 4.1%～5.2%，相当于女性 REE 每十年下降 100.4kJ（24kcal），而男性 REE 每十年下降 292.7kJ（70kcal）[41]，这种变化与身体成分无关。这种差异背后的影响因素包括 LBM 的细胞分裂和各种器官代谢活动的降低[42]，以及异位脂肪沉积后器官功能的紊乱。据研究报道，由于 Na-K 泵活性降低[44]，老年人（65～80 岁）的线粒体氧化功能比年轻人（25～48 岁）下降了 50%[43]，这也会导致 REE 的下降。

此外，除了 REE 水平降低，随着年龄增长，体力活动的减少也会导致总能量消耗减少[45,46,47,48]。

四、免疫功能的变化：慢性低水平炎症及其影响

衰老对免疫系统有着深远的影响，这些影响被定义为免疫衰老或衰老免疫重塑。免疫衰老可以影响所有免疫细胞群，但对 T 淋巴细胞的影响尤为严重。免疫功能随着年龄的增长而退化，从新生儿早期开始，胸腺以每年约 3% 的速度萎缩直至中年，此后以每年约 1% 的速度萎缩，并出现胸腺上皮组织的流失和脂肪细胞的增加[49]。因此，正常 T 细胞的输出量减少，而记忆 T 细胞的增加则弥补了这一不足。T 细胞随年龄增长的特异性变化包括通过 T 细胞受体（T-cell receptor，TCR）介导的增殖作用明显受损、IL-2 的产生[50]以及共刺激因子 CD28 抗原的丢失[51]，这些与年龄相关的变化在 CD8⁺T 细胞中更为明显[52]。TCR 多样性的下降在 65 岁到 75 岁之间突然发生[53]，继而影响其识别和响应抗原的能力，所以初始 T 细胞的减少被认为与 TCR 的多样性降低有关。免疫衰老的特征是细胞增殖受损，与以下因素有关：端粒侵蚀和 DNA 积累损伤、代谢功能障碍、细胞信号传导改变、促炎性细胞因子分泌增加以及自身反应性变化，从而促进炎症性疾病的发生，如类风湿关节炎、动脉粥样硬化、神经和其他退行性疾病[54,55,52]。

除了 T 细胞外，其他免疫细胞也会受到衰老的影响。B 细胞发育受损导致 B 细胞数量减少，B 细胞受体多样性降低，使其对感染和疫苗接种的反应减弱，体液免疫降低[56]。研究同样发现先天免疫系统也存在年龄相关性变化，包括自然杀伤细胞数量的增加及细胞活性紊乱、巨噬细胞吞噬作用降低、炎性细胞因子产生减少、有丝分裂原引起的呼吸爆发减弱[57,58]，以及中性粒细胞功能障碍[59]。

一般来说，衰老与慢性低水平炎症状态有关。除了与年龄有关的免疫功能变化，随着时间推移，不断积累的"垃圾颗粒"（细胞碎片和功能失调的自体分子）产生的干扰作用才被认为是慢性低水平炎症发生的根本原因，免疫细胞识别这些"垃圾颗粒"会触发炎症反应[60,61]。内脏脂肪是脂肪因子和部分细胞因子的来源，所以内脏脂肪和异位脂肪的增加也被认为是导致慢性炎症的原因之一[62]。此外，衰老还与肠道微生物群的变化有关，衰老会引起促炎性细胞因子和肠道通透性的增加，从而导致慢性炎症的发展[63]。衰老与肠道微生物群变化、生理年龄呈负相关，但与实际年龄无关[64]。

五、与年龄相关的疾病

衰老还与很多慢性疾病的高患病风险和高患

病率有关，包括心血管疾病、高血压、糖耐量受损和 2 型糖尿病、癌症以及认知障碍等各种退行性疾病。这些疾病经常一起发生，我们称之为多重病症共患。老年人体内炎症活动的增加，导致氧化应激作用增强，促进上述疾病的发生和进展，而生活方式和营养状态也会影响上述情况。比如，维生素 B_6、维生素 B_{12}、叶酸和维生素 B_2 不足引起的高同型半胱氨酸血症是导致心血管疾病[65,66] 和认知功能障碍发生的重要危险因素[67]。另外，特定的膳食脂肪酸也会影响血脂并调节炎症反应[68,69,70]。反之，慢性病也决定着患者的营养需求，在选择食物时必须加以考虑。此外，老年人常用的某些药物也会对营养素的吸收和代谢产生影响（表 5-1）[71,72]。其中，因衰老引起的代谢变化和肾功能下降对药物的代谢、处理和排泄产生的影响尤为关键[73]。

第 3 节　老年人的营养需求

一、关键营养建议的基础知识

虽然能量需求会随着年龄增长而减少，但大多数营养素的推荐摄入量却没有发生变化或者变化很小（表 5-2）。就铁而言，绝经后女性对于铁的需求几乎与男性一样低，但是铁的充足供应对预防老年人常见的贫血非常重要，尤其是同时伴随低水平炎症的贫血患者，发生残疾、虚弱、跌倒、心血管疾病的风险显著增加，还会导致认知功能下降以及死亡率升高[81,82]。

此外，对于某些营养素，建议增加摄入量以补偿吸收障碍，或者因为这些营养素与维持生理功

表 5-1　老年人常用药物对微量营养素的影响状况

药物	适应证	受影响营养素	影响	机制
质子泵抑制剂	胃食管反流	维生素 B_{12}、锌	吸收障碍	维生素 B_{12}、锌：盐酸、胃蛋白酶分泌减少，胃液 pH 升高
		维生素 C、Mg^{2+}、Ca^{2+}		其他营养素：未知
二甲双胍	非胰岛素依赖型糖尿病	维生素 B_{12}	吸收障碍	可能干扰 Ca 介导的 IF-Cbl 复合物结合
缓泻剂	便秘	电解质（K^+、Mg^{2+}）	吸收减少，随粪便增加流失	利尿性腹泻，缩短通过肠道时间
非甾体抗炎药（阿司匹林）	炎症	维生素 C、铁	维生素 C（血浆、白细胞、血小板）和铁（Hb、铁蛋白）的状态较低	维生素 C 摄取紊乱，失血性的黏膜损伤
利尿剂（噻嗪类、氨苯蝶啶）	高血压	K^+、Mg^{2+}、维生素 B_1	排泄量增加	增加尿液中 K^+ 的排泄、抑制肾脏重吸收
		叶酸	叶酸含量降低	氨苯蝶啶对二氢叶酸还原酶的竞争性抑制
		Ca^{2+}	血清中 Ca^{2+} 水平高	肾脏重吸收 Ca^{2+}
血管紧张素转化酶（ACE）抑制剂	高血压	Zn^{2+}	排尿量增加	螯合 Zn^{2+}
		K^+	高钾血症	肾脏 K 潴留
胆固醇合成酶抑制剂	高胆固醇血症	维生素 E β- 胡萝卜素	可能处于较低状态	维生素 E、β- 胡萝卜素：可能降低脂蛋白
肾上腺糖皮质激素	炎症性疾病（如类风湿关节炎、哮喘）	维生素 D、Ca^{2+}	肾脏和肠道吸收减少	抑制钙转运蛋白的转运，抑制维生素 D 生成
		Na^{2+}、K^+	增加 Na^+ 潴留、K^+ 排泄	Na^+/K^+：机制不明

源于参考文献 93。

表 5-2   不同国家和 WHO/FAO 的年轻人和老年人的每日微量营养素推荐摄入量

微量元素	WHO/FAO[154]				IOM（美国 & 加拿大）[75]			
	19 ~ 65 岁		> 65 岁		19 ~ 30 岁		≥51 岁	
	男	女	男	女	男	女	男	女
Ca/mg	1 000	1 000	1 300	1 300	1 000	1 000	1 000～1 200	1 000～1 200
Mg/mg	260	220	224	190	400	310	420	320
Na/mg	<2 000	<2 000	<2 000	<2 000	2 300	2 300	2 300	2 300
Fe/mg	9.1～27.4[b]	19.6～58.8[b]	9.1～27.4[b]	7.5～22.6[b]	8	18	8	8
Zn/mg	4.2～14.0[b]	3.0～9.8[b]	4.2～14.0[b]	3.0～9.8[b]	11	8	11	8
Se/μg	34	26	33	25	55	55	55	55
维生素 D/μg	5～10	5～10	15	15	15	15	15～20	15～20
维生素 E/mg	n.d	n.d	n.d	n.d	15	15	15	15
维生素 K/μg	65	55	65	55	120	90	120	90
维生素 B₁/mg	1.2	1.1	1.2	1.1	1.2	1.1	1.2	1.1
维生素 B₂/mg	1.3	1.1	1.3	1.1	1.3	1.1	1.3	1.1
维生素 B₆/mg	1.3	1.3	1.7	1.5	1.3	1.3	1.7	1.5
维生素 B₁₂/μg	2.4	2.4	2.4	2.4	2.4	2.4	2.4	2.4
叶酸 /μg	400	400	400	400	400	400	400	400

微量元素	EFSA（欧盟）[76]				澳大利亚 / 新西兰 [77]			
	18 ~ 59 岁		≥60 岁		19 ~ 30 岁		> 70 岁	
	男	女	男	女	男	女	男	女
Ca/mg	950～1 000	950～1 000	950	950	1 000	1 000	1 300	1 300
Mg/mg	350	300	350	300	400	310	420	320
Na/mg	tbd	tbd	tbd	tbd	460～920	460～920	460～920	460～920
Fe/mg	11	16	11	16	8	18	8[b]	8
Zn/mg	9.4～16.3[b]	7.5～12.7[b]	9.4～16.3[b]	7.5～12.7[b]	14	8	14	8[b]
Se/μg	70	70	70	70	70	60	70	60
维生素 D/μg	15	15	15	15	5	5	15	15
维生素 E/mg	11	13	11	10	10	7	10	7
维生素 K/μg	70	70	70	70	70	60	70	60
维生素 B₁/mg	0.1mg/MJ[d]	0.1mg/MJ[d]	0.1mg/MJ[d]	0.1mg/MJ[d]	1.2	1.1	1.2	1.1
维生素 B₂/mg	1.6	1.6	1.6	1.6	1.3	1.1	1.6	13
维生素 B₆/mg	1.7	1.6	1.7	1.6	1.3	1.3	1.7	1.5
维生素 B₁₂/μg	40	40	40	40	2.4	2.4	2.4	2.4
叶酸 /μg	330	330	330	330	400	400	400	400

续表

微量元素	NNR(北欧)[78]				D-A-CH(德语国家)[32]				CNS(中国)[80]			
	18 ~ 60 岁		> 60 岁		19 ~ 25 岁		≥65 岁		18 ~ 49 岁		≥65 岁	
	男	女	男	女	男	女	男	女	男	女	男	女
Ca/mg	800/900e	800/900e	800	800	1 000	1 000	1 000	1 000	800	800	1 000	1 000
Mg/mg	350	280	350	280	350	300	350	300	330	330	310/320f	310/320f
Na/mg	≤2 400	≤2 400	≤2 400	≤2 400	10	15	10	10	1 500	1 500	1 400	1 400
Fe/mg	9	9/15g	9	9	9	7	9	7	12	20	12	12
Zn/mg	10	7	10	7	70	60	70b	60	12.5	7.5	12.5	7.5
Se/μg	60	50	60	50	20i	20i	20i	20i	60	60	60	60
维生素 D/μg	10	10	10/20h	10/20h	14/15i	12	12	11	10	10	15	15
维生素 E/mg	10	8	10	8	11	13	11	10	14	14	14	14
维生素 K/μg	n.d	n.d	n.d	n.d	70	60	80	65	80	80	80	80
维生素 B₁/mg	1.3/1.4k	1.1	1.2	1.0	1.2/1.3	1.0	1.1	1.0	1.4	1.2	1.4	1.2
维生素 B₂/mg	1.5/1.6k	1.2/1.3k	1.3/1.4l	1.2	1.4	1.1	1.3	1.0	1.4	1.2	1.4	1.2
维生素 B₆/mg	1.5	1.2	1.5	1.3	1.5	1.2	1.4	1.2	1.4	1.4	1.4	1.4
维生素 B₁₂/μg	2.0	2.0	2.0	2.0	4.0	4.0	4.0	4.0	2.4	2.4	2.4	2.4
叶酸 /μg	300	300/400	300	300	300	300	300	300	400	400	400	400

nd,未定义；待定,待定义。

a 1 000mg,＜25 岁。

b 取决于膳食中的生物利用度（植酸盐含量）。

c 20mg,≥71 岁。

d MJ＝兆焦耳；相当于 0.4mg/1 000kcal。

e 900 为 18～20 岁。

f 310mg,≥80 岁。

g 15mg,绝经前。

h 20mg,≥75 岁。

i 在没有内源性合成的情况下。

j ＜25 岁更有价值。

k ≤30 岁更有价值。

l ＜75 岁更有价值。

能特别相关。氮平衡研究分析并未表明老年人和年轻人的蛋白质需求存在显著差异，因此每公斤体重 0.66g 优质蛋白的估计平均需求量和每公斤体重 0.83g 蛋白质的推荐摄入量适用于所有年龄段的成年人[83,84,85]。另外，许多研究发现，较高的蛋白质摄入量（≥1.2g/kg 体重）能更好地维持 LBM 和与运动及力量有关的身体功能，从而降低虚弱的风险[86,87,88,89]。同时，也有研究表明肌肉蛋白质的合成随着年龄的增长而呈下降趋势。

（一）蛋白质

有证据表明，人体需要更高的蛋白质摄入量来刺激最大的合成代谢反应[90]。2013 年，由欧盟老年医学会（European Union Geriatric Medicine Society）、国际老年医学会和欧洲老年医学协会（International Association of Gerontology and Geriatrics European Region）、国际营养与老龄化协会（International Association of Nutrition and Aging）以及澳大利亚和新西兰老年医学会（Australian and New Zealand Society for Geriatric Medicine）组成的 PROT-AGE 研究小组，建议每日蛋白质摄入量为 1.0～1.2g/kg 体重，以维持老年人的身体功能，患有急性或慢性疾病的老年人推荐摄入量为 1.2～1.5g/kg，营养不良或重病患者可增加至 2.0g/kg[91]。这些建议得到了欧洲临床营养与代谢学会（ESPEN）

的认可[92]。此外，一些国家制订的蛋白质摄入量建议指南中，也为老年人设定了较高的标准值，为正常体重 1.0～1.3g/kg（表 5-3），这也反映出老年人需要较高的蛋白质摄入量。

（二）微量营养素

虽然老年人和年轻人对大多数微量营养素的基本需求相同，但由于肠道吸收水平相对较低，仍建议摄入较高水平的微量营养素。例如，随着年龄的增长，某些药物的使用量增加，会引起吸收功能紊乱以及某些营养素的代谢方式改变，从而导致这些微量营养素的缺乏[71,72]（表 5-1）。

吸收不良影响老年人体内维生素 B_{12} 的水平，因为维生素 B_{12} 需要经过胃酸和胃蛋白酶的消化，从与食物蛋白质的紧密结合中释放出来，再被吸收。萎缩性胃炎是老年人的常见疾病，其特点为胃酸和胃蛋白酶分泌减少，从而降低了膳食中维生素 B_{12} 的生物利用率。胃食管反流的发病率与年龄相关，因此老年人若因胃酸分泌较高而使用质子泵抑制剂时，会减少胃酸分泌，从而进一步加重维生素 B_{12} 的吸收不良[93]。内因子（intrinsic factor, IF）缺乏是维生素 B_{12} 吸收不良的一个不太常见的原因，该因子在小肠中充当维生素 B_{12} 的载体，并使其能够在远端回肠中通过受体介导摄取。IF 还可能成为自身免疫反应的目标，从而诱发恶性贫血，这种情况在老年人中更高发[94]。随着 2 型糖尿病的治疗药物二甲双胍的广泛应用，人们也观察到了维生素 B_{12} 的吸收不良，这可能是通过干扰钙介导的 IF-维生素 B_{12} 复合物与其受体结合而导致的[98]。

除了叶酸和维生素 B_6，维生素 B_{12} 在认知能力和神经功能方面的作用也值得关注。这是因为这些维生素参与了为甲基化反应提供甲基的单碳代谢。维生素 B_{12} 和叶酸共同作用于同型半胱氨酸（homocysteine, HCys）向蛋氨酸的转化。在大脑和神经组织中，S-腺苷甲硫氨酸在神经递质、磷脂和髓鞘的合成中充当甲基供体。叶酸或维生素 B_{12} 缺乏与认知能力下降[67]、脑损伤[67]、脑梗死和阿尔茨海默病的患病风险增高有关[67]，这可能与 HCys 的浓度增加有关。在动物研究中，HCys 表现出血管毒性和神经毒性作用，虽然确切机制尚不清楚，但可能涉及很多方面。在这种情况下，叶酸和维生素 B_{12} 之间的平衡非常重要，因为叶酸的缺乏会加剧维生素 B_{12} 缺乏引起的神经症状，也会通过纠正叶酸和维生素 B_{12} 缺乏引起的巨幼细胞贫血来掩盖维生素 B_{12} 缺乏引起的神经症状[99]。鉴于老年人缺乏维生素 B_{12} 的风险很高，如果维生素 B_{12} 供应不足的话，那么多个以强化叶酸为主食（如小麦粉）的美国可能会给老年人造成上述问题[67,99]。

考虑到老年人对能量的需求较低，该年龄群体对参与能量代谢的宏量营养素和微量营养素（如 B 族维生素：维生素 B_1、维生素 B_2、烟酸和吡哆醛）的需求也将减少。德-奥-瑞营养学会（D-A-CH）在 2016 年修订的维生素 B_1、维生素 B_2、烟酸和维生素 B_6 参考值中就参照了这种规律，将推荐摄入量根据年龄的增长而降低[100]，尤其适用于男性。然而，在少量研究中有证据表明，老年人是需要较高的维生素 B_6 水平来维持一个适宜的状态[101,65,102,103]。所以，对老年人而言，即使满足了推荐的膳食摄入

表 5-3　不同国家和 WHO/FAO 的年轻人和老年人的每日蛋白质推荐摄入量

	年龄组（男性 / 女性均适用）		年龄组间差异
WHO/FAO[154]	≥18 岁：0.83/（g/kg）BW		——
IOM（美国 & 加拿大）[56]	≥19 岁：0.8/（g/kg）BW		——
EFSA（欧委会）[38]	≥18 岁：0.83/（g/kg）BW		——
COMA（英国）[95]	≥18 岁：0.75/（g/kg）BW		——
澳大利亚 / 新西兰[11]	19～70 岁：0.84/0.75/（g/kg）BW	>70 岁男性：1.07/0.94/（g/kg）BW	+27/+25%
D-A-CH（德语国家）[121]	19～64 岁：0.8/（g/kg）BW	≥65 岁：1.0/（g/kg）BW	+25%
NNR（北欧）[103]	18～64 岁：0.8～1.5/（g/kg）BW（10%～20% 能量）	≥65 岁：1.1～1.3/（g/kg）BW（15%～20% 能量）	高达 +60%
AFSSA（法国）[97]	19～60 岁：0.83/（g/kg）BW	>60 岁：1.0/（g/kg）BW	+20%

BW，体重。

量，依然能反复观察到较低的维生素 B_6 水平。此外，也有研究证明只有摄入足够的维生素 B_2，才能通过依赖 FMN 的吡哆醇 5- 磷酸氧化酶生成具有生物活性的维生素 B_6，即吡哆醛 5- 磷酸[103]。除此之外，由于较高的分解代谢或某些药物的作用被认为是导致老年人维生素 B_6 水平较低的原因[103,104,105]，因此 1998 年医学研究所（Institute of Medicine, IOM）和 2004 年世卫组织 / 粮农组织分别为≥51 岁和≥65 岁的成年人设定了比年轻成年人更高的推荐摄入量（男性为 1.7mg/d vs 1.3mg/d，女性为 1.5mg/d vs 1.3mg/d）[106,74]，欧洲食品安全局也建议所有 18 岁以上的成年人摄入更高的维生素 B_6[107]。2001 年，法国食品安全局（French Food Safety Agency, ANES）为 75 岁男女制订的维生素 B_6 推荐摄入量甚至更高，为 2.2mg/d[108]。

（三）骨骼健康中的营养素：钙、维生素 D 与维生素 K

考虑到老年人骨质流失和骨质疏松症的风险增加，普遍建议摄入更多的钙和维生素 D。衰老与皮肤和肾脏中内源性维生素 D_3 合成降低有关。表皮和真皮中的前体 7- 脱氢胆固醇生成的维生素 D_3 前体随着年龄的增长而稳步下降，在 70 岁以上的人中，其生成量仅为 8 岁儿童的 40%[109]。表皮中 7- 脱氢胆固醇的浓度也随着年龄的增长而降低[109]，在大鼠中，25（OH）-D_3 在肾脏中羟基化为其活性形式 1,25（OH）$_2$-D_3，随着年龄的增长，由于催化酶 1α- 羟化酶的活性降低和线粒体数量的减少，1,25（OH）$_2$-D_3 反而下降。反之，分解代谢产物 24,25（OH）$_2$-D_3 的生成量随着年龄的增长而增加[110,111]，随着维生素 D_3 循环浓度的降低，衰老也会导致肠道内钙的吸收减少[112]，并降低对低钙摄入的适应性[113]，这进一步促进了肠道对维生素 D_3 的抵抗以及钙吸收的减少[114,115]。总体而言，高龄绝经后女性比男性更容易缺乏维生素 D，且患骨质疏松症的风险也更高。尤其是随着维生素 D 介导的细胞外钙吸收减少，更高的膳食钙摄入量可能会促进被动的细胞间吸收增加[116]。

另一种对骨骼健康起重要作用的营养素是维生素 K，它是 γ- 谷氨酰羧化酶的辅助因子，对骨钙素（骨矿化所需的一种蛋白质）中谷氨酸的 γ- 羧化进行催化，从而激活骨钙素。维生素 K 水平与老年人的骨密度和下肢功能呈正相关[117,118]，在髋部骨折的老年人中维生素 K 缺乏非常常见[119]。维生素 K 还显示出独立的抗炎作用[117]。由于部分维生素 K 由肠道微生物群以甲基萘醌（维生素 K_2）的形式提供，所以长期使用抗生素可能导致维生素 K 缺乏[120]。此外，肠道吸收不良也是一个引起维生素 K 缺乏的因素。尽管补充维生素 K 对老年人的益处并不确定[117]，但德 - 奥 - 瑞营养学会仍然建议老年人（> 50 岁）稍微提高维生素 K 的每日摄入量[79]（表 5-2）。

二、饮食指导

（一）能量需求减少而营养素密度需求增高

为了满足较低的能量需求，以及不变的甚至更高的营养素多样化需求，老年人的膳食必须包括营养丰富的食品。蔬菜、水果、豆类和全麦谷物是最佳选择，因为它们是膳食纤维的良好来源，可以预防便秘，维持健康的肠道菌群，并提供具有抗氧化活性和其他生物活性的次生植物化合物。这些食物也是包括叶酸在内的 B 族维生素、维生素 C 和类胡萝卜素的主要来源。坚果、种子和优质植物油可以提供维生素 E 和必需多不饱和脂肪酸。此外，还应食用适量的低脂乳制品、鸡蛋、鱼和瘦肉等动物性食品，以确保这些食品以较高生物利用度来供应优质蛋白质和关键微量营养素，如铁、锌、钙和维生素 B_{12}。在高纬度地区的冬季或阳光照射量不足的时候，应注意补充维生素 D。

（二）营养素对免疫功能的益处

提高某些营养素的摄入量可以对一些与衰老相关的疾病起治疗作用。例如，类风湿关节炎的促炎状态通过产生活性氧和氮化物引起氧化应激，发挥抗氧化作用的微量营养素，如维生素 C 和 E、类胡萝卜素和非营养性多酚化合物已成功用作治疗药物，以缓解症状和预防氧化应激[121,122]。抗氧化剂也能恢复巨噬细胞的功能以抵抗疾病[57]。降低氧化应激水平还可以降低罹患心血管疾病、糖尿病和癌症等年龄相关性非传染性疾病的发病风险。

此外，认知能力降低和痴呆患者发生氧化应激的情况增加，因此需要补充更多的维生素 C 和 E 等抗氧化物质，以维持认知能力，并预防认知功能下降[123]。

营养素还可以增强免疫功能，从而抵消免疫衰老的影响。维生素 E 已经证明了这一点，当维生素 E 的补充剂量高于推荐的每日摄入量时会刺激细胞的丝分裂，因此会增强 T 淋巴细胞的增殖和反应 [124]。维生素 E 抑制 PGE₂（一种 T 细胞抑制性类二十烷酸）的生成，PGE_2 是随着年龄的增长而上升。维生素 E 还会通过增加刺激性的 IL-2 的分泌和调节信号转导对 T 细胞发挥其他作用 [124,125,126]。

与老年人免疫功能高度相关的食物成分 n-3 PUFA，它是一些炎症介质和其他免疫反应介质的前体，如二十碳五烯酸（eicosapentaenoic acid，EPA）中的类花生酸和二十二碳六烯酸（docosahexaenoic acid，DHA）中的脂质调节剂。与 n-6 多不饱和脂肪酸相比，n-3 PUFA 的促炎作用更小。EPA 和 DHA 存在于富含脂肪的鱼类（尤其是海洋鱼类和少部分淡水鱼类）和微生物（藻类）中，鱼油是这些多不饱和脂肪酸的最佳来源，也是这些多不饱和脂肪酸的实际活性前体，但在从植物中提取的 α- 亚麻酸转化为 EPA 和 DHA 方面存在一些争议 [127]。许多研究支持 n-3PUFA 在类风湿关节炎中的抗炎作用，而且多数证据表明 EPA 和 DHA 具有抗炎作用 [128]。在炎症方面，脂肪酸还通过与 Toll 样受体（Toll-like receptors，TLR）的相互作用，对促炎症信号通路进行差异调节。饱和脂肪酸，例如棕榈酸，激活这一途径并诱导 IL-1β 的分泌，而 DHA 则对其发挥抑制作用 [70]。

（三）营养素对肌肉和骨骼的益处

最近，还有一些研究发现了 n-3 多不饱和脂肪酸，尤其是 EPA 和 DHA 对肌肉骨骼系统的益处。n-3 多不饱和脂肪酸的合成代谢特性的证据来自对动物、人类和体外的大量研究，这些研究显示 n-3 多不饱和脂肪酸能刺激肌肉蛋白质合成、改善肌肉功能和增强肌肉力量，这些作用既可以归因于 n-3 多不饱和脂肪酸的抗炎特性，也可以归因于 mTOR（哺乳动物雷帕霉素靶蛋白）信号通路的直接激活作用 [129,130]。一般而言，在 n-3 和 n-6 家族中，较高的多不饱和脂肪酸摄入量对骨矿物质密度有正向影响，并且降低骨折风险 [131]。然而，摄入鱼类对骨骼健康有更大的影响，这是因为鱼类还能提供与骨骼健康相关的其他营养物质，如维生素 D 和蛋白质 [131]。

（四）营养素对心血管危险因素的益处

多不饱和脂肪酸在老年人饮食中的重要作用之一是对血脂和脂蛋白水平的影响。多项研究表明，n-3 多不饱和脂肪酸能够降低血浆中低密度脂蛋白胆固醇和甘油三酯水平，并且对增加高密度脂蛋白胆固醇发挥积极作用，从而降低心血管疾病的发病风险 [132,68]。

（五）膳食纤维的益处

便秘是老年人的高发疾病，因此老年人饮食中应含有足够的膳食纤维。老年护理机构的饮食干预研究显示，膳食纤维易于被纳入日常饮食中，它可以改善肠道功能，这减少了老年受试人群中导泻药物的使用率 [133,134]。燕麦麸皮形式的较高的膳食纤维的摄入增加也会引起叶酸、维生素 B₆ 和维生素 B₁₂ 状态的微小改善，并减少 HCys，这可能是通过其对肠道微生物群的作用而实现的 [135]。

三、导致老年人营养不良的因素

虽然 REE 的降低最初可能会促进中老年人的体重增加，但随着年龄的增长，营养不良的发病率呈上升趋势，这是由于进食总量下降导致的能量和必需营养素的摄入不足引起。这种营养不良是老年人虚弱、发生疾病和死亡率升高的重要影响因素之一，可能对生活在老年护理机构或者医院中，50% 以上的老年人受到营养不良的影响 [136]。一项针对 12 个主要是高收入国家的研究显示，在社区生活的老年人也面临着巨大的风险，报告显示 65 岁男性中 52.6% 有营养不良患病风险，而 9.5% 则诊断为营养不良 [137]。

（一）降低食物摄入量

许多因素导致老年人食物摄入量减少，包括常见的食欲缺乏，称为老年性厌食症。与年龄相关的胃肠功能变化，包括食管和胃动力降低，可能导致胃排空延迟，餐后饱腹感时间延长 [138,139]。据报道，老年人的饱腹感激素和介质的分泌也发生了改变，尤其是抑制食欲的胆囊收缩素分泌增加，而衰老的动物和人类对促食欲激素和神经肽 [如胃促生长素（ghrelin）和神经肽 Y（neuropeptide Y，NPY）] 的释放和敏感性则有所降低 [140,141]。老年人常见的炎症过程也会激活促炎细胞因子从而降低食欲 [142]。

（二）其他导致厌食症的因素

吞咽困难会导致食物摄入受阻。老年人常见的吞咽困难，主要是并发症和使用某些药物引起 [143,139]。牙齿问题是营养不良的另一个危险因素，例如牙齿缺失和 / 或牙齿功能丧失对食物选择影响极大，因为牙齿的功能决定着饮食质量和营养供应量 [144,145]。此外，衰老还与味觉受损有关。

研究发现,与年轻人相比,老年人对四种基本味道(甜、咸、酸和苦)的识别阈值更高,辨别不同口味的能力降低[146,147]。

某些老年人经常服用的药物,如二甲双胍、降压药、抗抑郁药和他汀类药物,通过对食欲、口感或胃肠功能的影响,也可以影响食物摄入量[71,72]。

除了与年龄相关的生理变化外,心理和社会人口因素也会导致老年人的食物摄入不足(表 5-4)。与年龄有关的残疾和行动不便,以及社会经济地位低下,使老年人难以获得充足的食物。抑郁是老年人的常见病,特别是在失去伴侣或存在慢性病健康问题时,都将出现食物摄入不足的情况[148]。

表 5-4　老年人营养不良的原因

主要原因	次要原因
营养不良 / 低粮食安全	缺乏健康营养知识
不良饮食习惯	孤立状态
食欲缺乏(衰老食欲缺乏)	孤独
牙齿问题	抑郁
更高的营养需求	身体残疾
吸收障碍	精神障碍
酒精中毒	记忆障碍
药物使用	贫穷
慢性病	

营养不良是造成老年人虚弱、发病率和死亡率升高的决定性因素。"肥胖悖论"认为肥胖具有保护作用,即观察到体重指数在超重或肥胖范围内的老年人患许多慢性疾病(如心血管系统疾病)的风险降低,死亡率也降低[149]。然而,健康状况很可能导致体重严重下降,这种现象背后的因果关系尚不清楚。此外,必须考虑身体成分,高水平的内脏脂肪对老年人和年轻人有同样的负面影响[149]。然而,根据研究结果,高于世界卫生组织建议的 BMI(即 $18.5\sim24.9kg/m^2$)[150]与老年人较低的死亡率有关,对于这一人群来说,更高的 BMI 范围可能是有益的[151]。

总的来说,采用健康的饮食模式,如地中海饮食、健康的北欧饮食或其他饮食模式,注重植物性食物,富含蔬菜、水果、豆类、全麦谷物,辅以适量的动物产品,尤其是乳制品和鱼,以及优质脂肪的饮食模式,是老年人的最佳选择。

四、其他指导

除了充足的营养外,定期进行适应个人体能的体育锻炼也能够极大地帮助老年人维持身体健康。保持适当的体育活动会增加总能量消耗和食物消耗量,从而促进必需营养素的充分摄入。对老年人而言,体育活动能够维持较好的能量平衡状态[152]。更重要的是,当结合高水平的蛋白质摄入时,充足的体育活动可以减缓肌肉质量的下降[92]。体育活动也被认为可以对抗骨密度的降低、延缓衰老的发展和减少骨质疏松症[153,154,155,156],并且对认知功能也有积极影响,有助于预防老年痴呆[157]。此外,定期的户外体育活动可以通过阳光照射改善维生素 D 水平。有研究发现,即使内源性合成较少,但每日进行阳光照射仍对增加老年人血清 25(OH)-维生素 D_3 水平发挥重要作用[158]。因此,有规律的体育活动对于维持老年人的身心功能和独立性至关重要,应该在老年人群中进行宣教和推广[2]。

研究空白

- 针对老年人推荐的营养素摄入量的研究数据大多来自于年轻人。有必要对老年人口的特殊营养需求进行研究。
- 高龄人口也需要相应数据。
- 根据健康状况和活动水平研究老年人群的差异非常重要。
- 应确定老年人特定营养素干预的效果。
- 需要进一步了解疾病和药物使用对老年人营养状况的影响。

(张峰 译)

参 考 文 献

1. WHO (World Health Organization). *World Population Ageing 2017. Highlights*. Geneva, Switzerland: World Health Organization; 2017.

2. WHO (World Health Organization). *World Report on Ageing and Health*. Geneva, Switzerland: World Health Organization; 2015.

3. Ravaglia G, Forti P, Maioli F, et al. Measurement of body fat in healthy elderly men: a comparison of methods. *J Gerontol A Biol Sci Med Sci*. 1999;54(2):M70—M76.

4. Ito H, Ohshima A, Ohto N, et al. Relation between body composition and age in healthy Japanese subjects. *Eur J Clin Nutr*. 2001;55:462—470.

5. Proctor DN, O'Brien PC, Atkinson EJ, Nair KS. Comparison of techniques to estimate total body skeletal muscle mass in people of different age groups. *Am J Physiol*. 1999;277(3):E489—E495.

6. Krems C, Luhrmann PM, Strassburg A, et al. Lower resting metabolic rate in the elderly may not be entirely due to changes in body composition. *Eur J Clin Nutr*. 2005;59:255—262.

7. St-Onge M-P, Gallagher D. Body composition changes with aging: The cause or the result of alterations in metabolic rate and macronutrient oxidation? *Nutrition*. 2010;26(2):152—155.

8. Kyle UG, Genton L, Hans D, et al. Age-related differences in fat-free mass, skeletal muscle, body cell mass and fat mass between 18 and 94 years. *Eur J Clin Nutr*. 2001;55:663—672.

9. Padilla Colón CJ, Molina-Vicenty IL, Frontera-Rodríguez M, et al. Muscle and bone mass loss in the elderly population: Advances in diagnosis and treatment. *J Biomed*. 2018;3:40—49.

10. Amdanee N, Di W, Liu J, et al. Age-associated changes of resting energy expenditure, body composition and fat distribution in Chinese Han males. *Phys Rep*. 2018;6(23):e13940.

11. Cartwright MJ, Tchkonia T, Kirkland JL. Aging in adipocytes: potential impact of inherent, depot-specific mechanisms. *Exp Gerontol*. 2007;42(6):463—471.

12. Imboden MT, Swartz AM, Finch HW, et al. Reference standards for lean mass measures using GE dual energy X-ray absorptiometry in Caucasian adults. *PLoS One*. 2017;12(4):e0176161.

13. Hunter GR, Gower BA, Kane BL. Age related shift in visceral fat. *Int J Body Compos Res*. 2010;8(3):103—108.

14. Matsuzawa Y. Obesity and metabolic syndrome: the contribution of visceral fat and adiponectin. *Diabetes Manag*. 2014;4(4):391—401.

15. Janssen I, Heymsfield SB, Wang Z, Ross R. Skeletal muscle mass and distribution in 468 men and women aged 18—88 yr. *J Appl Physiol*. 2000;89:81—88.

16. Janssen I, Ross R. Linking age-related changes in skeletal muscle mass and composition with metabolism and disease. *J Nutr Health Aging*. 2005;9(6):408—419.

17. Cruz-Jentoft AJ, Baeyens JP, Bauer JM, et al. Sarcopenia: European consensus on definition and diagnosis. *Age Ageing*. 2010;39:412—423.

18. Nikolić M, Malnar-Dragojević D, Bobinac D, et al. Age-related skeletal muscle atrophy in humans: An immunohistochemical and morphometric study. *Coll Antropol*. 2001;25(2):545—553.

19. Lee WS, Cheung WH, Qin L, et al. Age-associated decrease of type IIA/B human skeletal muscle fibers. *Clin Orthop Relat Res*. 2006;450:231—237.

20. Lang T, Streeper T, Cawthon P, et al. Sarcopenia: etiology, clinical consequences, intervention, and assessment. *Osteoporos Int*. 2010;21:543—559.

21. Kostka T. Quadriceps maximal power and optimal shortening velocity in 335 men aged 23—88 years. *Eur J Appl Physiol*. 2005;95:140—145.

22. Kent-Braun JA, Ng AV, Young K. Skeletal muscle contractile and noncontractile components in young and older women and men. *J Appl Physiol*. 2000;88:662—668.

23. Denic A, Glassock RJ, Rule AD. Structural and functional changes with the aging kidney. *Adv Chron Kidney Dis*. 2016;23(1):19—28.

24. Hommos MS, Glassock RJ, Rule AD. Structural and functional changes in human kidneys with healthy aging. *J Am Soc Nephrol*. 2017;28(10):2838—2844.

25. Silva FG. The aging kidney: A review — Part I. *Int Urol Nephrol*. 2005;37:185—205.

26. Manz F, Johner SA, Wentz A, et al. Water balance throughout the adult life span in a German population. *Br J Nutr*. 2012;107(11):1673—1681.

27. Stachenfeld NS, DiPietro L, Nadel ER, Mack GW. Mechanism of attenuated thirst in aging: role of central volume receptors. *Am J Physiol 272 (Regulatory Integrative Comp. Physiol.* 1997;41:R148—R157.

28. Kenney WL, Chiu P. Influence of age on thirst and fluid intake. *Med Sci Sports Exerc*. 2001;33(9):1524—1532.

29. Aloia JF, Vaswani A, Flaster E, Ma R. Relationship of body water compartments to age, race, and fat-free mass. *J Lab Clin Med*. 1998;132(6):483—490.

30. Chumlea WC, Guo SS, Zeller CM, et al. Total body water data for white adults 18 to 64 years of age: The Fels Longitudinal Study. *Kidney Int*. 1999;56:244—252.

31. Ritz P. Body water spaces and cellular hydration during healthy aging. *Ann N Y Acad Sci*. 2000;904:474—483.

32. Ott SM. Editorial: Attainment of peak bone mass. *J Clin Endocrinol Metab*. 1990;71(5), 1082A—1082C.

33. Matkovic V, Jelic T, Wardlaw GM, et al. Timing of peak bone mass in Caucasian females and its implication for the prevention of osteoporosis. Inference from a cross-sectional model. *J Clin Invest*. 1994;93:799—808.

34. Baxter-Jones ADG, Faulkner RA, Forwood MR, et al. Bone mineral accrual from 8 to 30 years of age: an estimation of peak bone mass. *J Bone Miner Res*. 2011;26(8):1729—1739.

35. Seeman E, Delmas PD. Bone quality — The material and structural basis of bone strength and fragility. *N Engl J Med*. 2006;354:2250—2261.

36. O'Flaherty EJ. Modeling normal aging bone loss, with consideration of bone loss in osteoporosis. *Toxicol Sci*. 2000;55:171—188.

37. Riggs BL, Melton LJ, Robb RA, et al. Population-based study of age and sex differences in bone volumetric density, size, geometry, and structure at different skeletal sites. *J Bone Miner Res*. 2004;19:1945—1954.

38. Cooper C, Dere W, Evans W, et al. Frailty and sarcopenia: Definitions and outcome parameters. *Osteoporos Int*. 2012;23:1839—1848.

39. Pietschmann P, Resch H, Peterlik M. Etiology and pathogenesis of osteoporosis. In: Yuehuei HA, ed. *Orthopaedic Issues in Osteoporosis*. Boca Raton, FL: CRC Press; 2002:3—18.

40. Food and Agriculture Organization of the United Nations (FAO), United Nations University (UNU), World Health Organization (WHO). *Human Energy Requirements. Report of a Joint FAO/WHO/UNU Expert Consultation, Rome, 17-24 October 2001*. In: *FAO Food and Nutrition Technical Report Series 1*. Rome: FAO; 2004, 2004.

41. Lührmann PM, Edelmann-Schäfer B, Neuhauser-Berthold M. Changes in resting metabolic rate in an elderly German population: cross-sectional and longitudinal data. *J Nutr Health Aging*. 2010;14(3):232—236.

42. Wang Z, Ying Z, Bosy-Westphal A, et al. Specific metabolic rates of major organs and tissues across adulthood: evaluation by mechanistic model of resting energy expenditure. *Am J Clin Nutr*. 2010;92:1369—1377.

43. Conley KE, Jubrias SA, Esselman PC. Oxidative capacity and ageing in human muscle. *J Physiol*. 2000;526(Pt 1):203—210.

44. Poehlman ET, Toth MJ, Webb GD. Sodium-potassium pump activity contributes to the age-related decline in resting metabolic rate. *J Clin Endocrinol Metab*. 1993;76(4):1054—1057.

45. Rothenberg EM, Bosaeus IG, Westerterp KR, Steen BC. Resting energy expenditure, activity energy expenditure and total energy expenditure at age 91—96 years. *Br J Nutr*. 2000;84(3):319—324.

46. Evenson KR, Buchner DM, Morland KB. Objective measurement of physical activity and sedentary behavior among US adults aged 60 years or older. *Prev Chronic Dis*. 2012;9:110109.

47. Cooper JA, Manini TM, Paton CM, et al. Longitudinal change in energy expenditure and effects on energy requirements of the elderly. *Nutr J*. 2013;12:73.

48. European Commission. *Special Eurobarometer 472. Sports and Physical Activity*. Report. Wave EB88.4. Brussels: TNS opinion & social; 2017.

49. Lynch HE, Goldberg GL, Chidgey A, et al. Thymic involution and immune reconstitution. *Trends Immunol*. 2009;30(7):366—373.

50. Sato K, Kato A, Sekai M, et al. Physiologic thymic involution un-

derlies age-dependent accumulation of senescence-associated CD4+ T cells. *J Immunol.* 2017;199:138−148.

51. Weng N, Akbar AN, Goronzy J. CD28⁻ T cells: their role in the age-associated decline of immune function. *Trends Immunol.* 2009; 30(7):306−312.

52. Weyand CM, Goronzy J. Aging of the immune system. Mechanisms and therapeutic targets. *Ann Am Thorac Soc.* 2016;13(Suppl 5):S422−S428.

53. Naylor K, Li G, Vallejo AN, et al. The influence of age on T cell generation and TCR diversity. *J Immunol.* 2005;174:7446−7452.

54. Fulop T, Le Page A, Fortin C, et al. Cellular signaling in the aging immune system. *Curr Opin Immunol.* 2014;29:105−111.

55. Akbar AN, Henson SI, Lanna A. Senescence of T lymphocytes: implications for enhancing human immunity. *Trends Immunol.* 2016; 37(12):866−876.

56. Cancro MP, Hao Y, Scholz JL, et al. B cells and aging: molecules and mechanisms. *Trends Immunol.* 2009;30(7):313−318.

57. Stout RD, Suttles J. Immunosenescence and macrophage functional plasticity: dysregulation of macrophage function by age-associated microenvironmental changes. *Immunol Rev.* 2005;205: 60−71.

58. Panda A, Arjona A, Sapey E, et al. Human innate immunosenescence: causes and consequences for immunity in old age. *Trends Immunol.* 2009;30(7):325−333.

59. Drew W, Wilson DV, Sapey E. Inflammation and neutrophil immunosenescence in health and disease: Targeted treatments to improve clinical outcomes in the elderly. *Exp Gerontol. 2018; 105:70−77.*

60. Lasry A, Ben-Neriah Y. Senescence-associated inflammatory responses: Aging and cancer perspectives. *Trends Immunol.* 2015; 36(4):217−228.

61. Franceschi C, Garagnani P, Vitale G, et al. Inflammaging and 'Garb-aging'. *Trends Endocrinol Metab.* 2017;28(3):199−212.

62. Alexopoulos N, Katritsis D, Raggi P. Visceral adipose tissue as a source of inflammation and promoter of atherosclerosis. *Atherosclerosis.* 2014;233:104−112.

63. Thevaranjan N, Puchta A, Schulz C, et al. Age-associated microbial dysbiosis promotes intestinal permeability, systemic inflammation, and macrophage dysfunction. *Cell Host Microbe.* 2017;21(4): 455−466.e4.

64. Kim S, Jazwinski SM. The gut microbiota and healthy aging: a mini-review. *Gerontol.* 2018;64:513−520.

65. Selhub J, Jacques PF, Wilson PW, et al. Vitamin status and intake as primary determinants of homocysteinemia in an elderly population. *J Am Med Assoc.* 1993;270(22):2693−2698.

66. Selhub J. Public health significance of elevated homocysteine. *Food Nutr Bull.* 2008;29(2, suppl.):S116−S125.

67. Selhub J, Troen A, Rosenberg IH. B vitamins and the aging brain. *Nutr Rev.* 2010;68(Suppl. 2):S112−S118.

68. Ooi EMM, Watts GF, Ng TWK, Barrett HR. Effect of dietary Fatty acids on human lipoprotein metabolism: A comprehensive update. *Nutrients.* 2015;7(6):4416−4425.

69. Calder PC. Polyunsaturated fatty acids and inflammatory processes: New twists in an old tale. *Biochimie.* 2009;91:791−795.

70. Snodgrass RG, Huang S, Choi IW, et al. Inflammasome-mediated secretion of IL-1β in human monocytes through TLR2 activation. Modulation by dietary fatty acids. *J Immunol.* 2013;191(8):4337−4347.

71. van Zyl M. The effects of drugs on nutrition. *S Afr J Clin Nutr.* 2011;24(3):S38−S41.

72. Mohn ES, Kern HJ, Saltzman E, et al. Evidence of drug−nutrient interactions with chronic use of commonly prescribed medications: an update. *Pharmaceutics.* 2018;10:36.

73. Turnheim K. When drug therapy gets old: pharmacokinetics and pharmacodynamics in the elderly. *Exp Gerontol.* 2003;38:843−853.

74. (WHO) World Health Organization and Food and (FAO) Agriculture Organization of the United Nations. *Vitamin and Mineral Requirements in Human Nutrition: Report of a Joint FAO/WHO Expert Consultation, Bangkok, Thailand, 21−30 September 1998.* Geneva, Switzerland: World Health Organization; 2004.

75. IOM (Institute of Medicine). IOM (Institute of Medicine). Dietary Reference Intakes for Energy, Carbohydrate, Fiber, Fat, Fatty Acids, Cholesterol, Protein, and Amino Acids. Washington, D.C.: National Academies Press; 2002/2005.

76. EFSA (European Food Safety Authority) Panel on Dietetic Products, Nutrition and Allergies (NDA). Scientific Opinion on dietary reference values for protein. *EFSA J.* 2012;10(2):2557.

77. Australian National Health and Medical Research Council (NHMRC), Australian Government Department of Health, and New Zealand Ministry of Health (NZ MoH). Nutrient Reference Values for Australia and New Zealand. https://www.nrv.gov.au/nutrients. Updated April 09, 2014. Accessed April 3, 2019.

78. Nordic Cooperation (NNR). *Nordic Nutrition Recommendations 2012: Integrating Nutrition and Physical Activity.* 5th ed. Copenhagen, Denmark: Nordic Council of Ministers; 2014.

79. D-A-CH (German Nutrition Society, Austrian Nutrition Society, Swiss Nutrition Society). *Reference Values for Nutrient Intake.* 2nd ed. 4th updated release. Bonn: Umschau/Braus; 2018.

80. Chinese Nutrition Society (CNS). *Dietary Reference Intakes for China.* https://www.cnsoc.org/drpostand/page1.html (in Chinese). (Accessed August 27, 2019).

81. Chaves PH. Functional outcomes of anemia in older adults. *Semin Hematol.* 2008;45(4):255−260.

82. Ferrucci L, Balducci L. Anemia of aging: the role of chronic inflammation and cancer. *Semin Hematol.* 2008;45(4):242−249.

83. Rand WM, Pellett PL, Young VR. Meta-analysis of nitrogen balance studies for estimating protein requirements in healthy adults. *Am J Clin Nutr.* 2003;77:109−127.

84. Joint FAO/WHO/UNU Expert Consultation on Protein and Amino Acid Requirements in Human Nutrition (2002: Geneva, Switzerland), Food and Agriculture Organization of the United Nations, World Health Organization, and United Nations University. *Protein and Amino Acid Requirements in Human Nutrition: Report of a Joint FAO/WHO/UNU Expert Consultation.* Geneva: World Health Organization; 2007.

85. Li M, Sun F, Piao JH, Yang XG. Protein requirements in healthy adults: a meta-analysis of nitrogen balance studies. *Biomed Environ Sci.* 2014;27(8):606−613.

86. Beasley JM, Wertheim BC, LaCroix AZ, et al. Biomarker-calibrated protein intake and physical function in the Women's Health Initiative. *J Am Geriatr Soc.* 2013;61(11):1863−1871.

87. Lemieux FC, Filion ME, Barbat-Artigas S, et al. Relationship between different protein intake recommendations with muscle mass and muscle strength. *Climacteric.* 2014;17(3):294−300.

88. Isanejad M, Mursu J, Sirola J, et al. Dietary protein intake is associated with better physical function and muscle strength among elderly women. *Br J Nutr.* 2016;115(7):1281−1291.

89. McLean RR, Mangano KM, Hannan MT, et al. Dietary protein intake is protective against loss of grip strength among older adults in the Framingham Offspring Cohort. *J Gerontol A Biol Sci Med Sci.* 2016;71(3):356−361.

90. Shad BJ, Thompson JL, Breen L. Does the muscle protein synthetic response to exercise and amino acid-based nutrition diminish with advancing age? A systematic review. *Am J Physiol Endocrinol Metab.* 2016;311:E803−E817.

91. Bauer J, Biolo G, Cederholm T, et al. Evidence-based recommendations for optimal dietary protein intake in older people: A position paper from the PROT-AGE Study Group. *JAMDA.* 2013;14: 542−559.

92. Deutz NEP, Bauer JM, Barazzoni R, et al. Protein intake and exercise for optimal muscle function with aging: Recommendations from the ESPEN Expert Group. *Clin Nutr.* 2014;33:929−936.

93. Bashashati M, Sarosiek I, McCallum RW. Epidemiology and mechanisms of gastroesophageal reflux disease in the elderly: A perspective. *Ann NY Acad Sci.* 2016;1380:230−234.

94. Hughes CF, Ward M, Hoey L, McNulty H. Vitamin B₁₂ and ageing: current issues and interaction with folate. *Ann Clin Biochem.* 2013;50(4):315−329.

95. Committee on Medical Aspects of Food Policy (COMA), Panel on Dietary Reference Values, Department of Health (UK). *Dietary Reference Values for Food Energy and Nutrients for the United Kingdom.* London: TSO; 1991.

96. Richter M, Baerlocher K, Bauer JM, et al. Revised reference values for the intake of protein. *Ann Nutr Metab.* 2019;74:242−250.

97. AFSSA (Agence française de sécurité sanitaire des aliments). *Apport en protéines: consommation, qualité, besoins et recommandations.* Maisons-Alfort: AFSSA; 2007.

98. Mazokopakis EE, Starakis IK. Recommendations for diagnosis and management of metformin-induced vitamin B₁₂ (Cbl)

deficiency. *Diabetes Res Clin Pract.* 2012;97:359–367.

99. Selhub J, Rosenberg IH. Excessive folic acid intake and relation to adverse health outcome. *Biochimie.* 2016;126:71–78.

100. Strohm D, Bechthold A, Isik N, Leschik-Bonnet E, Heseker H, German Nutrition Society (DGE). Revised reference values for the intake of thiamin (vitamin B_1), riboflavin (vitamin B_2), and niacin. *NFS Journal.* 2016;3:20–24.

101. Ribaya-Mercado JD, Russell RM, Sahyoun N, et al. Vitamin B_6 requirements of elderly men and women. *J Nutr.* 1991;121:1062–1074.

102. Pannemans DLE, van den Berg H, Westerterp KR. The Influence of protein intake on vitamin B_6 metabolism differs in young and elderly humans. *J Nutr.* 1994;124(8):1207–1214.

103. Madigan SM, Tracey F, McNulty H, et al. Riboflavin and vitamin B_6 intakes and status and biochemical response to riboflavin supplementation in free-living elderly people. *Am J Clin Nutr.* 1998; 68:389–395.

104. Bates CJ, Pentieva KD, Prentice A, et al. Plasma pyridoxal phosphate and pyridoxic acid and their relationship to plasma homocysteine in a representative sample of British men and women aged 65 years and over. *Br J Nutr.* 1999;81:191–201.

105. Ueland PM, Ulvik A, Rios-Avila L, et al. Direct and functional biomarkers of vitamin B6 status. *Annu Rev Nutr.* 2015;35:33–70.

106. IOM (Institute of Medicine). Dietary Reference Intakes for Thiamin, Riboflavin, Niacin, Vitamin B6, Folate, Vitamin B12, Pantothenic Acid, Biotin, and Choline. Washington, D.C.: National Academy Press; 1998.

107. EFSA NDA Panel. Dietary reference values for vitamin B_6. *EFSA J.* 2016;14(6):4485.

108. ANSES (Agence nationale de sécurité sanitaire de l'alimentation, de l'environnement et du travail). *Apports Nutritionnels Conseillés.* Paris: Tec et Doc. Lavoisier; 2001.

109. MacLaughlin J, Holick MF. Aging decreases the capacity of human skin to produce vitamin D_3. *J Clin Invest.* 1985;76:1536–1538.

110. Armbrecht HJ, Zenser TV, Davis BB. Effect of age on the conversion of 25-hydroxyvitamin D_3 to 1,25-dihydroxyvitamin D_3 by kidney of rat. *J Clin Invest.* 1980a;66:1118–1123.

111. Ishida M, Bulos B, Takamoto S, Sacktor B. Hydroxylation of 25-hydroxyvitamin D_3 by renal mitochondria from rats of different ages. *Endocrinology.* 1987;121:443–448.

112. Ireland P, Fordtran JS. Effect of dietary calcium and age on jejunal calcium absorption in humans studied by intestinal perfusion. *J Clin Invest.* 1973;52:2672–2681.

113. Armbrecht HJ, Zenser TV, Gross CJ, Davis BB. Adaptation to dietary calcium and phosphorus restriction changes with age in the rat. *Am J Physiol.* 1980b;239(5):E322–E327.

114. Wood RJ, Fleet JC, Cashman K, et al. Intestinal calcium absorption in the aged rat: Evidence of intestinal resistance to 1,25(OH)$_2$ vitamin D. *Endocrinology.* 1998;139:3843–3848.

115. Pattanaungkul S, Riggs BL, Yergey AL, et al. Relationship of intestinal calcium absorption to 1,25-dihydroxyvitamin D [1,25(OH) 2D] levels in young versus elderly women: evidence for age-related intestinal resistance to 1,25(OH)2D action. *J Clin Endocrinol Metab.* 2000;85:4023–4027.

116. Hoenderop JGJ, Nilius B, Bindels RJM. Calcium absorption across epithelia. *Physiol Rev.* 2005;85:373–422.

117. Harshman SG, Shea MK. The role of vitamin K in chronic aging diseases: inflammation, cardiovascular disease, and osteoarthritis. *Curr Nutr Rep.* 2016;5:90–98.

118. Shea MK, Loeser RF, Hsu FC, et al. Vitamin K status and lower extremity function in older adults. The Health Aging and Body Composition Study. *J Gerontol Series A.* 2016;71(10):1348–1355.

119. Bultynck C, Munim N, Harrington DJ, et al. Prevalence of vitamin K deficiency in older people with hip fracture. *Acta Clin Belg.* 2019; Jan 8:1–5. https://doi.org/10.1080/17843286.2018.1564174. [Epub ahead of print].

120. Shevchuk YM, Conly JM. Antibiotic-associated hypoprothrombinemia: a review of prospective studies, 1966–1988. *Rev Infect Dis.* 1990;12(6):1109–1126.

121. Rennie KL, Hughes J, Lang R, Jebb SA. Nutritional management of rheumatoid arthritis: a review of the evidence. *J Hum Nutr Diet.* 2003;16(3):97–109.

122. Bala A, Mondal C, Haldar PK, Khandelwal B. Oxidative stress in inflammatory cells of patient with rheumatoid arthritis: clinical efficacy of dietary antioxidants. *Inflammopharmacology.* 2017;

25(6):595–607.

123. Alavi Naeini AM, Elmadfa I, Djazayery A, et al. The effect of antioxidant vitamins E and C on cognitive performance of the elderly with mild cognitive impairment in Isfahan, Iran: A double-blind, randomized, placebo-controlled trial. *Eur J Nutr.* 2014;53: 1255–1262.

124. Meydani SN, Han SN, Wu D. Vitamin E and immune response in the aged: molecular mechanisms and clinical implications. *Immunol Rev.* 2005;205:269–284.

125. Marko MG, Ahmed T, Bunnell SC, et al. Age-associated decline in effective immune synapse formation of CD4$^+$ T cells is reversed by vitamin E supplementation. *J Immunol.* 2007;178:1443–1449.

126. Molano A, Meydani SN. Vitamin E, signalosomes and gene expression in T cells. *Mol Aspect Med.* 2012;33(1):55–62.

127. Williams CM, Burdge G. Long-chain n-3 PUFA: plant v. marine sources. *Proc Nutr Soc.* 2006;65:42–50.

128. Navarini L, Afeltra A, Afflitto GG, Margiotta DPE. Polyunsaturated fatty acids: any role in rheumatoid arthritis? *Lipids Health Dis.* 2017;16:197.

129. Smith GI. The effects of dietary omega-3s on muscle composition and quality in older adults. *Curr Nutr Rep.* 2016;5:99–105.

130. Dupont J, Dedeyne L, Dalle S, et al. The role of omega-3 in the prevention and treatment of sarcopenia. *Aging Clin Exp Res.* 2019 [Epub ahead of print].

131. Longo AB, Ward WE. PUFAs, Bone mineral density, and fragility fracture: Findings from human studies. *Adv Nutr.* 2016;7(2): 299–312.

132. Mozaffarian D, Micha R, Wallace S. Effects on coronary heart disease of increasing polyunsaturated fat in place of saturated fat: A systematic review and meta-analysis of randomized controlled trials. *PLoS Med.* 2010;7(3):e1000252.

133. Khaja M, Thakur CS, Bharathan T, et al. Fiber 7' supplement as an alternative to laxatives in a nursing home. *Gerodontology.* 2005; 22(2):106–108.

134. Sturtzel B, Mikulits C, Gisinger C, Elmadfa I. Use of fiber instead of laxative treatment in a geriatric hospital to improve the wellbeing of seniors. *J Nutr Health Aging.* 2009;13(2): 136–139.

135. Sturtzel B, Dietrich A, Wagner K-H, et al. The status of vitamins B_6, B_{12}, folate, and of homocysteine in geriatric home residents receiving laxatives or dietary fiber. *J Nutr Health Aging.* 2010; 14(3):219–223.

136. Agarwal E, Miller M, Yaxley A, Isenring E. Malnutrition in the elderly: a narrative review. *Maturitas.* 2013;76:296–302.

137. Kaiser MJ, Bauer JM, Rämsch C, et al. Frequency of malnutrition in older adults: a multinational perspective using the Mini Nutritional Assessment. *J Am Geriatr Soc.* 2010;58:1734–1738.

138. Parker BA, Chapman IM. Food intake and ageing—the role of the gut. *Mech Ageing Dev.* 2004;125:859–866.

139. Dumic I, Nordin T, Jecmenica M, et al. Gastrointestinal tract disorders in older age. *Chin J Gastroenterol Hepatol.* 2019;2019: 6757524.

140. Kmiec Z. Central regulation of food intake in ageing. *J Physiol Pharmacol.* 2006;57(Supp 6):7–16.

141. Moss C, Dhillo WS, Frost G, Hickson M. Gastrointestinal hormones: the regulation of appetite and the anorexia of ageing. *J Hum Nutr Diet.* 2012;25:3–15.

142. Morley JE. Anorexia of aging: physiologic and pathologic. *Am J Clin Nutr.* 1997;66:760–773.

143. Grande L, Lacima G, Ros E, et al. Deterioration of esophageal motility with age: a manometric study of 79 healthy subjects. *Am J Gastroenterol.* 1999;94:1795–1801.

144. Hildebrandt GH, Dominguez BL, Schork MA, Loesche WJ. Functional units, chewing, swallowing, and food avoidance among the elderly. *J Prosthet Dent.* 1997;77:588–595.

145. Walls AWG, Steele JG. The relationship between oral health and nutrition in older people. *Mech Ageing Dev.* 2004;125:853–857.

146. Nordin S, Razani LJ, Markison S, Murphy C. Age-associated increases in intensity discrimination for taste. *Exp Aging Res.* 2003; 29(3):371–381.

147. Fukunaga A, Uematsu H, Sugimoto K. Influences of aging on taste perception and oral somatic sensation. *J Gerontol Med Sci.* 2005;60A(1):109–113.

148. Porter Starr KN, McDonald SR, Bales CW. Nutritional vulnera-

bility in older adults: A continuum of concerns. *Curr Nutr Rep.* 2015;4(2):176–184.

149. Lechi A. The obesity paradox: is it really a paradox? Hypertension. *Eat Weight Disord.* 2017;22:43–48.

150. WHO. Body Mass Index (BMI) classifications. Global Database on Body Mass Index, World Health Organization website. http://apps.who.int/bmi/index.jsp?introPage=intro_3.html. Accessed August 25, 2019.

151. Winter JE, MacInnis RJ, Wattanapenpaiboon N, Nowson CA. BMI and all-cause mortality in older adults: A meta-analysis. *Am J Clin Nutr.* 2014;99:875–890.

152. Van Walleghen EL, Orr JS, Gentile CL, et al. Habitual physical activity differentially affects acute and short-term energy intake regulation in young and older adults. *Int J Obes.* 2007;31: 1277–1285.

153. Marques EA, Mota J, Carvalho J. Exercise effects on bone mineral density in older adults: a meta-analysis of randomized controlled trials. *AGE.* 2012;34:1493–1515.

154. Muir JM, Ye C, Bhandari M, et al. The effect of regular physical activity on bone mineral density in post-menopausal women aged 75 and over: A retrospective analysis from the Canadian multicentre osteoporosis study. *BMC Muscoskel Disord.* 2013;14: 253.

155. Chastin SFM, Mandrichenko O, Helbostadt JL, Skelton DA. Associations between objectively-measured sedentary behaviour and physical activity with bone mineral density in adults and older adults, the NHANES study. *Bone.* 2014;64:254–262.

156. McPhee JS, French DP, Jackson D, et al. Physical activity in older age: perspectives for healthy ageing and frailty. *Biogerontology.* 2016;17:567–580.

157. Blondell SJ, Hammersley-Mather R, Veerman JL. Does physical activity prevent cognitive decline and dementia?: a systematic review and meta-analysis of longitudinal studies. *BMC Publ Health.* 2014;14:510.

158. Brouwer-Brolsma EM, Vaes AMM, van der Zwaluw NL, et al. Relative importance of summer sun exposure, vitamin D intake, and genes to vitamin D status in Dutch older adults: the B-PROOF study. *J Steroid Biochem Mol Biol.* 2016;164:168–176.

第 6 章

运动与体育锻炼的营养

Louise M. Burke[1], OAM, PhD, APD, FACSM

Melinda M. Manore[2], PhD, RD, CSSD, FACSM

[1]Australian Institute of Sport, Belconnen, ACT, Australia

[2]Oregon State University, Corvallis, OR, United States

【摘要】 运动员和运动活跃的人对能量和营养的需求不同于久坐不动的个体。这些需求将取决于运动训练的强度、持续时间、频率、方式和环境条件。能量摄入应该足以支持运动训练所需、防止受伤和保持健康,但应根据运动训练时间表和体重目标随着时间的推移而改变。运动活跃人群对碳水化合物和蛋白质的需求通常更高,尤其是竞技运动员。碳水化合物是能量和糖原更新所需要的,而蛋白质是生长、修复和肌肉形成所需要的,并且所选择的食物必须能满足提供额外微量营养素的需求。运动 / 体育赛事具有生理挑战性,需要在运动前、运动中和运动后提供个性化的食物和液体建议,以减少 / 延缓疲劳,实现最佳表现。运动后恢复所需营养应该恢复能量和液体的体内平衡。运动训练 / 比赛也带来了实际的挑战,包括在运动前后的适当时间内获得合适的食物和液体,以及对补充剂和运动食品做出正确的选择。

【关键词】 运动员;碳水化合物;能量摄入;运动;蛋白质;恢复营养;运动食品;补充剂。

第 1 节 概　　述

尽管在人们参与的运动和身体活动类型之间和内部出现了一系列生理挑战和实际考虑因素,但所有运动员和健身爱好者都有一些共同的主题。在训练期间,运动员需要通过饮食来为他们的比赛获得理想体格,保持健康和不受伤害,并且能够努力训练并从每次赛季中实现最佳恢复。每项竞技比赛都涉及生理挑战;在许多情况下,在赛前和比赛中,或者在比赛 / 预赛和决赛之间的恢复阶段采取营养策略,可以帮助减少或延缓疲劳,使运动员发挥最佳水平。运动的实际需要也创造了特殊的挑战:这些挑战包括在外出比赛旅行中寻找吃得好的机会,在训练或比赛的关键时刻获得合适的食物和液体,以及在营养补充剂和运动食品方面做出正确的决定。

根据个人目标和整体训练负荷,健身爱好者或休闲运动员所采用的营养建议、策略和方法可能需要从适合精英运动员的方法里进行修改。例如,参加马拉松或铁人三项比赛的个人可能会受益于推荐给竞技运动员的类似营养策略,以支持日常训练和高耗能比赛的要求。然而,对于开始运动进行体重或慢性疾病管理的人来说,这些是不必要的。其中运动涉及的每日能量消耗不大。总的来说,重要的是,每个人都要了解运动的能量和营养消耗,以及实施特殊营养策略的可能价值。

第 2 节 引　　言

根据赛事类型、训练或比赛阶段以及每个运动员或健身爱好者的个人特点的不同,运动的需求也有很大的不同。然而,体育运动的营养目标是有一些共同点的。本章的目的是对运动营养的这些关键目标进行总结,提供建议和策略,以帮助各级运动员 - 从精英到业余运动员——实现其中的一些目标。本章还将指出运动营养学中新出现的或有争议的观点,并从中发展出运动营养学的新建议。鉴于所涵盖的主题广泛,不可能提供足以涵盖任何单一领域的深度信息。为了解决这个问题,文章内引用了最新的论文,以对特定领域的现有知识进行了更复杂的解读,特别提到了在体育运动中的应用。这并不意味着对运动营养学的倡导者和原始的 / 开创性的论文不敬,而是旨在提供一种与文献的联系,从这种联系中可以获得历史和当前的观点。

第3节　为运动和身体活动供应燃料

一、匹配能量需求中的能量摄入变化

对经常运动的个体来说，能量摄入是训练饮食中的一个重要焦点，因为它必须提供训练和恢复所需的碳水化合物和生长、修复及生成肌肉所需的蛋白质，以及足够的食物来满足日常锻炼产生的微量营养素和植物营养素的额外需求。它还对体质的变化发挥直接作用，并可能影响健康和受伤害的风险。

不同的运动项目，或同一运动项目的不同运动员之间，以及运动员个人阶段性训练计划的不同时间段，对能量的需求是不同的。阶段性训练计划是指锻炼者的训练计划在一年中可能会根据他们的锻炼目标或锻炼项目而发生的变化。能量摄入和能量需求的极值差别很大。能量范围的低端包括在体育运动或活动中专注于技能/技术的短暂时刻而非长期运动（如射箭或射击）的运动员，需要实现或保持低体重/脂肪水平的运动员（如在重量级运动或注重体格的运动中的运动员），以及兼具这两种特征的运动员（如体操、舞蹈、跳水）。能量范围的高端是运动员或积极参加体育运动或项目的个人，包括长时间的高强度锻炼（如自行车运动员进行赛段比赛，跑步运动员进行间歇训练），那些支持生长、大块肌肉或有意增肌计划的人（如青少年篮球运动员、美式足球运动员），以及这些人的组合（如重量级赛艇运动员或摔跤运动员）。

精英运动员和休闲运动员比普通人消耗更大，所以有高能量需求，而普通人获得的能量是由世俗的饮食模式决定的，或者可以说是由他们的食欲和饥饿感决定的。当没有食物和液体或没时间消耗食物或液体时，运动员在运动中和运动后仍然需要消耗能量。在运动后恢复期间，干扰实现能量摄入目标的实际问题包括食欲缺乏和疲劳、难以获得合适的食物以及其他活动引起的注意力分散。运动营养师的专业建议有助于制订计划，解决任何经常运动的个体面临的能量摄入挑战。有价值的策略包括频繁进食的模式、良好的组织以确保在忙碌的一天中获得合适的食物和饮料，以及注重选择体积小、能量密度高的食物，包括高能量液体和专门的运动食品[1]。另外，能量需求

减少的运动员或健身爱好者面临自己的实际挑战，以较小的能量预算满足他们的营养目标和食欲。在这种情况下，可能会有所帮助的一般原则包括改变行为以减少不必要的进食，注重选择大体积或饱腹感高的食物，以及选择营养丰富的食物，以较低的能量成本满足营养目标[1]。

运动营养指南的最新更新包括认识到一个经常运动的个体的能量需求会随着日常和运动日程的不同部分而改变，特别是随着训练（或比赛）计划或策略的改变而改变。用能量需求来追踪能量摄入有几个好处。例如，在能量需求非常高的时期，需要持续的高能量摄入，因为一旦能量积累显著不足，肠道的吸收能力可能就无法"弥补"了[2]。此外，还提出了一个新的能量供应概念，以评估运动员的能量摄入是否合适。

能量利用率在操作上被定义为运动员或经常运动的个人的锻炼计划的能量消耗从他们的总能量摄入中减去，然后得到了剩余能量的近似值，而这个值就是为保持身体健康及为支持其他身体功能所需的能量[3]。当运动员限制他们的能量摄入以达到或保持轻或瘦的体格时，或者当他们未能增加足够的能量摄入以满足剧烈运动负荷时，能量利用率可能是低的。当能量利用率在短短 5 天内下降到低于约 125.5kJ/kg（30kcal/kg）去脂体重时，就会出现代谢抑制和体内平衡及功能受损，包括激素和骨骼功能受损[4]。运动员出现代谢异常的实际能量利用率水平可能因运动员而异。Cialdella-Kam 等人[5]报道，闭经女运动员的平均能量利用率为（153.5±42.7）kJ[（36.7±10.2）kcal]，在月经和排卵恢复前运动员必须增加能量摄入（189.9±61.5）kJ[（45.4±14.7）kcal]。这是下文第七节评论 3 中讨论的被称为"女运动员三联征"和"运动中相对能量缺乏症"（relative energy deficiency in sport，RED-S）综合征的基础。

因此，对于精英运动员或大运动量的休闲运动员来说，根据训练负荷的波动合理地调节他们的每日能量摄入是有意义的。有助于实现这一目标的策略是在每次运动前、运动中和运动后摄入食物和饮料。正如将在第四节中讨论的，这将有助于支持锻炼或比赛前后的表现和恢复。然而，当训练持续时间或频率增加时，允许能量摄入增加，当训练负荷减少时，特别是在受伤或淡季期间，消除不必要的摄入，这也是一种实用的方法。

二、管理体重和成分以获得最佳表现

身高、体重（body weight，BW）、瘦体重（lean body mass，LBM）和体脂等身体特征在许多运动项目中发挥着重要作用[6]。例如，较大的体重和瘦体重与力量、动力和动量有关，在足球、投掷和举重项目、赛艇和场地自行车赛中非常重要。相比之下，低体重和低体脂水平提供了生物力学和"力量重量比"优势，使运动员可以跨距离、反重力或在较小空间中移动他们的身体（如长跑、上坡自行车、跳水和体操）。美学方面的考虑对于体育比赛的主观偏见的结果是很重要的，如体操、花样滑冰、跳水和健美；然而，许多人的动机也是个人的愿望，希望穿着修身或紧身的运动服时看起来更好。在格斗项目（如拳击、摔跤、柔道）、举重和轻量级赛艇中，运动员按体重分组进行比赛，试图根据选手的体型、力量和伸展程度与对手相匹敌。根据这项运动的具体规则，比赛资格由赛前的称重决定[7,8]。

精英运动员通常是通过遗传倾向来达到最佳的体质，而遗传倾向决定了他们的运动兴趣以及营养和训练的调节效果。虽然有些人似乎很容易达成这种体格，但其他人需要通过调整训练和饮食计划来达到理想体型。遗憾的是，一些运动员，无论竞技水平如何，都开始了极端的减肥计划，通常涉及过度训练、长期低能量供应、营养摄入不足和心理压力[9,10]。这些活动引起的问题包括疲劳、微量营养素缺乏（尤其是铁和钙）、免疫状态下降、激素平衡改变、饮食紊乱和身体形象不佳。在与体重相关的运动中，"控制体重"是另一项常见的活动，许多已经很瘦的运动员在称重前几小时或几天内减掉几公斤体重，以获得比正常体重更轻的级别的资格[9,10]。虽然这种策略用于获得力量优势或超过体型较小的对手，但它会带来脱水或快速减肥技术导致的营养状况不达标的弊端。医学委员会和管理组织已经发布了指导方针，警告不要进行极端的"减肥"活动[11]。

"理想"体重和体脂的目标应根据范围来设定，每个人设定的目标应与长期健康和表现相一致，而不仅仅是短期利益。如果需要减少体脂，应该通过持续和适度能量不足的渐进计划来实现。此外，有充分的证据表明，较高的蛋白质摄入量［如（1.6～2.4）g/（kg·d）］可以通过在能量不足/体重下降期间保持甚至增加瘦体重，从而改善身体成分[12,13]。每个人，无论活动水平如何，都应该能够在饮食中摄入足够的能量和营养，并摆脱不合理的与食物相关的压力的情况下实现目标[10]。最重要的是，精英运动员的特征不应该被视为休闲和亚精英运动员的自然或必要特征；此外，对于任何运动员来说，长期保持最低体脂水平既不必要也不健康。事实上，大多数精英运动员周期性地调整他们的体重和体脂水平，只在他们处于比赛高峰期时达到他们的"比赛体重"。这种在年度训练计划的不同阶段有意识地控制能量摄入和体脂的概念，在最近一个国际级女子中长跑运动员的案例中得到了很好的说明[14]。还应该为举重运动中的运动员提供特殊的营养支持，以帮助他们选择合适的体重划分，并采取饮食和锻炼策略，以实现他们的体重目标，同时将负面影响降至最低[7,8]。

希望增加肌肉量的运动员或健身爱好者则是另一类人。这些人经常把饮食兴趣集中在过量的蛋白质摄入和特殊的补充剂上，而这些补充剂的宣传往往过度。然而，新出现的证据表明，抗阻训练计划的关键营养支持是一天中充足的能量摄入和适时的蛋白质摄入[15,16]。用于恢复的蛋白质将在后面的第五节中进一步讨论。

三、健康饮食和预防伤害

对于任何希望保持高水平健康的个人来说，保持健康和不受伤害是运动生涯中的关键因素，因为这有助于持续的训练，并确保运动员能够在重要比赛中处于最佳状态。然而，许多运动员进行的高强度运动项目跨越了为提高成绩提供最大的刺激和增加患病和受伤风险之间的界限。虽然我们没有足够的证据来制订营养实践的建议，以保证良好的健康和最大限度地减少因受伤而中止训练和比赛的时间，但可以确定一些导致相反结果的营养风险因素。

人们普遍认为，运动员或健身爱好者在大运动量训练期间或激烈的比赛后，患传染病（尤其是上呼吸道感染）的风险更高[17]。然而，有证据表明，在运动的急性反应期间，获得性免疫功能的标记物会受到抑制，直观地说，这种影响的持续时间或严重性的加剧可能会导致慢性免疫抑制和对常见感染的抵抗力下降[17]。可能加剧这种风险的营养因素包括运动前后的能量供应不足（碳水化合物利用率低)和能量利用率低。建议运动员或任何运动活跃的个人遵循营养实践，以避免这种缺乏。与此同时，营养补充剂被推广提供混合支持的保护；有限的证据表明，补充维生素 C、草药产品(如紫锥菊和谷氨酰胺)、初乳和益生菌的混合支持，以及一些有明显潜力的多酚化合物(如槲皮素)。[18]。

损伤通常通过两种机制发生：碰撞或接触冲击后发生的急性问题，或由于对持续高水平运动或过度训练的弹性不足而引起的慢性问题。营养因素可能间接涉及急性损伤的某些方面，如果营养不良导致疲劳，从而导致注意力不集中和技术不佳，或增加事故的风险[19]。营养因素通常与应力性骨折的发展有关，因为低骨密度是这种慢性损伤发展的危险因素[20]。运动员的骨密度降低似乎是有矛盾的，因为锻炼是骨骼健康的重要保护因素。然而，许多运动员要么直接丧失骨密度，要么未能优化峰值骨量的获得，峰值骨量的获得应在青春期开始后的 10～15 年内发生[21]。第七节进一步讨论了女性运动员三联征和 RED-S 的骨健康状况不佳状况，其基础是能量利用率低。

健康的骨骼除了需要能量充足的环境外，还需要足够的骨骼营养成分以及潜在的碳水化合物。摄入足够的钙是必要的。月经功能受损女性的钙推荐量为 1 300～1 500mg/d，与绝经后女性的推荐量相同[21]。如果不能通过饮食方式(通常是通过食用低脂乳制品或富含钙的大豆替代品)摄入足够的钙，可以考虑补充钙剂。虽然低骨密度最先在女运动员中发现，但在男运动员中也有发现。高危人群包括精英自行车运动员；这可能是由于大量能量消耗导致低能量供应和对低体脂水平的追求，但在自行车运动期间缺乏骨负荷可能会加剧这种情况[22]。

维生素 D 缺乏或不足现在被认为是一个社会健康问题，其后果包括损害骨骼健康、肌肉功能和免疫状态。教育宣传应面向高风险人群，以寻求评估和扭转维生素 D 不足的状况。一些运动员和运动量大的个人可能容易受到这些问题的影响[23]。处于最大风险的个人是那些进行室内训练(如体操运动员、游泳运动员)、居住在纬度超过 35° 的地区、在清晨或傍晚训练从而避免阳光照射、穿着防护服或防晒霜或饮食中维生素 D 含量低的个体。具有这些特征的个人应寻求专业建议并在指导下服用维生素 D。尽管对最佳维生素 D 状态存在争议，但

可能需要补充维生素 D 来预防或治疗不足[23,24]。

第 4 节　运动前 / 运动中进食以减少 / 延缓乏力

为了获得最佳表现，运动员或健身爱好者应该识别在锻炼期间导致疲劳的潜在可预防因素，并在运动前、运动中和运动后采取营养策略，以最小化或延迟这种疲劳的发作。这在比赛期间显然是重要的，但是运动量大的个人也应该在关键的训练期间实践这样的策略，以支持运动的技术和强度，又要为特定的比赛项目做微调营养计划。比赛的营养挑战因赛事的长度和强度、环境以及影响赛事期间恢复或赛事期间吃喝机会的因素而异(表 6-1)。

肌肉和中枢神经系统的碳水化合物储备限制了长时间(＞ 90 分钟)亚极限或间歇性高强度运动的表现，并在短暂或持续的高强度运动中发挥了促进作用[25]。比赛饮食应针对在运动之前和期间消耗碳水化合物的策略，以满足这些能量需求(被描述为实现高碳水化合物供应)。碳水化合物的摄入量应与竞赛项目对肌糖原的需求相适应(如马拉松与半程马拉松或 10km 兴趣跑)。训练后的肌肉能够在休息和碳水化合物摄入后的 24 小时内使其高静息糖原储备正常化(表 6-2)。如果一个人可以将时间和碳水化合物的摄入延长到 24～48 小时，他们可以实现肌糖原的超补偿，通常称为碳水化合物负荷，并提高持续时间 90 分钟以上项目的表现[26]。在比赛前数小时摄入碳水化合物也可以保证充足的肝糖原，特别是在通宵禁食后进行的比赛[27]。尽管可以为赛前膳食提供一般的能量目标(表 6-2)，但在选择富含碳水化合物的食物和饮料的类型、时间和数量时，应考虑胃肠舒适度、个人偏好和比赛环境中餐饮安排等实际问题。比赛开始前摄入的缓释(低血糖指数)碳水化合物或食物，也将在运动过程中为肠道提供持续的葡萄糖来源[28]。

根据特定的运动组织后勤和运动文化，运动员和健身爱好者可以在运动过程中继续用一系列专门的运动产品(如碳水化合物电解质运动饮料、运动能量果冻、能量棒)或日常食品(软饮料、水果、糖果)中摄入碳水化合物。直到最近，对运动员在运动中补充能量的建议鼓励为超过 60min 的项目制订个性化的营养计划，包括 30～60g/h 的碳

表 6-1　**在体育比赛或高强度训练中可能产生疲劳或不佳表现的营养相关因素** [40]

因素	描述	运动中高风险 / 常见的例子
脱水	在比赛中汗液流失和液体摄入不匹配。如果运动员在比赛开始时处于液体不足的状态,情况可能会更加严重	在高温条件下进行的活动,特别是涉及高强度的活动模式和 / 或厚重的防护服。重复性比赛(如锦标赛)可能会增加从一项赛事到下一项赛事的复合脱水风险。参加负重运动的运动员可能会故意让自己脱水以达到他们的称重目标,在称重和比赛开始之间没有足够的时间来恢复液体水平
肌肉糖原耗尽	由于单项比赛中的高利用率和 / 或之前活动 / 赛事中的储存恢复不佳,导致关键肌肉能量的耗尽。通常发生在持续或间歇性高强度运动超过 90 分钟的活动中	发生在耐力赛中,如马拉松和长跑、公路自行车和铁人三项赛。可能发生在一些团队运动中的"跑步"运动员,他们在高强度下完成了大量的距离(如足球、澳式足球的中场球员)。重复性比赛(如锦标赛)可能会增加从一场比赛到下一场比赛中体能不足的风险
低血糖症	碳水化合物供应不足会导致血糖降低。然而,并不是所有的运动员在血糖降低时都容易感到疲劳。请注意,即使中枢神经系统没有缺乏能量的情况下,摄入碳水化合物也能促进"快乐大脑"的形成,使肌肉以更高的功率输出工作	对于碳水化合物需求量大的运动员(见上文),如果在比赛中没有摄入碳水化合物,可能会出现血糖低的情况。持续 45～75 分钟的比赛可能会受益于刺激大脑和中枢神经系统的碳水化合物的摄入,哪怕是少量的碳水化合物。这包括半程马拉松、40km 的自行车计时赛和许多团队运动
肌肉酸碱平衡的紊乱	通过无氧糖酵解动力系统高效产生 H^+	持续 1～8 分钟的长时间高强度活动,如划船比赛、中长跑、200～800m 游泳和场地自行车团体追逐赛。也可能发生在一些团体比赛或球拍运动中反复持续高强度活动的项目中
磷酸肌酸的耗竭	ATP 再生的磷酸肌酸系统恢复不充分,导致在随后的工作中功率输出逐渐下降	发生在反复进行高强度且恢复间隔较短的项目中,可能发生在一些团体比赛或球拍类运动中
胃肠道紊乱	包括呕吐和腹泻,直接降低了运动表现并干扰了旨在管理液体和能量的营养策略	在运动前和 / 或运动期间,对食物和液体的摄入选择不当。风险包括在赛前摄入大量的脂肪或纤维,在比赛中摄入过量的单一碳水化合物,或明显脱水
水中毒 / 低钠血症(低血钠)	过量摄入液体会导致低钠血症,症状从轻度(通常无症状)到重度(可致命)不等。虽然这个问题与其说是疲劳的原因,不如说是一个医学问题,但症状可能包括头痛和定向障碍,这可能被误认为是脱水的迹象	汗液损失少的运动员(如在凉爽的天气下进行低强度运动)在运动前和运动中过度消耗液体。这在马拉松、超耐力运动和徒步旅行中最常出现

水化合物摄入量和充分补水与运动过程中摄入的实际机会相结合 [29]。然而,许多流行的观点不鼓励对不同类型情况的特定碳水化合物需求采取更系统的方法。这些观点包括:外源性碳水化合物的氧化速率上限为 60g/h,担心大量摄入可能会导致胃肠不适,以及缺乏证据表明摄入更多碳水化合物会对某些活动更好 [30]。新的信息允许区分非耐力(45～75 分钟)和超耐力(>3～4 小时)项目的策略。

现在有充分的证据表明,肠道吸收限制了向工作中的肌肉提供外源碳水化合物的能力。这种限制可以通过摄入使用不同肠道转运机制的碳水化合物来源的混合物(如果糖和葡萄糖)来克服 [31]。这种混合物可以使胃肠更舒适,摄入的碳水化合物氧化速度更快。有证据表明在超耐力训练中,碳水化合物摄入量与运动效果之间存在剂量反应 [32,33],因此应对此类运动提出单独建议(表 6-2)。使用碳水化合物混合物,最佳进食率可高达 80～90g/h,这些目标是以绝对量而不是克 / 公斤体重提供的,因为肠道的吸收能力似乎与体重大小无关 [31]。各级别的运动员也被鼓励在训练期间练习摄入量，因为这也可能与肠道适应有关，以促进更多的外源性能量利用[34]，从而进一步提高成绩[35]。

在充分准备的情况下，持续时间为 60 分钟的项目与肌肉能量供应的限制无关。然而，新的研究表明，少量碳水化合物的摄入，即使是以用碳水化合物溶液频繁漱口的形式，也与此类方案中的更好表现相关[36]。看来，口腔 / 咽喉中的受体与中枢神经系统中的奖赏和运动控制中心之间存在交流[37]。这些发现已被纳入运动员和运动人士的新建议[38]（表 6-2），尽管摄入富含碳水化合物的膳食后，这种影响的幅度较小，但仍有明显的益处[39]。

表 6-2　运动员和健身爱好者的碳水化合物摄入建议摘要

训练情况	碳水化合物目标		对碳水化合物摄入的类型和时间的评论
每日对能量和恢复的需求：			
1. 以下目标旨在为高质量和 / 或高强度运动情况下，为不同运动负荷提供高碳水化合物的供应（即满足肌肉和中枢神经系统的碳水化合物需求）。这些一般性的建议应该根据个人对总能量需求、具体的训练方案和训练的反馈进行调整			
2. 在其他情况下，当运动质量或强度不那么重要时，达到碳水化合物的目标或碳水化合物的摄入量以优化特定训练的供应可能并不重要。在这些情况下，碳水化合物的摄入量就显得尤为重要。碳水化合物的摄入应该满足能量目标和食物偏好或供应			
3. 在某些情况下，当重点是加强训练刺激或适应性反应时，低碳水化合物的供应可能是通过减少碳水化合物的总摄入量或通过控制与训练有关的碳水化合物摄入量来有意实现的（如在禁食状态下训练，在第一次训练后没有充分的机会补充能量的情况下进行第二次训练）			
轻度	低强度或技能型活动	3～5g/(kg BW•d)	● 一天中碳水化合物的摄入时间可以通过在训练前、训练中或在前一次训练后的恢复期消耗碳水化合物来促进特定训练的高碳水化合物供应
中度	适度的运动项目（如每天 1h）	5～7g/(kg BW•d)	● 只要总的能量需求得到满足，碳水化合物的摄入模式就可以简单地由便利性和个人选择来指导
高强度	耐力项目（如每天 1～3h 的中高强度运动）	6～10g/(kg BW•d)	● 运动员应选择营养丰富的碳水化合物来源，以满足整体营养需求
非常强	极端的承诺，例如，> 4～5h/d 的中度至高强度运动	8～12g/(kg BW•d)	
急性能量补充策略：这些指导原则提倡高碳水化合物供应，以在比赛或关键训练环节中的获得最佳表现			
一般性补充	为 <90min 的运动做准备	7～12g/(kg BW•24h) 需求	● 运动员可以选择富含碳水化合物的来源，以确保达到能量补充目标，并满足肠道舒适或较轻的"比赛体重"的目标
碳水化合物负荷	为持续 / 间歇性的 90min 以上的运动做准备	36～48h，10～12g/(kg BW•24h)	
快速能量补充	在两次需要能量补充的运动之间恢复 <8h	前 4h 为 1～1.2g/(kg BW•h)，然后恢复日常能量需求	● 定期吃少量零食可能有助于在短时间内补充能量 ● 富含碳水化合物的食物和饮料可能有助于确保目标得以实现
赛前能量供应	运动前 >60min	运动前 1～4h 摄入 1～4g/kg	● 碳水化合物食品和饮料的时间、数量和类型应根据活动的实际需要和个人的喜好 / 经验来选择 ● 可能需要避免高脂肪、高蛋白或高纤维的食物，以降低运动期间出现胃肠道问题的风险 ● 选择低血糖指数的食物可以为运动中不能消耗碳水化合物的情况提供更持久的能量来源
在短暂的运动过程中	● <45min	不需要	

续表

训练情况	碳水化合物目标		对碳水化合物摄入的类型和时间的评论
持续高强度运动期间	● 45~75min	少量的,包括漱口水	● 一系列饮料及运动食品均可以提供容易消耗的碳水化合物 ● 碳水化合物与嘴和口腔频繁接触可以刺激大脑及中枢神经以增强幸福感,增加自我选择的工作产出
耐力运动期间,包括"停止和开始"的运动	1~2.5h	30~60g/h	● 碳水化合物的摄入为肌肉提供了能量来源,以补充内源性储存 ● 消费食品和饮料的机会根据每项运动的规则和性质而有所不同 ● 从液体到固体的一系列日常食品选择和专业运动食品和产品,都可能是有用的 ● 运动员应通过练习找到适合其个人目标的补给计划,包括水合需求和肠道舒适度
在超耐力运动中	>2.5~3h	高达90g/h	● 同上 ● 摄入更多的碳水化合物与更好的表现有关 ● 提供多种可运输的碳水化合物(葡萄糖∶果糖混合物)的产品可以实现运动中消耗的碳水化合物的高氧化率

经参考文献 41 允许复制 [41]。

运动期间的其他主要营养策略包括补充汗液中流失的液体和电解质(图 6-1)。根据运动的持续时间和强度、环境条件以及个人的适应情况,运动过程中的汗液流失会有所不同,但通常在 500~2 000ml/h 之间 [29]。随着液体流失量的增加,与运动相关的压力也会增加,例如心率和体力感知的逐渐增加 [42]。导致运动能力和表现明显或显著受损的程度取决于个人、他们对环境条件的反应(在高温或高海拔地区影响更大)以及运动的类型 [43]。如果运动持续时间超过 45 分钟,则在运动期间摄入液体可能有好处。一般的建议是,运动活跃的人利用他们的运动特有的补充能量和饮料机会,尽可能多地补充他们在比赛期间流失的汗水 [44],特别是在紧张的环境中保持缺水状态在体重的 2%以下 [29,45]。根据比赛项目的不同,可能有机会在比赛间歇(即团队比赛中的中场休息、换人或暂停)或在运动过程中(从援助站、教练或自带的供应品中)喝水。在训练前后检查体重,然后计算比赛期间消耗的饮料和食物使运动员能够计算出汗率、补液率和比赛期间的总出汗量 [46]。这有助于制订和调整针对某项赛事及其条件的个性化补水计划 [43,47]。

在竞技项目中,体液失衡通常会出现液体不足

的情况 [44]。但是,如果一些运动员在比赛期间过度饮水,尤其是出汗率较低时,他们可能会摄入过多水分 [48]。如果这种情况导致致命性低钠血症(低血钠浓度;通常称为水中毒),就会非常危险 [49,50]。对这一问题的认识,以及围绕一些娱乐性体育赛事中死亡事件的合理宣传,导致一些体育科学家将原因归咎于液体摄入量指南或运动饮料的营销 [51,52]。事实上,在过去 30 年中,关于运动期间液体摄入量的建议已经发生了演变。我们现在知道,规范性的液体建议可能是不合适的,以前的指南暗示运动员在运动期间应尽可能多喝水是不必要的,而且有潜在的危害 [29,53]。如上所述,当前的液体指南警告不要过量饮水,但鼓励个性化的液体计划,将液体不足保持在可接受的水平 [54]。

应当注意的是,即使是上述液体建议也被批评为不必要和太复杂,仍然可能导致低钠血症 [49,52]。相反,有人认为运动员和健身爱好者只需根据口渴情况饮水即可 [52,54]。这些作者认为,口渴或随意摄入液体为一个运动活跃的个体制订液体计划提供了一个合理的起点;然而,通常有充分的理由来改进这些主观的指标。如图 6-1 所示,在一些情况下,普通的饮水计划会导致大量液体不足,因此更积极的液体计划会更有益。例如,在液体摄入机

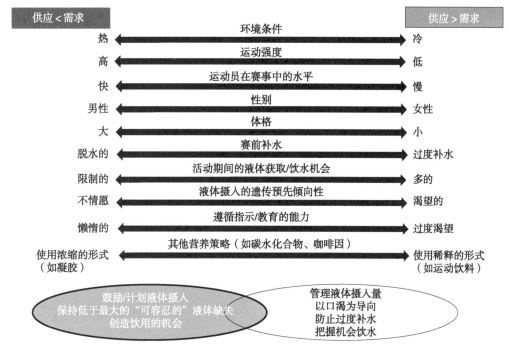

图 6-1　在持续时间超过 1 小时的运动过程中管理液体平衡的注意事项。改编自参考文献 [55]

会有限的运动中（如耐力跑、游泳或越野滑雪），运动员可能需要在比赛开始前（即"在口渴之前"）利用可利用的机会喝水，以更好地调整整个比赛期间的总液体摄入。相反，其他项目允许运动员以更高的频率饮水，使液体摄入和汗液流失量更匹配。最后，对于一些判断力差的人，尽管他们感觉口渴，但可能需要指导他们喝更合适（更少）的液体量。症状性低钠血症的病例包括运动员声称"随意饮用"或"口渴"时出现过量液体摄入的情况 [56]。

补充运动中流失的钠的必要性也是有争议的。在商业碳水化合物电解质饮料（运动饮料）中加入适量的盐可以改善饮料的口感和摄入的意愿。大量的盐流失被记录在那些在长时间的高温运动中大量出汗 [57] 和 / 或排泄"咸汗" [58] 的运动员身上。有证据表明，在运动期间和运动间隙主动补充盐可以防止某些运动员在高温下运动时出现全身痉挛 [59]，但这一假设受到其他人的质疑 [60]，研究证据也不充分。同样，大量盐丢失对低钠血症或低血浆盐浓度的影响也是有争议的。对运动期间盐和液体变化的建模表明，对于任何给定水平的脱水 / 补液，钠流失都会导致血浆钠稳态恶化 [61]。但是，由于低钠血症发生的主要风险因素是液体摄入量超过液体流失量，因此需要更多关注这一方面，而不是补充钠。

减轻运动中导致疲劳的生理因素的其他策略包括使用增补剂，如咖啡因、β- 丙氨酸和碳酸氢盐缓冲剂、甜菜根汁 / 硝酸盐和肌酸等（在第 6 节讨论）。

第 5 节　恢复性营养

一、最佳恢复性饮食

对于精英运动员来说，恢复是一项重大挑战，他们在训练周期的特定阶段每天进行两次甚至三次训练，每次训练间隔 4～24 小时。然而，对于那些每天训练一到两次，为马拉松或铁人三项等特殊耐力项目做准备的休闲运动员来说，恢复也是一个令人担忧的问题。恢复对于决定多回合或多日比赛的结果也很重要，如锦标赛、阶段赛和有预赛和决赛的比赛。恢复涉及一系列复杂的过程，包括恢复体内平衡和适应运动的生理压力，包括在第 4 节提到的与维持健康和功能有关的因素。其他恢复目标包括在汗液和电解质流失后恢复体液平衡[45,62]，补充包括肌肉和肝糖原和肌肉内甘油三酯在内的能量储备[30,63]，以及合成用于肌肉发育、适应和修复的新蛋白质[16]。通过深入的研究，我们可以为上述每个目标提供建议。恢复饮食策略需要根据特定运动阶段的营养压力或挑战、直到下一次锻炼的恢复期以及"全局"营养目标（如体格管理）进行个性化定制。在任何情况下都可能存在实际障碍，难以摄入实现恢复饮食目标所需的食物和饮料，如高强度运动后食欲缺乏、缺乏合适的选择以及从其他赛后活动中分散注意力（如团队活动、旅行日程、表现汇报、药物测试、装备管理和媒体采访）。

在过去的十年里，运动员和健身爱好者的日常饮食和特定恢复饮食策略中的碳水化合物摄入建议已经发生了变化。虽然在早期的运动营养建议中，已经为运动员提出了看似无处不在的"高碳水化合物饮食"[64]，但后来的改进并不鼓励将碳水化合物摄入量表示为占总能量摄入的百分比，而是根据运动员的体型和运动项目的能量消耗来调整的指南[63]。精英或休闲运动员的碳水化合物状态最好从每日碳水化合物摄入量或摄入时间是否能为肌肉和中枢神经系统提供充足的碳水化合物供应（"高碳水化合物利用率"），或碳水化合物能量源是否耗尽或限制日常运动计划（"低碳水化合物利用率"）来考虑[30]。高碳水化合物的利用率对于运动员需要创造最佳表现的时候很重要，特别是在高强度运动的情况下。在现实中，为什么一些运动活跃的个体会进行低碳水化合物利用率的训练课程可能也有实际原因。以这种方式刻意训练是否会获得一些优势是一个热门话题（参见第6节）。

表 6-2 总结了目前对运动员日常恢复饮食中碳水化合物摄入的建议，包括通过在运动结束后立即开始摄入碳水化合物来增强运动后补充能量的策略。运动量大的人的碳水化合物摄入量不是一成不变的，而是根据每天、每周或每季度的目标以及训练计划中的运动承诺而变化[30]。在重要的运动期间，有策略地食用含有碳水化合物和其他营养物质的正餐/零食，对调整碳水化合物的摄入量是很有用的。这允许营养和能量可以根据个人运动承诺的需要，并促进高碳水化合物的供应，以提高运动表现和恢复能力[30]。

表 6-3 提供了关于补充水分和摄入蛋白质以促进肌肉发育、适应和修复的建议。在当前的运动营养研究中提出了对运动中蛋白质需求的新见解。许多的运动员训练的适应是来自每次运动恢复期间新蛋白质的合成，不同种类的蛋白质是由刚进行的训练种类决定的[65]。为了最大限度地提高训练的功能输出（即肌肉大小和力量的增长，有氧或无氧代谢的增强），运动员和健身爱好者需要增强对运动刺激的蛋白质合成反应。最近的抗阻运动研究表明，一天中每隔 3～5 小时通过正餐和零食补充适量（0.3～0.4g/kg BW; 20～30g）的优质蛋白质，可以优化肌肉蛋白质的合成。蛋白质的摄入在运动后的恢复期尤为重要[66]，可能在睡觉前也同样重要[67]。对于进行高强度训练的运动员和健身爱好者，无论体重增加的模式、训练或目标如何，其每日蛋白质总摄入量的建议值现在被设定为 1.2～1.6g/（kg•d）[13]。尽管这一蛋白质量是一般人群的推荐膳食营养参考摄入量[0.8g/（kg•d）]的两倍或三倍，但这些蛋白质的需求量通常在高强度训练的运动员的高能量摄入中得到满足[68]。与此同时，可能需要碳水化合物为训练和恢复提供能量，脂肪和碳水化合物都可能产生能量盈余，从而促进体重的最佳增长或总体生长[15]。

第 6 节　运动食品和补充剂：是必要吗？

一、运动食品和补充剂的使用

鉴于重要体育比赛中的名次位置是以毫秒和毫米为单位决定的，可以理解精英运动员会不断寻找任何可能提高成绩的产品或干预措施，即使只是很小的幅度。然而，即使是休闲运动员也被代表着一个数十亿美元产业的众多运动食品和补充剂的承诺所吸引。具有挑战的是，根据市场宣传和对运动员的运动目标的实际贡献的证据，如何在拥挤而富有创造性的商业市场中进行筛选产品。运动员和健身爱好者使用的产品分为三个不同的类别[69]：①在不适合食用日常食品时提供能量或营养的运动食品（如运动饮料、蛋白质补充剂）；②用于治疗或预防缺乏的营养补充剂（如铁、维生素 D）；③直接增强运动能力的性能补充剂；④通过恢复、身体成分管理和其他目标提供间接益处的补充剂。

尽管之前有顾虑，但包括国际奥林匹克委员会在内的许多专家组现在都系统地接受使用补充

表 6-3　**运动后补水和修复 / 适应的建议**

问题	目前建议的摘要
补水	• 需要摄入相当于运动后液体不足的 125%～150% 的液体,以适应进一步的汗液和尿液损失并恢复液体平衡
	• 饥渴可能无法保证足够的液体摄入:当液体缺失 > 2% 的体重时,运动员应该有一个液体补充计划并能获得可口的饮料供应
	• 加糖的清凉饮料可鼓励运动员主动摄入液体
	• 补液需要补充汗液中流失的电解质,尤其是钠。在没有补充电解质的情况下摄入液体会降低血浆渗透压,导致大量尿液流失
	• 钠可以通过特殊饮料补充,如口服补液(50～80mmol/L)或含盐量较高的运动饮料(30～35mmol/L)
	• 或者,钠可以在食物中摄取,或与液体摄入一起添加到膳食中
	• 运动后摄入含蛋白质的液体,如乳制品,也可能有助于液体保留,并有助于其他恢复目标
	• 在可能的情况下,最好将液体摄入间隔一段时间,而不是一次性摄入大量液体:这种模式将减少尿液损失,最大限度地保留液体
修复和适应 (蛋白质合成)	• 运动后应尽快摄入蛋白质,以促进新蛋白质的合成,这是由特定的运动刺激所决定的
	• 摄入 0.3～0.4g/kg BM(20～30g)的蛋白质足以优化运动反应
	• 蛋白质的摄入应包括高质量的蛋白质,如动物来源(如乳制品、鸡蛋、肉类)。另外,植物来源可以包括豆奶或其他大豆或豌豆蛋白产品
	• 尽管以前关于运动员蛋白质需求量增加的讨论仍未解决,但摄入 1.2～1.6g/(kg BW·d)可能就能满足所有需求。在有针对性的减肥期间,保持瘦体重(LBM)是首要任务,可能需要蛋白质摄入量为 1.6～2.4g/(kg BW·d)
	• 为了在 24h 内最大限度地提高肌肉蛋白质的合成,蛋白质的摄入量应该在一天内每 3～5h 进行一次。除了传统的三餐外,运动后的零食和睡前的蛋白质补充也是摄入的其他战略时机

剂,并通过了安全、有效、合法、适合运动员年龄和运动成熟度的风险效益分析[69]。澳大利亚体育研究所的《运动补充剂框架》也为适当使用运动食品和少数具有强大功效证据的运动补充剂提供了谨慎的支持[70]。其中包括咖啡因[71,72],碳酸氢盐[73,74]和 β- 丙氨酸[75] 作为细胞外缓冲剂,肌酸[76] 和硝酸盐 / 甜菜根汁作为细胞内缓冲剂[77,78]。但是,运动员和教练应该意识到这些益处仅限于特定情况(图 6-2)。

与补充剂使用相关的任何益处都必须与以下因素相权衡:费用、不良使用(如过量、与其他补充剂的相互作用)导致的潜在不良后果,以及生产和营销监管不如食品或药品严格所固有的危险。优秀运动员还需要考虑补充剂被发现含有污染物或未申报成分的危险,这些是他们参赛时要遵守的反兴奋剂条例所禁止的[79];这些药物包括兴奋剂、合成代谢、选择性雄激素受体调节剂、利尿剂、止痛剂和 β2 兴奋剂[69]。严格责任法规意味着,尽管是无意摄入或微量(无效)剂量,但尿检呈阳性

就可能会引发违反兴奋剂条例,都可能对运动员的职业生涯、生活和声誉造成严重影响。第三方对产品的审核可以帮助优秀运动员对补充剂的使用做出明智的选择,但不能提供产品安全性的绝对保证[69]。我们鼓励运动员根据他们的具体情况和需求做出深思熟虑的决定(图 6-3)。

第 7 节　运动营养的当前问题:评论运动营养学中的热门话题

一、评论 1:采纳“低训练”的最佳训练:少即是多

尽管目前的建议提倡在最佳营养支持条件下(如充足的液体和宏量营养素)进行运动以提高成绩,但最近的运动实践集中在“低”营养利用率的训练的潜在优势上。科学技术现在允许我们研究细胞对运动和营养刺激的反应。这些技术提供了这样一种观点,即提供营养支持可以促进最佳

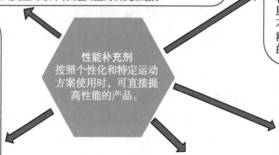

咖啡因
世界上使用最广泛的药物，存在于日常饮料和特殊配方的运动食品和补充剂中。多种功能包括腺苷受体拮抗作用，可减少对努力、疲劳和疼痛的感知。在涉及耐力、团队/间歇性、持续高强度/力量和技能方案的运动场景中有效。应根据实际问题和个人的反应经验来制订个性化的使用方案。最佳剂量似乎是 3 ~ 6mg/kg，可以在活动前和活动中服用，包括在疲劳开始时服用。副作用可能包括失眠和过度兴奋（紧张、焦虑等）。目前已有由于基因类型导致个体化反应的研究证据。

碳酸氢盐
碳酸氢盐是细胞外的主要缓冲剂，血液pH的急性降低可以增加缓冲因运动产生的高无氧糖酵解率而产生的过量 H^+ 的能力（如2 ~ 10分钟的活动，以及可能是间歇性的团队/球拍运动）。最佳方案 = 在活动前1.5 ~ 2.5小时内分次服用300mg/kg体重。胃肠道不适可以通过同时饮用大量液体和摄入富含碳水化合物的零食来减少。

硝酸盐/甜菜根汁
甜菜根、绿叶蔬菜和其他地面蔬菜中的无机硝酸盐与肠唾液系统合作，通过替代的和不依赖氧气的精氨酸-NO生产途径产生一氧化氮。与改善运动经济性（降低亚极限运动的耗氧量），从而提高耐力运动表现，并与增强骨骼肌收缩功能以提高肌肉力量和短跑运动表现有关。典型剂量 = 赛前2 ~ 3小时服用约8mmol的硝酸盐，尤其是在赛前3天以上的长期摄入。硝酸盐补充剂对长距离比赛的影响并不一致，可能涉及个体反应，包括观察到它对精英/高度训练的运动员似乎没那么有效。

性能补充剂
按照个性化和特定运动方案使用时，可直接提高性能的产品。

β-丙氨酸
通过长期补充 β-丙氨酸，增加细胞内的缓冲作用可通过增加肌肉中肌肽含量来实现。在一天中分次服用或服用缓释制剂可以减少常见的副作用——麻痹（刺痛）。最佳的补充方案是每天摄入 3.2 ~ 6.4g（65mg/kg），至少食用2 ~ 4周，最多12周，以提高持续时间为30秒至10分钟的高强度运动表现。肌肽可能在肌肉中发挥其他作用。

肌酸
一水肌酸是最常见的产品，用于补充肉类/肌肉来源的膳食摄入，并将肌肉内的肌酸储存量增加30%。在进行反复的高强度运动中，通过增加磷酸肌酸储存的恢复能力而获得益处；可用于直接提高此类运动的成绩，或支持运动员更努力地训练。在肌肉中可能有其他作用，包括通过细胞渗透压的变化直接调节蛋白质的合成。最佳方案 = 快速摄入4×5g/d，持续5天，或缓慢摄入3 ~ 5g/d，持续一个月。维持剂量 = 3 ~ 5g/d。

图6-2　性能补充剂：当按照个性化和特定运动方案使用时，可直接提高性能的产品。经许可摘自参考文献 [80]

对性能补充剂做出正确决策：决策树方法

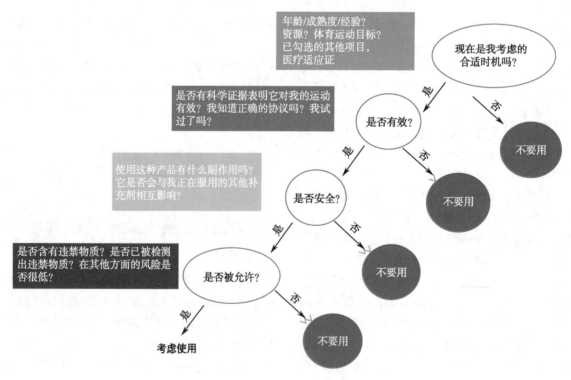

图6-3　考虑使用性能补充剂的决策树。经许可摘自参考文献 [69]

功能，然后在运动后迅速恢复内稳态和运动能力（"更努力训练"策略）。同时，缺乏或故意停止营养支持可能会增加运动压力／刺激，并增强或延长肌肉和其他生理系统的信号通路，以增强训练反应（一种"更聪明的训练"方法）。有证据表明，尽管摄入液体可增强高温下的耐力表现，但在运动过程中故意暴露于脱水状态可能会增强生理和心血管的适应过程[81]。然而，大多数围绕战略性增加或停止营养支持的主题进行的调查领域涉及对碳水化合物供应的控制。

供应除了有助于满足运动所需的基本物质外，糖原在调节细胞活动方面也发挥着重要作用，而细胞活动是肌肉对运动反应的基础[82]。具体而言，在低肌糖原储存的情况下进行耐力锻炼，肌肉中的关键信号和调节蛋白会协调上调，以增强运动后的适应过程[83]。限制外源性碳水化合物利用率的策略（如禁食状态下的训练）也可促进信号反应的改善，尽管其强度低于低肌糖原储备的运动[83]。这些策略（表 6-4）增强耐力训练的细胞效率，例如增加最大线粒体酶活性和／或线粒体含量以及增加脂质氧化速率。

在亚精英运动员（如高度健康的个体）中的研究，其中这些方案已经叠加在训练单元的大多数

训练中，显示出增强细胞适应性的证据[84,85]。然而奇怪的是，与高碳水化合物利用率训练后所见的改善相比，这些"肌肉优势"并没有转化为更好的成绩[84,85]。尽管在衡量运动成绩的微小但重要的变化方面总是存在挑战，但对机理和运动表现之间"脱节"的最可能的解释是，低碳水化合物利用率的训练增加了对努力的感知，降低了训练的强度[84,85]。换句话说，尽管代谢的益处得到了实现，但它们被对训练质量的干扰抵消了。这表明"低强度训练"策略需要谨慎地融入到周期性训练计划中，以匹配一段时间的具体目标和训练期间的更大目标；这个概念被描述为"为所需的运动补充能量"[86]。

最近，在早期恢复期间抑制碳水化合物摄入以延迟糖原的再合成已被证明在恢复阶段上调线粒体生物合成和脂质氧化的标记物，而不干扰恢复的质量（参考文献 83，86）。这种新策略的实际应用是，它允许按顺序进行：①"高强度训练"的高质量训练，②通宵或白天限制碳水化合物的摄入（"低睡眠"）；③在不摄入碳水化合物的情况下进行中等强度运动（"低强度训练"）（表 6-4）。将几个周期的碳水化合物供应整合到亚精英运动员的每周训练计划中，已经被证明可以提高成绩，而在进行

表 6-4 低碳水化合物供应情况下训练的饮食策略

采取"低速训练"策略，以增加运动刺激和／或加强对运动的适应性反应（见 102 ）	
策略	**营养方案**
急性（逐节）暴露在低碳水化合物供应中	
急性低碳水化合物供应训练（"低度训练"）内因性的 ● 急性低碳水化合物供应训练（"低速训练"）外源性的 ● 运动后急性低碳水化合物供应（"低度恢复"或"低度睡眠"——如果通宵）	● 在之前进行长时间的持续或间歇性运动，然后限制碳水化合物的摄入，以限制恢复阶段的糖原再合成。需要注意的是，第二次训练是作为"低强度训练"进行的，两次训练之间的恢复阶段可以是短暂的（1～2h）或长时间的（如过夜或一整天） ● 早上在空腹状态下进行锻炼，并且在锻炼过程中不摄入任何碳水化合物 注：也可以在会议期间只喝水的情况下进行 ● 在关键锻炼后的几个小时内限制碳水化合物的摄入，以延迟糖原的再合成
碳水化合物供应的战略排序或周期化	
"睡眠不足的排序"	● 这种新策略的实际应用是，它允许按顺序进行① "高训练"的高质量训练；②隔夜或白天限制碳水化合物（"低睡眠"）；③在不摄入碳水化合物的情况下进行中等强度的锻炼（"低训练"）
对低碳水化合物供应的慢性适应（如脂肪适应）	
长期低碳水化合物供应（实现低内源性和外源性碳水化合物供应）	● 生酮低碳水化合物、高脂肪（LCHF）饮食 <50g/d 的碳水化合物；80% 的能量为脂肪非生酮的 LCHF 饮食（15%～20% 的能量为碳水化合物；60%～65% 的能量为脂肪）

类似训练的对照组中没有观察到这种益处，该对照组采用类似的碳水化合物摄入量，该摄入量在日内和日间均匀分配[87]。这种方法也在精英耐力运动员的实际赛前训练中有所体现[88]。这种方法在精英耐力运动员的实际备战中也有所体现。然而，对精英运动员的研究似乎表明，与亚精英运动员相比，碳水化合物周期性供应策略对成绩的益处更少[89,90]。有可能是精英运动员的进步上限降低，这使得差异更难发现，或者他们有能力进行强度和量如此大的训练，这样的刺激已经使适应性反应最大化。进一步的研究是值得的，但很可能大多数训练有素的运动员已经在他们的计划中纳入了某种形式的碳水化合物供应的周期，无论是出于设计还是实践的考虑。体育科学面临的挑战将是提高运动员在试验和错误中取得的成绩。

最后，已知运动会增加游离氧和氮自由基（reactive oxygen and nitrogen species，RNOS）的产生，过量的游离氧和氮自由基被认为会导致肌肉产生力量的能力急性损伤，并导致长期炎症、损伤和疼痛[91]。虽然通过补充抗氧化剂来提高细胞抗氧化能力似乎可以抵消 RNOS 对肌肉力量能力的负面影响，但在急性或慢性运动模型中检查抗氧化剂补充的研究对肌肉损伤或表现结果并不明确[92,93]。最新的观点表明，只有过度的氧化损伤才是有问题的，肌肉中微小且有限的氧化变化在适应运动中起着重要作用。例如，诱导信号级联和上调内源性氧化防御系统，该系统由区隔化抗氧化剂的复杂相互作用组成[65,93]。事实上，一些研究人员报告称，补充单独的抗氧化剂，如维生素 C 或 E，实际上会降低运动训练的益处[94,95]。

针对运动员和运动活跃人士的最新饮食建议宣传了多样化饮食的好处，包括一系列含抗氧化剂和植物化学物的水果和蔬菜。尽管如此，研究仍在继续调查食用特定食物植物化学物（包括多酚）的潜在益处[96]，它可能有助于一系列功能，包括对免疫系统、抗炎反应和线粒体生物生成的影响。

二、评论 2：生酮低碳水化合物高脂肪饮食提高耐力表现

在许多运动项目中，成功取决于肌肉优化产生腺苷三磷酸（adenosine triphosphate，ATP）的能力，以满足运动任务的要求。这反映了可用能量储备的多少和肌肉有效利用这些能量的能力。据

推测，提高个人利用其大量脂肪储备能力的策略将节省肌糖原储备，并提高耐力表现[97]。尽管训练达到了这一结果，但通过适应低碳水化合物高脂肪（low carbohydrate high-fat，LCHF）饮食，可以进一步增加脂肪作为肌肉能量的使用。事实上，短期（5 天内）使用碳水化合物提供的能量 <20%、脂肪提供的能量 >60% 的饮食，同时进行高容量和高强度的训练，可以实现肌肉的强大重组，以增加运动期间脂肪的调动、运输和氧化[98]。如果进一步限制这种高脂肪饮食中的碳水化合物（<50g/d），其中 75%～80% 的能量由脂肪提供，那么还可以从暴露于高水平循环的酮体中获得额外的好处；这种生酮 LCHF 饮食最近重新引起了大众的兴趣[97]。尽管在普通人和社交媒体上有大量关于这种饮食是"精英耐力运动的未来"的讨论，但没有证据表明它能提高高水平耐力运动员的运动表现。对生酮 LCHF 的慢性（>3～4 周）适应明显增加了肌肉在运动中的脂肪氧化能力，为中等强度的运动提供有效的燃料支持[99]。然而，最近一项让优秀竞走运动员在这段时间内适应 LCHF 的研究[89]，提醒了人们一个重要的生物化学事实：脂肪氧化产生一定量 ATP 的需氧量大于碳水化合物的需氧量。尽管观察到一组训练有素的世界级竞走运动员在与奥运会项目比赛相关的速度范围内实现了文献报道中最高的脂肪氧化率，但这与损失节省有关（以同样的速度行走需要更多的氧气）。相比之下，对照组运动员在 3 周的训练后，通过战略性或长期碳水化合物的支持，他们在 10 000km 田径赛中的成绩提高了 6%，尽管 LCHF 组提高了他们的有氧能力，但他们的成绩并没有提高到类似程度[89]。这些结果至少在一定程度上归因于步行的减少，以及由于肌肉供氧的限制，可以由脂肪氧化支持的运动强度的限制。这表明对 LCHF 的适应可能适用于参加完全在中等强度下进行的比赛的运动员。然而，LCHF 可能对涉及耐力运动和超耐力运动造成不利影响，在这些运动中，成功取决于在最高可持续强度下尽可能节省地运动的能力。

三、评论 3：低能量利用率、女运动员三联征和运动中的相对能量不足

"女运动员三联征"一词最早出现于 20 世纪90 年代，用来描述女性运动员同时出现进食障碍、闭经和骨质疏松以及这些问题之间的关系[100]。后

来，对该综合征进行了更新，以描述女运动员的能量利用性、月经健康和骨骼健康三个问题之间的相关性，其中每个因素都存在于最佳功能和临床疾病之间的连续统一体中[101]。我们鼓励女运动员将这些范围中任何一项向消极端的转化视为不受欢迎的，并为此类变化寻求早期干预。一个主要的变化是人们认识到关键的饮食输入是低能量供应而不是饮食失调本身所提供。饮食紊乱的运动员肯定会出现能量摄入、运动消耗的能量和健康身体功能消耗的能量之间的不匹配，这代表了心理问题。然而，其他原因可能被认为只是误导了（如为实现合理的身体成分变化而进行的过度的减肥运动）或疏忽（未能识别或应对训练量的突然增加）[3]。事实上，其他非常具体的原因已经在特殊人群中被发现了，如东非长跑运动员因经济状况不佳而导致的食品不安全[102]。

关于低能量可用性的原因和影响，通过深入研究及实际生活中的观察，我们对其获得的知识和信息有了连续不断的发展。这包括认识到女运动员三联征中变量之间的关系不像前面指出的那样可预测或紧密相关。事实上，对自由生活人群进行能量供应评估所涉及的误差和资源都使其成为一个有用的

概念，而不是一个严格的诊断工具[103]。此外，尽管最初的研究表明，存在可以预测能量可用性的看似健康和不健康范围的区间或阈值（表6-5），但最近的研究表明，这些阈值应仅作为一个非常笼统的指南[104]。尽管此类研究表明，随着能量可用性的减少，健康问题的可能性会增加，但女运动员三联征之间的阈值或普遍关系并不总被看到[104]。

认识到能量供应不足可能会出现更广泛的健康问题，并且在男性中也观察到了这一点，这也导致了一个更广泛的术语来描述这种综合征：RED-S（运动中的相对能量缺乏）。RED-S认为低能量缺乏与疾病和损伤、心血管并发症、胃肠紊乱和体能下降的风险增加有关[105]。虽然还需要进一步的工作来更好地协调症状的定位，但就预防和治疗与低能量可用性有关的问题，还需要在科学和实践方面取得更大的进展。

第8节　结　　论

与久坐的个体相比，运动员和运动活跃的个体有不同的能量、营养和液体需求。首先，他们需要摄入足够的能量，以满足运动训练和比赛的能

表6-5　说明运动中不同级别的能量供应水平

情况	相对于运动员的无脂肪质量（FFM）而言，能量的可利用性（能量摄入量－运动的能量成本[a]）	实例
增重、生长、肥大	>189kJ/kg（45kcal/kg）FFM	游泳运动员A：65kg（20%BF＝80%FFM）；每周训练＝23.5MJ（5 600kcal）；每日能量摄入＝14.7MJ（3 520kcal） 可用能量＝（3 520－800kcal）/（0.8×65）＝52kcal/kg FFM（219kJ）
体重/体质维持和最佳健康和功能	约189kJ/kg（45kcal/kg）FFM	游泳运动员B：65kg（15%BF＝85%FFM）；每周训练＝2.35MJ（5 600kcal）；每日能量摄入＝13.8MJ（3 285kcal） 可用能量＝（3 285－800kcal）/（0.85×65）＝45kcal/kg FFM（189kJ）
健康减肥（或在降低代谢率时保持体重）	125～189kJ/kg（30～45kcal/kg）FFM 请注意，这个范围的能量供应不再被认为是没有所有身体系统功能不理想的风险，其他因素可能与能量供应相互作用，保护或加剧健康结果	跑步者C：55kg（20%BF＝80%FFM）；每周训练＝23.5MJ（5 600kcal）；每日能量摄入＝9.8MJ（2 340kcal） 可用能量＝（2 340－800kcal）/（0.8×55）＝35kcal/kg FFM（164kJ）
低能量利用率对健康的影响	<125kJ/kg（30kcal/kg）FFM 注意，虽然可能没有一个确切的阈值，低于这个阈值就会观察到低能量供应的影响，但随着能量供应的减少，会发现出现各种问题的风险更大	跑者D：55kg（25%BF＝75%FFM）；每周训练＝2.35MJ（5 600kcal）；每日能量摄入＝7.9MJ（1 880kcal） 可用能量＝（1 880－800kcal）/（0.75×55）＝26kcal/kg FFM（110kJ）

[a]注意：与训练有关的能量消耗应该只包括由于运动而产生的高于静止代谢率的能量消耗。

量需求、日常生活的正常能量消耗以及生长、组织构建和修复以及生殖的需要。这些能量需求会随着时间的推移而变化，这取决于所坚持的训练或运动计划、比赛时间和体能目标。碳水化合物需求增加以提供燃料和补充糖原，而蛋白质需求增加以满足肌肉适应、构建和修复。第二，运动员和运动活跃的个体需要保持使运动表现最大化的体型和组成，这是可以实现的，不会增加进食障碍或低能量供应的风险及其后果。第三，为了保持健康和不受伤害，运动活跃的个体需要充足的能量，

饮食满足宏量和微量营养素的需求。第四，训练和比赛对生理要求很高，因此需要在运动前、运动中和运动后提供个性化的食物和液体建议，以减少/延缓疲劳以实现最佳表现。运动后恢复营养应该恢复能量和液体的内稳态，为下一次运动做好准备。最后，运动训练和比赛项目带来了实际的挑战，包括在运动前后的适当时间获得合适的食物和液体，以及对补充剂和运动食品做出正确的选择。

研究空白

- 运动活跃的生长期个体能量和营养需求
- 评估男女运动员和运动活跃人群能量供应和诊断低能量供应的精确工具
- 运动活跃的男性和女性之间与低能量供应相关的结果易感性的差异
- 运动员的素质（如精英运动员与休闲运动员）和训练水平（高水平和特殊训练与一般运动）对各种营养策略（如为赛事加油、成绩补充剂）效果的影响
- 使用基于证据的成绩补充剂，因为它经常需要在现实运动中实施（如同时使用几种补充剂，它们是否可以在特定的时间范围内如同一天的预赛和决赛中使用多次）
- 在肌肉细胞中产生积极变化的策略（如低糖原训练）是否会转变为运动表现的变化
- 个体的遗传差异是否会导致对运动营养策略的不同反应，是否需要"个性化营养"方法
- 安全有效地改变身体成分的方法，以减少体脂，同时最大限度地增加瘦体重（或减少其损失）
- 运动和体育参与对微生物群的影响
- 解决在一些体育活动中发生的肠道功能障碍和损伤的策略，以改善健康和运动时的舒适度，并使肠道功能得到恢复。
- 特殊饮食（如生酮LCHF、纯素食、原始人饮食）是否对运动员或运动活跃的个体有任何好处。哪些类型的体育活动或问题可能有益，哪些可能有害？饮食的哪些方面可能对健康和运动表现有益，哪些应该被忽略？

（楚辞 胡雯 译）

参 考 文 献

1. Burke LM. Energy needs of athletes. *Can J Appl Physiol*. 2001;26: S202−S219.
2. Saris WHM, Van Erp-Baart MA, Brouns F, et al. Study on food intake and energy expenditure during extreme sustained exercise: the Tour de France. *Int J Sports Med*. 1989;10:S26−S31.
3. Loucks AB. Energy balance and body composition in sports and exercise. *J Sports Sci*. 2004;22:1−14.
4. Loucks AB, Verdun M, Heath EM. Low energy availability, not stress of exercise, alters LH pulsatility in exercising women. *J Appl Physiol*. 1998;84:37−46.
5. Cialdella-Kam L, Guebels CP, Maddalozzo GF, Manore MM. Dietary intervention restored menses in female athletes with exercise-associated menstrual dysfunction with limited impact on bone and muscle health. *Nutrients*. 2014;6:3018−3039.
6. O'Connor H, Olds T, Maughan RJ. Physique and performance for

track and field events. *J Sports Sci*. 2007;25(Suppl 1):49S−60S.
7. Reale R, Slater G, Burke LM. Individualized dietary strategies for Olympic combat sports: acute weight loss, recovery and competition nutrition. *Eur J Sport Sci*. 2017;17:727−740.
8. Walberg Rankin J, Gibson J. Making weight. In: Burke L, Deakin V, eds. *Clinical Sports Nutrition*. 5th ed. Sydney, AU: McGraw-Hill; 2015:191−233.
9. Jeacocke NA, Beals KA. Eating disorders and disordered eating in athletes. In: Burke L, Deakin V, eds. *Clinical Sports Nutrition*. 5th ed. Sydney, AU: McGraw-Hill; 2015:213−233.
10. O'Connor H, Honey A, Caterson I. Weight loss and the athlete. In: Burke L, Deakin V, eds. *Clinical Sports Nutrition*. 5th ed. Sydney, AU: McGraw-Hill; 2015:164−190.
11. Burke LM. Weight-making sports. In: *Practical Sports Nutrition*. Champaign, IL: Human Kinetics; 2007:289−312.
12. Hector AJ, Phillips SM. Protein recommendations for weight loss in elite athletes: a focus on body composition and performance. *Int J Sport Nutr Exerc Metabol*. 2018;28:170−177.

13. Witard OC, Garthe I, Phillips SM. Dietary protein for training adaptation and body composition manipulation in track and field athletes. *Int J Sport Nutr Exerc Metabol.* 2019;29:165−174.

14. Stellingwerff T. Case study: body composition periodization in an Olympic-level female middle-distance runner over a 9-year career. *Int J Sport Nutr Exerc Metabol.* 2018;28:428−433.

15. Slater GJ, Dieter BP, Marsh DJ, et al. Is an energy surplus required to maximize skeletal muscle hypertrophy associated with resistance training. *Front Nutr.* 2019;6:131. https://doi.org/10.3389/fnut.2019.00131.

16. Burd NA, Tang JE, Moore DR, et al. Exercise training and protein metabolism: influences of contraction, protein intake, and sex-based differences. *J Appl Physiol.* 2009;106:1692−1701.

17. Walsh NP, Gleeson M, Shephard RJ, et al. Position statement part one: immune function and exercise. *Exerc Immunol Rev.* 2011;17: 6−63.

18. Walsh NP, Gleeson M, Pyne DB, et al. Position statement part two: maintaining immune health. *Exerc Immunol Rev.* 2011;17: 64−103.

19. Brouns FJPH, Saris WHM, Ten Hoor F. Dietary problems in the case of strenuous exertion. *J Sports Med.* 1986;26:306−319.

20. Bennell KL, Malcolm SA, Wark JD, et al. Models for the pathogenesis of stress fractures in athletes. *Br J Sports Med.* 1996;30: 200−204.

21. Kerr D, Khan K, Bennell K. Bone, exercise and nutrition. In: Burke L, Deakin V, eds. *Clinical Sports Nutrition.* 4th ed. Sydney, AU: McGraw-Hill; 2010:200−221.

22. Campion F, Nevill AM, Karlsson MK, et al. Bone status in professional cyclists. *Int J Sports Med.* 2010;31:511−515.

23. Larson-Meyer DE, Willis KS. Vitamin D and athletes. *Curr Sports Med Rep.* 2010;9:220−226.

24. Owens DJ, Allison R, Close GL. Vitamin D and the athlete: current perspectives and new challenges. *Sports Med.* 2018;48(Suppl 1): 3−16.

25. Coyle EF. Fluid and fuel intake during exercise. *J Sports Sci.* 2004; 22:39−55.

26. Hawley JA, Schabort EJ, Noakes TD, et al. Carbohydrate-loading and exercise performance: an update. *Sports Med.* 1997;24:73−81.

27. Hargreaves M, Hawley JA, Jeukendrup AE. Pre-exercise carbohydrate and fat ingestion: effects on metabolism and performance. *J Sports Sci.* 2004;22:31−38.

28. O'Reilly J, Wong SH, Chen Y. Glycemic index, glycemic load and exercise performance. *Sports Med.* 2010;40:27−39.

29. Sawka MN, Burke LM, Eichner ER, et al. American college of sports medicine position stand. Exercise and fluid replacement. *Med Sci Sports Exerc.* 2007;39:377−390.

30. Burke LM, Hawley JA, Wong S, et al. Carbohydrates for training and competition. *J Sports Sci.* 2011;29(Supp 1):S17−S27.

31. Jeukendrup AE. Carbohydrate and exercise performance: the role of multiple transportable carbohydrates. *Curr Opin Clin Nutr Metab Care.* 2010;13:452−457.

32. Pfeiffer B, Stellingwerff T, Hodgson AB, et al. Nutritional intake and gastrointestinal problems during competitive endurance events. *Med Sci Sports Exerc.* 2012;44(2):344−351. https://doi.org/10.1249/MSS.0b013e31822dc809.

33. Smith JW, Pascoe DD, Passe DH. Curvilinear dose-response relationship of carbohydrate (0-120 g.h(-1)) and performance. *Med Sci Sports Exerc.* 2013;45(2):336−341.

34. Cox GR, Clark SA, Cox AJ, et al. Daily training with high carbohydrate availability increases exogenous carbohydrate oxidation during endurance cycling. *J Appl Physiol.* 2010;109: 126−134.

35. Costa RJS, Miall A, Khoo A. Gut-training: the impact of two weeks repetitive gut-challenge during exercise on gastrointestinal status, glucose availability, fuel kinetics, and running performance. *Appl Physiol Nutr Metab.* 2017;42(5):547−557.

36. Jeukendrup AE, Chambers ES. Oral carbohydrate sensing and exercise performance. *Curr Opin Clin Nutr Metab Care.* 2010;13: 447−451.

37. Chambers ES, Bridge MW, Jones DA. Carbohydrate sensing in the human mouth: effects on exercise performance and brain activity. *J Physiol.* 2009;587:1779−1794.

38. Burke LM, Maughan RJ. The Governor has a sweet tooth -mouth sensing of nutrients to enhance sports performance. *Eur J Sport Sci.* 2015;15(1):29−40.

39. Lane SC, Bird SR, Burke LM, et al. Effect of a carbohydrate mouth rinse on simulated cycling time-trial performance commenced in a fed or fasted state. *Appl Physiol Nutr Metab.* 2013;38(2):134−139.

40. Burke LM. Nutrition for competition. In: Stear S, Shirreffs SM, eds. *Sport and Exercise Nutrition.* London, UK: Wiley Publishers; 2011: 200−216.

41. Thomas DT, Erdman KA, Burke LM. American College of Sports Medicine joint position statement. Nutrition and athletic performance. *Med Sci Sports Exerc.* 2016;48(3):543−568.

42. Montain SJ, Coyle EF. Influence of graded dehydration on hyperthermia and cardiovascular drift during exercise. *J Appl Physiol.* 1992;73:1340−1350.

43. Cheuvront SN, Kenefick RW. Dehydration: physiology, assessment, and performance effects. *Compr Physiol.* 2014;4(1):257−285.

44. Garth A, Burke L. What do athletes drink during competitive sporting activities? *Sports Med.* 2013;43:539−564.

45. Shirreffs SM, Sawka MN. Fluid needs during and after exercise. *J Sports Sci.* 2011;29:39−46.

46. Maughan RJ, Shirreffs SM. Development of individual hydration strategies for athletes. *Int J Sport Nutr Exerc Metabol.* 2008;18: 457−472.

47. Kenefick RW. Drinking strategies: planned drinking versus drinking to thirst. *Sports Med.* 2018;48(Suppl 1):31−37.

48. Almond CSD, Shin AY, Fortescue EB, et al. Hyponatremia among runners in the Boston marathon. *N Engl J Med.* 2005;352: 1550−1556.

49. Noakes TD. Overconsumption of fluid by athletes. *Br Med J.* 2003; 327:113−114.

50. Noakes TD, Speedy DB. The aetiology of exercise-associated hyponatraemia is established and is not "mythical". *Br J Sports Med.* 2007b;41:111−113.

51. Noakes TD, Speedy DB. Lobbyists for the sports drink industry: an example of the rise of "contrarianism" in modern scientific debate. *Br J Sports Med.* 2007a;41:107−109.

52. Noakes TD, Speedy DB. Time for the American College of Sports Medicine to acknowledge that humans, like all other earthly creatures, do not need to be told how much to drink during exercise. *Br J Sports Med.* 2007c;41:109−111.

53. Casa DJ, Armstrong LE, Hillman SK, et al. National Athletic Trainers' Association position statement: fluid replacement for athletes. *J Athl Train.* 2000;35:212−224.

54. Goulet EDB. Comment on "drinking strategies: planned drinking versus drinking to thirst". *Sports Med.* 2018;49(4):631−633. https://doi.org/10.1007/s40279-018-0973-6.

55. Burke LM, Cox G. *The Complete Guide to Food for Sports Performance.* 3rd ed. Sydney, AU: Allen and Unwin; 2011.

56. Hew-Butler T, Rosner MH, Fowkes-Godek S, et al. Statement of the 3rd International Exercise-Associated Hyponatremia Consensus Development Conference, Carlsbad, California, 2015. *Br J Sports Med.* 2015;49(22):1432−1446.

57. Godek SF, Bartolozzi AR, Godek JJ. Sweat rate and fluid turnover in American football players compared with runners in a hot and humid environment. *Br J Sports Med.* 2005;39:205−211.

58. Godek SF, Peduzzi C, Burkholder R, et al. Sweat rates, sweat sodium concentrations, and sodium losses in 3 groups of professional football players. *J Athl Train.* 2010;4:364−371.

59. Eichner ER. The role of sodium in "heat cramping". *Sports Med.* 2007;37:368−370.

60. Schwellnus MP. Cause of exercise associated muscle cramps (EAMC)−altered neuromuscular control, dehydration or electrolyte depletion? *Br J Sports Med.* 2009;43:401−408.

61. Montain SJ, Cheuvront SN, Sawka MN. Exercise associated hyponatraemia: quantitative analysis to understand the aetiology. *Br J Sports Med.* 2006;40:98−105.

62. Shirreffs SM, Armstrong LE, Cheuvront SN. Fluid and electrolyte needs for preparation and recovery from training and competition. *J Sports Sci.* 2004;22:57−63.

63. Burke LM, Kiens B, Ivy JL. Carbohydrates and fat for training and recovery. *J Sports Sci.* 2004;22:15−30.

64. Coyle EF. Timing and method of increased carbohydrate intake to cope with heavy training, competition and recovery. *J Sports Sci.* 1991;9:29−52.

65. Hawley JA, Burke LM, Phillips SM, et al. Nutritional modulation of training-induced skeletal muscle adaptation. *J Appl Physiol*. 2011;110:834−845.

66. Moore DR, Robinson MJ, Fry JL, et al. Ingested protein dose response of muscle and albumin protein synthesis after resistance exercise in young men. *Am J Clin Nutr*. 2009;89:161−168.

67. Res PT, Groen B, Pennings B, et al. Protein ingestion before sleep improves postexercise overnight recovery. *Med Sci Sports Exerc*. 2012;44(8):1560−1569.

68. Gillen JB, Trommelen J, Wardenaar FC, et al. Dietary protein intake and distribution patterns of well-trained Dutch athletes. *Int J Sport Nutr Exerc Metabol*. 2017;27:105−114.

69. Maughan RJ, Burke LM, Dvorak J, et al. IOC Consensus Statement: dietary supplements and the high-performance athlete. *Br J Sports Med*. 2018;52:439−455.

70. Peeling P, Binnie MJ, Goods PSR, et al. Evidence-based supplements for the enhancement of athletic performance. *Int J Sport Nutr Exerc Metabol*. 2018;28:178−187.

71. Burke LM. Caffeine and sports performance. *Appl Physiol Nutr Metab*. 2008;33:1319−1334.

72. Pickering C, Grgic J. Caffeine and exercise: what next? *Sports Med*. 2019;49(7):1007−1030.

73. Carr AJ, Hopkins WG, Gore CJ. Effects of acute alkalosis and acidosis on performance: a meta-analysis. *Sports Med*. 2011;41(10):801−814.

74. Hadzic M, Eckstein ML, Schugardt M. The impact of sodium bicarbonate on performance in response to exercise duration in athletes: a systematic review. *J Sports Sci Med*. 2019;18(2):271−281.

75. Saunders B, Elliott-Sale K, Artioli GG, et al. βeta-alanine supplementation to improve exercise capacity and performance: a systematic review and meta-analysis. *Br J Sports Med*. 2017;51(8):658−669.

76. Kreider RB, Kalman DS, Antonio J, et al. International Society of Sports Nutrition position stand: safety and efficacy of creatine supplementation in exercise, sport, and medicine. *J Int Soc Sports Nutr*. 2017;14:18. https://doi.org/10.1186/s12970-017-0173-z.

77. Jones AM. Influence of dietary nitrate on the physiological determinants of exercise performance: a critical review. *Appl Physiol Nutr Metab*. 2014;39(9):1019−1028.

78. Van De Walle GP, Vukovich MD. The effect of nitrate supplementation on exercise tolerance and performance: a systematic review and meta-analysis. *J Strength Cond Res*. 2018;32(6):1796−1808.

79. Geyer H, Parr MK, Koehler K, et al. Nutritional supplements cross-contaminated and faked with doping substances. *J Mass Spectrom*. 2008;43:892−902.

80. Burke LM. Supplements for optimal sports performance. *Curr Opin Physiol*. 2019;10:156−165.

81. Garrett AT, Goosens NG, Rehrer NJ, et al. Short-term heat acclimation is effective and may be enhanced rather than impaired by dehydration. *Am J Human Biol*. 2014;26(3):311−320.

82. Philp A, Hargreaves M, Baar K. More than a store: regulatory roles for glycogen in skeletal muscle adaptation to exercise. *Am J Physiol Endocrinol Metab*. 2012;302(11). E1343−1351.

83. Bartlett JD, Hawley JA, Morton JP. Carbohydrate availability and exercise training adaptation: too much of a good thing? *Eur J Sport Sci*. 2015;15(1):3−12.

84. Hulston CJ, Venables MC, Mann CH, et al. Training with low muscle glycogen enhances fat metabolism in well-trained cyclists. *Med Sci Sports Exerc*. 2010;42(11):2046−2055.

85. Yeo WK, Paton CD, Garnham AP, et al. Skeletal muscle adaptation and performance responses to once a day versus twice every second day endurance training regimens. *J Appl Physiol*. 2008;105(5):1462−1470.

86. Impey SG, Hearris MA, Hammond KM, et al. Fuel for the work required: a theoretical framework for carbohydrate periodization and the glycogen threshold hypothesis. *Sports Med*. 2018;48(5):1031−1048.

87. Marquet LA, Brisswalter J, Louis J, et al. Enhanced endurance performance by periodization of carbohydrate intake: "sleep low" strategy. *Med Sci Sports Exerc*. 2016;48:663−672.

88. Stellingwerff T. Contemporary nutrition approaches to optimize elite marathon performance. *Int J Sports Physiol Perform*. 2013;8:573−578.

89. Burke LM, Ross ML, Garvican-Lewis LA. Low carbohydrate, high fat diet impairs exercise economy and negates the performance benefit from intensified training in elite race walkers. *J Physiol*. 2017;595(9):2785−2807.

90. Gejl KD, Thams L, Hansen M, et al. No superior adaptations to carbohydrate periodization in elite endurance athletes. *Med Sci Sports Exerc*. 2017;49(12):2486−2497.

91. Konig D, Wagner KH, Elmadfa I, et al. Exercise and oxidative stress: significance of antioxidants with reference to inflammatory, muscular, and systemic stress. *Exerc Immunol Rev*. 2001;7:108−133.

92. Fisher-Wellman K, Bloomer RL. Acute exercise and oxidative stress: a 30 year history. *Dyn Med*. 2009;8:1. https://doi.org/10.1186/1476-5918-8-1.

93. Merry TL, Ristow M. Do antioxidant supplements interfere with skeletal muscle adaptation to exercise training? *J Physiol*. 2016;594(18):5135−5147.

94. Gomez-Cabrera MC, Domenech E, Romagnoli M. Oral administration of vitamin C decreases muscle mitochondrial biogenesis and hampers training-induced adaptations in endurance performance. *Am J Clin Nutr*. 2008;87:142−149.

95. Ristow M, Zarse K, Oberbach A, et al. Antioxidants prevent health promoting effects of physical exercise in humans. *Proc Natl Acad Sci Unit States Am*. 2009;106:8665−8670.

96. Bowtell J, Kelly V. fruit-derived polyphenol supplementation for athlete recovery and performance. *Sports Med*. 2019;49(Suppl 1):3−23.

97. Volek JS, Noakes T, Phinney SD. Rethinking fat as a fuel for endurance exercise. *Eur J Sport Sci*. 2015;15(1):13−20.

98. Burke LM. Re-examining high-fat diets for sports performance: did we call the "nail in the coffin" too soon? *Sports Med*. 2015;15(Suppl 1):S33−S49.

99. Phinney SD, Bistrian BR, Evans WJ, et al. The human metabolic response to chronic ketosis without caloric restriction: preservation of submaximal exercise capability with reduced carbohydrate oxidation. *Metabolism*. 1983;32(8):769−776.

100. Otis CL, Drinkwater B, Johnson M, et al. American College of Sports Medicine position stand. The female athlete triad. *Med Sci Sports Exerc*. 1997;29:i−ix.

101. Nattiv A, Loucks AB, Manore MM, et al. American College of Sports Medicine position stand. The female athlete triad. *Med Sci Sports Exerc*. 2007;39:1867−1882.

102. Burke LM, Close GL, Lundy B, et al. Relative energy deficiency in sport in male athletes: a commentary on its presentation among selected groups of male athletes. *Int J Sport Nutr Exerc Metabol*. 2018;28(4):364−374.

103. Burke LM, Lundy B, Fahrenholtz IL, et al. Pitfalls of conducting and interpreting estimates of energy availability in free-living athletes. *Int J Sport Nutr Exerc Metabol*. 2018;28(4):350−363.

104. Lieberman JL, De Souza MJ, Wagstaff DA, et al. Menstrual disruption with exercise is not linked to an energy availability threshold. *Med Sci Sports Exerc*. 2018;50(3):551−561.

105. Mountjoy M, Sundgot-Borgen JK, Burke LM, et al. IOC consensus statement on relative energy deficiency in sport (RED-S): 2018 update. *Br J Sports Med*. 2018;52(11):687−697.

第 7 章

口粮在被吃掉之前不是食物：从士兵喂养那里吸取的营养教训

Karl E. Friedl[1], PhD

E. Wayne Askew[2], PhD

David D. Schnakenberg[3], PhD

[1]US Army Research Institute of Environmental Medicine, Natick, MA, United States

[2]Department of Nutrition and Integrative Physiology, College of Health, University of Utah,

Salt Lake City, UT, United States

[3]Historian of Military Nutrition Science, Vienna, VA, United States

【摘要】 研究人类在具有挑战性的环境中如何代谢是军队持久的需求，其需要具有独特能力的军队科学家在相关的野外环境中得出可信的研究结论。在 20 世纪，对军事营养研究的支持定期激增，包括在 1940 年和 20 世纪 80 年代，营养生理学家与食品开发人员合署办公。大量研究成果主要集中在解决极端环境中能量摄入不足的困难，而非确定某些独特的（军需）口粮成分。

【关键词】 20 世纪；膳食补充剂；能量代谢；军需口粮；研究投资回报；科学计量学

第1节 引 言

AncelKeys 博士在暂无人探索的知识领域以超前的眼光建立了里程碑式的成就。他对 K 口粮评价很高。但我们是通过被丢弃的 K 口粮的痕迹来追踪机动部队的。即使是沙漠中的小型啮齿动物也会避开 K 口粮。设计口粮的专家一定是以畜牧业为参考的。他们推论每日每份口粮都应该根据食品与营养委员会推荐，含有充足的维生素等成分供给。为了使这些成分达到紧急口粮的物理参数要求，应急干粮还添加了酵母菌、大豆制品及肝脏提取物等。这并不是人们会推荐的口味（这种口味很难被接受）。

这份文件的方方面面几乎完美。首先，不被接受的口粮不是好口粮；其次，根本的原因是：士兵是人，他们更愿意吃熟悉的而非怪异的食物，吃多多样的而不是单调的食物，这样才能鼓励他们进食。

William B. Bean, 1968[1]。

William Bean 被分配到位于肯塔基州诺克斯堡的阿默德医学院实验室（Armored Medical Research Laboratory）[1,2]。新一代的营养科学家也由此诞生[3]。

营养研究是美国安全的重点，因为我们需要为士兵提供军需保障，用美味的口粮维持士气，确保他们新陈代谢健康，并准备好应对各种环境中的不可预知的挑战。营养研究的需求是长期的，因为它能为士兵更有效地提供能量，从而使战士更具杀伤力。为美国军队解决问题也会有更广泛的"双重用途"的效益。为拿破仑的军队保存口粮的罐装技术经常被提及。在第一次世界大战中，对军需食物浪费的担忧引发了关于活跃年轻人的能量需求的真实数据研究，这些由双标水（doubly labelled water, DLW）法及其他技术研究的数据在其他个体研究中被证实，且至今仍然有效[4,5]。现在看来显而易见的一般概念也来自于军队的研究需求中，比如第二次世界大战中关于"沙漠中的人"的开创性研究，它强调了保持水合作用的重要性，而不是试图训练身体限制饮水[6,7]。二战结束后，美国国会观察到太多的美国儿童长期营养不良，不具备服兵役的资格，为满足国防需求才立法设立学校午餐计划[8]。陆军卫生局局长办公室资助了 Ancel Keys 的经典明尼苏达饥饿实验，以了解如何再喂养战俘营返回的饥饿士兵和战后饥民。至今，研究人员仍然使用这个唯一真实研究发布的数据来测试和验证人类代谢模型[9]。美国健康和营养检查调查（National Health and Nutrition Examination Survey, NHANES）的概念和方法基础可以直接追溯到战后时期由陆军进行的国际营养调查援助计划，以及后来由国防跨部门营养委员会（Interdepartmental Committee of Nutrition for National Defense, ICNND）组织取得成就[10-12]。军事营养调查推动了对微量营养素缺乏的了解，并因此在美国和其他国家大量消除了以前常见的疾病，如坏血病、糙皮病和脚气病[13]。军事研究产生了营养科学中常规使用的身体成分评估方法，最初是由于需要评估军事潜水员体内的脂肪和溶解氮储存的情况[14-16]。营养和免疫功能的作用的研究进展来自军事传染病研究，William Beisel 上校确定了白介素 -1 在多种应激源对降低抗病能力和疾病介导的肌肉质量损失的影响中的作用[17,18]。延长食物在极端条件下的保质期，同时确保其仍相对可口等许多现代食品保存技术都来自军队食品技术和包装专家的努力开发[19,20]。

军队开展并支持医学研究，以提高作战能力和维持士兵健康，并为社会提供明显的附带利益。本篇回顾和分析了 20 世纪军队营养的研究项目，探讨了所取得的进展以及使营养科学取得这些进展的组织因素和机会，使这些进展在营养科学中得以实现。该方案的主要成就包括：关于健康青年男女代谢需求的基础数据、实验室和实地研究的新方法，以及在极端环境下的表现研究方面的美国领导地位。

第 2 节 军事研究的重点

一、公众眼中的军需供应

军事营养研究中的迫在眉睫的问题通常集中在野外口粮质量上。比如质疑在菲律宾炎热潮湿的条件下为作战的士兵供给高脂肪口粮的合理性[21,22]。在第一次世界大战中，公众关心的焦点是军营中浪费食物的问题[23]。在第二次世界大战中，Keys 科学构建了营养均衡但口味欠佳的应急口粮——"K 口粮"；然而，在战争结束时，新的罐装"C 口粮"被认为是一个巨大的进步[24,25]。1990—1991 年的即食（Meal, Ready to eat, MRE）包装食物而无新鲜食物补充[26]，导致了美国公众对野战口粮是否

充足（特别是适口性和由此导致的能量摄入不足）产生强烈抱怨，从而导致了持续至今的口粮改善计划[20,27]。后来，驻伊拉克的士兵在驻军中获得了许多高质量的食物，以至于对过量的食物表示了强烈反感[28]。每次争议都激发了与士兵供餐战略和政策有关的新科学。

二、营养健康外交

美国国防部进行了超过十年（1955—1967）的ICNND 营养调查，以确定重要健康状况和改善微量营养素摄入量[10,11,29,30]。这种营养状况方法学，使用人体测量学、生化评估和临床检查，随后形成了在美国境内进行营养调查的 NHANES 计划的基础[12]。与此同时，这些方法学通过广泛的野外定量试验和餐饮设施来评估军队人口的营养摄入量[31,32]。

三、军队组织的优先事项

除了对营养和美味的口粮的持续需求外，更具体的组织需求也推动了军队的营养科学发展。20 世纪美国军事营养研究主要的进展可以大致划分为四个时代（表 7-1）。1917 年，Herbert Hoover（负责食品管理）和 William C. Gorgas（陆军卫生局局长）要求 John Murlin 少校建立一个营养研究小组，总部设在华盛顿特区，对士兵进行实地研究，"以确定配给的适宜性和需求"[33]。其目的是科学地确定士兵的代谢需求，并为美国陆军军需兵就野战和驻军口粮提供建议[34]。

营养问题在第二次世界大战中发生了变化。军事行动速度更快，在世界各地的各种极端环境中进行，包括"热气腾腾的热带、干燥的沙漠、寒冷多风的岛屿和寒冷的亚北极区"[3]。有人担心"自第一次世界大战以来，营养方面的新知识并没有对军队所食用的食物的种类和数量产生显著作用"[35]。装甲医学研究实验室成立（1942—1961），该实验室在世界各地派出了团队，研究特定环境生理学背景下的营养需求[1]。与此同时，一组营养生理学家从华盛顿特区迁往位于芝加哥的军需官生存研究和发展实验室，该实验室是和食品开发商合作的新营养实验室（1944—1951）。他们的作用是促进营养科学，特别是与军需口粮成分和野外实际应用有关的营养科学[3,36]。战后，军需官们反复提出的取消营养研究的建议终于获得了成功，

表 7-1　20 世纪美国主要军事营养研究活动的时间表

1917	在卫生局局长办公室设立营养处，由卫生队的约翰穆林少校领导，目的是"保障军队的营养利益"
1918	建立了一个专家顾问小组，即食品和营养委员会，包括被广泛认可的营养研究科学的创始人：C.I. Alsberg、F.G. Benedict、Graham Lusk、L.B. Mendel、E.V. McCollum 和 A.E. Taylor
1919	卫生局局长 William Gorgas 命令营养部检查第一次世界大战期间军队训练营的食物浪费情况。调查得出的结论是，提供了太多的食物，膳食中矿物盐的营养不平衡，脂肪过量
1942	在肯塔基州诺克斯堡建立阿默德医学研究实验室，负责对坦克和极端环境中士兵的生理学进行实验室和实地研究，包括营养生理学。1961 年关闭，并在马萨诸塞州的纳蒂克市重建为美国陆军环境医学研究所（USARIEM）
1942	重建军事营养研究能力，委托营养官员和华盛顿特区陆军医学院实验室主任下的实验室，由 George Berryman 少校、卫生兵团和 Robert E. Johnson 担任科学顾问
1944	医学营养实验室与芝加哥的军需官生存研发实验室保持一致，负责调查部队在所有环境下的营养健康状况（包括大量的野战口粮调查）；通过营养和代谢手段预防和治疗疾病和损害；观察军事控制下的平民人口的营养和健康并提出建议
1945—1946	制订人体测量、生物化学和临床检查方法的程序，以评估军队和平民的营养状况，研究在南太平洋的部队和在德国和日本的民众
1945	Ancel Keys 的团队为国防部进行明尼苏达州饥饿研究，以发现对饥饿的反应并探索再进食策略
1955—1967	国防营养部际委员会（ICNND）在 37 个国家进行了研究，改善了国际营养健康状况，完善了营养评估调查方法，为后来的 NHANES 提供了基础
1958	美国陆军医学研究和营养实验室（USAMRNLd，即"坚果实验室"）在 Fitzsimmons 总医院成立，其前身是从事结核病和胸外科研究的美国陆军研究和发展单位以及医学营养实验室；John Youmans 上校成为 USAMRDC 的技术总监（1948—1950）
1974	USAMRNL 从丹佛搬到了旧金山，并与莱特曼陆军研究所（LAIR）的营养部和医学部合并
1980	解除陆军营养研究，并将部分内容移交给美国农业部
1982	在 Natick 的美国陆军环境医学研究所重新建立了一个新的陆军医学营养研究项目，由 Maxwell Thurman 将军下令，以应对评估野战喂养和作战口粮的营养充足性的迫切需要
1984—2012	成立军事营养研究常设委员会（CMNR，食品和营养委员会，医学研究所），为国防部提供权威性建议
1985	战地供餐系统（CFFS）测试建立了与新供餐系统的健康和性能关系，并开始了持续改进和优化在艰难环境中使用的口粮的新时代
1987	第一次国会特别拨款，帮助在佛罗里达州 Baton Rouge 建立陆军营养研究能力，与"医生"Pennington 基金会合作
1985—2000	野战口粮测试计划对大量的野战口粮进行评估，士兵们在各种极端环境和任务情况下进行了测试
1994—1999	营养学研究科技第一目标（STO）关于提高性能口粮成分的倡议得出的结论是，咖啡因和碳水化合物都至少使耐力增加 15%。这项技术基础研究为第一次打击口粮（FSR）中的成分配方提供了科学依据。

源自 Schnakenberg 的《军事营养研究简史》[37]。

尽管医疗营养实验室的一小部分被保存下来，并转移到科罗拉多州的菲茨西蒙斯陆军医院，以解决营养对士兵健康和准备的作用方面的新问题[3]。

1958 年，美国陆军医学研究和营养实验室（US Army Medical Research and Nutrition Laboratory，USAMRNL）成立[3]。1974 年，该实验室被转移，并与位于旧金山普雷西迪奥的新莱特曼陆军研究所（Letterman Army Institute of Research，LAIR）的其他生物医学研究组合并，作为一个主要的医疗中心，使其产生新的协同效应[37]。在 1958—1978 年的 30 年间，USAMRNL 和后来的 LAIR 支持了关于微量营养素缺乏的国际研究，并探讨营养健康和性能相关问题，出版了 2 000 多份研究报告[38-41]。

1978 年，已经确定微量营养素缺乏已得到基本解决后,但针对士兵的研究要求尚未得到很好的确定,并且其他联邦机构在营养科学上投入了大量资金,因此军队撤出了营养研究 [37,42]。在 LAIR 的陆军营养研究部门被关闭,营养研究资产被转移到美国农业部(US Department of Agriculture,USDA)的西部人类营养研究中心 [42]。LAIR 的项目,"将 MCI 和 MRE 口粮作为一段时间内的唯一生活必需品的评估",在数据收集开始之前就终止了。然而,依赖美国农业部来解决未来陆军需求的建议,只持续到发现对新的口粮进行实地研究不切实际,在大学生的宿舍里使用微波炉来测试新的军需口粮与士兵的测试环境毫不相干。

军队指导重建和资助内部生物医学研究,以支持野外军需配给的发展,并恢复对提高士兵表现的营养战略的研究,包括"在所有极端环境下,长时间的认知、精神运动和体能任务的表现"[44]。再次与从芝加哥搬到马萨诸塞州纳蒂克的食品开发商合作。

第 3 节 一种新的研究组织策略

一、现代军队营养科学研究

该项目在 20 世纪 80 年代重启,由 David Schnakenberg 上校完成 [42](图 7-1)。他曾得到了 Maxwell Thurman 中将的大力支持,建立了现代营养科学项目,并且在担任一系列重要军事职务的过程中始终坚持研究。他领导了位于纳蒂克的美国陆军环境医学研究所(US Army Research Institute of Environmental Medicine, USARIEM)实验室,建立了新的营养研究部门,协调医疗总部新的营养指南,同时作为陆军作战医学研究项目的负责人,计划和规划了长期研究资金 [43]。在 USARIEM,Schnakenberg 任命 E. Wayne Askew 上校作为新成立的营养研究部门的负责人,并设计了一个具有相关元素的研究方案。其中包括与纳蒂克实验室的食品开发商的协同合作;成立了军事营养研究委员会(CMNR),这是医学研究所(IOM)食品与营养委员会的一个新的常设委员会;联邦营养协调委员会的军事代表,如国会授权的人类营养研究机构间委员会;以及与半自治营养中心彭宁顿生物医学研究中心(Pennington Biomedical Research Center,PBRC)建立的校外合作伙伴关系(图 7-2)。

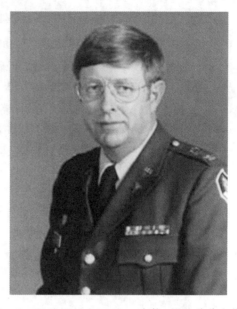

图 7-1 David D. Schnakenberg 上校,军队营养生物化学家。他对现代军事营养研究项目的远见卓识成就了现代营养科学项目的基础

二、食品技术和营养科学的联合

1984 年,美国陆军被指派为负责营养研究的执行机构,以满足所有军种的需要 [45]。其后,在陆军医疗总部,Schnakenberg 建立了一个永久性的军队资助系统,用于配给维持测试,为涉及配给改善的年度研究提供支持,并解决驻军给养问题。这些资金允许与配给食品开发者进行合作研究,包括关注口粮入口前的营养科学家、食品心理学(Natick 士兵系统中心),以及关注口粮入口后对人体影响的科学家(USARIEM),这两种研究任务截然不同,但却相得益彰 [46]。这些合作有助于建立一个高效的、以科学为基础的口粮发展计划(表 7-2)。

三、与 Pennington 生物医学研究中心(PBRC)的合作

PBRC 增强了美国陆军的营养研究能力,在巴吞鲁日(Baton Rouge)的一个中心进行 [47]。Schnakenberg 回忆起他的愿望:一个稳定同位素实验室、食物成分实验室和代谢实验室(David D. Schnakenberg,口述,2003 年 10 月)。来自美国国防部的 6 000 万美元使 PBRC 能够为 103 项主要研究和 100 多项重要的同行评审出版物提供直接的实验室和实地工作人员等资源(成果总结,表 7-2)。PBRC 陆军的研究范围从安排特种部队士兵在 Pennington

表 7-2　美国有关军需补给充足的主要研究（1985—2000）。每项实地配给测试都为了研究关于营养在极端环境中维持或提高士兵表现方面的作用

1985	MRE 的长期喂养（CFFS study）[88]
1986	体重的影响和野外 A 口粮喂养
1987	高海拔地区运动中的碳水化合物补充[141]
1987	口粮，轻量级的 30 天喂养[87]
1987	特种部队进行 10 天寒冷天气野外训练，并喂养寒冷天气口粮（RCW）和 MRE
1988	为期 11 天的海洋山地作战中心寒冷天气训练，并喂养 MRE、RCW 和 LRP
1990	口粮在高风险的训练环境中的最低能量需求[70]
1991	高海拔地区的营养摄入和能量消耗[98]
1992	18 人北极浅盘包装口粮模块，喂养 MRE 或者长使用期限口粮在寒冷天气的野外训练练习[101]
1992	食物包，生存，通用空勤人员模拟生存场景[115]
1994	美国海军陆战队在炎热天气训练中，进行统一团体评分（Unitized Group Ration, UGR）口粮测试
1995	口粮充足性在特种部队评估和选拔课程研究[62]
1995	持续 30 天将 MRE 作为食物[110]
1997	炎热天气提供 UGR 和碳水化合物饮料作为食物[97]
2000	16 天浅盘口粮消耗（大伊纳瓜岛，巴哈马）[111]

表 7-3　Pennington 生物医学研究中心在增强军队内部能力的十大军事贡献

- 使用双标水技术测量了健康、年轻男性和女性在各种野外环境和职业任务中的每日总能量消耗（TDEE）
- 参与极端环境下士兵营养和口粮发展的实地研究，包括极寒、干热、高海拔和高强度训练等
- 评估各种新的和专门的作战口粮概念的充分性，为各种口粮和士兵样品提供生化分析，并在野外喂养中提供口粮和口粮概念
- 支持关于女兵在基本训练、怀孕和哺乳以及在军官基础课程、船舶和战场上的其他专门环境中的健康和表现的研究
- 对健康、士兵接受度和后勤可行性进行了主菜单分析，并支持对服务餐饮设施进行定期评估
- 开发了基于食品成分分析的食品数据库，作为军事和民用食品科学家和营养师的重要工具
- 对提高表现的口粮成分进行了实验室研究，包括延长耐力表现的碳水化合物，促进睡眠和认知的酪氨酸，并支持对肌酸、咖啡因、甘油高水合作用、钠缺乏和预防腹泻疾病的锌的研究
- 合作开展了一系列关于士兵的铁、盐、其他矿物质和维生素代谢状况的研究
- 领导了军队体重管理研究，开创性的流行病学数据采集和技术，以及基于互联网的计算工具（H.E.A.L.T.H.）。并在 Fort Bragg、New England RRC 和路易斯安那州陆军国民警卫队开展了大型军队流行病学研究
- 支持广泛的专业军事研究，进行生物医学和代谢平衡研究，包括不能运转的潜艇、氨基酸补充和女性军人的营养需求

中心进行密集的实验室研究，到在路易斯安那州波尔克堡（Fort Polk）监督陆军主菜单的修改[48,49]（表 7-2）。PBRC 还设计并领导了对北卡罗来纳州的布拉格堡（Fort Bragg）部队、美国东北部的陆军预备役和整个路易斯安那州国民警卫队的大型体重管理数据实地研究[50-53]。相应的，这项陆军投资同时帮助 PBRC 构建了支持民用和其他政府机构资助项目在代谢、肥胖和营养补充剂等领域的研究能力。PBRC 为解决美国陆军在士兵营养方面的研究重点贡献了重要的能力和专业知识（表 7-3）。

四、来自军事营养研究委员会（CMNR）的权威建议

美国于 1982 年 10 月在国际移民组织的食品和营养委员会内成立常设军事营养研究委员会（CMNR）[34]。该委员会可以向美国军队提供权威性建议[54,55]。第一次 CMNR 会议评估和审查了营养对身体和认知表现的影响，这个具有分水岭意义的研讨会为未来几年的核心项目提供了动力[56]。30 年来，CMNR 对军事营养政策问题提供了具体的支持，并影响了军队营养科学（表 7-4）。其中许多建议也影响了外部研究人员，在他们自己的研究课题中研究对军队有重要意义的问题。在一些案例中，为了解决部队医疗领导层提出的紧急问题，如解决抗氧化营养，女性士兵的缺铁状况，以及使用高脂肪口粮等，委员会主席 Bob Nesheim 博士向高级领导人提供权威建议（表 7-4）。CMNR 定期对 PBRC 项目对军队营养的支持进行现场审查，并就如何在研究合作伙伴关系中获得最佳的协同作用向军队提出建设性意见（表 7-4）。美国国防部于 2012 年停止了 CMNR，以满足增加军事心理健康资金的优先需要。

图 7-2　现代军队营养科学的主要领导者。从左上角顺时针方向依次为：Robert O. Nesheim 博士，美国国家科学院食品和营养委员会军事营养研究委员会主席；Gerald（Gerry）Darsch，纳提克（Natick）士兵中心战斗补给局主任（演示自热口粮化学加热装置）；Donna Ryan，医学博士，彭宁顿（Pennington）生物医学研究中心陆军营养研究基金首席研究员；Eldon（Wayne）Askew，博士，美国陆军环境医学研究所军事营养部主任（收集现场数据）

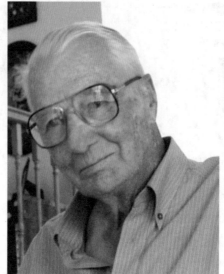
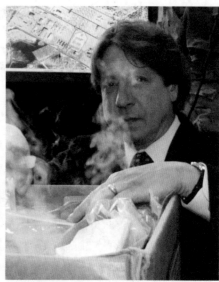
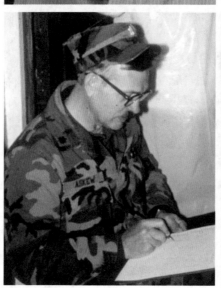
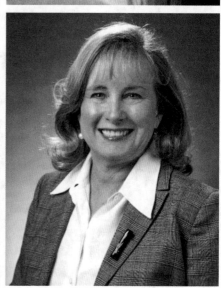

表 7-4　美国国家科学院和军事营养研究委员会（CMNR）的专题研讨会和审查

续表

年份	主题	年份	主题
1984	军事营养研究的认知测试方法	1991	炎热环境下的营养需求
1984	预测因营养不足而导致的军事表现的下降	1992	审查了来自 Pennington 生物医学研究中心的三项研究提案 [b]
1986	轻量级 30 天口粮（伊森 - 艾伦营地，佛蒙特州）	1992	食物成分是否可用以提高士兵的表现？
1987	高能量密度口粮	1992	美国陆军游骑兵训练第 11/91 班的营养评估 [a]
1987	口粮，轻量级 30 天和原子能、生物和化学（Nuclear, Biological, and Chemical, NBC）营养液	1993	摄食不足，克服军事作战口粮缺乏的问题
1988	对 Pennington 生物医学研究中心的营养学研究概念的回顾	1993	游骑兵训练第 11/92 班（游骑兵 II）营养干预结果回顾 [a]
1989	流体替代法和热应力	1994	在寒冷和高海拔环境中的营养需求
1989	士兵的钠摄入量	1995	营养研究的新兴技术：评估军事表现能力
1989	军事营养倡议（NAS，华盛顿特区）	1995	医疗服务、营养津贴、标准和教育（AR40-25，1985）[b]
1990	士兵身体组成和躯体表现之间的关系	1995	回顾美国军队基本战斗训练期间妇女铁状况的问题
1990	长使用期限的口粮包	1996	在野外环境，营养对免疫功能的支持

续表

1996	Pennington 生物医学研究中心 1996 年 9 个月现场考察[b]
1996	评估女军人的准备情况（BCNH）
1997	军事行动环境中的蛋白质需求
1997	减少从事体力活动的女性军人的应力性骨折
1998	军事人员的抗氧化剂和氧化应激[b]
1999	维持脑力任务表现的咖啡因：军事行动的配方
1999	体重管理：美国的科学和军事项目的机会
2000	维生素 C、维生素 E、硒和胡萝卜素的膳食营养参考摄入量（DRI feds）
2002	高能量、高营养密度的紧急救生食物
2003	军事领域应用的代谢监测技术（布鲁克斯空军基地）
2004	短期高强度作战行动口粮的营养成分
2005	军事人员矿物质饮食需求
2007	军事人员使用膳食补充剂（由 TATRC 和 Samueli 研究所支持）
2010	营养和创伤性脑损伤
2011	钙和维生素 D 的膳食营养参考摄入量（DRI feds）

注：除非另有斜体注释，所有列出的评论都涉及专家举办的研讨会，并由美国学院出版社出版的书籍；BCNH，身体组成，营养和健康委员会，与 CMNR 共同主持；陆军营养计划是联邦 DRI 联盟的一个重要贡献者。

[a] 简要报告。

[b] 信函报告。

第 4 节　活跃、健康个体的能量需求

乔治·华盛顿在独立战争期间对军队的紧急派遣，强调了由于士兵营养缺乏和未给予足量食物而造成的重大战术失误[3]。能量代谢和士兵表现之间的重要关系在整个 20 世纪都得到了很好的研究，研究还包括长期扩大能量消耗的上限，消耗性的军事行动等。美国化学家、生理学家和营养学家 Francis Gano Benedict 的研究为现代代谢研究奠定了基础，他是外部科学指导委员会小组中的一员，他们在第一次世界大战中指导了军队的营养计划[34,57]。随后的能量代谢研究与军队产生了密切的联系。到 20 世纪末，由 Reed Hoyt 博士领导的合作研究应用了具有稳定同位素示踪剂和可穿戴生理监测的现代工具来解决士兵问题。如今，将新兴技术，如可穿戴生理监测，应用于实际的现场代谢测量的影响仍在继续[58-60]。因为当时缺乏关于健康、活跃的美国人的能量需求的数据，美国

国立卫生研究院（NIH）支持并共同资助了霍伊特的实地研究（Van Hubbard，未发表）。

一、每日总能量消耗要求

在第一次世界大战中，由于战争行动得到了全国性的定量配给和有限的支持，军营中的食物浪费现象亟待解决。Murlin 的新军事营养小组开始测量接受训练和驻军的年轻人的实际摄入量和需求量[4]。该团队根据对 427 名士兵和 13.5 万男性的估计摄入量、食物浪费量和体重平衡的测量，进行了非常详细的能量平衡研究[61]。Murlin 确定，从事高水平体力活动的健康年轻男性每天的总能量消耗（total daily energy expenditure，TDEE）为 16.7MJ/d（4 000kcal/d），而自由饮食的士兵平均需求为 15.1MJ/d（3 600kcal/d）[61]。这些发现与随后在第二次世界大战期间进行的调查中获得的值非常相似，同时这一数值在使用双标记水的研究中再次得到了证实[5,62]。男性需求的 16.7MJ/d（4 000kcal/d）似乎代表了男性较长时间（数周）可持续能源消耗的上限，包括自由饮食的特种部队学员和限制饮食的游骑兵课程学员，体力活动水平值约为 2.25[63,64]。TDEE 是充足的现场定量配给的基础，包括目前的 MRE［每天 3 餐 ＝16.7MJ/d（4 000kcal/d）］。最新的军事膳食参考限额建议男性的上限为 15.1MJ/d（3 600kcal/d），女性的上限为 11.7MJ/d（2 800kcal/d）[65]。

在广泛的军事活动的一系列研究中，男性和女性平等参与，Hoyt 和 James DeLany 博士研究表明，使用双标记水技术测量的 TDEE，通常体型较小的女性该比例相应地低于男性[66]。尽管如此，IOM 在对女性士兵的身体组成、健康和营养的调查中指出，并没有"粉色口粮"为妇女提供营养均衡、低能量的配给。然而，由于 IOM 的调查，营养信息被添加到个人配给包中，以指导妇女从整个配给中选择均衡的饮食[67]。

二、摄入不足

在第二次世界大战期间进行的多项营养研究中，战地士兵能量摄入不足是最重要的一项发现，此后几乎所有的实地研究都重复了这一观察[5,13,25,26]。一般能量摄入不足被认为是一个简单的体重减轻问题，之后可以很容易地恢复。在一项精心控制的野外研究中，士兵在巴拿马丛林巡逻活动期间，

长达 10 天的急性食物限制造成了体重减轻和负氮平衡，但没有显示出明显的功能下降[41]。然而长期能量限制则会造成工作能力减退或者因能量摄入有限而产生天花板效应[68]。其他研究表明，确保足够的能量摄入支持在极端环境下长时间的高强度工作，而不会有明显的肌肉质量分解或成绩下降（"训练过度"）[69]。

对一系列的野外供餐研究分析表明，使用双标水法测量能量，显示了典型的食物能量低消耗，约为测量能量消耗的 1/4[5]。1993 年在 USARIEM 举办的主题为"摄入不足"的 CMNR 研讨会，研究了野外定量消耗不足的可能解释，并回顾了关于供餐不足后果的数据，包括工作能力下降、易感性增加以及对决策的影响[26]。CMNR 的结论是，类似于水消耗的"食品准则"政策对于鼓励在野外充分摄入水和能量非常重要，并认为这是一个领导力问题。根据 1995 年的报告，还进行了一系列口粮改进，调整其他可能鼓励饮食的供餐政策[26]。

三、半饥饿的生理学

军队对健康个体的慢性能量缺乏进行了充分的研究，包括 1945 年 Keys 的明尼苏达饥饿研究，以及最近关于特意限制食物的高强度训练的研究[9]。在 Keys 的研究中，限制饮食能量的年轻男性在 24 周内体重下降了 24%，之后控制的再喂养期包括几个不同饮食组。在 Robert Moore 1990 年对游骑兵学生的研究中，健康的年轻男性在 8 周内体重减轻了 15%～25%，失去了大部分可用的脂肪能量储存，并丢失了相当数量的瘦体重和力量。然而，就像 Keys 的研究一样，每个人在重新进食后的几个月内体重就完全恢复了[70]。这种看似非凡的恢复力掩盖了免疫功能受损和感染易感性增加的事实[9,71,72]。Keys 在关于明尼苏达饥饿研究的两卷报告开头指出，营养不足和易感染传染病是重大战争的通常结果，特别是，疾病的发病率和毒力的增加与营养不良的状态有关[9]。这些数据与对战后德国和日本平民人口的全面营养状况监测（1945—1951）的结果一致表明，这些国家在几年内通常低于每人每天 6.3MJ/d（1 500kcal/d），在长时期食物供应有限的情况下，这些国家的平民体重将持续下降[3]。几年后，CMNR 对游骑兵训练的独立回顾[73]、士兵的能量摄入不足[26]、营养对免疫功能产生影响[74]和难民人口再喂养研究[75]一致重复表

明"相对适度的能量补充剂可以在高压条件下有效地保持抗病能力"这一结论。随后的实地研究对抗氧化剂和其他特定的营养物质进行了研究，以在高压实地条件下增强免疫功能，但没有成功地确定任何简单的营养物质或维生素补充剂的捷径，能消除能量不足的影响[76]。这些研究为在美军和美国国际开发署共同主办的 CMNR 研讨会之后，就人道主义口粮组成的建议提供了依据[75]。

4.2MJ/d（1 000kcal/d）的能量缺口会导致男性和女性的性腺功能减退，并增加骨质流失和其他组织损失的风险[77-79]。Hoyt 描述了在没有食物和没有规律睡眠的情况下，在野外进行为期一周的高强度工作的健康者、年轻男性和女性之间的代谢差异，强调了雌激素增强脂质代谢在高代谢应激条件下保持瘦体重储备方面的明显优势[80]。这些研究中的观察表明，可能由于更好地代谢和利用脂质储存，女性具有更强的身体和心理耐力，当为男性受试者提供低剂量雌激素时，这一结果也被论证。

四、宏量营养素

士兵摄入的宏量营养素通常有 1/3 来自脂肪供能，而公认的最佳口粮往往满足了这些偏好[61,62,81]。在 Murlin 对第一次世界大战的研究中发现，士兵们平均消耗了 485g 碳水化合物、123g 脂肪和 122g 蛋白质[61]。Murlin 指出，蛋白质是饮食中最昂贵的部分，而且由于肌肉工作最经济的来源是碳水化合物和脂肪，"饮食中相对少量的蛋白质或肉类就足以满足肌肉工作需要"[34]。然而，他并不建议减少肉类摄入量，即每人每天 0.34kg。他指出："我们当然希望美国士兵在战斗中有足够的打击力，如果高蛋白饮食能确保这一点，我相信肯定没有人会吝惜他想要吃的肉"[34]。在第一次海湾战争中，士兵们抱怨 MRE 的主菜不令人满意；作为配给改善计划的一部分，肉供给分量迅速从 0.14kg 增加到 0.23kg[82]。因此，美国士兵口粮中的蛋白质组成也反映在士气因素上，这与士兵们喜欢吃的食物有关。自评估第一次世界大战和第二次世界大战期间年轻男性士兵的平均摄入量（125g/d）以来，MRE 的实际蛋白质含量一直保持在相似的水平[4,61,62]。

这些研究结果通常表明，人类的新陈代谢相似多于不同，至少在调整个体间的宏量营养素组成方面如此，这是已经被反复验证的营养概念[83,84]。然

而，正如 Murlin、Bean 和许多之前的营养科学家所提到的，食物享乐性偏好可能是相当个体化的。

第 5 节　野外口粮的测试和评价：极端环境下的营养需求

一、口粮技术的发展

作战口粮是为了在没有厨房服务的情况下在战场上使用而开发的。在第一次世界大战中，战壕口粮满足了这一要求（16.7MJ/d，≈4 000kcal/d）[59]；在第二次世界大战中，更大范围的配给包括 C 口粮（13.4MJ/d，≈3 200kcal/d，限连续使用 21 天），K 口粮（11.3MJ/d，≈2 700kcal，预计不超过 5 天）和 D 口粮（生存使用）[29]。此外，还为各种环境设计了其他特殊用途的口粮，如山地和丛林的口粮，以及单元配给也被创造出来（如 10 合 1 配给，打算为 10 人配给 1 天的较大型野外口粮）[2,29]。在 20 世纪的最后 25 年，C 口粮被 MRE 所取代，并开发了新版本的特殊用途口粮。

在没有新鲜食物的战场上，如何向士兵提供美味的食物，对食物技术人员来说是一个持久的挑战[83]。Murlin 在 1918 年就已经注意到，"维持士气的最重要的饮食因素之一是其多样性"[4]。这些食物也必须具有较长的保质期，在极端环境中储存时没有明显营养价值丢失；而且这些包装必须能够承受航空运输，并能够在遭受化学、辐射和生物攻击后进行去污处理。由于陆军食品研究的技术进步和对潜在生化过程的更好理解，研究人员找到一种预包装口粮中对鸡蛋产品加工的方法[83]。随着 MRE 的发展，特别是在第一次海湾战争之后的 MRE 增强计划之后，以及在 Natick 实验室食品工程理事会的 Gerald Darsch 的领导下还取得了其他重大进展（图 7-2）[82,83]。改进措施包括增加菜单的多样性和分量的大小，以及增加化学加热包。这些变化，再加上对士兵在战场口粮口味的关注，都提高了士兵对这些新一代战场口粮的接受程度[20,82,83,85]。

必须强调的是，供士兵使用的产品必须与士兵一起研究，因为最终用户会想出令人惊讶的创新。例如，在配给中加入 3.5g 的小瓶辣酱是一种受欢迎的新奇事物，但在新口粮分发后不久，美国军队首席营养师收到了关于辣酱入眼是否会导致角膜溃疡的紧急调查。在没有咖啡的情况下进行高强度训练的士兵们发现，将辣酱滴入眼睛有刺激作用，这在美国已经成为一种新的趋势。

二、野战口粮研究

随着食品技术的改进，还迫切需要确保口粮将有助于士兵在野外环境中的健康和表现。并不是所有的口粮都通过了这次测试。这些口粮包括 K 口粮，它缺乏能量和维生素，但已经广泛使用；高脂肪、低碳水化合物的干肉浓缩口粮，使士兵在 3 天的高强度野外训练后无效率；以及长期使用限制能量和蛋白质有限的口粮，如轻量型（Lightweight）口粮[13,86,87]。在为实际任务提供口粮之前，这些发现极其重要。Robert Ryer 总结了军事营养实验室进行的至少 15 项主要的野外营养调查（1942—1948），包括沙漠供餐；北极、亚北极和山区的寒冷天气供餐；B 口粮和 E 口粮的评估；太平洋热带地区的营养状况；以及在寒冷天气条件下的救生口粮[3]。这些调查的结果为医疗部门的进一步研究奠定了基础，并根据"这些问题对军事行动的重要性和可用于解决这些问题的资源"确定了优先次序[3]。

在这个领域进行生理学研究并不是一项简单的任务，正如在第二次世界大战期间被征召参加现役以解决士兵问题的非军事研究人员所发现的那样。John Youmans 曾任美国卫生局局长办公室营养司主任，对关于战时士兵和平民的供餐挑战、研究和解决方案做出了最权威的描述。他的描述还包括科学研究和发展办公室通过校外学术研究组织寻求解决方案的平行策略的重要观察，以及可通过军事研究组织获得的更直接的解决方案[13]。作为后一组军队"嵌入式"实地研究人员的一员，Bean 总结了有效的军队野外作业的经验教训，这些因素往往不会被外部研究人员立即重视（表 7-5）。Bean 参与了一些大型的口粮实地研究，包括涉及科罗拉多州派克国家森林（Pike National Forest）的 1 000 名士兵的"Topside"行动，在为期 8 周的战术模拟中，对 K 口粮、C 口粮、10 合 1 口粮和加拿大陆军混合罐头口粮进行了测试，有大量的生化测试、体能测试、临床评估、可接受性测试和影像资料[24]。

在 20 世纪 80 年代，美国军队基于新的机动性需求和新的食品加工和包装技术，采用了一种全新的方法来应对野外配给。其概念是每天提供一

表 7-5　　从第二次世界大战野战口粮研究中吸取的教训 [24]

- 设计尽可能小的研究足迹，对军事行动的干扰最小化
- 评估为正规军设计的野外军事活动口粮
- 获得该生产线和士兵的全面支持和合作后，主导研究获得对他们的后续评估
- 尽可能靠近作战前线，进行作战评估
- 将测试装置与外部食品污染相隔离
- 禁止供应商和口粮开发者在测试中的利益冲突
- 设计适当的测试持续时间和样本量
- 制定明确的实施计划

到两顿准热餐，只需最少的准备工作或冷藏要求，据估计，该系统将把炊事人员配置减半，每天可以节省 758 万升水和 76 万升燃料 [88]。如本章前面所述，成立了美国营养工作组，以确保新的 MRE 作为野外食物补给系统的一部分配置适当，逐步取代上一代 C 口粮。Marilyn（Teves）Sharp 作为有史以来进行的最大的实地营养研究——CFFS 研究的领导者。她的研究比较了包括男性和女性在内的 6 组士兵，持续了 44 天补充新的 MRE、浅盘口粮和新鲜口粮后，身体组成、力量和有氧表现的差异 [88]。一项初步研究表明，MRE 导致了不可接受的体重下降。Sharp 实验能够证明，受试者体重只适度减少，主要丢失的是脂肪，为新一代口粮的进一步发展扫清了道路 [88]。在这项转折性的研究之后，在 USARIEM 内部建立了一个正式的研究小组来进行营养研究，包括一系列长期的野战口粮评估，重新审视第二次世界大战研究中提出的关于特殊用途和环境要求的问题。

三、炎热天气口粮

自美西战争以来，极端环境中士兵的营养需求一直是一个难以实现的研究目标，早期研究者关注最佳的宏量营养素配比，以维持士兵在炎热环境中的健康和表现 [21]。然而，从第二次世界大战的研究中得出的一个关键结论：应对炎热、潮湿的环境，没有特殊的食物需求 [25,29,89]。对第二次世界大战的研究否定了"热带变质"（tropical deterioration）的流行概念，以及对热带口粮特别设计的需要 [90]。在越南战争时期研究侧重于在炎热潮湿的丛林环境中的活动需求，包括代谢适应环境，但仍未能确定特别的进食需求或对任何特定营养成分

的更大需求 [41]。C. Frank Consolazio 研究显示，在炎热天气里，繁重的工作使人们对能量的需求增加 11%～13%，这也许是由于出汗的代谢成本和通气率的增加，但在炎热的条件下，可耐受的劳动率也会降低 [91]。

在 1990 年前近十年，Roger Hubbard 在 USARIEM 恢复了第二次世界大战中"水作为战术武器"的概念。他发现在第二次世界大战中研究过，但已经被遗忘了的与充足的饮水量相关因素的问题 [92]。第二次世界大战期间的广泛研究揭穿了一些谜团，包括个人可以很容易地产生对脱水的耐受性，一个人会仅仅根据口渴来完全补充他的水分需求等。这是由 E.F. Adolph Rochester 沙漠部队在 1942—1945 年领导的研究 [6,7]。这些极其重要的生理研究进步改变了军队的政策。在许多重要发现中，他们观察到正常一天的水分流失会在用餐时得到弥补。男性会自发脱水 3%～5%，除非通过定期进餐加强补水，否则他们的饮水量不足以补充汗水的流失 [6,93,94]。对于正常食物摄入量的男性，一般不需要补充盐 [6,95]。T.E. Lawrence 和其他有沙漠经验的士兵的描述中，试图给个人补水尝试被证明是无效的。使用甘油补充剂进行的一系列实验室研究提供了一些总体积膨胀，但似乎没有为高温工作提供显著的优势 [96]。

在炎热干燥的沙漠环境中，工作繁重的海军陆战队员再次对炎热天气的野外供餐进行了测试，一个主要发现是，摄入碳水化合物饮料也可以改善能量摄入不足的情况 [97]。在一项对陆军工程师在玻利维亚建造跑道的研究中证明，在高海拔地区饮用碳水化合物饮料对水和能量平衡也有类似的好处 [98]。USARIEM 对盐平衡的详细研究得出结论，与美国人每天正常摄入 8g 氯化钠相比，每天 4g 氯化钠，并没有损害受试者的水平衡或其他生理参数 [99]。研究人员还广泛研究了排汗率增加造成的矿物质和水分流失，新的数据表明，除了现有的口粮中提供的营养外，不需要任何特殊的替代策略 [100]。

四、寒冷天气的口粮

个体需要更高的能量以应对在寒冷环境下的军事行动。这一点在第二次世界大战的研究中多次得到证明，比如"麝牛行动"（Operation "Musk Ox"）和其他在阿拉斯加和加拿大的研究。之后，

在阿拉斯加的军队寒冷天气口粮（Ration，Cold Weather，RCW）测评［TDEE 在 16.7～20.9MJ/d（4 000～5 000kcal/d）之间］中使用双标记的水证实了这一点[58,101,102]。在 1986—1991 年期间，在寒冷地区进行了至少六种口粮的测试，估计的能量需求超 16.7MJ/d（4 000kcal/d）[103]。Robert Johnson 和 Robert Kark 证明，野外自主能量摄入与周围环境温度成反比[104]。受试者暴露在低温下，同时进行颤抖和非颤抖产热确实增加了能量消耗，但是，士兵在寒冷的天气穿着足够的防护服在雪地里艰难移动，会额外增加 10% 的由霍布林效应（hobbling effects）引起的能耗[103,105]。

研究者为了减少口粮的体积和重量，以满足寒冷环境中更高的能量需求，取得了有限的成功。水在寒冷环境可能由于冰冻而不容易获得，脱水在寒冷环境中对士兵来说是一个难题，寒冷的环境中对脱水口粮如 RCW，提供了更特殊的挑战[102,103]。增加配给中的脂肪含量也是一个挑战[106]。寒冷地区居民的传统饮食中的高脂肪和高蛋白质可能也对产热有利。寒冷天气的本地居民吃这些食物，不仅因为这些地区可以找到它们，也有一些证据表明，当地居民可以适应这种饮食，代谢转向增加热量生产。然而，高脂（70%）饮食在之前的士兵喂养研究中并不成功[107]。一项二次世界大战期间士兵进食干肉饼的研究，高脂饮食让这些士兵在第三天丧失了行动力[86]。1946 年"麝牛行动"，美国 - 加拿大机械化机动雪地摩托探险队穿越了 5 472km 的北极地形，确定士兵们在寒冷中消耗了更多的能量，同时证明脂肪供能占比 40% 是可被接受的。但是，与其他对寒冷天气的军队岗哨的食物摄入量的调查一样，并未证明寒冷会使人们对脂肪的食欲增加[108,109]。后来数年，对在零下温度下作战的阿拉斯加部队进行的寒冷天气野外口粮的类似测试，证实了早期的发现，即几种不同的口粮配方提供了 35% 的脂肪能量是合理的[103]。在寒冷的环境中经常进食有利于产热，这可以用进食的热效应来解释。宏量营养素平衡对冷热环境表现的意义似乎与适口性和总能量摄入直接相关，但它值得用新的同位素示踪法进一步研究和用更精良的技术来评估结果[58-60]。

五、连续口粮供餐

一个重要的、反复出现的问题是，如果不补充新鲜食物，口粮能维持多长时间的健康和表现。预包装野战口粮的改进，往往会吸引领导者过度依赖长时间的口粮喂养。这个问题在第二次世界大战中就被发现，美国三军营养条例特别指出，野外口粮只被批准连续使用 10 天[29]。Johnson 和 Kark 对第二次世界大战期间美国和加拿大的野战口粮研究结果进行了综合分析。他们的结论是，野外口粮普遍不足，特别是在战争开始时；水和食物热量摄入不足有时会损害战斗单位的作战能力；当有更好的供餐方法时，却过度依赖包装口粮[25]。在 1990 年的海湾战争中，有报告称，有报告说士兵们在 6 个月的时间里只靠 MRE 来维持生命，这导致了一系列详细的实地研究，旨在确定连续食用 30 天的口粮的营养充足性（和接受程度）[87,110,111]。现代的口粮足够满足现役士兵的营养需求。但由于食欲抑制，全力投入野外训练活动，以及野外配给菜单的味觉疲劳等不利因素，让士兵吃下去足够的食物来满足他们的能量需求是一个持续的挑战。即使摄入不足，第二次世界大战中军队总体还是营养良好，经过营养学培训的医生检查员，他们当时正在寻找缺乏症的证据，在队伍中没有发现明显的维生素缺乏症[25,112]。令人惊讶的是，即使被限制为每天只吃一顿 MRE 餐（或者 30 天只摄入 MRE），现代游骑兵学生未检测到微量营养素缺乏的生化或生理临床体征。这是因为口粮中富含各种营养物质，而且士兵们初始的营养状况也很好[70,110,113]。

六、有限使用的口粮

追溯到美国独立战争时期的压缩饼干，军队对紧凑、轻便口粮的特殊需求一直是被反复考虑的因素。从 K 口粮演变到今天的第一次攻击口粮（First Strike Ration，FSR），远程巡航所用特殊用途口粮背后蕴含的科学原理也在不断发展[114]。生存和紧急口粮是一种特殊的类别，具有特殊的生命保障特征，在第二次世界大战到 20 世纪末之间并没有发生很大的改变[115]。

Keys 最初开发了 K 口粮，目的是作为一个口袋大小的紧急口粮或"伞兵口粮"，他用当地杂货店里的现成物品制作了一个膳食原型，并让六名士兵测试，他们一致认为如果没有其他食物也可以。他研制出了一种可提供 11.3MJ/d（2 700kcal/d）热量的口粮，并在班宁堡进行了为期三天的测试，结果证实其供给是"充足的"。部队军需官喜欢它，因为它比昂贵的特种口粮更便宜、更容易管理，比如山地和丛林口粮，后者很快就被淘汰了。K 口粮最终被长期使用，然而因为偏远地区没有现成的替代食物且士兵们拒绝食用，K 口粮被多次认为是偏远地区士兵战斗力下降的关键问题之一 [3,29]。这凸显了第二次世界大战营养研究人员发现的另一个谜团；饥饿的士兵会吃任何东西是不正确的。第二次世界大战结束后，K 口粮立即被淘汰，取而代之的是罐装 C 口粮。

由于不耐受饮食导致肠胃不适和士兵效率下降，因此定期提供高脂口粮的尝试都失败了。在肉干喂养（pemmican feeding）实验中，如 Prince Albert 实验中证实，在三天内士兵的肠胃功能对这种饮食就会退化到"无效"状态 [86]。与高脂肪饮食相比，在 PBRC 对特种部队士兵进行的研究表明，在工作期间补充碳水化合物可使耐力行军时间提高 15% [47]。实地研究证实，在巡逻士兵和在高海拔和寒冷等极端环境中，通过食品棒和饮料形式的碳水化合物补充剂能增加能量摄入的价值 [98,101]。

这些发现有助于 FSR 的设计，其中包括士兵们可以在行动中吃到的高碳水化合物零食。虽然口粮不能提供所需的全部能量，但它旨在解决士兵在巡逻任务中因体积和重量不实用而将 MRE 口粮随意拆解的问题。限制能量口粮和 K 口粮的关键区别在，士兵要求的营养均衡（除了足够的总能量）且选择这些食物是为了方便随吃随走 [114,116]。

根据 Herman Johnson 在巴拿马丛林的口粮研究和早期游骑兵学生研究的经验，他总结短期军事任务（<2 周）的限制能量口粮应包括至少 50% 的能量需求、最低 150g 碳水化合物、50g 蛋白质、接近 RDA 的维生素和矿物质，以及充足的水供应 [41,117,118]。他还强调了一个重要的遗留问题：战斗的心理压力会影响食物摄入量和营养平衡，但由于无法轻易模拟，使之无法量化。

第 6 节　能提高表现的口粮成分及试图保护士兵免受不良观念的影响

NIH 在营养补充剂科研方面处于全国领先地位，膳食补充剂办公室（Office of Dietary Supplements，ODS）作为 1994 年《膳食补充剂健康和教育法》（Dietary Supplement Health and Education Act，DSHEA）立法的一部分，专门针对该主题领域设立。ODS 主要关注的是健康效益，研究补充剂对士兵能力的影响则落在了军队身上。营养膳食补充剂为提高士兵能力提供了良好机会，在联邦政府关于人类主要表现能力研究中，军队项目在研究提高能力相关的营养成分方面发挥着极其重要的作用 [119]。对于作为运动补充剂广告主要目标的健康年轻人来说，保护士兵免受有害膳食补充剂的影响与促进有效的膳食补充剂的发展同样重要 [120]。

一、补充剂

在第二次世界大战时期，随着维生素和其他营养素的发现，许多研究探讨了连续效应的问题，即越多越好，特别是对士兵的表现有一定的提高作用。对维生素、肌酸甚至肌酸联合口服雄激素进行的实证研究表明其对简单的性能指标影响不大 [121-125]。到 20 世纪 80 年代，随着对机制和测试方法的更深入了解，似乎除了极度缺乏食物的情况之外，很少有对人类身心表现存在特殊效果的膳食补充剂。若非如此，人类的生理功能可能会在每一餐中失控。尽管如此，有些食品中的能力增强物质，尤其是当其浓度超过正常食品成分时，会提供性能优势。一个明显的例子就是肌酸，它对高强度运动的益处已经得到了很好的研究。连续几天摄入 20g/d（每个剂量相当于几千克红肉中的含量）会增加肌肉磷酸肌酸含量，并支持短时间糖酵解能量需求。然而在与美国陆军游骑兵进行的野战演习中，这种增强的表现并没有带来明显的优势，因为士兵表现主要限制是耐力，而不是爆发力 [126]。

二、提高能力的口粮成分

1994 年，美国所有陆军研究经费都进行了重新规划，确定科学技术项目（science and technology objectives，STO）为中心；STO 提议之一是一项多年的目标：开发提高性能的口粮成分，使士兵在军事上相关的能力指标上至少提高 15%。研究肌酸的益处是这些实地研究的目标之一，研究人员对一系列潜在有效的成分进行了研究，并采用实用的供餐方式，如零食棒和饮料 [119]。酪氨酸被证明在极高压条件下作为限速底物对动物有益，大脑微透析研究表明其儿茶酚胺的水平降低了 [127]。由于受到伦理约束，无法创造极高压条件以测试这些干预措施，其对认知能力的益处在人类身上更难证明。然而，在人体低温模型中，150mg/kg 的酪氨酸食物棒改善了人体的情绪和表现，表明其作为未来"抗压能力"食品成分具有潜在价值[128,129]。诸如胆碱和肌酸等其他成分无法证明其对士兵的能力具有提升效益[126,130]。B 族维生素已被重新调查，以确定其对情绪和能力的益处，但似乎效果均有限。最终，新的陆军研究数据促使将咖啡因和碳水化合物配方作为经过验证的士兵能力增强剂纳入其餐饮系统。

三、咖啡因

咖啡与士兵的关系由来已久，军队曾多次尝试评估咖啡对士兵能力提升的具体好处。1863 年，一个研究小组在受命前往 Gettysburg 后，对士兵进行了结构化采访[131]。随后研究人员发现，咖啡因，尤其是比一杯普通咖啡（250mg）更高剂量的咖啡因，可以有效地维持睡眠不足的士兵在第二次世界大战中的战斗表现，这优于对照研究中苯丙胺的效果。近几十年来，大量研究[132]反复证明了咖啡因的益处，包括在休息良好的士兵站岗期间持久的专注力[133]，在高强度训练期间提高认知表现[134]，以及睡眠剥夺时警觉性和认知能力的暂时恢复[135,136]。20 世纪 90 年代，研究明确了大剂量咖啡因在大多数应用中优于苯丙胺和莫达非尼的优势，相较于感知和动机，其效果可以延长肌肉和精神疲劳的限制[137]。对士兵来说，最重要的是，咖啡因有助于扭转睡眠不足的受试者判断力和决策能力下降的趋势，而苯丙胺则似乎增加了冒险的意愿[138]。关于含咖啡因口香糖药效学的一项重要研究表明，从口腔黏膜开始吸收到峰值的时间为 5 分钟，并有一个快速消除期，这使其成为哨兵和其他军事环境中对抗困倦的适宜的方式[139]。CMNR 回顾研究了咖啡因提高表现的能力和安全上限，支持了军队将咖啡因口香糖作为 FSR 的一部分的决定[114,139]。

四、碳水化合物

碳水化合物在工作中对提高工作效率的益处已被详细描述[47,140]。在一项明确的军事研究中，特种部队士兵在 PBRC 进行了一项研究，表明达到疲劳时间被延长了 15%[47]。一项由军队工程师在玻利维亚建造跑道的高海拔研究表明，尽管在高海拔地区通常会出现厌食症影响，但碳水化合物饮料能有效增加能量摄入[98]。碳水化合物补充剂已被证明有助于增强或防止各种军事训练场景中的状态下降，包括中等海拔地区工作、负重工作和其他高强度野外训练演习[98,141,142]。

五、抗氧化剂

抗氧化剂营养可能有助于逆转在高强度军事行动的生化应激，尤其是在低氧环境中，如在高原上执行任务的部队，然而补充抗氧化剂的短期益处很难证明[143,144]。一位陆军卫生局局长认为，由于军事职业的性质，士兵们面临大于平均水平的氧化应激特殊风险，他们应当从军队餐饮设施中每张桌子上的盐和胡椒粉旁边提供的抗氧化营养素中获得健康益处。CMNR 被要求评估并认可了这一概念。在考虑了士兵活动和可能暴露的所有极端环境（如爆炸超压、毒理学暴露、工作率过高等）后，委员会建议，没有充足理由认为士兵通常处于氧化应激水平，不足以证明有必要对其摄入量进行特殊补充[145]。当然，这并不否定抗氧化营养对长期健康结果的潜在缓解作用，包括在军事职业中更大的长期压力等的潜在健康风险。这些长期的相关性风险很难被检测。

六、矿物质 / 微量营养素

近期，军队中的微量营养素缺乏症主要集中在铁元素和维生素 D 方面，主要针对女性军人，尤其是在 1994 年改变了军事政策允许更多女性参军后。由 James McClung 博士领导的团队通过一系列实验，根本上解决了女性初次入职培训期间铁营养不良的问题，并提供了降低应力性骨折发生率的解决方案。铁质状态在初始训练期间会恶化，尤其是对女性而言，这会影响到与健康和能力表现相关的一系列结果[146,147]。在训练中阶段性出现恶化的可能原因似乎与应激反应有关，可能涉及铁调素的激活，这会减少肠道中的铁吸收[148]。研究表明，在患有缺铁性贫血的新兵中，自愿补充产前高铁维生素可以提高 3.2km 的跑步成绩，用时平均缩短 2 分钟[149]。

1994 年的一项随机对照研究表明，在海军基础训练中，向海军军校生（女）补充钙和维生素 D 可以显著减少应力性骨折发生率[150]。在一系列的研究中，进一步说明了在这段骨骼重塑的特殊时期适度补充维生素 D 的好处，并且最近为新兵开发了一种含有额外维生素 D 的"夜间小吃"棒[151]。对补充适量维生素 D 和钙的膳食参考值进行了回顾调查，确定可能缺乏维生素 D 的群体实际上是军龄年轻的女性[152]。

第 7 节　体成分及战备标准

一、体成分方法学发展历程

军队一直是身体成分研究和现代营养研究至关重要的方法学发展的先驱。美国海军潜水员面临一些特殊的问题，比如减压病，若单个潜水表计算不正确，氮气就会残留在体内。在潜水医学中解决这个问题需要新的体脂成分分析方法。现代体成分测定方法就是从这些项目产生的。Albert Behnke 上尉和他的潜水研究人员提出了水下称重法来估算脂肪区间，指挥官 Nello Pace 则开发了体液稀释技术作为另一种测定方法[14-16]。1959 年，Natick 军队实验室一个具有转折性的研讨会提出了标准化体成分测定的建议，包括使用水下体重测量和体液测定的两到三种分布测定模型[153]。之后的发展为空气置换身体体积描记法提供了基础[154]：包括四室模型预测、骨含量估测[155]；以及具体估算总氮和肌肉质量成分的方法，比如 Fort Carson 士兵的 K40[156]。营养调查在很大程度上依赖于人体的体成分测量，这些方法在包括 Behnke 和 Consolazio 在内的军事研究人员中得到了极大的应用推广[15,16,157]。

二、体脂标准

在第二次世界大战时期，体重不足仍然是招募来的新人长期营养不良和患病（如结核病）的关键标志，也是被拒入伍的常见原因。在随后的几年里，随着药物和营养的改善，军队在军备中也开始关注超重和肥胖问题。即使在第二次世界大战时期，因为体重不能直接区分脂肪和肌肉发达的个体，因此无法作为评判肥胖和不合格的军备的依据。Albert Behnke 发表了一组足球运动员的考察结果，他们虽然不符合当时的军事体重标准，但事实上，他们的总身体密度很高，非常瘦，肌肉发达[158]。美国海军陆战队采用了由 Behnke 和 Wilmore 最初开发的腰围方程推导出的体脂估计方法的体成分标准[16,159]。1980 年，卡特下令对美

国服役军人的健康状况进行了调查，之后规定所有军人都必须达到基于腰围的体脂标准。目前美国国防部指南采用一种常见的测量方法，由海军健康研究中心开发的简单的男性和女性方程式进行推导[160]。20 世纪 70 年代末，在华盛顿特区的一个仪式上，当摄像机镜头扫过仪仗队成员们肥胖的腹部之后，肥胖问题引起了公众的注意，特别是在电视新闻播音员发表全国性评论之后（David Schnakenberg，未发表的观察结果）。野战应急评估的发展来自海军和陆军的大型数据收集工作，并对每个数据集上的一系列技术和方程式进行交叉验证[161]。生物电阻抗和其他复杂的技术对于单独的标准测试来说太不一致了，最终，海军开发的最简单的基于腰围的公式被认为是最好的[162]。基于腰围测定的体脂标准是当今军事战备标准的重要组成部分，不符合标准可能导致退役[161]。只有日本有一个适用于大量人口的可比标准，对 50 岁以上的男性和女性采用强制性测量腰围，以阻止 2 型糖尿病和其他肥胖相关疾病的上升趋势。军事身体组成标准的演变和科学研究在其他文献中也被回顾[163]。

三、士兵战备及体重管理

一旦有了可执行的标准，就必须改进方法，帮助士兵达到这些体成分组成标准要求。因此，广泛开展了驻军膳食的研究，参与研究的营养师将重点关注军校、特种作战士兵和常规设施等的服务性餐饮设施的食物准备、食物选择和食物消耗。在 1980 年，这并不是一个新提出的重点，因为在第一次世界大战中它已是 Murlin 小组的主要任务目标之一，同时也是此后每一次军队营养研究的主要任务目标之一[33]。研究主要目标是调整军队主菜单，以满足活跃的年轻男女的营养需求。20 世纪进行了一系列广泛的餐饮设施研究，以确保驻军为士兵提供的食物能够提升他们的表现和军事准备[31,164,165]。这包括在"表现营养"计划中努力改变士兵个人的食物选择[166]。

由 PBRC 牵头，与 USARIEM 合作，开展了一系列三大工作，重点是监测和管理士兵的体成分和健康状况。虽然规模很大，但每一个项目都从看似简单的项目开始，但很快就陷入困境，每个项目都凸显了进行实地研究的挑战。这包括军事单位的中途重组（第 95RRC 的陆军预备役人员），被研究单位不可预测的大规模部署（北卡罗来纳州布

拉格堡的主要陆军基地内的单位），以及在全州范围内应对自然灾害后随机研究组无法解决的地域混合问题（路易斯安那州陆军国民警卫队，按教区随机分配）[50-52]。尽管每项研究都受到干扰，但这些努力为未来制定全面和综合健康准备计划提供了基础数据。

第 8 节　结　　论

20 世纪的军事营养学研究将科学应用于士兵的饮食，并对人体功能的代谢基础进行了深入研究。研究确定了维持能力表现所需的能量，短期能量缺乏可以很好地耐受，但长期缺乏会影响士兵的能力表现和生理恢复力（如对传染病的抵抗力）。一项关于极端环境中新陈代谢的重要发现是，士兵们没有摄入足够的热量来抵消野战期间高温、严寒或高海拔对能量消耗的环境影响。另一项重要的发现是，口粮可以根据个人和极端情况的特定环境量身定制，但这与口味偏好有关，而不是因为代谢需求的差异。换句话说，个体的新陈代谢与其说是不同，不如说是相同的，而且在各种极端环境中，维持能力的营养素没有具体差异。此外，除了咖啡因、碳水化合物和酪氨酸外，几乎没有发现任何膳食补充剂能有效提高士兵的表现。20 世纪 80 年代重建的陆军营养研究是联邦政府研究组织的典范。它包括与预期使用者、口粮开发商合作；与非常强大的学术伙伴 PBRC 合作，充分利用有限的资源；从食品和营养委员会获得关于营养研究方向和解释的权威建议；并与参与营养科学的其他联邦机构密切协调。

研究空白

- 对体格健壮的青年男女的 TDEE 已经进行了深入研究，进一步的研究不太可能改变一个世纪以来有关这一主题的研究得出的结论；然而，仍然需要进一步解决蛋白质需求，以维持和增加健康活跃个体的肌肉质量
- "北极"或"热带"口粮底物氧化（即脂肪和碳水化合物氧化）没有任何基于科学基础的可测量差异，但需要进一步研究增加士兵野外碳水化合物能量消耗的策略
- 特殊"性能"饮食的代谢和性能优势，如生酮饮食的代谢和耐受性尚不清楚，而且碳水化合物摄入量严重不足的影响尚未明确界定
- 除了咖啡因和碳水化合物补充剂，没有任何特定的提高表现的食物成分（如酪氨酸）被投入实际使用
- 专业工作职能中个人的生物能量学，例如陆军潜水员、远程监视分队、北极专业团队等，需要进一步调查（如棕色脂肪组织的相对重要性）
- 野外营养和睡眠之间影响免疫宿主反应的相互关系尚未得到阐明，对突发情况反应与野外行动中保持健康和表现之间关系也未辨明
- 睡眠和营养在有效的体重管理和代谢弹性之间的相互作用尚未被解决
- 食物偏好和表达的神经生物学以及对精神状态和情绪、营养吸收和肠道微生物群的影响有待进一步研究

致谢

作者衷心感谢 Mallory Roussel 女士的编辑支持。

（蒋希乐　胡雯 译）

参 考 文 献

1. Bean WB. President's address: the ecology of the soldier in World War II. *Trans Am Clin Climatol Assoc*. 1968;79:1−12.
2. Rasmussen N. Of 'small men', big science and bigger business: the second world war and biomedical research in the United States. *Minerva*. 2002;40:115−146.
3. Ryer R. Chapter XIII: laboratory specialties, section 9: nutrition. In: The History of the US Army Medical Service Corps. Washington DC: Office of the Surgeon General and Center of Military History, US Army. (in press).
4. Murlin JR, Hildebrant FM. Average food consumption in the training camps of the United States. *Am J Physiol*. 1919;49:531−556.

5. Tharion WJ, Lieberman HR, Montain SJ, et al. Energy requirements of military personnel. *Appetite*. 2005;44:47−65.

6. Adolph EF, Dill DB. Observations on water metabolism in the desert. *Am J Physiol*. 1938;123:369−378.

7. Adolph EF. *Physiology of Man in the Desert*. New York: Interscience Publishers, Inc; 1947.

8. *National School Lunch Act, Pub L No. 79-396, 60 Stat 230*. 1946.

9. Keys A, Brožek J, Henschel A, Mickelsen O, Taylor HL. *The Biology of Human Starvation*. Vols. 1−2. Minneapolis, MN: University of Minnesota Press; 1950.

10. Schaefer AE. Interdepartmental committee on nutrition for national defense. *Nutr Rev*. 1958;16:193−196.

11. Berry FB, Schaefer A. Nutrition surveys in the near and far east: report of the interdepartmental committee on nutrition for national defense. *Am J Clin Nutr*. 1958;6:342−353.

12. Wilson CS, Schaefer AE, Darby WJ, et al. A review of methods used in nutrition surveys conducted by the Interdepartmental Committee on Nutrition for National Defense (ICNND). *Am J Clin Nutr*. 1964;15:29−44.

13. Youmans JB. Malnutrition and deficiency diseases. In: Coates Jr JB, Hoff EC, eds. *Personal Health Measures and Immunization*. Washington DC: Office of the Surgeon General, Department of the Army; 1955:159−170. Preventive Medicine in World War II; Vol. 3.

14. Behnke AR. Physiologic studies pertaining to deep sea diving and aviation, especially in relation to the fat content and composition of the body: the Harvey lecture, March 19, 1942. *Bull N Y Acad Med*. 1942;18(9):561−585.

15. Behnke AR, Feen BG, Welham WC. The specific gravity of healthy men: body weight ÷ volume as an index of obesity. *J Am Med Assoc*. 1942;118(7):495−498.

16. Pace N, Rathbun EN. Studies on body composition: III. the body water and chemically combined nitrogen content in relation to fat content. *J Biol Chem*. 1945;158:685−691.

17. Beisel WR. Magnitude of the host nutritional responses to infection. *Am J Clin Nutr*. 1977;30:1236−1247.

18. Pekarek RS, Wannemacher Jr RW, Beisel WR. The effect of leukocytic endogenous mediator (LEM) on the tissue distribution of zinc and iron. *Proc Soc Exp Biol Med*. 1972;140:685−688.

19. Floros JD, Newsome R, Fisher W, et al. Feeding the world today and tomorrow: the importance of food science and technology. *Compr Rev Food Sci Food Saf*. 2010;9(5):572−599.

20. Hirsch ES, Kramer FM, Meiselman HL. Effects of food attributes and feeding environment on acceptance, consumption and body weight: lessons learned in a twenty-year program of military ration research (Part 2). *Appetite*. 2005;44:33−45.

21. Bacon as soldiers' food: col. Woodruff and Dr. Edson give their opinions anent its value. widely divergent views the Assistant Commissary General favors fat food for the tropics, and the physician holds that it is unsuitable. *N Y Times*. July 31, 1898:10.

22. Woodruff CE. The US Army ration and military food. *J Am Med Assoc*. 1892;19:651−663.

23. Kellogg V. The food problem. In: Yerkes RM, ed. *The New World of Science: Its Development during the War*. New York: The Century Co; 1920:273.

24. Bean WB. Field testing of army rations. *J Appl Physiol*. 1948;1:448−457.

25. Johnson RE, Kark RM. *Feeding Problems in Man as Related to Environment: An Analysis of United States and Canadian Army Ration Trials and Surveys, 1941-1946*. Boston, MA: Harvard Fatigue Laboratory; 1946:93.

26. Committee on Military Nutrition Research, Food and Nutrition Board, Marriott BM, eds. *Not Eating Enough: Overcoming under Consumption of Military Operational Rations*. Washington DC: National Academy Press; 1995.

27. Meiselman HL, Schutz HG. History of food acceptance research in the US Army. *Appetite*. 2003;40:199−216.

28. Los Angeles Times. *Iraq Chow Can Be Too Hearty*. Baltimore Sun; July 15, 2007. https://www.baltimoresun.com/news/bs-xpm-2007-07-15-0707140314-story.html. Accessed June 25, 2019.

29. Youmans JB. Chapter IV: nutrition. In: Coates Jr JB, Hoff EC, eds. *Preventive Medicine in World War II*. Washington DC: Office of the Surgeon General, Department of the Army; 1955:85−158. Personal Health Measures and Immunization; Vol. 3.

30. Sandstead HH. Origins of the interdepartmental committee on nutrition for national defense, and a brief note concerning its demise. *J Nutr*. 2005;135:1257−1262.

31. Szeto EG, Carlson DE, Dugan TB, Buchbinder JC. *A Comparison of Nutrient Intakes between a Ft. Riley Contractor-Operated and a Ft. Lewis Military-Operated Garrison Dining Facility*. Natick, MA: US Army Research Institute of Environmental Medicine; 1987.

32. Klicka MV, King N, Lavin PT, Askew EW. Assessment of dietary intakes of cadets at the US military Academy at west point. *J Am Coll Nutr*. 1996;15(3):273−282.

33. Murlin JR. Origin of the food and nutrition division [letter to Lieutenant K.P. McConnell, october 26, 1943]. Quoted by: Ryer R. Chapter XIII: laboratory specialties, section 9: nutrition. In: History of the US Army Medical Service Corps. Washington DC: Office of the Surgeon General and Center of Military History, US Army. (in press):12-16.

34. Murlin JR. Some problems of nutrition in the Army. *Science*. 1918; 47(1221):495−508.

35. Howe PE. The effect of recent developments in nutrition on the rationing of the Army. *Conn State Med J*. 1942;6:157.

36. Johnson RE. The Army's medical nutrition laboratory. *Nutr Rev*. 1949;7:65−66.

37. Schnakenberg DD. *Military Nutrition Research: A Brief History, 1917-1980. Military History Notes*. No. 25, Spring 1986. Nashville, TN: Vanderbilt Medical Center Library; 1986:1−4.

38. Kuemmerlin AJ, Wilson BL, Rhodes YM, Canham JZ. *Three Decades of Endeavor − A Bibliography: 1944-1974*. Denver, CO: US Army Medical Research and Nutrition Laboratory, Fitzsimmons Army Medical Center; 1974:172. Laboratory Report No. 345. AD A7820977.

39. Omaye ST, Turnbull JD, Sauberlich HE. Selected methods for the determination of ascorbic acid in animal cells, tissues, and fluids. *Methods Enzymol*. 1979;62:3−11.

40. Baker EM, Canham JE, Nunes WT, Sauberlich HE, McDowell ME. Vitamin B6 requirement for adult men. *Am J Clin Nutr*. 1964;15(2): 59−66.

41. Consolazio CF, Johnson HL, Nelson RA, Dowdy R, Krzywicki HJ. *The Relationship of Diet to the Performance of the Combat Soldier: Minimal Calorie Intake during Combat Patrols in a Hot Humid Environment (Panama)*. Technical Report No. 76. San Francisco, CA: Letterman Army Institute of Research; 1979. Presidio of San Francisco; AD A078695.

42. Schnakenberg DD. *Military Nutrition Research: Goals and Directions for the Future*. Paper Presented at: Annual Meeting of R&D Association. 1981 (Chicago, IL).

43. Hollis W. *Out of Cycle Manpower Request for USARIEM memorandum for General Maxwell Thurman*. March 19, 1987.

44. *Army Studies Nutritional Needs of the Future [press release]*. Fort Detrick, MD: US Army Medical Research and Development Command Public Affairs Office; September 7, 1984.

45. Department of Defense Directive 3235.2-R. *Food and Nutrition Research and Engineering Program*. April 27, 1984.

46. Friedl KE, Allan JH. USARIEM: physiological research for the warfighter. *Army Med Dep J*. 2004:33−43.

47. Ryan DH, Bray GA. Philanthropy refocuses nutrition thinking. *J La State Med Soc*. 1990;142(2):22−24.

48. Murphy TC, Hoyt RW, Jones TE, Gabaree CL, Askew EW. *Performance Enhancing Ration Components Program: Supplemental Carbohydrate Test*. Natick, MA: US Army Research Institute of Environmental Medicine; 1994.

49. Champagne CM, Hunt AE, Cline AD, Patrick K, Ryan DH. Incorporating new recipes into the Armed Forces recipe file: determination of acceptability. *Mil Med*. 2001;166(2):184−190.

50. Williamson DA, Bathalon GP, Sigrist LD, et al. Military services fitness database: development of a computerized physical fitness and weight management database for the US Army. *Mil Med*. 2009;174(1):1−8.

51. Williamson DA. *Weight Measurements and Standards for Soldiers*. Baton Rouge, LA: Pennington Biomedical Research Center; 2009.

52. Newton Jr RL, Han H, Stewart TM, Ryan DH, Williamson DA. Efficacy of a pilot internet-based weight management program (HEALTH) and longitudinal physical fitness data in Army Reserve soldiers. *J Diabetes Sci Technol*. 2011;5(5):1255−1262.

53. Stewart T, Beyl R, Switzer M, et al. HEALTH (Healthy Eating, Activity, Lifestyle Training Headquarters) internet/mobile weight management program for the US Army: outcomes and future directions. *J Sci Med Sport.* 2017;20:S34−S35.

54. Marriott BM, Earl R. *Committee on Military Nutrition Research Activity Report 1986-1992.* Washington DC: National Academy of Sciences, National Academies Press; 1992.

55. Poos MI, Costello R, Carlson-Newberry SJ. *Committee on Military Nutrition Research Activity Report December 1, 1994 through May 31, 1999.* Washington DC: National Academy of Sciences, National Academies Press; 1999.

56. Committee on Military Nutrition Research, Food and Nutrition Board, National Academy of Sciences. *Predicting Decrements in Military Performance Due to Inadequate Nutrition.* Washington DC: National Academies Press; 1986.

57. Benedict FG. *A Study of Prolonged Fasting.* Carnegie Institute Publication No. 203. Washington DC: Carnegie Institute of Washington; 1915:418.

58. Hoyt RW, Jones TE, Stein TP, et al. Doubly labeled water measurement of human energy expenditure during strenuous exercise. *J Appl Physiol.* 1991;71(1):16−22.

59. Hoyt RW, Buller MJ, Santee WR, Yokota M, Weyand PG, Delany JP. Total energy expenditure estimated using foot−ground contact pedometry. *Diabetes Technol Ther.* 2004;6(1):71−81.

60. Hoyt RW, Buller MJ, DeLany JP, Stultz D, Warren K. *Warfighter Physiological Status Monitoring (WPSM): Energy Balance and Thermal Status during a 10-Day Cold Weather US Marine Corps Infantry Officer Course Field Exercise.* Natick, MA: US Army Research Institute of Environmental Medicine; 2001.

61. Murlin JR, Miller CW. Preliminary results of nutrition surveys in United States Army Camps. *Am J Public Health.* 1919;9:401−413.

62. Howe PE, Berryman GH. Average food consumption in the training camps of the United States Army (1941−43). *Am J Physiol-Legacy Content.* 1945;144(4):588−594.

63. Hoyt RW, Friedl KE. Field studies of exercise and food deprivation. *Curr Opin Clin Nutr Metab Care.* 2006;9(6):685−690.

64. Fairbrother B, Shippee R, Kramer T, et al. *Nutritional and Immunological Assessment of Soldiers during the Special Forces Assessment and Selection Course.* Technical Report T95-22. Natick, MA: Army Research Institute of Environmental Medicine; 1995. AD A299 556.

65. Nesheim RO [Committee on Military Nutrition Research]. *Letter Report: Review of the Revision of the Medical Services Nutrition Allowances, Standards, and Education.* Army Reg 40-25 (1985) [report for Brigadier General Russ Zajtchuk. US Army Medical Research and Materiel Command; October 26, 1995.

66. Friedl KE, Ness JW. *Upper Limits of Energy Expenditure for Men and Women in Military Operational Settings: Does Female Fat Metabolism Provide a Performance Advantage.* Paper Presented at: NATO HFM Symposium-Impacts of Gender Differences on Conducting Operational Activities. 2008.

67. Grumstrup-Scott J, Marriott BM, eds. *Body Composition and Physical Performance: Applications for the Military Services.* Washington DC: The National Academies Press; 1992.

68. Spurr GB. Physical work performance under conditions of prolonged hypocaloria. In: *Predicting Decrements in Military Performance Due to Inadequate Nutrition.* Washington DC: Committee on Military Nutrition Research, Food and Nutrition Board, National Academy of Sciences, National Academies Press; 1986: 99−135.

69. Frykman PN, Harman EA, Opstad PK, Hoyt RW, DeLany JP, Friedl KE. Effects of a 3-month endurance event on physical performance and body composition: the G2 trans-Greenland expedition. *Wild Environ Med.* 2003;14(4):240−248.

70. Moore RJ, Friedl KE, Kramer TR, Martinez-Lopez LE, Hoyt RW. *Changes in Soldier Nutritional Status and Immune Function during the Ranger Training Course.* Natick, MA: Army Research Institute of Environmental Medicine; 1992.

71. Martinez-Lopez LE, Friedl KE, Moore RJ, Kramer TR. A longitudinal study of infections and injuries of ranger students. *Mil Med.* 1993;158(7):433−437.

72. Kramer TR, Moore RJ, Shippee RL, et al. Effects of food restriction in military training on T-lymphocyte responses. *Int J Sports Med.* 1997;18(S 1):S84−S90.

73. Kinney JM. Weight loss and malnutrition in ranger trainees. In: Marriott BM, ed. *Review of the Results of Nutritional Intervention, Ranger Training Class 11/92 (Ranger II).* Washington DC: Committee on Military Nutrition Research, Food and Nutrition Board, Institute of Medicine; 1993:215−226.

74. Beisel WR, Blackburn GL, Feigin RD, Keusch GT, Long CL, Nichols BL. Proceedings of a workshop: impact of infection on nutritional status of the host. *Am J Clin Nutr.* 1977;30:1203.

75. Committee on Military Nutrition Research. *High-Density, Nutrient-Dense Emergency Relief Food Product.* Washington DC: National Academy Press; 2002.

76. Friedl KE. Military studies and nutritional immunology. In: *Diet and Human Immune Function.* Totowa, NJ: Humana Press; 2004: 381−396.

77. Loucks AB, Thuma JR. Luteinizing hormone pulsatility is disrupted at a threshold of energy availability in regularly menstruating women. *J Clin Endocrinol Metab.* 2003;88(1):297−311.

78. Ihle R, Loucks AB. Dose-response relationships between energy availability and bone turnover in young exercising women. *J Bone Miner Res.* 2004;19:1231−1240.

79. Friedl KE, Moore RJ, Hoyt RW, Marchitelli LJ, Martinez-Lopez LE, Askew EW. Endocrine markers of semi-starvation in healthy lean men in a multi-stressor environment. *J Appl Physiol.* 2000;88: 1820−1830.

80. Hoyt RW, Opstad PK, Haugen AH, DeLany JP, Cymerman A, Friedl KE. Negative energy balance in male and female rangers: effects of 7 d of sustained exercise and food deprivation. *Am J Clin Nutr.* 2006;83:1068−1075.

81. Friedl KE, Hoyt RW. Development and biomedical testing of military operational rations. *Annu Rev Nutr.* 1997;17:51−75.

82. Davenport C. Military rations take gourmet turn. *Seattle Times (WA);* November 2, 2011. https://www.seattletimes.com/nation-world/military-rations-take-gourmet-turn/. Accessed June 25, 2019.

83. Feeney RE, Askew EE, Jezior DA. The development and evolution of US Army field rations. *Nutr Rev.* 1995;53:221−225.

84. Gabaree CL, Jones TE, Murphy TC, Brooks E, Tulley RT. *Assessment of Intra- and Inter-individual Metabolic Variation in Special Operations Forces (SOF) Soldiers.* Natick, MA: Army Research Institute of Environmental Medicine; 1995.

85. Bell R, Johnson JL, Kramer FM, DeGraaf C, Lesher LL. *A Qualitative Study of Soldier Perceptions of the Relative Importance of MRE Portion Size and Variety.* Natick, MA: Army Soldier and Biological Chemical Command, Soldier Systems Center; 1999.

86. Kark RM, Johnson RE, Lewis JS. Defects of pemmican as an emergency ration for infantry troops. *War Med.* 1945;7:345−352.

87. Askew EW, Munro I, Sharp MA, et al. *Nutritional Status and Physical and Mental Performance of Special Operations Soldiers Consuming the Ration, Lightweight, or the Meal, Ready-To-Eat Military Field Ration during a 30-Day Field Training Exercise.* Natick, MA: Army Research Institute of Environmental Medicine; 1987.

88. Teves MA, Vogel JA, Carlson DE, Schnakenberg DD. *Body Composition and Muscle Performance Aspects of the 1985 CFFS Test.* Technical Report No. T12/86. Natick, MA: US Army Research Institute of Environmental Medicine; 1986. AD A172 752.

89. Bean WB. Nutrition survey of American troops in the Pacific. *Nutr Rev.* 1946;4:257−259.

90. Kark RM, Aiton HF, Pease ED, et al. Clinical and biochemical observations on troops. *Medicine.* 1947;26(1):1−40.

91. Consolazio CF, Shapiro R, Masterson JE, McKinzie PS. Energy requirements of men in extreme heat. *J Nutr.* 1961;73(2):126−134.

92. Hubbard RW, Mager M, Kerstein M. *Water as a Tactical Weapon: A Doctrine for Preventing Heat Casualties.* Technical Report No. M18/82. Natick, MA: US Army Research Institute of Environmental Medicine; 1982. AD A113 477.

93. Szlyk PC, Sils IV, Francesconi RP, Hubbard RW, Armstrong LE. Effects of water temperature and flavoring on voluntary dehydration in men. *Physiol Behav.* 1989;45:639−647.

94. Szlyk PC, Sils IV, Francesconi RF, Hubbard RW. Patterns of human drinking: effects of exercise, water temperature, and food consumption. *Aviat Space Environ Med.* 1990;61:43−46.

95. Marriott BM. *Nutritional Needs in Hot Environments − Applications for Military Personnel in Field Operations.* Washington DC: Committee on Military Nutrition Research, Food and Nutrition Board,

National Academy Press; 1993.

96. Latzka WA, Sawka MN, Montain SJ, et al. Hyperhydration: thermoregulatory effects during compensable exercise-heat stress. *J Appl Physiol*. 1997;83(3):860–866.

97. Tharion W, Cline A, Hotson N, et al. *Nutritional Challenges for Field Feeding in a Desert Environment: Use of the Unitized Group Ration (UGR) and a Supplemental Carbohydrate Beverage*. Natick, MA: Army Research Institute of Environmental Medicine; 1997:191. AD A328 882.

98. Edwards JS, Askew EW, King N, Fulco CS. Nutritional intake and carbohydrate supplementation at high altitude. *J Wilderness Med*. 1994;5(1):20–33.

99. Armstrong LE, Hubbard RW, Askew EW, et al. Responses to moderate and low sodium diets during exercise-heat acclimation. *Int J Sport Nutr*. 1993;3:207–221.

100. Montain SJ, Shippee RL, Tharion WJ, Kramer TR. *Carbohydrate-Electrolyte Solution during Military Training: Effects on Physical Performance, Mood State and Immune Function*. Technical Report T95-13. Natick, MA: Army Research Institute of Environmental Medicine; 1995.

101. Edwards JS, Roberts DE. The influence of a calorie supplement on the consumption of the meal, ready-to-eat in a cold environment. *Mil Med*. 1991;156:466–471.

102. Edwards JSA, Roberts DE, Mutter SH. Rations for use in a cold environment. *J Wilderness Med*. 1992;3(1):27–47.

103. Edwards JS, Askew EW, King N. Rations in cold Arctic environments: recent American military experiences. *Wilderness Environ Med*. 1995;6(4):407–422.

104. Johnson RE, Kark RM. Environment and food intake in man. *Science*. 1947;105:378–379.

105. Consolazio CF, Schnakenberg DD. Nutrition and the responses to extreme environments. *Fed Proc*. 1977;36:1673–1677.

106. Lazen AG [Committee on Military Nutrition Research]. *Letter Report: Calorie-Dense Rations, September 1987 [report for Major General Philip Russell*. US Army Medical Research and Development Command; September 30, 1987.

107. Consolazio FC, Forbes WH. The effects of a high fat diet in a temperate environment. *J Nutr*. 1946;32:195–211.

108. Kark RM, Croome RR, Cawthorpe J, et al. Observations on a mobile Arctic force: the health, physical fitness and nutrition of exercise "musk ox", February-May 1945. *J Appl Physiol*. 1948;1:73–92.

109. Swain HL, Toth FM, Consolazio FC, Fitzpatrick WH, Allen DI, Koehn CJ. Food consumption of soldiers in a subarctic climate (Fort Churchill, Manitoba, Canada, 1947–1948). *J Nutr*. 1949;38:63–72.

110. Thomas CD, Friedl KE, Mays MZ, et al. *Nutrient intakes and nutritional status of soldiers consuming the meal, ready-to-eat (MRE XII) during a 30 day field training exercise*. Technical Report T95-6. Natick, MA: U.S. Army Research Institute of Environmental Medicine; January 1995. AD A297339.

111. Tharion WJ, Baker-Fulco CJ, McGraw S, et al. The effects of 60 Days of tray ration consumption. In: *Marine Combat Engineers while Deployed on Great Inagua Island, Bahamas*. Natick, MA: Army Research Institute of Environmental Medicine; 2000.

112. Bean WB. An analysis of subjectivity in the clinical examination in nutrition. *J Appl Physiol*. 1948;1:458–468.

113. Moore RJ, Friedl KE, Tulley RT, Askew EW. Maintenance of iron status in healthy men during an extended period of stress and physical activity. *Am J Clin Nutr*. 1993;58:923–927.

114. Montain SJ, Koenig C, McGraw S. *First Strike Ration Acceptability: Dismounted Combat Soldiers in Afghanistan*. Technical Report T06-02. Natick, MA: Army Research Institute of Environmental Medicine; 2005:33. AD A444 070.

115. Jones TE, Mutter SH, Aylward JM, et al. *Nutrition and Hydration Status of Aircrew Members Consuming the Food Packet, Survival, General Purpose, Improved during a Simulated Survival Scenario*. Natick, MA: Army Research Institute of Environmental Medicine; 1992.

116. Erdman JW, Bistrian BR, Clarkson PM, et al. *Nutrient Composition of Rations for Short-Term, High-Intensity Combat Operations*. Washington DC: Committee on Military Nutrition Research, Food and Nutrition Board, National Academy Press; 2006.

117. Johnson HL, Krzywicki HJ, Canham JE, et al. *Evaluation of Calorie Requirements for Ranger Training at Fort Benning, Georgia*. Institute Report No. 34. San Francisco, CA: Letterman Army Institute of Research; 1976. Presidio of San Francisco; AD A070 880.

118. Johnson HL. Practical military implications of fluid and nutritional imbalances for performance. In: *Predicting Decrements in Military Performance Due to Inadequate Nutrition*. Washington DC: Committee on Military Nutrition Research, Food and Nutrition Board, National Academy of Sciences, National Academy Press; 1986:55–68.

119. Committee on Military Nutrition Research, Food and Nutrition Board, National Academy of Science, Marriott BM, eds. *Food Components to Enhance Performance: An Evaluation of Potential Performance-Enhancing Food Components for Operational Rations*. Washington DC: National Academy Press; 1994.

120. Friedl KE, Moore RJ, Marchitelli LJ. Nutrition: steroid replacers - let the athlete beware. *Strength Cond J*. 1992;14:14–19.

121. Friedl KE. US Army research on pharmacological enhancement of soldier performance: stimulants, anabolic hormones, and blood doping. *J Strength Cond Res*. 2015;29:S71–S76.

122. Ryer III R, Grossman M, Friedemann T, et al. The effect of vitamin supplementation on soldiers residing in a cold environment: 2. psychological, biochemical and other measurements. *J Clin Nutr*. 1954;2:179–194.

123. Samuels LT, Henschel AF, Keys A. Influence of methyl testosterone on muscular work and creatine metabolism in normal young men. *J Clin Endocrinol*. 1942;2:649–654.

124. Keys A, Henschel AF. Vitamin supplementation of US Army rations in relation to fatigue and the ability to do muscular work. *J Nutr*. 1942;23:259–269.

125. Friedl KE. Influence of dietary supplements on body composition. In: Lukaski H, ed. *Body Composition: Health and Performance in Exercise and Sport*. Boca Raton, FL: CRC Press, Taylor & Francis Group; 2017:343–356.

126. Warber JP, Tharion WJ, Patton JF, Champagne CM, Mitotti PE, Lieberman HR. The effect of creatine monohydrate supplementation on obstacle course and multiple bench press performance. *J Strength Cond Res*. 2002;16:500–508.

127. Rauch TM, Lieberman HR. Tyrosine pretreatment reverses hypothermia-induced behavioral depression. *Brain Res Bull*. 1990;24:147–150.

128. Shurtleff D, Thomas JR, Schrot J, Kowalski K, Harford R. Tyrosine reverses a cold-induced working memory deficit in humans. *Pharmacol Biochem Behav*. 1994;47:935–941.

129. Mahoney CR, Castellani J, Kramer FM, Young A, Lieberman HR. Tyrosine supplementation mitigates working memory decrements during cold exposure. *Physiol Behav*. 2007;92:575–582.

130. Warber JP, Patton JF, Tharion WJ, et al. The effects of choline supplementation on physical performance. *Int J Sport Nutr Exerc Metab*. 2000;10(2):170–181.

131. Gould BA. *Investigations in the Military and Anthropological Statistics of American Soldiers*. New York: US Sanitary Commission, Hurd and Houghton; 1869.

132. Foltz EE, Ivy AC, Barborka CJ. The influence of amphetamine (benzedrine) sulfate, d-desoxyephedrine hydrochloride (pervitin), and caffeine upon work output and recovery when rapidly exhausting work is done by trained subjects. *J Lab Clin Med*. 1943;28:603–606.

133. Johnson RF, Merullo DJ. Caffeine, gender, and sentry duty: effects of a mild stimulant on vigilance and marksmanship. *Penningt Cent Nutr Ser*. 2000;10:272–289.

134. Lieberman HR, Tharion WJ, Shukitt-Hale B, Speckman KL, Tulley R. Effects of caffeine, sleep loss, and stress on cognitive performance and mood during US Navy SEAL training. *Psychopharmacology*. 2002;164(3):250–261.

135. Wesensten NJ, Killgore WD, Balkin TJ. Performance and alertness effects of caffeine, dextroamphetamine, and modafinil during sleep deprivation. *J Sleep Res*. 2005;14(3):255–266.

136. Waters WF, Magill RA, Bray GA, et al. *Effects of Tyrosine, Phentermine, Caffeine, D-Amphetamine, and Placebo during Sleep Deprivation: I. Sleep Drive, Quantity and Quality*. Pennington Center Nutrition Series; 1999:10.

137. Committee on Military Nutrition Research, Food and Nutrition Board, Institute of Medicine. *Caffeine for the Sustainment of Mental Task Performance: Formulations for Military Operations*. Washington DC: National Academy Press; 2001.

138. Penetar D, McCann U, Thorne D, et al. Caffeine reversal of sleep deprivation effects on alertness and mood. *Psychopharmacology*. 1993;112(2−3):359−365.

139. Kamimori GH, Karyekar CS, Otterstetter R, et al. The rate of absorption and relative bioavailability of caffeine administered in chewing gum versus capsules to normal healthy volunteers. *Int J Pharm*. 2002;234(1−2):159−167.

140. Consolazio CF, Johnson HL. Dietary carbohydrate and work capacity. *Am J Clin Nutr*. 1972;25(1):85−90.

141. Askew EW, Claybaugh JW, Hashiro GM, Stokes WS, Sato A, Cucinell SA. *Mauna Kea III: Metabolic Effects of Dietary Carbohydrate Supplementation during Exercise at 4100 M Altitude*. Natick, MA: Army Research Institute of Environmental Medicine; 1987.

142. Marsh ME, Murlin JR. Muscular efficiency on high carbohydrate and high fat diets. *J Nutr*. 1928;1(2):105−137.

143. Askew EW. Work at high altitude and oxidative stress: antioxidant nutrients. *Toxicology*. 2002;180(2):107−119.

144. Chao WH, Askew EW, Roberts DE, Wood SM, Perkins JB. Oxidative stress in humans during work at moderate altitude. *J Nutr*. 1999;129(11):2009−2012.

145. Vanderveen JE [Committee on Military Nutrition Research]. *Letter Report: Antioxidants and Oxidative Stress in Military Personnel [report for Major General John Parker*. US Army Medical Research and Materiel Command, and Lieutenant General Ronald Blanck, Army Surgeon General; February 12, 1999.

146. Friedl KE, Marchitelli LJ, Sherman DE, Tulley R. *Nutritional Assessment of Cadets at the US Military Academy: Part 1. Anthropometric and Biochemical Measures*. Natick, MA: Army Research Institute of Environmental Medicine; 1990.

147. McClung JP, Karl JP, Cable SJ, Williams KW, Young AJ, Lieberman HR. Longitudinal decrements in iron status during military training in female soldiers. *Br J Nutr*. 2009;102(4):605−609.

148. Karl JP, Lieberman HR, Cable SJ, Williams KW, Young AJ, McClung JP. Randomized, double-blind, placebo-controlled trial of an iron-fortified food product in female soldiers during military training: relations between iron status, serum hepcidin, and inflammation. *Am J Clin Nutr*. 2010;92(1):93−100.

149. McClung JP, Karl JP, Cable SJ, et al. Randomized, double-blind, placebo-controlled trial of iron supplementation in female soldiers during military training: effects on iron status, physical performance, and mood. *Am J Clin Nutr*. 2009;90(1):124−131.

150. Lappe J, Cullen D, Haynatzki G, Recker R, Ahlf R, Thompson K. Calcium and vitamin D supplementation decreases incidence of stress fractures in female navy recruits. *J Bone Miner Res*. 2008;23(5):741−749.

151. Gaffney-Stomberg ER, McClung JP. Nutrition, genetics, and human performance during military training. In: Matthews MD, Schnyer DM, eds. *Human Performance Optimization: The Science and Ethics of Enhancing Human Capabilities*. New York: Oxford University Press; 2018:45−61.

152. Institute of Medicine, Del Valle HB, Yaktine AL, Taylor CL, Ross AC, eds. *Dietary Reference Intakes for Calcium and Vitamin D*. Washington DC: National Academies Press; 2011.

153. Siri WE. Body composition from fluid spaces and density: analysis of methods. In: Brozek J, Henschel A, eds. *Techniques for Measuring Body Composition*. Washington DC: National Academy of Sciences; 1961:223−244.

154. Allen TH. Measurement of human body fat: a quantitative method suited for use by aviation medical officers. *Aero Med*. 1963;34:907−909.

155. Allen TH, Welch BE, Trujillo TT, Roberts JE. Fat, water and tissue solids of the whole body less its bone mineral. *J Appl Physiol*. 1959;14:1009−1012.

156. Krzywicki HJ, Ward GM, Rahman DP, Nelson RA, Consolazio CF. A comparison of methods for estimating human body composition. *Am J Clin Nutr*. 1974;27(12):1380−1385.

157. Consolazio CF, Shapiro R, Isaac GJ, Hursh L, Birchler VR, Coman GR. Nutritional evaluation of a selected military population. *Am J Clin Nutr*. 1962;11:577−585.

158. Welham WC, Behnke AR. The specific gravity of healthy men: body weight ÷ volume and other physical characteristics of exceptional athletes and of naval personnel. *J Am Med Assoc*. 1942;118(7):498−501.

159. Taylor WL, Behnke AR. Anthropometric comparison of muscular and obese men. *J Appl Physiol*. 1961;16(6):955−959.

160. Friedl KE. Mathematical modeling of anthropometrically-based body fat for military health and performance applications. In: Lukaski H, ed. *Body Composition: Health and Performance in Exercise and Sport*. Boca Raton, FL: CRC Press, Taylor & Francis Group; 2017:285−305.

161. Hodgdon JA, Friedl K. *Development of the DoD Body Composition Estimation Equations*. San Diego, CA: Naval Health Research Center; 1999.

162. Segal KR, Van Loan M, Fitzgerald PI, Hodgdon JA, Van Itallie TB. Lean body mass estimation by bioelectrical impedance analysis: a four-site cross-validation study. *Am J Clin Nutr*. 1988;47(1):7−14.

163. Friedl KE. Body composition and military performance—many things to many people. *J Strength Cond Res*. 2012;26:S87−S100.

164. Schnakenberg DD, Hill TM, Morris MS, Consolazio CF, Canham JE. *Nutrient Intakes of NAS/Alameda Personnel Before and After Conversion to a Cash a la Carte Food Service System*. San Francisco, CA: Letterman Army Institute of Research; 1978.

165. Kretsch MJ, Conforti PM, Sauberlich HE. *Nutrient Intake Evaluation of Male and Female Cadets at the United States Military Academy*. West Point, New York. San Francisco, CA: Letterman Army Institute of Research; 1986.

166. Thomas CD, Baker-Fulco CJ, Jones TE, King N, Jezior DA. *Nutrition for Health and Performance: Nutritional Guidance for Military Operations in Temperate and Extreme Environments*. Natick, MA: Army Research Institute of Environmental Medicine; 1993.

第8章

能量平衡：生理和心理对食物选择和进食行为的影响

Alexandra M. Johnstone, PhD

Sylvia Stephen, MSc

The Rowett Institute, University of Aberdeen, Aberdeen, United Kingdom

【摘要】 食物选择和进食行为受到一系列复杂的生理和心理过程的影响。文化、社会环境、环境因素、心境与情绪以及经济状况都对我们的饮食习惯有很大的影响。我们所做的食物选择对我们的健康也有很大的影响。并非所有的能量都是相同的，我们所做的食物选择对随后的食欲和能量平衡有直接的影响。例如，高能量密度的饮食会导致被动过度摄食，几乎没有防御机制。此外，在一个日益肥胖的环境中，维持能量平衡极其困难。因此，还需要进一步地研究开发一种融合健康和技术学科的综合方法，促进我们理解食物选择和进食行为这一复杂问题。

【关键词】 食欲；身体成分；体重；能量平衡；食物选择；肥胖。

第1节 引 言

一、背景

人类进食行为的研究是由不同学科领域的研究人员共同参与的，包括健康心理学、商业和医学。饮食不仅满足生理需要，也是快乐和舒适感的来源，同时，饮食还反映经济、社会以及文化现实和文化认知[1]。进食行为也可以被认为是一种"行动"或"我们做的事情"，受到生理学和心理学的影响。日常食物摄入的选择影响健康，不良的饮食选择可能导致罹患非传染性慢性疾病（non-communicable disease, NCD）的风险增加。NCD 是一个由遗传、生理、环境和行为因素综合导致的慢性疾病，包括心血管疾病、癌症、慢性呼吸系统疾病和糖尿病[2]。

在发达国家，我们的饮食环境提供了大量高能量密度且廉价的食物，这往往导致相对于需求而言的过度饮食。体重增加意味着多余的能量会以体脂的形式储存。然而，肥胖是一个复杂且棘手的问题。2007 年，英国前瞻报告[3] 将这种疾病描述为一个"近几十年暴露了人类天生易胖弱点的社会和生物因素的复杂网络"。这份报告制作了一个以能量平衡为中心的肥胖系统体系，识别了 100 多个被认为直接或间接影响能量平衡的变量。肥胖作为一种疾病，其复杂性为我们带来了挑战和机遇！在这个全新的大数据时代，通过获取信息可以增强我们对食品在医学和公共卫生领域的作用的理解[4]。例如，我们的移动数据（通过全球定位系统和智能设备）、购物行为和位置、高速公路上的交通、社交媒体上的互动以及使用店内会员卡的购买模式，已证明这些数据提供了丰富的研究机会，这是传统获取研究数据的方式所无可比拟的。例如，通过利用传统的饮食调查数据和"大数据"方法来分析店内购买模式，英国一项由学者和食品部门的合作研究发现，英国老龄人口无法摄入足够的蛋白质来维持晚年的肌肉力量和功能[5]。这种类型的数据可以通过评估如何调整我们的饮食环境来解决肥胖问题[6]，方法是将传统的实验室数据和新型生物库数据与纵向队列研究相结合，以确定未来研究的社会和健康效益并确定其优先次序。

二、关键问题

由于在我们的文化经历中的食物体验和态度不同[7]，在食物喜好和选择方面的个体差异贯穿一生。我们把饮食作为一种行为形式来研究，类似于体力活动。在过去的 30 年里，主要的理论学说主导了与肥胖和体重控制有关的饮食方式的行为和认知方面的研究，这些理论涉及饮食限制、去抑制、情绪化饮食和外部因素的影响。并且在影响能量平衡的背景下讨论影响饮食习惯和食物选择的营养与非营养因素的作用。饮食构成对食欲的影响是作为一个主题引入的，"并非所有的能量都是相同的"。此外，饮食的能量密度（energy density, ED），即每克食物所含的能量，可以作为能量摄入和喂养行为的限制或促进因素。政府可以利用政策、法规，促使我们的食物选择模式更健康、可持续。我们将通过餐盘大小或餐食大小来探究份量对我们进食量的影响。此外，你的情绪是如何影响食物选择，你在压力下吃得多还是少？当你面对日常压力和烦恼时，你会去吃饼干吗？我们将探讨食物成瘾现象的含义，并调查是否有证据支持其存在。

我们的大脑被认为是处理所有食物摄入信息的"控制中心"。有许多与饱腹感和能量平衡调节相关的生物信号，这些信号给我们提供了关于营养需求或要求的信息，以及能量守恒和享乐主义生理学的经典途径与影响食物选择的关系。文中所提的饱腹感级联反应是肥胖治疗的一个目标，通过设计让人拥有长时间饱腹感的食物来控制能量摄入，以及食物如何通过食物 - 肠 - 脑轴影响肠道微生物群从而影响能量平衡。最后，描述了身体储存的体成分评估，因为任何饮食方法的功效都将通过能量平衡的变化来评估。我们可以通过评估体成分监测身体储存的变化来实现这一目标。此外，还从能量平衡的角度概述了体重增加和体重减轻（weightloss, WL）的能量成本。

第 2 节 食物选择心理学——为什么吃与吃什么

我们可以把进食看作是一种行为，而行为就是我们所做的动作或事情[8]。"我们为什么要吃？"这个问题很简单，人们通常每天都会为了生存而进食。进食能给我们带来极大的快乐，但也可能会导致营养不良、营养过剩和进食障碍。人们通常根据社会、文化或饮食习惯来选择吃什么、什么时候吃以及吃多少。在发达国家，食物丰富、廉价且种类繁多，常常与过度消费相关。进食是一种基本的奖励行为，与情绪和情感有内在联系。我们不仅仅因为饥饿而进食，而是一个与无聊、压力或日常工作等情绪相关的愉快过程。同样，有时我们也会因为缺乏财力或时间而在饥饿时也不进食。已知有许多因素以一种自动而隐蔽的方式决定或指导进食行为[9]，包括营养和非营养线索。例如，进食可能会因他人在场而开始或延长，换而言之，进食可能受社会因素影响[10]。食物的选择和消费也受到环境因素的强烈影响，例如广告、包装、分量大小、照明等[11,12]。因此，为了健康饮食，即从质量和数量上为身体提供最佳健康所需的营养，必须对饮食进行持续监测和自我调节。与此同时，健康饮食还意味着能够享受进食这一奖励行为带来的乐趣，而不会成为饮食失控的牺牲品。在大多数情况下，肥胖是一段时间内不良饮食习惯的结果，而不是极端的强迫性暴饮暴食导致的平均每日能量摄入（energy intake, EI）略高于能量消耗[13]。

我们在从婴儿到儿童再到成人的过程中了解食物[14]。有争议的是，婴儿在出生之初，几乎没有与生俱来的味觉偏好，却有很强的能力去学习喜欢新食物。Birch 和 Anzman 发现[15]，在儿童中，断奶到 3 岁左右这一时期对学习食物知识和发展终身偏好至关重要。当对刺激的积极评价是通过与另外的已经喜欢的刺激的关联而产生时，联想学习或条件反射就发生了。这一点通过"熟悉度"得到了加强，熟悉度是指重复暴露对偏好刺激的积极影响。术语"观察学习"或"社会学习"指的是人类观察和模仿他人（如母亲和同龄人）行为的自然倾向。例如，通过反复接触和联想条件反射的理论和应用已被用于提高儿童对蔬菜的接受度[16]。

联想学习过程在控制食物消费方面发挥着许多重要作用。我们大多数的好恶都是通过经典条件反射习得的。在图 8-1 中，这被概括为一个简单的巴甫洛夫式条件反射过程，其中，根据受试者的行为，在两个事件之间安排一个反应[17]。研究表明，人们对食物和饮料的选择是通过学习对食物和饮料的相对偏好 / 厌恶以及对营养素的需求 / 饱腹感来实现的，与能量来源无关。Thibault 解释说[18]，这里的食物摄入成为"习得的摄食反应"的一部分。因此，我们可以学会喜欢和不喜欢食物，通过反复接触，我们可以熟悉进食某种食物 / 饮料消化后结果（可以是愉快的，也可以是不愉快的）。当食物的感官线索与进食后的即时营养效应（非条件刺激）相结合时，就能诱导食物选择和摄入的条件反应[19]。

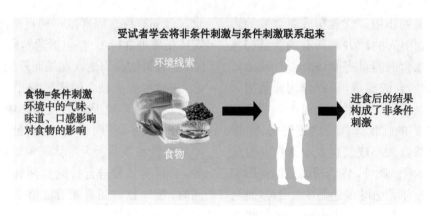

图 8-1 进食是一种通过联想条件反射习得的行为[20]

一、限制性饮食行为和去抑制

饮食限制是指为了控制体重而限制食物摄入量的倾向。研究人员通常使用荷兰进食行为问卷（Dutch eating behavior questionnaire，DEBQ）[21] 或三因素进食量表（three-factor eating inventory，TFEI）[22] 等调查问卷来判定受试者为限制性饮食者。饮食限制也可能与"去抑制"和对进食失去控制有关，从而导致暴饮暴食。文献中饮食限制可以影响研究结果的例子包括 Westerterp-Plantenga 等人进行的两项研究[23,24]。在这些研究中，限制饮食的女性对饮食的隐蔽处理做出了反应，她们没有补偿饮食中加入脂肪模拟物（olestra）所致的能量不足；未限制饮食的瘦的女性补偿了 44% 的 EI。此外，限制饮食的女性的 EI 实际上（或者自我报告）低于未限制饮食的女性。

二、情绪性与外部性进食行为

DEBQ 和 TFEI 问卷还可以确定外部环境和内在情绪对食物摄入的影响程度。人类肥胖的外部性理论是 1960 年由 Schachter 提出[25]，即肥胖受试者对外部食物相关线索更敏感，对内部饥饿和饱腹感暗示的敏感性低于瘦个体，例如，即使没有事先购买和消费零食的计划，路过面包店时也会买一个美味的蛋糕 / 糕点吃。个体间对体重增加易感性的差异可能部分源于对环境（外部）触发反应的可变性，特别是在致胖的环境中。对食物的渴望现象（"无法抗拒想要吃某种特定食物的冲动"），尤其是高脂食物[26]，这一性质被认为是影响食欲控制的重要因素。Burton 等人[27] 在男女混合年龄样本中发现了食物渴望和外部进食得分之间的联系。更具体地说，这与总的食物渴望和对高脂食物的渴望有关，食物渴望约占 BMI 变化幅度的 8%～20%。这一领域值得进一步研究，因为人们对进食行为、外部性和作为肥胖危险因素的食物渴望之间的联系还不甚了解。

三、情绪性理论

食物摄入对情绪有显著的影响，大多数人都有自身与食物、情绪相关的习惯，例如，早上喝一杯咖啡提神，或者吃甜食减轻焦虑。情绪状态会对进食行为产生重大影响，导致暴饮暴食或饮食不足。关于"情绪化饮食与体重的关系"的研究已经有过一些综述[28]。这些研究几乎都涉及消极情绪，如抑郁或恐惧，比较肥胖和正常体重的受试者。结果表明在消极情绪状态下，肥胖者会相对过量饮食。肥胖个体对负面情绪的反应是进食，这是一种减少负面状态的习得性行为[29]，并被解释为心身疾病。Geliebter 和 Avera[30] 对体重不足、体重正常和肥胖的受试者进行了问卷调查，同样发现超重组在经历消极情绪和情况时比其他体重组吃得更多，然而体重不足的人在经历积极情绪和情况时吃得更多。值得注意的是，体重不足者在消极情绪和情况下饮食不足，这可能会加速他们的体重下降。情绪和食物之间的关系将继续在个体和群体的层面上进行激烈讨论。

第 3 节 营养对食物选择的影响

廉价而充足的高能量食物供应，加上久坐不动的生活方式，会营造致胖环境，导致体重增加。影响摄食行为和食欲控制的因素很多。食物选择是一种复杂的行为，受到以下因素的影响：生物决定因素（如饥饿、食欲和味觉）；经济决定因素（如成本、收入和可获得性）；物质决定因素（如获取途径、教育、技能和时间）；社会决定因素（如文化、家庭、同伴和饮食模式）；心理决定因素（如情绪、压力和负罪感）；以及有关食物的态度、信仰和知识。然而，个体并不总是由于（后天的）饥饿的内在生理需求进食。人们已经认识到，心理和外部的（环境）因素至少在短期内可以促进过度饮食。非常可口的食物和零食会导致能量摄入过度，特别是通过促进享乐或奖励机制。例如，压力或"日常烦恼"已被证明会增加零食摄入，特别是高脂肪和高糖食物，这可能会导致我们的"致胖环境"[31]。

一、饮食构成——影响饱腹感时并非所有能量都相同

膳食中的宏量营养素如蛋白质、脂肪、碳水化合物和乙醇提供能量。人们普遍认为，在实验室[32]和自由生活条件下[33]，饮食构成强烈影响自由摄食 EI，同时强调蛋白质是最令人饱腹的宏量营养素[34]。即使摄入相同水平的 ED，蛋白质也是最令人饱腹的宏量营养素[35,36]。在这些条件下，碳水化合物和脂肪之间的差异就不那么明显了。

最近的研究结果表明，蛋白质摄入量增加似乎在体重管理中起着关键作用，其机制是：①饱腹感的增加与饮食诱导产热增加相关；②蛋白质对产热的影响；③体成分；④降低能量效率[37]。在这些机制的支持下，在富含蛋白质的饮食中观察到相对较多的 WL 和较强的体重维持力。Eisenstein 等人[38]总结了实验和流行病学数据，高蛋白饮食对 WL 的安全性和有效性受到质疑。蛋白质诱导的饱腹感在单餐中表现得非常明显，单餐中能量的 25%～81% 来自蛋白质，导致随后的 EI。蛋白质诱导的饱腹感已在高蛋白自由饮食中得到证实，可持续 14 天[39]，最长可达 6 个月[40]。

碳水化合物对饱腹感的影响往往比脂肪更剧烈[41]。碳水化合物作为短期食欲的调节物，在调节食欲和能量平衡中的作用引起了人们的关注[42]，Mattes 等人已经对此进行了综述[43]。碳水化合物摄入的类型和数量影响着许多摄食过程。基于含碳水化合物食物升血糖指数的假设表明，对食物的低胰岛素和高胰岛素反应都促进饥饿感和 EI[44]。

Westerterp-Plantenga 对脂肪摄入和能量平衡进行了综述[45]。当探讨脂肪摄入和饱腹感时，一个悖论就变得很明显了[46]。虽然身体似乎会因摄入脂肪而产生强烈的生理反应，但许多研究表明，食用高脂食物的人（无论是通过个人选择或实验环境下）倾向于过度消耗能量，即所谓的被动过度消耗。啮齿动物的研究表明，脂肪输送到肠道（十二指肠或空肠）会产生强有效的饱腹感信号。另一方面，摄入高脂食物会导致一种被动的过度能量摄取，这表明脂肪对饱腹感的影响不大（饱腹感反馈较差）。当受试者被给予一系列高脂食物时，与食用中脂或低脂食物的受试者相比，他们的 EI 增加，体重也增加[47]。这可能是因为脂肪经口摄入后需要一段时间才能到达肠道，它的负反馈作用很可能被其他营养物质稀释了。脂肪产生强有力的口腔刺激（正反馈），从而促进摄入；高脂食物通常有较高的 ED，这意味着在脂肪诱导的饱腹信号生效之前，大量的脂肪作为能量可以被消耗掉。这些信号来得太迟，无法阻止人们摄入大量高脂食物[48]。

二、能量密度——每克食物所含的能量

ED 指特定重量的食物中所含的能量（kJ/g）。饮食的 ED 倾向于对进食行为起约束作用[49]，影响饱腹感或进食后的饱胀。它受食物的含水量（增加重量但无热量）、纤维含量（增加体积但热量有限）和宏量营养素成分（主要来自脂肪的含量）的影响，因为每克脂肪的能量含量很高。关于 ED 如何影响饱腹感和食物摄入的一个经典实验是：在进食前提供以汤为基础的预负荷，这可以降低下一餐的 EI[50]；有趣的是，提供一杯水对饱腹感的影响并不如将水加在食物中降低 ED，[51]这也表明了黏度对肠道反应的作用。

低 ED 的饮食会导致能量不足，这是由低 ED 食物被消化和吸收率（随时间变化的量）决定。这可能是实现 WL 的有效策略。降低 ED 的一种饮食策略是增加富含水分的食物的摄入量，如水果和蔬菜，在降低 EI 的同时，保证分量达到令人满意的程度。来自临床试验的数据表明，这种方法可以实现显著的 WL[52]。相反，如果饮食中 ED 含量过高，则往往会发生过度摄入，因为人们吃的食物量往往会受到条件限制，并且对过量 EI 的防御能力相对较弱[53]。摄入高 ED 食物可能会增加被动过度摄入和体重增加的风险。一般来说，降低单个食物或整体饮食的脂肪含量都能降低饮食的

ED。研究发现，摄取 ED 不同但维持宏量营养组成的饮食，无论宏量营养组成如何，受试者都摄入相似重量的食物，从而促进高 ED 饮食的能量过度消费[54,55]。相反，一些研究表明，如果在保持 ED 不变的情况下改变饮食中的脂肪量，受试者摄入的食物重量相同，因此 EI 保持不变[56,57]。然而，这些研究涉及的膳食是根据宏量营养素组成和 ED 值精心设计的，以产生差异化，因此不能反映典型的人群膳食。这些研究表明，饮食的总体 ED 受脂肪含量的强烈影响，并且可能是总 EI 的主要贡献者。

虽然此前的许多研究都关注 ED 和食物之间的联系，但饮料也可以对个人的总 EI 产生重大影响。在澳大利亚，饮料占所有人每日总 EI 的 16.3%[58]。在美国，软饮料的消费量在 1977—1998 年间增长了 60% 以上[59]。

第 4 节　非营养因素对食物选择的影响

关于非营养因素对进食行为影响的研究往往倾向于关注我们吃了什么（食物选择），而生理或代谢方面的研究则关注我们吃了多少（食物摄入的能量或重量）。食物或膳食的感官（气味、口感、味道、外观）可以显著改变我们的选择，至少在短期内是这样。这些感官或享乐参数会影响进食行为的奖励方面，很多研究都集中在评估对单个参数变化的反应。

一、适口性——增加食物消费量的感官能力

食物的适口性定义为刺激摄取该食物的感官能力[60]。该定义考虑到食物的适口性是由食物的性质（气味、味道、口感和状态）、受试者的感官能力和代谢状态以及食物和受试者相互作用的环境共同决定的。因此，适口性并不稳定。饱腹感被认为是与食物有关的感官特异性，因为食物的适口性随着其摄入的进行而下降，而未取样的食物在感知的愉悦度方面没有变化[61]。这被称为感觉特异性饱腹感[62,63]。这反过来会促进人们后续选择其他食物，从而保持一餐中摄入的食物的多样性。在这种情况下，重要的是要弄清为什么某种食物的愉悦感会随着摄入的进行而下降。食物的口感会影响适口性和能量的摄入。人和啮齿类动物从流质食物中摄取的量比从固体食物中摄取的

更多。这与进食速度有关，与半固态食物相比，流质食物的进食速度更快。例如，吃 500g 苹果大约需要 17 分钟，而饮用等量的苹果汁只需要 1.5 分钟[64]。最近美国的一项研究强调[65]，限制超加工食品的摄入可能是预防和治疗肥胖的有效策略，因为在健康成人中，从饮食中去除超加工食品会降低 EI 并导致 WL。然而，商业食品在很大程度上是为了最大限度地提高感官和膳食参数而设计的，这反过来使食品具有吸引力，从而提高消费者的需求和重复销售。这项新研究强调，这类食品可能会促进体重增加。进一步了解适口性和食物摄入量的重要性，以及如何在 WL 期间改变食品加工工艺以最大限度地提高食物的适口性，可能是未来的一个研究领域。

二、感官多样性——我们被提供得越多，吃得就越多

总之，短期研究（一天内）表明，感官多样性的增加会导致食物摄入量的增加[63]。研究表明，连续或同时增加食物种类会提高极短期的食物摄入量（即在一餐内）[63,66-68]。Spiegel 和 Stellar[67] 的研究表明，瘦的女性和超重女性都存在这种情况。他们还发现，与连续增加一餐中食物种类相比，同时增加食物种类也会提高摄入量。Rolls 的报告称，不同食物之间的差异越大，对食物短期摄入的多样性刺激作用就越大[68]。这可以用"感官特异性饱腹感"现象来解释。感官特异性饱腹感是指由于反复暴露于某种特定的感官信号，而导致的食物摄入过程中奖赏价值的下降。这可以简单地描述为对特定产品的口味越来越厌倦。

Blundell 的研究小组还表明，在特定的进食阶段，与脂肪和糖的混合物相关的感官属性的组合会对 EI 产生很大的影响[69]。这表明 EI 的增加会被食物的感官属性的组合所促进。在有其他人在场的情况下，人们通常会摄入更多的食物，这种现象被称为"能量摄入的社会促进"[70]，这也是社交饮食的一个特征。

一项为期一周的长期研究评估了在瘦的和超重的男性中自由增加营养非常相似但感官上截然不同的食物种类的情况[71]。每天提供 5、10 或 15 种食物会使瘦的男性的食物量和 EI 显著增加。这些数据表明，增加感官上不同但营养上相似的食物种类，会增加食物摄入量。这对 EI 和能量平衡

产生了显著影响，因为受试者积极增加他们的食物摄入量，以回应提供的食物种类。目前还不清楚这种效应是否会持续更长的时间（数周或数月）。

三、分量大小——餐盘的大小或餐食的多少影响我们的食量

自 20 世纪 70 年代以来，市售食品和饮料的分量有所增加，这一趋势在餐馆、超市以及在家庭环境中等各种场合都有观察到[53]。有学者基于实验室的研究检查了单餐饮食情况，结果表明，分量的增加会促进 EI 的增加。进食量与消耗量之间存在明确的关系，即使参与者自己进食也是如此。在"无底洞汤碗实验"中，受试者接受的番茄汤碗中带有一个隐藏的自动灌装管，与由服务员再注满汤相比，他们多消耗了 73% 的汤（473kJ，≈113kcal）[72]。其他研究表明，这种影响持续可长达 4 天，[73] 但这必须要持续一段时间，才能导致体重增加。在更自然的环境中进行研究，例如自助餐厅或工作场所，也表明将一餐分量增加 50% 会增加摄入量，而摄入量没有明显的代偿性减少，即使研究持续一个月也是如此[74]。食物摄入的自我报告也表明，随着分量的增加，对食物摄入量的调节能力较差[75]。一项研究报告称，当提供更大分量的膳食时，男性和女性在 11 天内会额外摄入 19.4MJ（EI 增加 16%），这相当于体重增加 0.5kg[76]。现代进食行为的这一特征尤其成为媒体关注的焦点，人们指责"超大份"食物是儿童和成人肥胖率上升的原因。据报道，1999—2000 年间，大约 41% 的美国人每周食用 3 顿或 3 顿以上商业配餐[77]。大量立即可用的和低成本的高能量密度食品有助于长期保持能量正平衡。然而，这些数据并没有证明食物分量在肥胖的病因学中起作用，也没有证据表明减少食物分量对于控制体重是可以接受的或有效的。小分量食品或"节食"食品的营销并不简单，因为消费者把大分量等同于物有所值，而把小分量等同于吃亏。通过在销售点提高消费者对营养信息的认识，鼓励食品行业提供各种不同分量的食品，很可能是决策者未来会考虑的激励措施，以在"致肥"饮食环境中控制食品供应。

四、压力——压力大时，你吃得多还是少？

有证据表明，大多数人认为自己有压力时，往往会改变自己的进食行为，据估计，80% 的人通过增加或减少他们的食量来改变他们的能量摄入[78]。能量摄入的变化方向高度依赖于进食行为模式和人格表型。例如，有充分证据表明，进食行为"克制"的个体对压力诱导的饮食更敏感，并且更容易受到压力对进食行为（过度饮食）的有害影响。饮食限制也可能与"去抑制"和对饮食失去控制有关，从而导致暴饮暴食。Zellner 等人报告称[79]，在压力下增加食物摄入量的女性中，有 71% 的人被归类为限制饮食者，而在面对压力时没有出现改变进食行为或减少食物摄入量的女性中，这一类型仅占 35%。Zellner 的研究是基于一份关于压力下进食行为的自我报告问卷，因此，不可能得出人们在回应时考虑的是何种压力。Wallis 与 Hetherington[80] 还发现，高度受约束的人与不受约束的人相比，在受到自我威胁的压力后会增加零食摄入量。

五、食物成瘾——这种现象存在吗？

我们在大众媒体上听到了很多关于"食物成瘾"的说法，我们很随意地用"成瘾"这个词来描述我们与各种日常活动的关系。人们是否真的会像对尼古丁或海洛因上瘾那样，对巧克力、糖或使用手机上瘾？此外，由于体重增加、体脂堆积和肥胖都是由相对于能量消耗而言能量过度摄入造成的，如果食物成瘾确实存在，那么它是造成当前肥胖流行的罪魁祸首或主要促成因素？

成瘾的定义一直存在分歧。直到最近医学上确定了成瘾的诊断仅限于与物质有关的疾病，这种疾病被定义为一种慢性复发性脑疾病。"食物渴望"和"食物成瘾"的现象还没有得到很好的研究，事实上，许多研究者质疑它们的存在[81]。食物渴望是"一种无法抗拒的想要吃某种特定食物的冲动"，特别是与高糖和高脂食物有关。过度饮食的人通常不针对特定的营养素，而是以一系列可口的食物为目标。因此，食物成瘾不能根据任何一套具有一般医学或心理学认可的标准来诊断。根据目前的知识，"食物成瘾"一词似乎不太合适。相比之下，进食障碍可能类似于物质依赖中观察到的成瘾行为模式。目前，异常的食物消费行为和药物成瘾之间最大的临床相似性存在于暴食障碍中，这是一种以暴食为特征且没有随后的清除经历的进食障碍，并且在肥胖人群中普遍存在。当我们饥饿时，食物摄入会让我们感到满足，可口的食物对我们有吸引力和奖励，因为它激活大脑

的特定部分，自然触发阿片类物质和多巴胺系统的信号。没有一种单一的食物或特定的神经生物学机制可以解释许多人过度饮食导致肥胖的事实。就像在日常生活的许多方面一样，我们与食物的关系是一个连续统一体，进食障碍处于极端。相比之下，超重和肥胖的形成特征是长时间、数年或数十年的体重逐渐累积。在这种情况下，定义为食物成瘾或进食成瘾几乎可以肯定是不恰当的。

这一领域值得进一步研究，因为作为肥胖的一个危险因素，进食行为和食物渴求或成瘾之间的联系还不为人所知或认可。食物奖励和食物选择的神经心理学以及食欲调节网络、进食行为和食物偏好间的联系尚不清楚。未来的研究可能会集中在大脑神经解剖学和与食物的相互作用上，以质疑食物是否真的会"成瘾"，并研究与食物"奖励"方面所涉及的通路，以及这种体验是否可以在更健康的食品替代品中模拟，以达到控制体重的目的。

第5节　生理学对食物选择的影响

心理学对进食行为的影响很重要，但无论如何这都不是唯一的影响。生理需求对个人的进食行为也起着重要的影响作用。食物摄入是由两种互补驱动调节的：内稳态和享乐途径。能量稳态或体内平衡途径通过在能量储存耗尽后增加进食的动力来控制能量平衡。能量负平衡时的反馈比能量正平衡时的反馈更有力（这就是为什么增重容易减肥难）。相比之下，在能量相对充足的时期，享乐或基于奖励的调节可以通过增加食用美味食物的欲望来推翻体内稳态通路。总之，我们进食不仅仅是为了提供能量，也是为了快乐。

能量稳态通路——广义上指的是能量稳态由大脑整合的相关过程组成，以维持能量储存在适当水平。当摄入食物时，会引起生理和心理反应，这取决于食物的能量和宏量营养素的含量和结构。宏量营养素的组成决定了能量、消化率和食物通过胃肠道（gastrointestinal tract，GIT）的速度，并极大地影响肠道肽类激素的分泌。这些激素反过来又反馈到控制进食行为、新陈代谢和能量利用的大脑中枢。在进食过程中，肠道会分泌一些新的被识别的激素，这些激素会向大脑发出信号，抑制未来的食物摄入量。生理变化，如肠肽浓度，与食欲评级或食物摄入量有关，可以作为食欲的生物标志物。然而，食欲的调节是复杂的，因此存在多种控制系统也不足为奇[82]。

大脑与中枢神经系统（central nervous system，CNS）相连，被视为体重的传统"控制中心"；它肩负的复杂任务是解读由神经网络和化学信使提供给它的关于身体能量状态的连续信息。大脑利用这些信息启动适当的反应以维持体内稳态。这些信号随着时间的推移而变化，这种反应取决于所摄入食物的种类。肠道负责产生关于一餐的内容和大小的大部分输入信息与中枢神经系统通信，从而建立了一个复杂的双向通信系统，称为脑-肠轴[83,84]。

享乐途径——进食是生存所必需的，是基于消耗能量的基本生理需求。然而，人们经常摄入超过维持生理稳态所需的基本营养素和能量，特别是在有充足的现成食物和饮料的情况下。进食往往是由外部信号和刺激、一天中的时间和社会因素控制，而不是需要补充能量储备（我们进食是为了快乐——受享乐途径的影响）。现代环境充满了与食物相关的信号，鼓励人们在无代谢需求的情况下进食。"信号"指的是外部环境信号，如特定食物的视觉和气味，或购买特定食物的地点。

值得注意的是，Blundell和Finlayson已经开发出了理解和评估技术来量化对食物的"喜欢"和"渴望"。喜欢是品尝一种特定食物时的享乐性评价（愉悦、欣赏），而"渴望"是指真正摄入某种特定食物的愿望。渴望比喜欢对食物摄入有更直接的影响[85]，见图8-2。这张图展示了与享乐刺激或饱腹感相关的各种输入（生物信号或触发因素）的示意图。享乐信号（多巴胺、大麻素或阿片类物质的激活）倾向于鼓励消费[86]。视觉或嗅觉信号刺激的享乐感受或食物或饮料的奖励因素也可能是外部触发因素。这些信号还会反馈至饱腹感信号[即胃肠激素，如胆囊收缩素（cholecystokinin，CCK）或胰高血糖素样肽（glucagon-like peptide，GLP）]，反过来又影响神经肽的表达（如NPY、AgPR、MSH）。所以，这不是一个简单的系统，而是一个高度复杂的系统。

饱腹感级联效应——Blundell在大约30年前提出了饱腹感级联效应[87]，为研究食物对饱食（结束进食经历的过程）和饱腹感（抑制餐后继续进食的过程）的影响提供了一个概念框架。如图8-3[87]所示，并已更新，包括进餐时间对食欲和能量平衡影响的新证据。一般来说，影响食物摄入和能量消耗的外周信号可以分为两大类：

- 一种是由进食时产生的导致饱食的信号（即有助于决定停止进食的饱腹感）
- 和/或饱腹感（即间隔时间的延长直到饥饿感或进食冲动再次出现）。

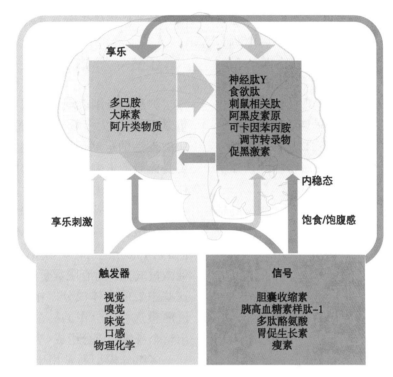

图 8-2 能量稳态和稳态对进食的影响，显示了消费触发因素与饱腹感信号之间的关系以及大脑中享乐和体内稳态系统之间的相互作用。CCK 是胆囊收缩素；GLP-1 是胰高血糖素样肽 -1；PYY 是酪氨酸肽

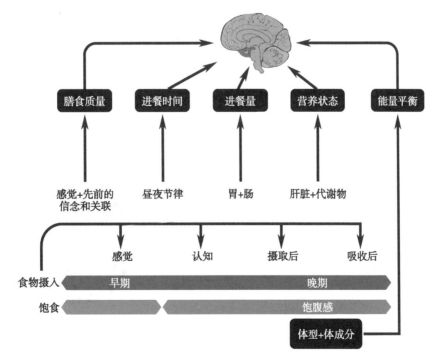

图 8-3 饱腹感级联效应描述了食物摄入后发生的一系列行为和生理事件，这些事件抑制了进一步的进食，直到饥饿信号复现[20]（Adapted from Blundell et al., 2010）

饱腹感是另一个动机建构，通常指"抑制进食的状态"。简单地说，这可以被认为是餐间间隔。这主要受餐后生理反应和 CNS 效应影响。例如，早期的摄食后事件包括胃扩张、排空，随后是吸收后激素释放，包括葡萄糖、脂肪和氨基酸在肠道吸收进入血液以及与 CNS 的相互作用的作用机制。饭后一段时间不进食，这是饱腹感的反应。饱感被定义为"导致进食结束的过程"。这描述了用餐结束或停止进食的过程，可以表现为饱腹感。进餐终止受心理事件和行为以及早期阶段反应的影响。这些是由嗅觉、味觉、温度和口感产生的感官感知，在短期内抑制进食。我们对食物的认知信念可能会在短期内抑制进食。

图 8-4 详细说明了食物 - 肠 - 脑轴。脑 - 肠轴由多种神经体液成分组成，允许肠道和大脑以双向方式相互通信。脑 - 肠轴内的通信通过多种通信途径包括局部、旁分泌和 / 或内分泌机制，包括内分泌细胞产生的各种肠道来源肽类，包括胰高血糖素样肽 -1、CCK 和 YY 肽 $_{3-36}$。肠神经系统和迷走神经等神经网络也在脑 - 肠轴内传递信息。新发现的证据表明，人类肠道微生态，是一个居住在 GIT 复杂生态系统，可能通过几个相互依赖的

途径影响大脑，包括短链脂肪酸（shortchain fatty acids, SCFA）发酵和行为修饰，包括控制饱腹感和影响能量平衡。最近的一些出版物明确地描述了脑 - 肠轴，在食物摄入的背景下，肠道被认为是"第二大脑"，肠道微生态是健康的关键通道 [88,89]。

第 6 节　身体成分——身体储存评估

肥胖的极端表现形式很容易识别。明显的超重显而易见，大多数成年人都能辨别出训练有素、肌肉发达的运动员和肥胖者之间的区别，超重主要受体脂的影响。人体成分的具体测量需要对人体储存进行更复杂的测量。至少，人体被认为是由两个部分组成，脂肪量（fat mass，FM）和非脂肪量（fat-free mass，FFM）。FM 相对来说是同质的，但 FFM 成分包括骨矿物质、蛋白质、水、糖原和其他微量成分。对有限数量的尸体进行的分析表明，这些主要的身体成分以相对恒定的比例存在，通过测量这些成分中的一个或多个成分，可以推断出整个身体的成分组成（表 8-1）[90]。

多组分模型通常用于研究目的，在其他地方已经详细描述过 [91]。简而言之，三组分模型通常

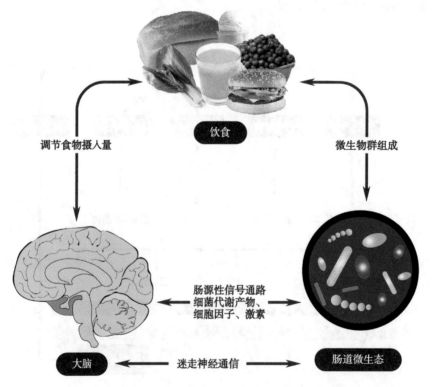

图 8-4　食物 - 肠 - 脑轴显示，食物和膳食成分与胃肠道相互作用，胃肠道在一个复杂网络中反过来向大脑发出信号

表 8-1　**人体身体成分与不同成分和密度的参考**

成分	密度（g/ml）	参考人体成分 /%
水	0.993 7	62.4
蛋白质	1.34	16.4
矿物质（骨性）	3.038	5.9
矿物质（非骨性）	3.317	4.8
脂肪	0.900 7	15.3
非脂肪量	1.100	84.7
总参考人	1.064	100

from Snyder et al 1974。

将全身总水分的测量与密度测定相结合，来估计水、脂肪和干燥的无脂肪组织，而四组分模型将这种分析扩展到骨矿物质，通常通过双能量 X 线吸收测定法测量，用于提供骨骼、水、脂肪和柔软、干燥、无脂肪的组织 [92]。不同的身体成分分析技术在简便性、精确性和准确性方面各有优缺点 [93]。正确解释身体组成的变化需要了解所采用的技术的局限性。例如，Wells 等人 [94] 研究了估算脂肪和 FFM 方法误差的传播，并得出结论，四组分模型估计 FM 和 FFM（或蛋白质，因为 TBW 和身体矿物质质量已经考虑在内）误差范围在 ±0.54kg 以内。Elia[95] 还在一篇使用各种组分模型的身体成分分析综述中指出，身体脂肪和蛋白质在使用四组分模型估算时误差范围在（0.5±0.75）kg 以内。

一、能量平衡的身体成分评估

多余的脂肪积累是由于 EI 超过能量消耗的长期反应，治疗肥胖症需要逆转这种情况。在肥胖的病因学中，摄入和消耗的相对重要性一直存在争议。在人群水平上，两者可能都很重要，而在个人水平上，测量摄入和消耗存在误差，因此在大多数情况下无法得出具体结论。尽管如此，了解饮食摄入和能量消耗对于理解肥胖的病因是很重要的，有助于建立个性化的体重管理方法。

成功的 WL 策略旨在优化脂肪量的减少和降低瘦体重的损失。预防瘦体重（lean body mass，LBM）的过度损失是可取的，因为这有助于减轻与 WL 相关的静息代谢的反作用下降。通过饮食和运动减少体脂可以改善患者的健康和生活质量，降低死亡率和发病率 [96]。仅仅监测体重（质量）的减少并不能评估体成分（脂肪、蛋白质、骨骼和水）的变化，该方案的适宜性有待确定。在研究环境中，WL 的组成通常从两室模型中获得，FFM 和 FM 的变化通过气体交换体积描记法（bod pod）或生物电阻抗分析（bioelectrical impedance analysis，BIA）测量。由于 FFM 由水、蛋白质和矿物质组成，这些部分的任何变化都会影响 FFM 的估计。四组分模型假设体重等于 FM 和 FFM 之和，其中 FFM 由水、蛋白质和矿物质组成。总矿物质是骨矿物质和细胞矿物质的总和 [92]。骨矿物质来源于骨矿物质灰分的测量，而细胞矿物质被认为是骨灰分的恒定比率。在 36℃环境下校正水和矿物质含量后，利用 DEXA 的数据校正骨含量；利用体密度计算 FM 和 FFM 的比例。最后，利用 TBW 数据计算 FFM 中蛋白质的比例。水、蛋白质和矿物质相加得出 FFM。该模型已被详细描述 [90]。

FM 和 FFM 的密度分别假定为 1.34kg/L 和 0.9kg/L。蛋白质和 FM 是通过体密度间接计算得出。首先，从体重和体积中减去水和矿物质的含量，然后利用剩余值来估计蛋白质和脂肪的综合密度。该模型没有单独考虑糖原；糖原主要包含在蛋白质估算中。

二、体重增加和减轻的能量消耗

据推测，WL 的能量含量约为 3 500kcal/Ib 或 32.2MJ/kg 体重（相对于需求量）。Hall 等人在 2011 年的研究中对这种方法提出了质疑，他们认为这种方法过于简单，导致基于极端 WL 模型的 WL 被高估 [97]。该值假定由 87% 脂肪组成的脂肪组织是唯一损失 [95]，这过于简化，因为在能量不足期间很可能损失 LBM（并受肥胖程度、饮食组成、体力活动水平、WL 速率和持续时间的影响）。体内糖原、蛋白质和脂肪的代谢能量密度分别为 17.6、19.7 和 39.5MJ/kg，其中身体水分的流失导致显著的质量变化，但对代谢能量含量没有任何贡献。当使用身体组成的两组分模型（如气体交换体积描记法）时，每千克体脂变化的能量含量为 39.5MJ，每千克瘦体重变化的能量含量为 7.6MJ。

Hall 等人提出了一种动态数学建模方法 [97]，通过这种方法可以计算出一段较长时间的能量损耗，他们还提出了一个近似的替代经验法则，对于一个超重的成年人来说，每天 100kJ 的 EI 变化最终可导致体重变化约 1kg（每 0.45kg 体重变化相当于 10kcal/d），其中一半的体重变化可在约 1 年内实现，95% 体重变化可在 3 年内实现。

三、过度喂养引起的体重变化

Bouchard 等人的经典研究也值得一提[98]。这些研究人员进行了严格控制的对照研究，以确定个体之间对长期过量进食的反应是否存在真正的差异，并评估基因型与这种差异有关的可能性。12 对同卵双胞胎在 84 天的 4.2MJ/d（1 000kcal/d）的过度喂养下平均增重 8.1kg，增幅在 4.3kg 到 13.3kg 之间。每对双胞胎对过量喂养的反应在体重增加、脂肪百分比和总 FM 方面具有显著的相似性，双胞胎对与对之间的差异大约是双胞胎对内差异的 3 倍。Quebec 研究小组在多次尝试确定过度喂养后推测身体成分和身体能量变化的预测因素[99]。他们强调，在过量喂养之前，FFM、肌肉氧化酶活性、最大摄氧量（VO₂max）、低雄性激素和高水平瘦素似乎是能够显现出更有利的身体成分变化的生物标记物，较少的身体能量增加是应对一定量的过量能量摄入的反映。双胞胎在适应长期过量进食方面的相似性清楚地表明，遗传因素参与了脂肪和瘦体重沉积之间的分配，并决定了能量消耗反应。

影响组织沉积能量消耗的其他因素是研究对象的身体组成。肥胖人群体重增加的能量消耗高于瘦者。据观察，在体重增加期间，瘦人会相应地增加更多的肌肉组织；肥胖者会按比例增加更多的脂肪组织[100,101]。由于增加 1g 脂肪组织所需的能量大约是瘦体重的 6 倍，因此实际上肥胖者增加体重所需的能量更大[102,103]。在能量正平衡的情况下，有必要考虑组织储存模式和体重增加所消耗的能量，因为肥胖者经常声称，与肥胖者相比，瘦人体重增加的能量消耗可能更低；当摄入过多的能量时，瘦人会相应地增加更多的瘦体重，而肥胖者则会相应地增加更多的脂肪组织。

为了更仔细地研究这个概念，有必要考虑特定组织的组成。参考人的脂肪组织含量包括 80% 的脂肪（主要是甘油三酯）、15% 的水和 5% 的组织蛋白质[102,103]。脂肪（脂肪组织甘油三酯）的总能量含量为 39.9kJ/g，肉类蛋白质平均能量含量为 23.6kJ/g[104]。因此脂肪组织的能量含量应为 $[(0.8 \times 39.9) + (0.15 \times 0) + (0.05 \times 23.6)] = 33.1kJ/g$。对于 BMI 在 20～25 的受试者，Forbes 估计 LBM 与 FM 增减比例为 39%LBM 和 61%FM[103,105]。考虑到脂肪组织的组成，参考一个成年人，数据结果接近 25% 的肌肉组织和 75% 的脂肪组织[90]。因此，体重增加的能量含量约为 29MJ/kg。在计算体重增加的能量消耗时，不仅要考虑体重增加的能量含量，还要考虑与吸收和维持该组织相关的能量消耗。Forbes 利用自身和其他以瘦的男性为主的过度喂养研究数据，对摄入多余能量与体重增加的关系进行了回归分析。根据这些分析，他确定体重增加的能量消耗为 33.7kJ/g。因为肥胖者的脂肪增长比例更高，所以这个数字可能更高[101,103]。

第7节 结 论

虽然消费者一直在寻找快速安全的 WL 饮食减肥方法，但这种灵丹妙药根本不存在！本章概述了为什么我们还没有解决肥胖症流行的问题。也就是说，人体的复杂系统，包括人体的生理、心理和行为，确定了许多影响食物选择和进食行为的途径。此外，一种节食方法并不适合所有人！我们目前的知识还不足以为个人提供直接的营养建议，但这很可能在未来得以实现，届时，对心理和生理的详细评估将表明哪种饮食方法最适合哪类人。

研究空白——未来展望

能量平衡方面的研究空白

- 肠道微生态影响能量平衡——已经有可靠证据证明肠道微生态对能量平衡的影响，大脑和肠道之间存在直接的双向交流，研究指出它们对彼此的生理和功能（或功能障碍）相互影响。饮食是肠道微生态及其产生的代谢物的主要调节剂，因此饮食调整会影响健康。肠道微生态在影响 EI 和能量消耗方面的作用，以及了解单个膳食成分在支持精确或个性化营养方面的作用（如膳食纤维对 SCFA 产量的影响）将继续成为未来几年的热门话题。

- 在整个生命过程中支持食欲的功能性食品——随着人口老龄化的发展，需要通过饮食来促进晚年的健康和独立。在某种程度上，这可以通过随着年龄的增长保持肌肉质量和力量来实现。除了提供营养之外，功能性食品还能提供额外的健康益处。新的证据表明，目前推荐的蛋白质摄入量可能不足以实现这一目标，个人可以通过增加优质蛋白质的摄入量和摄取频率而受益。需要开展更多的研究，探索如何让消费者意识到摄入足够的蛋白质对健康老龄化的重要性。

- 可持续和健康的植物蛋白支持健康——开发替代蛋白来源并向更可持续的植物性饮食过渡是最近的研究重点。发达国家动物蛋白高比例的消费引发了健康和环境问题。以大量摄入动物蛋白为特征的饮食模式与肥胖、糖尿病、心血管疾病死亡率和某些癌症的风险增加有关。动物蛋白消费需要大面积的专用土地、水、氮和化石能源用于生产和运输。目前尚不清楚植物蛋白是否能以与动物蛋白以相同的方式影响食欲，以及它们是否会影响随后的 EI。

- 时间营养（昼夜节律和进食时间的作用）——现在越来越突显的是，不仅我们吃什么，而且什么时候吃也会影响体重和食欲控制。这可能是昼夜节律或进食行为反应的结果。例如，早上摄入较多的能量（丰盛的早餐），晚上摄入较少的能量（少量的晚餐），这可能会导致全天更强的饱腹感和更高的体力活动水平。因此，确定进食和禁食的时间以及将临床前试验的结果应用于人类将是一个令人兴奋的进展。

（于登峰　译）

参 考 文 献

1. Mela D. Eating behavior, food preferences and dietary intake in relation to obesity and body-weight status. *Proc Nutr Soc.* 1996; 55:803−816.
2. World Health Organization. *Diet, Nutrition and the Prevention of Chronic Disease. Report of the Joint WHO/FAO Expert Consultation. WHO Technical Report Series, No.96.* Geneva, Switzerland: World health Organization; 2003 (TRS 916).
3. The Government Office for Science, UK. *Foresight- Tackling Obesities - Future Choices. Project Report.* 2nd ed. UK: The Government Office for Science; 2007.
4. Timmins KA, Green MA, Radley D, Morris MA, Pearce J. How has big data contributed to obesity research? A review of the literature. *Int J Obes.* 2018;42(12):1951−1962.
5. Innovative UK. Knowledge Transfer Network. (https://ktn-uk.co.uk/news/protein-for-life-a-framework-for-action; Accessed, 1st June 2019).
6. Morris J, Puttick M, Clark J, et al. The timescale of early land plant evolution. *Proc Natl Acad Sci. USA.* 2018:115.
7. Mercer J, Johnstone AM, Halford J. Approaches to influencing food choice across the age groups: from children to the elderly. *Proc Nutr Soc.* 2015;74(2):149−157.
8. Meule A, Vögele C. The psychology of eating. *Front Psychol.* 2013; 4:215. https://doi.org/10.3389/fpsyg.2013.00215.
9. Cohen D, Farley TA. Eating as an automatic behavior. *Prev Chronic Dis.* 2008;5:A23.
10. Herman CP, Polivy J. The self-regulation of eating: theoretical and practical problems. In: Baumeister RF, Vohs KD, eds. *In Handbook of Self-Regulation: Research, Theory, and Applications.* New York: The Guilford Press; 2004:492−508.
11. Stroebele N, De Castro JM. Effect of ambience on food intake and food choice. *Nutrition.* 2004;821−838. https://doi.org/10.1016/j.nut.2004.05.012.
12. Cohen DA, Babey SH. Contextual influences on eating behaviours: heuristic processing and dietary choices. *Obes Rev.* 2012; 13:766−779.
13. Rogers PJ. Obesity − is food addiction to blame? *Addiction.* 2011; 106:1213−1214. https://doi.org/10.1111/j.1360-0443.2011.03371.
14. Paroche M, Caton SJ, Vereijken CMJL, Weenen H, Houston-Price C. How infants and young children learn about food: a systematic review. *Front Psychol.* 2017;25(8):1046.
15. Birch LL, Anzman SL. Learning to eat in an obesogenic environment: a developmental systems perspective on childhood obesity. *Child Dev. Perspect.* 2010:138−143. https://doi.org/10.1111/j.1750-8606.2010.00132.
16. Keller KL. The use of repeated exposure and associative conditioning to increase vegetable acceptance in children: explaining the variability across studies. *J Acad Nutr Diet.* 2014;114(8):1169−1173.
17. Holland PC, Petrovich GD. A neural systems analysis of the potentiation of feeding by conditioned stimuli. *Acad Nutr Diet.* 2014;114(8):1169−1173.
18. Thibault L. *Obesity Prevention; the Role of Brain and Society on Individual Behavior. Chapter 10 - Associative Learning and the Control of Food Intake.* Academic Press; 2010.
19. Le Magnen J. Effects of the duration of a post prandial fast on the acquiaition of appetites in the white rat (first published in French in 1957). *Appetite.* 1999;3:27−29.
20. Blundell J. Making claims. Functional foods for managing appetite and weight. *Nat Rev Endocrinol.* 2010;6:53−56.
21. Strien T, Frijters JER, Bergers GPA, Defares PB. The Dutch Eating Behavior Questionnaire (DEBQ) for assessment of restrained, emotional and external eating behavior. *Int J Eat Disord.* 1986; 5(2):295−315.
22. Stunkard AJ, Messick S. The three-factor eating questionnaire to measure dietary restraint, disinhibition and hunger. *J Psychosom Res.* 1985;22:71−83.
23. Westerterp Plantenga MS, Wijckmans Duijsens NEG, TenHoor F, Weststrate A. Effect of replacement of fat by nonabsorbable fat (sucrose polyester) in meals or snacks as a function of dietary restraint. *Physiol Behav.* 1997;61(No.6):939−947.
24. Westerterp-Plantenga MS, Wijckmans-Duijsens NEG, Verboeket-van de Venne WPG, De Graaf K, Van het Hof KH, Weststrate JA. Energy intake and body weight effects of six months reduced or full fat diets, as a function of dietary restraint. *Int J Obes.* 1998;22:14−22.
25. Schachter S. Some extraordinary facts about obese humans and rats. *Am Psychol.* 1971;26:129−144.
26. Waters A, Hill A, Waller G. Bulimics' responses to food cravings: is binge-eating a product of hunger or emotional state? *Behav Res Ther.* 2001;39:877−886.

27. Burton P, Smit HJ, Lightowler HJ. The influence of restrained and external eating patterns on overeating. *Appetite*. 2007;49:191-197.

28. Allison DB, Heshka S. Emotion and eating in obesity? A critical analysis. *Int J Eat Disord*. 1993;13(3):289-295.

29. Kaplan HI, Kaplan HS. The psychosomatic concept of obesity. *J Nerv Ment Dis*. 1957;125:181-201.

30. Geliebter A. Aversa emotional eating in overweight, normal weight, and underweight individuals. *Eat Behav*. 2003;3:341-347.

31. O'Connor D, Jones F, Conner M, McMillan B, Ferguson E. Effects of daily hassles and eating style on eating behavior. *Health Psychol : Off J Division Health Psychol, Am Psychol Ass*. 2008;27:S20-S31. https://doi.org/10.1037/0278-6133.27.1.S20.

32. Poppitt SD, Swann D, Black AE, Prentice AM. Assessment of selective under-reporting of food intake by both obese and non-obese women in a metabolic facility. *Int J Obes Relat Metab Disord*. 1998;22:303-311.

33. De Castro JM. Varying levels of food energy self-reporting are associated with between-group, but not within-subject, differences in food intake. *J Nutr*. 2006;136:1382-1388.

34. Halton TL, Hu FB. The effects of high protein diets on thermogenesis, satiety and weight loss: a critical review. *J Am Coll Nutr*. 2004;23:373-385.

35. Johnstone AM, Stubbs RJ, Harbron CG. Effect of overfeeding macronutrients on day-to-day food intake in man. *Eur J Clin Nutr*. 1996;50(7):418-430.

36. Stubbs RJ, Harbron CG, Prentice AM. Covert manipulation of the dietary fat to carbohydrate ratio of isoenergetically dense diets: effect on food intake in feeding men ad libitum. *Int J Obes Relat Metab Disord*. 1996;20:651-666.

37. Lejeune M, Kovacs E, Westerterp-Plantenga M. Additional protein intake limits weight regain after weight loss in humans. *Br J Nutr*. 2005;93(2):281-289.

38. Eisenstein J, Roberts SB, Dallal G, Saltzman E. High-protein weight-loss diets: are they safe and do they work? A review of the experimental and epidemiologic data. *Nutr Rev*. 2002;60(7):189-200.

39. Johnstone AM, Horgan GW, Murison SD, Bremner DM, Lobley GE. Effects of a high-protein ketogenic diet on hunger, appetite, and weight loss in obese men feeding ad libitum. *Am J Clin Nutr*. 2008;87:44-55.

40. Skov AR, Toubro S, Bulow J, et al. Changes in renal function during weight loss induced by high vs low protein diets in overweight subjects. *Int J Obes*. 1999;23:1170-1177.

41. Raben A, Jensen NJ, Marckmann P, SandstroÈm B, Astrup A. Spontaneous weight loss during 11 weeks' ad libitum intake of a low fat, high fiber diet in young, normal weight subjects. *Int J Obes*. 1995;19:916-923.

42. Stubbs RJ, Mazlan N, Whybrow S. Carbohydrates, appetite and feeding behavior in humans. *J Nutr*. 2001;131(10):277-278.

43. Mattes RD, Hollis J, Hayes D, Stunkard AJ. Appetite measurement and manipulation misgivings. *J Am Diet Assoc*. 2005:87-89.

44. Flint A, Gregersen NT, Gluud LL, et al. Associations between postprandial insulin and blood glucose responses, appetite sensations and energy intake in normal weight and overweight individuals: a meta-analysis of test meal studies. *Br J Nutr*. 2007;98:17-25.

45. Westerterp-Plantenga MS. Fat intake and energy-balance effects. *Physiol Behav*. 2004;83:579-585.

46. Blundell JE, Lawton CL, Halford J, Serotonin C. Eating Behavior, and fat intake. *Obesity*. 1995;3:471S-476S.

47. Blundell JE, Stubbs RJ. High and low carbohydrate and fat intakes: limits imposed by appetite and palatability and their implications for energy balance. *Eur J Clin Nutr*. 1999;53:S148-S165.

48. Blundell J, Lawton C, Cotton J, Macdiarmid J. Control of human appetite: implications for the intake of dietary fat. *Annu. Rev. Nutr*. 1996;16:285-319.

49. Rolls BJ. The relationship between dietary energy density and energy intake. *Physiol Behav*. 2009;97:609-615.

50. Himaya A, Louis-Sylvestre J. The effect of soup on satiation. *Appetite*. 1998;30:199-210.

51. Rolls BJ, Bell EA, Castellanos VH, Chow M, Pelkman CL, Thorwart ML. Energy density but not fat content of foods affected energy intake in lean and obese women. *Am J Clin Nutr*. 1999;69:863-871.

52. Yao M, Roberts SB. Dietary energy density and weight regulation. *Nutr Rev*. 2001;59:247-258.

53. Rolls BJ, Roe LS, Meengs JS. Portion size can be used strategically to increase vegetable consumption in adults. Experiment 1 *Am J Clin Nutr*. 2010;91(4):913-922.

54. Stubbs RJ, Johnstone AM, Harbron CG, et al. Covert manipulation of energy density of high carbohydrate diets in in 'pseudo free-living' humans. *Int J Obes Relat Metab Disord*. 1998a;22:885-892.

55. Stubbs RJ, Johnstone AM, O'Reillly LM, et al. The effect of covertly manipulating the energy density of mixed diets on ad libitum food intake in 'pseudo free-living' humans. *Int J Obes*. 1998b;22:980-987.

56. Stubbs RJ, Ritz P, Coward WA, Prentice AM. Covert manipulation of the ratio of dietary fat to carbohydrate and energy density: effect on food intake and energy balance in free-living men eating ad libitum. *Am J Clin Nutr*. 1995;62(2):330-337.

57. Bell EA, Castellanos VH, Pelkman CL, Thorwart ML, Rolls BJ. Energy density of foods affects energy intake in normal weight women. *Am J Clin Nutr*. 1998;67:412-420.

58. McLennan W, Podger A. *National Nutrition Survey: User's Guide*. Canberra (AUST): AGPS; 1998.

59. Economics Research Service. Food Consumption, Prices, and Expenditures, 1970-97. Judith Jones Putnam and Jane E. Allshouse. Food and Rural Economics Division, U.S. Department of Agriculture. Statistical Bulletin No. 965.

60. Mela DJ, Rogers PJ. Hunger, palatability and satiation: physiological and learned influences on eating. In: *Food, Eating and Obesity*. Boston, MA: Springer; 1998.

61. O'Doherty J, et al. Sensory-specific satiety-related olfactory activation of the human orbitofrontal cortex. *Neuroreport*. 2000;11:893-897.

62. Le Magnen J. Advances in studies on the physiological control and regulation of food intake. *Prog Physiol Psychol*. 1971;4:203-261.

63. Rolls BJ, Rolls ET, Rowe EA, Sweeney K. Sensory-specific satiety in man. *Physiol Behav*. 1981;27:137-142.

64. Flood-Obbagy JE, Rolls BJ. The effect of fruit in different forms on energy intake and satiety at a meal. *Appetite*. 2009;52(2):416-422.

65. Hall KD, et al. Ultra-processed diets cause excess calorie intake and weight gain: an Inpatient randomized randomized controlled trial of ad libitum food intake. *Cell Metabol*. 2019. https://doi.org/10.1016/j.cmet.2019.05.008 ([Epub ahead of print]).

66. Bellisle, Le Magnen J. The structure of meals in humans: eating and drinking patterns in lean and obese subjects. *Physiol Behav*. 1981;27(4):649-658.

67. Spiegel TA, Stellar E. Effects of variety on food intake of underweight, normal-weight and overweight women. *Appetite*. 1990;15:47-61.

68. Rolls B. Experimental analyses of the effects of variety in a meal on human feeding. *Am J Clin Nutr*. 1985;42:932-939.

69. Green S, Blundell J. Effect of fat-and sucrose-containing foods on the size of eating episodes and energy intake in lean dietary restrained and unrestrained females: potential for causing overconsumption. *Eur J Clin Nutr*. 1996;50(9):625-635.

70. De Castro J. Socio-cultural determinants of meal size and frequency. *Br J Nutr*. 1997:S39-S55. https://doi.org/10.1079/BJN19970103.

71. Stubbs RJ, Johnstone AM, Mazlan N, et al. Effect of altering the variety of sensorially distinct foods, of the same macronutrient content, on food intake and body weight in men. *Eur J Clin Nutr*. 2001;55:19-28.

72. Wansink B, Painter J, North J. Bottomless bowls: why visual cues of portion size may influence intake. *Obes. Res*. 2005;13:93-100.

73. Kelly MT, Wallace JM, Robson PJ, Rennie KL, Welch RW, Hannon-Fletcher MP, Brennan S, Fletcher A, Livingstone MB. Increased portion size leads to a sustained increase in energy intake over 4 d in normal-weight and overweight men and women. *British Journal Nutrition*. 2009;102(3):470-477.

74. Diliberti N. Increased portion size leads to increased energy intake in a restaurant meal source. *Obes Res*. 2004;123:562-568.

75. Bray GA, Nielsen SJ, Popkin BM. Consumption of high-fructose corn syrup in beverages may play a role in the epidemic of obesity. *Am J Clin Nutr*. 2004;79(4):537-543. https://doi.org/10.1093/ajcn/79.4.537.

76. Rolls BJ, Roe LS, et al. The effect of large portion sizes on energy intake is sustained for 11 days. *Obesity*. 2007;15:1535−1543.

77. Kant AK, Graubard BI. Predictors of reported consumption of low-nutrient density foods in a 24-h recall by 8-16 year old U.S. children and adolescents. *Appetite*. 2003;41:175−180.

78. Scott C, Johnstone AM. Stress and eating behavior: implications for obesity. *Obes. Facts*. 2012;5(2):277−287.

79. Zellner DA, Loaiza S, Gonzalez JP, et al. Food selection changes under stress. *Physiol Behav*. 2006;87:789−793.

80. Wallis DJ, Hetherington MM. Stress and eating: the effects of ego-threat and cognitive demand on food intake in restrained and emotional eaters. *Appetite*. 2004;43(1):39−46.

81. Hebebrand OJ, Albayrak RA, Antel J, Dieguez C,J, et al. "Eating addiction", rather than "food addiction", better captures addictive-like eating behavior. *Neurosci Biobehav Rev*. 2014;47: 295−306. https://doi.org/10.1016/j.neubiorev.2014.08.016.

82. Friedman M. An energy sensor for control of energy intake. *Proc Nutr Soc*. 1997;56(1A):41−50. https://doi.org/10.1079/PNS19970008.

83. Bauer KC, Huus KE, Finlay BB. Microbes and the mind: emerging hallmarks of the gut microbiota-brain axis. *Cell Microbiol*. 2016;18: 632−644.

84. Gribble FM, Reimann F. Enteroendocrine cells: chemosensors in the intestinal epithelium. *Annu Rev Physiol*. 2016;78:277−299. https://doi.org/10.1146/annurev-physiol-021115-105439.

85. Finlayson G, King N, Blundell JE. Is it possible to dissociate 'liking' and 'wanting' for foods in humans? A novel experimental procedure. *Physiol Behav*. 2007;90:36−42.

86. Blundell J. Pharmacological approaches to appetite suppression. *Trends Pharmacol Sci*. 1991;12:147−157.

87. Blundell JE, Lawton CL, Hill AJ. Mechanisms of appetite control and their abnormalities in obese patients. *Horm Res*. 1993;39(Suppl 3):72−76.

88. Oriach CS, Robertson RC, Catherine S, Cryan JF, Dinan TG. Food for thought: the role of nutrition in the microbiota-gut−brain axis. *Clin Nutr Experi*. 2016;6:25−38.

89. Cryan, et al. The microbiota-gut-brian Axis. *Physiol Rev*. 2019; 99(4):1877−2013.

90. Snyder WS, Cook MJ, Nasset ES. *Report of the Task Group on Reference Man*. Oxford, UK: Pergamon Press; 1974.

91. Heymsfield SB, Wang ZM, Withers R. Multicomponent molecular level models of body composition analysis. In: Roche A, Heymsfield SB, Lohman TG, eds. *Human Body Composition*. Cham-

paign, IL: Human Kinetics; 1996:129−147.

92. Coward WA, Parkinson SA, Murgatroyd PR. Body composition measurements for nutrition research. *Nutr Res Rev*. 1988;1:115−124.

93. Fuller NJ, Jebb SA, Laskey MA, Coward WA, Elia M. Four compartment model for the assessment of body composition in human. Comparison with alternative methods; and evaluation of the density and hydration of fat free mass. *Clin Sci*. 1992;82:687−693.

94. Wells JCK, Fuller NJ, Dewit O, Fewtrell MS, Elia M, Cole TJ. Four-compartment model of body composition in children: density and hydration of fat-free mass and comparison with simpler models. *Am J Clin Nutr*. 1999;69:904−912.

95. Elia M. Organ and tissue contribution to metabolic rate. In: Kinney JM, Tucker HN, eds. *Energy Metabolism: Tissue Determinants and Cellular Corollaries*. New York: Raven Press; 1992:61−80.

96. World Health Organization. *Obesity: Preventing and Managing the Global Epidemic. Technical Report Series 894*. Geneva: WHO; 2000.

97. Hall KD, Sacks G, Chandramohan D, et al. Quantification of the effect of energy imbalance on bodyweight. *Lancet*. 2011;378: 826−837. https://doi.org/10.1016/S0140-6736(11)60812-X.

98. Bouchard C, Tremblay A, Despres JP, et al. The response to long-term overfeeding in identical twins. *N Engl J Med*. 1990;322: 1477−1482.

99. Bouchard C, Tchernof A, Tremblay A. Predictors of body composition and body energy changes in response to chronic overfeeding. *Int J Obes*. 2014;38:236−242.

100. Forbes GB. *Human Body Composition: Growth, Aging, Nutrition and Activity*. New York: Springer-Verlag; 1987a.

101. Forbes GB, Welle SL. Lean body mass in obesity. *Int J Obes*. 1983; 7(2):99−107.

102. Forbes GB, Kreipe ER, Lipinski BA. Body composition and the energy cost of weight gain. *Hum Nutr Clin Nutr*. 1982;36: 485−487.

103. Forbes GB, Brown MR, Welle SL, Lipinski BA. Deliberate overfeeding in women and men: energy cost and composition of the weight gain. *Br J Nutr*. 1986;56:1−9.

104. Elia M, Livesey G. Energy expenditure and fuel selection in biological systems: the theory and practice of calculations based on indirect calorimetry and tracer methods. *World Rev Nutr Diet*. 1992;70:68−131.

105. Forbes G. Do obese individuals gain weight more easily than non-obese individuals? *Am J Clin Nutr*. 1990;52:224−227. https://doi.org/10.1093/ajcn/52.2.224.

第 9 章

促进体重减轻及体重维持的饮食行为和策略

Donna H. Ryan[1], MD

Stephen Anton[2], PhD

[1]Pennington Biomedical Research Center, Baton Rouge, LA, United States

[2]University of Florida, Gainesville, FL, United States

【摘要】 有时,我们似乎在寻找一种神奇的饮食来治愈肥胖,过去的各种时尚减重饮食以及目前风靡一时的低碳水化合物饮食和生酮饮食就是最佳证明。本章将探讨饮食行为的生物学基础,以及通过减重改善健康的生物学基础。以此为基础,我们将进一步讨论可用于驾驭现代食品环境并维持适宜体重以改善健康的行为改变方法。首先,我们将回顾生活方式干预的证据基础,目的是了解所有专业协会对肥胖症实施强化行为治疗的推动的原因。本章讨论减重中的能量供给目标和能量缺口、间歇性禁食、正念以及自我监测的电子工具的出现。所有这些方法都是基于我们对食物摄入的生物学理解。但体重减轻仅仅只是开始,对于大多数肥胖症患者而言,减重的难点在于如何维持体重的减轻,因此我们将进一步讨论维持体重减轻的重要转变,以及实现这一目标的可行方法。

【关键词】 适应性生热作用;能量缺口;能量目标;饮食行为;间歇性断食;食物摄取生物学;肥胖强化行为疗法;生活方式干预;代谢适应;正念;自我监测;体重减轻的维持。

第 1 节 简介及背景

营养不良包含营养不足和肥胖两种形式。自 20 世纪 80 年代末美国首次报道肥胖和超重率上升以来[1],成人肥胖率呈现持续上升趋势。肥胖和超重流行率在世界范围内不断上升,已成为高收入国家的主要营养问题[2]。不仅如此,近些年来,肥胖也已成为中低等收入国家的一项重大公共卫生负担[2]。美国成人代表性样本的身高和体重来确定肥胖率的最新数据(2016—2017)显示,39.8%的美国成人 BMI > 30kg/m²[2,3]。美国成人肥胖率从 1976—1980 年的 14.5% 增加到现在[3],这意味着肥胖的患病率在 35 年内增加了近两倍[1,3]。肥胖症的迅速流行状况引起了公共卫生当局、医疗保健提供者以及超重和肥胖患者的极大关注。

目前减重基本上通过"自助"的方式实现;在一项涵盖 3 008 名美国肥胖成年人的调查中,有 82% 的人表示他们对自己的体重减轻承担"完全责任"[4]。这项调查还询问了美国肥胖症患者和 606 名医疗保健提供者,他们是否认可不同的减肥治疗方法"完全有效",其调查结果如图 9-1 所示[4]。

相较于医疗保健提供者对疗效的评价普遍较高外,仅少数肥胖症患者(39%)认为咨询营养师或营养专家是有效的,更少数的人(33%)认为生活方式咨询是有效的[4]。应该指出的是,肥胖症患者和医疗保健提供者对医疗干预的效果甚至更加怀疑[4]。如图 9-1 所示,相较于某种特定饮食,肥胖症患者和医疗保健提供者重视"健康饮食"在减重中的功效,也认可特定锻炼计划更积极的功效[4]。虽然自我监控是减重行为改善方法的关键要素,但仅有少数肥胖者重视饮食控制和体育活动,而勉强过半数的医疗保健提供者认为这些工具有效[4]。这项调查表明,肥胖者和许多医疗保健提供者对减肥以及循证减肥原则缺乏现实的认识。

患者和医疗服务提供者高估了健康饮食和体育活动在减重中的作用,同时低估了行为干预在体重管理中的作用。

美国绝大多数肥胖成人都有减轻体重的意愿[5]。据估计,美国的商业减肥产业每年收入将达到 703 亿美元。(https://blog.marketresearch.com/2018-outlook-strong-for-the-u.s.-weight-loss-market)。

很明显,超重及肥胖人群都在为减重和维持体重减轻付诸极大努力。人们往往通过互联网搜

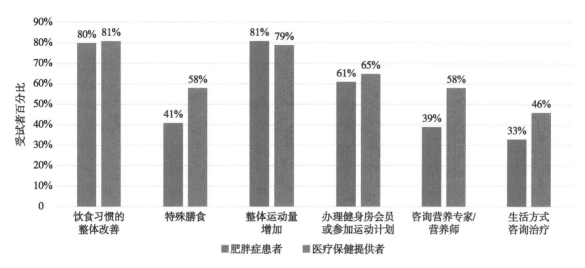

图 9-1 肥胖症患者和医疗保健提供者认为"完全有效"的治疗方式：高估了整体饮食及体力活动的作用，低估了特定治疗方式的作用（From Kaplan LM, Golden A, Jinnett K et al. Perceptions of barriers to effective obesity care: results from the national ACTION study. Obesity.2018；26，61-69.）

索来寻求减重方法，而搜索到的结果往往是缺乏科学证据表明其有效性和安全性的某些保健品广告或流行方法。此外，尽管有一些商业减重计划提供了成功减重和可维持体重减轻的证据[6]，但这些减重计划却存在着高额花费和缺乏长期疗效的隐患。

鉴于这一背景，我们有必要了解为什么有效的减重方法对于超重和肥胖者而言如此具有挑战性，并应明确指出已被证明有效的减重策略。在本章中，我们将首先回顾饮食行为和体重调控的生物学基础，探讨实现和维持有效减重的最新技术，研究支持饮食行为改变的生物学方法，并对维持体重减轻的新兴有效策略作一概述。

一、饮食行为和体重调控的生物学基础

能量平衡这一传统概念可理解为一个简单的公式，即：如果机体摄入的能量大于消耗的能量，那么多余的能量将作为身体脂肪储存起来。这个简单化的范式虽然是正确的，它意味着人们可以通过"意志力"减少食物摄入从而实现减重的目的，但却往往让我们忽视了食物摄入的生物学基础和体重调节的复杂性。

我们将在下文进行简要讨论，向读者介绍该领域最新的研究结果[7,8]。

人类的食物摄入是受机体生物调节的。食物摄入调节的内环境平衡系统由"脑 - 肠轴"中的神经和激素信号驱动，大脑接受到饥饿感信号后开始进行食物摄入；摄入食物或吸收营养素后发生的其他激素和神经信号转导至大脑，表明食物摄入已经发生，其后机体产生饱腹感并停止食物摄入。当我们看到或闻到我们认为会带来更高享受的美味食物时，就会出现另一种食物摄入调节系统，即奖励系统。食物的奖励系统会压倒体内平衡系统，也就是说当摄入给我们带来更高享受的美味食物时，即使我们已经满足了饥饿感仍会继续摄入。此外，长期以来的饮食习惯和缺乏意志力控制也可能会导致食物摄入增加。

二、食物摄入调节的稳态系统

人体内最主要的"饥饿激素"是胃促生长素[9]，是由胃分泌的。进食前机体内胃促生长素水平升高，进食后则下降。摄入食物后，胃中的牵张感受器通过迷走神经发出饱腹信号[10]。当营养物质进入小肠时，机体会释放一系列产生饱腹感信号的激素，包括胰高血糖素样肽 -1（GLP-1）、酪酪肽（PYY）和胃泌酸调节素（oxyntomodulin）等[8,10]。当营养物质被机体吸收时，胰腺分泌胰岛淀粉素、胰岛素和胰多肽等，这些物质向大脑发出信号，以减少食物摄入。机体通过这种脑 - 肠轴调节食物摄入的内环境稳态，通常在一天中分为三个周期（早餐、午餐和晚餐）。大脑中参与稳态调节的主要区域是下丘脑、皮质边缘系统和后脑[8,10]。有人提出，肠道信号机制的遗传或表观遗传学改变可干扰体内平衡调节而导致肥胖[8]。

三、摄入带给机体高愉悦感食物时的奖励调节机制

奖励系统由大脑神经元回路组成，包括接收外部刺激和回忆食物带来愉悦感的皮质和皮质下脑区，涉及认知和执行功能。愉悦感控制与内环境稳态控制相互作用以调节体重[8,10]。在现代环境中，人们越来越多地接触高愉悦感享受的高能量密度食物及各种与食物相关的刺激信息，这可能导致食物的摄入增加[8,10]。此外，由压力导致的暴饮暴食可以被视为奖励系统的紊乱[11]。

四、习惯性食物摄入

在现代生活中，大多数饮食行为都与食物的采购和准备脱节。这种无意识和习惯驱动的食物摄入对机体食物摄入稳态调控构成了挑战。看电视或电影、发短信和玩电脑游戏会无形中导致机体对一顿饭的认知和记忆受损，并增加其后的零食摄入。这表明，要产生足够的饱腹感，可能需要用心体验一餐[10]。

五、瘦素与能量储存调节

瘦素是一种由体内脂肪产生的激素；机体瘦素水平与体脂量呈相关性；肥胖者的瘦素水平较高。当体内瘦素水平下降时，机体会通过减少静息能量消耗和增加食物摄入来节约能量。因此，瘦素是长期食物摄入和能量消耗状态的调节剂。瘦素调节系统似乎对瘦素的减少更为敏感，以增加食物摄入和减少静息能量消耗[8,10,12]。

如果要了解维持长期减重的关键，明确瘦素在减肥后的代谢适应（能量消耗的减少远大于活动代谢的消耗）中的作用至关重要。减重后，静息能量消耗的减少与瘦体重的减少量不成比例[13]。代谢适应被认为与瘦素减少的程度密切相关。这取决于个体差异，不同个体在既定的减重量下表现出或大或小的能量消耗减少[14]。然而，这同时也是一个"弹性负荷模型"[15]。体重减轻越大，代谢适应能力越强，静息能量消耗的减少幅度也会越大[16]。因此，对于个体来说，保持较小的体重下降可能比保持较大的体重下降更容易[17]。

六、减重中的生物学和代谢改变

体脂受到机体正常生理学作用保护。能量平衡公式的两边都会受到体重减轻的影响。

体重减轻会引起激素水平的变化，当体重减轻时，激素水平发生的变化会导致机体饥饿感增加、饱腹感降低和静息能量消耗减少。

Sumithran 等[18]进行了一项开创性研究，描述了体重减轻对胃肠激素反应（导致饥饿和饱腹感）和瘦素变化的影响。此项研究的结果如图 9-2 所示。研究纳入 50 名超重或肥胖受试者，进行为期 10 周的极低能量饮食代谢研究。研究结果显示，

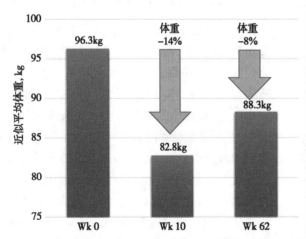

相较于基线时体内调控信号的变化		
	第10周，体重下降14%	第62周，体重下降8%
瘦素	↓65%	↓35%
PYY、CCK、胰岛素、胰岛淀粉素	↓	↓
胃促生长素	↑	↑
饥饿和食欲的视觉模拟量表	↑	↑

图 9-2　减重会引起激素调节和食欲的显著变化。受试者在一个代谢单元（超过 10 周时间）平均减重 14%。允许受试者自由进食但继续接受相关咨询的 1 年时间内，较基线时减重 8%。第 10 周时，瘦素减少 65%；第 62 周时，瘦素减少 35%。第 10 周及第 62 周，进食试验餐后，受试者的饱腹感激素水平下降，胃促生长素水平上升。对食欲的视觉模拟量表显示，在第 10 周和第 62 周时，受试者的饥饿感和对食物的渴望都有所增加。（From Sumithran Pet al. N Engl JMed.2011；365：1597-1604.）

受试者体重平均减轻 14%。饮食干预周期结束后，受试者可自由生活，但被建议维持体重减轻。在第 62 周（即研究结束后 1 年），体重反弹率平均为 5%，个体比基线减少了 8%。在膳食干预 10 周时，受试者体重减轻导致机体激素水平发生统计学上显著变化，试验餐后瘦素、PYY、CCK、胰岛素和胰岛淀粉素水平降低，胃促生长素水平显著升高。受试者的主观食欲改变也通过视觉模拟量表进行评估。试验餐后，受试者主观食欲和进食欲望显著增强。即使在试验结束后 62 周时，受试者瘦素、PYY、CCK、胰岛素和胃促生长素以及饥饿评分也与基线时存在显著差异。瘦素降低的水平与体重减轻的程度不成比例。在减重 14% 时，瘦素水平减少 65%，在减重 8% 时，瘦素仍比基线水平减少 35%。这些变化表明，通过低能量饮食成功减肥的患者经历了许多生物学变化，包括饥饿感增加、饱腹感降低和静息能量消耗减少。因此，体重减轻的患者会经历"双重打击"；它们在食欲调节和能量消耗方面的变化都会造成体重的增加。

七、减重的生物学益处

超重或肥胖患者无需达到理想体重，甚至不必达到体重指数（BMI）30kg/m^2 以内即可获得健康益处。

体重减轻仅达 3% 时即可改善血糖和甘油三酯水平[19]。适度减肥（5%～10%）可以改善血糖、血压、血脂、药物需求、活动能力和生活质量[20]。当然，更大程度的减重将带来更大的健康学收益。进一步而言，需要更大幅度的减重来改善一些与体重有关的并发症，如阻塞性睡眠呼吸暂停和非酒精性脂肪性肝病[20]。此外，机体的各器官对不同程度的减重反应也不同[20]。

研究表明，仅 5% 的体重减轻就能最大限度地提高肝脏和脂肪组织的胰岛素敏感性，这也解释了适度减重对糖尿病前期患者糖尿病预防作用的原因[21]。由此给到体重咨询专业人员的启示是，我们减重目标的设定应与改善健康所需的减重量保持一致。对于早期代谢综合征的肥胖患者，适度减重对其显著降低多种疾病发病风险有利，尤其是在糖尿病进展方面。代谢适应是一种弹性负荷模型，温和而适度的减重将更易长期维持，因为它们不会受到极端减重时带给机体的极端代谢适应的挑战。

另外，饮食不仅与体重有关。饮食质量的优劣值得我们注意。美国人群膳食建议摄入强调蔬菜、水果和全谷物的饮食模式；包括低脂乳制品、家禽、鱼类、豆类、非热带植物油和坚果；限制钠、糖、含糖饮料和红肉的摄入[22]。此外，唯一一项以心血管事件为终点评估结果的随机临床试验肯定了地中海饮食的有益作用[23]。

针对膳食的研究显示，注重限制饮食能量摄入并选择高质量饮食的饮食方法似乎是短期和长期减肥的理想选择。

第 2 节　通过改变生活方式实现和维持减重的最新技术和最佳实践

目前的美国预防服务工作组（US Preventive Services Task Force，USPSTF）[24] 为体重指数 >30kg/m^2 的人群的体重管理提供了强有力的支持，尤其支持初级卫生保健提供者使用强化行为治疗方法来实现和维持体重减轻的体重管理方法。在这些建议中，强化行为疗法倾向于全面管理关于食物摄入和运动相关的行为。此外，建议还规定，在开始的 6 个月内，行为治疗应分 14～16 个疗程进行，并且治疗应至少持续 1 年[25]。这些建议主要基于几项大型、长期的减重生活方式干预研究，主要有糖尿病预防计划（Diabetes Prevention Program，DPP）[26-28]、Look AHEAD（Action in Health for Diabetes，AHEAD）研究[29,30] 和维持减重研究（Weight Loss Maintenance，WLM）[31] 等。在表 9-1 中，我们描述了这三项研究中使用的食物摄入和运动情况，以及最终的减重结果。

一、有关长期减重大型随机临床试验中的经验

生活方式干预，如上文所述（DPP、Look AHEAD 和 WLM），在这些干预中，受试者被建议减少能量摄入，增加运动量，以实现机体能量负平衡，通常会使肥胖成人的平均体重减轻 5～10kg[32]。这种程度的体重减轻通常能显著改善许多心血管危险因素，包括高血压[33]、糖耐量异常[34] 和高脂血症[35]，以及心理健康[36]。提倡更严格的能量限制和更严格的行为改变策略的减重项目可产生更好的达标状态及更显著的减肥效果[37]，减重量通常与减重者更高的满意度有关[38]。同样，包括上述的 DPP，

表 9-1 三项有影响力的生活方式干预试验中的膳食摄入和体力活动行为干预方法

	DPP[26-28]	Look AHEAD[29,30]	WLM[31]
参与生活方式干预试验受试者的基线描述	1 079 名糖耐量受损受试者；平均年龄 50.6 岁；平均体重指数 33.6kg/m²	2 570 名 2 型糖尿病受试者；平均年龄 58.6 岁；平均体重指数 36.6kg/m²（女性）；35.3kg/m²（男性）	1 685 名超重或肥胖（BMI = 25～45kg/m²）并同时合并高血压或高脂血症用药的受试者
目标	体重减轻 7%	体重减轻 10%	体重减轻≥4kg
减重完成情况	1 年体重减轻 7.2% 2 年体重减轻 5.8% 3 年体重减轻 4.5%	1 年体重减轻 8.6% 4 年体重减轻 6.15%	参与试验的受试者中有 69% 个体在试验第一阶段结束时减轻体重≥4kg
膳食质量	膳食总脂肪供能比减少至全日总能量 25% 以下，如体重减轻仍未达标，则进一步控制总能量	脂肪供能比控制于总能量 30% 以下（其中饱和脂肪酸≤10%）且蛋白质供能比≥15% 液体代餐（试验免费提供）；对于拒绝代餐的受试者则提供冷冻食品和结构化膳食计划（针对传统食品）	建议第一阶段遵从 DASH 饮食模式（高膳食纤维低脂饮食）第二阶段实行个体化能量限制
体力活动	每周至少进行 150 分钟中等强度的活动，如快走	居家锻炼为基础的，逐步达到每周 175 分钟中等强度体力活动的目标	第一阶段每周需完成 180 分钟中等强度体力活动；第二阶段，增加中等强度体力活动，每周 5 次以上，平均每次至少 45 分钟（即每周 > 225 分钟）
受试者教育	在开始的 6 个月内进行一对一，面对面的 16 次教育，内容包括饮食，体育锻炼，行为改善等；其后每月进行个体化或小组教育；提供辅助工具	基于 DPP 干预方法；6 个月内进行 24 次课程；每月进行 3 次小组课程及 1 次个体化教育；6 个月至 1 年内，2 次小组课程及 1 次个体化教育；提供 DPP 试验的辅助工具	第一阶段：每周进行小组会议，持续 20 周，以参与者为中心，互动式，1.5～2 小时，每组 18～25 名参与者
行为管理	自我监测体重，膳食摄入及体力活动；规范饮食模式，控制进餐速度，心理调整，食品标签阅读，针对特殊情况的计划	自我监测体重，膳食摄入及体力活动；规范饮食模式，控制进餐速度，心理调整，食品标签阅读，针对特殊情况的计划，6 个月后可选择奥利司他	自我行为监控，技能发展，个体特定行为改变计划，设定目标
与干预相关的健康收益	预防糖尿病：3 年内糖耐量异常受试者转化为 2 型糖尿病率减少 58%	9.5 年后，心血管事件发生率无差异；改善血糖和血脂控制的生物标志物，减少睡眠呼吸暂停，降低肝脏脂肪含量，减少抑郁，改善胰岛素敏感性，减少尿失禁，减少肾病，减少糖尿病药物的用量，维持身体活动能力，提高生活质量，降低成本[189]	在 30 个月的个体化干预后，再持续 30 个月无额外干预措施。在整个研究中，与自我指导的对照参与者相比，最初被分配到个体化接触干预的参与者的体重减重略大[190]

在几项具有里程碑意义的糖尿病预防试验中，生活方式干预措施已被证明可以延缓或预防糖尿病前期患者的糖尿病[39]。大多数随机对照试验发现，生活方式干预在大部分种族群体中均可将糖耐量受损发展为糖尿病的速度降低 30%～60%[39]。DPP 是一个很好的长期强化的生活方式行为改变的方法的例子[26-28]，目前美国各地的基督教青年会（YMCA）都在以较低的价格提供 DPP[40]。

二、长期减重维护和全国性体重控制登记

上述大规模研究表明，一些体重减轻 10% 或以上的人能够在几年内维持体重减轻。例如，在 Look AHEAD 研究中，探讨了生活方式干预对超过 5 000 名 2 型糖尿病成年患者的影响，该研究发现，在第 1 年体重减轻至少 10% 的 887 名受试者中，42% 的人在 4 年内保持了 10% 或以上的体重减轻[41]。

如前所述，许多因素似乎对实现长期减重造成极大困难。在机体进行能量摄入限制并由此导致体重减轻时，体内发生许多代偿机制，包括与神经内分泌信号相结合的代谢率的降低，这一过程可增加食物摄入和减少能量消耗，导致体重反弹，直到反弹到体重边界[13-15]。此外，生理、环境和心理因素的复杂交互作用也会使得维持体重减轻难以实现。许多内部和外部原因（除饥饿感外）可能会促使人们倾向于某些食物，并增加食欲[42]。另外据报道，与瘦的个体相比，超重个体更喜欢高能量密度的食物[42]。

由于这些不利因素的综合作用，大多数人在节食后都会经历一些体重的反弹。这种体重反弹通常会发生在治疗中当维持生活方式改变的力度不够的时候。通常此时，个体可能会认为持续的饮食限制和 / 或体力活动会带来更大的行为"成本"，而在减肥方面的"益处"会更少。

然而，也有一些人在 10 年内成功地保持了较大的体重减轻（> 13.6kg）。这些数据来源于美国体重控制登记中心（National Weight Control Registry，NWCR）记录的一部分，该登记中心成立于 1993 年，旨在确定成功的减重维持者，并记录他们实现和维持减重的策略[43,44]。Thomas 等人（2014）报告了这些经仔细挑选过后的个体的长期体重减轻情况[45]。

虽然随着时间的推移，部分个体的体重有所反弹，但这些人在 10 年内能够保持 74% 的初始体重减轻幅度，有 88% 的个体在 10 年时保持了 10% 的体重减轻幅度。值得注意的是，在进入 NWCR 时初始体重减轻较大的个体在整个随访期内保持了较大的体重减轻幅度。

鉴于 NWCR 中的个体只代表少数美国人，一个重要的问题是这些个体采取了哪些行为来实现如此可观的长期减肥。

在大多数研究中，NWCR 成员报告了高水平的体力活动（physical activity，PA）（每周消耗约 8.4MJ，≈2 000kcal）、低能量和脂肪摄入、高水平的饮食限制和低水平的不稳定情绪[45-47]。此外，大多数受试者报告称自己每周都会自检体重多次[46]。

一个值得注意的局限性是，对行为因素进行的随访调查仅限于 1 年，而不是每年，如每年都做随访调查会提供更多关于行为变化与体重轨迹之间关系的信息。尽管如此，这些发现仍可表明，长

期维持减重是可能的，但需要持续的行为改变[45]。如上所述，在目前的肥胖高发的环境中，绝大多数人很难维持这些行为。

三、美国建议和指南

美国的超重和肥胖流行病的负担及其对医疗成本造成的影响需要公共卫生政策关注对超重的预防和补救问题。前文描述的 3%～10% 的体重减轻即可对健康有益的科学证据，大大肯定了 USPSTF 在体重管理中强调行为干预这一措施的正确性[24]。美国联邦美国医疗保险和补助服务中心（Center for Medicare and Medicaid Services，CMMS）已批准对"肥胖症强化行为疗法"进行补偿[25]。

目前最新的循证肥胖指南[19] 支持建议"希望从减肥中受益的个人，参加为期 6 个月以上的综合生活方式干预计划，该计划帮助参与者坚持低能量饮食，并通过使用行为管理策略增加体力活动"，优先选择由训练有素的干预人员在个人或小组会议上提供"现场、高强度"（即 6 个月内超过 14 次）综合减重干预。此外，这些指南指出：提供者需"建议超重和肥胖的减重者长期（至少 1 年）参与综合减重维持计划。"这些建议是"A 级（强）"的，并得到了 USPSTF[24] 和 CMMS[25] 的响应。

第 3 节　减重的饮食行为

一、能量设定目标、缺点、方法及食物交换份

减重的生活方式干预是肥胖治疗的首要措施。大多数行为干预措施通常包括小组咨询和一些个人咨询[48]。在这些课程中，干预者将提供具体化和个性化的饮食信息，以帮助参与者坚持低能量饮食方案，并达到他 / 她的能量目标。在生活方式干预之前，可以通过间接能量测定法或通过建立的公式来估计机体静止代谢率（resting metabolic rate，RMR），从而确定能量需求。例如，Kevin Hall 能量平衡模型[49] 已被纳入 NIDDK 体重计划[49]，以确定参与者基线时能量需求、能量摄入目标和预期的体重减轻率。具体来说，NIDDK 体重规划师提供了一个图表（图 9-3）并标注了数据，用以描述减重参与者的预期体重减轻率。该模型认为，同一干预措施导致的体重下降的个体间差异可能是由于其初始身体成分的差异以及其基础能量消

耗的不确定性造成的[49]。

尽管通常鼓励参与者尽可能维持长时间地减重，但减肥通常发生在治疗的前6个月。减重生活方式干预的目标通常包括低能量饮食模式[即在稳定状态下，能量减少2.1~4.2MJ/d（500~1 000kcal/d）]，再加上中等强度体力活动（如每天步行30分钟）的增加，从而实现每周减重0.45~0.9kg（1~2Ib）。生活方式干预提供者认为，应在减重3个月和6个月时调整饮食摄入量，因为当体重下降时，机体会随之下调基础代谢率，这样的调整可确保机体一直处于能量的负平衡状态，从而易于减重。

减重干预措施通常是根据个体参与者的需求定制的，具体的营养和行为干预策略从干预"工具手册"中选择。例如，饮食干预策略包括增加膳食纤维、修改食谱以降低能量密度、添加新食物以缓解无聊感、避免冲动进食的策略、通过送餐上门或打包带回家的餐食等途径获得想要的食物，以及制定限制在公共场所（如餐厅、派对和工作场所）能量摄入的策略。就宏量营养素摄入而言，与限制碳水化合物或脂肪非常严格的膳食相比，大多数人发现营养"均衡"的膳食方案更容易遵循[50]。

另一种工具是基于美国饮食协会（American Dietetic Association，ADA）食物交换系统所制订的食物交换，其可用于帮助参与者通过将每日特定饮食的能量摄入目标转化为具体的食物交换份数，以帮助参与者坚持其控制能量摄入。一旦理解了食物交换份的概念，交换系统就能为参与者提供最灵活的饮食计划。参与者可准确地执行饮食计划以实现能量控制的目标，与此同时还可以强化食物交换这一概念。在许多商业减重项目中，这

些类型的交换和/或评分系统也被成功用于产生具有临床意义的减重效果[6]。

成功地尝试通过改变饮食行为以达到减肥效果，通常会需要利用经验支持的行为技能，包括自我监控（正念和习惯性食物摄入）、环境控制（减少奖励性进食）、规律饮食和应急管理（避免因体内食物摄入调节平衡系统而致的过度饥饿），以及在减缓进食速度、增加咀嚼过程和其他行为方面的技能培训，如鼓励进食低能量密度食物（保证产生饱腹感激素作用时间）、代餐（meal replacements，MR）的使用（提供固定能量、比例控制的选择以促进坚持饮食习惯）[51]，并通过技能培训或与朋友/家人一同参与来增加社会支持[52,53]。

在表9-2中，我们描述了经验性支持的行为策略，并举例说明了如何将这些策略用于减重干预以提高参与者依从性水平。

上述策略已被证明有促进短期和长期减重的作用。可惜的是，随着时间的推移，即使有很强的行为技能培训和支持，大多数人的依从性水平仍会下降。因此，有必要探索替代或补充方法，以促进坚持并补充传统的生活方式干预措施，使长期行为改变更具可持续性。在下面的章节中，我们将介绍一些有前景的补充和替代方法。

二、间歇性断食

间歇性断食，是一种可引起体内发生与能量限制相类似生物学变化的替代饮食方法，科学界对此亦越来越感兴趣。与传统的能量限制饮食模式不同，食物在指定的禁食时间段内不可食用，但在指定的进食时间段内通常不被限制[54]。禁食时间的长短也可能有所不同，但通常是连续12小时或更长时间。间歇性断食的方法有很多种，但目前最流行且研究最充分的有两种，分别是：隔日断食法（alternate day fasting，ADF）或改良隔日断食法（alternate day modified fasting，ADMF）和限时饮食法（time-restricted feeding，TRF）。

隔日断食法或改良隔日断食法包括在断食日不进食或进食量极少，而在非断食日不受限制地进食甚至享受大餐。在Anton等[55]最近的一项研究显示，在10项符合标准的试验中，ADF和/或ADMF均对降低体重和体脂量有显著效果。上述10项试验中，有9项采取的是改良隔日断食法（ADMF）。10项试验中的3项试验，出现显著的瘦

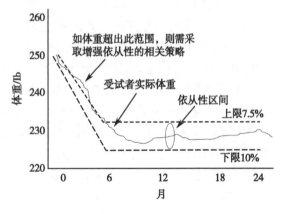

图9-3　NIDDK体重与依从性关系

表 9-2　提高治疗依从性的策略

策略	具体描述	举例	支持性文献
长期健康服务	通过面对面、电话或互联网等多种形式,提供个人或团体的长期联系	提供每两周或每月一次的随访课程	Ross Middleton, Patidar, and Perri[191] Perri et al[192]
技能培训	解决问题技能或预防体重复增的具体培训	培训参与者如何解决干扰治疗依从性的障碍,如时间限制	Witkiewitz and Marlatt[193] Perri et al[194] Baum, Clark, and Sandler[195]
社会支持	通过技能培训或招募有朋友/家人的参与者来增加社会支持	与朋友和家人一起招募参与者;进行基于团体的干预而非基于个人的干预	Wing and Jeffery[53]
个体化治疗	可根据个人喜好及时间,制订灵活的治疗建议	允许个人选择自己喜好的体力活动方式,允许多次短时间的体力活动,而不强求长时间体力活动	Jakicic et al[196] Perri et al[197]
自我监控	让参与者记录他们的依从性行为	参与者每日自测体重以评估其减重的维持情况	Butryn et al[46]
多元化策略	结合多种策略以促进长期的依从性	提供每两周或每月一次的小组跟进课程,重点是技能培训和持续自我监控	Perri, Sears, and Clark[198] Perri et al[199]
持续反馈	向参与者提供关于他们目前情况或如何改进的反馈	针对可能帮助参与者适应/调整的潜在策略,每周或每月提供反馈	Cook[200] Sherrington et al[201]
压力控制	压力控制策略可改变个体所处的环境,以最大限度地实现健康选择	让参与者可调整其环境以方便行为改善,例如移除不健康的食物或在冰箱上贴标签以提醒锻炼身体	Kelley et al[202]
认知重构	帮助参与者识别并改变导致压力的想法	帮助参与者将干扰治疗的消极想法转变为积极想法的培训	Foreyt and Poston[203]
问题解决	培训参与者如何找到挑战性障碍的解决方案	让参与者定义问题,找出原因,并制订解决方案,以克服坚持中的障碍	Murawski et al[204] Perri et al[194]
预防体重复增	为参与者提供预防和管理体重复增的培训	培训学员如何预防和应对体重复增	Witkiewitz and Marlat[193] Perri et al[194] Baum, Clark, and Sandler[195]
正念饮食	在与食物有关的环境中,对自己的身体和情感感觉保持中立(非判断性)意识	培训参与者,让他们更清楚自己的身体暗示、饱腹感、饥饿感,以及与饮食环境相关的外部暗示	Dunn et al[56] Framson et al[205]
减慢进餐速度	让参与者通过延长咀嚼食物的时间来减缓进食过程	培训参与者在吞咽食物前增加咀嚼次数	Hollis[206] Hurst and Fukuda[207] Shah et al[208]

体重(FFM)损失,而在这之中瘦体重损失最大的一项试验是唯一采用 ADF 方法的试验。限时饮食法(TRF)干预是一种受欢迎的间歇性断食方式,该方式要求每天在 14～18 小时之间保持禁食,研究发现,在中青年个体中,TRF 干预可以显著减低体脂,而不会减少瘦体重[55]。

三、正念饮食、减缓食物摄入速度、增加咀嚼时间

另一种有可能促进长期减肥的方法是正念饮食,它指的是"在进食或与食物相关的环境中保持对身体和情绪感觉的非感性判断意识"。教授正念

饮食的方法包括提供基于可接受的行为疗法、冥想、正念减压和小组正念饮食等。参与者通常被教育要更清楚自己的身体、饥饿感和饱腹感，并认识到进食和自我同情的外部暗示。此外，这种方法还鼓励参与者锻炼身体，改变饮食习惯，以保持健康的生活方式。

Dunn 等最近的一项研究结果支持将正念饮食作为促进长期减重的策略[56]。这篇综述中的所引用的 12 项研究全部都证实了受试者在使用正念饮食策略时实现了适度的体重减轻。值得注意的是，后续评估显示：五项研究中有四项报告称受试者体重持续下降，只有一项研究报告有体重反弹的情况。需要更多的研究来明确以正念饮食为中心的体重管理计划中应包括的特定策略、信息和方法。

一种与正念饮食相一致的方法是通过减缓进餐速度来增加饱腹感，从而潜在地减少每餐的总食物消耗量。一些研究确实表明，在超重和肥胖的 2 型糖尿病患者中，缓慢进食（但仍以中等速度进食）会增加饱腹感并降低饥饿水平[57]。然而，这种饮食方式并没有导致葡萄糖、胰岛素或胃肠激素水平的任何变化。其他研究发现，与基线的膳食摄入量相比，降低进食速度会降低男性的膳食摄入量，但对女性的改善效果不明显[58]。这些发现表明，进一步研究进食速度如何对男性和女性的饱腹感反应产生不同的影响很有必要。

四、代餐（部分代餐与全部代餐）

营养充足的代餐（MR）饮食计划已被证明能产生显著的健康效益，并且方法安全有效。与传统饮食相比，采用代餐或部分代餐的体重管理干预措施通常会带来更大的体重减轻、充足的营养、更高的满意度和更好的长期坚持率[51]。最近一项荟萃分析的结果表明，与采用传统食品的干预措施相比，代餐产品在一年内可多带来约 1.5kg 的减重效果[51]。两项为期 4 年的减重研究结果均显示，与对照组（自我监控饮食）相比，代餐干预效果更优。上述研究均显示，使用代餐产品有利于长期减重。更重要的是，代餐安全性较好，不良事件发生率较低[59]。

五、辅助改善饮食行为的工具（自我监控和记录工具、口腔设备和腰围带）

有大量研究表明自我监控和减重之间存在关系[60]；但人们对不同记录格式对长期坚持的影响却知之甚少。传统上，纸笔法被用来记录诸如能量摄入量、每日体重和运动时间等内容。然而，在过去十年中，使用数字设备（特别是"智能手机"）记录食物摄入和运动行为的情况显著增加，似乎已经取代了传统的纸笔方法，成为记录饮食摄入的主要方式。

初步研究表明，手机上用于自我监控的应用程序可能比网站或纸笔方式等途径产生更高的依从性。例如，Burke 等人发现，在 6 个月的时间里，使用智能手机等个人设备进行饮食记录自我监控的参与者的坚持率（80%）远高于使用纸笔参与者的坚持率（55%）[61]。在实现具有临床意义上的体重减轻（> 基线体重的 5%）人数比例方面，组间存在微小差异，但无统计学显著差异（49% vs. 46%）。Carter 等人还发现，与使用网站或饮食日记进行自我监控的人相比，使用智能手机的人的依从性显著更高（6 个月内分别为 92 天、35 天和 29 天）[62]。在这项研究中，智能手机组的受试者比网站记录组或日记组的受试者体脂减少更明显。

尽管最初的研究支持移动应用优于其他自我监控方法，但令人惋惜的是，无论使用何种模式，依从性水平都会随时间的推移而下降[63,64]。因此，无论采用何种方式，都需要继续探索可以加强长期依从性的自我监控策略。

（一）智能手机应用程序

对于减重个体而言，实现成功减重的主要障碍之一是在自主生活中缺乏能够准确评估能量和营养素摄入，以及提供有关其饮食摄入和能量消耗水平的实时反馈的方法。智能手机应用程序可以向用户提供有关饮食摄入和体力活动监测的实时反馈，从而帮助克服这一障碍[65]。Rivera 及其同事[65]对体重管理应用的最新研究进行回顾性分析，其中两个值得注意的发现是：①大部分减重应用（393 项研究中的 139 项）使用了自我监控功能；②大多数用于减重/体重管理的移动应用缺乏重要的循证支持，并未经过严格的科学测试。

研究中的一个例外是"SmartLoss"应用程序。该应用整合了许多有科学证据支持的体重管理策略，包括远程监控、个性化营养咨询和每周反馈"工具箱"，其中包含关于如何改善饮食习惯的信息。在一项为期 12 周的干预试验中，在第 4 周、第 8 周和第 12 周，使用该应用程序可使体重显著下降(12周时体重平均减轻10%)[66]。此外,接受SmartLoss干预的受试者在第8周和第12周时的腰围显著降低,在第12周的收缩压和舒张压亦显著降低[66]。

(二)可穿戴技术

可穿戴技术,包括手表(FitBit、Garmin和Apple watch)和手镯,也可以通过提供有关个人日常活动和总能量消耗的实时反馈来帮助减肥。在Cheatham及其同事的一项纳入25项研究的综述中,分析了可穿戴技术对超重和肥胖人群体重和体力活动水平变化的影响[67]。在纳入分析的25项研究中,有19项报告了可穿戴技术对体重和体力活动水平的积极影响,这是通过步数、速度和运动能量消耗进行评估的。这篇综述的结果表明,活动追踪器可以增强标准减肥计划的效果,尤其是对中老年人而言。值得注意的是,本综述中的研究主要聚焦于短期(<6个月)减重相关研究。目前,关于可穿戴技术对长期减肥效果的证据还很缺乏。

(三)电子健康干预措施

与智能手机应用相比,已有大量试验测试了电子健康干预措施在减重中的有效性。提供这些干预措施的最常见方式包括电子邮件、短信、监控设备、移动应用程序、计算机程序和个人数字化助理等。Hutchesson等[68]进行了一项系统回顾及荟萃分析,研究了电子健康干预措施在预防和治疗成人肥胖和超重方面的有效性。研究纳入84项临床试验,试验的主要研究目的包括:61项试验为减重,10项为减重维持,8项为预防体重复增,5项为减重及减重维持。荟萃研究结果显示,与对照组相比,电子健康干预组的体重减轻效果更为显著(平均差异=2.7kg)。此外,基于循证行为技能培训干预,如自我监控和个性化反馈,可以显著减轻体重。

虽然这篇综述肯定了电子健康干预作为减重治疗措施的有效性,但其在维持减重效果中的作用却相对并不突出。七项将电子健康干预措施用于长期减重研究的结果一致显示,与对照组相比,使用电子健康干预措施在维持减重中的作用并无差异[68]。

因此,迄今为止的证据并不支持电子健康干预对减重维持的有效性。

(四)改变饮食行为的装置/策略

"小口进食"会增加口腔咀嚼时间并延缓食物摄入速度,可能会增加饱腹感,降低暴饮暴食的风险[69-72]。因此,人们越来越关注口腔相关设备作为一种简单的干预手段,通过减少食物摄入来促进减重。口腔相关设备可以通过控制口腔的大小来改变饮食行为,迫使使用者小口饮食或减少进食。这些设备根据使用者腭部形状由柔软的材料制成,通常在进餐时佩戴,在除吃饭外的所有其他活动中都可以轻松移除。口腔设备还可以配备监控装置,用以跟踪个人在进餐期间摄入的食物量和咀嚼次数[72]。

迄今为止,已有四项研究考察了不同类型的口腔设备对限制口腔大小的影响,以确定口腔大小的减小是否会影响食物的摄入,进而影响短期及长期减重。这些研究发现,使用口腔设备可使受试者体重减轻3%~11%,平均减重(4.9±0.9)kg[69-72]。所有四项研究均显示,试验组在数周和数月的过程中体重均显著减轻,三项研究发现,使用口腔设备后体重显著减轻(总体重减轻>5%)。

一个重要的问题是,这些设备是否需要长期使用。作为回答这个问题的第一步,Von Seck等人实施了一项包含两个阶段的干预:第一阶段涉及进食时佩戴口腔设备的相关问题;第二阶段,移除受试者的口腔设备,以确定口腔设备是否会对减重产生长期影响[72]。值得注意的是,尽管没有使用口腔设备,但在第二阶段,受试者的体重仍在统计学上显著下降。这有力地表明,即使参与者停止使用该设备,他们仍会继续控制进食量。

第4节 维持减重效果的挑战

在传统的生活方式干预措施之后,机体代谢系统和神经内分泌系统会出现许多代偿机制,它们向身体发出信号,以减少能量消耗和增加食物摄入,从而造成体重反弹。

如前所述,在能量摄入限制和减重后,身体的多种代偿机制,会在增加食物摄入量同时减少能量消耗[14-16]。

这些机制,如餐后瘦素反应的降低(一种产生饱腹感信号的蛋白激素)和胃促生长素反应的增加(一种与饥饿感相关的肠道肽),往往会在体重减轻后促进体重反弹,机体内类似变化将一直存在,直至体重恢复到基线水平[15,16,18,73]。因此,想要维持体重减轻的个体需摄入比从大脑和周围接收到的信号所显示的更少的能量[74]。遗憾的是，这些在减重后增加食物摄入和减少能量消耗的强烈神经内分泌信号似乎不会随着时间的推移而减少，在达到预期体重（即体重反弹至减重前水平）之前，这些信号将一直存在[75]。

由于这些行为、环境和生理因素的影响，大多数人在减重后都会经历体重反弹[76]。这种体重反弹通常发生在首次减重治疗结束后，也就是与治疗提供者接触最少的时候。干预结束后，大多数个体不再与提供者和/或团体治疗的人员接触，无法继续获得必要的社会支持，因此稳定的体重减轻往往会减缓。因此，与体重减轻的"收益"相比，长期饮食控制的行为"成本"似乎过高，从而降低了减重者维持行为改变的动力。继而使得减重者认为体重管理的成本超过了收益，最终可能导致放弃体重管理的努力[77]。

鉴于目前个体和社会环境均倾向于不健康的饮食习惯和久坐行为，所以并不奇怪的是，生活方式改变治疗取得初步成功后，通常又会回归至治疗前的饮食和体力活动模式[24,76]。事实上，环境挑战的影响力往往会引发行为"连锁反应"，在这种连锁反应中，初始失误会破坏个体对自我管理的信心，从而不能长期坚持自我管理，最终导致许多人放弃所有为行为改变而做出的努力[77,78]。

然而，我们知道，仍有一部分人长时间成功保持了显著的体重减轻。因此，非常有必要仔细研究这些人是如何实现长期一贯行为管理的。

第5节　基于美国国家体重控制中心（NWCR）的饮食和行为活动的建议

一、饮食行为

据报道，NWCR中的成功减重者有许多相同的习惯，包括：低脂、高碳水化合物饮食，定期自我监测体重（36%的个体每天自测体重一次，79%的个体每周自测体重一次），高水平的体力活动［平均消耗能量11.8MJ/w（2 827kcal/w）］[46,79,80]。通过各种形式的体力活动，大约75%的受试者报告消耗＞4.2MJ/w（1 000kcal/w）（或步行＞16.09km/w），54%的个体消耗＞8.4MJ/w（2 000kcal/w），35%的个体消耗＞12.5MJ/w（3 000kcal/w）。同时，这些体力活动水平消耗较高的人群往往饮食中脂肪含量

也较低，并具有较高的认知控制能力[79]。据报道，步行是最受欢迎的体力活动形式，第二常见的是抗阻训练。

成功维持体重减轻的人群能继续限制和监测他们的能量摄入量，并参与高水平的体力活动。

除了上述关键行为外，Wyatt等人还发现，坚持吃早餐也是成功减重者的一个共同特征，约78%的成功减重者报告有吃早餐习惯，而仅有≤5%的人报告无吃早餐习惯[80]。体重减轻程度更高的个体也表现出更好的饮食习惯，例如更高程度的认知控制能力、灵活而严格的控制、更低的脂肪摄入、更克制的饮食、每周更少吃快餐，以及经常吃早餐[79]。这些结论中一个值得注意的局限性是，这些心理和行为因素的评估仅限于1年的随访评估，并不是所有年度的随访评估，而后者才会提供更多关于行为改变和体重轨迹之间联系的信息。尽管如此，这些发现仍表明，长期保持减重是可能的，但需要在饮食及体力活动方面持续保持行为的改变[45]。如上所述，在目前肥胖流行的环境中，长期维持这些行为改变对于绝大多数人来说难度很大。

二、体力活动水平

由于NWCR中所记录的人员的体力活动的多样性，因此对制订单一的针对减重和减重维持的体力活动建议提出了挑战[81]。幸运的是，随机对照研究的结果有助于确定减重维持期的最佳运动量和运动类型。

2001年，美国运动医学院（American College of Sports Medicine）发表了一份立场声明，建议成年人应进行150min/w中等强度有氧运动（PA）以保证健康，如需维持体重的减轻，则应有200～300min/w有氧运动，或步行60min/d[82]。2009年，根据1999年以来的研究，对证据进行了重新审核，并得出以下结论：①证据支持150～250分钟之间的中等强度运动（-1）可以有效防止体重增加；②150～250min/w之间的中等强度运动（-1）只能保证轻微的减重效果；③更大量的体力活动（＞250min/w[-1]）与具有临床意义的显著体重减轻相关[83]。这些结论表明，即使每周低至150分钟的体力活动水平亦可对预防体重增加有效。

无论如何，更大量的体力活动似乎对促进长期减重具有更为显著的作用。例如，在针对性风

险降低干预研究中，通过特定的运动对前期肥胖的女性进行干预，并跟踪 12 个月以监测效果。这项研究发现，在久坐的生活方式中增加平均 80min/d（或 1.3h/d）的中等运动或 35min/d（0.6h/d）的剧烈运动，可最低程度避免体重反弹[84]。用双标水方法来评估活动水平，在 1 年的随访评估中，"高运动量"组（上述研究中）的女性体重的反弹仅 2.5kg。相比之下，中等活动水平组在 1 年的随访中体重反弹了 9.9kg，久坐组反弹了 7kg[84]。

迄今为止，大多数研究都关注有氧运动对减肥和维持体重的影响。但很少有研究聚焦于抗阻训练对加强长期减重的潜在作用。抗阻训练可通过刺激运动期间和运动后短期内机体脂肪氧化水平增加，从而促进长期减重[85,86]。此外，抗阻训练可通过保持或增加机体瘦体重（FFM），从而提高代谢率，对维持减重有积极影响[87]。

越来越多的证据表明，抗阻训练有可能成为维持减重的工具。例如，Hunter 等证实，抗阻训练（3d/w）可以增强非裔美国女性和欧洲女性在极低能量饮食（3.3MJ/d，≈800kcal/d）下的减重维持能力[88]。推荐的使用抗阻训练辅助维持减重的方法可以保留 FFM（瘦体重），这有助于避免在使用能量限制的减重后出现的静息能量消耗下降[88]。

Borg 等人（2002）的一项研究探讨了抗阻训练与步行这两种运动方式对 90 名中年肥胖男性减重维持的影响，发现抗阻训练对受试者身体成分产生了有利影响，但没有带来更多的减重维持效果[89]。经过 8 周的极低能量饮食后，受试者被随机分为三组：对照组、步行组和抗阻训练组。两个运动组（步行和抗阻训练）每周进行三次，每次 45 分钟的训练。步行组的目标步行强度为：采用跑步机测试时最大耗氧量的 60%～70%，步行消耗能量的目标值为 1.7MJ（400kcal）。抗阻训练包括三组运动动作，每组重复 8 次，运动强度为受试者完成 1 整套运动所消耗最大能量的 60%～80%，每次训练的预计能量消耗为 1.2MJ（300kcal）。在随后无监督随访的 23 个月期间，这三个组的体重平均反弹了 9.6kg。然而，与其他组相比，抗阻训练组的腰臀比及体脂量的反弹最低[89]。

抗阻训练可以潜在地保持减重，通过维持或增强机体的瘦体重重量（FFM），从而避免通常在减重干预后发生的基础代谢率（RMR）下降。

第 6 节　贯穿全生命周期的肥胖症和预防增重因素的重要性

一、肥胖与衰老

值得关注的是，在过去 20 年中，肥胖的老年女性的数量和比例急剧增加[90]。据最新数据估计，白种人老年女性中 35% 为肥胖，另有 33% 为超重且面临肥胖风险[90]。更令人担忧的是，目前 60 岁及以上的非裔美国女性中，约有 50% 的人肥胖，另有 30% 的人超重[90]。与肥胖症的高发病率相一致，年龄较大的绝经后非裔美国人患肥胖相关性疾病的概率也高于其他人群[91,92]，其中包括糖尿病和高血压[90,91]，以及由于肥胖而导致的其他功能受限等。

随着年龄的增长，女性和男性的腹部脂肪和皮下脂肪都会增加，这对骨骼肌代谢产生负面影响[93]，并增加心脏代谢异常的风险[94-96]。绝经后雌激素水平的下降会扰乱能量代谢，使女性更容易囤积脂肪组织，并增加肥胖相关性疾病的风险[97]。此外，绝经后的状态也会导致脂肪分布的不良变化，尤其是内脏脂肪增加和脂质分布增加，这将导致慢性疾病的患病风险升高[98]。

与肥胖类似，糖尿病在老年人中患病率较高。目前，65 岁及以上的老年人中超过 1/5 患有糖尿病[99]。此外，老年人中的糖尿病患病率正在继续上升，预计在未来 30 年将达到 30%[100]。

虽然肥胖是糖尿病相关残疾发生的重要因素[101,102]，但糖尿病对残疾风险的影响似乎与 BMI 无关[101-103]。例如，来自女性健康与老龄化研究的调查人员报告称，校正肥胖因素后，糖尿病与身体功能客观指标之间的关联仅轻微降低[104]。此外，Park 等（2006）发现，糖尿病患病时间和血糖控制不佳与肌肉质量变化之间存在线性关系[103]。

这些与年龄相关的生物学变化的原因是多因素的，包括环境、社会和行为因素。在行为因素中，低水平的体力活动加上过量和不健康的能量摄入似乎是老年人身体功能下降的主要原因[105]。例如，一项针对中度行动受限的健康老年人的大规模样本研究显示，久坐的生活方式与代谢综合征[106]和严重行动障碍（定义为无法走完一个街区）[107]的发生有关。与上述发现一致，美国疾病负担合作组织最近针对美国健康趋势分析的一篇综述显示，高 BMI、吸烟和高空腹血糖是造成美国疾病和残疾的三个最重要的风险因素[108]。在这些风险因素中，只有吸烟率在减少，而 BMI 和空腹血糖水平在持续上升。

二、全生命周期中造成体重增加的驱动因素

（一）压力

压力可被定义为：机体因受到任何压倒性的或威胁性的因素影响，产生的普遍性的、非特异性的反应，机体可短期或长期保持内环境稳定的代偿能力，压力的类型具有特定的后果。虽然短暂的压力会激活机体"逃跑或战斗"反应并同时抑制食欲，但长期存在的压力却通常会使人更倾向于选择高能量食物，尤其是高脂肪和高糖的食物[109]。纵向研究的结果表明，慢性生活压力与体重增加有关，对男性的影响大于女性[109]。对压力的感知也可能通过影响体力活动水平促进体重增加，大多数研究发现，感知压力水平越高，体力活动水平越低[110]。

除了上述行为变化外，慢性压力还可能通过一些生理机制导致体重增加。首先，慢性压力可导致 HPA 轴失调，并诱导糖皮质激素分泌。糖皮质激素以下丘脑为靶点，可改变糖代谢，促进胰岛素抵抗的发生，并影响多种食欲相关激素和下丘脑神经肽[111,112]。慢性应激还可导致下丘脑 - 垂体 - 肾上腺轴和交感 - 肾上腺髓质系统过度激活，并释放可促进脂肪储存的循环激素[112]。尤其是胃促生长素和皮质醇激素，在感知压力水平升高后与体重增加有关[113]。例如，Chao 等发现，较高的空腹胃促生长素水平可以预测未来（6 个月）对淀粉类、碳水化合物含量高的食物的渴望[114]。

据我们所知，尚未有研究探讨压力管理作为干预措施是否具有延长减重维持状态的潜力，只有两项研究探讨了压力管理干预措施在增强超重成年人减重干预效果中的潜力。在这两项研究中，与对照组（仅控制饮食）相比，在饮食干预中加入压力管理措施（包括膈式呼吸、渐进性肌肉放松和引导性可视化）可以更大程度地降低 BMI 和体重[115,116]。此外，与对照组受试者相比，接受压力管理措施干预的受试者较少发生焦虑和抑郁，饮食控制水平也更高[115,116]。

（二）睡眠

从 1985 年到 2010 年，自我报告的平均睡眠时间减少了 10~15 分钟，成人自报每晚睡眠不足 6 小时的比例从 22.3% 增加到 29.2%[117]。这令人担忧，因为睡眠时间短会增加肥胖发生的风险[118]。在一项对 68 183 名女性进行的为期 16 年的纵向研究中，发现自我报告的睡眠时间与体重增加之间存在明确的关系[118]。报告每晚睡眠 7~8 小时之间的女性体重增加的风险最低。每晚睡眠时间少于 7 小时的女性患肥胖症的风险开始增加，每晚睡眠时间少于 6 小时和 5 小时的女性患肥胖症的风险增加更为显著（分别增加 6% 和 15%）[118]。在 MedWeight 研究中，针对过去体重曾下降至少 10%，其后保持体重减轻或发生体重反弹的个体进行研究，结果发现睡眠时间短和睡眠质量差也与减重后体重反弹或体重减轻速度慢直接相关[119]。虽然睡眠与体重增加之间的确切机制尚不清楚，但目前已知的短睡眠时间可能会影响体重的一些潜在机制，包括体力活动水平降低、胃促生长素水平升高和瘦素敏感性降低[120]。据我们所知，还没有研究探索睡眠干预对减重或减重维持效果的影响。

（三）减重药物

对于体重指数≥30kg/m² 或体重指数≥27kg/m² 且至少有一种体重相关疾病（如糖尿病、高血压、高脂血症或睡眠呼吸暂停）的成年人，目前治疗肥胖的药物被认为是低能量饮食和增加体力活动水平的辅助手段，可用于长期体重管理[121]。目前，FDA 批准的五种主要减肥药物为：芬特明、奥利司他、芬特明 / 托吡酯缓释剂、纳曲酮缓释剂（SR）/ 安非他酮缓释剂（SR）和利拉鲁肽（唯一的注射制剂）。这五种药物中有四种通过激活中枢神经系统通路来降低食欲或增强饱腹感，而另一种药物（即奥利司他）则通过减少膳食脂肪的吸收来发挥作用[121]。

与安慰剂相比，减重药物的疗效为 3%~7%（以净体重减轻评估）[121]。FDA 批准的几类药物，以及超药品说明书用药，也被发现在增强减重维持方面有效[122,123]。研究发现，当作为生活方式干预的辅助手段使用时，与安慰剂相比，减重药物能够带来更大的平均体重减轻效果，并增加实现具有临床意义的 1 年减重的可能性[122,123]。因此，减重药物似乎是维持减重和防止体重反弹的生活方式干预的有益辅助手段。

虽然药物可以促进减重和减重的维持，但长期使用减重药物仍存在局限性。首先，在长期使用前，有必要仔细评估其安全性、有效性、禁忌证

和药物相互作用[122,123]。这一点在心血管安全方面尤其重要，因为之前批准的减重药物已有报告心脏不良事件的发生率增加[122,123]。其次，减重药物的效果差异很大，一些患者和减重管理提供人员不愿使用药物治疗，高流失率，以及尽管接受了治疗仍有体重反弹的风险。最后，目前还没有关于哪种类型或哪类患者最适合使用特定药物的推荐建议。对减重药物推荐的决定通常是由没有必要的专业知识或经验的人来决定的，他们并不能识别某种药物不同反应的具体特征。

药物有望增强减重维持效果，但需要更多的研究来确定最适合特定患者群体的药物类型。

第 7 节　全生命周期的肥胖以及伴随年龄增长、更年期的身体成分的变化

一、膳食中宏量营养素比例在长期减重中的作用

尽管控制能量摄入会带来短期的体重减轻，但关于宏量营养素成分在肥胖治疗中的重要性仍存在激烈的争议。目前针对减重膳食的宏量营养素组成的建议有高蛋白饮食、高碳水化合物或高脂肪饮食等[124-126]。然而，迄今为止，对宏量营养素组成应用于减重研究中的结果并不一致。在许多研究中，与传统的低脂饮食相比，低碳水化合物、高蛋白饮食可以产生更好的短期（即 6 个月）减重效果[127-132]。相反，其他研究人员发现，在改善心血管疾病风险因素方面，极高碳水化合物、极低脂肪的素食优于传统的高碳水化合物、低脂饮食[133,134]。然而，亦有其他研究并未发现不同宏量营养素组成膳食会影响减重效果。

探讨膳食成分在减重中的作用，且随访时间达到一年或更长时间的研究相对较少，并且在这些研究中，研究结果并不一致。例如，一项研究发现，自由低脂饮食优于固定能量摄入饮食[135]，而其他研究发现，中等脂肪、地中海饮食和低碳水化合物饮食比低脂饮食能产生更好的长期减重效果[136,137]。相反，其他研究发现高蛋白饮食和低蛋白饮食在长期减重效果方面没有差异[128]。直到最近，大多数相关试验都是涉及以女性为主的相对较小样本的研究，并且没有充分报告指定饮食的坚持情况。因此，最重要的问题是，从长远来看，超重人群是否会对注重特定宏量营养素组成的饮食有良好的反应。

Pounds Lost Trial 试图回答这一问题。在这项大规模、双中心、为期两年的干预试验中，共有 811 名受试者被随机分配到分别注重碳水化合物、脂肪和蛋白质含量的四种膳食中的一种[138]。具体来说，受试者分别遵循以下四种饮食之一：20% 脂肪、15% 蛋白质和 65% 碳水化合物（低脂、中等蛋白质）；20% 的脂肪、25% 的蛋白质和 55% 的碳水化合物（低脂、高蛋白质）；40% 的脂肪、15% 的蛋白质和 45% 的碳水化合物（高脂肪、中等蛋白质）；40% 的脂肪、25% 的蛋白质和 35% 的碳水化合物（高脂肪、高蛋白质）。在为期两年的干预过程中，所有四种饮食条件下的受试者都接受了最先进的行为干预。这项试验的主要发现是，所有四种饮食模式都产生了具有临床意义的体重减轻效果，并且在 2 年的研究过程中，四种饮食模式在体重减轻或维持体重减轻方面没有差异[138]。其他值得注意的发现是，许多受试者难以按其指定组的宏量营养素目标进行饮食，而且四组受试者的依从性均会逐渐下降[63,139]。总的来说，这些关于改变宏量营养素供能比以实现减重的研究结果表明，随着时间的推移，减重计划的参与者会逐渐恢复至他们习惯的宏量营养素摄入量，但仍可能保持一定的减重效果。

Pounds Lost Trial 说明，对于维持减重而言，不存在一个理想的宏量营养素供能比组成。尽管这是一项设计良好、大样本、长周期的临床试验，但也仅是单一的一项研究。另一项针对宏量营养素成分对减重效果的潜在影响的研究，是关注目前流行的减重饮食对减重的效果。

在一定程度上，基于体重增加的趋势，许多流行饮食（如阿特金斯饮食、Zone 饮食）的创造者提出，碳水化合物摄入量显著高于其他宏量营养素的膳食不是减重时的理想选择，甚至还可能会导致体重进一步增加。大多数此类都是由一位或多位医疗或健康"专家"发布及推广的，这些"专家"声称在遵循他们推荐的膳食时，观察到了健康和减重效果。

两篇综述评估了目前流行饮食对短期和长期减重结果的影响。第一篇是由 Johnston 等人在 2014 年进行的荟萃分析，该综述试图回答以下问题：短期（6 个月或更短）和 / 或长期（12 个月）内，

任何流行饮食是否能有效减重[140]。这项荟萃分析的主要发现是，能量摄入的减少是体重减轻的主要驱动因素，不同宏量营养素比例组成的膳食差异相对较小。然而，这项荟萃分析的一个值得注意的局限性是，在其纳入的一些研究中，限制能量是一些被测流行饮食的要求之一。

作为 Johnston 等研究的后续，Anton 等对不限定能量目标的流行饮食在短期（≤6 个月）和长期（≥1 年）的减重结果进行了研究[141]。综述纳入研究的饮食是基于 2016 年《美国新闻与世界报道》中列出的流行饮食。这篇综述中一个值得注意的发现是，《美国新闻与世界报道》中的 20 种流行饮食中，仅有 7 种经过临床试验验证，并且针对这 7 种饮食（无能量限定）的研究结果存在很大差异。与 Johnston 等的综述相反，Anton 等发现，在临床试验中，阿特金斯饮食比任何其他流行饮食都得到更多的支持。具体而言，在短期减重研究方面，七项临床试验中有六项支持阿特金斯饮食可产生有临床意义的减重效果；在长期减重研究方面，五项试验中有四项的结果支持其长期减重能力。与阿特金斯饮食形成对比的是，有关其他六种经验性饮食（即 DASH 饮食、低血糖指数饮食、地中海饮食、Ornish 饮食、旧石器时代饮食、低脂素食和区域饮食）的临床试验很少。

值得注意的是，美国膳食指南咨询委员会目前并不建议将低碳水化合物饮食（如阿特金斯饮食）应用于减重。该建议指出，碳水化合物含量低于 45% 的饮食在长期减重（1 个月）中的效果并不理想[22]。Hall 和 Guo 对 32 项供餐研究进行的荟萃分析发现，在能量相等的前提下，将膳食中的碳水化合物替代为脂肪会产生更大的能量消耗（108.7kJ/d，≈26kcal/d）和脂肪消耗（16g/d），这一研究结果也支持了当前的膳食指南[142]。因此，在能量一致的前提下，与低碳水化合物饮食相比，低脂饮食在促进机体能量和脂肪消耗方面有更佳表现。鉴于文献中报告的研究结果并不一致，最近的综述和荟萃分析得出的结论也各不相同，膳食营养成分在减重和减重维持中的作用仍然是一个重要的争论话题也就不足为奇了。

尽管进行了广泛的研究，但对于什么是促进减重和/或维持减重效果的最佳饮食，还没有明确的答案。因此，最佳的饮食可能是减重个体能长期遵循的饮食。

二、代谢失调与衰老

随着年龄的增长，身体成分的变化可能导致不健康的代谢状态，这会进一步增加不健康体重增加的风险，最终导致慢性疾病。首先，通常会出现瘦体重（FFM）的减少，这似乎与机体代谢率的降低趋势相同，尤其是在 50 岁以后[143]。由于年龄的增长和相应的活动水平的降低这两个方面的联合作用，肌肉质量的损失随着年龄的增长而加快[144,145]。这种增龄性的肌肉损失（肌肉减少症）会降低骨骼肌的代谢和机械功能[146,147]，这是一个值得关注的问题，因为骨骼肌对个体代谢率的贡献最大[148]。

除了肌肉总量的损失外，肌肉质量随着年龄的增长也会下降，这是由于肌肉中脂肪渗透增加，从而导致肌肉力量[149] 和功能[150] 的损失。值得注意的是，这些年龄相关性的肌肉成分的变化在老年肥胖症人群中似乎更为明显[151,152]，并可能导致能量消耗减少和体重增加的风险增加[143]。随着时间的推移，在衰老过程中，骨骼肌的结构和机械功能将发生进行性减退，最终可能导致功能受损[153]，并诱发代谢性疾病（如代谢综合征）[154]。

在细胞水平上，随着衰老，骨骼肌氧化能力和线粒体功能通常会下降，导致机体利用脂肪的氧化能力受损[155]。随着时间的推移，这可能会导致脂肪酸摄入和氧化利用之间的不平衡，并导致脂肪毒性，即身体无法将过多的脂肪转化为脂滴用于脂肪酸氧化[156]。脂毒性也源于脂肪（过量葡萄糖合成的脂质）和非脂肪组织[157]。在衰老过程中，这些生理变化会导致体重增加，并使体内脂肪重新分布到腹部、内脏器官甚至骨骼。与脂毒性相关的显著代谢变化包括胰岛素敏感性下降、底物利用率改变、线粒体功能和数量减少[158]。

长期营养过剩是脂毒性发展的一个关键因素，因为频繁能量摄入过多，会导致碳水化合物利用率的增加和脂肪酸氧化的减少。随着时间的推移，这可能会导致有害的脂肪酸堆积，因为骨骼肌在代谢脂质和碳水化合物之间的转换能力较弱。脂毒性似乎是导致肌肉随着年龄的增长而流失以及相关身体功能下降的重要因素之一[159-161]。此外，肌肉减少和脂肪增加这两方面可能会发生协同作用，增加老年人身体失能的风险[143,162,163]。

随着年龄的增长和代谢功能障碍的发展，生

理变化的复杂性使个体更容易体重增加，这需要进一步研究。

衰老过程中发生的代谢变化会促进肥胖和瘦体重的减少。因此，尤其重要的是，中老年人需要不断地参与能够促进新陈代谢的健康生活方式。

三、治疗目标是脂肪与体重减少和肌肉维持

上述代谢变化可能会让体重减轻的老年人处于一种不稳定的状态。一方面，由于骨骼肌的损失，他们需要减少能量消耗，以适应代谢率的降低。另一方面，机体似乎需要更多的蛋白质来维持瘦体重水平[164]。此外，随着代谢率的降低，体重更容易增加，尤其是体脂。

随着年龄的增长，由于身体成分和代谢会发生变化，关于如何最有效地治疗老年人的肥胖问题仍存在重大争论[165]。这场争论主要围绕着这样一个问题：体重减轻可能会加速肌肉和骨骼的流失，而这通常会随着年龄的增长而发生，从而对机体功能产生不利影响[166,167]。事实上，在传统的生活方式干预措施（能量限制和有氧运动）后，相对较大比例（25%）的瘦体重通常会流失[168]。

另一方面，生活方式干预代表了潜在的治疗方法，可以延迟甚至预防肥胖老年人最常见的致残疾病[169,170]。例如，一项大规模临床试验发现，有意减重与降低 60 岁及以上肥胖成人的死亡风险有关[171]，而另一项最新研究亦证实，减重可降低肥胖老年人的动脉硬化发生风险[172]，这些证据均表明应建议该人群减重。最近的临床试验还表明，对于 65 岁及以上成年人来说，在饮食结合有氧运动的生活方式中增加抗阻训练，可以减少减重过程中骨骼肌的损失[169]。研究还发现，饮食加上有监督的抗阻和有氧运动方案可以显著改善肥胖老年人的活动能力（如步速等）和功能[170,173]。

虽然老年人的体重减轻可与某些健康风险相关，但众所周知，肥胖和久坐的生活方式在缺乏干预措施的情况下，可以预测健康老年人的健康隐患[174,175]。是否可推广这些干预措施进行广泛使用，需要有相关研究支持，以证明这些干预措施的好处大于潜在风险。因此，增强和 / 或维持 FFM 是治疗中的重点之一，因为高质量的肌肉是代谢率的主要驱动因素。第二个非常重要的关注点是上述治疗对机体活动能力和身体功能的影响，步速是老年人整体健康状况的良好代表指标之一[176,177]。

另一个次要重点是增强代谢的适应性，以便个体能够将以葡萄糖为主要能源切换为以脂肪转化的酮类作为机体主要能源[55]。对于许多久坐不动、超重的老年人来说，这种转变很少发生，因此他们的机体在大部分时间内都处于以脂肪作为能量储备的模式。相比之下，代谢开关的激活似乎是预防脂毒性的有效策略，因为它会使机体从以脂肪为能量储存模式转变为将脂肪用作能量来源。要诱导这种代谢转换，关键是要注重生活习惯改变，例如间歇性断食和抗阻训练，它们可以增加静息能量代谢、促进总能量消耗和脂肪氧化。

四、有希望的促进长期减重 / 减脂的方法

虽然目前尚不清楚改善超重成年人健康和代谢功能的最佳干预策略，但有几种方法值得研究，可以促进长期减重 / 减脂。标准的生活方式改善（如节食结合有氧运动）已被证明对减重有效，并且也可以改善自我报告的身体功能[178]。此外，限制能量饮食已被证明可以减少肥胖老年人的肝内脂肪，提高胰岛素敏感性[179]。无论是否添加有氧运动，都可以观察到上述效果，尽管有氧运动似乎确实能进一步加强能量限制所产生的有益代谢变化[179]。

尽管这些发现在减重和改善代谢方面是积极的，但迄今为止，标准的生活方式干预措施尚未成功地为大多数人带来长期的减肥效果。因此，维持长期的减重效果仍然是肥胖治疗中的难点。下面，我们将回顾一些有前景的方法，这些方法可以作为替代方法或与标准生活方式治疗相结合，从而产生更好的长期减重 / 减脂效果。

（一）抗阻训练

在运动干预中增加抗阻训练，是一个值得期待的方法，这个方法可以加强标准生活方式干预的效果。研究发现，在低能量饮食中增加抗阻训练可以减轻老年人在减重过程中瘦体重的减少[169]。其他试验发现，限制能量饮食结合包含抗阻训练在内的综合运动计划，可以改善肥胖老年人的身体功能和虚弱状况[170]。此外，最近发现，在对超重的老年人进行为期 10 周的减重干预后，中等强度的抗阻训练结合饮食控制比单纯饮食控制可以更有效地减少脂肪和减少肌肉间脂肪组织[180]。值得注意的是，功能的改善似乎与肌肉质量的提高直接相关，而肌肉质量的提高则与脂肪渗入肌肉束

的减少有关[181]。尽管最初的研究结果并不一致，但已有越来越多的证据表明，抗阻训练可能有助于增强减重效果[88,89]。上述建议通过抗阻训练来加强长期减重效果的机制是通过保留机体的瘦体重实现的，这有助于避免静息能量消耗的下降，而静息能量消耗的下降通常是在能量限制性减肥后出现的[88]。

生活方式的改变可以激活机体内能量代谢的开关，由燃烧葡萄糖转换为燃烧酮体，这一过程可以促进脂肪消耗和肌肉的维持。遗憾的是，这种转变很少发生在大多数久坐、超重的成年人身上。

（二）高蛋白饮食

研究表明，增加膳食蛋白质摄入量可以增加老年人的肌肉蛋白合成，并刺激老年人餐后肌肉组织增生[182,183]。因此，高蛋白饮食可以作为保护老年人瘦体重的一种干预措施，尤其是当与抗阻训练相结合时[182,183]。与此相一致，最近已有证据证实，高蛋白饮食结合抗阻训练能显著增加超重和肥胖老年人在减重期间的瘦体重[184]。值得注意的是，独立于抗阻训练的高蛋白饮食对减重期间机体瘦体重的变化没有显著影响。然而，接受高蛋白饮食与抗阻运动联合干预的受试者的瘦体重显著增加。与本试验的结果一致，Anton 等最近的一项综述研究发现，包含蛋白质补充剂的饮食干预可改善肌肉减少症老年人的肌肉功能和力量状况[164]。这些研究结果表明，高蛋白、低能量饮食，尤其是与抗阻训练相结合时，可以帮助维持甚至增加减重期间的瘦体重，因此这可能是一种有望增强减重维持的减重策略，尤其是对老年人而言。

（三）分量控制餐盘

增加餐盘份额的大小似乎与能量摄入增加直接相关[185]，因此餐盘份额的增加可能是导致当前肥胖流行的一个重要因素。这表明，通过分量控制餐盘可减少食物摄入量，这可能是促进体重减轻和维持减重效果的一个有益策略。Hughes 等最近的一项研究显示：与使用普通餐盘相比，使用分量控制餐盘的学生摄入的食物量要少得多[69]。在另一项针对 2 型糖尿病肥胖症患者的为期 6 个月的临床试验中，使用分量控制餐盘进行饮食干预比仅进行饮食教育产生了更显著的减重效果[70]。值得注意的是，由于体重的减轻，较对照组而言，试验组（使用分量控制餐盘进行饮食干预）有更大

比例的受试者减少 / 停止服用糖尿病药物[70]。这些发现表明，分量控制餐盘可能是一种有望加强长期减重效果的方法。

（四）间歇性断食

最近的研究聚焦于一些非传统的膳食干预方法，特别是间歇性断食[54,55]，可能产生大量的体重和体脂减少，从而改善与年龄有关的身体成分的不健康变化。隔日断食（ADF）和限时进食（TRF）是目前间歇性断食中具有最多支持性证据且可产生临床意义的两种类型[55]。值得注意的是，TRF似乎对减重期间维持瘦体重效果更佳。到目前为止，只有一项研究测试了 ADF 在 1 年内的减重效果，发现其效果并不优于能量限制干预[186]，另外据我们所知，没有研究针对 TRF 的长期减重效果进行报道。因此，未来需要进行更多试验，以评估这种饮食模式在增强减重维持效果方面的潜力。

第8节 结 论

虽然肥胖对大多数人来说是一个棘手的问题，但仍有较小比例（但数量众多）的人成功地减掉了大量体重（> 13.6kg），并能多年保持减重效果。这说明了两点：①目前的治疗模式是可能实现成功长期减重的；②目前的治疗模式对大多数人来说效果不佳。

尽管有强有力的证据表明，包括饮食、运动和行为改变在内的生活方式干预项目可以减少许多慢性病的风险因素并改善机体功能，但迄今为止，长期坚持生活方式干预的程度非常低[187]。因此，"依从性问题"是减重干预计划面临的一个重要挑战[187]。正如我们在本章中所讨论的，这并不是由于意志力的失败或其他性格缺陷造成的，而是因为人体通过多种不同的生物学机制来抵御体重减轻，这使得持续减重变得极其困难。对于老年人来说尤其如此，因为随着年龄的增长，代谢（或代谢率）的主要驱动因素瘦体重会下降。对大多数人来说，在目前肥胖流行的环境下，维持低能量饮食和高水平的体力活动所需的意志力实在太难了。

体重增加和体重反弹归根结底是一个能量平衡问题。到目前为止，人们对减重和维持减重效果的关注主要集中在能量摄入方面，但对于防止体重反弹和加强减重维持效果来说，能量消耗方面可能值得更多关注。我们之所以这么说，是因

为在目前的治疗模式下，能量摄入限制和随后的瘦体重损失不可避免地会减少静息和总能量消耗。这使体重减轻的人处于不稳定的状态，因为一旦他们偏离目标能量摄入量太远，会出现体脂增加，或者瘦体重减少，而这两者都会导致机体不健康的代谢改变。如上所述，从长期来看，这种方法可能只针对肥胖人口中的一小部分人奏效。因此，仔细评估大多数成年人能长期坚持的行为改变是非常重要的。

基于上述原因，我们认为一种潜在的更为有效的长期减重方法是，在减重后专注于提高机体能量消耗，而不是减少能量摄入。实现这一点有几个值得注意的方法包括：①通过增加蛋白质摄入和抗阻训练，来增加或维持高质量的 FFM；②增加体力活动（所有类型）水平，减少久坐行为；③通过偶尔一次的强运动暂时性地提高代谢率和增加脂肪氧化；④通过间歇性断食来打开机体代谢开关，激活棕色脂肪。通过这些方法提高静息以及总能量消耗，则可使维持体重下降的能量目标摄入量增加到一个潜在的更可持续的水平。

幸运的是，有证据表明，体重可以通过影响激素、代谢和神经功能来改变，这些功能可以调节食物摄入和能量消耗，以实现体重减轻[74]。减重手术是迄今为止唯一被科学证明能产生长期、持续减重的治疗方法，它的成功证明了这种治疗方法的潜在益处[188]。虽然有望促进长期减重的治疗方法有很多，但最终对特定个体来说，最好的方法可能是他们可以长期坚持的方法。

我们对未来的希望是，对体重调节生物学机制的进一步理解，并由此产生新的减重方法。这是一个引人关注的研究领域。同样，进一步了解减重手术的成功机制也应作为研究重点，因为它将推动新的减重方法的产生。最后，我们需要针对减重和维持体重减轻的区别进行研究，因为对于长期成功减重来说，这两方面都是需要的。

研究空白

- 更好地对个体进行表型和基因型分型，以指导关于饮食行为的建议，从而最大限度地减轻体重。
- 了解食物摄入和能量平衡调节的生物学机制，并开发工具，协助那些将受益于减重的人减重。
- 了解食物热效应（代谢适应）的生物学，以及饥饿和饱腹感信号的生物学变化，以开发在减重状态下维持减重效果的工具。
- 减重后能够提高静息和总能量消耗的策略，以促进减重效果的维持。
- 间歇性断食和 / 或其他生活方式行为在代谢转换中的角色，代谢转换是指通过脂肪酸氧化将代谢从脂肪生成（脂肪储存）转变为脂肪动员以获取能量。

（冯晓慧　葛声　译）

参 考 文 献

1. Flegal KM, Carroll MD, Kuczmarski RJ, Johnson CL. Overweight and obesity in the United States: prevalence and trends, 1960–1994. *Int J Obes Relat Metab Disord*. 1998;22:39–47.
2. Trends in adult body-mass index in 200 countries from 1975 to 2014: a pooled analysis of 1698 population-based measurement studies with 19.2 million participants. *Lancet*. 2016;387:1377–1396.
3. Hales CM, Carroll MD, Fryar CD, Ogden CL. Prevalence of obesity among adults and youth: United States, 2015–2016. *NCHS Data Brief*. 2017:1–8.
4. Kaplan LM, Golden A, Jinnett K, et al. Perceptions of barriers to effective obesity care: results from the national ACTION study. *Obesity*. 2018;26:61–69.
5. Martin CB, Herrick KA, Sarafrazi N, Ogden CL. Attempts to lose weight Among adults in the United States, 2013–2016. *NCHS Data Brief*. 2018:1–8.
6. Gudzune KA, Doshi RS, Mehta AK, et al. Efficacy of commercial weight-loss programs: an updated systematic review. *Ann Intern Med*. 2015;162:501–512.
7. Berthoud HR, Munzberg H, Morrison CD. Blaming the brain for obesity: integration of hedonic and homeostatic mechanisms. *Gastroenterology*. 2017;152:1728–1738.
8. MacLean PS, Blundell JE, Mennella JA, Batterham RL. Biological control of appetite: a daunting complexity. *Obesity*. 2017;25(Suppl 1):S8–S16.
9. Muller TD, Nogueiras R, Andermann ML, et al. Ghrelin. *Mol Metab*. 2015;4:437–460.
10. Schwartz GJ. The role of gastrointestinal vagal afferents in the control of food intake: current prospects. *Nutrition*. 2000;16:866–873.
11. Hemmingsson E. A new model of the role of psychological and emotional distress in promoting obesity: conceptual review with implications for treatment and prevention. *Obes Rev*. 2014;15:769–779.
12. Munzberg H, Morrison CD. Structure, production and signaling of leptin. *Metabolism*. 2015;64:13–23.
13. Astrup A, Gotzsche PC, van de Werken K, et al. Meta-analysis of resting metabolic rate in formerly obese subjects. *Am J Clin Nutr*.

1999;69:1117—1122.

14. Knuth ND, Johannsen DL, Tamboli RA, et al. Metabolic adaptation following massive weight loss is related to the degree of energy imbalance and changes in circulating leptin. *Obesity.* 2014;22:2563—2569.

15. Rosenbaum M, Leibel RL. Models of energy homeostasis in response to maintenance of reduced body weight. *Obesity.* 2016;24:1620—1629.

16. Fothergill E, Guo J, Howard L, et al. Persistent metabolic adaptation 6 years after "The Biggest Loser" competition. *Obesity.* 2016;24:1612—1619.

17. Ravussin E, Ryan DH. Energy expenditure and weight control: is the biggest loser the best loser? *Obesity.* 2016;24:1607—1608.

18. Sumithran P, Prendergast LA, Delbridge E, et al. Long-term persistence of hormonal adaptations to weight loss. *N Engl J Med.* 2011;365:1597—1604.

19. Jensen MD, Ryan DH, Apovian CM, et al. 2013 AHA/ACC/TOS guideline for the management of overweight and obesity in adults: a report of the American College of Cardiology/American Heart Association Task Force on Practice Guidelines and The Obesity Society. *Circulation.* 2014;129:S102—S138.

20. Ryan DH, Yockey SR. Weight loss and improvement in comorbidity: differences at 5%, 10%, 15%, and over. *Curr Obes Rep.* 2017;6:187—194.

21. Magkos F, Fraterrigo G, Yoshino J, et al. Effects of moderate and subsequent progressive weight loss on metabolic function and adipose tissue biology in humans with obesity. *Cell Metabol.* 2016;23:591—601.

22. U.S.Department of Health and Human Services, U.S.Department of Agriculture. *2015—2020 Dietary Guidelines for Americans.* 8th ed. 2015 (Ref Type: Report).

23. Estruch R, Ros E, Salas-Salvado J, et al. Primary prevention of cardiovascular disease with a Mediterranean diet. *N Engl J Med.* 2013;368:1279—1290.

24. LeBlanc ES, Patnode CD, Webber EM, Redmond N, Rushkin M, O'Connor EA. Behavioral and pharmacotherapy weight loss interventions to prevent obesity-related morbidity and mortality in adults: updated evidence report and systematic review for the US preventive services task force. *JAMA.* 2018;320(11):1172—1191.

25. U.S.Centers for Medicare, Medicaid Services. *Medicare Coverage Database.* 2019 (Ref Type: Report).

26. The Diabetes Prevention Program. Design and methods for a clinical trial in the prevention of type 2 diabetes. *Diabetes Care.* 1999;22:623—634.

27. The Diabetes Prevention Program (DPP): description of lifestyle intervention. *Diabetes Care.* 2002;25:2165—2171.

28. Knowler WC, Barrett-Connor E, Fowler SE, et al. Reduction in the incidence of type 2 diabetes with lifestyle intervention or metformin. *N Engl J Med.* 2002;346:393—403.

29. Pi-Sunyer X, Blackburn G, Brancati FL, et al. Reduction in weight and cardiovascular disease risk factors in individuals with type 2 diabetes: one-year results of the look AHEAD trial. *Diabetes Care.* 2007;30:1374—1383.

30. Ryan DH, Espeland MA, Foster GD, et al. Look AHEAD (Action for Health in Diabetes): design and methods for a clinical trial of weight loss for the prevention of cardiovascular disease in type 2 diabetes. *Contr Clin Trials.* 2003;24:610—628.

31. Svetkey LP, Stevens VJ, Brantley PJ, et al. Comparison of strategies for sustaining weight loss: the weight loss maintenance randomized controlled trial. *J Am Med Assoc.* 2008;299:1139—1148.

32. Perri MG, Nezu AM, Patti ET, McCann KL. Effect of length of treatment on weight loss. *J Consult Clin Psychol.* 1989;57:450—452.

33. Whelton PK, Appel LJ, Espeland MA, et al. Sodium reduction and weight loss in the treatment of hypertension in older persons: a randomized controlled trial of nonpharmacologic interventions in the elderly (TONE). TONE Collaborative Research Group. *J Am Med Assoc.* 1998;279:839—846.

34. Wing RR, Koeske R, Epstein LH, Nowalk MP, Gooding W, Becker D. Long-term effects of modest weight loss in type II diabetic patients. *Arch Intern Med.* 1987;147:1749—1753.

35. Dattilo AM, Kris-Etherton PM. Effects of weight reduction on blood lipids and lipoproteins: a meta-analysis. *Am J Clin Nutr.* 1992;56:320—328.

36. Wing RR, Epstein LH, Marcus MD, Kupfer DJ. Mood changes in behavioral weight loss programs. *J Psychosom Res.* 1984;28:189—196.

37. Jeffery RW, Drewnowski A, Epstein LH, et al. Long-term maintenance of weight loss: current status. *Health Psychol.* 2000;19:5—16.

38. Karlsson J, Sjostrom L, Sullivan M. Swedish obese subjects (SOS)–an intervention study of obesity. Two-year follow-up of health-related quality of life (HRQL) and eating behavior after gastric surgery for severe obesity. *Int J Obes Relat Metab Disord.* 1998;22:113—126.

39. Crandall JP, Knowler WC, Kahn SE, et al. The prevention of type 2 diabetes. *Nat Clin Pract Endocrinol Metabol.* 2008;4:382—393.

40. Ackermann RT. Working with the YMCA to implement the diabetes prevention program. *Am J Prev Med.* 2013;44:S352—S356.

41. Wadden TA, Neiberg RH, Wing RR, et al. Four-year weight losses in the Look AHEAD study: factors associated with long-term success. *Obesity.* 2011;19:1987—1998.

42. Mela DJ. Determinants of food choice: relationships with obesity and weight control. *Obes Res.* 2001;9(Suppl 4):249S—255S.

43. Klem ML, Wing RR, McGuire MT, Seagle HM, Hill JO. A descriptive study of individuals successful at long-term maintenance of substantial weight loss. *Am J Clin Nutr.* 1997;66:239—246.

44. McGuire MT, Wing RR, Klem ML, Seagle HM, Hill JO. Long-term maintenance of weight loss: do people who lose weight through various weight loss methods use different behaviors to maintain their weight? *Int J Obes Relat Metab Disord.* 1998;22:572—577.

45. Thomas JG, Bond DS, Phelan S, Hill JO, Wing RR. Weight-loss maintenance for 10 years in the national weight control registry. *Am J Prev Med.* 2014;46:17—23.

46. Butryn ML, Phelan S, Hill JO, Wing RR. Consistent self-monitoring of weight: a key component of successful weight loss maintenance. *Obesity.* 2007;15:3091—3096.

47. Phelan S, Wyatt HR, Hill JO, Wing RR. Are the eating and exercise habits of successful weight losers changing? *Obesity.* 2006;14:710—716.

48. Cefalu WT, Bray GA, Home PD, et al. Advances in the science, treatment, and prevention of the disease of obesity: reflections from a diabetes care editors' expert forum. *Diabetes Care.* 2015;38:1567—1582.

49. Hall KD, Sacks G, Chandramohan D, et al. Quantification of the effect of energy imbalance on bodyweight. *Lancet.* 2011;378:826—837.

50. Dansinger ML, Gleason JA, Griffith JL, Selker HP, Schaefer EJ. Comparison of the Atkins, Ornish, Weight Watchers, and Zone diets for weight loss and heart disease risk reduction: a randomized trial. *J Am Med Assoc.* 2005;293:43—53.

51. Astbury NM, Piernas C, Hartmann-Boyce J, Lapworth S, Aveyard P, Jebb SA. A systematic review and meta-analysis of the effectiveness of meal replacements for weight loss. *Obes Rev.* 2019;20:569—587.

52. Dimatteo MR. Social support and patient adherence to medical treatment: a meta-analysis. *Health Psychol.* 2004;23:207—218.

53. Wing RR, Jeffery RW. Benefits of recruiting participants with friends and increasing social support for weight loss and maintenance. *J Consult Clin Psychol.* 1999;67:132—138.

54. Anton S, Leeuwenburgh C. Fasting or caloric restriction for healthy aging. *Exp Gerontol.* 2013;48:1003—1005.

55. Anton SD, Moehl K, Donahoo WT, et al. Flipping the metabolic switch: understanding and applying the health benefits of fasting. *Obesity.* 2018;26:254—268.

56. Dunn C, Haubenreiser M, Johnson M, et al. Mindfulness approaches and weight loss, weight maintenance, and weight regain. *Curr Obes Rep.* 2018;7:37—49.

57. Angelopoulos T, Kokkinos A, Liaskos C, et al. The effect of slow spaced eating on hunger and satiety in overweight and obese patients with type 2 diabetes mellitus. *BMJ Open Diabetes Res Care.* 2014;2. e000013.

58. Martin CK, Anton SD, Walden H, Arnett C, Greenway FL, Williamson DA. Slower eating rate reduces the food intake of men, but not women: implications for behavioral weight control. *Behav Res Ther.* 2007;45:2349—2359.

59. Flechtner-Mors M, Ditschuneit HH, Johnson TD, Suchard MA, Adler G. Metabolic and weight loss effects of long-term dietary inter-

vention in obese patients: four-year results. *Obes Res.* 2000;8:399−402.

60. Burke LE, Wang J, Sevick MA. Self-monitoring in weight loss: a systematic review of the literature. *J Am Diet Assoc.* 2011;111:92−102.

61. Burke LE, Conroy MB, Sereika SM, et al. The effect of electronic self-monitoring on weight loss and dietary intake: a randomized behavioral weight loss trial. *Obesity.* 2011;19:338−344.

62. Carter MC, Burley VJ, Nykjaer C, Cade JE. Adherence to a smartphone application for weight loss compared to website and paper diary: pilot randomized controlled trial. *J Med Internet Res.* 2013; 15:e32.

63. Anton SD, LeBlanc E, Allen HR, et al. Use of a computerized tracking system to monitor and provide feedback on dietary goals for calorie-restricted diets: the POUNDS LOST study. *J Diabetes Sci Technol.* 2012;6:1216−1225.

64. Turner-McGrievy GM, Beets MW, Moore JB, Kaczynski AT, Barr-Anderson DJ, Tate DF. Comparison of traditional versus mobile app self-monitoring of physical activity and dietary intake among overweight adults participating in an mHealth weight loss program. *J Am Med Inf Assoc.* 2013;20:513−518.

65. Rivera J, McPherson A, Hamilton J, et al. Mobile apps for weight management: a scoping review. *JMIR Mhealth Uhealth.* 2016;4:e87.

66. Martin CK, Gilmore LA, Apolzan JW, Myers CA, Thomas DM, Redman LM. Smartloss: a personalized mobile health intervention for weight management and health promotion. *JMIR Mhealth Uhealth.* 2016;4:e18.

67. Cheatham SW, Stull KR, Fantigrassi M, Motel I. The efficacy of wearable activity tracking technology as part of a weight loss program: a systematic review. *J Sports Med Phys Fit.* 2018;58:534−548.

68. Hutchesson MJ, Rollo ME, Krukowski R, et al. eHealth interventions for the prevention and treatment of overweight and obesity in adults: a systematic review with meta-analysis. *Obes Rev.* 2015;16:376−392.

69. Hughes JW, Goldstein CM, Logan C, et al. Controlled testing of novel portion control plate produces smaller self-selected portion sizes compared to regular dinner plate. *BMC Obes.* 2017;4:30.

70. Pedersen SD, Kang J, Kline GA. Portion control plate for weight loss in obese patients with type 2 diabetes mellitus: a controlled clinical trial. *Arch Intern Med.* 2007;167:1277−1283.

71. Ryan DH, Parkin CG, Longley W, Dixon J, Apovian C, Bode B. Efficacy and safety of an oral device to reduce food intake and promote weight loss. *Obes Sci Pract.* 2018;4:52−61.

72. von SP, Sander FM, Lanzendorf L, et al. Persistent weight loss with a non-invasive novel medical device to change eating behaviour in obese individuals with high-risk cardiovascular risk profile. *PLoS One.* 2017;12. e0174528.

73. Ravussin E. Metabolic differences and the development of obesity. *Metabolism.* 1995;44:12−14.

74. Levin BE. The drive to regain is mainly in the brain. *Am J Physiol Regul Integr Comp Physiol.* 2004;287:R1297−R1300.

75. MacLean PS, Higgins JA, Jackman MR, et al. Peripheral metabolic responses to prolonged weight reduction that promote rapid, efficient regain in obesity-prone rats. *Am J Physiol Regul Integr Comp Physiol.* 2006;290:R1577−R1588.

76. McEvedy SM, Sullivan-Mort G, McLean SA, Pascoe MC, Paxton SJ. Ineffectiveness of commercial weight-loss programs for achieving modest but meaningful weight loss: systematic review and meta-analysis. *J Health Psychol.* 2017;22:1614−1627.

77. Elfhag K, Rossner S. Who succeeds in maintaining weight loss? A conceptual review of factors associated with weight loss maintenance and weight regain. *Obes Rev.* 2005;6:67−85.

78. Jeffery RW, French SA, Schmid TL. Attributions for dietary failures: problems reported by participants in the Hypertension Prevention Trial. *Health Psychol.* 1990;9:315−329.

79. Catenacci VA, Odgen L, Phelan S, et al. Dietary habits and weight maintenance success in high versus low exercisers in the National Weight Control Registry. *J Phys Activ Health.* 2014;11:1540−1548.

80. Wyatt HR, Grunwald GK, Mosca CL, Klem ML, Wing RR, Hill JO. Long-term weight loss and breakfast in subjects in the National Weight Control Registry. *Obes Res.* 2002;10:78−82.

81. Catenacci VA, Ogden LG, Stuht J, et al. Physical activity patterns in the National Weight Control Registry. *Obesity.* 2008;16:153−161.

82. Jakicic JM, Clark K, Coleman E, et al. American College of Sports Medicine position stand. Appropriate intervention strategies for weight loss and prevention of weight regain for adults. *Med Sci Sports Exerc.* 2001;33:2145−2156.

83. Donnelly JE, Blair SN, Jakicic JM, Manore MM, Rankin JW, Smith BK. American College of Sports Medicine Position Stand. Appropriate physical activity intervention strategies for weight loss and prevention of weight regain for adults. *Med Sci Sports Exerc.* 2009;41:459−471.

84. Schoeller DA, Shay K, Kushner RF. How much physical activity is needed to minimize weight gain in previously obese women? *Am J Clin Nutr.* 1997;66:551−556.

85. Burt DG, Lamb K, Nicholas C, Twist C. Effects of exercise-induced muscle damage on resting metabolic rate, sub-maximal running and post-exercise oxygen consumption. *Eur J Sport Sci.* 2014;14:337−344.

86. Moghetti P, Bacchi E, Brangani C, Dona S, Negri C. Metabolic effects of exercise. *Front Horm Res.* 2016;47:44−57.

87. Petridou A, Siopi A, Mougios V. Exercise in the management of obesity. *Metabolism.* 2019;92:163−169.

88. Hunter GR, Byrne NM, Sirikul B, et al. Resistance training conserves fat-free mass and resting energy expenditure following weight loss. *Obesity.* 2008;16:1045−1051.

89. Borg P, Kukkonen-Harjula K, Fogelholm M, Pasanen M. Effects of walking or resistance training on weight loss maintenance in obese, middle-aged men: a randomized trial. *Int J Obes Relat Metab Disord.* 2002;26:676−683.

90. Flegal KM, Carroll MD, Ogden CL, Curtin LR. Prevalence and trends in obesity among US adults, 1999−2008. *J Am Med Assoc.* 2010;303:235−241.

91. Ford ES, Giles WH, Dietz WH. Prevalence of the metabolic syndrome among US adults: findings from the third National Health and Nutrition Examination Survey. *J Am Med Assoc.* 2002;287:356−359.

92. Sundquist J, Winkleby MA, Pudaric S. Cardiovascular disease risk factors among older black, Mexican-American, and white women and men: an analysis of NHANES III, 1988−1994. Third National Health and Nutrition Examination Survey. *J Am Geriatr Soc.* 2001;49:109−116.

93. Calvani R, Joseph AM, Adhihetty PJ, et al. Mitochondrial pathways in sarcopenia of aging and disuse muscle atrophy. *Biol Chem.* 2013;394:393−414.

94. Lee JJ, Pedley A, Hoffmann U, Massaro JM, Fox CS. Association of Changes in Abdominal Fat Quantity and Quality With Incident Cardiovascular Disease Risk Factors. *J Am Coll Cardiol.* 2016;68:1509−1521.

95. Lovejoy JC, Champagne CM, de JL, Xie H, Smith SR. Increased visceral fat and decreased energy expenditure during the menopausal transition. *Int J Obes.* 2008;32:949−958.

96. Wajchenberg BL. Subcutaneous and visceral adipose tissue: their relation to the metabolic syndrome. *Endocr Rev.* 2000;21:697−738.

97. Chen H, Guo X. Obesity and functional disability in elderly Americans. *J Am Geriatr Soc.* 2008;56:689−694.

98. Reddy KS, Chandala SR. A comparative study of lipid profile and oestradiol in pre- and post-menopausal women. *J Clin Diagn Res.* 2013;7:1596−1598.

99. Caspersen CJ, Thomas GD, Boseman LA, Beckles GL, Albright AL. Aging, diabetes, and the public health system in the United States. *Am J Publ Health.* 2012;102:1482−1497.

100. Boyle JP, Thompson TJ, Gregg EW, Barker LE, Williamson DF. Projection of the year 2050 burden of diabetes in the US adult population: dynamic modeling of incidence, mortality, and prediabetes prevalence. *Popul Health Metrics.* 2010;8:29.

101. de R N, Volpato S. Physical function and disability in older adults with diabetes. *Clin Geriatr Med.* 2015;31:51−65. viii.

102. Gregg EW, Beckles GL, Williamson DF, et al. Diabetes and physical disability among older U.S. adults. *Diabetes Care.* 2000;23:1272−1277.

103. Park SW, Goodpaster BH, Strotmeyer ES, et al. Decreased muscle strength and quality in older adults with type 2 diabetes: the health, aging, and body composition study. *Diabetes.* 2006;55:1813−1818.

104. Volpato S, Blaum C, Resnick H, Ferrucci L, Fried LP, Guralnik JM. Comorbidities and impairments explaining the association between diabetes and lower extremity disability: the Women's Health and Aging Study. *Diabetes Care.* 2002;25:678−683.

105. Goisser S, Kemmler W, Porzel S, et al. Sarcopenic obesity and

complex interventions with nutrition and exercise in community-dwelling older persons–a narrative review. *Clin Interv Aging.* 2015;10:1267–1282.

106. Mankowski RT, Aubertin-Leheudre M, Beavers DP, et al. Sedentary time is associated with the metabolic syndrome in older adults with mobility limitations–The LIFE Study. *Exp Gerontol.* 2015;70:32–36.

107. Mankowski RT, Anton SD, Axtell R, et al. Device-measured physical activity as a predictor of disability in mobility-limited older adults. *J Am Geriatr Soc.* 2017;65:2251–2256.

108. Mokdad AH, Ballestros K, Echko M, et al. The state of US health, 1990–2016: burden of diseases, injuries, and risk factors among US states. *J Am Med Assoc.* 2018;319:1444–1472.

109. Torres SJ, Nowson CA. Relationship between stress, eating behavior, and obesity. *Nutr.* 2007;23:887–894.

110. Stults-Kolehmainen MA, Sinha R. The effects of stress on physical activity and exercise. *Sports Med.* 2014;44:81–121.

111. Sominsky L, Spencer SJ. Eating behavior and stress: a pathway to obesity. *Front Psychol.* 2014;5:434.

112. Yau YH, Potenza MN. Stress and eating behaviors. *Minerva Endocrinol.* 2013;38:255–267.

113. Richardson AS, Arsenault JE, Cates SC, Muth MK. Perceived stress, unhealthy eating behaviors, and severe obesity in low-income women. *Nutr J.* 2015;14:122.

114. Chao AM, Jastreboff AM, White MA, Grilo CM, Sinha R. Stress, cortisol, and other appetite-related hormones: prospective prediction of 6-month changes in food cravings and weight. *Obesity.* 2017;25:713–720.

115. Christaki E, Kokkinos A, Costarelli V, Alexopoulos EC, Chrousos GP, Darviri C. Stress management can facilitate weight loss in Greek overweight and obese women: a pilot study. *J Hum Nutr Diet.* 2013;26(Suppl 1):132–139.

116. Xenaki N, Bacopoulou F, Kokkinos A, Nicolaides NC, Chrousos GP, Darviri C. Impact of a stress management program on weight loss, mental health and lifestyle in adults with obesity: a randomized controlled trial. *J Mol Biochem.* 2018;7:78–84.

117. Ogilvie RP, Patel SR. The epidemiology of sleep and obesity. *Sleep Health.* 2017;3:383–388.

118. Patel SR, Hu FB. Short sleep duration and weight gain: a systematic review. *Obesity.* 2008;16:643–653.

119. Yannakoulia M, Anastasiou CA, Karfopoulou E, Pehlivanidis A, Panagiotakos DB, Vgontzas A. Sleep quality is associated with weight loss maintenance status: the MedWeight study. *Sleep Med.* 2017;34:242–245.

120. Taheri S. The link between short sleep duration and obesity: we should recommend more sleep to prevent obesity. *Arch Dis Child.* 2006;91:881–884.

121. Srivastava G, Apovian CM. Current pharmacotherapy for obesity. *Nat Rev Endocrinol.* 2018;14:12–24.

122. Van GL, Dirinck E. Pharmacological approaches in the treatment and maintenance of weight loss. *Diabetes Care.* 2016;39(Suppl 2): S260–S267.

123. Yanovski SZ, Yanovski JA. Long-term drug treatment for obesity: a systematic and clinical review. *J Am Med Assoc.* 2014;311:74–86.

124. Freedman MR, King J, Kennedy E. Popular diets: a scientific review. *Obes Res.* 2001;9(Suppl 1):1S–40S.

125. Jequier E, Bray GA. Low-fat diets are preferred. *Am J Med.* 2002; 113(Suppl 9B):41S–46S.

126. Willett WC, Leibel RL. Dietary fat is not a major determinant of body fat. *Am J Med.* 2002;113(Suppl 9B):47S–59S.

127. Brehm BJ, Seeley RJ, Daniels SR, D'Alessio DA. A randomized trial comparing a very low carbohydrate diet and a calorie-restricted low fat diet on body weight and cardiovascular risk factors in healthy women. *J Clin Endocrinol Metab.* 2003;88:1617–1623.

128. Due A, Toubro S, Skov AR, Astrup A. Effect of normal-fat diets, either medium or high in protein, on body weight in overweight subjects: a randomised 1-year trial. *Int J Obes Relat Metab Disord.* 2004;28:1283–1290.

129. Foster GD, Wyatt HR, Hill JO, et al. A randomized trial of a low-carbohydrate diet for obesity. *N Engl J Med.* 2003;348:2082–2090.

130. Gardner CD, Kiazand A, Alhassan S, et al. Comparison of the Atkins, Zone, Ornish, and LEARN diets for change in weight and related risk factors among overweight premenopausal women: the A TO Z Weight Loss Study: a randomized trial.

J Am Med Assoc. 2007;297:969–977.

131. Skov AR, Toubro S, Ronn B, Holm L, Astrup A. Randomized trial on protein vs carbohydrate in ad libitum fat reduced diet for the treatment of obesity. *Int J Obes Relat Metab Disord.* 1999;23:528–536.

132. Yancy Jr WS, Olsen MK, Guyton JR, Bakst RP, Westman EC. A low-carbohydrate, ketogenic diet versus a low-fat diet to treat obesity and hyperlipidemia: a randomized, controlled trial. *Ann Intern Med.* 2004;140:769–777.

133. Barnard ND, Cohen J, Jenkins DJ, et al. A low-fat vegan diet improves glycemic control and cardiovascular risk factors in a randomized clinical trial in individuals with type 2 diabetes. *Diabetes Care.* 2006;29:1777–1783.

134. Ornish D, Scherwitz LW, Billings JH, et al. Intensive lifestyle changes for reversal of coronary heart disease. *J Am Med Assoc.* 1998;280:2001–2007.

135. Toubro S, Astrup A. Randomised comparison of diets for maintaining obese subjects' weight after major weight loss: ad lib, low fat, high carbohydrate diet v fixed energy intake. *BMJ.* 1997;314:29–34.

136. McManus K, Antinoro L, Sacks F. A randomized controlled trial of a moderate-fat, low-energy diet compared with a low fat, low-energy diet for weight loss in overweight adults. *Int J Obes Relat Metab Disord.* 2001;25:1503–1511.

137. Shai I, Schwarzfuchs D, Henkin Y, et al. Weight loss with a low-carbohydrate, Mediterranean, or low-fat diet. *N Engl J Med.* 2008;359:229–241.

138. Sacks FM, Bray GA, Carey VJ, et al. Comparison of weight-loss diets with different compositions of fat, protein, and carbohydrates. *N Engl J Med.* 2009;360:859–873.

139. Williamson DA, Anton SD, Han H, et al. Adherence is a multi-dimensional construct in the POUNDS LOST trial. *J Behav Med.* 2010;33:35–46.

140. Johnston BC, Kanters S, Bandayrel K, et al. Comparison of weight loss among named diet programs in overweight and obese adults: a meta-analysis. *J Am Med Assoc.* 2014;312:923–933.

141. Anton SD, Hida A, Heekin K, et al. Effects of popular diets without specific calorie targets on weight loss outcomes: systematic review of findings from clinical trials. *Nutrients.* 2017;9.

142. Hall KD, Guo J. Obesity energetics: body weight regulation and the effects of diet composition. *Gastroenterology.* 2017;152:1718–1727.

143. Baumgartner RN. Body composition in healthy aging. *Ann N Y Acad Sci.* 2000;904:437–448.

144. Jurca R, Lamonte MJ, Church TS, et al. Associations of muscle strength and fitness with metabolic syndrome in men. *Med Sci Sports Exerc.* 2004;36:1301–1307.

145. Stephen WC, Janssen I. Sarcopenic-obesity and cardiovascular disease risk in the elderly. *J Nutr Health Aging.* 2009;13:460–466.

146. Bouchard DR, Heroux M, Janssen I. Association between muscle mass, leg strength, and fat mass with physical function in older adults: influence of age and sex. *J Aging Health.* 2011;23: 313–328.

147. Sayer AA, Dennison EM, Syddall HE, Gilbody HJ, Phillips DI, Cooper C. Type 2 diabetes, muscle strength, and impaired physical function: the tip of the iceberg? *Diabetes Care.* 2005;28: 2541–2542.

148. Blondin DP, Labbe SM, Phoenix S, et al. Contributions of white and brown adipose tissues and skeletal muscles to acute cold-induced metabolic responses in healthy men. *J Physiol.* 2015;593: 701–714.

149. Delmonico MJ, Harris TB, Visser M, et al. Longitudinal study of muscle strength, quality, and adipose tissue infiltration. *Am J Clin Nutr.* 2009;90:1579–1585.

150. Tuttle LJ, Sinacore DR, Mueller MJ. Intermuscular adipose tissue is muscle specific and associated with poor functional performance. *J Aging Res.* 2012;2012, 172957.

151. Barbat-Artigas S, Pion CH, Leduc-Gaudet JP, Rolland Y, Aubertin-Leheudre M. Exploring the role of muscle mass, obesity, and age in the relationship between muscle quality and physical function. *J Am Med Dir Assoc.* 2014;15:303–320.

152. Koster A, Ding J, Stenholm S, et al. Does the amount of fat mass predict age-related loss of lean mass, muscle strength, and muscle quality in older adults? *J Gerontol A Biol Sci Med Sci.* 2011;66: 888–895.

153. Barbat-Artigas S, Dupontgand S, Pion CH, Feiter-Murphy Y,

Aubertin-Leheudre M. Identifying recreational physical activities associated with muscle quality in men and women aged 50 years and over. *J Cachexia Sarcopenia Muscle*. 2014;5:221−228.

154. Vieira DC, Tibana RA, Tajra V, et al. Decreased functional capacity and muscle strength in elderly women with metabolic syndrome. *Clin Interv Aging*. 2013;8:1377−1386.

155. Newgard CB, Pessin JE. Recent progress in metabolic signaling pathways regulating aging and life span. *J Gerontol A Biol Sci Med Sci*. 2014;69(Suppl 1):S21−S27.

156. Engin AB. What is lipotoxicity? *Adv Exp Med Biol*. 2017;960: 197−220.

157. Slawik M, Vidal-Puig AJ. Lipotoxicity, overnutrition and energy metabolism in aging. *Ageing Res Rev*. 2006;5:144−164.

158. Finkel T. The metabolic regulation of aging. *Nat Med*. 2015;21: 1416−1423.

159. Harridge SDR, Young A. *Skeletal Muscle 3. Principles and Practices of Geriatric Medicine*. London: Wiley; 1998:898−905.

160. Baumgartner RN, Stauber PM, McHugh D, Koehler KM, Garry PJ. Cross-sectional age differences in body composition in persons 60+ years of age. *J Gerontol A Biol Sci Med Sci*. 1995;50: M307−M316.

161. Forbes GB. Longitudinal changes in adult fat-free mass: influence of body weight. *Am J Clin Nutr*. 1999;70:1025−1031.

162. Blaum CS, Xue QL, Michelon E, Semba RD, Fried LP. The association between obesity and the frailty syndrome in older women: the Women's Health and Aging Studies. *J Am Geriatr Soc*. 2005;53: 927−934.

163. Cesari M, Kritchevsky SB, Baumgartner RN, et al. Sarcopenia, obesity, and inflammation–results from the trial of Angiotensin converting enzyme inhibition and novel cardiovascular risk factors study. *Am J Clin Nutr*. 2005;82:428−434.

164. Anton SD, Hida A, Mankowski R, et al. Nutrition and exercise in sarcopenia. *Curr Protein Pept Sci*. 2018;19:649−667.

165. Waters DL, Ward AL, Villareal DT. Weight loss in obese adults 65 years and older: a review of the controversy. *Exp Gerontol*. 2013;48: 1054−1061.

166. Houston DK, Nicklas BJ, Zizza CA. Weighty concerns: the growing prevalence of obesity among older adults. *J Am Diet Assoc*. 2009;109:1886−1895.

167. Miller SL, Wolfe RR. The danger of weight loss in the elderly. *J Nutr Health Aging*. 2008;12:487−491.

168. Stiegler P, Cunliffe A. The role of diet and exercise for the maintenance of fat-free mass and resting metabolic rate during weight loss. *Sports Med*. 2006;36:239−262.

169. Frimel TN, Sinacore DR, Villareal DT. Exercise attenuates the weight-loss-induced reduction in muscle mass in frail obese older adults. *Med Sci Sports Exerc*. 2008;40:1213−1219.

170. Villareal DT, Banks M, Sinacore DR, Siener C, Klein S. Effect of weight loss and exercise on frailty in obese older adults. *Arch Intern Med*. 2006;166:860−866.

171. Shea MK, Houston DK, Nicklas BJ, et al. The effect of randomization to weight loss on total mortality in older overweight and obese adults: the ADAPT Study. *J Gerontol A Biol Sci Med Sci*. 2010;65:519−525.

172. Dengo AL, Dennis EA, Orr JS, et al. Arterial destiffening with weight loss in overweight and obese middle-aged and older adults. *Hypertension*. 2010;55:855−861.

173. Chomentowski P, Dube JJ, Amati F, et al. Moderate exercise attenuates the loss of skeletal muscle mass that occurs with intentional caloric restriction-induced weight loss in older, overweight to obese adults. *J Gerontol A Biol Sci Med Sci*. 2009; 64:575−580.

174. Vincent HK, Vincent KR, Lamb KM. Obesity and mobility disability in the older adult. *Obes Rev*. 2010;11:568−579.

175. Landi F, Onder G, Carpenter I, Cesari M, Soldato M, Bernabei R. Physical activity prevented functional decline among frail community-living elderly subjects in an international observational study. *J Clin Epidemiol*. 2007;60:518−524.

176. Hardy SE, Perera S, Roumani YF, Chandler JM, Studenski SA. Improvement in usual gait speed predicts better survival in older adults. *J Am Geriatr Soc*. 2007;55:1727−1734.

177. Purser JL, Weinberger M, Cohen HJ, et al. Walking speed predicts health status and hospital costs for frail elderly male veterans. *J Rehabil Res Dev*. 2005;42:535−546.

178. Morey MC, Snyder DC, Sloane R, et al. Effects of home-based diet and exercise on functional outcomes among older, overweight long-term cancer survivors: RENEW: a randomized controlled trial. *J Am Med Assoc*. 2009;301:1883−1891.

179. Shah K, Stufflebam A, Hilton TN, Sinacore DR, Klein S, Villareal DT. Diet and exercise interventions reduce intrahepatic fat content and improve insulin sensitivity in obese older adults. *Obesity*. 2009;17:2162−2168.

180. Avila JJ, Gutierres JA, Sheehy ME, Lofgren IE, Delmonico MJ. Effect of moderate intensity resistance training during weight loss on body composition and physical performance in overweight older adults. *Eur J Appl Physiol*. 2010;109:517−525.

181. Manini TM, Buford TW, Lott DJ, et al. Effect of dietary restriction and exercise on lower extremity tissue compartments in obese, older women: a pilot study. *J Gerontol A Biol Sci Med Sci*. 2014; 69:101−108.

182. Gorissen SH, Horstman AM, Franssen R, et al. Ingestion of wheat protein increases in vivo muscle protein synthesis rates in healthy older men in a randomized trial. *J Nutr*. 2016;146:1651−1659.

183. Paddon-Jones D, Leidy H. Dietary protein and muscle in older persons. *Curr Opin Clin Nutr Metab Care*. 2014;17:5−11.

184. Verreijen AM, Engberink MF, Memelink RG, van der Plas SE, Visser M, Weijs PJ. Effect of a high protein diet and/or resistance exercise on the preservation of fat free mass during weight loss in overweight and obese older adults: a randomized controlled trial. *Nutr J*. 2017;16:10.

185. Hollands GJ, Shemilt I, Marteau TM, et al. Portion, package or tableware size for changing selection and consumption of food, alcohol and tobacco. *Cochrane Database Syst Rev*. 2015. CD011045.

186. Trepanowski JF, Kroeger CM, Barnosky A, et al. Effect of alternate-day fasting on weight loss, weight maintenance, and cardioprotection among metabolically healthy obese adults: a randomized clinical trial. *JAMA Intern Med*. 2017;177:930−938.

187. Middleton KR, Anton SD, Perri MG. Long-term adherence to health behavior change. *Am J Lifestyle Med*. 2013;7:395−404.

188. Golzarand M, Toolabi K, Farid R. The bariatric surgery and weight losing: a meta-analysis in the long- and very long-term effects of laparoscopic adjustable gastric banding, laparoscopic Roux-en-Y gastric bypass and laparoscopic sleeve gastrectomy on weight loss in adults. *Surg Endosc*. 2017;31:4331−4345.

189. Pi-Sunyer X. The look AHEAD trial: a review and discussion of its outcomes. *Curr Nutr Rep*. 2014;3:387−391.

190. Coughlin JW, Brantley PJ, Champagne CM, et al. The impact of continued intervention on weight: five-year results from the weight loss maintenance trial. *Obesity*. 2016;24:1046−1053.

191. Middleton KM, Patidar SM, Perri MG. The impact of extended care on the long-term maintenance of weight loss: a systematic review and meta-analysis. *Obes Rev*. 2012;13:509−517.

192. Perri MG, Limacher MC, Durning PE, et al. Extended-care programs for weight management in rural communities: the treatment of obesity in underserved rural settings (TOURS) randomized trial. *Arch Intern Med*. 2008;168:2347−2354.

193. Witkiewitz K, Marlatt GA. Emphasis on interpersonal factors in a dynamic model of relapse. *Am Psychol*. 2005;60:341−342.

194. Perri MG, Nezu AM, McKelvey WF, Shermer RL, Renjilian DA, Viegener BJ. Relapse prevention training and problem-solving therapy in the long-term management of obesity. *J Consult Clin Psychol*. 2001;69:722−726.

195. Baum JG, Clark HB, Sandler J. Preventing relapse in obesity through posttreatment maintenance systems: comparing the relative efficacy of two levels of therapist support. *J Behav Med*. 1991; 14:287−302.

196. Jakicic JM, Winters C, Lang W, Wing RR. Effects of intermittent exercise and use of home exercise equipment on adherence, weight loss, and fitness in overweight women: a randomized trial. *J Am Med Assoc*. 1999;282:1554−1560.

197. Perri MG, Martin AD, Leermakers EA, Sears SF, Notelovitz M. Effects of group- versus home-based exercise in the treatment of obesity. *J Consult Clin Psychol*. 1997;65:278−285.

198. Perri MG, Sears Jr SF, Clark JE. Strategies for improving maintenance of weight loss. Toward a continuous care model of obesity management. *Diabetes Care*. 1993;16:200−209.

199. Perri MG, McAllister DA, Gange JJ, Jordan RC, McAdoo G,

Nezu AM. Effects of four maintenance programs on the long-term management of obesity. *J Consult Clin Psychol*. 1988;56: 529—534.

200. Cook W. The effect of personalised weight feedback on weight loss and health behaviours: evidence from a regression discontinuity design. *Health Econ*. 2019;28:161—172.

201. Sherrington A, Newham JJ, Bell R, Adamson A, McColl E, Araujo-Soares V. Systematic review and meta-analysis of internet-delivered interventions providing personalized feedback for weight loss in overweight and obese adults. *Obes Rev*. 2016;17:541—551.

202. Kelley CP, Sbrocco G, Sbrocco T. Behavioral modification for the management of obesity. *Prim Care*. 2016;43:159—175. x.

203. Foreyt JP, Poston WS. What is the role of cognitive-behavior therapy in patient management? *Obes Res*. 1998;6(Suppl 1):18S—22S.

204. Murawski ME, Milsom VA, Ross KM, et al. Problem solving, treatment adherence, and weight-loss outcome among women participating in lifestyle treatment for obesity. *Eat Behav*. 2009;10: 146—151.

205. Framson C, Kristal AR, Schenk JM, Littman AJ, Zeliadt S, Benitez D. Development and validation of the mindful eating questionnaire. *J Am Diet Assoc*. 2009;109:1439—1444.

206. Hollis JH. The effect of mastication on food intake, satiety and body weight. *Physiol Behav*. 2018;193:242—245.

207. Hurst Y, Fukuda H. Effects of changes in eating speed on obesity in patients with diabetes: a secondary analysis of longitudinal health check-up data. *BMJ Open*. 2018;8. e019589.

208. Shah M, Copeland J, Dart L, Adams-Huet B, James A, Rhea D. Slower eating speed lowers energy intake in normal-weight but not overweight/obese subjects. *J Acad Nutr Diet*. 2014;114: 393—402.

第 10 章

口味、成本、便利性和食物选择

Adam Drewnowski[1], PhD

Pablo Monsivais[2], PhD, MPH

[1]Center for Public Health Nutrition, University of Washington, Seattle, WA, United States

[2]Department of Nutrition and Exercise Physiology, Elson S. Floyd College of Medicine,

Washington State University, Spokane, WA, United States

【摘要】 食物选择是一项复杂的决定,不仅很大程度上受口味、成本和便利性的影响,还更加受到消费者对健康、安全及环境问题的关注。味觉是对食物的口味、香味、口感和喜爱程度的反应。食物的花销包含其本身的价格和可替代食物模式的相对可负担性。便利性指食物在获得来源、采购花销和准备时间上简单快捷。食物的健康程度由其营养素密度衡量。食物生产的环境成本越来越被认为是一种未来食物选择的潜在驱动因素和未来饮食的预测因素。虽然味道是食物选择的一个重要因素,但并不唯一。目前,公共卫生营养的重点是可持续食物体系和全球食物供应的充足性、质量以及可负担性。通常,味道好的无营养纯能量食物价格低廉,而营养丰富的食物则价格昂贵。改善大众膳食营养素密度的公共卫生项目,应该考虑食物选择和食物消费模式的主要驱动因素,即口味、成本和便利性。

【关键词】 负担能力;便利性;成本;食物选择决定因素;食物模式;食物体系;健康;营养素密度;营养素度量法;口味;多样性

第1节 概 述

消费者选择食物的主要决定因素是口味、成本和便利性。每个领域都有自己的跨学科研究工具、指标和度量。食物的感官反应和其奖赏价值涵盖了味觉、嗅觉、心理学和大脑反馈过程的神经生物学。消费者经济学涵盖了食物价格、饮食质量和饮食成本之间的关系。负担能力根据食品成本与家庭收入的关系来确定。便利性被定义为消费者与食品环境之间互动的便利程度。虽然食品环境的物理因素(如食物沙漠)曾经被列为研究重点,但食品环境的经济和政策因素研究更重要。能量摄入、饮食质量和全民健康之间的关系一直是众多营养流行病学研究的主题。食物模式及其多样性的研究借鉴了民族志、社会学和人类学。最后,衡量可替代食物模式的环境影响因素需要地理、农业建模和气候变化研究的额外投入。近年来,营养学向跨学科领域发展。事实上,现代营养学正在向现有的食物体系、营养和健康的跨学科领域转化。

第2节 引 言

公共卫生营养的当前目标是促进可持续食物体系中健康饮食的消费。建议消费者寻找健康、负担得起、有吸引力和环保的食品[1-3]。联合国粮食及农业组织认定[2],可持续饮食的四个主要领域是健康、经济、社会和环境。当今报告将可持续食物系统定义为:能够节省自然和人力资源,生产出营养丰富、价格合理、社会和文化可接受的食品[4]。但是,食物的口味、成本和便利性仍然是其被选择的主导因素,因此也会对食物体系的可持续性有影响。

很少有食物(和饮食)能同时满足营养丰富、可负担、易于接受和对环境友好的特点。矛盾无处不在。一般而言,以精制谷物、糖和脂肪为基础的高能量加工类食品非常美味[5],但过度食用这些营养价值极低的食物是全球肥胖流行的根源[6-8]。然而,这些加工类食品往往价格低廉[9-11],且易于获得[12,13],其生产过程中往往较低程度地产生造成气候变化的温室气体[14]。相反,许多营养丰富的食物对气候的影响更大[14]，包括优质蛋白质——成长和发育过程中必需的营养素，它们每千卡能量的成本更高[15,16]，适口性[17]和回报价值[18]更低。

这就是矛盾所在：味道好、价格低廉和方便获得的食物总是不利于健康的。相反，更加健康、富有营养的食物可能不会带来相同的回报价值，可能会更贵且在购买力有限的社区并不是总能买到。口味、成本和便利性与食物模式的质量和可能的健康结果密切相关。

公共卫生营养干预的建议一致强调居民饮食质量需要改善。然而，许多减少糖摄入量、促进新鲜农产品消费、限制快餐获取、对零食或超加工食品征税的干预措施，往往忽视了口味、成本和便利性在影响食物选择方面的重要性。相比之下，消费者往往认为这三个因素比营养更重要，是影响他们选择食物的最重要因素[19]。

一、背景

味觉指的是对口味、香味和口感[1]的生理感觉，以及对食物产生愉悦感的反馈[5,20]。尽管过去的研究中发现，甜味反应（或缺乏甜味反应）与肥胖风险相关，但事实上，味觉反应是极易变化的，未必与体重密切相关。此外，甜味反应只是驱动食物选择的几个因素之一，还有众多其他变量，如经济、社会和文化。寻找食物的行为和能量摄入完全由个人口味所主导，这种潜在的假设永远都站不住脚：还需要考虑其他因素。

一个人的味觉反应、食物选择[5,20]和与饮食相关的非传染性慢性疾病（non-communicable disease，NCD）的风险之间存在多个环节。首先，很少有研究在同一人群中调查味觉反应、食物偏好和营养摄入。因为味觉功能和健康之间没有直接联系，在缺乏纵向数据的情况下，其因果联系无法推断。其次，人们的饮食习惯受年龄、性别、能量需求以及群体和社会经济因素影响，因此很难将味觉相关的变化与特定的健康结果联系起来。

二、关键问题

影响味觉反应和食物偏好的因素涉及多个层面。生理学和药理学研究人员的传统观点是，饮食中的糖和脂肪会释放出快感，导致食物摄入量的急剧变化，在各个方面都可与滥用药物相媲美[18]。经济决定论则认为，糖和脂肪主要通过其广泛的

可获得性和极低的成本影响食物的摄入量。毫无疑问，全球肥胖的流行很大程度上取决于味美、方便和低成本的高能量食物[5,9,21,22]。本综述的目的是研究食物选择的生理、经济和社会决定因素与潜在健康结果的关系。

第3节　口味，适口性和饱腹感

一、测量人类味觉

甜、酸、咸、苦和鲜是五种主要的味道。典型的调味剂有蔗糖（甜）、盐酸（酸）、氯化钠（咸）、咖啡因或奎宁（苦）和味精（鲜）。当这些物质溶解在水中，会刺激味觉反应，这可以通过味觉敏锐度、味觉知觉或味觉偏好来测量。

味觉敏锐度是通过检测和识别阈值为最低的可检测得到的量进行测量的。味觉感知是基于对浓度较高（即阈上）的味觉刺激的感知强度的大小变化[23,24]。味觉和食物选择的研究也检验了超阈值溶液的强度。其中用于强度标度的方法有九点类别量表、视觉模拟量表、标注幅度估计标度、量值估计和其他等比量表[25,26]。强度评级通常使用对数量尺，因为味觉和其他感官系统一样，对刺激浓度的敏感度可以跨越几个数量级。早期关于苦味遗传特性的研究涉及基于硫脲类化合物苯硫脲和6-正丙基硫氧嘧啶（propylthiouracil，PROP）的刺激，这些物质对一些人来说极其苦涩，但对另一些人来说却不是[27,28]。

大多数关于味觉对食物选择影响的行为研究都是关于甜、酸、咸、苦和鲜味的检测和感知。然而，当涉及食物选择时，味觉敏锐度和味觉尺度都不能预测个人对食物味道的喜好。一般来说，人类喜欢甜，不喜欢酸、咸和苦的味道；然而，已经观察到大量的个体差异[29,30]。对甜、酸、咸、苦的溶液（或食物）的感官偏好通常采用九点快感标度偏好量表，从极度不喜欢到极度喜欢，中性点为5（既不喜欢也不讨厌）。然而，其对某一特定口味的喜好偏好具有有限的预测价值。对水中含糖溶液的偏好与对加糖饮料的偏好有关，但不一定与对其他甜食的偏好有关[31,32]。

二、甜，苦，酸，咸和鲜味

味觉反应对生存至关重要。甜味是食物能量

的信号，至少对于成熟的水果等天然甜食来说，它还代表营养成分的存在。孩子们把美味等同于甜味，有选择地食用最甜、能量密度最高的食物[33]。对孩子来说，甜味是食物或饮料最显著的特征之一。事实上，年幼的孩子们会根据食物是熟悉的还是甜的来分类[33]。甜食和饮料被所有文化层次和所有年龄段的人群普遍喜欢[5,20]。相比之下，苦味意味着饮食上的危险[34]，这就是为什么儿童和孕妇经常拒绝品尝苦味的蔬菜和水果。由谷氨酸盐引起美味的鲜味可能是食物中蛋白质含量的信号。潜在的味觉感受器机制被广泛地分为离子通道（咸和酸）和蛋白质耦合通道（甜、苦和鲜味）。

对甜味的愉悦反应取决于年龄。虽然 3 岁至 5 岁的儿童通常会随着甜味的增加而表现出享乐评级等比率的上升，但对强烈甜味的偏好会在青春期下降，与发育的成熟和成长停止相一致[35,36]。对大多数成年人来说，水里 7%～10% 的含糖量是理想的甜度水平或临界点，与大多数含糖饮料中的含糖量完全一致[37,38]。

肥胖人群的食物选择是由对甜食异常感官或享乐偏好驱动，这一观点一直是最持久的。许多研究试图表明，肥胖者要么无法感知甜味，要么对甜味极其敏感[39-43]。然而，使用蔗糖溶液、加糖软饮料或巧克力奶昔的研究发现，对甜味的偏好与体重之间没有联系[44-46]。

甜味可以由激素和其他信号分子调节。已证明，一种内源性大麻素激活 CB-1 大麻素受体可增加对甜味的生理反应[47]。血清素会降低甜味的敏锐度[48]。为了抵消这种效应，甜味受体的反应性被瘦素（一种由脂肪细胞产生的循环肽激素）降低了[49]。

从出生起，人类就不喜苦味[32-34]，这是普遍存在于危险饮食里潜在的信号。婴儿、幼儿和孕妇对苦味的敏感度最高，他们是最容易受到苦味食物毒素伤害的群体，更加排斥强烈的苦味刺激[34]。最近研究结果显示，新生儿对酸味和苦味溶液的排斥会在出生 1 年后转变为部分接受[50]。尽管如此，年幼的孩子还是不喜欢苦味的巧克力，他们更喜欢白巧克力，因为白巧克力中所有的苦味化合物都被去除。而成年人在以后的生活中学会了忍受苦味，特别是当苦味伴随着脂肪（巧克力）、咖啡因（咖啡）或乙醇（啤酒）存在时[34,51]。

虽然富含十字花科等蔬菜的植物性饮食，可以预防癌症，但活性植物化学物质几乎总是苦的、辛辣的或涩的[51,52]。作为癌症化学预防剂的酚类、单宁、木酚素、黄酮类、异黄酮和硫代葡萄糖苷给许多蔬菜和水果带来明显的苦味[52]。Drewnowski 和 Rock[53] 首先提出，基因味觉标记物可能会影响癌症患者对富含植物营养素的治疗膳食（即苦味的蔬菜和水果）的依从性。根据以前的研究[54,55]，苦味的芸薹属蔬菜，如球芽甘蓝、卷心菜、菠菜和羽衣甘蓝，往往是最不受欢迎的[52]。

利用苯硫脲和 PROP 这两种苦味化合物，对苦味敏感性的遗传基础进行了系统的探索。个体对这些化合物的味觉敏感度是一种遗传性状，具有确定的遗传基础[56]。品尝苯硫脲 /PROP 的能力与对某些苦味化合物的较高敏感性和对某些苦味食物的厌恶有关[57]。当研究已经能够将 PROP 品尝者的状态与对一些苦味食物和一些食物偏好的味觉反应联系起来时，却发现与食物消费模式和饮食质量的相关性不太一致[27]，与对 PROP 敏感度较低的人相比，具有更低[58] 或更高[59] 的食物消费模式的人则具有更高的 PROP 敏感性。关于 PROP 的超味觉者患心脏病的风险较低的论点，因为据称他们不喜欢乳制品脂肪的口感[60]，但这一论点并没有得到对照喂养研究中脂肪消耗研究的支持[61]。在一组女性样本中，与不品尝 PROP 的人相比，在自助餐中，PROP 品尝者摄入的脂肪并没有减少，但总体上确实摄入了更少的能量[61]。然而，另一项对 350 多名女性的饮食模式、生物标志物和 BMI 进行的研究发现，PROP 品尝者的状况、营养和健康结果之间没有联系[62]。PROP 敏感性和饮食习惯之间缺乏一致的联系，这表明在味觉敏锐度测量和食物寻求行为之间存在许多调节和中介因素[27]。此外，对 PROP 高度敏感可能也反映了对其他味觉和口感刺激的高度敏感[63,64]。

酸味刺激和酸味食物本能地令人厌恶[65]。食物的酸味与酸含量有关，变质的食物中酸含量更高。然而，新鲜的水果也可能是酸的。研究已经将儿童对酸味的偏好与新鲜水果的摄入联系起来[66]，表明儿童对酸味偏好增加存在潜在价值。虽然 8 天的反复暴露没有效果[67]，但在酸性溶液中加入糖确实有效[68]。其他研究表明，至少对儿童来说，喜欢非常酸的味道可能是更广泛地接受新奇和强烈刺激的一部分[69]。

人们对高盐食物的口味部分地反映了体内对

钠的需求，钠不断地被排泄到环境中。当通过药物或饮食限制饮食中钠的摄入量时，人们对氯化钠的味觉反应会发生改变，对咸刺激的喜爱程度会上升到在正常、未耗尽的情况下令人厌恶的盐水平[70]。药物或运动引起的消耗也会引起对咸味食物的喜爱[71]，并引起对咸味搭配的条件偏好[72]。因此，对咸味的喜爱似乎是动态的，是对生理需求的反应。

一个人对咸味的敏感和喜欢程度可能对健康有影响。例如，在一些研究中，较高的钠识别阈值与高血压和 2 型糖尿病史有关[73,74]。然而，钠识别阈值并不总是与对咸味的喜好或钠摄入量有关[75]。对咸味喜好的改变可以在不改变检测或识别阈值的情况下发生[75-77]。其他研究未能将喜欢咸味与较高的高血压风险联系起来[77]。

根据观察，人们对咸味的喜好可以通过饮食中的钠含量来改变，2010 年的《膳食指南》建议，以人群为基础的降低钠摄入量[78]的最佳方法是系统地、逐步地减少加工食品中的钠含量[79]。这种方法很大程度上是基于一项研究，该研究表明，将饮食中的钠摄入量限制在每天 1 600mg 会导致人们对无盐食品的偏好增加，对含盐汤的享乐评级也会降低[76]。同一项基于接受利尿剂治疗的参与者的研究表明，参与者在无盐汤中添加的食盐量较低。目前，《膳食指南》呼吁将每人每天的钠摄入量减少到 2 300mg 以下。随着时间的推移逐渐减少膳食中的钠含量，可以让消费者调整口味偏好，以适应习惯食用的食物中较低的钠含量[80,81]。

鲜味和盐的味道在一起，使食物变得美味。100 多年来，包括味精在内的谷氨酸盐一直被用来唤起鲜味，提高某些美味食物的感官质量[82]。对 G 蛋白偶联受体[83]的鉴定确立了鲜味作为一种独特味觉途径的地位。基于实验室的感官研究表明，味精可以增强对食物的味觉感知，提高整体的享乐反应[84-89]。

鲜味可能是食物中营养特征的重要信号。谷氨酸盐与谷氨酸有关，谷氨酸是食物蛋白质中不可或缺的一种氨基酸[90,91]。发酵和老化过程中发生的蛋白质水解可以释放出游离的谷氨酸[92]。例如，在酱油、陈年奶酪，甚至一些新鲜的食物中，如西红柿和贝类，都有大量游离的谷氨酸。对味精更敏感的人可能更喜欢蛋白质或游离谷氨酸含量更高的食物[93]。

味精和其他谷氨酸盐的增味作用可以促进食物消费，但要证明味精与过量的能量摄入相关却较为复杂。在短期实验研究中，补充味精后，饥饿等级和随后的能量摄入没有显著差异[94]。其他研究中，在食物里添加味精会造成选择性增加这些食物的摄入量，但并不会增加食物的总能量消耗[95]。另一些研究中，添加味精会导致下一餐摄入更多的能量[96]，或没有影响[97,98]。虽然有研究发现味精摄入和体重之间存在负相关关系[99-101]，但也有研究指出味精摄入量和体重增加之间存在联系[102-104]。

三、对脂肪的感官反应

脂肪赋予食物特有的味道和口感，并有助于饮食的整体适口性。对脂肪的第一个感官反应是通过鼻子或嘴巴感知脂溶性挥发性香味分子。口腔对脂肪含量的感知被定义为口腔在咀嚼或吞咽时对食物口感的敏感性[105]。这种形式的脂肪感觉类似于躯体感觉，是由对压力或疼痛作出反应的神经末梢所介导的化学感觉[106]。其他机制也有涉及，包括 G 蛋白偶联受体、脂质转运体和受游离多不饱和脂肪酸抑制的钾通道[107-109]。

脂肪引起的口腔感觉体验取决于所食用的食物。在乳制品中，脂肪以乳化小球的形式存在，给人的感觉很光滑，像奶油一样。脂肪的水结合特性使牛排柔软多汁，使蛋糕和其他烘焙食品湿润。高温下的热传递使食物质地酥脆。脂肪含量决定的食物质地有硬的、软的、多汁的、有嚼劲的、油腻的、黏稠的、光滑的、奶油状的、酥脆的、清脆的和易碎的。一般来说，食物的脂肪含量高是一种理想的感官特征，消费者经常将其与较高的产品质量联系在一起。感官偏好和消费模式往往联系在一起。人们似乎更喜欢他们已经品尝过的食物。与对盐的偏好一样，对食物中脂肪的偏好可能在某种程度上受到习惯性膳食中脂肪含量的影响[110]。

脂肪增强了对甜味的享乐反应。1983 年的一项行为研究发现，通过使用 20 种不同脂肪含量的乳制品混合物，并添加不同量的糖，可以产生享乐协同效应[38]。当刺激物中含有 20% 脂肪和 8% 蔗糖（按重量计算）时，获得最高享乐评级，这相当于加糖的鲜奶油[38]。这些研究较早地利用了响应面分析法和享乐响应面的三维投影。这些关于糖和脂肪混合物的享乐协同效应的发现后来被推广到甜奶油奶酪、法国奶油白乳酪、蛋糕糖霜和冰激凌中。

最近，2019 年的一项研究使用重复测量的功能性磁共振发现，对美味的脂肪糖混合物的神经反应与体重增加有关[111]。和低脂 / 低糖奶昔相比，体重增加者在对高脂 / 高糖奶昔做出反应时，其前岛叶和外侧眶额皮质的激活程度比体重保持稳定的人更低。暴露于低脂 / 高糖奶昔与低脂 / 低糖奶昔之间并没有区别。该研究得出结论，大脑中与高脂肪、高脂肪 / 高糖食物的味道和奖励价值相关的区域反应迟钝是体重增加的原因。最近，肥胖是由大脑味觉区功能障碍引起的观点和以前一样流行。

四、适口性和饱腹感

饱腹感是调节能量平衡的众多机制之一[112]。适口性和饱腹感对食物摄入量有着相反影响。适口性可促进食欲，进而增加食物摄入，而饱腹感则会通过减少饭量或推迟下一餐的开始时间来限制食物摄入[22]。因此，适口性和饱腹感都有助于调整能量摄入以满足能量需求。然而，在实验研究中，适口性和饱腹感往往是根据食物的摄入量来衡量的。结果就是，吃得过多的食物往往是最美味的，但却让人最没有饱腹感[5]。

适口性的衡量标准为对给定食物的感知愉悦度、进食意愿和进食量。衡量饱腹感的标准包括减少饥饿感、饱腹感、减少进餐或零食的意愿或者食物消耗量减少。一些研究者对饱腹感和饱食进行了区分[26]。饱食会导致某一餐结束和食量减少，而饱腹感，被定义为一种体内饱腹的状态，会推迟下一餐的开始或减少下一餐的食量。

饱腹感的增加也被看作适口性的降低。感官特异性饱腹感被明确定义为相对于其他食物而言，刚食用的食物适口性降低[5]。换句话说，考虑到适口性和饱腹感测量的相互关系，最美味的食物是最不具有饱腹感的，反之亦然。

高能量、甜的和高脂食物的低饱腹感一直受到特别关注[113,114]。一些研究人员认为，糖的适口性掩盖了正常的饱腹感信号，导致暴饮暴食和超重[115]。另一些人则指出，从"被动过度进食"富含脂肪的食物来看，脂肪的饱腹感较低[116]。一个问题是，富含脂肪的美味食物被过度食用，是因为它

们的高能量密度，还是因为它们的高脂肪含量[116]。如果饱腹感是由宏量营养素引起的，那么脂肪可能会被过量食用，因为它对饱腹感的影响小于相应量的碳水化合物或蛋白质（以千卡计）。减肥行业的公开目标[5]是创造美味而又饱腹感强的食物，这可能是一种矛盾。

五、享乐反应和食物喜好

同样的味觉刺激的强度和快感评级遵循不同的心理物理曲线。实验室研究普遍测试糖溶液、甜柠檬水、咸汤或番茄汁，或牛奶、奶油和糖的混合物的享乐评级。然而，研究表明，对水溶液中甜味和咸味的口味偏好并不能很好地预测人们对甜味或咸味食物的喜好[26]。在商业感官评价实验室进行的关于更复杂食品的味道可接受性的行业研究中，一般要求受访者对味道、颜色和质地的可接受性以及食品的整体可接受性进行评分[117]。喜好的关键衡量标准是九分制享乐量表，即通常所说的享乐偏好量表[20]。

据说，食物偏好可以预测食物消费。然而，人们可能对他们已经吃过的食物持积极态度，因此食物偏好可能仅仅是现有饮食习惯的反映。例如，一项针对在校儿童的研究发现，对蔬菜和水果的喜爱程度越高，摄入的蔬菜和水果就越多[118]。考虑到研究设计的横断面性质，可能是较高的消费量导致较高的喜好反馈[119]。这项研究的另一个关键限制是如何评估偏好。许多关于食物好恶的研究并没有使用真正的食物，而是使用打印出来的食物名称清单。这些工具仅仅捕捉了受访者对给定食物的口头概念的态度，因为食物本身从未被呈现出来。

味觉偏好和食物选择在生命过程中是不同的，并且与我们的身体状况有关[33,72,120]。喜好和厌恶是可以随着成长、成熟和激素的状态而改变[121-123]。味觉偏好和食物选择都是由之前的经验和联想学习进一步塑造的。对苦味（咖啡因）、乙醇和辛辣香料等令人厌恶的味道产生偏好通常被认为是将令人不快的味道与摄入后产生令人满意的结果联系在一起所致[124]。只要与适当的奖励机制相联系，以前的中性或甚至让人不悦的味道也可以成为人们的首选。

第4节 时间，金钱和健康

一、食品价格和膳食成本

消费者的食物选择是根据口味、奖励价值、价格、收入、时间限制和食物的营养价值做出的经济决策。仅仅通过味觉反应或对食物的喜好并不总能预测出购买意图或消费者的实际行为。消费模式也受到价格、便利性、安全性和营养问题的影响[124,125]。其他人口、文化和社会经济因素也调节着味觉反应和食物选择之间的联系。

食物成本是指导食物选择的主导因素。食品价格和饮食成本的差异导致了观察到的按社会经济地位划分的健康差异[126]。一些经济学研究表明，食品的货币和时间成本下降与肥胖率上升之间存在关联[127,128]。这些研究指出，可口的高能量快餐广泛普及、女性进入劳动力市场，以及与工作相关的体力活动减少[128,129]。

尽管在过去50年里，食品支出在家庭预算中所占的比例稳步下降[130]，但并不是所有的食品都能同样负担得起。以精制谷物、添加糖和添加脂肪为基础的低成本、高能量食物与营养素密度更高的食物（包括瘦肉、乳制品、全谷物以及更昂贵的新鲜蔬菜和水果）之间的价格差距越来越大[11,131,132]。提供足够的无营养纯能量食物比提供更多营养丰富的食物更便宜。

此外，在食品预算减少和购买力较低的经济落后地区，并不总能获得较为健康的食物[12,133]。获得可负担得起的健康食品的机会不平等是低收入群体拥有健康饮食的另一个障碍。获得食物上的差异，加上工薪家庭用于准备和消费食物的时间减少，可能有助于解释在健康方面所观察到的一些差异[134,135]。确定营养丰富、可负担得起和有吸引力的食品模式应是消除营养和健康方面社会不平等现象的一个优先事项。

饮食质量和饮食成本之间关系的本质对饮食和疾病风险的研究以及食品安全和公共卫生都具有重要意义[9,136-139]。如果有助于预防疾病的饮食比不健康的饮食更昂贵，那么仅靠信息和鼓励就可能难以克服肥胖和健康方面与饮食有关的社会经济不平等。饮食的不平等至少部分解释了健康的不平等，这一观点并不新颖[140,141]，但认为更健康饮食的成本较高，可能会对资源较少的人口选择更加健康的饮食造成结构性障碍的观点，却是较为新颖[142,143]。

研究发现，含钾、纤维和钙等公共健康营养物质较多的饮食与较高的食品消费成本有关[144,145]。类似地，在英国，能达到食物和营养目标的饮食比未能达到这些目标的饮食系统成本更高[146-148]。例如，根据健康饮食指数（healthy eating index，HEI）衡量，与便宜的饮食相比，以每8.4MJ（2 000kcal）的美元计算，价格较高的美国饮食更符合美国人膳食指南（图10-1）[149,150]。更符合饮食方法以预防高血压的饮食比不符合健康饮食模式的饮食更昂贵[151,152]。更多样化的饮食与更低的2型糖尿病风险有关，比同质饮食更昂贵，而同质饮食与更高的糖尿病风险有关[153]。然而，对消费者来说，遵循其他基于证据的饮食模式可能并不一定要付出更高的代价。例如，一些研究发现，坚持地中海饮食模式的饮食成本更高[154]，而另一些研究则发现，成本与遵循这种模式无关[155,156]。

虽然花更多的钱并不能保证更健康的饮食，但将食品成本降低到一定限度以下，由此产生的饮食将一定是营养不足的[157]。一个关键的问题是，可口、低成本、高能量的饮食是否总体上与更高的能量消耗有关？换句话说，在对协变量进行调整后，BMI值是否与食品价格和饮食成本直接相关？虽然有一些关于饮食质量和饮食成本的初步数据[158,159]，但所有这些问题的答案都远不明确。

二、时间和便利性

消费者对营养食品和健康饮食的追求可能会与时间限制和对便利的需求发生冲突。在美国，社会和经济的趋势是，用于准备食物的时间越来越少，对便捷的需求越来越大，在1965—2008年期间，用于家庭准备食物的时间减少了1/3以上[160]。尽管近年来用于烹饪的时间有轻微增加的迹象[161]，但美国人现在每天大约花37分钟在烹饪和准备食物的各个方面，包括烹饪、上菜和事后清理[162]。

虽然家庭烹饪被普遍认为是健康饮食不可或缺的一部分，但时间的匮乏可能会破坏这些习惯。在家里做新鲜的饭菜需要投入大量的时间，但许多人因为时间匮乏和竞争的需求而无法承担[163,164]。例如，工资较低的职场父母认为家庭膳食很重要，但他们经常为家人提供快捷和容易准备的食物[165]，

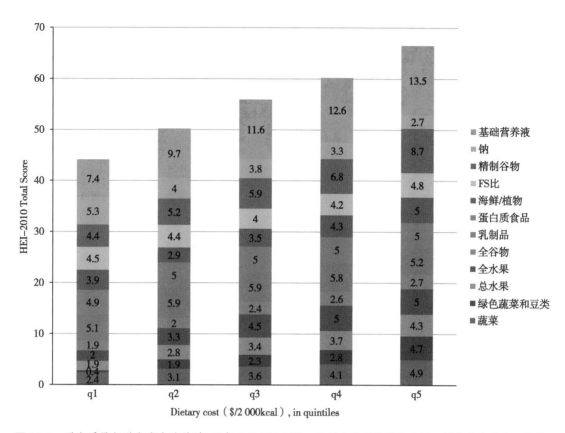

图 10-1　膳食质量与膳食成本的关系，以每 8.4MJ（2 000kcal）膳食能量的美元表示。膳食成本分为五等份。由 2010 年健康饮食指数（HEI）编制的膳食质量指数。图显示了各组不同的 HEI-2010 子成分的贡献。纯能量代表 SoFAAS、固体脂肪、乙醇和添加糖。Data from 11181 adults from the 2007—2010 National Health and Nutrition Examination Survey. Figure adapted from Rehm et al.[150]

包括热狗、比萨、通心粉和奶酪[166]。对中低收入职场父母的研究表明，他们通过更多地依赖于外卖和餐馆餐，以及以预制主菜和其他快速选择为基础的家庭餐来应对时间压力[167]。

对方便的需求也可能与为营养和经济而优化的推荐膳食计划相矛盾。美国农业部对"节俭食品计划"进行的经济分析发现，这些营养丰富、成本低廉的膳食计划需要大量的时间来准备，当时间被明确纳入分析时，成本会高得多[134,135,168]。

对便利性的态度已经被证明会影响饮食质量[126,169-174]。例如，在美国个人食物摄入量持续调查（Continuing Survey of Food Intake by Individuals，CSFⅡ 1994—1996）中，优先考虑方便而非营养的食物与低质量饮食和高脂肪、添加糖和钠的摄入量较高有关[126,169]。类似地，芬兰和美国的研究发现，优先考虑方便的成年人摄入较少的水果和蔬菜，更多的高能量食物[175] 和更多的快餐[176]，整体饮食质量较低[177]。有技能、时间和其他资源并放弃便利，在家准备食物，可能是获得负担得起、但又有营养饮食的关键。例如，一项对美国成年人的研究发现，如 HEI-2010 所示，那些经常在家做饭的人在食物上总体花费更少，但饮食更健康[178]。图 10-2 显示了这个成人样本的 HEI-2010 得分和成分随在家做饭频率的变化情况。

三、营养素密度和健康

理想情况下，食品供应应该提供营养丰富、健康、负担得起、文化适宜和有吸引力的食物[2,4,179]。人类对甜食和高能量食物与生俱来的偏好与人口健康目标之间的平衡一直是一个挑战[180]。高收入国家的低收入消费者摄入的低成本能量过多，而某些关键营养素不足，这已成为一个令人关切的公共卫生问题[181]。许多人长期缺乏优质蛋白质、维生素 A、钙、铁和锌。

在这里，我们回顾了营养素密度和营养素能量比的概念，因为它们适用于公共卫生营养。提高单个食物和总膳食的营养素密度的方法包括产品（重新）配方、强化和食品工业产品组合的重塑。

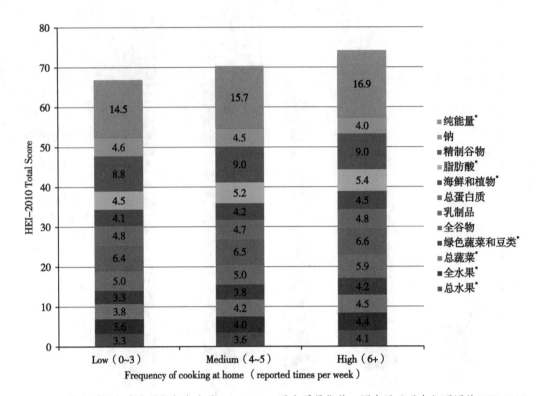

图 10-2 饮食质量与在家做饭频率有关。HEI-2010 膳食质量指数。图中显示了各组不同的 HEI-2010 子成分的贡献。纯能量代表 SoFAAS、固体脂肪、乙醇和添加糖。星号表示子成分在 $P < 0.05$ 的五分位数上有显著差异。Data from astratified random sample of 437 King County, Washington adults. Figure adapted from Tiwari et al.[178]

在不大幅度增加食品成本的情况下，加工食品比新鲜食品更能有效地控制营养素与能量的比例。

食物的能量密度是以每单位重量或体积的能量来定义的[21,182]。能量密度范围从 0kJ/100g（水）到 3.8MJ/100g（900kcal/100g）（油）。在大多数情况下，能量密度高的食物都是干燥的食物。食物中的水提供了体重和体积，但不提供膳食能量和营养。虽然糖和脂肪能被算作能量密度，但它在很大程度上是食物含水量的反函数。膳食能量密度是指摄入的所有食物和含能量饮料的总重量所含的能量。一般来说，水和无热量饮料被排除在膳食能量密度计算之外。

在许多研究中，过度食用低营养价值的高能量食物与肥胖[183]和相关非传染性慢性疾病的风险增加有关[184-186]。经济学或许是解决这一困境的关键。缺乏营养的"空"营养纯能量成本更低，而天然营养丰富的食物成本可能更高[16,131,132]。肥胖和贫困可能与低成本、高回报价值和容易获得高能量食物有关[9]。提供充足的膳食能量，同时避免能量过剩和改善关键营养素的营养能量比，是食品工业和公共卫生的两个优先领域。

食物的营养成分概况已被用作目标财政或信息干预的基础。例如，一些国家对能量密度超过 1.2MJ/100g（275kcal/100g）的零食征税[187]。其他国家则对每份能量超过 836kJ（200kcal）的食物贴上警告标签[188]。能量密度可能不是重点，因为低能量密度的含糖饮料也是征税的目标，尽管这些措施通常是基于这些饮料的低营养素密度[188-190]。含有添加糖和脂肪的食品一直在接受监管和征税审查[189,191,192]。营养和健康宣传以及面向儿童的市场营销和广告监管都强调食品的营养素密度和有利的营养概况[193]。

营养素密度通常定义为营养与能量的比值。它是根据每一份食物的参考量所选择的关键营养素的数量来衡量的，参考量是 418kJ（100kcal）、100g 或一份食物。虽然美国食品药品管理局已经将摄入量定义为参考摄入量，但欧盟目前还没有政府规定的摄入量[194]。一般来说，能量密度和营养素密度是负相关的[15,132]。

食物营养成分分析（Nutrient Profiling, NP）是根据膳食建议等健康目标对食物的含量进行评分，从而评估营养素密度的技术[195]。研究人员、监管机构和食品行业已经开发了几种 NP 模型和评分系统。其中一些工具关注的是要限制的营养素：通常是饱和脂肪、糖（添加或全部）和盐，与推荐量相比，盐的摄入量往往过高。其他 NP 模型强调营养不足，即摄入量不足的营养素。一些模型已经平衡了有益营养的鼓励摄入和营养的限制摄入。在这些 NP 分类中，每种食物都被分配了一个最能反映其整体营养质量的分数[196]。科学驱动的评分和指数可能有助于消费者做出更好的食物选择，也可能有助于食品行业设计和推广更健康的食品。除了少数例外情况，现有的 NP 模型专注于对单个食物进行评分，而没有考虑到不同的食物、菜单或整个膳食[193,197,198]。

两种验证 NP 模型的方法被提出。例如，营养丰富食品（Nutrient Rich Foods，NRF）指数的结构有效性是参照健康饮食的独立测量方法建立的[199]。另一种方法是使用线性规划，根据膳食指南验证不同的 NP 模型（SAIN，LIM）[200]。NRF 系统还受益于预测效度测试：在鹿特丹队列研究中，较高的 NRF 评分与降低死亡率有关[201]。营养素密度通常与能量密度成反比变化。图 10-3 显示了基于 NRF 评分的营养素密度与美国消费的 1 603 种食物的能量密度之间的相互关系。另一种方法是利用线性规划，根据膳食指南验证不同的 NP 模型（SAIN，LIM）。

营养成分模型通常是为特定的公共卫生目标量身定制的。例如，NP 模型已成为规范健康和营养声明、包装正面标签、面向儿童的营销和广告、对选定的食品和食品类别征税[193,202,203]以及衡量和监测食品库营养质量的基础[204]。食品工业已经使用营养成分表来（重新）评估和（重新）制订其产品组合[198,205,206]。

提高加工食品的营养能量比将是向更好的公共健康迈出的重要一步[207]。在这里，食品工业通过减少来自添加糖和饱和脂肪酸的能量，提高了产品的营养素密度。强化食品还能改善营养能量比。然而，如果要将营养素密度的概念转化为有效的膳食指导，就必须确保营养更丰富的食物不会成本更高。

第 5 节 结 论

过去 20 年的营养研究已经见证了从饮食行为的生物决定论到对食物选择和饮食质量多层次决定因素的广泛认识的转变。学术研究现在正在追赶食品行业的步伐，他们早就明白，消费者的食品选择很大程度上是出于愉悦、成本和方便。只有了解这些饮食行为的驱动因素，营养专家才有希望制订有效的干预措施、计划和政策，从而引导人

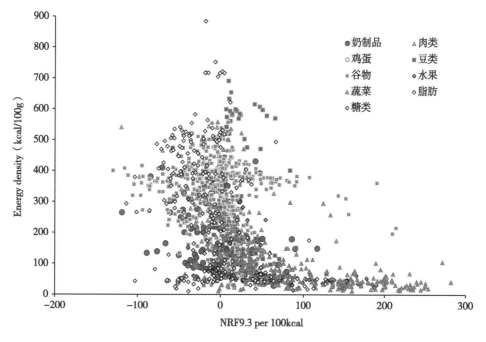

图 10-3 食物的营养素密度与能量密度的关系。根据营养丰富食物（NRF）评分，9.3[132]，每 418kJ（100kcal）食物计算的营养素密度；能量密度计算为 kcal/100g 可食用部分。Data for 1603 foods and beverages from the Food and Nutrient Database for Dietary Studies.

们养成更健康的饮食习惯。随着消费者越来越关注食物选择对环境的影响，包括研究人员和营养师在内的专业营养人士将需要认识到，一些对健康有益的食物选择对环境不一定是可持续的。整个食品系统的研究和政策协作与协调将是必要的，以确定和促进对消费者具有吸引力并可负担得起的食物和饮食模式，同时仍具有营养和可持续性。

研究空白

目前营养学的研究和知识越来越多地借鉴了社会、环境和气候科学的研究，用以补充生物学、生理学和行为学的不足。《吉森宣言》[208]中提出的个人健康、人口健康和地球健康的概念，为食品系统与健康之间关系的多学科研究打开了大门。

首先，研究的重点已经从个体营养物质和疾病结果之间的关系转移到地域食物模式和基于食物的膳食指南。然而，虽然营养素可以从不同的成本来源获得，但将特定食物纳入健康的饮食模式可能会导致相应的成本较高。虽然无营养纯能量食物相对便宜，但营养丰富的食物和食物模式可能会花费更多[6]。人们对食物的态度也发生了变化。虽然口味、成本和便利性仍然是影响食物选择的因素，但人们越来越关注社会价值观、文化和伦理规范，以及可持续发展和动物福利。混合方法研究应结合膳食摄入量的流行病学研究和探索动机、目标和愿望的社会和人种学研究。

此外，还需要探讨饮食质量与食品价格、饮食成本和家庭收入之间的关系。在过去的 100 年里，食物供应的演变部分是由快速城市化和妇女进入劳动力大军所决定的[128,129,209]。随着城市居民与食物供应的距离越来越远[210-212]，他们越来越依赖加工食品和外出就餐的食品，食物链也随之加长。旨在改善食品系统某一方面的政策和行动可能会产生广泛、意想不到的副作用。产品的重新配制不仅可以提高营养成分，还会影响适口性和价格。对于低收入人群来说，更健康、更可持续的饮食可能会更加难以负担，在经济上可能也遥不可及[213]。对低成本食品征税可能是退步的税收政策。在制订干预措施时，必须考虑到对整个食品供应链的潜在影响，包括但不限于营养和健康方面的考虑[214,215]。

这些研究空白只能通过对食品系统、营养和健康的跨学科研究来填补。改善饮食质量和营养状况的公共卫生干预措施将需要考虑饮食行为的多层决定因素，包括已知的肥胖和健康决定因素中的社会和环境因素[216]。

（陈杨 译）

参 考 文 献

1. *Agriculture USD of H and HS and USD of. 2015 − 2020 Dietary Guidelines for Americans.* 8th ed. 2015. https://doi.org/10.1097/NT.0b013e31826c50af.
2. Food and Agricultural Organization to the United Nations (FAO). *Sustainable Diets and Biodiversity.* 2010. https://doi.org/10.1017/S002081830000607X.
3. Willett W, Rockström J, Loken B, et al. Food in the Anthropocene: the EAT−Lancet Commission on healthy diets from sustainable food systems. *Lancet.* 2019;393(10170):447−492.
4. Macdiarmid JI, Kyle J, Horgan GW, et al. Sustainable diets for the future: can we contribute to reducing greenhouse gas emissions by eating a healthy diet? *Am J Clin Nutr.* 2012;96(3):632−639. https://doi.org/10.3945/ajcn.112.038729.
5. Drewnowski A. Energy density, palatability, and satiety: implications for weight control. *Nutr Rev.* 1998;56(12):347−353.
6. Butland B, Jebb S, Kopelman P, et al. Foresight tackling obesities: future choices − project report. *Gov Off Sci*; 2007:1−161. https://www.gov.uk/government/uploads/system/uploads/attachment_data/file/287937/07-1184x-tackling-obesities-future-choices-report.pdf.
7. Crino M, Sacks G, Vandevijvere S, Swinburn B, Neal B. The influence on population weight gain and obesity of the macronutrient composition and energy density of the food supply. *Curr Obes Rep.* 2015;4(1):1−10.
8. Rolls BJ, Ello-Martin JA, Tohill BC. What can intervention studies tell us about the relationship between fruit and vegetable consumption and weight management? *Nutr Rev.* 2004;62(1):1−17. https://doi.org/10.1301/nr.2004.jan.1.
9. Drewnowski A, Specter SE. Poverty and obesity: the role of energy density and energy costs. *Am J Clin Nutr.* 2004;79(1):6−16.
10. Powell LM, Chaloupka FJ. Food prices and obesity: evidence and policy implications for taxes and subsidies. *Milbank Q.* 2009. https://doi.org/10.1111/j.1468-0009.2009.00554.x.
11. Jones NRV, Conklin AI, Suhrcke M, Monsivais P. The growing price gap between more and less healthy foods: analysis of a novel longitudinal UK dataset. *PLoS One.* 2014;9(10). https://doi.org/10.1371/journal.pone.0109343.
12. Larson NI, Story MT, Nelson MC. Neighborhood environments: disparities in access to healthy foods in the U.S. *Am J Prev Med.* 2009;36(1):74−81.
13. Farley TA, Baker ET, Futrell L, Rice JC. The ubiquity of energy-dense snack foods: a national multicity study. *Am J Public Health.* 2010;100(2):306−311.

14. Drewnowski A, Rehm CD, Martin A, Verger EO, Voinnesson M, Imbert P. Energy and nutrient density of foods in relation to their carbon footprint. *Am J Clin Nutr.* 2014;101(1):184−191.

15. Maillot M, Darmon N, Darmon M, Lafay L, Drewnowski A. Nutrient-dense food groups have high energy costs: an econometric approach to nutrient profiling. *J Nutr.* 2007;137(7):1815−1820.

16. Jones NRV, Monsivais P. Comparing prices for food and diet research: the metric matters. *J Hunger Environ Nutr.* 2016;11(3). https://doi.org/10.1080/19320248.2015.1095144.

17. Liem DG, Russell CG. The influence of taste liking on the consumption of nutrient rich and nutrient poor foods. *Front Nutr.* 2019;6:174.

18. de Macedo IC, de Freitas JS, da Silva Torres IL. The influence of palatable diets in reward system activation: a mini review. *Adv Pharmacol Sci.* 2016;2016.

19. Aggarwal A, Rehm CD, Monsivais P, Drewnowski A. Importance of taste, nutrition, cost and convenience in relation to diet quality: evidence of nutrition resilience among US adults using National Health and Nutrition Examination Survey (NHANES) 2007−2010. *Prev Med.* 2016;90. https://doi.org/10.1016/j.ypmed.2016.06.030.

20. Drewnowski A. Taste preferences and food intake. *Annu Rev Nutr.* 1997;17(1):237−253.

21. Prentice AM, Jebb SA. Fast foods, energy density and obesity: a possible mechanistic link. *Obes Rev.* 2003;4(4):187−194. https://doi.org/10.1046/j.1467-789X.2003.00117.x.

22. Rolls BJ. The role of portion size, energy density, and variety in obesity and weight management. *Handb Obes Treat.* 2018;93.

23. Drewnowski A. Genetics of human taste perception. *Neurol Dis Ther.* 2003;57:847−860.

24. Beauchamp GK. Sensory and receptor responses to umami: an overview of pioneering work. *Am J Clin Nutr.* 2009;90(3):723S−727S.

25. Bartoshuk LM. The biological basis of food perception and acceptance. *Food Qual Prefer.* 1993;4(1−2):21−32.

26. Mattes RD, Hollis J, Hayes D, Stunkard AJ. Appetite: measurement and manipulation misgivings. *J Am Diet Assoc.* 2005;105(5):87−97.

27. Tepper BJ, White EA, Koelliker Y, Lanzara C, d'Adamo P, Gasparini P. Genetic variation in taste sensitivity to 6-n-propylthiouracil and its relationship to taste perception and food selection. *Ann N Y Acad Sci.* 2009;1170:126−139. https://doi.org/10.1111/j.1749-6632.2009.03916.x.

28. Keller KL, Adise S. Variation in the ability to taste bitter thiourea compounds: implications for food acceptance, dietary intake, and obesity risk in children. *Annu Rev Nutr.* 2016;36:157−182.

29. Keskitalo K, Tuorila H, Spector TD, et al. Same genetic components underlie different measures of sweet taste preference. *Am J Clin Nutr.* 2007;86(6):1663−1669.

30. Wise PM, Hansen JL, Reed DR, Breslin PAS. Twin study of the heritability of recognition thresholds for sour and salty taste. *Chem Senses.* 2007;32(8):749−754.

31. Mattes RD. Gustation as a determinant of ingestion: methodological issues. *Am J Clin Nutr.* 1985;41(4):672−683.

32. Drewnowski A, Brunzell JD, Sande K, Iverius PH, Greenwood MR. Sweet tooth reconsidered: taste responsiveness in human obesity. *Physiol Behav.* 1985;35(4):617−622. http://www.ncbi.nlm.nih.gov/entrez/query.fcgi?cmd=Retrieve&db=PubMed&dopt=Citation&list_uids=4070436.

33. Birch LL. Development of food preferences. *Annu Rev Nutr.* 1999;19(1):41−62.

34. Drewnowski A. The science and complexity of bitter taste. *Nutr Rev.* 2001;59(6):163−169. http://www.ncbi.nlm.nih.gov/entrez/query.fcgi?cmd=Retrieve&db=PubMed&dopt=Citation&list_uids=11444592.

35. Enns MP, Van Itallie TB, Grinker JA. Contributions of age, sex and degree of fatness on preferences and magnitude estimations for sucrose in humans. *Physiol Behav.* 1979;22(5):999−1003.

36. Barragán R, Coltell O, Portolés O, et al. Bitter, sweet, salty, sour and umami taste perception decreases with age: sex-specific analysis, modulation by genetic variants and taste-preference associations in 18 to 80 year-old subjects. *Nutrients.* 2018;10(10):1539.

37. Moskowitz HR, Kluter RA, Westerling J, Jacobs HL. Sugar sweetness and pleasantness: evidence for different psychological laws. *Science.* 1974;184(4136):583−585.

38. Drewnowski A, Greenwood MR. Cream and sugar: human preferences for high-fat foods. *Physiol Behav.* 1983;30(4):629−633. http://www.ncbi.nlm.nih.gov/entrez/query.fcgi?cmd=Retrieve

39. Bartoshuk LM, Duffy VB, Hayes JE, Moskowitz HR, Snyder DJ. Psychophysics of sweet and fat perception in obesity: problems, solutions and new perspectives. *Philos Trans R Soc B Biol Sci.* 2006;361(1471):1137−1148.

40. Grinker J. Obesity and sweet taste. *Am J Clin Nutr.* 1978;31(6):1078−1087.

41. Thompson DA, Moskowitz HR, Campbell RG. Taste and olfaction in human obesity. *Physiol Behav.* 1977;19(2):335−337.

42. Rodin J, Moskowitz HR, Bray GA. Relationship between obesity, weight loss, and taste responsiveness. *Physiol Behav.* 1976;17(4):591−597.

43. Hardikar S, Höchenberger R, Villringer A, Ohla K. Higher sensitivity to sweet and salty taste in obese compared to lean individuals. *Appetite.* 2017;111:158−165.

44. Malcolm R, O'Neil PM, Hirsch AA, Currey HS, Moskowitz G. Taste hedonics and thresholds in obesity. *Int J Obes.* 1980;4(3):203−212.

45. Thompson DA, Moskowitz HR, Campbell RG. Effects of bodyweight and food-intake on pleasantness ratings for a sweet stimulus. *J Appl Physiol.* 1976;41(1):77−83.

46. Bobowski N, Mennella JA. Personal variation in preference for sweetness: effects of age and obesity. *Child Obes.* 2017;13(5):369−376.

47. Yoshida R, Ohkuri T, Jyotaki M, et al. Endocannabinoids selectively enhance sweet taste. *Proc Natl Acad Sci USA.* 2010;107(2):935−939. http://www.pnas.org/content/107/2/935.abstract.

48. Heath TP, Melichar JK, Nutt DJ, Donaldson LF. Human taste thresholds are modulated by serotonin and noradrenaline. *J Neurosci.* 2006;26(49):12664−12671. https://doi.org/10.1523/JNEUROSCI.3459-06.2006.

49. Jyotaki M, Shigemura N, Ninomiya Y. Modulation of sweet taste sensitivity by orexigenic and anorexigenic factors. *Endocr J.* 2010;57(6):467−475.

50. Schwartz C, Issanchou S, Nicklaus S. Developmental changes in the acceptance of the five basic tastes in the first year of life. *Br J Nutr.* 2009;102(9):1375−1385. https://doi.org/10.1017/S0007114509990286.

51. Barratt-Fornell A, Drewnowski A. The taste of health: nature's bitter gifts. *Nutr Today.* 2002;37(4):144−150. http://www.ncbi.nlm.nih.gov/entrez/query.fcgi?cmd=Retrieve&db=PubMed&dopt=Citation&list_uids=12352830.

52. Drewnowski A, Gomez-Carneros C. Bitter taste, phytonutrients, and the consumer: a review. *Am J Clin Nutr.* 2000;72(6):1424−1435. http://www.ncbi.nlm.nih.gov/entrez/query.fcgi?cmd=Retrieve&db=PubMed&dopt=Citation&list_uids=11101467.

53. Drewnowski A, Rock CL. The influence of genetic taste markers on food acceptance. *Am J Clin Nutr.* 1995;62(3):506−511. http://www.ncbi.nlm.nih.gov/entrez/query.fcgi?cmd=Retrieve&db=PubMed&dopt=Citation&list_uids=7661111.

54. Fischer R, Griffin F, Kaplan AR. Taste thresholds, cigarette smoking, and food dislikes. *Med Exp Int J Exp Med.* 1963;9:151−167. http://www.ncbi.nlm.nih.gov/entrez/query.fcgi?cmd=Retrieve&db=PubMed&dopt=Citation&list_uids=14083335.

55. Glanville EV, Kaplan AR. Food preference and sensitivity of taste for bitter compounds. *Nature.* 1965;205(4974):851−853. https://doi.org/10.1038/205851a0.

56. Kim UK, Jorgenson E, Coon H, Leppert M, Risch N, Drayna D. Positional cloning of the human quantitative trait locus underlying taste sensitivity to phenylthiocarbamide. *Science.* 2003;299(5610):1221−1225. https://doi.org/10.1126/science.1080190299/5610/1221.

57. Tepper BJ. Nutritional implications of genetic taste variation: the role of PROP sensitivity and other taste phenotypes. *Annu Rev Nutr.* 2008;28:367−388. https://doi.org/10.1146/annurev.nutr.28.061807.155458.

58. Stevenson RJ, Boakes RA, Oaten MJ, Yeomans MR, Mahmut M, Francis HM. Chemosensory abilities in consumers of a western-style diet. *Chem Senses.* 2016. https://doi.org/10.1093/chemse/bjw053.

59. Sharafi M, Rawal S, Fernandez ML, Huedo-Medina TB, Duffy VB. Taste phenotype associates with cardiovascular disease risk factors via diet quality in multivariate modeling. *Physiol Behav.* 2018. https://doi.org/10.1016/j.physbeh.2018.05.005.

60. Duffy VB. Associations between oral sensation, dietary behaviors and risk of cardiovascular disease (CVD). *Appetite*. 2004;43(1):5−9. https://doi.org/10.1016/J.Appet.2004.02.007.

61. Tepper BJ, Neilland M, Ullrich NV, Koelliker Y, Belzer LM. Greater energy intake from a buffet meal in lean, young women is associated with the 6-n-propylthiouracil (PROP) non-taster phenotype. *Appetite*. 2011;56(1):104−110. https://doi.org/10.1016/j.appet.2010.11.144.

62. Drewnowski A, Henderson SA, Cockroft JE. Genetic sensitivity to 6-n-propylthiouracil has no influence on dietary patterns, body mass indexes, or plasma lipid profiles of women. *J Am Diet Assoc*. 2007;107(8):1340−1348. https://doi.org/10.1016/J.Jada.2007.05.013.

63. Lim J, Urban L, Green BG. Measures of individual differences in taste and creaminess perception. *Chem Senses*. 2008;33(6):493−501. https://doi.org/10.1093/chemse/bjn016.

64. Reed DR. Birth of a new breed of supertaster. *Chem Senses*. 2008;33(6):489−491. https://doi.org/10.1093/chemse/bjn031.

65. Desor JA, Maller O, Andrews K. Ingestive responses of human newborns to salty, sour, and bitter stimuli. *J Comp Physiol Psychol*. 1975;89(8):966−970. http://www.ncbi.nlm.nih.gov/entrez/query.fcgi?cmd=Retrieve&db=PubMed&dopt=Citation&list_uids=1184802.

66. Liem DG, Bogers RP, Dagnelie PC, de Graaf C. Fruit consumption of boys (8−11 years) is related to preferences for sour taste. *Appetite*. 2006;46(1):93−96. https://doi.org/10.1016/j.appet.2005.11.002.

67. Liem DG, de Graaf C. Sweet and sour preferences in young children and adults: role of repeated exposure. *Physiol Behav*. 2004;83(3):421−429. https://doi.org/10.1016/j.physbeh.2004.08.028.

68. Capaldi ED, Privitera GJ. Decreasing dislike for sour and bitter in children and adults. *Appetite*. 2008;50(1):139−145. https://doi.org/10.1016/j.appet.2007.06.008.

69. Liem DG, Westerbeek A, Wolterink S, Kok FJ, de Graaf C. Sour taste preferences of children relate to preference for novel and intense stimuli. *Chem Senses*. 2004;29(8):713−720. https://doi.org/10.1093/chemse/bjh077.

70. Johnson AK. The sensory psychobiology of thirst and salt appetite. *Med Sci Sport Exerc*. 2007;39(8):1388−1400. https://doi.org/10.1249/mss.0b013e3180686de800005768-200708000-00023.

71. Beauchamp GK, Bertino M, Burke D, Engelman K. Experimental sodium depletion and salt taste in normal human volunteers. *Am J Clin Nutr*. 1990;51(5):881−889. http://www.ncbi.nlm.nih.gov/entrez/query.fcgi?cmd=Retrieve&db=PubMed&dopt=Citation&list_uids=2185626.

72. Wald N, Leshem M. Salt conditions a flavor preference or aversion after exercise depending on NaCl dose and sweat loss. *Appetite*. 2003;40(3):277−284. doi:S0195666303000138.

73. Michikawa T, Nishiwaki Y, Okamura T, Asakura K, Nakano M, Takebayashi T. The taste of salt measured by a simple test and blood pressure in Japanese women and men. *Hypertens Res*. 2009;32(5):399−403. https://doi.org/10.1038/hr.2009.31.

74. Isezuo SA, Saidu Y, Anas S, Tambuwal BU, Bilbis LS. Salt taste perception and relationship with blood pressure in type 2 diabetics. *J Hum Hypertens*. 2008;22(6):432−434. https://doi.org/10.1038/jhh.2008.1.

75. Lucas L, Riddell L, Liem G, Whitelock S, Keast R. The influence of sodium on liking and consumption of salty food. *J Food Sci*. 2011;76(1):S72−S76. https://doi.org/10.1111/j.1750-3841.2010.01939.x.

76. Blais CA, Pangborn RM, Borhani NO, Ferrell MF, Prineas RJ, Laing B. Effect of dietary sodium restriction on taste responses to sodium chloride: a longitudinal study. *Am J Clin Nutr*. 1986;44(2):232−243. http://www.ncbi.nlm.nih.gov/entrez/query.fcgi?cmd=Retrieve&db=PubMed&dopt=Citation&list_uids=3728360.

77. Mattes RD. The taste for salt in humans. *Am J Clin Nutr*. 1997;65(2 suppl):692S−697S. http://www.ncbi.nlm.nih.gov/entrez/query.fcgi?cmd=Retrieve&db=PubMed&dopt=Citation&list_uids=9022567.

78. Dotsch M, Busch J, Batenburg M, et al. Strategies to reduce sodium consumption: a food industry perspective. *Crit Rev Food Sci Nutr*. 2009;49(10):841−851. https://doi.org/10.1080/10408390903044297.

79. Cook NR, Cutler JA, Obarzanek E, et al. Long term effects of dietary sodium reduction on cardiovascular disease outcomes: observational follow-up of the trials of hypertension prevention (TOHP). *BMJ*. 2007;334(7599):885. https://doi.org/10.1136/bmj.39147.604896.55.

80. Wyness LA, Butriss JL, Stanner SA. Reducing the population's sodium intake: the UK Food Standards Agency's salt reduction programme. *Public Health Nutr*. 2012;15(2):254−261.

81. He FJ, Brinsden HC, MacGregor GA. Salt reduction in the United Kingdom: a successful experiment in public health. *J Hum Hypertens*. 2014;28(6):345.

82. Bellisle F. Glutamate and the UMAMI taste: sensory, metabolic, nutritional and behavioural considerations. A review of the literature published in the last 10 years. *Neurosci Biobehav Rev*. 1999;23(3):423−438. doi:S0149-7634(98)00043-8.

83. Nelson G, Chandrashekar J, Hoon MA, et al. An amino-acid taste receptor. *Nature*. 2002;416(6877):199−202. https://doi.org/10.1038/nature726nature726.

84. Bellisle F, Monneuse MO, Chabert M, Larue-Achagiotis C, Lanteaume MT, Louis-Sylvestre J. Monosodium glutamate as a palatability enhancer in the European diet. *Physiol Behav*. 1991;49(5):869−873. doi:0031-9384(91)90196-U.

85. Roininen K, Lahteenmaki L, Tuorila H. Effect of umami taste on pleasantness of low-salt soups during repeated testing. *Physiol Behav*. 1996;60(3):953−958. S0031938496000984.

86. Okiyama A, Beauchamp GK. Taste dimensions of monosodium glutamate (MSG) in a food system: role of glutamate in young American subjects. *Physiol Behav*. 1998;65(1):177−181. S0031-9384(98)00160-7.

87. Schiffman SS. Intensification of sensory properties of foods for the elderly. *J Nutr*. 2000;130(4S suppl l), 927S-30S http://www.ncbi.nlm.nih.gov/entrez/query.fcgi?cmd=Retrieve&db=PubMed&dopt=Citation&list_uids=10736354.

88. Ball P, Woodward D, Beard T, Shoobridge A, Ferrier M. Calcium diglutamate improves taste characteristics of lower-salt soup. *Eur J Clin Nutr*. 2002;56(6):519−523. https://doi.org/10.1038/sj.ejcn.1601343.

89. Carter BE, Monsivais P, Drewnowski A. The sensory optimum of chicken broths supplemented with calcium di-glutamate: a possibility for reducing sodium while maintaining taste. *Food Qual Prefer*. 2011;22(7). https://doi.org/10.1016/j.foodqual.2011.05.003.

90. Beyreuther K, Biesalski HK, Fernstrom JD, et al. Consensus meeting: monosodium glutamate−an update. *Eur J Clin Nutr*. 2007;61(3):304.

91. Jinap S, Hajeb P. Glutamate. Its applications in food and contribution to health. *Appetite*. 2010;55(1):1−10.

92. Kurihara K. Glutamate: from discovery as a food flavor to role as a basic taste (umami). *Am J Clin Nutr*. 2009;90(3):719S−722S.

93. Luscombe-Marsh ND, Smeets AJ, Westerterp-Plantenga MS. Taste sensitivity for monosodium glutamate and an increased liking of dietary protein. *Br J Nutr*. 2008;99(4):904−908. https://doi.org/10.1017/S000711450788295X.

94. Rogers PJ, Blundell JE. Umami and appetite: effects of monosodium glutamate on hunger and food intake in human subjects. *Physiol Behav*. 1990;48(6):801−804. http://www.ncbi.nlm.nih.gov/entrez/query.fcgi?cmd=Retrieve&db=PubMed&dopt=Citation&list_uids=2087510.

95. Bellisle F. Experimental studies of food choices and palatability responses in European subjects exposed to the Umami taste. *Asia Pac J Clin Nutr*. 2008;17(suppl 1):376−379. http://www.ncbi.nlm.nih.gov/entrez/query.fcgi?cmd=Retrieve&db=PubMed&dopt=Citation&list_uids=18296383.

96. Luscombe-Marsh ND, Smeets AJ, Westerterp-Plantenga MS. The addition of monosodium glutamate and inosine monophosphate-5 to high-protein meals: effects on satiety, and energy and macronutrient intakes. *Br J Nutr*. 2009:1−9. https://doi.org/10.1017/S0007114509297212.

97. Carter Monsivais P, Perrigue MP, Drewnowski ABE. Supplementing chicken broth with monosodium glutamate reduces hunger and desire to snack but does not affect energy intake in women. *Br J Nutr*. 2011. https://doi.org/10.1017/S0007114511001759.

98. Anderson GH, Fabek H, Akilen R, Chatterjee D, Kubant R. Acute effects of monosodium glutamate addition to whey protein on appetite, food intake, blood glucose, insulin and gut hormones

in healthy young men. *Appetite.* 2018;120:92−99.

99. Shi Z, Luscombe-Marsh ND, Wittert GA, et al. Monosodium glutamate is not associated with obesity or a greater prevalence of weight gain over 5 years: findings from the Jiangsu Nutrition Study of Chinese adults. *Br J Nutr.* 2010;104(3):457−463. https://doi.org/10.1017/S0007114510000760.

100. Essed NH, van Staveren WA, Kok FJ, de Graaf C. No effect of 16 weeks flavor enhancement on dietary intake and nutritional status of nursing home elderly. *Appetite.* 2007;48(1):29−36. https://doi.org/10.1016/j.appet.2006.06.002.

101. Kondoh T, Torii K. MSG intake suppresses weight gain, fat deposition, and plasma leptin levels in male Sprague-Dawley rats. *Physiol Behav.* 2008;95(1−2):135−144. https://doi.org/10.1016/j.physbeh.2008.05.010.

102. Hermanussen M, Garcia AP, Sunder M, Voigt M, Salazar V, Tresguerres JA. Obesity, voracity, and short stature: the impact of glutamate on the regulation of appetite. *Eur J Clin Nutr.* 2006;60(1):25−31. https://doi.org/10.1038/sj.ejcn.1602263.

103. Hirata AE, Andrade IS, Vaskevicius P, Dolnikoff MS. Monosodium glutamate (MSG)-obese rats develop glucose intolerance and insulin resistance to peripheral glucose uptake. *Braz J Med Biol Res.* 1997;30(5):671−674. http://www.ncbi.nlm.nih.gov/entrez/query.fcgi?cmd=Retrieve&db=PubMed&dopt=Citation&list_uids=9283637.

104. He K, Zhao L, Daviglus ML, et al. Association of monosodium glutamate intake with overweight in Chinese adults: the INTERMAP Study. *Obes (Silver Spring).* 2008;16(8):1875−1880. https://doi.org/10.1038/oby.2008.274.

105. Schiffman SS, Graham BG, Sattely-Miller EA, Warwick ZS. Orosensory perception of dietary fat. *Curr Dir Psychol Sci.* 1998;7(5):137−143.

106. Mattes RD. Is there a fatty acid taste? *Annu Rev Nutr.* 2009;29(1):305−327. https://doi.org/10.1146/annurev-nutr-080508-141108.

107. Gilbertson TA, Liu L, Kim I, Burks CA, Hansen DR. Fatty acid responses in taste cells from obesity-prone and -resistant rats. *Physiol Behav.* 2005;86(5):681−690. https://doi.org/10.1016/j.physbeh.2005.08.057.

108. Khan NA, Besnard P. Oro-sensory perception of dietary lipids: new insights into the fat taste transduction. *Biochim Biophys Acta Mol Cell Biol Lipids.* 2009;1791(3):149−155. http://www.sciencedirect.com/science/article/B6VNN-4VCNPBV-2/2/50aa6372c4186aaa86bf7fff09551127.

109. Besnard P, Passilly-Degrace P, Khan NA. Taste of fat: a sixth taste modality? *Physiol Rev.* 2015;96(1):151−176.

110. Cooling J, Blundell J. Are high-fat and low-fat consumers distinct phenotypes? Differences in the subjective and behavioural response to energy and nutrient challenges. *Eur J Clin Nutr.* 1998;52(3):193−201. http://www.ncbi.nlm.nih.gov/entrez/query.fcgi?cmd=Retrieve&db=PubMed&dopt=Citation&list_uids=9537305.

111. Yokum S, Stice E. Weight gain is associated with changes in neural response to palatable food tastes varying in sugar and fat and palatable food images: a repeated-measures fMRI study. *Am J Clin Nutr.* 2019;110(6):1275−1286.

112. Romieu I, Dossus L, Barquera S, et al. Energy balance and obesity: what are the main drivers? *Cancer Causes Control.* 2017;28(3):247−258.

113. Holt SH, Miller JC, Petocz P, Farmakalidis E. A satiety index of common foods. *Eur J Clin Nutr.* 1995;49(9):675−690. http://www.ncbi.nlm.nih.gov/entrez/query.fcgi?cmd=Retrieve&db=PubMed&dopt=Citation&list_uids=7498104.

114. Erlanson-Albertsson C. How palatable food disrupts appetite regulation. *Basic Clin Pharmacol Toxicol.* 2005;97(2):61−73.

115. Green SM, Burley VJ, Blundell JE. Effect of fat- and sucrose-containing foods on the size of eating episodes and energy intake in lean males: potential for causing overconsumption. *Eur J Clin Nutr.* 1994;48(8):547−555. http://www.ncbi.nlm.nih.gov/entrez/query.fcgi?cmd=Retrieve&db=PubMed&dopt=Citation&list_uids=7956099.

116. Blundell JE, Burley VJ, Cotton JR, Lawton CL. Dietary fat and the control of energy intake: evaluating the effects of fat on meal size and postmeal satiety. *Am J Clin Nutr.* 1993;57(5 Suppl):772S−777S. Discussion 777S−778S http://www.ncbi.nlm.nih.gov/entrez/query.fcgi?cmd=Retrieve&db=PubMed&dopt=Citation&list_uids=8475895.

117. Clydesdale FM. Color as a factor in food choice. *Crit Rev Food Sci Nutr.* 1993;33(1):83−101.

118. Brug J, Tak NI, te Velde SJ, Bere E, de Bourdeaudhuij I. Taste preferences, liking and other factors related to fruit and vegetable intakes among schoolchildren: results from observational studies. *Br J Nutr.* 2008;99(suppl 1):S7−S14. https://doi.org/10.1017/S0007114508892458.

119. Aldridge V, Dovey TM, Halford JCG. The role of familiarity in dietary development. *Dev Rev.* 2009;29(1):32−44. http://www.sciencedirect.com/science/article/B6WDH-4V5NT2K-1/2/3f1aaafc39dbf16175cdf83facfc3c73.

120. Leshem M, Abutbul A, Eilon R. Exercise increases the preference for salt in humans. *Appetite.* 1999;32(2):251−260.

121. Berthoud H-R, Zheng H. Modulation of taste responsiveness and food preference by obesity and weight loss. *Physiol Behav.* 2012;107(4):527−532.

122. Faas MM, Melgert BN, de Vos P. A brief review on how pregnancy and sex hormones interfere with taste and food intake. *Chemosens Percept.* 2010;3(1):51−56.

123. Miras AD, le Roux CW. Bariatric surgery and taste: novel mechanisms of weight loss. *Curr Opin Gastroenterol.* 2010;26(2):140−145.

124. Logue AW. *The Psychology of Eating and Drinking.* New York: Brunner-Routledge; 2004.

125. Glanz K, Basil M, Maibach E, Goldberg J, Snyder D. Why Americans eat what they do: taste, nutrition, cost, convenience, and weight control concerns as influences on food consumption. *J Am Diet Assoc.* 1998;98(10):1118−1126. https://doi.org/10.1016/S0002-8223(98)00260-0.

126. Beydoun MA, Wang Y. How do socio-economic status, perceived economic barriers and nutritional benefits affect quality of dietary intake among US adults? *Eur J Clin Nutr.* 2008;62(3):303−313. https://doi.org/10.1038/sj.ejcn.1602700.

127. Lakdawalla D, Philipson T. The growth of obesity and technological change. *Econ Hum Biol.* 2009;v7(n3):283−293.

128. Philipson T. The world-wide growth in obesity: an economic research agenda. *Health Econ.* 2001;10(1):1−7.

129. Cutler DM, Glaeser EL, Shapiro JM. Why have Americans become more obese? *J Econ Perspect.* 2003;17(3), 93(118) http://find.galegroup.com/itx/infomark.do?&contentSet=IAC-Documents&type=retrieve&tabID=T002&prodId=EAIM&docId=A121241855&source=gale&srcprod=EAIM&userGroupName=wash_main&version=1.0.

130. *Americans' Budget Share for Total Food Has Changed Little during the Last 20 Years.* USA: Kansas City; 2019. https://www.ers.usda.gov/data-products/chart-gallery/gallery/chart-detail/?chartId=76967. Accessed December 2, 2019.

131. Monsivais P, Drewnowski A. The rising cost of low-energy-density foods. *J Am Diet Assoc.* 2007;107(12). https://doi.org/10.1016/j.jada.2007.09.009.

132. Monsivais P, Mclain J, Drewnowski A. The rising disparity in the price of healthful foods: 2004−2008. *Food Policy.* 2010;35(6). https://doi.org/10.1016/j.foodpol.2010.06.004.

133. Jetter KM, Cassady DL. The availability and cost of healthier food alternatives. *Am J Prev Med.* 2006;30(1):38−44.

134. Rose D. Food stamps, the Thrifty Food Plan, and meal preparation: the importance of the time dimension for US Nutrition Policy. *J Nutr Educ Behav.* 2007;39(4):226−232. https://doi.org/10.1016/j.jneb.2007.04.180.

135. Davis GC, You W. The Thrifty Food Plan is not thrifty when labor cost is considered. *J Nutr.* 2010;140(4):854−857. https://doi.org/10.3945/jn.109.119594.

136. Chan M. *Statement at the High-Level Conference on World Food Security.* Italy: World Heal Organ Rome; 2008.

137. De Schutter O. The right to an adequate diet: The agriculture-food-health nexus. In: *Rep Present 19th Sess United Nations Hum Rights Counc Geneva, Switz.* 2011.

138. Monsivais P, Perrigue MM, Adams SL, Drewnowski A. Measuring diet cost at the individual level: a comparison of three methods. *Eur J Clin Nutr.* 2013;67(11). https://doi.org/10.1038/ejcn.2013.176.

139. Aaron GJ, Keim NL, Drewnowski A, Townsend MS. Estimating dietary costs of low-income women in California: a comparison of 2 approaches. *Am J Clin Nutr.* 2013;97(4):835−841.

140. Orr JB. *Food Health and Income: Report on a Survey of Adequacy of Diet in Relation to Income.* London: Macmillan and Company

Limited; 1937.

141. James WP, Nelson M, Ralph A, Leather S. Socioeconomic determinants of health. The contribution of nutrition to inequalities in health. *BMJ*. 1997. https://doi.org/10.1136/bmj.314.7093.1545.

142. Monsivais P, Aggarwal A, Drewnowski A. Are socio-economic disparities in diet quality explained by diet cost? *J Epidemiol Community Health*. 2012;66(6). https://doi.org/10.1136/jech.2010.122333.

143. Aggarwal A, Monsivais P, Cook AJ, Drewnowski A. Does diet cost mediate the relation between socioeconomic position and diet quality? *Eur J Clin Nutr*. 2011;65(9). https://doi.org/10.1038/ejcn.2011.72.

144. Monsivais P, Aggarwal A, Drewnowski A. Following federal guidelines to increase nutrient consumption may lead to higher food costs for consumers. *Health Aff*. 2011;30(8). https://doi.org/10.1377/hlthaff.2010.1273.

145. Aggarwal A, Monsivais P, Drewnowski A. Nutrient intakes linked to better health outcomes are associated with higher diet costs in the US. *PLoS One*. 2012;7(5). https://doi.org/10.1371/journal.pone.0037533.

146. Timmins KA, Hulme C, Cade JE. The monetary value of diets consumed by British adults: an exploration into sociodemographic differences in individual-level diet costs. *Public Health Nutr*. 2015;18(1):151−159.

147. Morris MA, Hulme C, Clarke GP, Edwards KL, Cade JE. What is the cost of a healthy diet? Using diet data from the UK Women's Cohort Study. *J Epidemiol Community Health*. 2014;68(11):1043−1049.

148. Jones NR, Tong TY, Monsivais P. Meeting UK dietary recommendations is associated with higher estimated consumer food costs: an analysis using the National Diet and Nutrition Survey and consumer expenditure data, 2008−2012. *Public Health Nutr*. 2017. https://doi.org/10.1017/S1368980017003275.

149. Rehm CD, Monsivais P, Drewnowski A. The quality and monetary value of diets consumed by adults in the United States. *Am J Clin Nutr*. 2011;94(5). https://doi.org/10.3945/ajcn.111.015560.

150. Rehm CD, Monsivais P, Drewnowski A. Relation between diet cost and healthy eating index 2010 scores among adults in the United States 2007−2010. *Prev Med*. 2015;73. https://doi.org/10.1016/j.ypmed.2015.01.019.

151. Monsivais P, Rehm CD, Drewnowski A. The DASH diet and diet costs among ethnic and racial groups in the United States. *JAMA Intern Med*. 2013;173(20). https://doi.org/10.1001/jamainternmed.2013.9479.

152. Monsivais P, Scarborough P, Lloyd T, et al. Greater accordance with the dietary approaches to stop hypertension dietary pattern is associated with lower diet-related greenhouse gas production but higher dietary costs in the United Kingdom. *Am J Clin Nutr*. 2015;102(1). https://doi.org/10.3945/ajcn.114.090639.

153. Conklin AI, Monsivais P, Khaw K-T, Wareham NJ, Forouhi NG. Dietary diversity, diet cost, and incidence of type 2 diabetes in the United Kingdom: a prospective cohort study. *PLoS Med*. 2016;13(7). https://doi.org/10.1371/journal.pmed.1002085.

154. Lopez CN, Martinez-Gonzalez MA, Sanchez-Villegas A, Alonso A, Pimenta AM, Bes-Rastrollo M. Costs of Mediterranean and western dietary patterns in a Spanish cohort and their relationship with prospective weight change. *J Epidemiol Community Health*. 2009;63(11):920−927.

155. Goulet J, Lamarche B, Lemieux S. A nutritional intervention promoting a Mediterranean food pattern does not affect total daily dietary cost in North American women in free-living conditions. *J Nutr*. 2008;138(1):54−59.

156. Tong TYN, Imamura F, Monsivais P, et al. Dietary cost associated with adherence to the Mediterranean diet, and its variation by socio-economic factors in the UK Fenland Study. *Br J Nutr*. 2018;119(6). https://doi.org/10.1017/S0007114517003993.

157. Darmon N, Ferguson EL, Briend A. A cost constraint alone has adverse effects on food selection and nutrient density: an analysis of human diets by linear programming. *J Nutr*. 2002;132(12):3764−3771. http://www.ncbi.nlm.nih.gov/entrez/query.fcgi?cmd=Retrieve&db=PubMed&dopt=Citation&list_uids=12468621.

158. Andrieu E, Darmon N, Drewnowski A. Low-cost diets: more energy, fewer nutrients. *Eur J Clin Nutr*. 2006;60(3):434−436. https://doi.org/10.1038/Sj.Ejcn.1602331.

159. Drewnowski A, Monsivais P, Maillot M, Darmon N. Low-energy-density diets are associated with higher diet quality and higher diet costs in French adults. *J Am Diet Assoc*. 2007;107(6). https://doi.org/10.1016/j.jada.2007.03.013.

160. Hamrick KS, Andrews M, Guthrie J, Hopkins D, McClelland K. How much time do Americans spend on food?. In: *Americans and Food Choices: Select Research on Time and Diet*. 2012.

161. Anekwe TD, Zeballos E. *Food-Related Time Use: Changes and Demographic Differences*. 2019.

162. Hamrick K. *Americans Spend an Average of 37 Minutes a Day Preparing and Serving Food and Cleaning Up*. 2016.

163. Gustat J, Lee Y-S, O'Malley K, et al. Personal characteristics, cooking at home and shopping frequency influence consumption. *Prev Med Rep*. 2017;6:104−110.

164. Mills S, White M, Brown H, et al. Health and social determinants and outcomes of home cooking: a systematic review of observational studies. *Appetite*. 2017;111:116−134.

165. Jabs J, Devine CM, Bisogni CA, Farrell TJ, Jastran M, Wethington E. Trying to find the quickest way: employed mothers' constructions of time for food. *J Nutr Educ Behav*. 2007;39(1):18−25. https://doi.org/10.1016/j.jneb.2006.08.011.

166. Devine CM, Jastran M, Jabs J, Wethington E, Farell TJ, Bisogni CA. "A lot of sacrifices:" work-family spillover and the food choice coping strategies of low-wage employed parents. *Soc Sci Med*. 2006;63(10):2591−2603. https://doi.org/10.1016/j.socscimed.2006.06.029.

167. Devine CM, Farrell TJ, Blake CE, Jastran M, Wethington E, Bisogni CA. Work conditions and the food choice coping strategies of employed parents. *J Nutr Educ Behav*. 2009;41(5):365−370. https://doi.org/10.1016/j.jneb.2009.01.007.

168. Davis GC, You W. Not enough money or not enough time to satisfy the Thrifty Food Plan? A cost difference approach for estimating a money, Äitime threshold. *Food Policy*. 2011;36(2):101−107.

169. Beydoun MA, Wang Y. Do nutrition knowledge and beliefs modify the association of socio-economic factors and diet quality among US adults? *Prev Med*. 2008. https://doi.org/10.1016/j.ypmed.2007.06.016.

170. Lê J, Dallongeville J, Wagner A, et al. Attitudes toward healthy eating: a mediator of the educational level−diet relationship. *Eur J Clin Nutr*. 2013;67(8):808.

171. Acheampong I, Haldeman L. Are nutrition knowledge, attitudes, and beliefs associated with obesity among low-income Hispanic and African American women caretakers? *J Obes*. 2013;2013.

172. Traill WB, Chambers SA, Butler L. Attitudinal and demographic determinants of diet quality and implications for policy targeting. *J Hum Nutr Diet*. 2012;25(1):87−94.

173. Turrell G, Kavanagh AM. Socio-economic pathways to diet: modelling the association between socio-economic position and food purchasing behaviour. *Public Health Nutr*. 2006;9(3):375−383.

174. Gittelsohn J, Anliker JA, Sharma S, Vastine AE, Caballero B, Ethelbah B. Psychosocial determinants of food purchasing and preparation in American Indian households. *J Nutr Educ Behav*. 2006;38(3):163−168.

175. Konttinen H, Sarlio-Lähteenkorva S, Silventoinen K, Männistö S, Haukkala A. Socio-economic disparities in the consumption of vegetables, fruit and energy-dense foods: the role of motive priorities. *Public Health Nutr*. 2013;16(5):873−882.

176. Monsivais P, Aggarwal A, Drewnowski A. Time spent on home food preparation and indicators of healthy eating. *Am J Prev Med*. 2014;47(6). https://doi.org/10.1016/j.amepre.2014.07.033.

177. Aggarwal A, Monsivais P, Cook AJ, Drewnowski A. Positive attitude toward healthy eating predicts higher diet quality at all cost levels of supermarkets. *J Acad Nutr Diet*. 2014;114(2). https://doi.org/10.1016/j.jand.2013.06.006.

178. Tiwari A, Aggarwal A, Tang W, Drewnowski A. Cooking at home: a strategy to comply with U.S. Dietary guidelines at no extra cost. *Am J Prev Med*. 2017;52(5):616−624.

179. Nelson ME, Hamm MW, Hu FB, Abrams SA, Griffin TS. Alignment of healthy dietary patterns and environmental sustainability: a systematic review. *Adv Nutr*. 2016;7(6):1005−1025.

180. Morris MJ, Beilharz JE, Maniam J, Reichelt AC, Westbrook RF.

Why is obesity such a problem in the 21st century? The intersection of palatable food, cues and reward pathways, stress, and cognition. *Neurosci Biobehav Rev.* 2015;58:36−45.

181. Swinburn BA, Sacks G, Hall KD, et al. The global obesity pandemic: shaped by global drivers and local environments. *Lancet.* 2011;378(9793):804−814.

182. Rolls BJ. The role of energy density in the overconsumption of fat. *J Nutr.* 2000;130(2):268S−271S.

183. Mendoza JA, Drewnowski A, Christakis DA. Dietary energy density is associated with obesity and the metabolic syndrome in US adults. *Diabetes Care.* 2007;30(4):974−979.

184. Wang J, Luben R, Khaw K-T, Bingham S, Wareham NJ, Forouhi NG. Dietary energy density predicts the risk of incident type 2 diabetes: the European Prospective Investigation of Cancer (EPIC)-Norfolk Study. *Diabetes Care.* 2008;31(11):2120−2125.

185. Hartman TJ, Gapstur SM, Gaudet MM, et al. Dietary energy density and postmenopausal breast cancer incidence in the cancer prevention study II nutrition cohort. *J Nutr.* 2016;146(10):2045−2050.

186. Johns DJ, Lindroos A, Jebb SA, Sjöström L, Carlsson LMS, Ambrosini GL. Dietary patterns, cardiometabolic risk factors, and the incidence of cardiovascular disease in severe obesity. *Obesity.* 2015;23(5):1063−1070.

187. Batis C, Rivera JA, Popkin BM, Taillie LS. First-year evaluation of Mexico's tax on nonessential energy-dense foods: an observational study. *PLoS Med.* 2016;13(7):e1002057.

188. Caro JC, Ng SW, Taillie LS, Popkin BM. Designing a tax to discourage unhealthy food and beverage purchases: the case of Chile. *Food Policy.* 2017;71:86−100.

189. Novak NL, Brownell KD. Taxation as prevention and as a treatment for obesity: the case of sugar-sweetened beverages. *Curr Pharmaceut Des.* 2011;17(12):1218−1222.

190. Backholer K, Blake M, Vandevijvere S. Sugar-sweetened beverage taxation: an update on the year that was 2017. *Public Health Nutr.* 2017;20(18):3219−3224.

191. Powell LM, Chriqui JF. *Food Taxes and Subsidies: Evidence and Policies for Obesity Prevention.* New York: Oxford Handb Soc Sci obesity Oxford Univ Press; 2011:639−664.

192. Franck C, Grandi SM, Eisenberg MJ. Taxing junk food to counter obesity. *Am J Public Health.* 2013;103(11):1949−1953.

193. Rayner M. Nutrient profiling for regulatory purposes. *Proc Nutr Soc.* 2017;76(3):230−236.

194. Guidance for Industry: Reference Amounts Customarily Consumed: List of Products for Each Product Category. Rockville, MD. https://www.fda.gov/regulatory-information/search-fda-guidance-documents/guidance-industry-reference-amounts-customarily-consumed-list-products-each-product-category.

195. Drewnowski A, Fulgoni III V. Nutrient profiling of foods: creating a nutrient-rich food index. *Nutr Rev.* 2008;66(1):23−39.

196. Drewnowski A. Defining nutrient density: development and validation of the nutrient rich foods index. *J Am Coll Nutr.* 2009;28(4):421S−426S.

197. Drewnowski A. Uses of nutrient profiling to address public health needs: from regulation to reformulation. *Proc Nutr Soc.* 2017. https://doi.org/10.1017/S0029665117000416.

198. Lehmann U, Charles VR, Vlassopoulos A, Masset G,

Spieldenner J. Nutrient profiling for product reformulation: public health impact and benefits for the consumer. *Proc Nutr Soc.* 2017;76(3):255−264.

199. Fulgoni III VL, Keast DR, Drewnowski A. Development and validation of the nutrient-rich foods index: a tool to measure nutritional quality of foods. *J Nutr.* 2009;139(8):1549−1554.

200. Darmon N, Vieux F, Maillot M, Volatier J-L, Martin A. Nutrient profiles discriminate between foods according to their contribution to nutritionally adequate diets: a validation study using linear programming and the SAIN, LIM system. *Am J Clin Nutr.* 2009;89(4):1227−1236.

201. Streppel MT, Sluik D, Van Yperen JF, et al. Nutrient-rich foods, cardiovascular diseases and all-cause mortality: the Rotterdam study. *Eur J Clin Nutr.* 2014;68(6):741.

202. Ni Mhurchu C, Mackenzie T, Vandevijvere S. *Protecting New Zealand Children from Exposure to the Marketing of Unhealthy Foods and Drinks: A Comparison of Three Nutrient Profiling Systems to Classify Foods.* 2016.

203. Rayner M, Scarborough P, Kaur A. Nutrient profiling and the regulation of marketing to children. Possibilities and pitfalls. *Appetite.* 2013;62:232−235.

204. Seidel M, Laquatra I, Woods M, Sharrard J. Applying a nutrient-rich foods index algorithm to address nutrient content of food bank food. *J Acad Nutr Diet.* 2015;115(5):695−700.

205. Vlassopoulos A, Masset G, Charles VR, et al. A nutrient profiling system for the (re) formulation of a global food and beverage portfolio. *Eur J Nutr.* 2017;56(3):1105−1122.

206. INDEX G. *Access to Nutrition Index.* 2018.

207. Drewnowski A. Nutrient density: addressing the challenge of obesity. *Br J Nutr.* 2018;120(s1):S8−S14.

208. Beauman C, Cannon G, Elmadfa I, et al. The principles, definition and dimensions of the new nutrition science. *Public Health Nutr.* 2005;8(6a):695−698.

209. Sturm R, An R. Obesity and economic environments. *CA Cancer J Clin.* 2014. https://doi.org/10.3322/caac.21237.

210. Kearney J. Food consumption trends and drivers. *Philos Trans R Soc B Biol Sci.* 2010;365(1554):2793−2807.

211. Steel C. *Hungry City: How Food Shapes Our Lives.* Random House; 2013.

212. Weaver LJ, Meek D, Hadley C. Exploring the role of culture in the link between mental health and food insecurity: a case study from Brazil. *Ann Anthropol Pract.* 2014;38(2):250−268.

213. Hirvonen K, Bai Y, Headey D, Masters WA. Affordability of the EAT−Lancet reference diet: a global analysis. *Lancet Glob Heal.* 2020;8(1):e59−e66.

214. Rutter H, Bes-Rastrollo M, De Henauw S, et al. Balancing upstream and downstream measures to tackle the obesity epidemic: a position statement from the European Association for the Study of Obesity. *Obes Facts.* 2017;10(1):61−63.

215. Egan M, Penney T, Anderson de Cuevas R, et al. *NIHR SPHR Guidance on Systems Approaches to Local Public Health Evaluation. Part 2: What to Consider when Planning a Systems Evaluation.* 2019.

216. Savona N, Rutter H, Cummins S. *Tackling Obesities: 10 Years on.* 2017.

第二篇

营养监测、评估和管理

第 11 章

现代营养学——营养数据库

David B. Haytowitz[1], MSc

Pamela R. Pehrsson[2], PhD

[1]USDA–ARS–Beltsville Human Nutrition Research Center, Nutrient Data Laboratory (Retired),
Silver Spring, MD, United States

[2]USDA–ARS–Beltsville Human Nutrition Research Center, Methods and Application of
Food Composition Laboratory, Beltsville, MD, United States

【摘要】 营养或食品成分数据库（Food Composition Databases，FCDB）的开发大多用于评估人口的膳食摄入量、营养研究、制定卫生政策和营养教育等，可以为人类食用的食品中的多种成分提供参考来源。此外，食品行业也提供并使用这些经过化学分析、计算或估计/估算的数据，用于营养标签项目和产品开发。本文详细描述了开发食品分析程序所需的步骤和其他数据来源，包括科学文献和其他机构（如政府机构、行业协会和食品公司）提供的数据。本文还描述了评估其他数据来源的程序，介绍了由美国农业部开发和维护的，于2019年发布的FCDB资源：食品数据中心。最后，本章讨论了FCDB未来的发展方向。

【关键词】 食品成分数据库；营养分析；营养数据库

第 1 节 引 言

营养数据库或食品成分数据库（FCDB）具有很长的历史，其开发目的是制定一些具有代表性的数值，为广大人群提供膳食评估以及膳食指导。这些数据库不适合提供个人膳食摄入量的精确估计值，例如用于临床研究或在医疗情况下提供膳食建议。但是在某些情况下，特别是用于规划目的，它们可以提供有用的估计值。每次分析都是对特定食品样本成分进行一次即时简要的描述。因此，如果在几周或几个月后取得相同的食品样本，其可能是同一种食品，但不可能是同一种样本，并且成分可能大不相同。所以，我们不能依赖于单一的食品抽样，必须根据统计学收集适量的食品样本，以确保能够根据平均值对其变异性进行评估。所需的样本量取决于食品的变异性和食品中的营养素。例如，相比较于新鲜水果，像即食早餐麦片这样的高度加工食品所需的样本量较少。

在未来，由于个性化的营养需求，人们可以使用手持式扫描仪扫描食品样本，显示储存成分表，根据同步的个人医疗信息提出膳食指导。当然，必须对此类扫描仪进行编程，不能包括不可食用的成分，如骨头、外皮、种子等，这取决于具体的食品或食用者的偏好。有些种子可以食用，有些则不可以；有些人会吃某些水果上的皮，有些人则不会。因为食品中的成分可能会有所不同，所以扫描仪需要扫描食品的整个可食用部分。并且在市场上使用扫描仪进行食品扫描，在测量时必须去除其包装。一旦使用这样的扫描仪，抽样问题将会得到解决，也可能就不再需要营养数据库了。在此之前，营养数据库必须准确、全面，并且要能够代表美国（United States，US）食品供应中的食品，以便科学家、政府决策者、教育工作者、卫生专业人员和公众能够拥有其所需的食品成分数据，从而做出合理的决策，满足其多样化的需求。为了开展进一步的研究，与具体的农业信息数据连接的新的FCDB也将投入使用。

农产品的生产和加工是全球经济和人类福祉的重要组成部分。营养素和FCDB错综复杂地交织在这些领域，用于各种营养以及营养学相关研究，包括营养监测、研究、营养和健康政策以及教育（图11-1）。作为医疗保健的一部分，营养师和研究人员利用FCDB向消费者提供膳食建议，评估

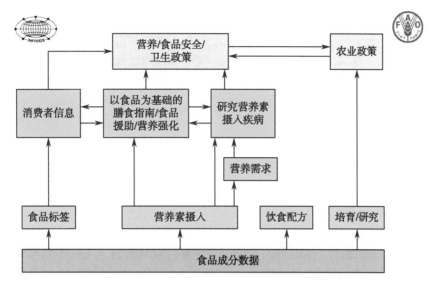

图 11-1　食品成分数据——多种营养活动的基础 [4]

人群的膳食摄入量，并为患者设计膳食计划。此外，食品行业提供和使用这些数据库中的数据用于营养标签计划和产品开发。政府机构利用这些数据来确定美国全国营养素摄入量的估计值 [1,2] 并制定膳食指南 [3]。这些数据库包含食品中发现的许多化合物，而不只是那些传统的营养素，如类胡萝卜素、维生素 E（生育酚）和三烯生育酚、甲基萘醌类、黄酮类化合物和胆碱代谢物，还有与食品样本相关的信息或元数据。虽然这些化合物的某些形式可以充当维生素，并且理论上具有潜在的健康益处，但其他形式化合物的代谢作用尚未确定。

21 世纪初，世界卫生组织（World Health Organization，WHO）[5] 报告称，高达 90% 的糖尿病、80% 的冠心病（coronary artery heart disease，CHD）和 1/3 的癌症都可以通过体育锻炼和饮食行为来预防。根据 2015 年发布的最新数据显示，非感染性疾病（noncommunicable disease，NCD）——心血管疾病、癌症、呼吸系统疾病和糖尿病——仍占据全球死亡人数的 82%[5]。虽然在全球范围内疾病的分布可能有所不同，但很明显，改善个人营养状况（这取决于了解膳食营养成分），同时增加体育锻炼，对于监测和减少非传染性疾病非常重要。

农业、食品生产、监测和营养 / 健康结果研究包括原材料及其背后的加工过程，以及将原材料与食品供应中的不同食品联系起来的食品科学 [6]。这些过程会影响食品的化学成分，并且会影响制定

FCDB 或表格中的各成分含量。美国农业部（United States Department of Agriculture，USDA）数据库用于研究、营养教育、营养监测和政策制定等，是国内外其他数据库的基础。食品成分数据库的用途是多方面的，不仅可以用于上述内容，而且还服务于广泛的消费者群体。尤其是考虑到目前全球食品的多样性，FCDB 在国家和国际贸易中起了非常重要的作用。此外，食品类商品是根据特定成分进行销售的，在某些情况下，这些成分可能会提供有关污染或掺假的信息。在许多国家，膳食补充剂的使用显著增加，由于其有助于营养素的摄入，已经成为 FCDB 的重要补充。许多国家和国际的食品供应标准已经制定，例如 USDA 学校午餐食品计划（https://www.fns.usda.gov/nslp/national-school-lunch-program-nslp）以及作为全球贸易中的国际食品标准、指南和操作守则的食品法典委员会标准（http://www.fao.org/fao-who-codexalimentarius/en/）。

作为应用程序中最有用的工具，为了更好地使用 FCDB，必须考虑其现存的局限性。FCDB 大多数情况下是以电子形式发布的，但通常也有供非专业人士使用的缩写本印刷版。开发全面而准确的 FCDB 是一项复杂而艰巨的任务，需要知识渊博的科学家以及严谨的分析程序，以确保关键的研究问题得到解决。

第2节　背　景

一、食品成分表

随着 19 世纪食品营养成分分析方法的发展，为了满足新兴的营养学和相关领域的需求而编制了食品成分表。这些早期的表格只包含与碳水化合物不同的近似成分（蛋白质、脂肪、水分和灰分），以及我们现在所了解的被定义为碳水化合物中不可消化成分的粗纤维。1892 年，Atwater 和 Woods[7] 在美国发布了第一个包含 178 种食品的成分数据表。1950 年，USDA 出版了《食品成分——原料、加工和制备》，也被称为《农业手册第 8 号》（AH-8）。1963 年对该出版物进行了修订和扩充。为了更新和扩充之前发布的表格，于 1976 年对 AH-8 进行了全面修订，按食物类别分为 21 个章节，并补充了 4 个补充章节，以更新和扩充以前发布的表格。

由于修订后文件对于软盘或键盘穿孔卡来说变得太大，并且磁带也较少使用，以及随着用户开始使用个人电脑，这些文件逐渐被淘汰。最初 FCDB 可以在软盘下载，后来可以使用只读存储光盘（compact disc read-only memory，CD-ROM），现在也可以在互联网上下载。

随着 AH-8 每一部分硬拷贝的发布，美国农业部国家营养素数据库标准参考（Standard Reference，SR）也相应发布。在 1992 年后，随着 AH-8 最后一次的补充，硬拷贝停止更新，数据库的所有更新都随着 SR 的年度更新而更新。这些情况一直持续到 SR28（2016）。随着数据库的陆续发布，开始定期将其他的食品成分补充到数据库中。其中有些是由于美国国家科学院出版 DRI 的变化而增加的，比如不同形式的叶酸。还有一些是为了满足人们日益增长的研究兴趣而添加的，如胆碱。SR 的最终版本于 2018 年发布，被称为 SR Legacy。全球范围内已经开发了大量的营养数据库，鉴于这些数据库的复杂性和创建它们所需的资源，源数据库通常由政府机构下属的国家组织开发。在美国，这项任务由 USDA 农业研究服务局（Agricultural Research Service，ARS）下属的 Beltsville 人类营养研究中心主办。

食物成分数据库的汇编之一是由美国营养数据库开发的《国际营养数据库目录》[8]。这个目录列出了大多数由开发人员自愿提交的内容所组成的美国数据库以及一些国际数据库。大多数商业成分的数据库都以 USDA 的 FCDB 为基础。另一个在其他国家开发的有用的 FCDB 国际汇编由联合国粮食及农业组织（Food and Agriculture Organization，FAO）/ 国际粮农信息系统（International Network of Food Data Systems，INFOODS）维护。[9]。每个 FCDB 都有复杂程度不同的数据库管理系统。这些数据管理系统可以自行生成电子文件，感兴趣的用户可以下载这些文件，然后查询数据库，以找到他们需要的信息。这些管理系统也可以创建打印报告，因为大型数据库完整的报告可能包含数千页且难以使用，所以在这些情况下，大型数据库的精简版会以更易于使用的印刷形式提供。

二、食品成分

多年来，各种食品成分表和数据库所涵盖的营养素发生了改变。最初的成分表中只包含近似物。随着各种矿物质和维生素营养价值的确定，研究者制定了各种分析方法来确定其在食品中的含量，并将其添加到食品成分表和数据库中。AH-8 的多卷版本中还包括氨基酸和脂肪酸的相关数据。因为研究和公众健康利益要求，需要在食品成分表格和数据库中提供有关营养素含量的数据，所以多年以来营养素的数量一直在增加（表 11-1）。

多年来纤维的定义也发生了改变，最初定义为粗纤维。在 1989—1992 年期间，中性洗涤纤维被发现。从 1990 年开始，通过酶 - 重量法测定总膳食纤维的方法被报道（AOAC 985.29，991.43）[10]。考虑到这些不断变化的定义，多年来 FCDB 也一直在变化，并且随着分析方法的发展，已经可以准确确定食品中膳食纤维的含量。

糖是一大类化合物。在食品中，己糖（六碳糖）和双糖（二糖）是最常见的。单糖是由葡萄糖、果糖和半乳糖组成的。二糖（蔗糖、乳糖和麦芽糖）是由两种单糖组成的。蔗糖是由一分子葡萄糖和一分子果糖组成；乳糖是由一分子葡萄糖和一分子半乳糖组成；为了方便标记[11]，总糖被定义为单糖和二糖的总和。

叶酸是一种 B 族维生素，以多种形式存在，具有不同的生物活性。据美国国家科学院的数据[12]，食品中天然存在的叶酸相当于 1μg 膳食叶酸当量

（dietary folate equivalents，DFE），而食品中添加的叶酸相当于 0.6μg DFE。因此，有必要进行计算，以确保在 FCDB 中正确报道 DFE。1996 年，美国食品药品管理局（FDA）发布了规定，要求在面包、面包卷、面条和面食中添加营养强化剂，以预防新生儿神经管缺陷。在这种情况下，食品中添加的叶酸远远超过了天然存在的叶酸，所以必须确

表 11-1　食品成分数据库（FCDB）中的营养素

常规营养素	不常见的营养素 / 在不同数据库或出版物中出现的化合物
近似物	单个氨基酸
水分（水）	单个脂肪酸
蛋白质	单糖
总脂肪	
饱和脂肪酸总量	
单不饱和脂肪酸总量	
多不饱和脂肪酸总量	
碳水化合物	
淀粉	
糖	
膳食纤维	
灰分	
矿物质	
钙、铁、镁、磷、钾、钠、锌	硒、碘、铝、氯化物
维生素	
维生素 B_1（硫胺素）、维生素 B_2（核黄素）、烟酸、泛酸、维生素 B_6、维生素 B_{12}、叶酸、维生素 E（α-生育酚）、维生素 K（叶绿醌）	叶酸维生素、胆碱及其代谢物、生物素、维生素 E 和三烯生育酚类、二氢叶醌和甲基萘醌
	生物活性化合物：
	黄酮类化合物
	黄酮类
	黄酮醇类
	黄烷-3-醇类
	黄烷酮类
	花青素类
	异黄酮类
	原花青素类
	萝卜硫素类
	硫代葡萄糖苷类

定每种形式叶酸的数量并执行上述计算以生成更准确的数值。测定食品中叶酸的含量很复杂，必须在不破坏食品基质的情况下从中提取叶酸。因此需要使用各种酶来进行提取，然后通过微生物学技术来对叶酸进行定量，也可以通过高效液相色谱法（high performance liquid chromatography，HPLC）技术来量化总叶酸。该技术可以测量以下几种形式的四氢叶酸：5-甲基四氢叶酸、10-甲酰基叶酸和 5-甲酰基四氢叶酸，但除了政府和大学研究实验室之外，该技术并不经常使用。

维生素 K 天然以两种不同的形式存在：①植物中的叶绿基甲萘醌（维生素 K_1）；②动物产品和发酵食品中的甲基萘醌类（维生素 K_2），其中叶绿基甲萘醌也以二氢叶醌（dihydrophylloquinone）的形式存在。甲基萘醌类的一个侧链上有 4～15 个附加单元。通常情况下，FCDB 中只含有维生素 K，并且不区分不同的形式。此外，很少有实验室在分析这些化合物存在形式方面有经验。

维生素 E 的活性形式是生育酚[13]，尽管以前人们认为其他生育酚也具有维生素 E 活性，并且 α-生育酚当量的值是根据每种生育酚的不同系数确定的。在 USDA 的表格中提供了每种具有抗氧化活性和其他生物学作用的维生素 E 和三烯生育酚的值。

由于 1998 年制定了胆碱的 DRI 值[12]，以及确定其在三甲基胺尿症或鱼类异味综合征中的作用，人们对食品中胆碱含量产生了兴趣。这种综合征是指人体内缺乏一种代谢胆碱的酶，并且患有这种疾病的个体会散发出强烈的鱼臭味。此外，在降低痴呆风险中胆碱也起到了重要作用[14]。食品中含有以下六种胆碱代谢物：甜菜碱、甘油磷酰胆碱、磷酰胆碱、磷脂酰胆碱、鞘磷脂以及总胆碱。

从 20 世纪 90 年代开始，对各种慢性病的研究主要集中在氧化性化合物对细胞健康的作用。与此同时，人们对食品中一类统称为抗氧化剂的化合物产生了浓厚的兴趣。一些常见营养素的生物学作用之一就是充当抗氧化剂，包括维生素 C、具有维生素 A 活性的类胡萝卜素、维生素 E 类（其中只有 α-生育酚具有维生素 E 的活性）。另一类抗氧化剂是黄酮类化合物。

三、可用数据库

数据库管理方面的新技术对于简化数据的流

动、分析和传播,以及为研究人员和其他用户提供及时和准确的数据库至关重要。USDA 为此于 2019 年 4 月开发了一个全新的系统——食品数据中心(FDC)[1](图 11-2)。

FDC 将 Beltsville 人类营养研究中心维护的五个不同的 FCDB 放在一个综合网站下;其中 SR Legacy 和膳食研究食品和营养数据库(FNDDS)已经在 BHNRC 托管多年[18]。SR 数据库已经在 USDA 托管了 30 多年,涵盖了美国食品供应中多达 150 种食品成分以及经过线性编程工具对标签信息和类似的食品进行分析、计算、估算后的数据。FNDDS 是美国国家健康与营养调查(NHANES)数据库的膳食部分("我们在美国吃什么")。该数据库中,除了其他来源外,还包括 SR 中 WWEIA、NHANES 的食品和饮料营养数据,将这些数据以克为单位进行转换以确定其营养价值。在 WWEIA、NHANES 发布之前,FNDDS 每两年更新和发布一次,包括食品 / 饮料、食品能量以及 64 种营养素的营养数据,其中食品 / 饮料数据约 9 000 条,食品 / 饮料份数为 40 000 多份,重量的单位为克。USDA 全球品牌食品数据库(Branded Food Products Database,BFPDB)是 2016 年发布的公私合营数据库,详情如下。这些数据库中的每种数据类型都是为了满足特定需求而开发。例如,FNDDS 中的数据能够使研究人员对 NHANES 中报告的膳食摄入量进行量化分析。FDC 中添加了两种新的数据类型,按类别可分类。①基础食品:提供了丰富的营养素信息和广泛的基础元数据,并且可以帮助用户了解食品营养价值的变化;②实验食品:可以链接到农业研究者生产食品时产生的数据,使用户能够亲自了解气候、土壤和农业实践等因素如何影响食品的营养状况。后者是在实验室条件下种植的食品,而这些食品没必要提供给消费者。

为了对营养素摄入量进行全面评估,还必须涵盖膳食补充剂。基于对各种膳食补充剂的分析,USDA 与膳食补充剂办公室(Office of Dietary Supplements,ODS)和美国国家卫生研究院(National Institutes of Health,NIH)合作,共同开发了膳食补充剂成分数据库(Dietary Supplement Ingredient Database,DSID)(https://dsid.usda.nihgo/)。与之配套的数据库是膳食补充剂标签数据库(DSLD)(http://dsld.nlmnih.gov/dsid/indjsp),这个数据库是从食品包装上的补充剂标签中获取的数据的汇编。DSID 数据库是由 USDA 与 ODS 和其他联邦机构共同开发的,提供了美国常见的膳食补充剂的成分估计值。由于这些估计值是基于全美具有代表性的产品的化学分析,所以可能与标示量有所不同。DSLD 包含了美国市场上大约 76 000 种膳食补充剂的产品标签信息,除了成分清单和其他添

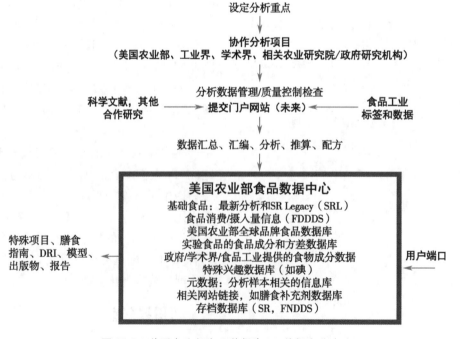

图 11-2 美国农业部食品数据中心:数据和信息流

加成分(如填充剂、黏合剂和调味剂)外,还包括使用说明、健康相关声明和注意事项等信息。

尽管在植物中发现了 5 000 多种黄酮类化合物,但在食用植物中只发现约 30 种。它们是:

- 黄酮醇类:槲皮素、山柰酚、杨梅黄酮、异鼠李素
- 黄酮类:木犀草素、芹菜素
- 黄烷酮类:橙皮素、柚皮素、圣草酚
- 黄烷 -3- 醇类:(+)- 儿茶素、(+)- 棓儿茶素
  (−)- 表儿茶素、(−)- 表没食子儿茶素
  (−)- 表儿茶素 3- 没食子酸酯
  (−)- 表没食子儿茶素 - 没食子酸酯、茶黄素、茶黄素 3- 没食子酸酯、茶黄素 3′- 没食子酸酯、茶黄素 3,3′ 二没食子酸酯、茶红素
- 花青素类:矢车菊素、飞燕草素、锦葵色素、天竺葵素、甲基花青素、矮牵牛色素
- 异黄酮类:大豆素、染料木素、黄豆黄素和总异黄酮类
- 原花色素:二聚体、三聚体、4~6 聚体(四聚体、五聚体和六聚体)、7~10 聚体(七聚体、八聚体、九聚体和十聚体)和聚合物(dp > 10)

从 20 世纪 90 年代开始,USDA 发布了三个不同的特别兴趣数据库[15-17],重点关注这些化合物。

第 3 节 数据来源和数据类型

食品成分数据的来源多种多样,其中包括赞助合同、来自食品行业的数据、科学文献、其他政府机构,以及通过计算产生的数据[如标准因子(能量计算、氮 - 蛋白质转换和缺失值计算)以及配方和成分]。早期的食品成分表通常是基于单个科学家或组织的努力,他们在自己的实验室中完成了所有的数据分析。在新兴营养素出现的情况下,这种情况仍然可能发生,因为只有少数的科学家拥有正确分析所述化合物的知识和资源。

随着人们对某种化合物兴趣的增加,一些科学家经常使用并修改第一位科学家所发布的方法,并发表更多手稿。这些手稿可以汇编成更全面的表格和 / 或数据库。

虽然一些国家数据库可能仅由一个实验室或与附属实验室联合进行数据分析,但大多数数据库不具备资源,用以定期分析其数据库中所有食品的营养素。因此,大多数人会使用一种混合方法,将自身或附属实验室的数据,与商业实验室签订合同、科学文献中的数据,以及政府机构、食品公司和行业协会生成的报告结合起来进行分析。

一、合同

如果开发和维护 FCDB 的组织没有自己的分析实验室,或想要分析食品化合物,而他们没有必要的专业技术或设备,则可以通过与商业实验室签订合同或通过与大学科学家达成协议而进行数据分析。从 20 世纪 70 年代开始,除了从发表的科学文献中获取数据外,USDA 还开始从合同中的食品成分表中获取数据。

1997 年,USDA 营养数据实验室(Nutrient Data Laboratory,NDL)在 NIH 内许多研究所的支持下,利用这些步骤开发了一个全面的食品分析项目,称为美国食品和营养分析项目(NFNAP),后来得到了 FDA 和疾病预防和控制中心(Centers for Disease Control and Prevention,CDC)的支持。

为了设计支持 FCDB 发展的分析程序,应遵循以下步骤:

(1)确定用于取样和分析的食品和关键营养素;

(2)评估现有数据的科学质量;

(3)制定并实施基于概率的美国抽样计划或特定食品抽样计划(如作物种植区);

(4)在内部或实验室合同的监督下分析取样食品;

(5)汇编新生成的数据以更新 FCDB。

(一)确定用于取样和分析的食品和关键营养素

现有的食品成分和消费数据可用于识别食品和营养素并确定其优先次序,以便进行分析[19,20]。例如,USDA 中的关键食品指的是食品中含有对公共健康具有重要意义的特定营养素,并且其摄入量占营养素摄入量的 75%。

最新的关键食品清单是使用 NHANES 2013—2014 数据文件中的加权两天的食品消费数据[18]以及 SR26(2013)中的食品成分数据所生成的。关键食品的方法是允许一个机构将分析资源集中在那些对公众健康有重大影响的营养成分的食物上。

(二)评估现有数据的科学质量

在 1997 年 NFNAP 启动时,NDL 的工作人员对 SR 中的食品成分值进行了科学质量审查。当时数据库中许多食品数据已有 10 多年的历史,并且其数值非常有限以及缺乏完整和准确的文件,还

含一些来源不明的样本。为了评估现有数据的质量并提高文档的水平，NDL 科学家开发了一个评估数据质量的专家系统[21-22]，详见第五部分。数据库中的许多食品概况缺少全部或部分可供专家系统评估数据的信息。基于以上原因，为了建立一套已知抽样、分析方法和质量控制（quality control，QC）的核心数据库，现已确定需要对关键食品清单上的食品项目进行全面更新。

（三）设计并实施美国食品概率抽样调查

NDL 的工作人员与 USDA 美国农业统计局的统计学家合作，根据 2010 年人口普查局预测的各州人口规模和普查区域，在分层三阶段设计的基础上，制定了一个关于食品的概率比例规模抽样计划[23]。第一阶段选择 48 个地理位置分散的县，第二阶段选择取样地点，第三阶段选择特定的食品。可以根据特定的食品项目和营养素选择这些位置的子集。例如，对于变异性较大的营养素，如氟化物，可在更多的地点进行取样。在设计抽样计划时，需要考虑另一个因素是分析较少的样本，这是指针对关键食物的加工过程中确定为低消费的食品或发现营养素含量较少的食品。Perry 等人讨论了抽样设计中一些具体的细节[24]。取样地点取决于食品样本的性质，例如农产品可以在农场或加工厂（可以是包装厂或屠宰场）采购；零售产品可以在超市或餐厅购买。

一旦采用"关键食品"方法确定了食品项目，就必须进一步细化食品项目具体的取样和分析。对于品牌产品，使用一种市场份额信息方法进行抽样。例如，在检查了关键食品清单后，确定比萨是许多营养素的主要来源。但是 FNDDS 中的 SR 链接文件并没有区分从快餐店购买的比萨和在家中加热后食用的冷冻比萨。如上文所述，选取超市中购买的不同类型（奶酪、意大利香肠、意大利香肠和香肠，以及肉类 / 蔬菜组合）和品牌（民族品牌和商店品牌）的冷冻比萨和全美各大快餐连锁店购买的不同类型的比萨饼（如奶酪、意大利香肠和豪华比萨饼），并对这两种类型都进行了采样和分析。

对于商品食品，可以在上述地点的零售店取样。但是，为了更好地将样本和分析结果与农业实践联系起来，需要采用不同的抽样方法。这种方法需要确定具体的品种和主要的种植区域，并且还可以收集诸如天气、土壤状况以及其他农业

实践（如施肥和灌溉）的信息。对于肉类，可以收集有关品种和饲养方式方面的信息。因此，为了更好地描述这些食品的变异性，相比较一两个加工厂生产的零售产品，需要进行更广泛地抽样。

为了满足特定的研究需求，可以对抽样计划进行修改。例如，对家庭饮用水进行取样以分析氟化物含量，也可用于地理位置不同的特殊人群（如美洲印第安人和阿拉斯加原住民，以及西班牙裔美国人）[24]。

商品食品是由 USDA 指导的专业产品采购公司根据合同，在零售店使用测试过的方案进行购买[25]。对于新鲜水果和蔬菜等商品，以及各种肉类和海鲜，可以在零售店购买，也可以在收获、捕捞或屠宰点购买。此时，收集关于取样食品的具体信息，例如取样位置的邮寄点或全球定位系统（global positioning system，GPS）坐标，以及商品食品中部分植物培育品种和动物品种。最后，这些食品被运到弗吉尼亚理工学院的食品分析实验室控制中心（Food Analysis Laboratory Control Center，FALCC）和弗吉尼亚州布莱克斯堡的州立大学进行样品制备。对于品牌产品，将保留食品标签，将完整的描述性信息[如全名、成分、营养成分和通用产品代码（universal product code，UPC）]输入数据库，以便最终与分析结果匹配。制定了新的食品样品处理程序，使其根据需要可以修改其样品单据、制备和储存程序。FALCC 根据 NDL 的指示不断制定样品均质化和组成方案，根据需要收集可食用和不可食用部分的相关重量和详细信息，并记录处理和制备程序。按照 NDL 的指示，将每种食品的储备和存档样品保存在 FALCC，处理后的样品运至合格的分析实验室进行分析。

（四）根据 USDA 监管的实验室合同分析取样食品

FCDB 中的大多数分析值是由 AOAC 国际组织的官方的分析方法[10]或等效方法确定。AOAC 通过将科学界的研究结果总结起来制定了标准和方法，并对该方法进行系统的评估和审查。由于许多分析人员可能会对这些方法进行轻微的修改，所以商业实验室会建立自己的标准操作流程，以此确保修改已发布方法不会明显地改变结果，这一点至关重要。商业实验室还必须验证该方法是否能在其设施内使用，确保员工接受了适当的培训，以及能够遵循良好的实验室规范。

虽然已经有可靠的方法对近似成分、矿物质和维生素进行检测，但也有例外。例如，近几十年来一直在寻找确定膳食纤维的定义和方法。虽然科学界似乎已经确定了一个定义，但找到一种精确的、易于使用的分析方法仍然是一件难事。对于新兴的营养素，如各种生物活性化合物（黄酮类化合物、酚类、异硫氰酸酯和葡糖激酶），研究人员已经开发出了各种方法，但由于其尚未通过系统审查，所以不能称之为 AOAC 方法。要建立这些化合物的数据库，就必须确保分析人员熟悉该方法并知道如何针对不同的食品对其进行修改。首先，需要从食品基质中提取它而不破坏被测定的化合物。然后，需要去除任何可能同时提取的类似化合物。最后，确定食物中该化合物的含量。

为了确保与遵循这些程序的实验室签订合同，NDL 在授予食品分析合同时采用了两步流程[26]。根据 NDL 制定的工作计划，FALCC 将每个复合材料的等分试样送到实验室进行分析。除样本外，还应有一个质控样品与食品样本同时进行分析。对于质控样品，某个组织可以使用经认证的参考材料（certified reference materials，CRM），如美国国家标准与技术研究院开发的标准材料。但是这些材料都很昂贵，而且可能没有足够的资金来支持一个大型的食品分析项目，因此各组织应该开发自己的内部控制复合材料。虽然许多商业分析实验室都有自己的内部样品，但对于各组织来说，最重要的就是拥有一组独立的样本用来比较结果。所以在选择实验室进行分析时，最重要的考虑因素之一就是使用 CRM 和内部材料。实验结果包括由质量控制委员会审查的分析样品和质控样品结果，该委员会由组织内的专家和外部小组的专家组成。将 CRM 的质控数据与材料的证书值进行比较，并将控制复合材料的结果与针对特定控制复合材料获得的所有结果的数据库进行比较。有任何问题都可以提交给实验室进行澄清，如有必要，重复分析。

（五）编译新生成的数据以更新成分数据库

将分析实验室的数据与样本单元收集的描述性信息相结合，添加到 USDA 食品成分数据库。以前，数据会发布在 SR 数据库的年度版本中，而新数据则通过食品数据中心在基础食品的标题下发布。用户可以下载食品数据中心管理的所有数据类型的文件，可以单独下载，也可以作为一个大文件下载，以便在自己的计算机上使用。由于许多研究工作都与 FCDB 有关，因此最重要的是分析样品的元数据、学名、收获或采购日期、分析日期、样品储存 / 运输 / 处理协议、制备 / 烹饪方法、所研究化合物的分析方法等。只有这样，才能在配方变更、新数据、分析方法变更或替换的情况下准确跟踪数据，并将其用于数据分析。没有精确的样本描述，就像过去的数据中存在的问题一样，数据之间无法进行连接。

二、食品行业

在 2016 年 USDA 发布 BFPDB 之前，根据 20 世纪 70 年代初期法规以及 1990 年更新的《营养标签和教育法案》要求[27]，可以从乐于分享的食品公司获取其在营养标签计划中所分析的食品数据。随后，FDA 颁布了相关的法规去实施该法案[28]。然而，这些数据仅限于立法要求的大约 14 种营养素，但许多营养研究人员对 FDA 制定的法规中未包括的维生素、矿物质和各种生物活性化合物非常感兴趣。随后，于 2016 年对这些法规进行了修改[11]，并于 2018 年 7 月对大公司生效，于 2019 年 7 月对小公司生效。随后，生效日期分别延长至 2020 年 1 月和 2021 年 1 月。

USDA 还与食品行业、贸易协会合作，这些贸易协会要么与多家公司签订合同，对食品样品进行取样、制备和分析，要么资助 USDA 签订分析合同。在开始取样、分析和质量控制协议之前必须获得 USDA 部或进行研究的人的批准。随后将结果发送给 USDA 进行评估并确定问题，如有必要进行重复分析。一旦通过质量控制审查，营养概况将在 FCDB 发布。

2016 年，作为与 ARS、USDA、北美 ILSI 国际生命科学研究所、GS1 US、1WorldSync、Label Insight、马里兰大学、食品安全与应用营养联合研究所公私合作的一部分，USDA 发布了 BFPDB。最初于 2016 年 9 月在全球农业和营养公开数据峰会上发布，包含 75 000 多种食品。在 2019 年 4 月食品数据中心发布，撰写本文章时 BFPDB 中包含了约 28 万种食品。BFPDB 独树一帜，并且现在已经很大程度上取代了由食品行业提交的纳入 SR 中的数据，其他国家也已经或正在生产类似的标签数据库。

BFPDB 中的信息主要来自食品行业数据提供

商所提供的营养标签数据。作为美国食品供应中的另一个层面，该数据库还包括每种食品的成分表，并且可以将食品成分分解为可研究类别。此外，营养数据以每份为基础提供给消费者，以100g为基础提供给研究人员和部分消费者。这些数据以每份和每日摄入量百分比表示，用于消费者教育、研究和食品标签监管工作。

三、文献

科学文献中每年都会发表大量关于食品成分的手稿，其中大多数集中在新兴的具有科学价值的化合物上，包括各种生物活性化合物，如黄酮类化合物、硫代葡萄糖苷、酚酸和木酚素。尽管在发展中国家的本土食品方面发表了许多关于近似物、矿物质和维生素的文章，但发达国家发表的此类文章则较少。此外，还发现了一些新兴营养素的手稿，如某些微量矿物质（碘和某些维生素），以及以鲜为人知的形式所存在的叶酸类维生素、胆碱代谢物和甲基萘醌等。但大多数手稿都为了特定的研究目标而不一定是为了纳入营养数据库而编写。因此，它们可能会遗漏某些对营养数据库至关重要的信息。

最重要的信息之一就是期刊文章中对每种食品的完整而准确的描述。对于名称模糊、描述性术语不一致或模棱两可的食品都会给用户造成混淆，并可能导致数据的不当使用。标明食品的形式，如生的或熟的；炸鸡中是否添加面包屑等配料；是否去掉了某些部分（有些人可能认为这些部分不可食用，而其他人认为可以食用），这些都会影响食品中的营养素以及其重量。讨论与食品描述和描述术语的发展的相关问题，并制定描述食品的指南和方法[29]。正确识别计量单位（如克、毫克和微克）以及分量大小（如杯子和件，包括大小和形式）也非常重要，例如一杯土豆丁比一杯装有100块的土豆重。同样，当描述某些食品时，有必要给出尺寸，例如要正确了解与小苹果相比，大苹果中的营养素含量，则需要知道大苹果的尺寸，以便进行适当的营养评估。

四、计算

计算对于营养数据库的开发是不可缺少的。但是有些计算方法也有局限性，包括①利用因子从氮中提取蛋白质；②使用因子计算近似成分（蛋白质、脂肪、碳水化合物，以及存在乙醇时）的能量；③不同的碳水化合物；④通过单糖的总和计算总糖；⑤来自胡萝卜素群的RAE（retinol activity equivalent）中的维生素A；⑥通过将每一类中的单个脂肪酸相加得出总饱和脂肪酸、总单不饱和脂肪酸和总多不饱和脂肪酸。

（一）氮-蛋白质转换因子

在19世纪80年代，这些转换因子与测量氮含量的凯氏定氮法共同发现。当时，蛋白质被假设为16%的氮元素，因子为6.25。当时假定蛋白质含氮量为16%，因此因子为6.25。随后，Jones[30]通过观察分离蛋白质的氨基酸图谱，扩大了因子，但是这种方法取决于蛋白质的纯化程度，以及其是否能代表食品中的所有蛋白质。而且他对某些食品（如大豆）提出了不同的氮-蛋白质比，并根据他研究的食品，将特定因子分配给广泛的食品类别，如果食品中不存在特定因子，则使用6.25。这个过程没有考虑非蛋白质含氮化合物（如核酸、胺、尿素、硝酸盐/亚硝酸盐、氮苷等）以及不同的品种和生长条件对特定的蛋白质和氨基酸的影响，这些原因都可能会高估蛋白质含量。2002年，在粮农组织/世卫组织的一次专家会议中，建议将氨基酸含量相加以确定蛋白质含量[31]。虽然用氨基酸总和来确定蛋白质含量可能更精确，但蛋白质分析比氨基酸分析更便宜，因此对于营养不良情况更普遍的发展中国家可能会是个问题。转换因子，通常为6.25，并且已经纳入美国和许多其他国家的营养标签规定中。许多产品的贸易价格都是基于转换因子计算出的蛋白质含量，因此，要舍弃氮-蛋白质转换因子的方法仍然存在许多障碍。此外，将氨基酸图谱纳入营养数据库也有助于计算蛋白质含量，如蛋白质消化率校正氨基酸评分。

（二）能量因素

食品中的能量是计算的，而不是直接测量出来的。虽然弹式量热法提供了一种方法可以确定食品中总能量，但它没有考虑到并非食品中所有可以燃烧的化合物都能够被代谢。因此，要确定代谢能量，需要用总能量减去粪便和尿液中的能量。但该方法是根据混合饮食所推导，既复杂又耗时，并且数据有限（样本量小、喂养期短、食品有限）。并且在研究中不可能让受试者只食用一种食品，所以不能使用此方法来确定食品中的能量。第一个转换因子由Atwater[7]于1896年提出。当特定因子不可用时,可以使用蛋白质、脂肪和碳水化合物的 4:9:4 通用因子。基于这一方法,Merrill 和 Watt[32] 为大量的食品开发了能量因子,就像氮 - 蛋白质转换因子一样,有时这些因子相当具体而有时其涵盖了大量食品,如成熟的干豆、豌豆、豇豆,其他豆类、坚果或其他蔬菜(不是土豆和淀粉根,其他地下作物和蘑菇)。这些因子,无论是特定的 Atwater 因子还是通用的 4:9:4 因子,都被纳入了营养标签法规,但就像氮 - 蛋白转化因子一样,改变计算食品能量的方法仍存在困难。

(三)总糖

总糖的计算方法是将各种糖(蔗糖、葡萄糖、果糖、乳糖、麦芽糖和半乳糖)相加。这些单糖和二糖构成营养标签中总糖的成分,但在化学上许多其他化合物也可以被定义为糖。为了消除混淆,根据 2019 年 4 月食品数据中心的发布,USDA 将这种营养素更名为"糖,总 NLEA"。从 2020 年 1 月开始,营养成分小组(FDA,2016)要求公司显示食品中所添加糖的含量。但是,目前还没有一种方法能确定食品中所添加糖的含量。因此,食品公司将根据食品的配方来计算糖的含量。

(四)不同碳水化合物

由于没有直接的方法来测定食品中的碳水化合物总量,因此可以从 100 中减去水分、蛋白质、脂肪、灰分和乙醇(如果存在)的含量来计算。还有一种更好的但成本较高的方法,就是通过将糖、淀粉、膳食纤维和其他碳水化合物的值相加来计算碳水化合物。然而,这些方法在成分方面存在一些问题,如上所述,总糖仅包括六种单糖和二糖。多年来,膳食纤维的定义也发生了变化,而且在美国有很多分析方法可以用于产品标签。尽管科学界将膳食纤维定义为"植物固有的、完整的、不可消化的碳水化合物和木质素",但分析方法却一直难以跟上。目前最好的方法是改良版酶 - 重量法("McCleary")(AOAC 2009.01,2011.25),但它比原始酶 - 重量法(AOAC 985.29,991.43)复杂、耗时且成本更高[33]。原始版和改良版的酶 - 重量法都测定了一系列提取物和沉淀物,但都不能识别具体的膳食纤维成分,例如纤维素、不易消化的寡糖、β- 葡聚糖、果胶、甲壳素、菊糖和抗性淀粉。了解这些具体膳食纤维成分的含量使研究人员能够更好地确定它们在维持微生物群和总体健康方面的作用。

(五)填充缺失值的其他计算

由于食品种类繁多,不可能正确分析每种食品中的每种营养素。因此,多年来,人们开发了许多程序来估计食品中特定营养素的含量。虽然通过这些程序获得的结果可能不如通过统计学抽样直接分析样本结果准确,但在某些情况下它们可以提供适当的估计值,如大规模的膳食评估和指导。估计值的精确度取决于食品和营养素。它们不适用于临床研究,尤其是对医疗情况下的个性化膳食建议。下面将讨论一些使用方法。

(六)假设为零

当特定食品中未发现给定的营养素时,如苹果中无胆固醇或牛排中无膳食纤维,就可以使用这种方法。当没有代谢途径产生特定的营养素且未在制作中添加时,就会发生这种情况。例如,虽然鸡肉中不含膳食纤维,但如果在准备制作炸鸡时添加面包屑,成品中就会含有纤维。一些营养素(如某些矿物质和维生素)的含量可能很低,以至于在分析测量时低于检测水平,出于研究目的可以假定为零。当然,如果有更好的分析方法,这种营养素可能会被检测出来报告实际含量。

(七)同种食品的不同形式

如果知道同种食品的含量,可以通过这种方法填充食品的缺失值。例如,通过调整总固体的含量的改变并适当地使用营养保留因子,从生的羽衣甘蓝中计算出熟的羽衣甘蓝的营养素缺失量。另一个例子是通过调整总固体含量,从绿叶莴苣中计算黄油莴苣的营养缺失值,因为这两种食品都是生的,所以不需要保留因子。

(八)配方

对于更复杂的食品,可以通过配方程序计算其完整的营养素或缺失的特定营养素。此类程序中不仅包含许多营养素,而且可以使用产量因子来调整总固体和总脂肪的变化。如果没有制备配料的营养成分表,配方程序则可以同时考虑保留和产量因子。为了正确计算基于配方的营养素,需要所有配料的全营养成分表。

(九)成分

对于许多加工食品来说,为了计算缺失值,我们需要知道其成分和用量。虽然包装上由高到低列出了使用量,但确切的用量是私密且无法获得的。可以使用线性规划技术估计比例,该计划将会使用目标食品中每种成分的已知营养素和营养数据库中的营养素。目标食品的值可以来自①分析数据；②标签/服务声明；③制造商提供的数据。为了达到特定的公共健康目标，例如鼓励人们避免食用低钠食品或食用更多含有有益矿物质和维生素的食品，营养标签上的值可能会被四舍五入或以其他方式进行调整。因此，配方程序计算的成分比例可能不太可靠。而包装标签上列出的成分可能没有足够的特异性，无法与源数据库中的可比项准确匹配。例如，配料表可能会注明"豆粉"，但没有说明它是全脂的、部分脱脂的还是脱脂的。因此开发者可以尝试各种方法，看看哪一种方法能估计目标食品中已知的营养素的准确值，然后用这些值来计算缺失的营养素值。

第4节 数据质量评估系统

当使用不同来源的数据时，需要一种方法来确定数据的质量。USDA 开发了这样一个系统[20]，它关注了以下五个参数：①抽样计划；②样本数量；③样品处理；④分析方法；⑤分析质量控制。在该系统中，根据特定标准为每个参数分配分数，并将所有分数相加，为食品中每个成分制定评级分数。因此，科学文献的作者应该在其手稿中提及这些信息。当然，如前所述，准确完整的食品描述也非常重要。

一、抽样计划

抽样计划应以统计学为基础，包含食品类型、栽培品种、品牌名称、地理分布和市场份额等信息，还应考虑食用所述食品的人口统计数据。确定所研究的地理区域，可以是美国、其他地区或地方，这取决于所研究的食品，并且抽样设计必须相应地进行调整。据以往经验，研究报告大多依赖于从机构自己的实验农场、当地农场或附近的零售店获取便利样本，而对于开发国家数据库而言，这往往是不够的。但是如果在一个国家或地区内有许多研究可以使用，则可以将研究数据汇总起来形成美国全国性的估计值。对许多研究人员来说，提供个人估计值是有用的。

二、样本数量

显然，在抽样计划中的每个取样点获取更多的样本是可取的。但是，资金可能会限制可以收集和分析的样本数量。有时在一个取样点或一个区域内合成来自多个取样地的样本是一种替代方法，但代价是可能会丢失食品的变异性信息。同样，也可以汇总一种食品的多个样本的营养素数据，并生成单变量统计数据。根据食品的性质，可以利用生产或市场份额信息对这些数据进行加权。

三、样品处理

研究者必须采取措施，确保食品从田间或零售商店获得分析期间的营养稳定性。有些食品必须去除不可食用的部分来制备，或者在煮熟的情况下进行分析，且必须遵循适当的程序。必须遵循准备样品进行分析的附加步骤，如干燥和均质化，并进行评分。

四、分析方法

每种食品以及其成分都有确定食品中特定成分含量的最佳方法。每种分析方法都包括处理（提取、消化等）、鉴定（检测、检测限、回收率）和定量步骤（定量限、校准曲线、计算等），每一步都必须严格执行。此外，进行分析的实验室必须在其设施内验证该方法，每个进行分析的分析师都必须接受培训并证明其能力。当使用来自许多来源的数据时，可能会遇到当前未使用的一些旧方法。虽然这些方法有许多都非常准确，但重要的是要确保该方法能够产生正确测量食品样本成分含量所需的特异性。

五、分析质量控制

由于每日的分析结果可能会有所不同，因此必须同时分析已知成分的质控材料以及测试样品。这些材料可以内部开发，也可以从美国国家标准与技术研究院（https://www.nist.gov/srm）或欧盟委员会联合研究中心（https://ec.europa.eu/jrc/en/reference-materials/catalogue）等机构购买。由于食品成分复杂，因此选择与所分析食品具有相似基质的质控材料非常重要。质控材料的评级标准基于其适用性及其使用频率。

虽然不属于专家系统的一部分，但一个有竞争力的食品描述是至关重要的。你可以拥有最好的分析数据，但如果你不了解食品的细节，这些数据就毫无用处。例如，如果你有关于"牛肉"的数据，它是什么切法、如何制作、烹调前脂肪是如何剔除的，以及烹调过程中是否添加了任何调味品或其他成分？另一个例子适用于水果和蔬菜：是生的、熟的、冷冻的还是罐装的？如果是生的，食用的分量是多少？如果是熟的，它是如何烹调的；烹饪过程中添加了什么？如果是罐装的，是否将罐头排空仅分析排出的固体，是否分析了罐头中的全部内容物？它是用盐水、浓糖浆、淡糖浆还是果汁包装的？所有这些加工和制备过程都会影响营养素的含量，因此了解数据库中的食品的形式是非常重要的，这样用户就可以选择符合其需求的食品。

第 5 节　结　　论

在全球范围内，大多数食品供应已经扩大化、多样化，而且比人类历史上任何时候都要复杂得多。为了更好地理解食品成分、膳食模式、遗传学、环境和健康之间的相互关系，食品成分表必须方便、易用、经济实惠且价格透明。在 USDA，食品成分研究以及对 FCDB 的补充和变化反映了对更多相关信息的需求，以将农业实践、商业和家庭加工和制备、食品成分、膳食模式和健康结果联系起来。近几十年来，在复杂的食品供应中，随着国际进口食品的增加、有机作物到转基因作物以及在气候变化、新技术和农业实践影响下种植的作物、鱼类养殖和畜牧业的变化，作为食品工业中一个复杂的商业加工部门，需要了解如何测量营养素的变化，这与平均数或中位数一样重要。元数据描述了农场在农产品层面上获取有关食品信息。例如，对于农作物产品而言，植物基因、土壤成分、生长以及收获信息和日期、肥料、有机与传统、位置（GPS 坐标）、运输和储存信息，以及供应链和加工流程中的任何其他因素。对于动物产品而言，这可能还包括品种、饲料、动物年龄、畜牧方法等，这都可能会影响肉类、乳制品或蛋制品的营养成分。追踪这些信息对于分析成分至关重要，因为它与膳食模式以及最终的健康结果息息相关。使用现有软件，可以将相互关联的信息与区域、国家和全球范围内的其他数据库连接起来以研究饮食和健康问题。

研究空白

- 跟上不断变化和复杂的食品供应形势
- 改进常见食品和配料的抽样工作
- 在农业商品层面上描述从农场到餐桌的食品信息的元数据
- 需要更多相关信息，将连接农业实践、商业和家庭加工和制备、食品成分、膳食模式和健康结果联系起来
- 公众健康关注的新兴食品成分的综合数据

（高晓明　译）

参考文献

1. *U.S. Department of Agriculture, Agricultural Research Service. Food-Data Central*; 2019. fdc.nal.usda.gov.
2. National Center for Health Statistics, CDC. *NHANES, National Health and Nutrition Examination Survey*; 2017. https://www.cdc.gov/nchs/nhanes/about_nhanes.htm.
3. U.S. Department of Health and Human Services, U.S. Department of Agriculture. *2015 − 2020 Dietary Guidelines for Americans*. 8th ed.; 2015. December 2015. Available at: https://health.gov/dietary guidelines/2015/guidelines/.
4. *International Network of Food Data Systems (INFOODS)*; 2017. http://www.fao.org/infoods/infoods/food-composition-challenges/en/.
5. World Health Organization (WHO), Food and Agricultural Organization (FAO). report*Noncommunicable Diseases Fact Sheet*. Updated June 2017. Report of the joint WHO/FAO expert consultation on diet, nutrition and the prevention of chronic diseases. http://www.who.int/mediacentre/factsheets/fs355/en/. Accessed October 27, 2017.
6. Pehrsson PR, Haytowitz DB. *Food Composition Databases in: The Encyclopedia of Food and Health*. Vol. 3. 2016:16 − 21. https://doi.org/10.1016/B978-0-12-384947-2.00308-1.
7. Atwater WO, Woods CD. *The Chemical Composition of American Food Materials*. Bulletin No. 28. U.S. Department of Agriculture; 1896. Online: https://www.ars.usda.gov/ARSUserFiles/80400525/Data/Classics/es028.pdf.
8. National Nutrient Databank Conference (NNDB). *International Nutrient Databank Directory*; 2018. version 3.10 http://www.nutrientdataconf.org/indd/.
9. International Network of Food Data Systems (INFOODS). *International Food Composition Tables Directory*; 2017. http://www.fao.org/infoods/tables-and-databases/en/.
10. AOAC International. *Official Methods of Analysis of AOAC International*. 21st ed. 2019 (Rockville, Maryland).
11. U.S. Food and Drug Administration. *Changes to the Nutrition Facts Label*; 2016. https://www.fda.gov/Food/GuidanceRegulation/

GuidanceDocumentsRegulatoryInformation/LabelingNutrition/ucm385663.htm.

12. The National Academies of Science, Engineering and Medicine. *Dietary Reference Intakes for Thiamin, Riboflavin, Niacin, Vitamin B6, Folate, Vitamin B12, Pantothenic Acid, Biotin, and Choline.* National Academy Press; 1998. https://www.nap.edu/catalog/6015/dietary-reference-intakes-for-thiamin-riboflavin-niacin-vitamin-b6-folate-vitamin-b12-pantothenic-acid-biotin-and-choline.

13. The National Academies of Science, Engineering and Medicine. *Dietary Reference Intakes for Vitamin C, Vitamin E, Selenium, and Carotenoids.* National Academy Press; 2000. https://www.nap.edu/catalog/9810/dietary-reference-intakes-for-vitamin-c-vitamin-e-selenium-and-carotenoids.

14. Ylilauri MPT, Voutilainen S, Lönnroos E, et al. Associations of dietary choline intake with risk of incident dementia and with cognitive performance: the Kuopio Ischaemic Heart Disease Risk Factor Study. *Am J Clin Nutr.* 2019. https://doi.org/10.1093/ajcn/nqz148.

15. Haytowitz DB, Wu X, Bhagwat S. *USDA Database for the Flavonoid Content of Selected Foods, Release 3.3.* U.S. Department of Agriculture, Agricultural Research Service; 2018. Nutrient Data Laboratory Home Page: https://www.ars.usda.gov/ARSUserFiles/80400535/Data/Flav/Flav3.3.pdf.

16. Haytowitz D, Wu X, Bhagwat S. *USDA's Database for the Proanthocyanidin Content of Selected Foods, Release 2.1.* U.S. Department of Agriculture, Agricultural Service; 2018. Nutrient Data Laboratory Home Page: https://www.ars.usda.gov/ARSUserFiles/80400535/Data/PA/PA02-1.pdf.

17. Bhagwat SA, Haytowitz DB. *USDA Database on the Isoflavone Content of Selected Foods, Release 2.1;* 2015. https://www.ars.usda.gov/ARSUserFiles/80400525/Data/isoflav/Isoflav_R2-1.pdf.

18. U.S. Department of Agriculture, Agricultural Research Service. *USDA Food and Nutrient Database for Dietary Studies 2015–2016.* Food Surveys Research Group Home Page; 2018. http://www.ars.usda.gov/nea/bhnrc/fsrg.

19. Haytowitz DB, Pehrsson PR, Holden JM. Setting Priorities for nutrient analysis in diverse populations. *J Food Compos Anal.* 2000;13:425–433.

20. Haytowitz DB, Pehrsson PR, Holden JM. The identification of key foods for food composition research. *J Food Compos Anal.* 2002;15:183–194.

21. Holden JM, Bhagwat SA, Patterson KY. Development of a multi-nutrient data quality evaluation system. *J Food Compos Anal.* 2002;15:339–348.

22. Holden JM, Bhagwat SA;, Haytowitz D, et al. Development of a database of critically evaluated flavonoid data: application of USDA's data quality evaluation system. *J Food Compos Anal.* 2005;18:829–844.

23. US Census Bureau. *US Census Bureau Population Estimates;* 2001. Version current 2002. Internet: http://www.census.gov/programs-surveys/popest/data/data-sets.2001.html.

24. Perry CR, Pehrsson PR, Holden J. A Revised Sampling Plan for Obtaining Food Products for Nutrient Analysis for the USDA National Nutrient Database. Version current 2003. Internet: http://www.amstat.org/sections/srms/proceedings/y2003f.html (Accessed 03 August 2015).

25. Trainer D, Pehrsson PR, Haytowitz DB, et al. Development of sample handling procedures for foods under USDA's national food and nutrient analysis program. *J Food Compos Anal.* 2008;23(8):843–851.

26. Haytowitz DB, Pehrsson PR. USDA's national food and nutrient analysis program (NFNAP) produces high-quality data for USDA food composition databases: two decades of collaboration. *Food Chem.* 2016;238:134–138. https://doi.org/10.1016/j.foodchem.2016.11.082.

27. U.S. Congress. *Public Law 101–535. Nutrition Labelling and Education Act.* Government Printing Office; 1990. https://www.govinfo.gov/content/pkg/STATUTE-104/pdf/STATUTE-104-Pg2353.pdf.

28. U.S. Food and Drug Administration, Office of Regulatory Affairs. *Guide to Nutrition Labeling and Education Act (NLEA) Requirements;* 1994. https://www.fda.gov/regulatory-information/search-fda-guidance-documents/guidance-industry-food-labeling-guide.

29. Truswell AS, Bateson DJ, Madafiglio KC, Pennington JAT, Rand WM, Klensin JC. INFOODS guidelines for describing foods: a systematic approach to facilitate international exchange of food composition data. *J Food Compos Anal.* 1991;4:18–38.

30. Jones DB. *Factors for Converting Percentages of Nitrogen in Foods and Feeds into Percentages of Protein.* Vol. 83. Circular: US Department of Agriculture; 1941. Slight revision, 1941.

31. World Health Organization of the United Nations. *Joint FAO/WHO/UNU Expert Consultation on Protein and Amino Acid Requirements in Human Nutrition.* Geneva, Switzerland: WHO Technical Report Series 935; 2002.

32. Merrill AL, Watt BK. *Energy Value of Foods: Basis and Derivation, Revised.* US Department of Agriculture, Agriculture Handbook 74; 1976.

33. Phillips KM, Haytowitz DB, Pehrsson PR. Implications of two different methods for analyzing total dietary fiber in foods for food composition databases. *J Food Compos Anal.* 2019. https://doi.org/10.1016/j.jfca.2019.103253.

第12章

营养监测

Kirsten A. Herrick[1,2], PhD, MSc
Cynthia L. Ogden[2], PhD
[1]National Institutes of Health, Bethesda, MD, United States
[2]Centers for Disease Control and Prevention, Hyattsville, MD, United States

【摘要】 营养监测包括评估身材和生长发育情况（人体测量）、生物样本（如唾液、血液和尿液）和膳食摄入量。目标群体可以是个人、家庭、学校、社区，甚至是国家。营养监测有许多目的：包括监测营养状况或食物供应的变化，提供政策变化的信息，并确定需要资源的地点或个人。所有这些功能的核心是及时收集、相关的、高质量的数据，并传达结果，采取行动。营养监测具有共同的特点，但在实施过程中可能因具体情况而有很大不同。本章将介绍美国的国家营养和健康监测系统——美国健康和营养调查，以及来自五个高收入国家（加拿大、日本、韩国、澳大利亚和英国）、三个中低收入国家（墨西哥、印度和埃塞俄比亚）和两个国际支持的家庭调查（人口与健康调查和多指标聚类调查）的实例。

【关键词】 澳大利亚；加拿大；埃塞俄比亚；印度；日本；墨西哥；监测；全国健康和营养调查；韩国；监视；英国。

"如果你不能衡量它，你就不能改进它。"开尔文勋爵。

第1节 引 言

营养对健康和发育至关重要。更好的营养状况与改善婴儿、儿童和孕产妇健康、改善母婴妊娠结局、提高生产力以及降低许多慢性疾病（包括糖尿病和心血管疾病）的风险相关[1]。尽管有大量的证据证实了这些关联，但2018年《全球营养报告》显示，全球范围内减少营养不良的进展缓慢，一些人群面临着营养不良造成的三重负担（即儿童发育不良、成年女性贫血和成年女性超重）[2]。在全球5岁以下的儿童中，有1.508亿名发育迟缓，5 050万名儿童消瘦，而另一方面，有3 830万名超重。联合国大会（UN）于当年4月宣布了"联合国营养行动十年计划"（2016—2025）。这一声明标志着各会员国开始着手共同努力，以解决全球营养不足和营养过剩的问题[3]。

第2节 解释说明

解决营养不良问题的核心是数据。数据对于确定指导行为的询问性问题的答案至关重要[4]。通过营养监测来收集数据：对人口或特定人口亚群的膳食摄入量和营养状况的持续评估，以检测变化和开展公共卫生行动[5]（框12-1）。营养监测是多方面和相互关联的，包括评估身材和生长发育情况（人体测量）、生物样本（如唾液、血液和尿液）和膳食摄入量。数据可以在个人、机构、区域、国家和国际层面上收集。目标群体可能是个人、家庭、学校、社区，甚至是国家。营养监测也可用于各种目的：监测营养状况或食物供应（包括污染物）的变化，为政策变化提供依据；确定需要资源的地点或个人。

一、人体测量学

在营养监测中使用的物理测量方法取决于环境。由于在生长和发育过程中的高营养需求，儿童往往是营养监测的目标，通过营养监测来预判营养风险。

对于出生至24个月大的儿童，常见人体测量指标包括身高/身长和体重，用于确定以下因素：同月龄低身高（发育迟缓），同月龄低体重（体重不足），同身高低体重（消瘦状态），这些通常被用来监测营养匮乏的指标[6]。在严重的情况下，如营养

框 12-1

营养监测的目标

- 描述人群、人群中各亚群体的营养状况
- 提供有助于分析营养问题的原因和相关因素的信息，从而选择预防措施
- 促进各国政府关于优先事项和资源处置的决定，以满足"正常发展"和紧急情况的需要
- 能够根据当前的趋势进行预测，以表明营养问题可能发生的演变，协助制定政策
- 监测营养计划并评估其有效性

在紧急情况下，这些目标尤其侧重于：

- 提供预警系统，突显不断演变的危机
- 确定适当的应对战略，包括粮食和非粮食援助
- 触发响应
- 针对风险更大或更需要援助的地区
- 识别营养不良的儿童

Source: World Health Organization[161]

紧急情况，可以测量中上臂围，还可以使用疾病的临床症状，如夸希奥科病（蛋白质营养不良）、糙皮病（即烟酸缺乏症）、比奥斑（维生素 A 缺乏症）和坏血病（维生素 C 缺乏症）[7]。通常，将物理测量与源于参考人群的年龄和具体性别分布（通常是生长图表）进行比较来评估生长发育情况。有许多生长图表可供使用。美国疾病预防和控制中心（Centers for Disease Control and Prevention，CDC）建议使用世界卫生组织制订的 24 个月以下儿童的生长图表。对于 2～19 岁的儿童和青少年，推荐使用2000 年 CDC 的生长图表[8]。对于这些年龄较大的儿童，可使用 CDC 按性别划分的各年龄段体重指数（BMI）生长曲线图的第 5 和第 95 百分位来界定消瘦和肥胖。成年人使用身高、体重、BMI 和皮褶厚度来评估。

二、生物样本

对生物样本的详细讨论不是本章的重点，因为这种评估不太适合进行大规模营养监测。除了具有有创性并依赖于昂贵和复杂的设备之外，在没有额外背景信息的情况下，通常很难对结果进行解释[9]。实验室评估可用于测量一系列宏量营养素和微量营养素的缺乏和过剩情况；然而，其使用通常仅限于高收入国家，而且即使在这种情况下，测量也可能仅是周期性的，并且只关注最受关注的次级群体。

三、膳食评估

总的来说，膳食评估可分为三个层次：国家、家庭和个人。在国家层面上，评估工具包括食物资产负债表、总膳食研究、带有电子扫描设备的通用产品代码（universal product codes，UPC）（UPC评估可应用于所有三个级别）。家庭层面的膳食评估包括食物记账法、家庭食物记录和家庭 24 小时膳食调查。个体膳食评估可以应用 24 小时膳食回顾，此外还有许多其他的评估工具，如食物频率问卷（food frequency questionnaire，FFQ）、食物记录（称重或估计）和筛查表[9]。美国和家庭水平的测量数据提供了人均估计数据。

在许多国家，个人层面的膳食评估，而不是国家或家庭层面，是国家营养监测的一个关键部分。资源、读写和计算能力，以及对收集到的数据的最终使用决定了哪种方法最适合特定的需要[9]。有关评估个人摄入量的膳食评估工具的详细讨论，请参见膳食评估基础[10]或第 14 章"通过自我报告和生物标志物评估膳食摄入"。

以下是在美国、家庭和个人各级使用的几种膳食评估方法：

（一）用于膳食评估的工具

1. 食物平衡表　食物平衡表通过考虑年产量、库存变化、进出口变化以及在国内粮食使用的分配情况，记录一个国家在特定时期内的粮食供应[11]。

农场活动、食品分配和加工过程中产生的废弃物计入在内；但是，家庭或食品服务产生的废弃物不包括在内[9]。

2. 总膳食研究 总膳食研究是应用化学分析的方法，对食用典型膳食的人摄入的食物污染物、宏量营养素和维生素进行量化分析[12]。食物评估以及评估方法，可以基于市场篮子研究、单个食物项目和重复的部分[9]。例如，美国食品药品管理局（FDA）每年通过购买、准备和分析来自美国四个"市场篮子"地区的约 280 种食品和饮料，4 次监测饮食中的 800 多种污染物和营养素[12]。

3. UPC 和电子扫描装置 UPC 和电子扫描设备可记录零售店购买的罐装和包装食品的情况[9]。这种方法可以根据总人口估算出人均购买量。

4. 记账法 记账法需要每天记录，通常由负责购买食品和准备家庭食品的人承担。它记录一个时期内所有进入家庭的食物，不管它是从哪购买的，甚至是礼物或从家庭菜园收获的食物[9]。记账法通常是通过记录每种食品的零售单位或家庭计量来量化的。

5. 食物记录法 家庭食物记录可以由最了解家里食物准备的个人完成，或由访谈员记录。这是一个开放式的自我报告方式，记录家庭成员食用的所有食物和饮料。记录时间可以随餐同时进行，或进食后不久，并且对消耗的量可以进行称重或估算。所使用的膳食补充剂也可以用这种方法来获得。除了消耗的食物以外，也应计算剩余食物量，并从消耗量中减去。完成食物记录的个人被要求提供有关所用准备方法的详细信息[9]。

6. 个人食物记录法 个人食物记录的进行方式类似于家庭食物记录；然而，个人只报告其所消费的食物和饮品，而不需要报告整个家庭的。

7. 24 小时膳食回顾法 24 小时膳食回顾是精心设计的开放式访谈，它记录了在过去 24 小时内被调查人所消费的食物和饮品的类型和数量。它可以快速列出所食用食物的清单，然后探索制备方法和消费量的细节，最后是对容易被遗忘的食物的回顾。24 小时膳食回顾通常由调查员进行询问及资料整理，随着科技的进步，现在也可以通过计算机来做相应的工作，例如，24 小时自动自我管理（automated self-administered 24-hour, ASA24）膳食评估工具[13]。24 小时膳食回顾也应收集膳食补充剂的摄入情况。它可以在个人和家庭层面上

进行管理。在家庭层面，该方法依赖于负责食物准备的家庭成员，记录家庭在过去 24 小时内消费的所有食物和饮品。

8. FFQ 法 FFQ 是针对各种食物，询问受试者过去一定时期内（大多数为 1 年，也有 1 个月）平均的摄入频率。其主要内容包括：食物清单、平均摄入频率和每次平均摄入份数 3 个要素。FFQ 的实施以个人为单位，而不是以家庭为单位。

9. 筛查表 筛查表是一种简洁的膳食评估工具，其中包括关于饮食行为的问题，如"你经常喝什么种类的牛奶？"或问题中只有种类非常少的食物和饮品。它们可以自我管理或由调查者管理，但通常比 FFQ 更短，并询问饮食的特定方面，而不询问总体饮食情况。

（二）营养监测过程

营养监测过程在不同国家是相同的。数据从个体中收集，然后在个体水平之上进行汇总，以便分析和解释个体和群体之间的模式。研究成果需要互相交流并传播，以便公共卫生从业人员能够知情并作出相应的决定，改善个体的营养状况[14]。

营养监测的资源和目的在高、中和低收入国家通常有所不同。营养监测系统可能复杂而昂贵，因此它们的实施会因环境而异。许多高收入国家都有专门的营养监测系统；其主要目的是为公共卫生从业人员的监测和行动收集数据。这些数据收集方法旨在产生高质量的、有效的、具有全国代表性的数据。营养监测也可以利用从诊所等机构收集的数据。在这种情况下，对高质量和有效性的需求仍然存在，但数据不一定具有代表性。因此，可以区分为初级数据收集（仅为营养监测目的收集的数据）和次级数据收集——用于监测的数据最初是为了其他目的收集的，如行政管理（如服务使用情况、寻找服务的距离等）[15]。

营养监测的主要数据可包括重复的横断面调查、在社区哨点收集数据以及收集的关于在校儿童的数据。次级数据可能包括来自喂养中心或项目的行政数据、来自卫生机构的数据以及在社区大规模筛查中收集的数据[15]。

第 3 节 领 域 现 状

美国国家健康和营养检测调查（National Health and Nutrition Examination Survey, NHANES）是

美国的一个国家营养和健康监测系统，其提供了一个多方面使用营养监测数据的案例研究。NHANES 的实例解释了营养监测数据的使用情况。如前所述，全球各地的营养监测活动差异很大。为了突出这种变化，本文提出了收集、分析、传播和使用从不同国家营养监测系统中收集的数据。例如当下出现的挑战和方向的讨论都遵循五个高收入国家（加拿大、日本、韩国、澳大利亚和英国）、三个中低收入国家（墨西哥、印度和埃塞俄比亚）和两个国际通用的家庭调查（人口与健康调查和多指标集群调查）。

一、美国营养监测

NHANES 是美国营养数据的主要来源；它说明了社会生态学框架不同层面的监测和行动。此外，美国儿童肥胖研究合作组织（National Collaborative on Childhood Obesity Research, NCCOR）也提供了额外的资源，该组织维护着美国的监测系统目录（https://www.nccor.org/nccor-tools/catalogue/）。虽然对美国许多营养监测系统的详细描述超出了本章的范围，但 NCCOR 目录提供了 100 多个数据源，其中包括关于健康行为（如饮食和体育活动）、健康结果、决定因素、政策和环境因素的信息。

（一）美国儿童营养监测

美国联邦政府在人口层面的膳食指导工作主要集中在 2 岁及以上年龄段，主要是由于缺乏 2 岁以下婴儿的高质膳食消费数据[16]。2014 年通过的立法规定，《2020—2025 年美国人膳食指南》应包括 2 岁以下的婴儿[17]。然而，由于存在着相当大的研究缺口，使完成这项任务成为一项挑战。

挑战之一是缺乏关于母乳消耗量和成分的信息。对于喂养挤出的母乳的婴儿，有可能获取摄入量，但对于直接吸吮乳房喂养母乳的婴儿，很难估计摄入量[18]。此外，无论喂养方式如何，都缺乏关于母乳营养组成的数据[19]。在美国国家标准参考营养数据库中，对人类母乳营养含量的评估一直因为过时和数据质量不确定被批评[20]。美国[21,22]、联邦[19]和各国之间[23]正在努力，以帮助填补围绕母乳容量和营养含量估算的空白。

（二）美国健康和营养检测调查

NHANES 由美国国家卫生统计中心领导，旨在监测全国的健康和营养状况。NHANES 的前身是在 20 世纪 60 年代进行的美国健康监测调查，其中不包括膳食评估措施。在 20 世纪 70 年代早期，膳食评估和营养被添加到调查，并进行了第一次 NHANES（1971—1974）。直到 1999 年，NHANES 成为连续性调查，每两年公布约 1 万名各年龄段人群的数据[24]。NHANES 是营养监测的初级数据收集（重复横断面调查）的一个例子。值得注意的是，NHANES 目前收集 2 岁以下婴儿的饮食数据以及其他措施；然而，上述局限性也同样存在，这妨碍了这些数据被广泛用于制定政策的能力。

NHANES 现在包括在家中进行的访谈和随后的标准化体检，包括在移动体检中心（mobile exam center, MEC）（图 12-1）的实验室检测。NHANES 旨在代表美国平民、非机构人口，并使用复杂的多阶段概率抽样设计来选择各年龄段的参与者[26]。为了对这些群体的具体问题获得可靠和精确的估计，可能会对各种亚组进行反复抽样[27,28]。

NHANES 收集人体测量数据（包括身高、体重、长度和腰围以及其他测量方法）、膳食摄入量和营养生物化学成分。NHANES 的膳食评估是通过问卷调查和 24 小时膳食回忆两种方式进行的。问卷不是一成不变的；在两年的周期内，可以修改问卷以满足研究需要，或者可以开发新的问卷，并在一定时间内纳入。例如，在 2005—2010 年间，NHANES 在食品上加入了营养成分标签的使用问题，以帮助指导食品购买决策[24]。目前，NHANES 还包括一份关于家庭食品安全、固体食品的时间和介绍、粮食计划参与和一份海产品 FFQ 的问卷。

经过培训的访谈员收集两次 24 小时饮食回忆，第一次是在 MEC 访问期间，第二次是在 3～10

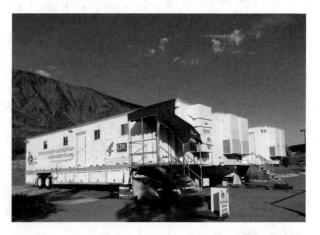

图 12-1 NHANES 移动体检中心[25]。NHANES 中使用的移动体检中心（MEC）是一种先进的移动医疗设施，用于测量和收集美国参与者的健康数据

天后通过电话收集。这两次访谈都使用了美国农业部（US Department of Agriculture，USDA）的自动多次通过法（Automated Multiple-Pass Method，AMPM），这是一种计算机辅助的膳食访问系统，采用标准化探针[29]，捕捉访谈前从午夜到午夜 24 小时内摄入的食物种类和数量。

依据资金、研究优势、可行性的不同，在 NHANES 中收集的生物样本随时间而变化。这些样本包括或过去曾包括血液、尿液、头发以及唾液，用于解决与特定年龄和性别群体相关的研究需求[30-32]。营养生化指标包括铁、钠、维生素 A、维生素 C 和维生素 D 等[33]。

1. NHANES 营养监测数据的使用：举例
NHANES 在制订《美国人群定期膳食指南》和评估不同亚群体遵循该指南的程度方面发挥了突出的作用[34]。例如，第八版和最新版本，2015—2020 年的美国人膳食指南，包含了 2007—2010 年的 NHANES 数据对美国饮食模式的评估[34]。根据膳食指南，如我的餐盘（图 12-2）等项目已经开发出来[35]。

NHANES 的营养数据有助于为美国政策制定和评估提供信息。例如，从 NHANES 获得的婴幼儿[37]、学龄前儿童[38]、学龄儿童[39] 和成年人[40,41] 的钠摄入估计量被用于减少钠的摄入和儿童消费的各种食品中的钠含量[42,43]。此外，USDA 使用 NHANES 数据更新了学校膳食中的钠含量标准[44]。NHANES 儿童和青少年的体重、身高和 BMI 数据被

用于创建 2000 年 CDC 儿童生长图表，并且被临床医生和研究人员广泛用于监测生长和定义肥胖[45]。

作为全国性的饮食信息来源，NHANES 也被用于评估食品供应的变化和政策对美国人民健康的影响。例如，从 1998 年开始，联邦法规要求在美国食品供应中的谷物里添加叶酸，以减少神经管缺陷新生儿（大脑、脊柱和脊髓的严重先天性缺陷）的风险[46]。NHANES 的数据显示，与 1988 年和 1994 年（强化前）的调查值相比，1999—2000 年至 2005—2006 年（强化后）的血清叶酸和红细胞叶酸显示增加[47]。在类似的时间段内，美国国家生命统计系统的数据显示，受神经管缺陷影响的妊娠患者的比例下降了约 26%[48]。

2016 年 4 月，美国 FDA 宣布了在扩展强化食品中增加玉米面粉[49]。NHANES 的数据在这一决定中起了重要作用。通过对 NHANES 数据的分析，我们确定了如果玉米面粉也添加叶酸强化剂，美国人口和亚组（如育龄妇女）将摄入额外叶酸量[50-52]，并估算了在玉米面粉中强化叶酸后可避免的神经管缺陷新生儿数量[53]。玉米面粉是美国墨西哥裔妇女的日常主食并且消费量可观，与非 - 西班牙裔白人妇女相比，墨西哥裔美国妇女是产生较高的神经管缺陷的一个亚组，部分原因是添加叶酸的白面粉的消耗量低，造成叶酸摄入量低[51]。

2. 支持美国营养监测的数据库   NHANES 收集数据的基础是营养监测的基础数据库。需要这些数据库才能将人们报告消耗的食物和饮品换算成其

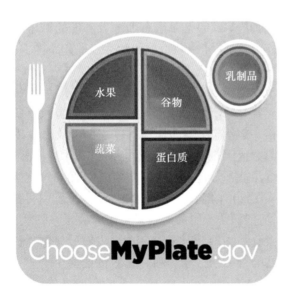

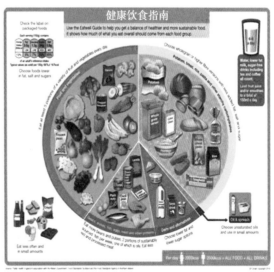

图 12-2 根据营养监测数据得出的饮食指南：美国的"我的餐盘（my Plate）[86]"和英国的"健康饮食指南[36]"。美国和英国都有基于餐盘的饮食指南，旨在帮助人们了解健康饮食模式

含有的营养素。USDA 的农业研究所（Agricultural Research Service，ARS）负责维护食品数据中心（FoodData Central）[54]，这是一个用于营养数据和农业试验研究的综合数据系统。

NHANES 的食品和饮品数据通常链接到食品数据中心的两个数据库：食品与营养素数据库，即把食品和饮品换算成营养素用于膳食研究；以及食物模式等效物数据库，即把食物和饮品分解为营养素，并将这些部分与美国膳食指南中确定的食物模式成分相匹配（参见第 11 章营养数据库）。

评估膳食补充剂中摄取的营养素时可使用膳食补充剂标签数据库（https://ods.od.nih.gov/Research/Dietary_Supplement_Label_Database.aspx）和膳食补充剂成分数据库（https://dietarysupplementdatabase.usda.nig.gov/）。

食品数据中心还提供的其他数据库包括基础食品、实验食品和 USDA 全球品牌食品。基础食品数据库包含大量的元数据，允许使用者看到与营养价值相关的变化性，如估算所基于的样本数量、收集日期和地点、使用的分析方法和潜在的如基因型和生成实践等农业信息。实验食品链接到农业研究数据。USDA 全球品牌食品数据库的信息是由食品行业自愿报告，其所展示数据由食品数据中心标准化。美国还维护着用以监督营养监测其他方面的数据库，包括食物供应[55]、食品环境[56]和食品安全[57,58]。

在美国，超过一半的成年人和大约 1/3 的儿童报告在过去 30 天内使用超过一种膳食补充剂，这表明膳食补充剂中的营养素可能对膳食摄入量有重要贡献，在监测营养状况时应予以考虑[59]。NHANES 自从 1971 年以来，一直在收集美国人口中关于膳食补充剂的应用，并且维护了膳食补充剂数据库[59,60]。NHANES 维护的数据库仅采用了由 NHANES 参与者报告的补充剂数据。然而，另外两个联邦数据库，它们涵盖了目前或曾经在美国可以购买到的所有膳食补充剂：膳食补充剂标签数据库[61]和膳食补充剂成分数据库[62]。

二、高收入国家营养监测

（一）加拿大

与美国类似，加拿大也通过多次全国监测行动收集营养监测数据[63]。加拿大社区健康调查（Canadian Community Health Survey，CCHS）包括

与食品安全、水果和蔬菜消费、身高和体重相关内容的问卷。一项名为 CCHS-Nutrition 的特别调查定期收集详细营养信息，包括适合估计常见营养摄入量和人群摄入量分布 24 小时回顾[64]。

最新的详细营养数据收集于 2015 年，之前的数据收集于 2004 年。CCHS 通过分层、多阶段、横断面抽样设计，对 10 省 1 岁及以上的受访者进行抽样[65]。2004 年和 2015 年的目标样本量分别为 29 000 和 24 000。

加拿大健康措施调查（Canadian Health Measures Survey，CHMS）于 2007 年开始收集数据。这项连续性调查每两年收集约 5 000 人的数据，覆盖 10 个省份，通过复杂的、多阶段的整群抽样设计，纳入年龄在 3 岁到 79 岁之间的参与者，以获得具有全国代表性的样本[66]。与 NHANES 一样，CHMS 在流动诊所进行家庭访谈，收集人体测量数据和营养生物标志物。家庭访谈包括 FFQ，以收集有关食品种类消耗的信息：肉类、牛奶、乳制品、谷物、盐、膳食脂肪、水果和蔬菜。通过血液和尿液样本收集的营养生物标志物包括维生素 B_{12}、维生素 D、铁蛋白、碘、钠和钾[67]。

另外两个值得注意的监测系统是加拿大总体膳食研究（Total Diet Study，TDS）和美国营养食品篮子。加拿大 TDS 在其他国家被称为"市场篮子研究"，由加拿大食品局卫生部化学品安全局开展，监测食品供应中的污染物，如铅、汞、砷、镉、多氯联苯、二噁英和杀虫剂[68]。自 1969 年以来，这项工作一直在持续进行。每年在不同的主要城市进行抽样，目的是对遍布加拿大各地的城市进行抽样。从 3~4 家超市抽取约 210 种食品样本，送到中心化实验室进行检测[68]。

美国营养食品篮子计划于 1974 年首次提出。它描述了代表营养饮食的 60 种食物的数量和价格，按特定年龄和性别群体划分。政府使用这些数据监测健康饮食的成本和负担能力。美国营养食品篮子最近一次修订是在 2008 年。这次修订纳入了 2004 年 CCHS 周期 2.2 营养报告中反映的食物选择[69]。加拿大膳食指南的最新修订版《加拿大食品指南》于 2019 年 1 月发布[70]，包含了来自 2004 年 CCHS 营养和 CHMS 的证据[71]。

（二）日本

日本国民健康和营养调查（National Health and Nutrition Survey，NHNS）始于 1945 年的国民营养

调查（National Nutrition Survey，NNS），以应对食物短缺、关注平民的营养状况和第二次世界大战后征求粮食援助需求的必要性[72]。这使它成为世界上历史最持久的全国营养调查。到 2003 年，人口健康和营养状况已从关注营养不足问题转变为关注与慢性疾病相关的问题，促使重新设计方案，将慢性疾病监测纳入目前的 NHNS 名称中。

自 2003 年以来，对 1 岁及以上的平民人口进行了分层、两阶段的分组抽样调查，进行了体检、生活方式和膳食摄入量调查[72]。膳食摄入量收集在 10 月至 12 月期间的一天进行，由研究参与者自由选择，不包括周末和公共节假日。自填问卷包含四部分，包括家庭花名册及收集关于膳食模式、每日步数和饮食记录的信息[72,73]。负责准备食物的家庭代表由经过培训的访谈员指导如何称量家庭中消耗的食物和饮料，并填写食物记录。此外，还要记录食物浪费情况。在完成膳食摄入和生活方式调查后，参与者在距离家步行范围内的指定机构进行体检，测量体重、身高、腹围和血压。此外，还进行血液样本的采集和医学采访。NHNS 数据用于评价"健康日本 21"计划的国家健康促进倡议[72]；这项调查是关于慢性疾病危险因素数据的唯一来源。

（三）韩国

韩国国民营养调查与国民健康、健康知识和行为调查合并后，于 1998 年进行了第一次韩国国民健康和营养及检查调查（Korean National Health and Nutrition and Examination Survey，KNHANES）[74,75]。从 2007 年开始，KNHANES 成为评估韩国人民健康和营养状况的年度调查。这项调查由韩国疾病预防和控制中心（Korean Centers for Disease Control and Prevention）进行，每年收集 1 万名年龄在 1 岁及以上居民的具有全国代表性横断面样本。包括由在 MEC 受过培训的人员实施进行的健康访谈和健康检查［如人体测量、血压、实验室检测（血液和尿液）、牙科检查和肺功能］，以及由营养师在 MEC 进行体检后约 1 周在参与者家中进行的营养调查。营养调查包括访谈管理 FFQ、24 小时回忆和饮食行为问卷，询问包括关于减少正餐、外出就餐、使用膳食补充剂和食品标签等问题[76]。

KNHANES 的数据已用于制订和评价美国健康和营养目标，编制韩国儿童和青少年生长图表，建立膳食营养素参考摄入量，监测脆弱群体的营养状况，并比较国际上的健康指标[75]。KNHANES 数据也是研究成人和儿童膳食模式、慢性疾病、心理健康和功能性结果的来源[76]。

（四）澳大利亚

澳大利亚于 1995 年进行全国营养调查时收集了成年人的营养数据，于 2007 年进行澳大利亚全国儿童营养和体力活动调查时收集了 2～16 岁儿童的营养数据。此后再无定期的全国营养监测项目（Nutrition Surveillance Program，NSP）。在 2011—2013 年，澳大利亚健康调查（Australian Health Survey，AHS）增加了两个新的组成部分：全国营养和体力活动调查（National Nutrition and Physical Activity Survey，NNPAS）和全国健康措施调查（National Health Measures Survey，NHMS）（图 12-3）[77,78]。

这些补充数据使 AHS 成为澳大利亚有史以来规模最大、最全面的健康调查。NNPAS 对 9 500 户家庭进行了调查，采用最多一名成年人和一名儿童（年龄≥2 岁），共有 12 000 名个体的样本。样本选择旨在确保每个州和地区都能做出可靠的估计。训练有素的访谈员负责回答有关食品安全、避免进食、特定医疗条件、久坐行为和吸烟的问题。除了 24 小时饮食回顾外，还收集了身体测量数据（身高、体重、腰围和血压）。受访者还被要求佩戴计步器 8 天，并通过电话提供第二次 24 小时饮食回顾。5 岁及以上的参与者被邀请参加 NHMS，在那里收集血液和尿液样本，并评估营养状况和慢性疾病标志物。

根据澳大利亚和新西兰营养参考值得出的常见营养素摄入量显示，73% 的女性和 51% 的 2 岁及以上的男性在饮食中钙摄入不足[79]。同样，23% 的女性和 3% 的男性食物中铁摄入量不足，76% 的男性和 42% 的女性钠摄入量超过上限[79]。

NNPAS 的下一次迭代计划于 2020—2021 年进行数据收集，目标是建立全国食品和营养监测系统，并承诺每 10 年进行一次全国营养调查[80]。这种营养监测系统的一些目的是：①为政策和法规提供信息；②监测食物成分、总体饮食、饮食行为和人口（或人口亚群）营养状况的长期趋势；③评估饮食和营养不足和过剩情况；④识别健康饮食的障碍；⑤评估接触食品中物质的风险；⑥评估营养补充剂的使用及其对营养摄入、营养状况和人群健康的影响[80]。

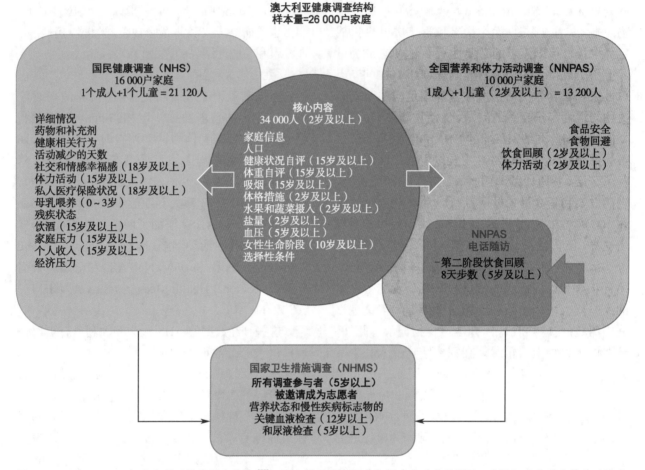

图 12-3　2011—2013 年澳大利亚健康调查结构[77]。澳大利亚健康调查包括多个独立的调查,采用相互关联的措施以产生丰富的数据来源,研究澳大利亚人群健康的多个方面。澳大利亚统计局

(五)英国

全国膳食和营养调查(National Diet and Nutrition Survey, NDNS)于 1992 年启动,以一系列针对英国不同年龄组人群的定期横断面调查的形式展开[81,82]。NDNS 滚动计划(NDNS Rolling Program, NDNS RP)于 2008 年开始实施,由英国公共卫生部和英国食品标准局资助。这是一项连续性横断面调查,旨在评估 1.5 岁及以上英国居民的饮食、营养摄入和营养状况。每年大约有 1 000 人被抽样,其中一半是成年人,一半是儿童。这项调查包括访谈、4 天饮食记录、身体测量以及血液和尿液样本。NDNS RP 的主要目标是监测英国人口的食品消费、营养摄入和营养状况,并评估食品化学品的暴露情况[83]。NDNS RP 的数据用于评估旨在提高膳食质量和改善营养摄入的健康促进措施的影响[84]。

NDSNS RP 的数据被用于编制英国《Eatwell 指南》[85],类似于美国用于开发美国农业部健康膳食指南的全国数据[86]。《Eatwell 指南》是一个展示英国均衡饮食的餐盘模型[36,85](图 12-2)。餐盘上描绘的食物来源于 NDNS RP,代表了英国最常见的食物,但数量反映了达到膳食建议所需的量[87]。

NDNS 计划进行的营养监测已被用于监测膳食质量的变化。将早期定期调查中获得的数据与 NDNS RP 的数据进行比较,发现年龄较小的儿童的饮食发生了积极的变化。例如,与 1997 年相比,2008—2009 年 4~10 岁儿童的软饮料、炸薯片和风味零食以及巧克力糖果的摄入量较低。然而,11~18 岁女孩(46%)和 19~64 岁女性(21%)的平均铁摄入量低于英国较低的参考营养素摄入量,这说明了营养监测的必要性[84]。

其他健康调查,如英格兰健康调查[88]、苏格兰健康调查[89] 和北爱尔兰健康调查[90],客观地收集有关健康和健康相关行为的信息(如测量身高、体

重、血压和血液样本）。通常会包括一个关于水果和蔬菜消费的简短模块，根据世卫组织制定的"每日五份"指南，可用于监测每天摄入五份或五份以上水果和蔬菜的成年人百分比的趋势[91,92]。

三、中低收入国家营养监测

最近对中低收入国家营养监测工作的回顾提供了当前情况的简要说明，并强调了继续监测的必要性[15,93-95]。在这些情况下，营养监测往往受到各种因素的制约，如与安全有关的危险条件或限制获得更有营养的食物的严酷自然环境，以及缺乏人力和财力资源[94]。

许多中低收入国家还面临营养不良的三重负担（儿童发育迟缓、成年妇女贫血和成年妇女超重）[2]。此外，在这些环境中，营养不良可能危及生命，因此需要数据来指导快速行动。由于这些原因，中低收入国家的营养监测工作可能因国而异，因为不存在"一刀切"的方法。

为了满足对数据的及时需求，中低收入国家的营养监测往往依赖于多种数据收集。收集人体测量和食品安全数据的重复营养调查是数据收集的一种类型。其他数据来源包括基于社区哨点、喂养计划招生和健康诊所[94]。许多中低收入国家将人体测量作为主要指标，将膳食摄入量作为次要指标[15,93,94]。在长期缺乏营养的情况下，接受喂养计划和来自健康诊所的数据可以为营养监测提供信息。

一些中低收入国家有全国营养监测项目，而其他国家则依靠国际组织开展的项目，如美国国际开发署（US Agency for International Development，USAID）[96]支持的 DHS 和联合国儿童基金会支持的 MICS[97]。DHS 始于 20 世纪 80 年代中期，MICS 始于 10 年后的 20 世纪 90 年代中期。这些调查是定期进行的；一个国家或地区通常每 3～5 年进行一次，因此能够监测趋势。

聘请了解当地情况的当地访谈员进行调查，但培训和监督大量访谈员既具有挑战性，又成本高昂。DHS 和 MICS 为国家和地区评估提供营养状况估计值，包括数据收集约一年后的城市 / 农村地区。然而，与许多高收入国家一样，在分区域或地方一级不可能有更精细的分类。

许多低收入国家使用的另外两种工具包括救济和过渡标准化监测和评估（Standardized Monitoring and Assessment of Relief and Transition，SMART）方法[98]和紧急营养评估（Emergency Nutrition Assessment，ENA）软件[99]。SMART 于 2002 年推出，是一个广泛的跨机构合作组织，由人道主义工作者（捐助者、决策者、该领域的专家、国际和联合国机构、大学、研究机构和政府）组成。该项目于 2002 年启动，以解决因方法和措施缺乏标准化而难以比较各次调查的监测结果的问题。因此，SMART 提供了一个框架，用于比较这两项指标收集的数据，以评估人道主义危机的规模和严重程度：5 岁以下儿童的营养状况和人口死亡率[98]。

为了进一步帮助这项工作，为 SMART 开发了 ENA 软件，使指标的记录和计算指标变得简单可靠[99]。最新版本的 ENA 软件可在 SMART 网站上下载，http://smartmethodology.org。

查找营养和健康数据的另一个资源是全球健康数据交换，http://ghdx.healthdata.org/countries。以下是三个中低收入国家的营养监测案例研究。

（一）墨西哥

墨西哥被世界银行视为中上收入国家，是一个新兴的工业化国家。墨西哥与其他中低收入国家之间的对比说明了为什么没有"一刀切"的营养监测做法。1988 年，墨西哥卫生部和美国公共卫生研究所进行了第一次全国营养调查（NNS-1988）[100]。之前在墨西哥进行的调查不是概率性的，也没有覆盖城市和农村地区，因此它们在全国或地区上不具有代表性。NNS-1988 侧重于两个被认为最具营养风险的群体：5 岁以下儿童和育龄妇女（12 岁至 49 岁）。该调查收集了身高和体重、膳食摄入（24 小时回顾法）、社会人口特征以及健康和疾病指标[100]。

十年后，考虑到 1988 年发现的营养不良和超重的高患病率，进行了一项后续调查 NNS-1999，以收集关于该国营养状况的最新信息[101]。NNS-1999 表明，发育迟缓、贫血和微量营养素缺乏是与营养不良相关的主要问题。然而，超重和肥胖也被确定为公共健康问题[100]。

从 2006 年开始，该横断面调查更名为墨西哥美国健康和营养调查（ENSANUT 2006），并扩大到涵盖所有 1 岁及以上的人。该调查收集了有关家庭、一般健康和人体测量的信息，还包括生化测试和膳食评估。使用半定量 FFQ 收集饮食数据[102]。ENSANUT 2006 显示，5 岁以下儿童体重不足（3.4%）、发育迟缓（15.5%）和消瘦（2.0%）的全国患病率远低于 20 年前[100]。相比之下，20 岁及以上的成年人超重和肥胖的患病率为 70%，而在 2～18 岁的儿童和青少年中，近 1/4 的人超重或肥胖（24%）[100]。2012 年，使用相同的方法和工具重复了这项调查，这些数据被用来监测儿童和成人营养状况的趋势[103]。

2016 年 ENSANUT MC 是该调查的最新版本，旨在收集自 2012 年 ENSANUT 以来颁布的营养政策的影响信息，以及一般监测活动。由于担心墨西哥肥胖率的不断上升和含糖饮料（SSB）的广泛消费，2014 年 1 月 1 日通过了每升 1 比索（增加 10%）的全国性 SSB 消费税[104]。

2016 年 ENSANUT 的数据已被用于评估 SSB 消费税对 SSB 消费下降概率的影响，这取决于多种社会人口因素，如对该税的认识以及对其有效性的信念。一项研究发现，与不知道 SSB 数据的成年人相比，知道 SSB 数据的成年人更可能报告 SSB 消费量的减少。关于贫血[105]和体力活动[106]的其他研究结果来自 2016 年 ENSANUT。

（二）印度

印度进行了多项提供在国家、邦和高风险地区收集的营养和健康信息的调查。例如，该国农业部监督粮食生产。印度政府统计和方案执行部进行的全国抽样调查监测了家庭支出。最近的估计发现，印度家庭将其收入的近一半（45%）用于食品，印度的食品补贴计划为近 8 亿人提供食品，占国内生产总值的近 1%[109]。自 1975 年以来，统计和方案执行部全国抽样调查办公室（National Sample Survey Office，NSSO）收集了有关贫困、负担能力和粮食支出方面的数据。NSSO 每年发布可用于监测散装食品的人均消费量的报告。然而，这些信息只能用于监测家庭层面的消费。它没有测量实际食用的食物，也不记录家庭外食用的食物[110]。

在大规模的、全国性的、以社区为基础的调查中，只有国家营养监测局（National Nutrition Monitoring Bureau，NNMB）通过 24 小时回顾收集家庭和个人层面的实际摄入量信息。许多其他调查使用 FFQ（全国抽样调查、全国家庭健康调查、地区家庭调查、印度健康与发展调查、印度移民研究以及安得拉邦儿童和父母研究）在家庭或个人层面收集营养和食品信息[107,108]。NNMB[111]成立于 1972 年，是国家营养研究所的一部分，从 1975 年开始管理国家营养调查，并于 1988—1989 年、1996—

1997 年[108]、2004—2005 年和 2011—2012 年在同一村庄重复进行[107]。1993 年，印度政府通过了其国家营养政策，该政策要求加强现有的 NNMB，以便比较来自印度各地的数据，为消除全民营养不良的政策提供信息[111]。

在印度 27 个邦中的 10 个邦（安得拉邦、古吉拉特邦、卡纳塔克邦、喀拉拉邦、中央邦、马哈拉施特拉邦、奥里萨邦、泰米尔纳德邦、北方邦和西孟加拉邦）进行了 NNMB 调查。他们收集社会人口统计数据并且测量身高、体重和腰围，并对 1 岁及以上受访者进行 24 小时饮食回忆，通常每 3 年重复一次[95]。对 NNMB 中三个时间点（1975—1979、1996—1995 和 2011—2012）的数据进行比较后发现，18～60 岁的农村、非妊娠、非哺乳期（NPNL）妇女慢性能量缺乏的比例随时间显著下降，从 52% 降至 46%～34%。在同一时期，18 岁至 60 岁的 NPNL 女性超重 / 肥胖的患病率从 7% 上升到 13% 和 24%[112]。NNMB 数据还用于记录体重不足、发育迟缓、消瘦及相关因素，包括 3 岁以下婴儿[113]和 5 岁以下儿童[114]，以及农村成年人口中超重 / 肥胖、高血压和糖尿病的患病率[115]。

（三）埃塞俄比亚

几十年来，反复发生的干旱导致埃塞俄比亚的作物和牲畜歉收，造成粮食无法保障的局面，营养不良发生风险增高[116]。1986—2001 年间，救助儿童组织在埃塞俄比亚实施的国家监测计划（National Surveillance Program，NSP）向埃塞俄比亚政府的早期预警系统提供了信息，以确定粮食无保障的地区[15]。该项目由年度横断面聚类调查组成，每季度对易发生饥荒地区的 50 名 5 岁以下儿童进行纵向随访[15]。每年共对 9 250 名儿童进行跟踪。收集的数据包括人体测量和粮食保障问卷，主要用于粮食援助申请[15]。

自 1998 年起，拯救儿童组织计划进行为期三年的管理移交，埃塞俄比亚政府没有能力接管 NSP[15]，这导致在目前的农业和农村发展部灾害风险管理和粮食保障部门的预警部门内设立了埃塞俄比亚紧急营养协调股（Emergency Nutrition Coordination Unit，ENCU）[116]。

随着这一变化，NSP 已成为一项"根据需要"的调查，更加强调快速营养评估，而不是监测食品保障的恶化[15]。为了确保调查的可比性和快速结果，使用了 SMART 技术和 EMA 软件[15,94,116]。在实施所有营养调查以确保数据质量之前，ENCU 会批准这些调查，而综合应急数据库（CE-DAT）团队会将健康和营养指标数据汇编到一个公开的数据库中，用于监测营养状况[116,117]。使用 CE-DAT 和其他公开数据库的数据进行的分析发现，2000—2013 年间，6～59 个月的儿童消瘦总患病率估计为 11%[117]。相比之下，埃塞俄比亚 DHS 2016 年的数据发现，0～24 个月婴儿中有 14% 消瘦，25～59 个月婴儿中有 8% 消瘦[118]。埃塞俄比亚 DHS 于 2016 年由中央统计局在卫生部的指导下进行，这是第四次具有全国代表性的调查。

第 4 节　与营养监测具体相关的问题

中低收入国家与高收入国家在营养监测方面面临的挑战形成了鲜明对比。使用的衡量标准可能不同（人体测量与膳食评估），资源差异很大，而且至关重要的是，监测的结果（营养不足与营养过剩）具有不同的时间表、后果和挑战。如前所述，中低收入国家经常面临营养问题带来的三重负担，这种情况已经超出了本已有限的资源。

一、数据质量的重要性

无论背景如何，数据质量都是营养监测的关键必要条件。对高质量数据的需求适用于不同国家的环境、数据采集工具、测量技术和营养数据库。高质量的人体测量数据反映了标准化的测量值。参与者报告的值不能提供与测量值相同的精确度[119]。此外，培训可确保测量值在不同时间和不同环境中具有可比性[120]。美国的营养监测依赖于食品和营养数据库，该数据库由美国农业部 ARS 贝尔茨维尔人类营养研究中心食品成分方法和应用实验室维护。营养数据库将收集到的有关所食用食物类型和数量的详细信息转化为有关食物和饮食成分（即蛋白质、脂肪、维生素、矿物质）的信息。如果数据库缺少当前值，则也将缺乏使用该数据库的任何分析。ARS 科学家开发并维护着这个食品及营养数据库以确保其精确性，通过使用最新的实验室操作方法、具有美国代表性的分析样本、建立处理缺失值和局限性的协议、优先考虑美国饮食中常见的营养素和食物、记录了方法随时间的变化，并执行完整性检查以确保高质量的数据[121,122]。除了营养价值外，分量大小、食物名称

和食谱均需要持续更新和跟踪[123]。为保持这些数据库当前最新则需要大量的时间和资金投入。

数据收集工具的高质量也至关重要。由 ARS/USDA 食品调查研究小组开发的 USDA AMPM 通过一系列研究的验证，以增强和改进 24 小时回顾的数据收集[124]。如前所述，制订 SMART 方法[98]和 ENA 系统[99]旨在确保低收入环境的高数据质量，并允许跨调查进行比较。

影响高数据质量的因素是测量误差。测量误差是观察（或测量）值与真实值之间的差异；它可以是测量的任何部分，而不仅仅是膳食评估。测量误差在营养监测领域并不是一个新概念[125]，在描述测量误差及其对膳食评估的影响方面已经取得了很大进展[126]。此外，已经开发了分析方法来减轻测量误差的影响[127-129]。没有一个工具是完美的，各种工具的组合利用了所用的所有工具的优势[130]，膳食评估领域的创新仍在继续，如下所述。

二、引进新技术

互联网、移动电话和带有内置摄像头的移动电话的广泛使用，促进了数据收集和分析速度的爆炸式增长，同时也解决了膳食评估中与测量误差相关的限制[131]。许多新技术都基于网络，它使得我们无论在哪都可以通过网络连接完成自制调查问卷，进而让我们获得更灵活的、即时的食物和营养素的摄入报告[132]。可穿戴技术[133-135]和自然语言处理程序也是目前积极研究的领域[136,137]。

ASA24[138]是一种基于网络、自动编码、自我管理的膳食评估工具，可以收集 24 小时内回顾和 / 或单日或多日食物记录。它由 NIH 下属的美国癌症研究所与社会科学研究公司 Westat 在基于 USDA 的 AMPM 方法下协同开发，该方法用于在 NHANES 的美国人口的全国代表性样本中收集个人 24 小时回顾记录[124]。ASA24 可以自我管理，允许受访者在闲暇时通过连接互联网完成 24 小时回顾。由于 ASA24 是自动编码的，所以上传的食品和饮料的营养成分组成在完成回顾或记录后立即可用，从而可以及时反馈，以便在临床和流行病学环境中使用。

ASA24 也适用于加拿大和澳大利亚，并提供英语、西班牙语（美国版）和英语、法语（加拿大版）[138]。自行管理的 ASA24 需要基本的读写能力、计算能力和计算机知识，这限制了其在某些地区的使用

人群（如幼儿、老人）；然而，其中一些限制可以通过访调员管理得到补足。ASA24 的使用还受到在完成 24 小时回顾或记录时需要持续互联网连接的限制[138]。除了 ASA24 外，还有一些其他基于网络的膳食评估工具包括 myfood24、Intake24、NutriNet-Santé、DietDay[139] 和 INDDEX24[140,141]。

技术辅助膳食评估或 TADA 移动食物记录应用程序（mobile food record application，mFR）[142,143] 将用手机拍摄的数字图像与传统食物记录分层。TADA 系统使用带有基准标记的单张照片（在拍摄照片之前放置在食物旁边的物体，以提供有关食物大小和颜色的背景信息）和数学算法，识别食物种类并估计食用食物的分量。此信息与食物记录配对，以获取有关所食用食物和饮料类型的详细信息。正在开发的其他移动膳食评估系统包括 Foodlog[144]、DietCam[145] 和 Im2Calories[146]。

其他值得进一步研究的技术进步包括可穿戴技术，例如带有摄像头的眼镜来捕捉实时进食情况[134,147]、咬合或咀嚼传感器[148-151]，以及利用自然语言处理将口语转换为文本的基于语音的营养记录[136]。这些工具需要联合使用；事实上，结合来自多个仪器的数据可能会提高精度[130]。

三、环境数据与营养监测工作的合并

与现有数据库或新创建数据库的新链接为探索食品和饮食新方向提供了机会。饮食对人类健康和环境可持续性的影响越来越受到关注[152]。衡量饮食这一方面的指标仍有待于开发，目前研究将日均温室气体排放量（以二氧化碳当量为单位）与美国 NHANES 数据参与者报告的个体食品联系起来进行分析[153]，试图找到其中联系。其结果是建立了一个数据库，它为调查美国常见饮食模式的碳足迹展现了一个绝无仅有的机会，并且可能揭示食物选择对环境的影响。

最近，人们对饮食的另一个方面进行了探索，即食物加工的程度对膳食质量[154,155] 和健康的影响[156]。NOVA[157] 食品分类系统是为确定超加工食品对膳食质量和食品系统可持续性可能产生的影响而开发的众多系统之一[158]。其他活跃研究领域包括"组学"，如代谢组学、基因组学、蛋白质组学[159] 和微生物组学[160]，它们旨在对系统中（即细胞、器官、个体）的所有分子进行表征和量化，以深入了解系统的功能。这些领域有朝一日可能会被纳入未来的监测工作中。

研究空白

- 母乳成分研究
- 研究获取婴幼儿优质食品/配方奶粉消费数据的方法
- 在膳食评估方面持续进行技术创新，以减少测量误差和受访者负担
- 整合监测系统方法以加强国家和组织之间的比较
- 证实投入监测的资源可改善公共卫生计划，并作为公共卫生政策的事实依据，以支持或反驳政治议程

（周春凌 译）

致谢

本章包括摘自 Briefel RR 和 McDowell MA 在《营养学现况》第 10 版《美国营养监测》一章的材料，该章由 Erdman JW、Macdonald IA 和 Zeisel SH 编辑，Wiley Blackwell 出版。2012 年国际生命科学研究所。特此鸣谢之前作者的贡献。

参 考 文 献

1. WHO. *10 Facts on Nutrition*; 2017. https://www.who.int/features/factfiles/nutrition/en/. Accessed May , 2019.
2. Development Initiatives. *2018 Global Nutrition Report: Shining a Light to Spur Action on Nutrition*. Bristol, UK: Development Initiatives; 2018.
3. United Nations System Standing Committee on Nutrition. *The UN Decade of Action on Nutrition 2016－2025*. https://www.unscn.org/en/topics/un-decade-of-action-on-nutrition. Accessed May 2019.
4. Inernational Food Policy Research Institute. *Global Nutrition Report 2014: Actions and Accountability to Accelerate the World's Progress on Nutrition*; 2014. http://www.ifpri.org/publication/global-nutrition-report-2014-actions-and-accountability-accelerate-worlds-progress. Accessed May , 2019.

5. Zwald M, Ogden C. Population surveillance and monitoring. In: Jones-Smith J, ed. *Public Health Nutrition*. Baltimore, MD: Johns Hopkins University Press; (in press).

6. Caulfield LE, Richard SA, Rivera JA, Musgrove P, Black RE. Stunting, wasting, and micronutrient deficiency disorders. In: Jamison DT, Breman JG, et al., eds. *Disease Control Priorities in Developing Countries*. 2006. Washington (DC).

7. World Health Organization. United nations high commissioner for refugees. In: *United Nations Children's Fund, Programme. WF. Food and Nutrition in Emergencies*. 2004.

8. Grummer-Strawn LM, Reinold C, Krebs NF, Centers for Disease C, Prevention. Use of World Health Organization and CDC growth charts for children aged 0-59 months in the United States. *Morb Mortal Wkly Rep*. 2010;59(RR-9):1−15.

9. Gibson RS. *Principles of Nutritional Assessment*. 2nd ed. New York, NY: Oxford University Press; 2005.

10. Dietary Assessment Primer. *Dietary Assessment Instrument Profiles*. National Institutes of Health, National Cancer Institute. https:// dietassessmentprimer.cancer.gov/profiles/. Accessed May 2019.

11. Food and Agriculture Organization (FAO). *FAO Food Balance Sheets: A Handbook*. Rome: Food and Agriculture Oranization of hte United Nations; 2001.

12. FDA (U.S. Food & Drug Administration). *Total Diet Study*; 2018. https://www.fda.gov/food/science-research-food/total-diet-study. Accessed May , 2019.

13. Subar AF, Kirkpatrick SI, Mittl B, et al. The Automated Self-Administered 24-hour dietary recall (ASA24): a resource for researchers, clinicians, and educators from the National Cancer Institute. *J Acad Nutr Diet*. 2012;112(8):1134−1137.

14. Tuffrey V, Hall A. Methods of nutrition surveillance in low-income countries. *Emerg Themes Epidemiol*. 2016;13:4.

15. Tuffrey V. *Nutrition Surveillance Systems: Their Use and Value*. London: Save the Children and Transform Nutrition; 2016.

16. Raiten DJ, Raghavan R, Porter A, Obbagy JE, Spahn JM. Executive summary: evaluating the evidence base to support the inclusion of infants and children from birth to 24 mo of age in the Dietary Guidelines for Americans–"the B-24 Project". *Am J Clin Nut*. 2014;99(3):663s−691s.

17. U.S. Congress. *Pub. L. 113−79. The 2014 Farm Bill*. Washington, DC: 113th Congress; 2014.

18. Stam J, Sauer PJ, Boehm G. Can we define an infant's need from the composition of human milk? *Am J Clin Nutr*. 2013;98(2): 521S−528S.

19. Casavale KO, Ahuja JKC, Wu X, et al. NIH workshop on human milk composition: summary and visions. *Am J Clin Nutr*. 2019; 110(3):769−779. https://doi.org/10.1093/ajcn/nqz123.

20. Wu X, Jackson RT, Khan SA, Ahuja J, Pehrsson PR. Human milk nutrient composition in the United States: current knowledge, challenges, and research needs. *Curr Dev Nutr*. 2018;2(7):nzy025.

21. Lackey KA, Williams JE, Meehan CL, et al. What's normal? Microbiomes in human milk and infant feces are related to each other but vary geographically: the INSPIRE study. *Frontiers in nutrition*. 2019;6:45.

22. Moossavi S, Sepehri S, Robertson B, et al. Composition and variation of the human milk microbiota are influenced by maternal and early-life factors. *Cell Host Microbe*. 2019;25(2), 324−335.e324.

23. The International Society for Research in *Human Milk and Lactation (ISRHML)*. https://www.isrhml.com/i4a/pages/index.cfm? pageid=1&pageid=3267. Accessed May 2019.

24. National Center for Health Statistics. *National Health and Nutrition Examination Survey*; 2016. http://www.cdc.gov/nchs/nhanes. htm. Accessed March 3, 2016.

25. NHANES' MEC Collects Health Data. *Inside NCHS: Featured Topics from the National Center for Health Statistics 2013*; 2019. https://blogs.cdc.gov/inside-nchs/2013/04/17/nhanes-mec-collects-health-data/.

26. Zipf G, Chiappa M, Porter KS, Ostchega Y, Lewis BG, Dostal J. National health and nutrition examination survey: plan and operations, 1999−2010. *Vital Health Stat 1*. 2013;(56):1−37.

27. Mirel LB, Mohadjer LK, Dohrmann SM, et al. National health and nutrition examination survey: estimation procedures, 2007−2010. National Center for Health Statistics *Vital Health Stat*. 2013;2(159).

28. Johnson CL, Dohrmann SM, Burt VL, Mohadjer LK. National

29. Blanton CA, Moshfegh AJ, Baer DJ, Kretsch MJ. The USDA Automated Multiple-Pass Method accurately estimates group total energy and nutrient intake. *J Nutr*. 2006;136(10):2594−2599.

30. Curtin LR, Mohadjer LK, Dohrmann SM, et al. National health and nutrition examination survey: sample design, 2007−2010. *Vital Health Stat*. 2013;2(160):1−23.

31. Curtin LR, Mohadjer LK, Dohrmann SM, et al. The national health and nutrition examination survey: sample design, 1999−2006. *Vital Health Stat*. 2012;2(155):1−39.

32. Johnson CL, Dohrmann SM, Burt VL, Mohadjer LK. National health and nutrition examination survey: sample design, 2011−2014. *Vital Health Stat Ser 2 Data Eval Methods Res*. 2014;(162):1−33.

33. National Center for Health Statistics. *National Health and Nutrition Examination Survey 1999-2016 Survey Contents Brochure*; 2016. http://www.cdc.gov/nchs/data/nhanes/survey_content_99_16.pdf. Accessed April 26, 2016.

34. U.S. Department of Health and Human Services and U.S. Department of Agriculture. *2015-2020 Dietary Guidelines for Americans*. December 2015.

35. Tagtow A, Haven J, Maniscalco S, Johnson-Bailey D, Bard S. MyPlate celebrates 4 years. *J Acad Nutr Diet*. 2015;115(7):1039−1040.

36. *Public Health England in association with the Welsh Government Food Standards Scotland and the Food Standards Agency in Northern Ireland. Eatwell Guide*. https://assets.publishing.service.gov.uk/ government/uploads/system/uploads/attachment_data/file/ 528193/Eatwell_guide_colour.pdf. Accessed May 2019.

37. Maalouf J, Cogswell ME, Yuan K, et al. Top sources of dietary sodium from birth to age 24 mo, United States, 2003−2010. *Am J Clin Nutr*. 2015;101(5):1021−1028.

38. Tian N, Zhang Z, Loustalot F, Yang Q, Cogswell ME. Sodium and potassium intakes among US infants and preschool children, 2003−2010. *Am J Clin Nutr*. 2013;98(4):1113−1122.

39. Cogswell ME, Yuan K, Gunn JP, et al. Vital signs: sodium intake among U.S. school-aged children - 2009−2010. *Morb Mortal Wkly Rep*. 2014;63(36):789−797.

40. Cogswell ME, Zhang Z, Carriquiry AL, et al. Sodium and potassium intakes among US adults: NHANES 2003−2008. *Am J Clin Nutr*. 2012;96(3):647−657.

41. Pfeiffer CM, Hughes JP, Cogswell ME, et al. Urine sodium excretion increased slightly among U.S. adults between 1988 and 2010. *J Nutr*. 2014;144(5):698−705.

42. Choi SE, Brandeau ML, Basu S. Expansion of the national salt reduction initiative: a mathematical model of benefits and risks of population-level sodium reduction. *Med Decis Mak*. 2016; 36(1):72−85.

43. New York City Department of Health and Mental Hygiene. *National Salt Reduction Initiative Corporate Commitments*. National Salt Reduction Initiative corporate commitments; 2014. http:// www.nyc.gov/html/doh/downloads/pdf/cardio/nsri-corporate-commitments.pdf. Accessed April 26, 2016.

44. Food and Nutrition Service Federal Register. Nutrition standards in the national school lunch and school breaskfast programs. *Fed Regist*. 2016;77:4088−4167. Nutrition Standards in the National School Lunch and School Breakfast Programs https://www. gpo.gov/fdsys/pkg/FR-2012-01-26/pdf/2012-1010.pdf. Accessed March 3, 2016.

45. Kuczmarski RJ, Ogden CL, Guo SS, et al. 2000 CDC Growth Charts for the United States: methods and development. *Vital Health Stat 11*. 2002;(246):1−190. Data from the National Health Survey.

46. Crider KS, Bailey LB, Berry RJ. Folic acid food fortification-its history, effect, concerns, and future directions. *Nutrients*. 2011;3(3): 370−384.

47. McDowell MA, Lacher DA, Pfeiffer CM, et al. Blood folate levels: the latest NHANES results. *NCHS Data Brief*. 2008;(6):1−8.

48. Spina bifida and anencephaly before and after folic acid mandate–United States, 1995-1996 and 1999-2000. *Morb Mortal Wkly Rep*. 2004;53(17):362−365.

49. Food and Drug Administration. *FDA Approves Folic Acid Fortification of Corn Masa Flour*; 2016. http://www.fda.gov/NewsEvents/ Newsroom/PressAnnouncements/ucm496104.htm. Accessed April 22, 2016.

50. Hamner HC, Tinker SC, Berry RJ, Mulinare J. Modeling fortification of corn masa flour with folic acid: the potential impact on exceeding the tolerable upper intake level for folic acid, NHANES 2001—2008. *Food Nutr Res.* 2013;57.

51. Hamner HC, Mulinare J, Cogswell ME, et al. Predicted contribution of folic acid fortification of corn masa flour to the usual folic acid intake for the US population: national Health and Nutrition Examination Survey 2001—2004. *Am J Clin Nutr.* 2009;89(1):305—315.

52. Hamner HC, Tinker SC, Flores AL, Mulinare J, Weakland AP, Dowling NF. Modelling fortification of corn masa flour with folic acid and the potential impact on Mexican-American women with lower acculturation. *Public Health Nutrition.* 2013;16(5):912—921.

53. Tinker SC, Devine O, Mai C, et al. Estimate of the potential impact of folic acid fortification of corn masa flour on the prevention of neural tube defects. *Birth Defects Res A Clin Mol Teratol.* 2013; 97(10):649—657.

54. US Department of Agriculture. *FoodData Central.* https://fdc.nal.usda.gov/. Accessed May 2019.

55. U.S. Department of Agriculture Economic Research Service. *Food Availability (Per Capita) Data System (FADS).* https://www.ers.usda.gov/data-products/food-availability-per-capita-data-system/. Accessed May 2019.

56. U.S. Department of Agriculture Economic Research Service. *Food Environment Atlas.* https://www.ers.usda.gov/data-products/food-environment-atlas.aspx. Accessed May 2019.

57. Centers for Disease Control and Prevention. *Foodborne Disease Active Surveillance Network (FoodNet).* https://www.cdc.gov/foodnet/index.html. Accessed May 2019.

58. Centers for Disease Control and Prevention. *National Outbreak Reporting System (NORS).* https://www.cdc.gov/nors/index.html. Accessed May 2019.

59. Gahche JJ, Bailey RL, Potischman N, et al. Federal monitoring of dietary supplement use in the resident, civilian, noninstitutionalized US population, national health and nutrition examination survey. *J Nutr.* 2018;148(Suppl 2):1436s—1444s.

60. National Center for Health Statistics. In: *National Health and Nutrition Examination Survey, 1999-2014 Data Documentation, Codebook, and Frequencies, Dietary Supplement Database, September 2014.* Hyattsville (MD): National Center for Health Statistics; 2016.

61. Dwyer JT, Bailen RA, Saldanha LG, et al. The dietary supplement Label database: recent developments and applications. *J Nutr.* 2018;148(Suppl 2):1428s—1435s.

62. Andrews KW, Gusev PA, McNeal M, et al. Dietary supplement ingredient database (DSID) and the application of analytically based estimates of ingredient amount to intake calculations. *J Nutr.* 2018;148(suppl_2):1413S—1421S.

63. Health Canada. *Food and Nutrition Surveillance.* https://www.canada.ca/en/health-canada/services/food-nutrition/food-nutrition-surveillance.html. Accessed May 2019.

64. Heath Canada Canadian Community Health Survey, Cycle 2.2, Nutrition (2004). *A Guide to Accessing and Interpreting the Data.* Health Canada; 2006. https://www.canada.ca/en/health-canada/services/food-nutrition/food-nutrition-surveillance/health-nutrition-surveys/canadian-community-health-survey-cchs/canadian-community-health-survey-cycle-2-2-nutrition-2004-guide-accessing-interpreting-data-health-canada-2006.html#a1.1.2. Accessed May , 2019.

65. Statistics Canada. Canadian Community Health Survey - Nutrition (CCHS). http://www23.statcan.gc.ca/imdb/p2SV.pl?Function=getSurvey&SDDS=5049. Accessed May 2019.

66. Health Canada. *Canadian Health Measures Survey.* https://www.canada.ca/en/health-canada/services/food-nutrition/food-nutrition-surveillance/health-nutrition-surveys/canadian-health-measures-survey.html. Accessed May 2019.

67. Tremblay M, Wolfson M, Connor Gorber S. Canadian Health Measures Survey: rationale, background and overview. *Health Reports.* 2007;18(Suppl):7—20.

68. Health Canada. *Canadian Total Diet Study.* https://www.canada.ca/en/health-canada/services/food-nutrition/food-nutrition-surveillance/canadian-total-diet-study.html. Accessed May 2019.

69. Health Canada. *National Nutritious Food Basket.* https://www.canada.ca/en/health-canada/services/food-nutrition/food-nutrition-surveillance/national-nutritious-food-basket.html.

70. Health Canada. *Canad's Food Guide.* https://food-guide.canada.ca/en/. Accessed May 2019.

71. Health Canada. *Evidence Review for Dietary Guidance: Summary of Results and Implications for Canada's Food Guide 2015*; 2016. https://www.canada.ca/content/dam/canada/health-canada/migration/publications/eating-nutrition/dietary-guidance-summary-resume-recommandations-alimentaires/alt/pub-eng.pdf.

72. Ikeda N, Takimoto H, Imai S, Miyachi M, Nishi N. Data resource profile: the Japan national health and nutrition survey (NHNS). *Int J Epidemiol.* 2015;44(6):1842—1849.

73. Okada E, Saito A, Takimoto H. Association between the portion sizes of traditional Japanese seasonings-soy sauce and miso-and blood pressure: cross-sectional study using national health and nutrition survey, 2012—2016 data. *Nutrients.* 2018;10(12).

74. Park HA. The Korea national health and nutrition examination survey as a primary data source. *Korean J Fam Med.* 2013;34(2):79.

75. Korean Center for Disease Control & Prevention. *Korean National Health and Nutrition Examination Survey.* https://knhanes.cdc.go.kr/knhanes/eng/index.do. Accessed May 2019.

76. Kweon S, Kim Y, Jang MJ, et al. Data resource profile: the Korea national health and nutrition examination survey (KNHANES). *Int J Epidemiol.* 2014;43(1):69—77.

77. Australian Bureau of Statistics. *Australian Health Survey: Users' Guide, 2011—13: Structure of the Australian Health Survey* https://www.abs.gov.au/ausstats/abs@.nsf/Lookup/74D87E30B3539C53CA257BBB0014BB36?opendocument. Accessed May 2019.

78. Australian Bureau of Statistics. *Australian Health Survey: Biomedical Results for Chronic Diseases, 2011-12; About the National Health Measures Survey.* https://www.abs.gov.au/ausstats/abs@.nsf/Lookup/4364.0.55.005Chapter1102011-12. Accessed May 2019.

79. Australian Bureau of Statistics. *Australian Health Survey: Usual Nutrient Intakes, 2011-12* https://www.abs.gov.au/ausstats/abs@.nsf/Lookup/by%20Subject/4364.0.55.008∼2011-12∼Main%20Features∼Key%20findings∼100. Accessed May 2019.

80. Publich Health Association Australia. *Food and Nutirtion Monitoring and Surveillance in Australia: Policy Position Statement.* https://www.phaa.net.au/documents/item/2866. Accessed May 2019.

81. GOV.UK. *Collection: National Diet and Nutrition Survey.* https://www.gov.uk/government/collections/national-diet-and-nutrition-survey. Accessed May 2019.

82. Food Standards Agency. *NDNS Previous Survey Reports.* https://webarchive.nationalarchives.gov.uk/20101209182513/http://www.food.gov.uk/science/dietarysurveys/ndnsdocuments/ndnspevioussurveyreports/. Accessed May 2019.

83. Ashwell M, Barlow S, Gibson S, Harris C. National diet and nutrition surveys: the British experience. *Public Health Nutr.* 2006;9(4):523—530.

84. Whitton C, Nicholson SK, Roberts C, et al. National Diet and Nutrition Survey: UK food consumption and nutrient intakes from the first year of the rolling programme and comparisons with previous surveys. *Br J Nutr.* 2011;106(12):1899—1914.

85. Public Health England. *From Plate to Guide: What, why and how for the Eatwell Model* https://assets.publishing.service.gov.uk/government/uploads/system/uploads/attachment_data/file/579388/eatwell_model_guide_report.pdf. Accessed May 2019.

86. U.S. Department of Agriculture Center for Nutrition Policy and Promotion. *Choose My Plate.* https://www.choosemyplate.gov/. Accessed May 2019.

87. Public Health England. *The Eatwell Guide: How Does it Differe to the Eatwell Plate and Why?* https://assets.publishing.service.gov.uk/government/uploads/system/uploads/attachment_data/file/528201/Eatwell_guide_whats_changed_and_why.pdf Accessed May 2019.

88. *National Health Service (NHS) Digital. Health Survey for England*; 2016. https://digital.nhs.uk/data-and-information/publications/statistical/health-survey-for-england/health-survey-for-england-2016#summary. Accessed May , 2019.

89. Scottish Government. *Scottish Health Survey.* https://statistics.gov.scot/data/scottish-health-survey. Accessed May 2019.

90. Health Survey Northern Ireland Department of Health. *Health Survey (NI) First Results 2017/2018.* https://www.health-ni.gov.uk/sites/default/files/publications/health/hsni-first-results-17-

18.pdf. Accessed May 2019.

91. Joint WHO/FAO Expert Consultation. *Diet, Nutirtion and the Prevention of Chronic Diseases: A Repot of a Joint FAO/WHO Expert Consultation*. WHO Technical Report Series, No. 916. Geneva: World Health Organization; 2003.

92. World Health Organization. *Healthy Diet*; 2019. https://www.who.int/en/news-room/fact-sheets/detail/healthy-diet. Accessed May , 2019.

93. *Nutrition in the WHO African Region*. Brazzaville: World Health Organization; 2017.

94. Friedman G. *Review of National Nutrition Surveillance Systems*. Washington, D.C: FHI 360/FANTA; 2014.

95. Song S, Song WO. National nutrition surveys in Asian countries: surveillance and monitoring efforts to improve global health. *Asia Pac J Clin Nutr*. 2014;23(4):514−523.

96. U.S. Agency for International Development. *Demographic and Health Surveys*. https://www.dhsprogram.com/What-We-Do/Survey-Types/DHS.cfm. Accessed May 2019.

97. UNICEF. *The Multiple Indicator Cluster Surveys (MICS)*. http://mics.unicef.org/faq. Accessed May 2019.

98. Linking Complex Emergency Response and Transition Initiative (CERTI). *Standardized Monitoring and Assessment of Relief and Transitions*. http://www.smartindicators.org/. Accessed May 2019.

99. NutriSurvey ENA for SMART - *Software for Emergency Nutrition Assessment*. http://www.nutrisurvey.de/ena/ena.html. Accessed May 2019.

100. Rivera JA, Irizarry LM, Gonzalez-de Cossio T. Overview of the nutritional status of the Mexican population in the last two decades. *Salud Publica Mex*. 2009;51(Suppl 4):S645−S656.

101. Resano-Perez E, Mendez-Ramirez I, Shamah-Levy T, Rivera JA, Sepulveda-Amor J. Methods of the national nutrition survey 1999. *Salud Publica Mex*. 2003;45(Suppl 4):S558−S564.

102. Rodriguez-Ramirez S, Mundo-Rosas V, Jimenez-Aguilar A, Shamah-Levy T. Methodology for the analysis of dietary data from the Mexican national health and nutrition survey 2006. *Salud Publica Mex*. 2009;51(Suppl 4):S523−S529.

103. Gaona-Pineda EB, Mejia-Rodriguez F, Cuevas-Nasu L, Gomez-Acosta LM, Rangel-Baltazar E, Flores-Aldana ME. Dietary intake and adequacy of energy and nutrients in Mexican adolescents: results from Ensanut 2012. *Salud Publica Mex*. 2018;60(4):404−413.

104. Alvarez-Sanchez C, Contento I, Jimenez-Aguilar A, et al. Does the Mexican sugar-sweetened beverage tax have a signaling effect? ENSANUT 2016. *PLoS One*. 2018;13(8):e0199337.

105. De la Cruz-Gongora V, Villalpando S, Shamah-Levy T. Prevalence of anemia and consumption of iron-rich food groups in Mexican children and adolescents: ensanut MC 2016. *Salud Publica Mex*. 2018;60(3):291−300.

106. Medina C, Jauregui A, Campos-Nonato I, Barquera S. Prevalence and trends of physical activity in children and adolescents: results of the Ensanut 2012 and Ensanut MC 2016. *Salud Publica Mex*. 2018;60(3):263−271.

107. Aleksandrowicz L, Tak M, Green R, Kinra S, Haines A. Comparison of food consumption in Indian adults between national and sub-national dietary data sources. *Br J Nutr*. 2017;117(7):1013−1019.

108. Rathi K, Kamboj P, Bansal PG, Toteja GS. A review of selected nutrition & health surveys in India. *Indian J Med Res*. 2018; 148(5):596−611.

109. Alderman H, Bhattacharya S, Gentilini U, Puri R. *Is India ready for choice-based PDS [Public Distribution System]? 2019*; https://www.hindustantimes.com/india-news/is-india-ready-for-choice-based-pds/story-VGuow7n6cYSl4e79K6BTML.html. Accessed May 2019.

110. National Sample Survey Office. *Key Indicators of Household Expenditure on Service and Durable Goods*. https://www.thehinducentre.com/multimedia/archive/02914/Key_Indicators_of__2914425a.pdf. Accessed May 2019.

111. National Insitute of Nutrition Hyderabad India. *National Nutrition Monitoring Bureau*. http://nnmbindia.org/aboutus.html. Accessed May 2019.

112. Meshram II, Balakrishna N, Sreeramakrishna K, et al. Trends in nutritional status and nutrient intakes and correlates of overweight/obesity among rural adult women (>/=18−60 years) in India: national Nutrition Monitoring Bureau (NNMB) national surveys. *Public Health Nutrition*. 2016;19(5):767−776.

113. Meshram II, Mallikharjun Rao K, Balakrishna N, et al. Infant and young child feeding practices, sociodemographic factors and their association with nutritional status of children aged <3 years in India: findings of the National Nutrition Monitoring Bureau survey, 2011−2012. *Public Health Nutrition*. 2019;22(1):104−114.

114. Joe W, Rajpal S, Kim R, et al. Association between anthropometric-based and food-based nutritional failure among children in India, 2015. *Matern Child Nutr*. 2019:e12830.

115. Meshram II, Vishnu Vardhana Rao M, Sudershan Rao V, Laxmaiah A, Polasa K. Regional variation in the prevalence of overweight/obesity, hypertension and diabetes and their correlates among the adult rural population in India. *Br J Nutr*. 2016; 115(7):1265−1272.

116. Manyama IB, Abate GA, Tamiru M. *The Emergency Nutrition Coordination Unit of Ethiopia roles, reponisbilities and achievements*. https://www.ennonline.net/fex/40/nutrition. Accessed May 2019.

117. Delbiso TD, Rodriguez-Llanes JM, Donneau AF, Speybroeck N, Guha-Sapir D. Drought, conflict and children's undernutrition in Ethiopia 2000−2013: a meta-analysis. *Bull World Health Organ*. 2017;95(2):94−102.

118. Gebreegziabher T, Regassa N. Ethiopia's high childhood undernutrition explained: analysis of the prevalence and key correlates based on recent nationally representative data. *Public Health Nutrition*. 2019;22(11):2099−2109.

119. Akinbami LJ, Ogden CL. Childhood overweight prevalence in the United States: the impact of parent-reported height and weight. *Obesity*. 2009;17(8):1574−1580.

120. World Health Organization and the United Nations Children's Fund (UNICEF). *Recommendations for Data Collection, Analysis and Reporting on Anthropometric Indicators in Children under 5 Years Old*; 2019. https://www.who.int/nutrition/publications/anthropometry-data-quality-report/en/. Accessed May , 2019.

121. Bodner JE, Perloff BP. Databases for analyzing dietary data–the latest word from what We Eat in America. *Subtrop Plant Sci*. 2003;16(3):347−358.

122. Perloff B, Ahuja JK. Development and maintenance of nutrient databases for national dietary surveys. *Public Health Rev*. 1998; 26(1):43−47.

123. Anderson E, Perloff B, Ahuja JKC, Raper N. Tracking nutrient changes for trends analysis in the United States. *Subtrop Plant Sci*. 2001;14(3):287−294.

124. Moshfegh AJ, Rhodes DG, Baer DJ, et al. The US Dpartment of Agriculture Automated Multiple-Pass Method reduces bias in the collection of energy intakes. *Am J Clin Nutr*. 2008;88(2):324−332.

125. Beaton GHBJ, Ritenbaugh C. Errors in the interpretation of dietary assessments. *Am J Clin Nutr*. 1997;65(4:Suppl):1100S−1107S.

126. Subar AF, Freedman LS, Tooze JA, et al. Addressing current criticism regarding the value of self-report dietary data. *J Nutr*. 2015; 145(12):2639−2645.

127. Dodd KW, Guenther PM, Freedman LS, et al. Statistical methods for estimating usual intake of nutrients and foods: a review of the theory. *J Am Diet Assoc*. 2006;106(10):1640−1650.

128. Kipnis V, Midthune D, Buckman DW, et al. Modeling data with excess zeros and measurement error: application to evaluating relationships between episodically consumed foods and health outcomes. *Biometrics*. 2009;65(4):1003−1010.

129. Tooze JA, Midthune D, Dodd KW, et al. A new statistical method for estimating the usual intake of episodically consumed foods with application to their distribution. *J Am Diet Assoc*. 2006; 106(10):1575−1587.

130. Carroll RJ, Midthune D, Subar AF, et al. Taking advantage of the strengths of 2 different dietary assessment instruments to improve intake estimates for nutritional epidemiology. *Am J Epidemiol*. 2012;175(4):340−347.

131. Cade JE. Measuring diet in the 21st century: use of new technologies. *Proc Nutr Soc*. 2017;76(3):276−282.

132. Stumbo PJ. New technology in dietary assessment: a review of digital methods in improving food record accuracy. *Proc Nutr Soc*. 2013;72(1):70−76.

133. Bedri A, Li R, Haynes M, et al. EarBit: using wearable sensors to detect eating episodes in unconstrained environments. *Proc ACM Interact Mob Wearable Ubiquitous Technol*. 2017;1(3).

134. Chung J, Chung J, Oh W, Yoo Y, Lee WG, Bang H. A glasses-type wearable device for monitoring the patterns of food intake and

facial activity. *Sci Rep*. 2017;7:41690.

135. Yiru S, Salley J, Muth E, Hoover A. Assessing the accuracy of a wrist motion tracking method for counting bites across demographic and food variables. *IEEE J Biomed Health Inform*. 2017;21(3):599−606.

136. Hezarjaribi N, Mazrouee S, Ghasemzadeh H. Speech2Health: a mobile framework for monitoring dietary composition from spoken data. *IEEE J Biomed Health Inform*. 2018;22(1):252−264.

137. Mezgec S, Eftimov T, Bucher T, Koroušić Seljak B. Mixed deep learning and natural language processing method for fake-food image recognition and standardization to help automated dietary assessment. *Public Health Nutr*. 2019;22(7):1193−1202.

138. *Automated Self-Administered 24-Hour Dietary Assessment Tool*. https://epi.grants.cancer.gov/asa24/. Accessed May 2019.

139. Conrad J, Nöthlings U. Innovative approaches to estimate individual usual dietary intake in large-scale epidemiological studies. *Proc Nutr Soc*. 2017;76(3):213−219.

140. *International Dietary Data Expansion Project*. INDDEX24. https://inddex.nutrition.tufts.edu/inddex24. Accessed May 2019.

141. Coates JC, Colaiezzi BA, Bell W, Charrondiere UR, Leclercq C. Overcoming dietary assessment challenges in low-income countries: technological solutions proposed by the international dietary data expansion (INDDEX) project. *Nutrients*. 2017;9(3).

142. Zhu F, Bosch M, Woo I, et al. The use of mobile devices in aiding dietary assessment and evaluation. *IEEE J Sel Top Signal Process*. 2010;4(4):756−766.

143. Zhu F, Mariappan A, Boushey CJ, et al. Technology-assisted dietary assessment. *Proc SPIE-Int Soc Opt Eng*. 2008;6814:681411.

144. Aizawa K. FoodLog: multimedia food recording tools for diverse applications. In: Nishida T, ed. *Vertical Impact*. Tokyo: Springer Japan; 2016:77−95. Human-Harmonized Information Technology; Vol. 1.

145. He H, Kong F, Tan J. DietCam: multiview food recognition using a multikernel SVM. *IEEE J Biomed Health Inform*. 2016;20(3):848−855.

146. Myers A, Johnston N, Rathod V, et al. Im2Calories: towards an automated mobile vision food diary. In: *Paper Presented at: 2015 IEEE International Conference on Computer Vision (ICCV); 7–13 Dec. 2015*. 2015.

147. Zhang R, Amft O. Monitoring chewing and eating in free-living using smart eyeglasses. *IEEE J Biomed Health Inform*. 2018;22(1):23−32.

148. Farooq M, Sazonov E. Automatic measurement of chew count and chewing rate during food intake. *Electronics*. 2016;5(4).

149. Farooq M, Sazonov E. Segmentation and characterization of chewing bouts by monitoring temporalis muscle using smart glasses with piezoelectric sensor. *IEEE J Biomed Health Inform*.

2017;21(6):1495−1503.

150. Fontana JM, Higgins JA, Schuckers SC, et al. Energy intake estimation from counts of chews and swallows. *Appetite*. 2015;85:14−21.

151. Papapanagiotou V, Diou C, Lingchuan Z, van den Boer J, Mars M, Delopoulos A. A novel approach for chewing detection based on a wearable PPG sensor. In: *Conference Proceedings : Annual International Conference of the IEEE Engineering in Medicine and Biology Society IEEE Engineering in Medicine and Biology Society Annual Conference. 2016*. 2016:6485−6488.

152. Willett W, Rockström J, Loken B, et al. Food in the Anthropocene: the EAT−Lancet Commission on healthy diets from sustainable food systems. *The Lancet*. 2019;393(10170):447−492.

153. O'Malley K, Willits-Smith A, Aranda R, Heller M, Rose D. Vegan vs paleo: carbon footprints and diet quality of 5 popular eating patterns as reported by US consumers (P03-007-19). *Curr Dev Nutr*. 2019;3(suppl 1).

154. Martinez Steele E, Popkin BM, Swinburn B, Monteiro CA. The share of ultra-processed foods and the overall nutritional quality of diets in the US: evidence from a nationally representative cross-sectional study. *Popul Health Metrics*. 2017;15(1):6.

155. Moubarac JC, Batal M, Louzada ML, Martinez Steele E, Monteiro CA. Consumption of ultra-processed foods predicts diet quality in Canada. *Appetite*. 2017;108:512−520.

156. Gibney MJ, Forde CG, Mullally D, Gibney ER. Ultra-processed foods in human health: a critical appraisal. *Am J Clin Nutr*. 2017;106(3):717−724.

157. Monteiro CA, Cannon G, Levy RB, et al. Ultra-processed foods: what they are and how to identify them. *Public Health Nutr*. 2019;22(5):936−941.

158. Moubarac JC, Parra DC, Cannon G, Monteiro CA. Food classification systems based on food processing: significance and implications for policies and actions: a systematic literature review and assessment. *Curr Obesity Rep*. 2014;3(2):256−272.

159. Sebedio JL. Metabolomics, nutrition, and potential biomarkers of food quality, intake, and health status. *Adv Food Nutr Res*. 2017;82:83−116.

160. Rowland I, Gibson G, Heinken A, et al. Gut microbiota functions: metabolism of nutrients and other food components. *Eur J Nutr*. 2018;57(1):1−24.

161. Regional Office for the Eastern Mediterranean, Al Jawaldeh A, Osman D, Tawfik A. *Food and nutrition surveillance systems: a manual for policy-makers and programme managers*. World Health Organization, Regional Office for the Eastern Mediterranean; 2014. https://apps.who.int/iris/handle/10665/259796[A1].

第13章

膳 食 模 式

Sarah A. McNaughton, PhD, APD, FDAA

Institute for Physical Activity and Nutrition(IPAN),

School of Exercise and Nutrition Sciences,

Deakin University, Geelong, VIC, Australia

【摘要】 膳食模式是用来研究膳食中的食物组合、类型和数量的方法。现在全球一致认为,食物和营养政策应以膳食模式的证据为依据。膳食模式主要采用两种评估方法,即基于多变量统计技术的数据计算方法(如主成分分析、聚类分析和降秩回归)或基于"先验"膳食指南或研究者定义的模式(如膳食质量评分)。膳食模式可以用来解决一系列的营养学问题,包括使用观察和实验设计的病因学研究、行为研究、监测和监督以及膳食指南的制订。尽管在膳食模式领域取得了重大进展,但仍然存在重要的研究差距,例如缺乏对某些健康结果和人群的初步研究、对膳食模式在饮食基因相互作用和个体对饮食反应中的作用的理解,及影响在制订膳食指南中使用的证据综合的方法学问题。

【关键词】 数据驱动方法;膳食质量指数;膳食模式;健康膳食指数;研究者定义方法;主成分分析;总膳食

第1节 引 言

在过去的40年中,膳食模式的研究在不断发展,已经成为营养学的一个成熟领域。现在我们所认为的膳食模式的第一项研究发表于20世纪80年代早期[1-3]。这些研究使用多元统计方法来记录食物摄入的复杂性。之后,随着用于评估膳食质量[4,5]和饮食多样性[6]的方法的增加,使该领域在20世纪90年代得到了发展。Slattery等人关于饮食与结肠癌的研究[7,8]被认为是营养流行病学膳食模式研究中的一项开创性的研究,也是营养流行病学膳食模式研究的关键时期。从那时起,关于膳食模式的研究蓬勃发展,使用这些方法的研究呈指数级增长[9,10]。这些早期的研究使用了多种定义;然而,随着时间的推移,在术语和方法上有了越来越多的共识。本章将概述膳食模式的常用定义、关键概念和该领域中常用的主要方法。本章还将总结膳食模式证据的应用和使用情况,并确定其证据的局限性和差距。

第2节 定 义

膳食摄入是一个复杂的过程,多层次反映了从营养素到食物、进餐场合到膳食模式的连续过程(图 13-1)。这些层面中的每一个层面,以及它们之间的相互作用对健康都很重要,并为我们理解当代营养问题提供了独特的视角。

膳食模式的定义随着时间的推移而不断演变,并且在文献中对膳食模式有许多不同的定义(框 13-1)。早期的研究使用了多种术语和定义,Slattery[7]等人用"膳食模式"来描述从食物消耗的数据中得出的统计模式。目前最普遍接受的两种定义是美国农业部(United States Department of Agriculture, USDA)的膳食模式系统回顾项目的定

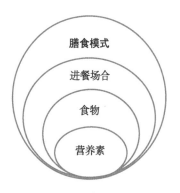

图 13-1 膳食摄入量是一种多层次暴露,反映从营养素到食物、进餐场合到膳食模式的连续过程。其中每一层以及它们之间的相互作用对健康都很重要

框 13-1

膳食模式不同定义的演变

1981

食物进食模式：食物实际上是以不同的特征组合进食的 [2]。

2002

膳食模式：一个人定期食用的食物和饮料的特定组合，包括一种特定的营养素组合 [12,13]。

2014

膳食模式：饮食中不同食物、饮料和营养素（如果有的话）的数量、比例、种类或组合，以及它们日常消耗的频率 [11]。

2018

食物模式：饮食中不同食物和饮料的数量、比例、种类或组合，以及它们日常被消费的频率 [14]。

义 [11] 和 Hu[12] 等人提出的定义，并在 Stok 等人 [13] 的膳食行为分类中得到认可。美国农业部将膳食模式描述为饮食中不同食物、液体和营养素（如果有）的数量、比例、种类或组合，以及它们日常摄入频率。值得注意的是，这个 2014 年的定义随后被修改为"食物模式"或"以食物为基础的膳食模式"，并删除了其他有关营养素的任何内容 [14]。

研究人员经常使用操作性定义来界定膳食模式，即膳食模式是如何衡量或评估的 [15,16]。这种方法在某些情况下是有用的，例如在进行系统评价和荟萃分析时，它可以提供明确的纳入和排除标准。然而，从概念上讲，重要的是要记住膳食模式的研究旨在捕捉膳食的多样性和复杂性，评估总膳食而不是单个营养素或食物的摄入量，将定义局限在所使用的方法上可能会限制新方法和新技术的出现。

第 3 节 领域现状

一、膳食模式为何重要？

膳食模式已经成为营养流行病学中的重要课题。对该课题的兴趣随着饮食干预研究的失败而增加，这些干预侧重于单一营养素，如 β- 胡萝卜素 [17] 的研究，以及基于"总膳食"的干预研究的发展，如里昂饮食心脏研究和防止高血压饮食试验（Dietary Approaches to Stop Hypertension, DASH）[18,19]。对饱和脂肪和心血管疾病的作用进行的荟萃分析表明，因为在审查以营养素为重点

的研究时，现有文献中存在不一致之处 [20]，这为单一营养素方法的不足之处提供了更多证据。

使用膳食模式而不是单个营养素或单个食物来反映膳食摄入量，有许多优点。从生物学角度来看，膳食模式研究可以获得各种食物成分和成分之间可能发生的相互作用，并反映了食物基质所发挥的潜在重要作用。此外，食品中还有一些其他成分的生物学作用未知或特征不明；因此基于食物的膳食模式可以解释这一点。膳食模式的研究可以获得饮食均衡的概念，因为它可以同时包含饮食的多个方面或维度，而且饮食中保护性成分和有害成分之间的平衡可能是预防疾病的关键因素。人们还认识到，大多数营养素的摄入量高度相关，从统计学上来说，很难检验一种营养素的影响 [21]；因此，膳食模式可以解决多重共线性的问题。最后，膳食模式可以解决单种食物中的微小变化可能无法证明与健康结果相关，但多种食物可能具有累积和协同的健康益处 [22]。

二、评估膳食模式

随着时间的推移，在膳食模式文献中出现了许多关键的膳食评估方法（表 13-1）。这些方法分为两大类：①数据驱动法（也称为经验方法或"后验"方法）；②研究者定义方法（也称为"先验"方法）。这些方法中的每一种都提供了对饮食行为的综合或概括的衡量标准；然而，重要的是要认识到这些方法中的每一种都是从不同的角度解决问题的，并根据研究问题选择研究方法。

表 13-1 **膳食模式评估和研究方法**

方法	描述	示例	使用或解释方面的挑战	应用	研究空白
数据驱动的膳食模式——"后验"	● 使用一系列的多元统计技术，减少大量饮食成分 ● 利用膳食摄入量变量的高度相关性 ● 描述人群中存在的模式 ● 方法因其是结果独立（如主成分分析）还是结果相关（如降秩回归）而异	● 因子分析和主成分分析 ● 聚类分析 ● 降秩回归	● 多种不同的方法和方法的某些方面得到了很好的定义 ● 有些步骤需要主观决定 ● 确定的膳食模式并不总是反映当前关于最佳膳食模式的知识/指南	● 确定饮食和健康之间的关系 ● 识别人群（聚类分析） ● 了解饮食与健康之间的途径或机制（降秩回归）	● 多少种食物是最理想的？ ● 降秩回归，什么是中间标记的最佳类型和数量？ ● 数据驱动的膳食模式能否用于制订定量的饮食建议？
研究者定义的膳食模式"先验"	● 根据预先指定的标准、指南、建议或知识描述摄入量 ● 研究者定义膳食模式的属性和标准和切割点，以评估一致性程度 ● 属性可以是基于营养的，基于食物的，或营养和食物摄入的结合 ● 最常用的计算方法为指数或"美国饮食指南操作中的饮食质量分数" ● 也可以反映其他选择性或预定义的饮食，如素食 ● 最近的方法可能基于单一属性，如加工水平或植物性食品与动物性食品的水平 ● 全球现有指数数量庞大	● 健康饮食指数 ● 膳食质量指数 ● 地中海饮食评分 ● 膳食炎症指数 ● 饮食多样性评分	● 低比例的参与者食用与膳食指南一致的饮食可能导致人群中缺乏变异 ● 单一的总结分数可以通过多种方式实现，从而使解释变得困难	● 确定饮食与健康之间的关系 ● 评估干预结果 ● 监测和监督	● 完善饮食质量指数的制订 ● 我们如何知道哪些属性或饮食因素最重要？这些属性的最佳指标或衡量标准是什么？应该使用什么标准或切入点？ ● 需要包括的最低指标集是什么？ ● 对指数或评分的微小变化有什么影响？

（一）数据驱动方法

数据驱动法利用一系列多元统计方法将大量的饮食变量汇总为饮食的综合测量方法，通常被认为是数据缩减技术。众所周知，膳食摄入量的改变与统计方法高度相关，所以数据驱动法正是利用了这一特征。在文献中常用三种方法，即主成分分析法、聚类分析法和降秩回归法。其中主成分分析是目前最流行的方法[9]。数据驱动法能根据数据确定膳食模式，从而描述实际人群中的膳食模式，而不是依赖研究人员以前的知识或对人群摄入量或与饮食疾病有关的先验想法。它们可以为现有的饮食行为提供有用的见解。

数据驱动方法的主要缺点之一是，研究人员在分析过程中必须做出许多决定，有些决定可能被认为是主观的。影响所有类型数据驱动方法的决策之一与用作统计分析输入变量的食物组的开发有关[23]。这是一个主观的步骤，迄今为止文献中应用了大量不同的食物分组[24,25]。食物分组和分类可能基于国家食物成分数据库中使用的食物分类系统，而这些系统又可能应用食物商品方法和营养成分因素考虑。膳食模式研究通常还包括其他理论考虑，如食物的烹饪用途和食物消耗方面；然而，这些因素可能因国家和人群而异。不同的食品分类方法可能反映不同的目标和研究问题。关于不同食物分类对膳食模式研究结果影响的研究很少。然而，McCann 等人[26]的一项早期研究间接地解决了这个问题。McCann 等人[26]针对影响因素对膳食模式进行了分析评估，并比较了 36

种广泛食物组和 168 种单一食物组的膳食模式。作者发现，模式的数量以及确定的模式类型（根据与每种模式相关的食物类型）并没有受到影响。然而，当使用广泛的食物组时，膳食模式和健康结果（癌症）之间的相关性减弱。这表明重要的信息丢失了，更详细的食物信息可能有助于研究饮食和健康的关系。

1. 因素分析和主成分分析　因素分析和主成分分析（这是因素分析的一个因子）是最常见的，用来推导膳食模式的数据分析方法 [9,12,27]。这些方法利用饮食中所消耗的食物之间的相关性来描述一个群体中食物摄入量的变化。这些方法导致潜在变量或"因素"，即膳食模式。这些因素是由食用量和与该因素高度相关的食物来定义的，在确定要提取的膳食模式的数量时，采用特定的标准，包括特征值（通常 >1.0）、确定样本中的断开点以及模式的可解释性 [28,29]。到目前为止，大多数的研究已经确定了三种或更少的模式 [9]。"高负荷"的食物是膳食模式的主要模式，通常是用来为膳食模式贴上标签或制订食物名称。在关于因素负荷分界点的文献中存在着相当大的可变性；然而，0.20～0.40 的负载是最常用的。对于所识别的每种膳食模式，我们会根据每种食物的摄入量和因子负荷量计算膳食模式得分。这个分数反映了参与者感兴趣的膳食模式在多大程度上影响他的膳食摄入量 [30,31]。

当使用这种方法时，应该认识到，人的总体膳食模式是人群中所有确定膳食模式的最充分的代表。例如，如果一项研究确定了两种膳食模式，那么受试者在每种膳食模式下的食物摄入量都会有一个分数。通常情况下，膳食模式与相关结果是分开调查的，但同时调查两种模式的影响也很重要。因素分析法或主成分分析法的主要优势是它可以得到连续得分。连续得分在解释方面有优势，因为它与其他营养和食物摄入量变量的概念一致。从统计学角度看，它最大限度地提高了检测饮食与疾病关系的统计能力（与聚类分析和其他以人为中心的方法相比）。

2. 聚类分析和其他以人为中心的方法　聚类分析是一种统计方法，旨在描述食物摄入量的变化，并将个体分成相互排斥的群体或集群 [32]。人们根据食物摄入量的差异和相似性被分组。其目的是产生集群，集群内的人尽可能拥有相似的食物摄入量，并最大限度地扩大集群之间食物摄入量的差异，确保与集群内的变异性与集群之间的差异相比较小 [30]。食物和饮料摄入量（输入变量）通常表示为摄入频率或能量摄入百分比 [15]，标准化的食物摄入量可用聚类分析，因为聚类分析对异常值比较敏感。最常用的两种聚类技术包括 K-means 法和 Ward 分层聚类法 [15]。

与主成分分析一样，聚类分析的许多步骤都需要主观决策，而使用聚类分析的关键问题是要确定要报告的聚类数量。K-means 方法要求提取的聚类数量由研究人员预先确定，而 Ward 方法则不需要。这些方法通常需要一起使用来确定要从数据中报告的聚类数量 [33]。这种分析的主观性质可以通过使用经验停止规则来降低影响，如 Calinski-Harabasz 指数最小化（K-meansCA）或 DudaeHart 停止规则（Ward 层次聚类方法）等经验停止规则最小化，以确定聚类分析的最优数目 [34]。聚类分析的数目通常也是基于聚类的大小来确定的，其中包含小于总样本 10% 的聚类被认为样本量太小，不足以提供足够的统计能力。最后，还检验了膳食模式聚类的可解释性，以确认最终的解决方案 [34]。

近年来，潜在类别分析和潜在剖面分析已被用作聚类分析的替代方法，应用这一方法的研究越来越多 [35]。从概念上讲，它们类似于聚类分析，因为它试图根据食物消耗的变化创建相互排斥的组或类，最大限度地扩大组间的差异。潜在类别分析和潜在剖面分析采用了基于极大似然法的不同算法和假设。与聚类分析相比，它们有许多优点，包括能够使用不同尺度或单位的输入变量，而不需要在分析之前进行标准化。此外，还有基于拟合优度测试的正式标准，用于选择保留的膳食模式的数量，以减少对数据驱动的膳食模式评估涉及的主观性论断。

从公共卫生或临床的角度来看，聚类分析和其他以人为中心的方法是直观的，因为从概念上来说，这些方法确定了人群，并有可能有助于确定干预的目标群体。不过，聚类分析在研究中也有一些缺点。这可能导致统计能力有限，特别是在样本规模较小的研究中，或者在分组导致参与者人数较少的聚类中。在进行纵向研究时，这些分析方法在评估不同时间点的聚类和随时间变化的情况时也可能具有挑战性 [36]。

3. 降秩回归　降秩回归通常被认为是一种混

合方法,因为它主要是一种数据驱动方法,同时还结合了先验知识[37,38]。这是一种统计技术,旨在检查食物摄入影响健康结果的途径,以及饮食发挥作用的途径或机制。在降秩回归中,研究人员根据以前的知识确定食物类别和健康结果以及一组中间变量。常用的中间变量包括营养素摄入量、营养状况的生物标志物或疾病过程的其他生物标志物或健康结果的风险因素。分析分两步进行。第一步检查食物组合,使用回归法预测中间变量。每种食物的负荷被推导出来,并用于计算膳食模式得分(类似于计算因素分析或主成分分析得分的方法)。与因素分析或主成分分析不同,可以提取的膳食模式的最大数量是固定的,取决于分析中使用的中间变量的数量。这就减少了在制订膳食模式时所需的主观决定的数量。许多研究只检查了第一种模式,这种模式默认了中间变量的最大变化。第二步,使用标准的流行病学设计和方法测试膳食模式评分与疾病结局之间的关系。

采用降秩回归方法可以研究饮食对肥胖[39]、心血管疾病[40,41]、糖尿病[42]和全因死亡率[43-45]的影响。这一方法不同于其他膳食模式方法,因为它确定的食物解释了中间标记的变化,而不是解释食物摄入量变化的食物[37]。因此,它特别适合于病因学研究,并可以用于识别或确认膳食模式可能发挥作用的途径,而不是识别潜在的行为性食物摄入模式。

与其他膳食模式评估方法相比,降秩回归法由于方法的复杂性,应用时需要做出许多包括识别合适的中间变量的决定,因此应用较少。营养素变量是常用变量,这或许反映了缺乏适当的营养状况生物标志物或缺乏疾病过程的其他标志物。需要进行更多的研究,以了解中间标记物的最佳数量和组合,以及使用不同标记物的影响。例如,某些疾病的结局可能有多种机制,饮食可以通过这些机制发挥作用,而每个机制都有多种潜在的标记物,目前还不清楚这些是否应在降秩回归模型中分别进行研究。

(二)调查者定义的模式方法

评估膳食模式的第二种主要方法是使用调查员定义的方法,也称为"先验"方法。在这一类别中,有许多不同的方法来构建膳食模式。然而,总的原则是,由研究人员定义膳食模式,其目的是根据先前的知识、指南和建议,使用预先确定的标准

来描述摄入量。研究人员选择食物的属性,即构成膳食模式的食物成分或项目、包括的指标,以及评估与这些属性一致的标准和切点。这些属性可以是以营养素为基础、以食物为基础,或同时摄入营养素和食物。其属性和切点通常是根据美国膳食指南、食品选择指南和营养参考值来选择的。然后根据这些预先确定的属性和标准对个人膳食摄入量进行评分,以确定与他们的膳食结构匹配度。膳食指数或膳食质量评分是调查者定义的膳食模式中最著名和最常用的形式。调查者定义模式的其他方法是使用选择性膳食模式,例如素食饮食,或侧重于单一属性,例如饮食差异[6]。最近,食品加工水平被认为是确定膳食模式的一个关键属性[46]。

如前所述,膳食评分或指数可能基于营养素、食物或营养素和食物两者。以食物为基础的膳食指数在理论和实践上都优于包含营养素等其他膳食成分的膳食指数[47]。从理论角度来看,以食物为基础的方法是一个不那么简化的范例。它保留了食物摄入的复杂性,包括食物基质以及食物中营养素和非营养素成分的多样性,这些都是膳食模式研究的基本原则。以食物为基础的指数和评分也符合国际社会对以食物为基础的膳食指南的呼吁[48]。从概念上讲,以食物为基础的评分更类似于其他以数据驱动的膳食模式的评估方法,这些方法只侧重于食物摄入[15]。以食物为基础的评分可以更容易地应用于评估食物摄入量的简要膳食评估,而不需要详细评估营养素摄入量的膳食质量评分。因此,以食物为基础的评分可能更适合一些监测和监督活动[49]。

表 13-2 描述了文献中常用的膳食质量评分范围以及这些评分的关键特征。从这张表可以看出,评分已经发展到能反映大部分饮食情况的地步,每个评分包含不同的属性,并有不同的标准。不同的评分或指数可能有不同的目的,可能用于解决不同的研究问题。因此,在选择膳食评估工具时,重要的是潜在的评估目标及其在每种情况下的适当应用。其中最广为人知的膳食质量评分之一是健康膳食指数(HEI)[5,50,51]。美国农业部开发这个评分来评估美国人对膳食指南的遵守情况。健康膳食指数于 1995 年首次发布[5],并不断修订以持续更新膳食指南[52,53]。它最初被用于评估个体的膳食质量,健康膳食指数已被用来评估食物

表 13-2　常用的饮食质量评分例子

名称	描述属性和关键概念
健康饮食指数（HEI-2015）[84]	<ul><li>为反映美国人的饮食指南而开发</li><li>13 项：全谷类、精制谷物、全部蔬菜、绿色和豆类、全部水果、全部水果、乳制品、全部蛋白质食物、海鲜和植物蛋白质、脂肪酸、钠、添加糖和饱和脂肪</li></ul>
推荐食品评分[85]	<ul><li>膳食调查问卷上的食物是根据膳食指南确定为"推荐"食物</li><li>按进食次数划分的食物消费量，每星期进食超过一次的食物计 1 分</li><li>总分是指经常食用的推荐食物的总和</li></ul>
地中海饮食评分[86,87]	<ul><li>文献中不同分数范围很大</li><li>常见包括水果、蔬菜、谷类、鱼、橄榄油、乙醇、肉类及肉类制品，以及乳制品</li><li>主要按中位摄入量计分，但乙醇摄入量除外（定量摄入量计分）</li></ul>
膳食炎症指数[58]	<ul><li>45 种成分：宏量和微量营养素（28 种成分）、生物活性化合物 / 植物化学物（8 种成分）、食品（2 种成分）、草药和香料（7 种成分）</li><li>36 种成分具有抗炎作用，9 种成分具有抗炎作用</li></ul>
饮食停止的方法 ● 高血压（DASH）评分[88]	<ul><li>以 DASH 饮食为基础</li><li>8 种成分：水果、蔬菜、全谷物、坚果和豆类、低脂乳制品、红肉和加工肉类、甜味饮料和钠</li><li>根据饮食摄入量的五分位数进行评分</li></ul>
替代健康饮食指数 ●（AHEI）-2010[89,90]	<ul><li>最初于 2002 年开发，后经更新</li><li>12 种成分：蔬菜、水果、全谷物、加糖饮料和果汁、坚果、豆类、红肉 / 加工肉类、反式脂肪、长链脂肪（EPA 二十二碳六烯酸）、多不饱和脂肪酸、钠、乙醇</li><li>定量分界点</li></ul>
植物性饮食指数（PDI）[91]	<ul><li>18 种食物分为三类： 1. 植物类食品组 - 健康的（全谷物、水果、蔬菜、坚果、豆类、植物油、茶和咖啡） 2. 植物类食物组 - 不健康（果汁、精制谷物、土豆、加糖饮料、糖果和甜点） 3. 动物性食品类别（动物脂肪、乳制品、蛋类、鱼类或海鲜、肉类等各种动物性食品）</li><li>根据饮食摄入量的五分位计分，动物性食品反向计分</li></ul>
EAT-Lanchet 评分[92]	<ul><li>14 种成分：全谷类、块茎类和淀粉类蔬菜、蔬菜、水果、乳制品、蛋白质来源（4 种：牛肉、羊肉、猪肉；鸡肉、其他家禽；鸡蛋；鱼）、豆类（干豆、扁豆、豌豆；大豆类食品；花生；或树果），添加脂肪和糖</li><li>每个组成部分的定量分界点作为标准</li><li>各组成部分得分为 0（不符合）或 1（符合）</li></ul>

系统多层次的膳食质量。HEI 在其他国家也常用；然而，健康膳食指数中特定成分的临界值或标准往往会有所改变，以反映当地的指导方针和营养素参考值[54-57]。

三、膳食模式的可比性

膳食模式研究面临的一个重要问题是在不同人群中使用不同方法研究的可比性。造成这种情况的部分原因是使用了不同的方法，包括方法学某些方面的主观性质（特别是与数据驱动方法有关）、不同的食物类别和这些食物类别中所包含的项目定义，以及不同膳食模式的方法和研究对不

同乙醇摄入量的处理[9]。具体而言，关于降秩回归方面，即使检查相同的健康结果，所使用的中间标记（营养素的不同组合和疾病生物标志物的不同组合）也有相当大的差异。

由调查人员定义的方法通常被认为对解决问题是有可比性的方法，因为属性、标准和评分是预先确定的。理论上确实如此，对于许多膳食质量评分来说，可比性不是问题，因为它们可以更系统地应用于人群。然而，并不是所有饮食得分和指数的亚类都是如此，在某些情况下，可比性仍然是研究者定义的方法问题。地中海饮食评分就是一个例子[9]。首先，在文献中有许多评分，这些评分

因所包括的食物和营养属性以及指标的不同而有所不同。然而，即使在不同人群中使用相同的评分，也很难进行比较。地中海饮食的评分方法往往采用基于人群的方法，根据该人群中各成分摄入量进行评分（如摄入量高于中位数摄入量的参与者，该组成部分的评分为1）。因此，虽然食物和营养的组成成分可能是相似的，但在不同的研究中，分数高的参与者可能有不同的摄入量或消耗量。同样，膳食炎症指数是调查者定义的膳食评分模式，基于1943年的研究证据，这些研究检查了饮食成分对炎症标记物的影响[58]。该指数包含45个组成部分；然而，当应用于人群时，数据的可用性达到18~37个组成部分[59,60]。当美国现有的HEI[51,52]指数适用于不同国家并适用不同的标准或截止值时，也提出了可比性问题[54-57]。如果没有进一步的评估，就很难评估这些变化的影响，也可能不清楚个人在HEI膳食指数上的得分是否仍然反映相同的膳食摄入量。

膳食模式方法是专门设计用来解决与各队列方法和途径可变性有关的问题，并为《美国膳食指南》提供更新信息[61]。该项目进行了标准化和平行分析，并将四种膳食指数（HEI 2010，交替HEI 2010，替代地中海膳食评分，和DASH评分）应用于三个组群。这些分析在计算膳食指数（如确保以标准化方式构建食物类别）和进行统计分析（如利用标准协变量和协调结果）方面是具有标准化的。该项目能够在得分和队列中显示出良好的一致性，通过四个膳食质量得分衡量，高膳食质量相关的全因、CVD和癌症死亡率显著降低[61]。

四、膳食模式在营养科学中的应用

膳食模式方法可用于一系列的研究设计、营养科学问题和应用，包括使用观察和实验设计的病因研究，行为研究，监测和监督，以及膳食指南的制订。鉴于前面所述方法的多样性，一个重要的考虑因素是确保使用最适当的方法回答特定的研究问题。

（一）病因学研究（了解饮食和健康的关系）

在营养流行病学中，主要的研究问题是了解与饮食和健康有关的问题，也是迄今为止研究膳食模式的主要用途[62]。在流行病学研究中，膳食模式的测量可用于衡量总体健康膳食模式与特定健康结果的关系，或者用于调查其他环境暴露/疾病关系的混淆因素。膳食模式暴露已被用于随机对照试验，以了解饮食和健康的关系，例如，通过应用地中海膳食模式和DASH饮食的反应。具体来说，他们已经被用来设计饮食干预措施，随后的膳食模式评估方法可用于评估对饮食干预措施的依从性。

（二）行为研究

行为流行病学主要关注影响健康的行为的分布和决定因素，并侧重于对确定行为的影响和对行为改变的干预措施[63]。膳食模式方法在行为研究中很有用，因为它们能捕捉到饮食中相互关联的多个方面，改变一种行为可能会影响饮食的其他部分，产生积极和消极的后果[64]。在行为研究中，人们对膳食模式的测量结果感兴趣，可以用来作为对饮食行为的综合衡量，以检查预测因素或决定因素[65]。他们还可以用来调查与其他健康行为的相互作用，最后，他们可能是评估干预措施实施时的方法。所有的膳食模式方法已经被用来检查膳食模式的预测因素和决定因素，或检查与其他健康行为的联系。在评估干预措施时，研究者定义的方法可能是最合适的，当参与者选择他们个人饮食目标时，膳食质量评分在评估量身订制的干预措施时特别有用，因为会有多种方法来实现总体膳食质量评分的变化。

（三）监测及监督

营养监测和监督对于评价和审查食物和营养政策、方案、确定弱势群体以及确定出现的营养问题十分重要[66]。监测和监督活动的主要特点是需要收集和分析常规测量数据，以便发现随着时间的推移而发生的变化，实现既定目标或指标的进展情况，因此涉及随着时间的推移需要采取持续或重复测量。虽然营养监测和监测系统应考虑到从食物生产、供应、分配、消费、营养状况和新陈代谢到人口健康结果的整个食品和营养系统，但对食物和营养消耗模式的评估是整个活动的基石。考虑到随着时间的推移和人群可比性的需要，调查员确定的饮食方法最适合监测和监督。如上所述，许多膳食质量评分是为反映遵守美国膳食指南的情况而设计的。它们适合于检查人们是否遵守这些膳食指南，检查随着时间的推移而发生的变化，并监测人口水平的趋势[50]。美国HEI已经应用于食品系统的多个层面，即个人、社区和食品环境层面[67]。随时间推移，它已被用于使用食物平衡数据检查食

物供应的膳食质量 [68,69] 及检查食物环境的其他方面，如超市和快餐店 [51,67,69,70]，证明它可以用来评估食物和营养系统的多个组成部分。HEI 可以用来评估食物系统或食物环境的其他水平，例如食物供应，因为有关准则是以能量密度为基础。也就是说，所需数量是以每 4.2MJ（1 000kcal）的食物组数量为基础的，这意味着每组食物的数量与每组能量之间的比例，反映了膳食的平衡而不是膳食的数量 [51]。

（四）膳食模式研究在膳食指南制订中的应用

鉴于饮食相关疾病的多因素性质，目前全球一致认为，膳食指南应该以有关膳食模式的证据为依据 [10,71]，并且越来越多地使用膳食模式证据来指导饮食。认识到膳食模式的重要性，美国膳食指南越来越多地纳入了与膳食模式有关的证据。2020 年膳食指南咨询委员会（Dietary Guidelines Advisory Committee，DGAC）膳食模式小组委员会审查了与八个主要议题有关的证据，包括生长、身体成分和肥胖、心血管疾病、2 型糖尿病、癌症、骨骼健康、肌肉减少症和各种原因的死亡 [72]。此外，还讨论了与妊娠和哺乳期的膳食模式有关的几个主题，指南将通过包括膳食模式评估在内的数据分析和建模提供信息。这是以 2015 年 DGAC 的工作为基础的，在该工作中，膳食结构是一个重要的基本概念 [73]。2015 年委员会审查了与膳食模式和心血管疾病、体重和肥胖、2 型糖尿病、癌症、先天性畸形、神经和心理疾病以及骨骼健康有关的问题，并利用了来自营养证据库（现在称为营养证据系统审查）的证据 [11]。这是首次将膳食模式的系统评价纳入膳食指南进程。鉴于膳食模式研究中证据的性质，DGAC 根据若干个健康结果的证据，对健康膳食模式进行了定性描述。值得注意的是，膳食模式证据被列为优先事项，以便在有与膳食模式和健康结果有关的有力或适度证据的情况下，利用这些证据，并对确定的食物和营养素

进行总结，以指导建议。如果只有有限的或不充分的证据表明膳食模式和某一特定的健康结果有关时，则使用关于特定食物和 / 或营养素的现有证据。食物模型还结合膳食模式的概念，制定了美国农业部的食物模式（包括健康的美式模式、健康地中海式模式和健康素食模式），并为定量推荐提供了基础。

世界各地的其他机构也开始使用膳食模式的概念和研究为指导方针提供建议。世界癌症研究基金会已经根据专家对证据的审查提出了癌症预防建议，主要侧重于膳食暴露，发表在 1997 年 [74]、2007 年 [75]、和 2018 年 [76] 的三份专家报告中。第一份专家报告发表于 1997 年 [74]，其中没有提及任何膳食模式，而 2007 年发表的第二份专家报告则对膳食模式的暴露进行审查 [75]。2007 年的证据被认为是不充分的，因为膳食模式的研究很少，而现有证据主要由于所用方法的不同而相互矛盾；因此，需提供对证据的叙述性摘要。在 2018 年的第三次专家报告中，进行了系统性审查，重点是使用美国癌症协会癌症预防指南评分、HEI2005、替代地中海膳食评分和 WCRF/AICR 评分检查膳食模式的研究 [76]。随着初级研究的基本证据的增加，膳食模式将更多地用于政策和实践中。

五、结论

膳食模式研究领域大约在 40 年前出现，并在过去 20 年中获得了极大的关注并呈指数增长。膳食模式方法为研究许多营养问题提供了重要工具，并且可以为饮食行为及其与健康结果的关系提供重要见解。有一系列的方法可用于膳食模式分析，因此需要在膳食模式研究的使用、应用和报告方面达成更多共识。在了解膳食对健康的作用时，膳食摄入的连续性也很重要，不只是仅仅关注营养素或食物，而是在制订营养政策和指南时，整合膳食模式也很重要。

研究空白

膳食模式研究在过去 15 年中有了长足的发展，研究表明，膳食模式是慢性疾病和全因死亡率的重要预测因素 [14]。然而，仍然存在显著的知识空白。就像对个别食物的研究一样，缺乏对某些健康结果的初步研究，例如精神和神经健康 [77,78]。缺乏对某些人群的证据。例如，2015 年美国膳食指南咨询委员会（DGAC）承认，在评估膳食模式时，膳食模式的大多数证据仅限于成年人 [73]，而关于儿童和青

少年的数据更为有限。使用膳食摄入量纵向评估和膳食模式与健康结局的生命过程分析的数据也很有限。此外，低收入和中等收入国家严重缺乏公开数据，缺乏原始数据是制订国家级膳食指南的主要障碍。

另一个重要的研究空白与对膳食摄入量反应的个体差异有关[80]。这是营养流行病学的一个关键领域，因为没有考虑到饮食和基因的相互作用，可能部分解释了与饮食和健康结局有关的混合调查结果。这是支持个性化营养干预的基础知识。虽然新的研究不断涌现[81,82]，大多数现有调查研究饮食基因相互作用的关系集中在与特定营养素的关系上，并在很大程度上忽略了膳食模式，并很少有关于心血管疾病或癌症以外的结果的研究。

在用于评估膳食模式的方法方面也存在研究空白。不同的方法可能最适合于特定的研究问题，而且可能不能互换。然而，在特定的分析方法中，每种方法在不同研究中的应用也存在差异[9]。如前所述，特别是数据驱动方法，由于方法不同，各项研究之间的可比性也是一个重要问题[9]。各种方法在应用中的不确定性尚不清楚，需要进一步评估。此外，这种方法的多样性显著增加了系统评价和荟萃分析中膳食模式研究的综合复杂性[83]。对膳食模式研究的方法和报告还需要进一步开展研究以达成共识，并应就膳食模式研究生成的数据汇集证据的方法达到一致，以便在制订膳食指南时充分利用膳食模式证据。

（张鑫杰　译）

参 考 文 献

1. Margetts BM, Campbell NA, Armstrong BK. Summarizing dietary patterns using multivariate analysis. *J Hum Nutr.* 1981;35(4):281−286.
2. Schwerin HS, Stanton JL, Riley Jr AM, et al. Food eating patterns and health: a reexamination of the Ten-State and HANES I surveys. *Am J Clin Nutr.* 1981;34(4):568−580.
3. Schwerin HS, Stanton JL, Smith JL, Riley Jr AM, Brett BE. Food, eating habits, and health: a further examination of the relationship between food eating patterns and nutritional health. *Am J Clin Nutr.* 1982;35(5 Suppl):1319−1325.
4. Kant AK. Indices of overall diet quality: a review. *J Am Diet Assoc.* 1996;96:785−791.
5. Kennedy ET, Ohls J, Carlson S, Fleming K. The healthy eating index: design and applications. *J Am Diet Assoc.* 1995;95(10):1103−1108.
6. Kant AK, Block G, Schatzkin A, Ziegler RG, Nestle M. Dietary diversity in the US population, NHANES II, 1976-1980. *J Am Diet Assoc.* 1991;91(12):1526−1531.
7. Slattery ML, Boucher KM, Caan BJ, Potter JD, Ma KN. Eating patterns and risk of colon cancer. *Am J Epidemiol.* 1998;148(1):4−16.
8. Slattery ML, Boucher KM. Factor analysis as a tool for evaluating eating patterns. *Am J Epidemiol.* 1998;148(1):20−21.
9. Borges CA, Rinaldi AE, Conde WL, Mainardi GM, Behar D, Slater B. Dietary patterns: a literature review of the methodological characteristics of the main step of the multivariate analyzes. *Rev Bras Epidemiol.* 2015;18(4):837−857.
10. Kumanyika S, Afshin A, Arimond M, Lawrence M, McNaughton S, Nishida C. Background paper on healthy diets. In: *Sustainable Healthy Diets Guiding Principles.* 2019. International Expert Consultation Healthy and Sustainable Diets. In: Rome: Food and Agriculture Organization of the United Nations and World Health Organization.
11. United States Department of Agriculture. *A Series of Systematic Reviews on the Relationship Between Dietary Patterns and Health Outcomes.* 2014.
12. Hu FB. Dietary pattern analysis: a new direction in nutritional epidemiology. *Curr Opin Lipidol.* 2002;13(1):3−9.
13. Stok FM, Renner B, Allan J, et al. Dietary behavior: an interdisci-plinary conceptual analysis and taxonomy. *Front Psychol.* 2018;9:1689.
14. Schulze MB, Martinez-Gonzalez MA, Fung TT, Lichtenstein AH, Forouhi NG. Food based dietary patterns and chronic disease prevention. *BMJ.* 2018;361:k2396.
15. Newby PK, Tucker KL. Empirically derived eating patterns using factor or cluster analysis: a review. *Nutr Rev.* 2004;62(5):177−203.
16. Wirfalt E, Drake I, Wallstrom P. What do review papers conclude about food and dietary patterns? *Food Nutr Res.* 2013;57.
17. Albanes D. B carotene and lung cancer: a case study. *Am J Clin Nutr.* 1999;69:1345S−1350S.
18. De-Lorgeril M, Salen P, Martin JL, Monjaud I, Delaye J, Mamelle N. Mediterranean diet, traditional risk factors, and the rate of cardio-vascular complications after myocardial infarction: final report of the Lyon Diet Heart Study. *Circulation.* 1999;99(6):779−785.
19. Appel LJ, Moore TJ, Obarzanek E, et al. A clinical trial of the effects of dietary patterns on blood pressure. DASH Collaborative Research Group. *N Engl J Med.* 1997;336(16):1117−1124.
20. Siri-Tarino PW, Sun Q, Hu FB, Krauss RM. Meta-analysis of prospective cohort studies evaluating the association of saturated fat with cardiovascular disease. *Am J Clin Nutr.* 2010;91(3):535−546.
21. Freudenheim JL. Study design and hypothesis testing: issues in the evaluation of evidence from research in nutritional epidemiology. *Am J Clin Nutr.* 1999;69(6):1315s−1321s.
22. McNaughton SA, Mishra GD, Brunner EJ. Food patterns associated with blood lipids are predictive of coronary heart disease: White-hall II prospective study. *Br J Nutr.* 2009;102(4):619−624.
23. Tapsell LC, Neale EP, Probst Y. Dietary patterns and cardiovascular disease: insights and challenges for considering food groups and nutrient sources. *Curr Atheroscler Rep.* 2019;21(3):9.
24. Moubarac JC, Parra DC, Cannon G, Monteiro CA. Food classifica-tion systems based on food processing: significance and implica-tions for policies and actions: a systematic literature review and assessment. *Curr Obes Rep.* 2014;3(2):256−272.
25. Fardet A, Rock E, Bassama J, et al. Current food classifications in epidemiological studies do not enable solid nutritional recommen-dations for preventing diet-related chronic diseases: the impact of food processing. *Adv Nutr.* 2015;6(6):629−638.
26. McCann SE, Marshall JR, Brasure JR, Graham S, Freudenheim JL. Analysis of patterns of food intake in nutritional epidemiology: food classification in principal components analysis and the subse-

quent impact on estimates for endometrial cancer. *Public Health Nutr.* 2001;4(5):989−997.

27. Tucker KL. Dietary patterns, approaches, and multicultural perspective. *Appl Physiol Nutr Metabol.* 2010;35(2):211−218.

28. Jannasch F, Riordan F, Andersen LF, Schulze MB. Exploratory dietary patterns: a systematic review of methods applied in pan-European studies and of validation studies. *Br J Nutr.* 2018; 120(6):601−611.

29. Kline P. *An Easy Guide to Factor Analysis.* London: Routledge; 1994.

30. Moeller SM, Reedy J, Millen AE, et al. Dietary patterns: challenges and opportunities in dietary patterns research an Experimental Biology Workshop, April 1, 2006. *J Am Diet Assoc.* 2007;107(7): 1233−1239.

31. Krebs-Smith SM, Subar AF, Reedy J. Examining dietary patterns in relation to chronic disease: matching measures and methods to questions of interest. *Circulation.* 2015;132(9):790−793.

32. Schulze MB, Hoffmann K. Methodological approaches to study dietary patterns in relation to risk of coronary heart disease and stroke. *Br J Nutr.* 2006;95(5):860−869.

33. Leech RM, McNaughton SA, Timperio A. Clustering of children's obesity-related behaviors: associations with sociodemographic indicators. *Eur J Clin Nutr.* 2014;68(5):623−628.

34. Thorpe MG, Milte CM, Crawford D, McNaughton SA. A comparison of the dietary patterns derived by principal component analysis and cluster analysis in older Australians. *Int J Behav Nutr Phys Act.* 2016;13:30.

35. Lobo AS, de Assis MAA, Leal DB, et al. Empirically derived dietary patterns through latent profile analysis among Brazilian children and adolescents from Southern Brazil, 2013−2015. *PLoS One.* 2019;14(1):e0210425.

36. Leech RM, McNaughton SA, Timperio A. Clustering of diet, physical activity and sedentary behavior among Australian children: cross-sectional and longitudinal associations with overweight and obesity. *Int J Obes.* 2015;39(7):1079−1085.

37. Hoffmann K, Schulze MB, Schienkiewitz A, Nothlings U, Boeing H. Application of a new statistical method to derive dietary patterns in nutritional epidemiology. *Am J Epidemiol.* 2004;159(10): 935−944.

38. Weikert C, Schulze MB. Evaluating dietary patterns: the role of reduced rank regression. *Curr Opin Clin Nutr Metab Care.* 2016; 19(5):341−346.

39. Livingstone KM, McNaughton SA. Dietary patterns by reduced rank regression are associated with obesity and hypertension in Australian adults. *Br J Nutr.* 2017;117(2):248−259.

40. Nazari SSH, Mokhayeri Y, Mansournia MA, Khodakarim S, Soori H. Associations between dietary risk factors and ischemic stroke: a comparison of regression methods using data from the Multi-Ethnic Study of Atherosclerosis. *Epidemiol Health.* 2018;40: e2018021.

41. Sauvageot N, Leite S, Alkerwi A, et al. Association of empirically derived dietary patterns with cardiovascular risk factors: a comparison of PCA and RRR methods. *PLoS One.* 2016;11(8):e0161298.

42. Jannasch F, Kroger J, Schulze MB. Dietary patterns and type 2 diabetes: a systematic literature review and meta-analysis of prospective studies. *J Nutr.* 2017;147(6):1174−1182.

43. Heroux M, Janssen I, Lam M, et al. Dietary patterns and the risk of mortality: impact of cardiorespiratory fitness. *Int J Epidemiol.* 2010; 39(1):197−209.

44. Hoffmann K, Boeing H, Boffetta P, et al. Comparison of two statistical approaches to predict all-cause mortality by dietary patterns in German elderly subjects. *Br J Nutr.* 2005;93(5):709−716.

45. Meyer J, Doring A, Herder C, Roden M, Koenig W, Thorand B. Dietary patterns, subclinical inflammation, incident coronary heart disease and mortality in middle-aged men from the MONICA/KORA Augsburg cohort study. *Eur J Clin Nutr.* 2011;65(7): 800−807.

46. Herforth A. *Seeking Indicators of Healthy Diets.* Gallup and Swiss Agency for Development and Cooperation; 2016.

47. Waijers PM, Feskens EJ, Ocke MC. A critical review of predefined diet quality scores. *Br J Nutr.* 2007;97(2):219−231.

48. *World Health Organization and Food and Agriculture Organization of the United Nations, Preparation and Use of Food-Based Dietary Guidelines. Joint FAO/WHO Consultation (WHO Technical Report Series 880).* World Health Organization; 1998.

49. Rafferty AP, Anderson JV, McGee HB, Miller CE. A healthy diet indicator: quantifying compliance with the dietary guidelines using the BRFSS. *Prev Med.* 2002;35(1):9−15.

50. Kirkpatrick SI, Reedy J, Krebs-Smith SM, et al. Applications of the healthy eating index for surveillance, epidemiology, and intervention research: considerations and caveats. *J Acad Nutr Diet.* 2018; 118(9):1603−1621.

51. Guenther PM, Reedy J, Krebs-Smith SM. Development of the Healthy Eating Index-2005. *J Am Diet Assoc.* 2008;108(11): 1896−1901.

52. Guenther PM, Casavale KO, Reedy J, et al. Update of the Healthy Eating Index: HEI-2010. *J Acad Nutr Diet.* 2013;113(4):569−580.

53. Krebs-Smith SM, Pannucci TE, Subar AF, et al. Update of the Healthy Eating Index: HEI-2015. *J Acad Nutr Diet.* 2018;118(9): 1591−1602.

54. Yuan YQ, Li F, Wu H, et al. Evaluation of the validity and reliability of the Chinese healthy eating index. *Nutrients.* 2018;10(2).

55. Woodruff SJ, Hanning RM. Development and implications of a revised Canadian Healthy Eating Index (HEIC-2009). *Public Health Nutr.* 2010;13(6):820−825.

56. Previdelli AN, Andrade SC, Pires MM, Ferreira SR, Fisberg RM, Marchioni DM. A revised version of the Healthy Eating Index for the Brazilian population. *Rev Saude Publica.* 2011;45(4): 794−798.

57. Taechangam S, Pinitchun U, Pachotikarn C. Development of nutrition education tool: Healthy Eating Index in Thailand. *Asia Pac J Clin Nutr.* 2008;17(Suppl 1):365−367.

58. Shivappa N, Steck SE, Hurley TG, Hussey JR, Hebert JR. Designing and developing a literature-derived, population-based dietary inflammatory index. *Public Health Nutr.* 2014;17(8):1689−1696.

59. Ruiz-Canela M, Bes-Rastrollo M, Martinez-Gonzalez MA. The role of dietary inflammatory index in cardiovascular disease, metabolic syndrome and mortality. *Int J Mol Sci.* 2016;17(8).

60. Shivappa N, Godos J, Hebert JR, et al. Dietary inflammatory index and colorectal cancer risk-a meta-analysis. *Nutrients.* 2017;9(9).

61. Liese AD, Krebs-Smith SM, Subar AF, et al. The Dietary Patterns Methods Project: synthesis of findings across cohorts and relevance to dietary guidance. *J Nutr.* 2015;145(3):393−402.

62. Mozaffarian D, Rosenberg I, Uauy R. History of modern nutrition science-implications for current research, dietary guidelines, and food policy. *BMJ.* 2018;361:k2392.

63. Sallis JF, Owen N, Fotheringham MJ. Behavioral epidemiology: a systematic framework to classify phases of research on health promotion and disease prevention. *Ann Behav Med: Publ Soc Behav Med.* 2000;22(4):294−298.

64. Baranowski T, Cullen KW, Nicklas T, Thompson D, Baranowski J. Are current health behavioral change models helpful in guiding prevention of weight gain efforts? *Obes Res.* 2003;11(Suppl): 23s−43s.

65. McNaughton S. Understanding the eating behaviors of adolescents: application of dietary patterns methodology to behavioral nutrition research. *J Am Diet Assoc.* 2011;111(2):226−229.

66. *Australian Institute of Health and Welfare, Australia's Food & Nutrition. Cat. No. PHE 163.* Canberra: AIHW. Australian Institute of Health and Welfare; 2012.

67. Jahns L, Scheett AJ, Johnson LK, et al. Diet quality of items advertised in supermarket sales circulars compared to diets of the US population, as assessed by the Healthy Eating Index-2010. *J Acad Nutr Diet.* 2016;116(1), 115−122.e111.

68. Reedy J, Krebs-Smith SM, Bosire C. Evaluating the food environment: application of the Healthy Eating Index-2005. *Am J Prev Med.* 2010;38(5):465−471.

69. Krebs-Smith SM, Reedy J, Bosire C. Healthfulness of the U.S. food supply: little improvement despite decades of dietary guidance. *Am J Prev Med.* 2010;38(5):472−477.

70. Kirkpatrick SI, Reedy J, Kahle LL, Harris JL, Ohri-Vachaspati P, Krebs-Smith SM. Fast-food menu offerings vary in dietary quality, but are consistently poor. *Public Health Nutr.* 2014;17(4):924−931.

71. Tapsell LC, Neale EP, Satija A, Hu FB. Foods, nutrients, and dietary patterns: interconnections and implications for dietary guidelines. *Adv Nutr.* 2016;7(3):445−454.

72. 2020 Dietary Guidelines Advisory Committee Dietary Patterns Subcommittee. *Topics and Questions Under Review by the Committee.* https://www.dietaryguidelines.gov/work-under-way/review-science/topics-and-questions-under-review.

73. Dietary Guidelines Advisory Committee. *Scientific Report of the*

2015 Dietary Guidelines Advisory Committee: Advisory Report to the Secretary of Health and Human Services and the Secretary of Agriculture. Washington, DC: U.S. Department of Agriculture, Agricultural Research Service; 2015.

74. *World Cancer Research Fund and American Institute for Cancer Research, Food, Nutrition and the Prevention of Cancer: a Global Perspective.* Washington, DC: American Institute for Cancer Research; 1997.

75. World Cancer Research Fund. *Food, Nutrition, Physical Activity, and the Prevention of Cancer: A Global Perspective* [Second Expert Report]. London: World Cancer Research Fund & American Institute for Cancer Prevention; 2007.

76. World Cancer Research Fund. *Diet, Nutrition, Physical Activity and Cancer: a Global Perspective* [Third Expert Report]. London: World Cancer Research Fund & American Institute for Cancer Prevention; 2018.

77. Fardet A, Boirie Y. Associations between food and beverage groups and major diet-related chronic diseases: an exhaustive review of pooled/meta-analyses and systematic reviews. *Nutr Rev.* 2014; 72(12):741−762.

78. Milte CM, McNaughton SA. Dietary patterns and successful ageing: a systematic review. *Eur J Nutr.* 2016;55(2):423−450.

79. Trijsburg L, Talsma EF, de Vries JHM, Kennedy G, Kuijsten A, Brouwer ID. Diet quality indices for research in low- and middle-income countries: a systematic review. *Nutr Rev.* 2019; 77(8):515−540.

80. Ohlhorst SD, Russell R, Bier D, et al. Nutrition research to affect food and a healthy lifespan. *Adv Nutr.* 2013;4(5):579−584.

81. Laddu D, Hauser M. Addressing the nutritional phenotype through personalized nutrition for chronic disease prevention and management. *Prog Cardiovasc Dis.* 2019;62(1):9−14.

82. Wang T, Heianza Y, Sun D, et al. Improving adherence to healthy dietary patterns, genetic risk, and long term weight gain: gene-diet interaction analysis in two prospective cohort studies. *BMJ.* 2018:360.

83. 2015 Dietary Guidelines Advisory Committee. *Scientific Report of the 2015 Dietary Guidelines Advisory Committee (Advisory Report).* 2015.

84. Reedy J, Lerman JL, Krebs-Smit SM, et al. Evaluation of the Healthy Eating Index-2015. *J Acad Nutr Diet.* 2018;118(9): 1622−1633.

85. Kant AK, Schatzkin A, Graubard BI, Schairer C. A Prospective study of diet quality and mortality in women. *JAMA.* 2000; 283(16):2109−2115.

86. Bach A, Serra-Majem L, Carrasco JL, et al. The use of indexes evaluating the adherence to the Mediterranean diet in epidemiological studies: a review. *Public Health Nutr.* 2006;9(1a):132−146.

87. D'Alessandro A, De Pergola G. Mediterranean diet and cardiovascular disease: A critical evaluation of A priori dietary indexes. *Nutrients.* 2015;7(9):7863−7888.

88. Fung TT, Chiuve SE, McCullough ML, Rexrode KM, Logroscino G, Hu FB. Adherence to a DASH-style diet and risk of coronary heart disease and stroke in women. *Arch Intern Med.* 2008;168(7): 713−720.

89. Chiuve SE, Fung TT, Rimm EB, et al. Alternative dietary indices both strongly predict risk of chronic disease. *J Nutr.* 2012;142(6): 1009−1018.

90. McCullough ML, Willett WC. Evaluating adherence to recommended diets in adults: the Alternate Healthy Eating Index. *Public Health Nutr.* 2006;9(1a):152−157.

91. Satija A, Bhupathiraju SN, Rimm EB, et al. Plant-based dietary patterns and incidence of type 2 diabetes in US men and women: Results from three prospective cohort studies. *PLoS Med.* 2016;13(6): e1002039.

92. Knuppel A, Papier K, Key TJ, Travis RC. EAT-Lancet score and major health outcomes: the EPIC-Oxford study. *Lancet (London, England).* 2019;394(10194):213−214.

第 14 章

通过自我报告和生物标志物评估膳食摄入

Marga C. Ocké[1,2], PhD

Jeanne H.M. de Vries[1], PhD

Paul J.M. Hulshof[1], MSc

[1]Wageningen University & Research, Division of Human Nutrition and Health, Wageningen, the Netherlands

[2]National Institute for Public Health and the Environment, Bilthoven, the Netherlands

【摘要】 准确的膳食摄入评估是营养学领域的关键。在本章中,描述了不同的膳食评估方法和膳食摄入生物标志物的类型、它们的优缺点以及检查误差和变异来源的重要性。由于没有适用于所有研究目标的最佳膳食评估方法,因此,研究者必须选择适当的方法对不同的研究目的和目标群体进行研究。开展验证研究对于进一步改进膳食评估方法、更好地解释膳食评估结果以及校正与测量误差与结果的关联至关重要,由此这些关联就不会被误差所掩盖。膳食评估方法的创新和摄入的生物标志物的验证一定会提高评估的准确性,但它们并不能解决膳食评估方法的所有固有问题。

【关键词】 24 小时膳食回顾;自动膳食监测;膳食史;膳食评估;食物频率问卷;食物记录;摄入生物标志物;技术。

第 1 节 引 言

一、背景

食物摄入量的准确评估是营养学领域研究或临床护理的关键因素。在这一领域中,估计膳食摄入的基本目的可能有所不同。例如,临床研究集中在营养物质在身体内的运用,公共卫生研究主要是监测饮食的合理性及研究营养素摄入和健康之间的关系。

本章的重点是评估个人膳食摄入的直接方法,而不是例如食物平衡表或家庭消费调查的间接方法。有几种针对个人的膳食评估方法可供选择。它们主要在概念(如使用的时间框架)、目标(如获取关于食物、营养素或膳食模式的信息)、基本假设和认知方法上不同。膳食摄入的评估并不容易,而且容易出现测量误差。然而,膳食评估中的误差已经被研究了几十年,并一再被承认。通过了解、确认和减少测量误差,可以提高评估的准确性。

二、关键问题

本章描述了评估膳食暴露的主要方法。传统方法的概念变化不大,但以科学技术为基础的方法的应用,包括移动应用程序和可穿戴式设备,以及生物标志物的使用,提高了回答者的准确性和便利性,降低了成本。然而,创新技术在很大程度上依赖于传统方法的基本原理(表 14-1)。因此,本章描述了以创新技术为重点的传统方法,并包括使用生物标志物来进行膳食暴露评估。

第 2 节 领域现状

一、膳食评估的不同目的

许多类型的膳食研究都需要膳食评估,如营养流行病学、国家或地区的食物消费调查、实验或膳食干预研究以及方法学研究。研究对象可以是群体,也可以是个人。个人或群体可能由一个或多个年龄组组成,如婴儿、幼儿、儿童、青少年、成年人或老年人。此外,还可重点关注特定人群,如移民、残疾人或患者、社会经济地位低或高的人或中低收入国家的人。

收集饮食数据的原因也有很大的不同。可能因为对个别食物、食物组、营养素、潜在的有毒或健康的化合物的摄入量感兴趣,也可能因为对膳

表 14-1　相关术语的定义及其在本章背景下的关系

术语	描述
膳食评估	对个人食物摄入的综合评价
膳食评估方法	膳食评估的方法 / 途径
食物的描述	膳食评估中所食用食物的特性
分量大小辅助	在膳食评估中量化所食用食物的工具
自我报告	参与者 / 消费者报告的食物摄入量（如在问卷中 / 面对采访者 / 在工具中）
摄入的生物标记物	一种生物学特性，被客观地衡量为摄入的指标
参考期	与膳食评估 / 生物标志物相关的时间窗口
效度研究	研究旨在确定膳食评估如何测量真正的摄入量
相对效度研究	研究确定一种膳食评估方法与另一种膳食评估方法的比较
可重复性研究	研究确定如何重复实施膳食评估方法获得相同结果
测试方法	在效度研究中评估（相对）效度的膳食评估方法
参考方法	在效度研究中，膳食评估方法与测试方法进行了比较
测量误差	由反应、编码、分量大小、食物成分数据库、技术和生化分析的误差引起的系统性和随机的膳食摄入错误估计

食结构、进食模式、饮食对环境的影响、整体健康状况等感兴趣。此外，研究的目标可能为实际摄入量、习惯摄入量或特定时期的摄入量。这些不同的目的对于决定采用何种膳食评估方法最合适是很重要的。下文在描述了主要的膳食评估方法之后，我们将讨论选择合适膳食评估方法的注意事项。

二、可用方法

评估膳食摄入量的两种主要方法包括自我报告和生物标志物暴露。一般来说，方法可以分为两大类：反映进食时的数据（前瞻性方法包括称重和估计记录或反映短期摄取的生物标志物）和收集最近或较长一段时间的饮食数据［回顾性方法包括 24 小时膳食回顾（24-hour recalls，24hR）、膳食史法（dietary history，DH）、食物频率问卷（food

frequency questionnaire，FFQ）］或反映长期摄入量的生物标志物。

前瞻性自我报告可能包括数天的记录，有时还需要收集重复样品用于化学分析或观察。回顾性方法可参考近期饮食（24hR）或习惯性的饮食（DH 和 FFQ）。这三种方法各不相同，但如果是以访谈形式进行，部分实践方面是相似的。

调查者应该全面了解该方法的目的、目标人群的典型饮食习惯、市场上可获得的食物以及准备工作。评估的地点和方式（如书面问卷、面谈或电话采访、网络应用）可能会影响受试者报告其饮食情况的意愿和能力。

认知方面也应考虑在内。报告的成功与否取决于受试者记忆和充分描述他们饮食的能力。重要的是要充分利用受试者如何检索、判断并向调查者报告他们的食物消费情况。

在涉及多个地点和多个访谈员的合作研究中，需要对调查者进行培训和考核，以减少他们在数据收集和编码方面的系统性差异。

一些研究人员提出了对摄入的生物标志物的需求，他们从受试者信息和健康结局中确定了饮食之间的不良关联 [1,2]。这些不良关联部分归因于摄入量的测量误差（参见第 2 节的"六、测量误差"）。对自我报告摄入量的依赖，以及食物成分数据库的不完整 [3]，促使人们研究和利用生物标志物作为食物和营养摄入的指标。更多更好的分析技术（包括组学技术）进一步促进了膳食生物标志物的应用，以测量多种代谢物对改变食物摄入量的反应 [4]。摄入的生物标志物的主要前提是其误差与自我报告的误差无关。

（一）通过自我报告评估实际摄入量

1. 食物记录（food records，FR）　在称量食物记录中，受试者被教导在进食前立即称量并记录食物种类及其重量，并记录剩余食物的重量。当称重会干扰正常的饮食习惯时，例如在餐馆里，描述食物的摄入量是可以接受的。称重法与估计记录不同，在估计记录中，受试者不称重，而是记录所吃的食物和分量。这些分量大小是用自然单位（家用计量器）来描述的，使用的是家庭中常见的用具。

用于记录摄入的表格，保存在记录簿中，可以是封闭的或者开放的 [5]。封闭的表格是一个所有常见食物以指定分量为单位且预先编码的列表。这个列表允许快速编码，但可能受试者不熟悉。

半开放式表格可以预先构造食物和数量选项，但预留了足够的空间容纳其他食物和/或数量。受试者必须接受培训，记录所需的详细程度以充分描述所消费的食物和消耗量。记录后应由营养学家检查和编码。

FR 可由受试者以外的人填写。例如，10 岁以下的儿童或衰弱的老年人需要看护者的帮助。可能会要求受试者将其饮食中所有食物的相似部分收集在一个容器中，以便在实验室进行化学分析，而不是记录。如果食物成分数据库没有提供所研究的成分的足够精确的数值，则首选这种方法。

FR 的优点是它们不依赖记忆，但有很高的受试者负担。受试者必须有文化且高度合作。受过高等教育的人对饮食和健康感兴趣的比例过高，这可能会导致食物记录偏差。此外，离家外出时食用的食物可能受到日常饮食模式影响而记录得不太准确。在特定的亚人群中，因摄取量改变或根据社会规范所做出的食物记录，存在大量的漏报。

新技术减轻了受试者和研究者的食品记录负担。这些技术包括使用数字图像和图像分析来自动确定食物和营养素的摄入量和估计分量大小。例如，带有集成摄像头的移动电话可以记录食物摄入量，从而实现实时数据采集和食物摄入量的自动编码[6]。这些新技术可以减少食物记录时的漏报，更容易被年轻或文化程度较低的人群接受。然而，新技术并不能完全克服食物记录中出现的问题。此外，技术的发展伴随着高成本和技术本身问题，需要对受试者进行培训，如果使用预先编码的食物清单，可能提供较少的关于的食物摄入量的详细信息[6,7]。

2. 24 小时膳食回顾　在 24hR 内，一个人会回忆起实际的食物和饮料摄入量，主要是过去 24 小时，但有时也会回忆 48h 或前一天的摄入量。食物量通常通过家用计量器、食物模型或照片来评估。

24hR 传统上是通过个人访谈（面对面或通过电话）进行，或使用开放式表格或预编码问卷进行的，但是计算机辅助访谈已经普及。最近，自我管理的计算机化 24hR 也已开发出来[8]。24hR 包括计算机化的版本，通常模仿美国农业部（United States Department of Agriculture，USDA）的多通道方法[9]。在这种方法中，受试者从一个快速的食物清单开始，在接下来的步骤中更详细地描述这些食物的类型和数量。

在访谈中对调查者的培训是至关重要的，因为通过询问探索性的问题可以提高膳食回忆的准确性。在访谈的最后还要加上一份人们容易忘记的食物和零食的清单。对于儿童[10]和老年人来说[11]，对他们的认知过程进行特定的调整可以提高回忆过程。由于 24hR 依赖受试者的记忆和充分描述其饮食的能力，所以这种方法不适合 8～10 岁以下的儿童和许多 75 岁及以上的老年人。24hR 适用于描述个体组的平均摄取量[12]。为了获得回忆，必须使用一周中不同的日子，因为受试者工作或上学时与节假日中的饮食可能不同。为避免受试者改变日常饮食习惯，建议不要提前告知受试者采访内容。

公开的面对面的膳食回忆并不受文化程度及读写能力的影响，调查时间可以很短，时间周期（如过去的 24 小时）也很明确。而且由营养学家或训练有素的专业人士进行调查可以减少回电。基于网络的 24hR 被认为是向前迈出的重要一步[8]，因为它不需要调查者就对消费数据进行编码，从而降低了成本。此外，基于网络 24hR 的优势在于受试者可以自己选择时间进行回忆并填写记录。这些优势使得基于网络的 24hR 在大规模流行病学研究中是可行的。

24hR 的缺点是受试者的回忆依赖于短期记忆。这种方法也容易因调查者的不同受到影响，需要工作人员花费大量时间；但自我管理的计算机化 24hR 则不存在这种情况。不过，后一种方法需要访问计算机或互联网，而且受试者可能难以在使用的食物数据库中找到实际消耗的食物。

（二）通过自我报告评估日常摄入量

1. 膳食史法　DH 会评估个人在不同时期（如过去一个月、六个月或一年）的每日食物总摄入量及日常膳食模式。最初，Burke[13]开发的 DH 技术分三部分：①关于受试者日常食物摄入量及膳食模式的调查，具体数量以家用计量器计量；②使用详细的食品清单进行交叉核对；③3 天 FR。目前，不同研究的 DH 表现不同，3 天 FR 经常被忽略。膳食史法研究的目的是确定如何收集受试者食物摄入量及膳食模式的详细信息，而收集这些信息会影响面谈的持续时间。通常的分量大小是用标准的家用计量器来估计，可以通过称量来检查。

由于 DH 的目标是记录食物模式，这是一个比 24hR 更复杂的调查。该面谈很容易引起社会的共鸣。因此，需要训练有素、社交技巧娴熟的营养学家主导面谈。特殊情况下，受试者可以通过预先编码的访谈表格或计算机软件完成调查。

DH 对受试者的要求也比较高。受试者需要对日常的食物摄入和这些食物的数量做出判断，但受试者在回忆期很难做出准确的描述。涵盖较长时期的报告可能受到当前摄入量的影响，并显示出比回忆记录评估的估计值更高（或更低）[14]。为了获得足够的数据，受试者需要遵循规律的饮食模式和具备良好的记忆力，这可能会阻碍具有代表性的人口样本。从年幼的儿童、有体重问题的人或者智力障碍的人并不总是能获得令人满意的 DH。受试者的读写能力不是访谈式 DH 的必要条件[15]。

DH 的数据可用于对摄入量进行分类（如分位数），并评估不同人群的相对平均摄入量和这些人群的摄入量分布。这种方法的一个简短版本是包含有限食物清单，常用于临床诊断并作为治疗性膳食指南的基础[16]。

2. 食物频率问卷法　最初的 FFQ 是为调查饮食与健康结果之间关系的大型流行病学研究而开发的。所使用的问卷是一份预先印制好的食物清单，要求受试者估计在某一特定时期内习惯性食用频率和食用量。根据研究人员的要求，每个 FFQ 的食物类型不同，可能是特定营养素的摄入量，也可能是更全面的评估[17]。

FFQ 的食品清单可以用几种方法编制[18]。对于流行病学研究来说，最好的方法是从与目标人群相似的人群最近的食物消费数据库中选择对摄入量变化影响最大的食物。列出的每一项食物组的营养价值是根据每一食物使用情况的权重来确定的。

最初的 FFQ，不包括每天、每周或每月的定量估计[17,18]。使用这些非定量的 FFQ 是基于这样一个假设，即总摄入量更多地取决于食用频率的变化，而不是分量的变化，而且食用频率与食用量无关。然而，一些研究者在这项技术中加入了定量元素，并将他们的方法称为半定量 FFQ。并不是所有的研究者都提倡将分量大小包括在其中，因为估计的误差可能会超过大多数食物摄入量的差异[17,18]。

FFQ 在列出的食物、参考期、回答类别、估算分量的程序和管理方式上有所不同。食物清单越长，信息就越详细，但受试者在回答问题时可能会变得不那么准确。然而 Molag 等[19]的一篇综述显示，食物频率问卷法越长，得到的结果越准确（200例对比 100 例）。

FFQ 的优点是食物清单是标准化的[20]。但对于一些受试者来说，将较长一段时间内相似食物或混合菜肴的摄入量组合在一起，并在一个问题中报告它们，可能在认知上存在困难。另一方面，若 FFQ 引入单独的问题则可能会导致重复计算。

确定包含季节变化因素在内的最佳研究时间框架，也是同样重要的。然而，受试者能否在超过 2 个月的时间内准确地进行报告可能会受到质疑[21]。一个解决方案可能是在一段时间内重复 FFQ。如果问卷是自测的，那么附带的说明很重要。基于网络问卷的优势在于它可以很容易地提供认知支持，并防止受试者跳过问题。

如前所述，FFQ 适用于大规模流行病学研究。他们可以估算出个人通常的食物（组）摄入量。当包括了分量大小的问题或者假设了分量大小，就可以根据营养摄入量对个体进行排名。自填式网络问卷可能只需要很少的时间来完成和处理；受试者压力一般较低，因此完成率很高。这种方法易于自动化，而且成本不高。

食物频率问卷法的缺点是需要记忆过去食物使用情况。列出的食物数量和食物复杂性以及量化过程都会给受试者带来很大的负担。食物清单可能不完整或缺少细节。分量大小的量化可能不如记录或回顾的准确。此外，食品清单的开发和测试需要大量的时间，没有提供每日变化的信息，对于食用特定文化食物的亚群体的适用性也值得怀疑。

（三）其他方法

还发展了几种简单的膳食评估方法。当只需要膳食的一部分信息或总摄入量的定性信息时，这些工具可能在临床环境或促进健康活动中有用处。例如，一个关于脂肪消耗的筛查可能有助于提高人们对不健康饮食习惯的认识[15]。此外，新技术可以实现所谓的"快照技术"，收集特定时间点（如单餐）的饮食习惯的详细信息[22]。

（四）多种食物记录或 24 小时膳食回顾和两者联合方法

为了评估 FR 或 24hR 的正常摄入量，这些方法必须在具有代表性的天数内重复使用。所需的天数取决于调查的目的以及有关营养物质的摄入量和个体间和个体内的预期差异[18]。然而，在实践中，由于应答疲劳，通常调查不超过连续三或四天。用于监测和监视研究，调查两个或两个以上的非连续重复24hR，结合统计建模，可以估计个人日常摄入量分布。有几种统计方法可用于通过重复24hR估计日常摄入量分布[23]。多日记录还可以根据个人的日常摄入量进行分类，这是流行病学研究所需要的。对于不常食用的食物，FR或24hR可与FFQ或食物倾向问卷相结合[24]。受试者记录了有关食物种类和数量的详细情况，而FFQ则提供了个人消费这种食物频率的资料。

另一个综合方法的例子是FR辅助的24hR。这似乎是评估儿童和老年人膳食摄入量的有效方法[25]。先用日记记录他们的食物摄入量，然后作为24hR的记忆提示。尽管计算机已经促进了各种方法的结合，但对于受试者和现场工作者来说，组合方法更耗费时间。

三、摄入的生物标志物

（一）评估实际和日常摄入量的生物标志物类型

摄入的生物标志物可以根据它们与摄入量和预期用途的关系分为四类："恢复"标志物，"浓度"标志物，"预测生物"标志物，和"替代生物"标志物[26]。

1. 恢复标志物　恢复标志物显示了与物质摄入量的直接定量关系，可以通过身体排泄物（通常是尿液）来测量。假设机体处于平衡状态（内稳态），在固定的时间内，机体不会发生积累或消耗。恢复标志物的例子是二氧化碳通量，反映体重稳定的受试者总能量摄入，由受试者饮用一定量的双标记水来测量[27]。尿氮、钠和钾是其他恢复标志物，它们与摄入量的相关性通常很高。这些类型的生物标志物已被证实在评价膳食评估方法时非常有价值[28]。

2. 浓度标志物　浓度标志物与摄入有直接关系，可以在尿液、血浆和其他标本或组织中测量。生物样本中标志物的水平取决于分量大小、消耗频率、吸收、分布、代谢、消除和稳态控制。浓度标志物不能转化为摄入量的绝对水平，但生物样本中的浓度将与特定营养素或食物的摄入量相关联。然而，关联的强度比发现的恢复标志物低。大多数生物标志物是浓度标志物。

3. 替代生物标志物　替代生物标志物或多或少与浓度标志物相似，但它们具体指的是食物成分数据库中信息稀缺或不可靠的成分。这类生物标志物主要包括生物活性成分或营养物质，如硒，其浓度变化很大，并取决于当地的土壤条件[29]。

4. 预测生物标志物　预测性生物标志物作为一个单独的类别是在2005年基于代谢病房的对照研究提出的[30]。这种类型的标记物与摄入量呈剂量-反应关系，但恢复较低，而且这种关系可能更依赖于受试者的特征，从而导致与摄入量的相关性较低。迄今为止所描述的唯一预测标记物是尿果糖和蔗糖，作为糖摄入量的标志。

（二）营养素和食物的特异性生物标志物

到目前为止，已经在食物中发现了超过25 000种化合物[31]。这包括传统的营养素、非营养素成分和具有假定的健康影响的生物活性成分。膳食生物标志物在许多报告中广泛讨论，并给出了反映特定食物摄入的代谢概况的详细例子[3,18]。表14-2简要概述了一些选定的膳食生物标志物。

（三）生物标志物的要求

摄入的生物标志物在研究中的应用取决于几个因素。对摄入的标志物有几个最低要求。首先，在生物样本中测量的生物标志物应该对摄入量敏感，这样，特定食物或营养素摄入量的增加应该反映在标本中营养素或代谢物的可测量的变化中。理想情况下，广泛的摄入量应该相应地反映在生物标志物水平上，因此摄入量与生物标志物水平之间存在高度相关性。然而，两者相关性的大小取决于营养物质的生物利用度和体内平衡机制。受试者相关因素如营养吸收、代谢、转换、排泄；代谢应激；或者结肠微生物群都可能影响摄入的生物标志物的敏感性[26]。此外，生活方式因素，如吸烟、体力活动或饮酒可能导致对膳食摄入的不同反应。对许多营养素来说，摄取量和浓度之间的关系不是线性的，而是由于体内平衡机制而趋于平稳。一个经典的例子是血浆维生素A：在低摄入量时，摄入量与血浆维生素A水平呈线性关系。在摄入量较高时，摄入量不再反映在生物标志物的水平上。

其次，必须对生物标志物动力学进行充分描述，以便对特定研究问题的样本类型、频率和时间窗口做出良好的选择。例如，与慢性疾病有关的营养暴露是长期的。因此，当使用生物标志物研究饮食与疾病的关系时，理想的摄入的生物标志物应该反映膳食在一段较长时间内的累积效应。

表 14-2　建议的生物标志物和一些选定的营养和食物的消耗时间窗口

营养物 / 食物	生物标志物示例	介质	时间窗口
能量	水同位素的部分转化率 [a]	尿液、血浆、唾液	中短期
可用碳水化合物	蔗糖 / 果糖 [b]	24 小时尿液	短期
脂肪酸	必需脂肪酸、反式脂肪酸和奇数链脂肪酸	血浆胆固醇酯、磷脂	中短期
		红细胞膜、血小板	中期
		脂肪组织	长期
蛋白质	有机氮 [a]	24 小时尿液	短期
膳食纤维	烷基间苯二酚，粪便重量	24 小时尿液、血浆；粪便	中短期
Na^+/K^+	Na/K [a]	24 小时尿液	短期
维生素 B_1	维生素 B_1	24 小时尿液	短期
维生素 B_2	维生素 B_2；红细胞谷胱甘肽还原酶	24 小时尿液，红细胞	短期～长期
叶酸	叶酸	血清；红细胞	中短期
维生素 C	维生素 C，脱氢维生素 C	血浆；白细胞	中短期
乙醇	乙基葡糖苷酸	尿液	短期
水果和蔬菜	类胡萝卜素、维生素 C	血浆、尿液	中短期
柑橘类水果	脯氨酸、甜菜碱	尿液	短期
鱼	二十碳五烯酸（EPA）二十二碳六烯酸（DHA）三甲胺 N- 氧化酶（TMAO）	血浆、组织、尿液	短期～长期
全谷物	烷基间苯二酚	血浆、尿液	中短期
肉类	1- 甲基组氨酸	尿液	短期
橄榄油	羟基酪醇硫酸盐	尿液、血浆	中短期
乳制品	奇数链脂肪酸、植酸	血浆	中短期

[a] 恢复标记物。
[b] 预测标记。

因此，需要关于标志物的时间整合信息（短期反应对比长期摄入反应）。采集 24 小时尿液收集比少量的尿液样本更有可能代表当天的摄入量（如钠）。一般来说，血细胞比血浆更能代表长期的营养摄入。图 14-1 显示了与两种饮食方法有关的几种营养生物标志物的时间整合。

另一个重要的要求是，所选择的膳食生物标志物应特异性反映所消耗的营养素或食物。但事实往往并非如此。膳食生物标志物可以反映多种膳食成分的摄入，也可以是其他膳食成分代谢的结果。

（四）优势和局限性

生物标志物可以作为参考测量，用于评价膳食评估方法的有效性，并在缺乏详细和可靠的食物成分数据和 / 或当食物中存在很大的可变性使其难以其他方式估计暴露量时，用以评估特定营养素或化合物的摄入量 [32]。将自我报告的摄入量与生物标志物信息相结合，已被证明能增加检测膳食与疾病相关性的能力。生物标志物的主要局限性之一是，目前只有少数良好的摄入的生物标志物得到了彻底验证；例如在控制条件下，经常缺乏急性和反复摄入的时间 - 反应关系。

目前大多数可用的生物标志物都是浓度标志物，它们与特定食物摄入量的相关性似乎是低到中等 [3]，这使得评估食物组的摄入量非常困难。单靠生物标志物不能提供食物摄入或饮食模式的数

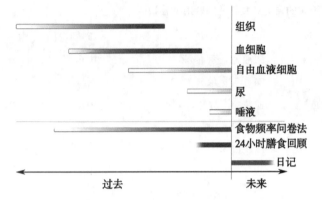

图 14-1　时间窗口代表几种生物标志物媒介消耗和通过自我报告的膳食评估技术

据，因此生物标志物是膳食评估方法的补充。另一个限制是，许多生物标志物的半衰期很短，尤其是在尿液中测量时。这意味着对于许多生物标志物应用，需要一个以上标本来处理人体内部变异。受试者接触媒体可能是另一个限制。

通常选择血液作为媒介，因为它很容易获得，但它不一定是反映摄入量的最佳媒介，因为血液是基质和代谢物的运输工具，而不是储存或代谢的目标组织。此外，在一些文化背景下，因为儿童对静脉穿刺的抵触，可能很难获得儿童血液标本。

四、膳食质量评估

膳食质量（diet quality，DQ）指标被越来越多地使用。这些指标用于评价整体饮食，并根据他们是否符合现有营养知识定义的健康饮食的程度对其进行分类[33,34]。它们被用于营养流行病学，以评估非传染性疾病的饮食风险因素，或监测个人膳食质量，并提供反馈，以提高他们的 DQ。DQ 指标可以评估个人遵守国家膳食指南或营养建议的程度，也可以反映个人整体饮食的多样性。几种健康膳食指数和多样性评分可用来评估 DQ[35]或研究不同目标人群的食物成分与健康结局的关系。更高的分数通常意味着更高的 DQ。个人饮食中基于食物成分或营养素的膳食质量可以根据适度、充足、最佳摄入量范围或比例评估[36]。为此，使用了 24hR、FR 或 FFQ 等自我报告。此外，简短 FFQ 或专门为询问摄入量问题而开发的筛选器可以直接评分，以评估 DQ 的不同组成部分[37]。

DQ 测量有一些方法上局限性。例如，它们并不总是捕获完整的每日或日常摄入量，它们组成

部分往往是为特定目的而设计的，并不总是局限于营养学科（如包括体力活动），而且它们会随着时间的推移而演变。然而，它们可能提供了饮食模式的更完整的画面，并显示出与不良健康结局和死亡率呈负相关[35]。如果使用基于技术的 FFQ 筛选器进行评估，它们很容易应用[37]。

（一）评估膳食补充剂和强化食品

为了全面了解营养素的摄入情况，评估膳食补充剂（如维生素补充剂）和强化食品（即富含微量营养素的食品）的摄入情况很重要。收集使用的补充剂和强化食品（成分）的有效数据很困难[38]，特别是像在北美和西欧人群中当它们的使用量大的时候。此外，还需要研究结合其他膳食信息和相关测量误差评估膳食补充剂摄入量的最佳方法[39]。膳食补充剂可为个人提供大于 50% 的微量营养素摄入量[39]。如果不包括这些重要的营养摄入来源，会导致对摄入量的估计不准确。补充剂使用者可能会不定期服用补充剂。因此，用一天或几天的补充剂用量作为长期摄入的代用指标会产生测量误差。根据食物供应情况，同样的情况也会发生在含有高浓度特定微量营养素的强化食品上。

在关注饮食与疾病关系的大规模研究中，服用膳食补充剂的频率和数量似乎比内容的准确性更重要。在每一类补充剂（如维生素 C 补充剂）中，确切的品牌名称或确切的含量似乎不是必需的[39]。而为了评估实际摄取量（与日常摄取量相反）和定量评估一个人群营养摄入分布，品牌名称和剂量信息又是相关的。

类似于膳食补充剂的方法可能会对市场上的强化食品和普通食品都有效。然而，对于许多其他类型的强化食品，则需要品牌名称级别和子类信息。这可能是因为消费者没有意识到自己在消费强化食品，不知道该产品的具体含量，或者某些产品中添加的成分数量差异很大。

（二）以科技为基础的工具和自动膳食监测

通过科技工具可以帮助研究者规范化应用膳食评估方法，降低数据收集和处理的成本。许多现有的膳食评估方法都利用了科技工具[40]。这些工具中有许多都是基于传统方法，由于回答、编码、食品成分数据库和分量估计的错误，可能会存在类似的错误报告问题，但它们对研究者和消费者也有许多优势。一个重要属性是这些工具要满足一般的质量标准；这可以通过发布有关工具开

发和工具特性的信息实现,包括食物识别和量化、使用的食品成分数据库和有效性测试[40]。

在过去的 20 年里,正在开发的新科技可以自动识别膳食摄入,并为膳食指导收集数据。自动膳食监测(automatic dietary monitoring, ADM)跟踪膳食活动,如准备、摄入、加工和食物直接食用后的吞咽[41]。这种技术的例子包括智能眼镜和咀嚼传感器。这一研究领域仍处于早期阶段,特别是在自由生活人群中的应用和验证。自动膳食监测在功能性能、眼镜或传感器的舒适度、易用性、社会接受度和隐私保护方面存在不足[41]。它们还可能成本高昂,影响日常活动。尽管很难开发出完全适合膳食监测的自动监测系统,但这些系统是有价值的,因为它们在其他膳食评估方法中加入了客观测量指标。

(三)分量的定量

众所周知,在定量食物分量时,会出现相当大的误差。在大多数依靠自我报告的膳食评估方法中,食物的消耗量需要以克的单位量化。特别是在共享餐盘食物的情况下,量化消耗量是一个更大的挑战。虽然并不是所有的方法都适用于所有的目的,但可以用各种方法评估消耗量[42]。不同种类的分量估计辅助方法对于不同种类的食物似乎或多或少是有效的[15]。

1. 描述(不含设备) 食物的分量可以用家用计量器,自然单位或商业单位,或典型的食用分量来表示[15]。例如,咖啡的量用咖啡的杯数表示,鸡蛋的量用鸡蛋个数表示。然后需要报告单位的重量信息,以便将分量转换成重量。重要的是要检查是否适用标准的分量大小。在认知上,使用这种标准测量的方法更容易,更好地高估消耗的重量,但对于某些食物,如蔬菜和肉类,可能不那么准确。

2. 磅秤 获得食物数量的最精确方法是在食物或餐桌服务中使用校准过的厨房秤。然而,如果称重过程没有必要,称量的数量可能不代表被吃掉的数量[43]。当使用秤时,它们应该是坚固的,精确到至少 5g,并称重量达到 1.5kg,以便称量即将吃掉的食物时使用普通盘子。

3. 食品模型 食物复制品是代表特定食物和数量的三维模型。它们通常由塑料制成,大小和颜色都栩栩如生。分量模型比食物复制品更抽象,代表的是分量的大小(堆、立方体、小球等),而不

是特定的食物。绘图是帮助估计食物数量的另一种方法。

4. 食物的照片 食物照片越来越多地被用来估计食物的分量。在大多数情况下,一组代表相同食物不同数量的照片被提供给受试者,受试者被要求找出最相似的一张照片。有时,每种食物只有一张照片,其数量以照片所示数量的分数或倍数表示。后一种方法的系统误差比一系列食物照片的误差更大[15]。一些研究已经检验了这种类型的分量估计的有效性以及食物照片与食物标准量对比的有效性。照片拍摄的角度以及所描绘的数量和范围对所示数量的感知都很重要[44]。

通过新颖的图像辅助技术和基于图像的方法,受试者可以对吃完的食物和剩菜进行图像拍摄,也可以通过可穿戴相机自动拍摄图像,通过估算食物的体积或与标准分量比较来估算出后续的分量大小[45]。虽然还需要进一步发展,这些技术有可能改进膳食评估中的分量估计。

五、估算摄入量的方法的选择

根据研究的目的和设计、目标人群和研究的饮食成分,仔细选择估算摄入量的方法是很重要的。此外,为方便对研究的结果进行比较,摄入量评估方法的选择可能由以前的研究决定。一些研究者可能会选择最方便或最便宜的方法,即使这种方法不是回答研究问题的最佳选择。这也许可以解释 FFQ 通常作为首选方法的原因。

有几种膳食评估工具包可以帮助研究人员选择最佳的膳食评估方法[46]。从最重要到最不重要的方法选择时,最好考虑几个因素。

选择方法回答研究问题时,应考虑以下因素:

1. 研究的主要目的是什么?是评估食物或营养素、其他食物或摄入成分,还是对膳食模式?

2. 数据分析需要哪类信息,将使用哪种分析方法?

3. 预期的评估参考期或时间范围是什么?

4. 研究人群的哪些特征可能会影响方法的效果?

5. 研究结果是否应与其他研究结果具有可比性?

6. 哪些资源(预算和专业知识)是可用的?

(一)研究目的

当选择一种评估方法时,首先要考虑在哪种

类型的研究中需要应用膳食评估方法，并决定主要的研究目标是确定食物、营养素、其他成分的摄入量，还是一种膳食模式。例如，在实验或临床研究，如果研究目标是一种可获得生物标志物的营养素，则生物标志物的评估方法可能是适当的。然而，在一项流行病学研究中，调查一组食物（如植物蛋白）与健康结局之间的联系，只有自我报告才能提供答案。此外，在评估膳食模式时，自我报告是必不可少的。

自我报告，特别是FFQ，和生物标志物都可以用来评估膳食暴露，以便能够根据摄入量对受试者进行排名，然后将摄入量与健康结局联系起来。生物标志物作为自我报告的补充，常用于（嵌套的）病例对照研究或队列研究[18,47]。24hR和FR等开放方法和膳食生物标志物（如果适用）也可用于评估人类干预试验的依从性。后者的一个例子是测量血浆中的α-亚麻酸、EPA和DHA，作为在心肌梗死患者中摄入添加了这些脂肪酸的人造黄油的依从性标志物[48]。膳食生物标志物的一个重要应用是作为参考测量来评估自我报告的有效性。它们提供绝对（恢复标志物）或相对摄入（浓度标志物）的估计，并可用于校准自我报告[49]。

（二）分析方法和信息类型

与研究目标相关，数据分析方法的选择是关键。重要的是要知道数据分析是针对群体还是个人。监测研究的目的是评估摄入不足或过量的人口比例[50]。针对此研究目的，这足以评估人口水平上摄入量的分布。在流行病学研究中，通常进行相关或回归分析，以评估摄入与健康结局之间的关系。对于这类研究问题，该方法必须能够根据目标的摄入量对个体进行排序或分类[50]。因此，对于监测研究，对每个人进行2个全天的评估可能就足够了，而对于流行病学研究则至少需要2天。需要的天数取决于受试者的数量和个体的变化或每天的营养素变化[18]。

最困难的目标是评估个人摄入量的绝对水平。例如，这些详细的信息可能需要用来计算如脂肪或蛋白质的营养平衡。然而，这主要是在临床或实验条件下在小范围人群中进行。大多数的自我报告都不够准确，不足以生成这样的数据，所以恢复生物标志物则是必不可少的。

（三）参考期

对于一些研究，关于摄入量的研究可能是实际的或短期的摄入量，而对于其他研究问题，可能是长期的日常摄入量。例如，在实验中，了解摄入量的目的可能是短期的（在实验进行期间），同时评估对干预饮食的坚持程度。在临床实践中，实际摄入量的估计需要与怀疑有食物过敏患者的症状联系起来。另一方面，在流行病学研究中，例如，当调查饮食与慢性疾病的关系时，重点是长期和日常的摄入量。

在病例对照研究中，摄入的参考期并不总是近期的，也可能是遥远的过去，这取决于疾病的开始时间。当然，受试者是否有能力提供这种回顾性报告是值得怀疑的，因为他们的报告可能受到当前摄入量或当前文化上可接受的做法的影响。有些方法更适合于评估实际摄入量，如24hR和FR，而其他方法，如食物频率问卷法和膳食史法，其特点是能够评估日常摄入量（参见第2节"二、可用方法"）。

（四）研究人群

不同年龄组、男性与女性或残疾人中可能有不同的评估方法，因此应根据研究人群的特点选择方法。即使在相似的群体中，由于亚群体的异质性，膳食评估方法的选择也必须加以调整。

例如，65岁以上的受试者包括健康的老年人，所有膳食评估方法都可能适合他们，但是对于虚弱的老年人，因为他们无法报告摄入量，所以必须调整评估方法。因此，需要仔细考虑老年人参与膳食评估研究的能力。调整的记录方法和饮食习惯已经为老年人提供有效的报告。一种包括认知处理方法的图片分类技术可以帮助老年人记住他们经常吃的食物[11]。对于24hR和FFQ，需要考虑到老年人认知能力下降的可能性。结合不同的技术也可能有帮助，例如，FR结合24hR[51]。

当受试者无法回答时，可由看护者回答。与受试者关系最密切的个体（如看护者）被认为是最好的代理回答人，因为他们最了解受试者的生活方式[52]。例如，不能自理的老年人，看护人或调查者可以使用观察法，尽管这种方法不适用于大多数居民[51]。

在0～18岁的儿童年龄组中，评估方法的执行情况可能不同[53]，正如Livingstone所示，他评估了不同的自我报告，以双标记水为参考方法。由于食物知识、记忆和时间概念的限制，孩子们自我报告的摄入量更容易出现误差[54]。6岁以下的儿童在膳食评估程序中缺乏合作能力[54]。对于非常年幼的孩子，在托儿所或学校的膳食组成由照顾者或老师观察或记录，同时需要结合家长在家报告的膳食信息。父母是家里食物摄入的可靠报告者，而不是外面的食物摄入的可靠报告者[18]。对于 6 岁及以上的儿童，通过与孩子和父母一起面谈可以获得更准确的信息。从 8 岁开始，他们自我报告食物摄入量的能力就会迅速增加[53]。

设计合适方法的关键是理解与食物相关的信息是如何被记忆和随后回忆的。儿童最常用的检索机制是图像（食物的颜色和形状）、日常实践（食物的熟悉度）、行为链（将食物与其他食物或饮食习惯联系）和食物偏好[53]。到青春期，认知能力应得到充分发展；这个年龄段的限制性问题通常是动机和身体形象问题。在这个年龄段，基于网络的技术可能具有额外的价值。

在一项研究中，包括父母在内的不少于 3 天的 24hR 是评估 4～11 岁儿童总能量摄入的最有效的方法[55]。使用这种方法，受访的时间似乎是一个非常重要的因素。在受访前 24 小时内的回顾时间间隔较短，报告的准确性会更大。通过照片和技术，儿童可以估算出食物的分量，其准确度接近成人。使用创新技术也可以提高报告的准确度，因为它们可以提高积极性、合作性以及对食物类型和分量的识别[10]。

大多数方法是针对西方人口开发和验证的，但往往不适用于非西方低收入国家的人群。在这些国家，24hR 主要用于人群评估，因为它具有文化敏感性且易于操作[56]。然而，24hR 的程序可能因为受访意愿和文化习俗、季节波动而调整。

所有人群中可能影响方法选择的另一个重要因素是超重或肥胖。较高的体质指数是导致漏报的一个重要因素，因此应始终加以考虑[57]。

（五）与其他研究的可比性

如果在不同的研究中使用不同的方法评估膳食摄入量，很难比较它们的结果。因此，进行这种比较的前提是所选择的方法是相似的。另一种方法是进行校准研究，以确定不同方法之间的性能差异。FFQ 是基于文化的，并针对特定的研究人群开发的。因此，这种方法的应用限制了许多流行病学研究的可比性。

一般来说，研究人员可以使用验证研究中的信息来进行方法之间的比较。在荷兰，已经开发

了一种全国性的 FFQ，用于荷兰的队列研究[58]。为了便于开发新的高质量的 FFQ，并验证现有的 FFQ，美国膳食评估参考数据库研究开发了一个详细介绍了荷兰普通人群的膳食摄入量水平和变化的数据库[59]，可通过使用这种标准化和透明的程序来增加研究的可比性。

（六）成本、可行性和专业知识

不同的研究使用不同的方法，选择低成本和低负担或需要最少的专业知识的方法。例如，与需要熟练的调查者和编码公开的方法相比，可以自我管理的预编码或基于网络的方法所需要的资源更少。特别是在使用生物标志物的情况下，可行性问题是很重要的。在一些文化背景下，因为抵触静脉穿刺，可能很难获得血液样本。同样的，在很多情况下，收集 24 小时尿液可能会因为费用和高响应负担而变得困难。

如果一个相对便宜的仪器不能满足计划的膳食评估的目标，出于科学和伦理的原因，就不应该使用。当很难选择一种方法来满足所有的要求时，最好是同时管理不同的自我报告，或者将自我报告与膳食生物标志物的收集相结合，以克服可能的误差来源。

六、测量误差

由于测量误差是不可避免的，所以必须知道如何评估测量误差的类型和大小。通过对测量误差的充分了解，可以改进膳食评估方法，选择适当的膳食评估方法，进行适当的功率计算，解释膳食研究的结果，并对观察到的测量误差进行校正。

（一）差异来源

在个人层面上，膳食摄入的特点是在一个基本一致模式上的每日变化[18]。每日摄入量的变化有两种类型：一种是系统性变化，比如一周的某一天或某一季节等因素会以系统的方式造成变化；另一种是随机变化，即无法归因的变化。多日收集的饮食数据包含了这些类型的变化。在 FFQ 和 DH 中，参与者被要求提供他们日常的摄入量信息，这要求他们自己过滤掉潜在的一贯的饮食模式。在没有固定饮食模式的情况下，这就变得更加困难。尿液和血液标本是最常采集的膳食生物标志物，代表了膳食摄入的中短期时间窗口（图 14-1）。

膳食数据随机和系统变化的程度因营养成分的不同而不同。例如，总能量和宏量营养素的摄

人量随机变化相对较小,而一些营养素如维生素 A 或海洋脂肪酸的摄入量则具有随机变化较大的特点,这是因为这些营养素在少数食物中存在,因此其每日摄入量的变化较大[18]。

（二）误差类型

从方法论的角度来看,存在四种类型的测量误差:随机个人误差、系统个人误差、随机人与人之间的误差和系统人与人之间误差[18]。系统误差也称为偏倚。误差的类型和大小因特定膳食评估方法而异,可能也因适用的人群而异。表 14-3 概述了与四种主要的自我报告膳食评估方法有关的主要误差来源[18]。

1. 随机个人误差　当估计习惯性摄入量时,随机个人误差可能归因于个人每日摄入量的每日变化。因此,这种方法意义上的误差不是数据收集上的错误,而是时间范围上的不匹配。随机个人误差还包括在任何情况下的非系统场合测量摄入量误差。这类误差的例子包括在 FR 或 24hR 中遗漏或错误包含的食物,估计的分量大小不准确,以及编码错误。当随机个人误差是唯一存在的误差类型时,个体估计平均值的精度取决于受试者内部的变化和重复测量的次数。类似地,根据随机变化的大小和所需的精度,可以估计出个人平均摄入量所需的天数[50]。

2. 系统个人误差　当一个人有意识地或无意识地低估或夸大食物摄入量时,可能会造成系统性个人误差或个人特定的偏倚。一个重要的食物

对于没有被包含在问卷中的个体来说,或者一个被个体系统性误解的问题,也会导致系统个人误差。如果重复使用膳食评估方法,误差就会再次出现,从而导致个体特异性偏倚。因此,对个人的平均摄入量的估计并没有通过重复测量得到改善,仍然存在偏倚。越来越多的证据表明,大多数自我报告的摄入量可能存在个人特定偏倚的缺陷[28]。

3. 随机人与人之间误差　如果它们在个体中随机分布,随机人与人之间误差或人的特定误差可能归因于随机和系统个人误差;一些人的高估会被另一些人的低估抵消(表 14-4)。估计的平均摄入量没有偏倚,但精度受到影响,并人为地扩大了测量的摄入量的分布[23]。因此,低于或高于受试者某个临界值的百分比(如估计平均需要量)的估计是不准确的。此外,与健康参数关联的测量方法的有效性受到限制,单变量关联被削弱[28]。在存在随机人与人间误差的情况下,平均组摄入量的估计精度可以通过增加受试人数或重复测量的次数来提高[50]。

4. 系统人与人之间的误差　系统的人与人之间误差是由系统个人误差引起的,而不是随机分布在个体之间的。如果调查问卷没有包括人群重要食物、使用不正确的标准分量大小、通过人群获得社会需要的答案(不真实的)并且不包括周末的 24hR 或 FR,将导致系统的人与人之间的误差[18]。因此,没有正确估计平均摄入量,也没有正确估计高于或低于某一临界值的人数百分比。

表 14-3　4 种自我报告膳食评估方法在评估膳食摄入量时的误差来源[18]

误差来源	称重记录	24 小时回顾	饮食史	食物频率
摄入量随时间的变化	+	+	−	−
响应误差				
省略的食物	+	+	+	+
包括的食物	−	+	+	+
食物重量的估计	−	+	+	+
食物消耗频率的估计	n.a.	n.a	+	+
实际饮食因方法负担的改变	+	±	−	−
转化为营养素的错误				
食物成分数据库	+	+	+	+
编码 / 选择正确的食物	+	+	+	−

+,误差可能。

−,误差不可能。

n.a.,不适用。

表 14-4　人与人之间膳食摄入量的随机误差和系统误差对待估参数的影响

待估参数	人与人之间的误差	
	随机	系统的
平均摄入量	精确性↓	有效性↓
摄入量的变化	有效性↓	无效果
低于 EAR 受试者的百分比	有效性↓	有效性↓
与健康结局的关系	有效性↓	无效果

Prepared by Jan Burema。

随机人与人之间误差与健康参数的关联不受系统人与人之间误差的影响。然而，这个误差可能与一个变量有关，而这个变量与膳食摄入的关系是研究的主题，因此可能会得出一个误导性的结论。体质指数就是一个例子：体质指数高的受试者比体重指数低的受试者少报了更多的能量摄入[60]。

随机和系统的人与人之间测量误差对各种待估参数的影响如表 14-4 所示。

5. 生物标志物误差　虽然摄入的生物标志物被认为是客观的（因此不会受到受试者偏倚的影响），并且可以在广泛的样本中进行测量，但它们也容易出错。生物标志物浓度的误差与标本采集、处理和存储（分析前误差）、实验室误差和随着时间推移的人体内的变化有关[61]。为了减少生物标志物浓度的不确定性，分析前阶段尽可能要标准化，通过在实验室中验证和标准化测量来减少偏差和分析变异，通过增加样本的数量来考虑生物变异。

对于血液样本，最简单的方法是采集指尖血，但采集到的血量通常较低，不宜分割成较小的部分储存。当涉及多个样本，而目标样本只有一个时，通常建议将样本分成不同的等份，以防止反复冻融循环造成的损失[61]。

血液中生物标志物的浓度取决于禁食状态、稍早前的运动、受试者的姿势（仰卧或坐姿）和抽血者的技能等。此外，对于一些营养物质，如叶酸或维生素 C，收集后可能需要稳定。分析前阶段对样品的"周转时间"贡献最大，因此收集后样品的快速处理是必要的，以避免样品中不必要的变化[62]。当长期储存成为生物标志物研究的必要条件时，低温保存（液氮，−80℃冰箱）是必需的。理想情况下，应该包括稳定性研究。生物标志物含量的损失可能会由于存储不当而发生，这可能会导致效

应估计的衰减[63]。

无论是定点尿液还是 24 小时尿液，都可以获得大量的尿液。尿液采样代表短期饮食暴露，特别是 24 小时采集尿液样本，例如评估蛋白质或钠摄入量，需要受试者的配合。主要的挑战之一是确保 24 小时尿液收集的完整性。这通常由服用 PABA 片的受试者监测，然后测量收集的尿液中 PABA 的排泄情况，以监测依从性。根据研究的分析物、采集样品的环境温度和采集周期，在采集过程中可能需要特定的保存技术。

6. 测量误差　评估关于随机测量误差大小的信息可以从饮食的重复性和有效性研究中获得。在重复性研究中，重新采用了膳食评估方法。这些研究只提供了全部误差的部分信息，也就是说，不是基于系统个人误差[18]。理论上，效度研究提供了关于总误差的信息。然而，在实践中，这是有限的，因为缺乏一个真正的黄金标准，即没有误差或完全独立误差的膳食评估方法。在缺乏真正的金标准的情况下，重要的是要将评估有效性的测试方法与具有独立测量误差类型的参考方法进行比较。OPEN 研究是对 24hR 和 FFQ 误差矩阵深入研究的一个例子[28]。

对能量摄入估计错误的一种常用检查是能量摄入量与估计的基础代谢率之比。如果这个比率低于个人体力活动水平（physical activity level，PAL）期望值的置信区间，能量摄入很可能被低估了。这些检查可以在研究人群水平和个体水平上进行，在这些情况下 PAL 的置信区间是不同的[27]。

（三）消除测量误差

公式和统计模型校正了随机测量误差的影响，可用于许多结果测量，如摄入的分布和与其他变量（如相关系数、回归系数和相对风险）的关联测量[18,64]。对于与研究参数有关的系统测量误差，校正技术还没完善地发展。

第 3 节　方法的发展和应用

一、自我报告

通过自我报告的膳食评估方法的最新发展主要集中在应用新科技工具上。需要考虑新技术对参与者的可及性，以及如何识别食物和如何量化摄入的食物。要认真考虑对研究的群体进行定制化

服务,开发数据输出、数据流以及与其他数据(如食品成分数据库)的连接是至关重要的。新工具需要在群组中进行预先测试,以便以后实施。可用性测试和焦点小组讨论是这种预测试的合适方法。通常需要多次迭代。工具开发完成后,进行有效性研究是至关重要的。如果新工具将取代另一种现有工具,进行比较或校准研究是很重要的[40]。

二、生物标志物的发现和验证

过去已经使用了几种方法来确定摄入的标记物:要么使用了控制良好的饮食干预研究,要么使用了自我报告的特定食物或食物组的摄入量与尿液概况或血液浓度的相关性研究[4]。大多数生物标志物是用特定化合物分析方法确定的。在这个假设驱动或有针对性的候选方法中,生物标志物是根据其在食物或食物组中的存在以及新陈代谢或排泄的信息来选择的。随后,候选生物标志物的适用性在膳食干预研究中得到进一步证实。

三、代谢组学

代谢组学技术的出现允许同时测量多种成分,通常采用非目标或发现驱动的方法,这在过去十年中被越来越多地用于探索食物代谢组。食物代谢组是由于食物在体内或微生物群的消化、吸收和生物转化而引起的代谢产物浓度的变化[31]。脯氨酸和甜菜碱作为柑橘类水果摄入的生物标志物,是在一项干预研究中首次使用这种方法发现的生物标志物之一[65]。使用非目标方法和自我报告摄入量的相关研究也揭示了许多候选的生物标

志物[31,66]。代谢组学使用基于核磁共振(nuclear magnetic resonance,NMR)、气相色谱 - 质谱法(gas chromatography-mass spectrometry,GC-MS)或液质色谱 - 质谱法(liquid chromatography-mass spectroscopy,LC-MS)的高通量技术,这些技术为发现低浓度摄入的新生物标志物提供了大好机会[4]。然而,如何利用多元技术对大量的原始数据进行处理和统计分析是一项挑战。由于标准的可得性和实验室间生物标志物验证(重现性)研究的需要,鉴定和定量也可能是一个挑战。

理想情况下,任何生物标志物的有效性都应该在充分严格的对照研究中建立。最近一些研究人员提出了经过验证的膳食生物标志物的数量有限、缺乏系统的方法或定义明确的验证标准等问题[67]。食品生物标志物联盟(food biomarkers alliance,FoodBAll)项目的目标是"为食品摄入生物标志物的发现和验证制订明确的策略,识别和验证欧洲食用的一系列食品的生物标志物[47]。"

四、生物标志物的验证

评估候选生物标志物的验证标准已被提出,以解决生物标志物的以下属性:①分析方法的灵敏度和特异度;②该标志物对其食品 / 食品组的特异度;③剂量 - 反应关系;④急性摄入量的时间 - 反应关系;⑤重复摄入的时间 - 响应关系;⑥摄入复杂膳食后稳定性;⑦与同一食物(组)的其他标记物进行对比验证;⑧验证研究中的灵敏度和特异度[67]。对于大多数生物标志物,只有少数几个指标经过了全面评估。

研究空白

膳食评估和摄入的生物标志物的未来发展方向需要进一步发展:

- 膳食评估创新技术,包括食物识别和分量估计及其评价;
- 在特定人群中验证,特别是非西方人群;
- 膳食补充剂与食物摄入量的结合评估及相关的测量误差;
- 通过对照喂养研究摄入的生物标志物。

致谢

本章是由 Erdman JW, Macdonald IA 和 Zeisel SH 编辑、Wiley-Blackwell©2012 国际生命科学学会出版的《现代营养学》第 10 版中由 van Staveren WA, Ock MC 和 de Vries JHM 编写的《膳食摄入量的估计》的更新。此次更新部分内容源自前版章节,感谢前版本作者的贡献。

(杨小宇 译)

参 考 文 献

1. Bingham SA. Biomarkers in nutritional epidemiology. *Public Health Nutr.* 2002;5(6a):821—827.
2. Favé G, Beckmann ME, Draper JH, Mathers JC. Measurement of dietary exposure: a challenging problem which may be overcome thanks to metabolomics? *Genes Nutr.* 2009;4(2):135—141.
3. Scalbert A, Huybrechts I, Gunter MJ. The food exposome. In: Dagnino S, Macherone A, eds. *Unraveling the Exposome: A Practical View.* Cham: Springer International Publishing; 2019:217—245.
4. O'Gorman A, Brennan L. The role of metabolomics in determination of new dietary biomarkers. *Proc Nutr Soc.* 2017;76(3):295—302.
5. Nydahl M, Gustafsson IB, Mohsen R, Becker W. Comparison between optical readable and open-ended weighed food records. *Food Nutr Res.* 2009;53. https://doi.org/10.3402/fnr.v53i0.1889.
6. Boushey CJ, Spoden M, Zhu FM, Delp EJ, Kerr DA. New mobile methods for dietary assessment: review of image-assisted and image-based dietary assessment methods. *Proc Nutr Soc.* 2017; 76(3):283—294.
7. Ortega RM, Perez-Rodrigo C, Lopez-Sobaler AM. Dietary assessment methods: dietary records. *Nutr Hosp.* 2015;31(Suppl 3):38—45.
8. Timon CM, van den Barg R, Blain RJ, et al. A review of the design and validation of web- and computer-based 24-h dietary recall tools. *Nutr Res Rev.* 2016;29(2):268—280.
9. Conway JM, Ingwersen LA, Moshfegh AJ. Accuracy of dietary recall using the USDA five-step multiple-pass method in men: an observational validation study. *J Am Diet Assoc.* 2004;104(4):595—603.
10. Baxter SD. Cognitive processes in children's dietary recalls: insight from methodological studies. *Eur J Clin Nutr.* 2009;63(Suppl 1): S19—S32.
11. Kumanyika SK, Tell GS, Shemanski L, Martel J, Chinchilli VM. Dietary assessment using a picture-sort approach. *Am J Clin Nutr.* 1997;65(4 Suppl):1123s—1129s.
12. De Keyzer W, Bracke T, McNaughton SA, et al. Cross-continental comparison of national food consumption survey methods—a narrative review. *Nutrients.* 2015;7(5):3587—3620.
13. Burke B. The dietary history as a tool in research. *J Am Diet Assoc.* 1947;23:1041—1046.
14. Strassburg A, Eisinger-Watzl M, Krems C, Roth A, Hoffmann I. Comparison of food consumption and nutrient intake assessed with three dietary assessment methods: results of the German National Nutrition Survey II. *Eur J Nutr.* 2019;58(1):193—210.
15. Thompson FE, Subar AF. Dietary assessment methodology. In: Coulston A, Boushey C, eds. *Nutrition in the Prevention and Treatment of Disease.* 4th ed. Amsterdam: Elsevier; 2017:5—48.
16. Moran Fagundez LJ, Rivera Torres A, Gonzalez Sanchez ME, de Torres Aured ML, Perez Rodrigo C, Irles Rocamora JA. Diet history: method and applications. *Nutr Hosp.* 2015;31(Suppl 3): 57—61.
17. Cade J, Thompson R, Burley V. Warm D. Development, validation and utilisation of food-frequency questionnaires — a review. *Public Health Nutr.* 2002;5(4):567—587.
18. Willett WC. *Nutritional Epidemiology.* 3rd ed. New York: Oxford University Press; 2013.
19. Molag ML, de Vries JH, Ocke MC, et al. Design characteristics of food frequency questionnaires in relation to their validity. *Am J Epidemiol.* 2007;166(12):1468—1478.
20. Perez Rodrigo C, Aranceta J, Salvador G, Varela-Moreiras G. Food frequency questionnaires. *Nutr Hosp.* 2015;31(Suppl 3):49—56.
21. Smith AF, Jobe JB, Mingay DJ. Retrieval from memory of dietary information. *Appl Cognit Psychol.* 1991;5(3):269—296.
22. Illner AK, Freisling H, Boeing H, Huybrechts I, Crispim SP, Slimani N. Review and evaluation of innovative technologies for measuring diet in nutritional epidemiology. *Int J Epidemiol.* 2012; 41(4):1187—1203.
23. Souverein OW, Dekkers AL, Geelen A, et al. Comparing four methods to estimate usual intake distributions. *Eur J Clin Nutr.* 2011;65(Suppl 1):S92—S101.
24. Conrad J, Nothlings U. Innovative approaches to estimate individual usual dietary intake in large-scale epidemiological studies. *Proc Nutr Soc.* 2017;76(3):213—219.
25. Trolle E, Amiano P, Ege M, et al. Evaluation of 2 × 24-h dietary recalls combined with a food-recording booklet, against a 7-day food-record method among schoolchildren. *Eur J Clin Nutr.* 2011;

65(Suppl 1):S77—S83.
26. Jenab M, Slimani N, Bictash M, Ferrari P, Bingham SA. Biomarkers in nutritional epidemiology: applications, needs and new horizons. *Hum Genet.* 2009;125(5):507—525.
27. Livingstone MBE, Black AE. Markers of the validity of reported energy intake. *J Nutr.* 2003;133(3):895S—920S.
28. Kipnis V, Subar AF, Midthune D, et al. Structure of dietary measurement error: results of the OPEN biomarker study. *Am J Epidemiol.* 2003;158(1):14—21. discussion 22-16.
29. Longnecker MP, Taylor PR, Levander OA, et al. Selenium in diet, blood, and toenails in relation to human health in a seleniferous area. *Am J Clin Nutr.* 1991;53(5):1288—1294.
30. Tasevska N, Runswick SA, McTaggart A, Bingham SA. Urinary sucrose and fructose as biomarkers for sugar consumption. *Cancer Epidemiol Biomark Prev.* 2005;14:1287—1294.
31. Scalbert A, Brennan L, Manach C, et al. The food metabolome: a window over dietary exposure. *Am J Clin Nutr.* 2014;99(6): 1286—1308.
32. Freedman LS, Tasevska N, Kipnis V, et al. Gains in statistical power from using a dietary biomarker in combination with self-reported intake to strengthen the analysis of a diet-disease association: an example from CAREDS. *Am J Epidemiol.* 2010;172(7):836—842.
33. Trijsburg L, Talsma EF, de Vries JHM, Kennedy G, Kuijsten A, Brouwer ID. Diet quality indices for research in low- and middle-income countries: a systematic review. *Journal.* 2019. https://doi.org/10.1093/nutrit/nuz017.
34. Gil A, Martinez de Victoria E, Olza J. Indicators for the evaluation of diet quality. *Nutr Hosp.* 2015;31(Suppl 3):128—144.
35. Wirt A, Collins CE. Diet quality—what is it and does it matter? *Public Health Nutr.* 2009;12(12):2473—2492.
36. Looman M, Feskens EJ, de Rijk M, et al. Development and evaluation of the Dutch healthy diet index 2015. *Public Health Nutr.* 2017; 20(13):2289—2299.
37. van Lee L, Feskens EJ, Meijboom S, et al. Evaluation of a screener to assess diet quality in the Netherlands. *Br J Nutr.* 2016;115(3):517—526.
38. Yetley EA. Multivitamin and multimineral dietary supplements: definitions, characterization, bioavailability, and drug interactions. *Am J Clin Nutr.* 2007;85(1):269s—276s.
39. Bailey RL, Dodd KW, Gahche JJ, et al. Best practices for dietary supplement assessment and estimation of total usual nutrient intakes in population-level research and monitoring. *J Nutr.* 2019; 149(2):181—197.
40. Eldridge AL, Piernas C, Illner AK, et al. Evaluation of new technology-based tools for dietary intake assessment-an ILSI Europe dietary intake and exposure task force evaluation. *Nutrients.* 2018;11(1).
41. Schiboni G, Amft O. Automatic dietary monitoring using wearable accessories. In: Tamura T, Chen W, eds. *Seamless Healthcare Monitoring: Advancements in Wearable, Attachable, and Invisible Devices.* Cham: Springer; 2018:369—412.
42. Burrows T, Collins C, Adam M, Duncanson K, Rollo M. Dietary assessment of shared plate eating: a missing link. *Journal.* 2019; 11(4). https://doi.org/10.3390/nu11040789.
43. Goris AH, Westerterp KR. Underreporting of habitual food intake is explained by undereating in highly motivated lean women. *J Nutr.* 1999;129(4):878—882.
44. Turconi G, Guarcello M, Berzolari FG, Carolei A, Bazzano R, Roggi C. An evaluation of a colour food photography atlas as a tool for quantifying food portion size in epidemiological dietary surveys. *Eur J Clin Nutr.* 2005;59(8):923—931.
45. Gemming L, Utter J, Ni Mhurchu C, et al. Image-assisted dietary assessment: a systematic review of the evidence. Measuring food intake with digital photography. *J Acad Nutr Diet.* 2015;115(1):64—77.
46. Dao MC, Subar AF, Warthon-Medina M, et al. Dietary assessment toolkits: an overview. *Public Health Nutr.* 2019;22(3):404—418.
47. Brouwer-Brolsma EM, Brennan L, Drevon CA, et al. Combining traditional dietary assessment methods with novel metabolomics techniques: present efforts by the Food Biomarker Alliance. *Proc Nutr Soc.* 2017;76(4):619—627.
48. Kromhout D, Giltay EJ, Geleijnse JM. n—3 fatty acids and cardiovascular events after myocardial infarction. *N Engl J Med.* 2010; 363(21):2015—2026.
49. Kaaks RJ. Biochemical markers as additional measurements in studies of the accuracy of dietary questionnaire measurements: conceptual issues. *Am J Clin Nutr.* 1997;65(4):1232S—1239S.

50. Beaton GH, Milner J, Corey P, et al. Sources of variance in 24-hour dietary recall data: implications for nutrition study design and interpretation. *Am J Clin Nutr.* 1979;32(12):2546—2559.

51. de Vries JH, de Groot LC, van Staveren WA. Dietary assessment in elderly people: experiences gained from studies in the Netherlands. *Eur J Clin Nutr.* 2009;63(Suppl 1):S69—S74.

52. Emmett P. Workshop 2: the use of surrogate reporters in the assessment of dietary intake. *Eur J Clin Nutr.* 2009;63(Suppl 1):S78—S79.

53. Livingstone MB, Robson PJ, Wallace JM. Issues in dietary intake assessment of children and adolescents. *Br J Nutr.* 2004;92(Suppl 2):S213—S222.

54. Foster E, Bradley J. Methodological considerations and future insights for 24-hour dietary recall assessment in children. *Nutr Res.* 2018;51:1—11.

55. Burrows TL, Martin RJ, Collins CE. A systematic review of the validity of dietary assessment methods in children when compared with the method of doubly labeled water. *J Am Diet Assoc.* 2010;110(10):1501—1510.

56. Gibson RS, Charrondiere UR, Bell W. Measurement errors in dietary assessment using self-reported 24-hour recalls in low-income countries and strategies for their prevention. *Adv Nutr.* 2017;8(6):980—991.

57. Trijsburg L, Geelen A, Hollman PC, et al. BMI was found to be a consistent determinant related to misreporting of energy, protein and potassium intake using self-report and duplicate portion methods. *Public Health Nutr.* 2017;20(4):598—607.

58. Eussen SJ, van Dongen MC, Wijckmans NE, et al. A national FFQ for the Netherlands (the FFQ-NL1.0): development and compatibility with existing Dutch FFQs. *Public Health Nutr.* 2018;21(12):2221—2229.

59. Brouwer-Brolsma EM, Streppel MT, van Lee L, et al. A national dietary assessment reference database (NDARD) for the Dutch population: rationale behind the design. *Nutrients.* 2017;9(10). https://doi.org/10.3390/nu9101136.

60. Pietilainen KH, Korkeila M, Bogl LH, et al. Inaccuracies in food and physical activity diaries of obese subjects: complementary evidence from doubly labeled water and co-twin assessments. *Int J Obes.* 2010;34(3):437—445.

61. Tworoger SS, Hankinson SE. Use of biomarkers in epidemiologic studies: minimizing the influence of measurement error in the study design and analysis. *Cancer Causes Control.* 2006;17(7):889—899.

62. Guder WG, Narayanan S, Wisser H, Zawta B. *Samples: From the Patient to the Laboratory: the Impact of Preanalytical Variables on the Quality of Laboratory Results.* Weinheim: Wiley-VCH Verlag GmbH & Co. KGaA; 2007.

63. Ocké MC, Schrijver J, Obermann-De Boer GL, Bloemberg BPM, Haenen GRMM, Kromhout D. Stability of blood (pro)vitamins during four years of storage at −20 °C: consequences for epidemiologic research. *J Clin Epidemiol.* 1995;48(8):1077—1085.

64. Freedman LS, Midthune D, Dodd KW, Carroll RJ, Kipnis V. A statistical model for measurement error that incorporates variation over time in the target measure, with application to nutritional epidemiology. *Stat Med.* 2015;34(27):3590—3605.

65. Heinzmann SS, Brown IJ, Chan Q, et al. Metabolic profiling strategy for discovery of nutritional biomarkers: proline betaine as a marker of citrus consumption. *Am J Clin Nutr.* 2010;92(2):436—443.

66. Zamora-Ros R, Achaintre D, Rothwell JA, et al. Urinary excretions of 34 dietary polyphenols and their associations with lifestyle factors in the EPIC cohort study. *Sci Rep.* 2016;6:26905.

67. Dragsted LO, Gao Q, Scalbert A, et al. Validation of biomarkers of food intake-critical assessment of candidate biomarkers. *Genes & nutrition.* 2018;13:14.

第15章

建立营养摄入值

Janine L. Lewis[1], BSc, Grad Dip Nut & Diet, Grad Dip Public Health

Johanna T. Dwyer[2,3], DSc, RD

[1]Food Standards Australia New Zealand, Canberra, ACT, Australia

[2]Tufts University Medical School, Boston, MA, United States

[3]Office of Dietary Supplements, National Institutes of Health, Bethesda, MD, United States

【摘要】 营养素摄入量(nutrient intake values, NIV)是指满足人类整个生命周期营养需求的营养摄入量推荐值。它们对于营养科学和政策制订十分重要,可以用来评估食物供应和膳食是否足以保障健康,也可作为营养标签中参考值的基础。NIV可用于国际范围或国家或地区范围的人群。它们由国际、地区或国家政府机构或专业科学协会建立。由于存在这种多样性,相关的科学原因,以及各个地区术语和起源的不同,NIV常常因国而异。造成不同国家之间的相似性和差异的主要原因是他们都翻译自英文。在过去的十年中,国际组织在术语和方法的协调方面做了很多努力,但进展缓慢。

【关键词】 膳食营养素参考摄入量;膳食参考值;协调;营养素参考值;术语。

第1节 引 言

背景

一套能够维持整个生命周期健康的营养摄入参考值是一项基本的营养政策工具。多年来,各种此类的参考值一直在发展、扩大和更新,以供各个地区、国家或在国际上使用。它们的发展耗时、昂贵且需要足够的资源支撑和广泛的科学专业知识。因此,这项工作主要是由联合国机构、政府或专业/科学营养协会开展的。一些国家没有建立自己的营养摄入建议。相反,他们采用或修改了适合其情况的其他来源信息,或使用国际上可用的信息。虽然这些建议中使用的术语概念都尽可能相似,但是它们在不同的来源中仍有很大差异。本章采用了国际上提出的营养摄入建议的集体术语,称为营养摄入值(NIV)[1]。NIV是基于证据的数字值,用于描述和量化满足人类需求所需的膳食营养素量。无论一组NIV是否适用于国家、地区或国际人口,这些值都是针对整个生命周期中具有年龄和性别的群体和某些生命阶段(如妊娠或哺乳)得出的。

在一个日益全球化的营养世界中,科学家和政策制订者需要了解NIV的基础、衍生、正确解释和使用。现在国家、地区和国际出版物的范围多数可以在互联网上获取,了解这些参考集如何变化是很重要的。下面的部分描述了英语中提供的NIV集的异同,它们的使用、术语、所采用的方法,以及过去十年为改善全球协调所作的努力。

第2节 定义和解释关系

一、用途或用法

NIV用于多种目的,包括评估个人摄入量,并用于检查和解释营养调查,以估计人口的营养摄入充足性。它们也被用于规划个人饮食、食品标签、制订食品计划标准、机构供餐和其他营养干预措施(图15-1)。当NIV使用得当时,有助于在国家内部和国家之间协调以营养素为基础的膳食评估和规划。

二、术语

2010年,联合国粮食及农业组织(Food and Agriculture Organization, FAO)和世界卫生组织(World Health Organization, WHO)调查了来自世界各地的维生素和矿物质的NIV参考来源。报告[2]

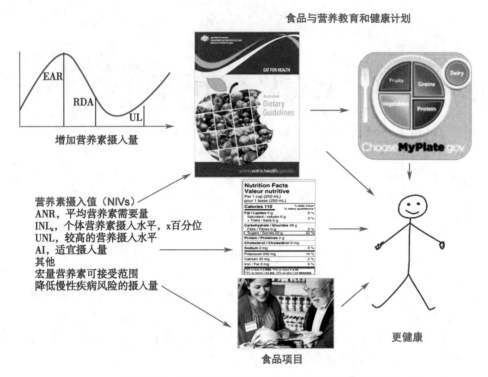

图 15-1 饮食标准、膳食指南和相关干预措施与改善健康之间的关系

调查了 1998—2010 年出版的 55 套国家、地区和国际的 NIV。调查发现由于国家之间缺乏共同的命名术语，使比较数值的基础和给数值的基础分类变得很难。对同一概念使用不同的术语，还是对不同的概念使用相同的术语，视国家或组织而定。

表 15-1 概述了各国专家机构对 NIV 使用的各种术语，包括美国和加拿大医学研究所（Institute of Medicine，IOM）；欧盟（European Union，EU）的欧洲食品安全局（European Food Safety Authority，EFSA）；以及供国际使用的联合国粮食及农业组织

表 15-1　各专家机构用于描述 NIV 的术语表

术语	缩写	一般说明	使用的术语
可接受的宏量营养素分布范围	AMDR	碳水化合物、脂肪和蛋白质的摄入量范围与降低慢性疾病的风险有关，同时提供足够的必需营养素摄入	针对美国和加拿大的 IOM[3]；针对澳大利亚和新西兰的 NHMRC/MOH[4]
适宜摄入量	AI	由人群观察或实验确定的被认为是充足的摄取量	IOM[3] 欧洲食品安全体系[5] NHMRC/MOH
平均营养需求	ANR	从总体需求的统计分布中估计出的平均需求	由 UNU/FAO/WHO[6] 提出
平均需求	AR	在需求呈正态分布的情况下，可以满足一半人口的摄入量	EFSA[5]；北欧国家部长[a,7]
降低慢性疾病风险的摄入量	CDRR	摄入量高于此，减少摄入量有望降低慢性疾病风险	NASEM[8]
膳食营养素参考摄入量	DRI	一组营养摄入参考值：EAR、RDA、AI、AMDR、CDRR、UL	IOM[3]
膳食营养素参考值	DRV	一组参考营养素摄入量值：EAR、RNI、LRNI、SI 一组参考营养素摄入量值：AR、PRI、LTI、AI、RI，安全适当的建议摄入量：UL 北欧的营养建议：AR、RI、LI、UL	联合王国（英国）食品和营养政策医疗方面委员会[b,9] EFSA[5] 北欧理事会[7]

术语	缩写	一般说明	使用的术语
平均需要量	EAR	摄入量估计可满足一半人口的需求	IOM[3]；NHMRC/MOH[4]；COMA[13]；FAO/WHO[10]
指南建议	WHO 指南	见框 15-1	WHO[11-13]
个体营养水平, x = 百分位数的选择	INLx	摄食量按需求正态分布的选定百分位数	由 UNU/WHO/FAO 提出[6]；由食品法典通过[14]
低摄入水平	LI	如果摄入量低于临界值, 可能会导致大多数人出现临床缺乏症状	北欧理事会[7]
更低参考营养摄入量	LRNI	摄入量仅够低需求量人群中的一小部分人 (2.5%)	COMA[b,9]
摄入低阈值	LTI	根据选定的标准, 摄入量低于此值几乎所有人都无法维持代谢完整性	EFSA[5]
营养摄入值	NIV	一组参考营养素摄入量值: ANR、INLx/UNL	UNU/WHO/FAO[6]
营养参考值	NRV	一组参考营养素摄入量值: EAR、RDI、AI、AMDR、UL	NHMRC/MOH[4]
人群参考摄入量	PRI	适合所有人的摄入量	EFSA[5]
膳食营养素推荐供给量	RDA	足以满足一个群体中几乎所有人的需求摄入量	IOM[3]
推荐的饮食摄取量	RDI	足以满足一个群体中几乎所有人的需求摄入量	NHMRC/MOH[4]
推荐摄入量	RI	在一个群体中几乎所有人中满足需求并保持良好营养状态的摄入量	北欧理事会[7]
推荐的营养摄入量	RNI	满足人群中几乎所有人的需求的摄入量	FAO/WHO[10]
营养素的参考摄入量范围	RI	营养素的摄入范围, 以能量摄入百分比表示, 足以维持健康, 并与某些慢性疾病的低风险有关	EFSA[5]
参考营养摄入量	RNI	可以满足 97% 的人口的摄入量	COMA[b,9]
安全充足的摄入量	未建立	在无法建立 UL 并根据观察假定其足够的情况下, 摄入不会引起对不良健康影响	EFSA[c,15]
安全摄入量	SI	摄入量几乎足够容纳每个人, 但要低于一个可能会产生不良影响的水平	COMA[b,9]
可耐受最高摄入量	UL	最高的平均摄入量, 可能几乎所有人群都没有对健康造成不利影响的风险 最大限度的慢性摄入量不太可能构成对健康造成不利影响的风险	IOM[3] EFSA[16]
最高摄入量	UL	最大限度的慢性摄入量不太可能构成对健康造成不利影响的风险	北欧理事会[7]
摄入量上限	UL	最高的平均摄入量可能不会对几乎所有人口的健康造成不利影响 最大习惯性摄入量, 可能会导致不良健康影响	NHMRC/MOH[4] WHO[1]
最高营养水平	UNL	最高的平均摄入量, 可能对人群中几乎所有人群都没有对健康造成不利影响的风险	UNU/FAO/WHO[6]

[a] 北欧国家包括丹麦、芬兰、挪威、瑞典、冰岛、法罗群岛、格陵兰岛和A°地。

[b] COMA 被解散, 取而代之的是营养科学咨询委员会 (SACN), 该委员会从 2011 年开始更新了选定的 DRV。

[c] 这个术语仅适用于钠离子和氯离子

和世界卫生组织。2007年，在联合国粮食及农业组织和世卫组织的帮助下，由联合国大学召集的国际专家联盟认识到在这一领域缺乏全球一致性，提出了 NIV 的新术语[6]。最值得注意的新术语是 INL$_x$，它建立在一个现有概念的基础上，表明在需求的统计分布中任何百分位数都可以采纳为推荐摄入量水平。一般来说，新术语提及的概念和使用的框架与其他术语相似，但迄今为止尚未被广泛采用。

在表 15-1 中，描述栏中的术语"摄入量"一般是指（平均）每日营养摄入量水平；"人口"一般是指处于特定年龄、性别和生命阶段的健康的个体。

表 15-2 提供了从表 15-1 中选择的缩写词，按概念和专家机构排列，表示 NIV 术语的相似性和差异程度。

三、采用的方法

（一）相似性

如今，确定营养需要量的术语和方法在专家组和国家之间正得到更广泛的接受和协调，营养素摄入量的建议比以往任何时候都更加一致。NIV 所依据的数据经专家组审查后被某一个国家采用的数据通常是相似的。它们包括相关的人类临床和实验数据（如消耗补充研究、剂量反应研究和平衡研究）、流行病学研究和相关的动物研究。用于制订 NIV 的方法通常涉及对文献综述和专门领域的科学家对有关营养素的建议。

大多数设立 NIV 的专家机构现在都提供蛋白质、维生素和矿物质的摄入值，以及更新了与降低饮食相关疾病风险相关的饮食成分部分[18,19]。例如，最近修订的美国/加拿大钠和钾膳食营养素参考摄入量（dietary reference intake，DRI）对

此类结果额外关注，并提出了新的降低慢性疾病风险（chronic disease risk reduction，CDRR）摄入量值[8]。制订 CDRR 值，如宏量营养素可接受范围（acceptable macronutrient distribution ranges，AMDR）和 CDRR 具有挑战性，因为疾病的病因是多因素的，包括但不限于一种或多种饮食成分。当可以对慢性疾病进行实验研究时，这些研究通常是短时间、高剂量和替代标记，从中推断出多年来较低的摄入量和慢性疾病终点。因此，风险降低值通常不是通过实验确定的；相反，它们主要基于流行病学观察，这种方法在建立因果推理方面存在种种困难。

即使在年龄、性别或生命阶段相似的个体中，营养需求也存在差异，因此统计概念在 NIV 的推导和解释中必不可少[20]。使用概率模型和统计技术在制订人类营养需求时至关重要，因为这些需求都有一个概率分布，必须用概率方法来处理[21]。对于个体而言，由于个体的营养需要量从来都不是确定的，所以这些数值是以概率的形式表示的。

几乎所有设置 NIV 的专家机构现在都使用类似的统计方法来确定每种营养素特定功能的需要量分布中点，并得出标准偏差（standard deviation，SD）的估计值。这些机构还使用概率论来陈述一个水平，以确保大多数个体在某个点（如 2SD）上的营养充足性。虽然目前往往缺乏数据，但可以使用第二套过量摄入风险分布作为制订营养水平上限（upper nutrient levels，UNL）的基础。

大多数设置 NIV 的专家机构都是基于反映营养相关功能的有意义生物标志物的标准[22]。这是至关重要的，因为指标或功能的选择将决定所需营养量。理想的标准表现出剂量反应关系，对单

表 15-2　选定专家机构用于描述 NIVS 的术语的比较

	UNU/FAO/WHO[6]	IOM[3]	EFSA[5,16]	FAO/WHO[10,17]
术语	NIV	DRI	DRV	/
平均最小必需量	ANR	EAR	AR	/
几乎所有人的推荐摄入量	INLx，这里 x = 97.5	RDA	PRI	RNI
适宜摄入量	/	AI	AI	/
营养素分布最大范围	/	AMDR	RI	指南推荐[11-13]
最大摄入量	UNL	UL	UL	UL

AI，适当摄入量；AMDR，可接受的宏量营养素分布范围；ANR，平均营养需求；AR，平均需求；DRI，膳食营养参考摄入量；DRV，膳食参考值；EAR，平均需求量；INLx，个体营养水平，其中 x = 百分位数的选择；NIV，营养摄入量值；PRI，人群参考摄入量；RDA，推荐膳食摄入量；RI，宏量营养素参考摄入量范围；RNI，推荐营养摄入量；UL，可容忍的最大摄入量/摄入量上限；UNL，最高营养水平。

一营养素的不足或过量作出反应,抵抗不足、充足或过量摄入时的日常快速变化,容易用非侵入性方法测量或评估,对除营养素摄入以外的环境变化无反应[1]。虽然反映慢性疾病终末点的功能标准往往是最相关的,但这些数据通常不可用[23]。

在膳食评估和规划中使用 NIV 的方法越来越流行和统一。其中一种用途是营养标签,本章稍后将进行讨论。

(二)差异

尽管有上述相似之处,但各专家机构用来设定 NIV 的过程和对营养需求的估计之间仍有许多不同之处。

即使大多数专家机构以类似的方式对 NIV 进行定义,但术语和命名法仍未统一。所使用的概念框架不一致,可能会导致我们认为专家报告的差异比实际差异大得多。导致 NIV 估计值存在差异的原因包括相对重视不同类型的证据(人类流行病学研究或实验研究和其他物种研究)和功能标准选择,进行综述时可获得的文献也可导致结论的差异。膳食成分(影响营养素吸收和生物利用度)、所用人体测量参考标准(参考个体的身高、体重或生长速度)、对参照组或风险组(如早产儿)的定义,以及对气候、海拔和温度的假设不同,也可导致差异。NIV 也因对营养素生物利用度的基本假设以及在某些年龄、性别或生命阶段组没有证据的情况下如何推断这些值而有所不同。在生物学数据不足的情况下,也可根据对健康人群通常摄入量的食品消费调查来确定 NIV。这在一定程度上解释了适宜摄入量(adequate intake,AI)值的变化,反映了不同的饮食模式。

四、不同的专家组如何开发 NIV

在一些国家(美国 / 加拿大、欧盟、澳大利亚 / 新西兰)由政府或准政府机构负责设立 NIV,而在另一些国家则是由专业协会(韩国营养协会)负责。除了上述专家组外,政府或专业协会还联合合作设立 NIV,例如北欧国家部长理事会和德国、奥地利、瑞士营养协会[(称为 D-A-CH,由德国(D)、奥地利(A)和瑞士(CH)的首字母组成]。这些专家组在 NIV 开发过程的透明性、可重复性和客观性的程度上也有所不同。一些专家组使用循证系统评价来支持其 NIV 的发展,以保证评价相关数据的透明和严格程序,并在获得新证据时促进更新[24,25]。

但是,为此需要对系统评价过程进行一些修改[26]。

将系统评价应用于 NIV 发展的科学和技术挑战包括确定关键研究问题和优先次序、现有研究的质量,以及在缺乏将营养摄入与临床或功能结局直接联系起来的研究时,寻找生物标志物或中间(替代)结果。获取足够的人员配备、时间和经济资源来对每个关键研究问题进行系统评价也是巨大的挑战。然而,以维生素 A 为例,在制订 NIV 时,使用修改后的系统评价过程比不使用具有更大程度的透明度和客观性[27]。

最近的 IOM 关于维生素 D 和钙的综述在更新过程中纳入了系统的循证评价[28]。独立的技术专家小组帮助信息学专家优先考虑和选择感兴趣的关键问题和结果;为确定需求相关问题,改进了使用现有系统评价的方法;此外,还开发和应用了质量评价工具和方法,用于转化研究成果并非为说明关注的问题[29]。类似地,在专家小组审查结果之前,预先确定问题,通过系统的审查来解决,这一过程也被用于制订更近期的更新钠和钾的膳食摄入量的建议[8]。

使用 NIV 评估营养摄入量和规划的方法因专家组而异。由于相似个体在类似情况下的营养摄入量有相当大的差异,在膳食评估和规划中必须考虑到这一点,这些程序还需要应用统计数据来调整食物消费调查,以估计通常的摄入量。这些方法在国际医学组织专门用于膳食评估和规划的卷中有简要和更广泛的描述[30]。IOM 致力于饮食的评估[20]和计划[31]。这些方法已被应用于设定摄入量以降低慢性疾病风险,为儿童保健计划提供膳食建议,并为孕妇和哺乳期妇女、婴儿和儿童开发食品包装制订指导方针[19,32,33]。

第3节 专业现状

一、美国和加拿大开发的膳食营养素参考摄入量

在美国和加拿大使用的 DRI 是多卷出版[3,34-39]并在其他地方有详细的描述。针对能量、8 种宏量营养素及其关键成分、11 种维生素和 17 种矿物质制订了各种类型的 DRI,其中 2 种仅有可耐受最高摄入量(tolerable upper intake level,UL)。DRI 的关键类型如下所示。

（一）平均需要量

平均需要量（estimated average requirement，EAR）是指在特定年龄、性别或生命阶段的人群中，满足一半个体的特定标准需要的营养量。这是一个平均值或中值，因为达到充足所需的营养量因人而异。由于营养需求通常是呈正态分布或者可以进行数学转换以实现正态分布，因此这是一个有用的汇总数字。蛋白质、碳水化合物和一些维生素和矿物质的 EAR 已经建立了。

对于大多数营养素来说，可能会有许多不同的功能标准来确定需求，因此证明一个给定标准的选择是很重要的。例如，维生素 A 的标准可作为评价维生素 A 充分性的基础，包括是否存在干眼症、夜盲症或血浆维生素 A 结合蛋白水平高于临界值。因为 EAR 是一个群体的中位数需求，且中位数周围的变化相当大，所以 EAR 对于估计个体摄入量的营养充足性没有用处。在 EAR 的摄入量水平上，一组中有一半的人预计会低于预期需要量，一半会高于需要量。通常摄入量低于 EAR 的人有 50%～100% 的摄入不足风险。

相比之下，通过使用 EAR，可以用概率统计技术来评估人口群体中功能不足的流行程度，该方法的推导通常被称为 EAR 切点法[20]。简单地说，切点法根据营养摄入量低于 EAR 的人口比例提示人口中摄入不足的流行情况。对公众的饮食建议应试图促进使用针对个人的摄入量的用量分布，这个用量分布可满足尽可能多的个人的在 EAR 以上和 UL 以下的通常摄入量。因此，膳食营养素推荐供给量（recommended dietary allowance，RDA）水平适用于大多数对公众的建议。

（二）膳食营养素推荐供给量

RDA 是指预期达到某一特定年龄、性别或生命阶段的几乎所有健康人（如 97%～98%）的营养需求的平均每日膳食摄入水平。为了从 EAR 中计算出 RDA，我们假设该需求分布是正态或可以转化为正态，覆盖几乎所有人所需的营养量被定义为 97%～98% 的覆盖率，统计定义为 EAR 以上的 2SD。当没有 SD 值可用时，将使用变异系数。通常假设它是 10%（或 EAR 的 1.2 倍）有时假设为 15%（EAR 的 1.3 倍）。根据现有的营养需求数据，如果一个人的摄入量低于 RDA，但高于 EAR，他摄入不足的风险在 2%、3% 到 50% 之间。随着摄入量进一步低于 RDA，风险上升，但不确定是否存在摄入不足。因此，RDA 是计划个体饮食的营养摄入目标。但并不适合评估个人的饮食，因为有许多人的摄入量低于 RDA，但他们可能仍然获得了足够的营养，甚至高于他们自己的营养需求水平。由于 RDA 的设置水平超过了所有人群的实际需求，但除了 2%～3% 的人群，因此它作为评估群体摄入量充分性的标准过于宽松，不应用于该目的。EAR 是确定该组平均摄入量的充足性的适当营养值。例如，最近的一份美国出版物比较了亚组摄入量与 EAR 的关系[40]。

（三）适宜摄入量

当一种营养素的 EAR 不为最相关的特定功能标准所知时，就不可能应用统计理论并推导出 RDA。然而，通常有足够的信息来对充足和健康的营养摄入水平提出一些定量的建议。在这种情况下，AI 为个人营养摄入的初步目标，直到获得更多的信息。由于知识是有限的，而且取决于建立 AI 的数据，目前尚不清楚该估计是否充分，甚至可能不充分。AI 的定义和推导有所不同，但通常是一组健康人的平均或中位数摄入量，假定所有这些人都满足营养需求。因此，没有达到 AI 并不表示不充分，因为它不是直接基于功能需求。AI 最常见的用途是针对婴幼儿，它是基于对母乳营养成分的估计和健康婴儿组的平均摄入量。根据维持血清渗透压和已知的对水的营养需求，也提供了从食物和饮料中摄入水的建议[38]。DRI 还包括一种基于降低心血管疾病风险[3]的膳食纤维 AI，以及对膳食纤维的定义。

（四）能量需要量

随着时间的推移，能量摄入的微小过量会导致体重增加。我们对能量输出的了解也足够多，可以精确计算能量输出和摄入量。EAR 和 RDA 并不适用于能量。相反，能量需求被表示为对相似个体的平均需求。能量需要量（estimated energy requirement，EER）是根据实验数据推导出的公式计算出来的，该公式是关于正常体重、健康的身体质量指数在 18.5～25 之间的成年人在特定的年龄和性别、身高、体重和体力活动水平（physical activity level，PAL）的能量需求的[3]。这些数据来自一组大型的国际双标记水数据。

在测定一个人的 EER 时，PAL 会增加维持当前体重所需的基本能量需求。估计身体活动所需的活动因子范围从 1.2 久坐（很少或不运动 + 在办公室工作），到 1.375 轻度活动（轻度运动 1～3d/w），1.55 中度活动（中度运动 3～5d/w），以及 1.725 非常活跃（剧烈运动 6～7d/w）。对于超重和肥胖个体，也分别建立了维持体重的公式[3]。

（五）宏量营养素可接受范围

AMDR 是个人可接受的宏量营养素分布范围，通常以总能量摄入的百分比表示。提供了蛋白质、脂肪（以及 n-3 脂肪酸和 n-6 脂肪酸）和碳水化合物的范围[3]。AMDR 不是通过实验得出的，而是主要基于流行病学数据。这些估计值被认为可以尽量减少长期患糖尿病和心血管疾病等慢性疾病的可能性，同时也允许有足够水平的必需营养和能量。表 15-3 为 IOM 成人蛋白质、总碳水化合物和总脂肪的 AMDR[3]。蛋白质也有基于氮平衡研究的独立的 EAR 和 RDA，以及氨基酸评分模式来评估蛋白质质量[3]。

对于膳食胆固醇、反式脂肪酸（trans fatty acids，TFA）和饱和脂肪酸，建议在摄入营养充足的饮食时摄入尽可能低的量[3]。虽然不是 UL，但对添加糖的建议是限制他们不超过 25% 的能量摄入，以确保足够地摄入一些必要的维生素和矿物质[3]。然而，由于最初用来模拟这一限制的数据现在已经有 20 多年的历史了，所以它很可能只适用于非常活跃的个体。对于大多数久坐不动的美国人来说，他们的能量需求低，在遵循最新版 2015—2020 年美国膳食指南推荐的饮食模式[42]，添加糖的能量含量必须远低于 25%，才能保持能量平衡。美国心脏学会根据对膳食糖与心血管健康相关证据的综述，设定了更严格的上限，并建议将添加糖的能量摄入限制在接近 13% 的水平[43]。成人 AMDR 见表 15-3。

（六）降低慢性疾病风险的摄入量

最近 NASEM 对钠和钾的 DRIS（NIV）的评估得出结论，一个新的 NIV，即 CDRR 摄入量，也是必要的[8]。钠摄入量 CDRR 被定义为有足够强度的证据来表征 CDRR 的最低摄入量水平。对于成年人，CDRR 建议将钠摄入量减少到 2 300mg/d 以上。钠的 AI 值是为非慢性疾病而建立的，成人的 AI 值仍然是 1 500mg/d[38]。成人钾的 CDRR 值没有确定，但成年女性和男性的 AI 分别为 2 400mg/d 和 2 500mg/d[8]，比 2004 年根据慢性疾病关系确定的 4 700mg/d 的 AI 值有所下降[38]。如果要为人群提出更普遍地 CDRR 的营养素摄入量的建议，还需要发展和完善确定推荐人群营养素摄入量水平的方法。

（七）可耐受最高摄入量

远远超过 RDA 的摄入量也可能导致健康问题。膳食参考值（DRV）一项最近的创新是营养素的可耐受最高摄入量（tolerable upper intake level，UL）。UL 是慢性营养摄入的最高水平，几乎不会对人口中每个人的健康造成不利影响。随着慢性摄入量高于 UL，不良反应可能会增加[44]。作为设置 UL 基础的功能标准或不良反应的水平通常至少大于 RDA 或 AI。

表 15-3　除非另有说明，选择出的成年人能量百分比（单位：%E）

营养或饮食因素	FAO/WHO[13,41]	EFSA[15]	IOM[3]
总脂肪	15%～30%	20%～35%	20%～35%
饱和脂肪酸	<10%	尽可能低	尽可能低
ω-6 脂肪酸 （n-6 多不饱和脂肪酸）	5%～8%	4% 亚油酸	5%～10% 亚油酸[a]
ω-3 脂肪酸 （n-3 多不饱和脂肪酸）	1%～2%	0.5% α- 亚麻酸；250mg/d EPA＋DHA	0.6%～1.2% α- 亚麻酸[a]
反式脂肪酸	<1%	尽可能低	尽可能低
碳水化合物	55%～75%	45%～60%	45%～65%
膳食糖	<10% 游离糖	正在审查中	<25% 添加糖
蛋白质	10%～15%	未给定 %E	10%～35%
胆固醇	<300mg/d	未建立	尽可能低

DHA，二十二碳六烯酸；EPA，二十碳五烯酸；PUFA，多不饱和脂肪酸。其中大约 10% 的含量可能来自长链不饱和脂肪酸。

将风险评估模型应用于发生不良反应或未发现不良反应的较低摄入水平的现有数据。目前报告不良反应的数据太少了，因此无法为许多营养素设置 UL。然而，缺乏 UL 并不意味着较高的摄入量不存在发生不良反应的风险。尽管适用于现有数据的不确定性因素的大小在设置 UL 时考虑了不良反应的严重性，但与超过 UL 相关的不良事件的严重程度或严重程度可能因不同的营养素而异。最后，从技术角度来看，与 EAR 不同的是，UL 不能进行统计操作，因此在为消费者提供指导时只能作为参考值。一个为加拿大和美国提供当前 DRI 的在线交互式工具 http://ods.od.nih.gov/health_information/dietary_reference_intakes.aspx。

二、欧盟制订的膳食参考值

直到最近，欧盟的几个国家已经建立了自己的 NIV，这使得欧洲国家之间的膳食充足性评估和规划变得混乱和困难。EFSA 现在负责设置 NIV，也就是 DRV。2005 年，欧洲委员会要求欧洲食品安全局审查和更新 1993 年由欧洲食品安全局的前身——食品科学委员会（Scientific Committee on Food，SCF）建立的营养和能量摄入 DRV。2006 年，EFSA 发表了一份报告，描述了高维生素和矿物质摄入量对健康的不利影响，并建立了 7 种维生素和 9 种矿物质的 UL。本报告还包含了 SCF 之前确定的 UL。

2010 年，欧洲食品安全局就 DRV 的衍生和应用原则发表了意见 [5]。该机构随后发表了关于能量、蛋白质、碳水化合物、膳食纤维、脂肪及其成分和水的个体科学意见（2009—2012）；关于 14 种维生素和 13 种矿物质（2013—2017）；钠和氯（2019）。这一过程也更新了一些营养物质和人群的 UL[15]。

欧洲 DRV 使用与美国和加拿大 DRI 相似的一系列概念，如表 15-1 和 15-2 所示。主要的区别是使用人群参考摄入量（population reference intake，PRI）代替 RDA，使用宏量营养素参考摄入量范围（reference intake range for macronutrients，RI）代替 AMDR。由于个体的营养需求不同，满足人群中一半的人作为平均需要量（Average requirement，AR），满足几乎所有人（97.5%）作为 PRI。当个体需求在人群中正态分布时，PRI 计算为 AR 加其 SD 的两倍。然而，由于特定营养素的 SD 很少为人所知，因此大多使用默认值。在缺乏足够的科学证据和数据来确定营养素 AR 的情况下，可以在适当的情况下确定一种类似于 DRI 或 RI 的 AI。

欧洲食品安全署对每种营养物质的科学观点都发布在网站上，并汇集在欧洲食品安全署的电子期刊中 [15]。EFSA 在 2019 年完成了其开发和审查工作，最终发表了关于钠和氯的意见，其复合术语是安全和充足的摄入。

在线互动工具网址为 https://www.efsa.europa.eu/en/topics/topic/dietary-reference-values。

鉴于目前人们对膳食糖的关注，EFSA 在 2017 年同意了五个成员国的请求，更新 2010 年之前关于碳水化合物和膳食纤维 DRV 的科学意见 [15]。EFSA 之前发现没有足够的数据来确定总糖或添加糖的 UL。在新工作中，EFSA 将考虑是否可以建立总糖、添加糖或游离糖，定义如下：

- 总糖：食物中存在的单糖、果糖和半乳糖，以及蔗糖、乳糖、麦芽糖和海藻糖；
- 添加糖：用作加工食品和预制食品配料的糖，以及单独食用或在餐桌上添加到食品中的糖；
- 游离糖：蜂蜜、糖浆、果汁和浓缩果汁中天然添加的糖。

指导糖类评估的方案于 2018 年 [45] 发布，最新的科学意见计划于 2021 年完成。图 15-2 显示了应遵循的步骤过程。

三、澳大利亚和新西兰开发的营养参考值

澳大利亚和新西兰联合出版了名为营养参考值（NRV）的 NIV，其推导方式与美国和加拿大给出的类似 [4]。因此，许多 NRV 作为 EAR 和 RDI（而不是上面的 RDA）具有与美国和加拿大相同或相似的值。然而，大多数基于人群营养摄入的 AI 并非如此。澳大利亚和新西兰 NRV 的一个有趣和有用的特点是，根据专家对证据的审查，提出了减少慢性疾病风险的建议摘要。主要基于澳大利亚和新西兰的第 90 百分位数营养摄入量，提出的针对 14 岁及以上人群的建议膳食目标（SDT）是维生素 A、C、E、叶酸、钠、钾、膳食纤维和长链 n-3 脂肪酸。AMDR 旨在减少慢性疾病风险，同时确保蛋白质、碳水化合物、脂肪、亚油酸和亚麻酸的营养摄入充足。

2017 年，根据钠摄入量与血压之间令人信服的关系，审查了钠摄入量降低慢性疾病风险的 SDT 建议 [46]。新的 SDT 建议基于新的方法审查

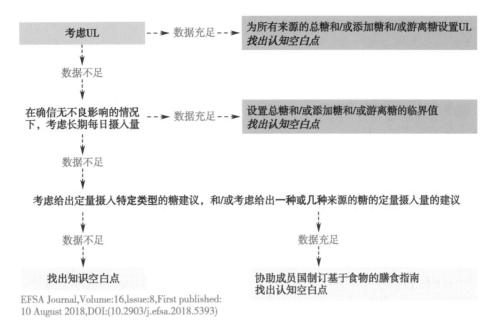

EFSA Journal,Volume:16,lssue:8,First published:
10 August 2018,DOI:(10.2903/j.efsa.2018.5393)

图 15-2　为总糖 / 添加糖 / 游离糖提供相关科学建议的步骤流程。From Protocol for the scientific opinion on the Tolerable Upper Intake Level of dietary sugars[Ref.45]. [©2018European Food Safety Authority. EFSA Journal published by John Wiley and Sons Ltd on behalf of European Food Safety Authority. This is an open access article under the terms of the Creative Commons Attribution-NoDerivs License，which permits use and distribution in any medium, provided the original work is properly cited and no mo dififications or adaptations are made.]

框架，从 1 600mg/d[4] 修订为 2 000mg/d。最高的平均摄入量可能对一般人群不构成风险，即 UL，也从 2 300mg/d[4] 修订到"未确定"，因为在分析的 1 200～3 300mg/d 的所有测量摄入水平内，钠摄入量的增加与血压升高有关。成人钠的 AI 保持在 460～920mg/d，以满足基本需求，并允许其他营养素的 AI，但这些水平可能不适用于每日活动量大的人来弥补汗水和钠流失。

四、其他国家开发的营养摄入价值

斯堪的纳维亚国家多年来共同发表了北欧营养建议，最近一次是在 2012 年[7]。许多发展中国家使用 FAO/WHO 公布的 NIV（见下节），或采用来自人口和环境相似的邻国 NIV。一些国家已经建立了自己的 NIV，部分基于本国的数据，部分来自上述一个或多个国家的数据。2013 年，中国发布了名为 DRI 的 NIV，但仅供本国使用。在东南亚等地区，人们也在努力协调营养摄入值[47]。

五、由 FAP、WHO 和 UNU 制订的营养素摄入值

本节介绍联合国各机构出版的供国际使用的各种联合编写或单一的专著。WHO/FAO 专家磋商审查了多年来有关膳食摄入量和与饮食有关的慢性疾病的证据，于 2013 年确定了宏量营养素及其成分（能量百分比）和盐的人口营养素摄入目标[41]。2012 年，WHO 随后应用了一种名为 WHO 指南（见下一节）的新方法来制订膳食摄入建议，以减少与饮食相关的慢性疾病风险。当时，WHO 与 FAO 和其他国际合作者就这类饮食建议进行联合专家协商的安排已接近尾声。

（一）能量需求（WHO-FAO-UNU）

人类需要能量来进行基础代谢（静息能量消耗），食物代谢反应，不同程度的身体活动和生长，妊娠和哺乳，以及特殊情况，如发热和暴露在极端寒冷时寒战所消耗的能量。

专家咨询建议能源需求报告[48] 是基于改进的总能量消耗数据，总能量消耗定义为个人或团体在 24 小时内平均消耗的能量。该报告建议，对于生活方式涉及不同习惯身体活动水平的人群，其能量需求应从 6 岁开始有所不同，并以基础代谢的倍数表示。PAL 应基于与长期健康、与久坐生活方式相关的疾病风险降低以及保持健康体重相一致的习惯性活动程度。

（二）蛋白质和氨基酸的需求（WHO-FAO-UNU）

2007 年发布了一份关于蛋白质需求的专家咨询机构的报告[49]。蛋白质和氨基酸的膳食需求的测定使用氮平衡作为蛋白质摄入量和损失的替代指标。

对成年男性和女性的安全蛋白质摄入量的建议以 10 千克体重为单位。成人氨基酸需要量以 mg/kg 体重 /d 和 mg/g 蛋白质为单位。在妊娠期和哺乳期也提供了安全的蛋白质摄入量水平。对于婴儿、儿童和青少年，每天给予每公斤和每天参考体重的安全蛋白质摄入量。该报告未确定蛋白质的可耐受上限（tolerable upper limit，TUL），报告认为由于摄入安全摄入量的三到四倍可能没有明显的伤害，TUL 可能远远高于以前报告中假设的安全摄入量的两倍。

2007 年的报告还修订了成人维持量的氨基酸评分模式，并从成人维持量模式和组织蛋白的氨基酸模式设计了婴儿和儿童年龄组的评分模式。

（三）膳食蛋白质质量评价（FAO）

发展中国家的一个重要方面是蛋白质质量。2013 年蛋白质质量评价专家咨询[50]回顾了先前推荐的蛋白质消化率校正氨基酸评分（Protein Digestibility Corrected Amino Acid Score，PDCAAS）方法，并建议用一种新的蛋白质质量测量方法——可消化必需氨基酸评分（Digestible Indispensable Amino Acid Score，DIAAS）取代 PDCAAS。该报告还建议，在计算不同年龄组的适用于不同蛋白质的 DIAAS；在膳食蛋白质评价中，氨基酸作为个别营养物质处理；并且只要可能，可消化氨基酸的数据应在食物表上给出。

出于监管目的，推荐了两种评分模式：婴儿配方奶粉的母乳氨基酸组成，以及所有其他食物和人群的幼儿（6 个月至 3 岁）的模式。认识到现有的数据不足以支持新方法在实践中的应用，该报告呼吁提供更多关于人类食物中真正的回肠氨基酸消化率的数据。

（四）碳水化合物（FAO 和 WHO）

2007 年发布了 FAO 1998 年关于人类营养中碳水化合物的报告[51]中的一些关键问题的科学更新[52]。它改进了对膳食纤维的定义，建议其基于公认的健康效益和满足监管要求的能力。专家们进一步提出，将膳食纤维定义为植物固有的细胞壁多糖，因此其分析方法应符合这一定义。该科学更新也支持了之前关于限制含有高游离糖的饮料和限制游离糖的总摄入量的建议[41]，以减少超重和肥胖的风险。

（五）脂肪和脂肪酸（FAO）

2008 年 FAO/WHO 脂质联合专家咨询会的报告[53]强调了某些脂肪酸类别在维持健康方面的作用。其中一个例子涉及长链多不饱和脂肪酸在新生儿和婴儿智力发育中发挥的令人信服的作用，以及在维持长期健康和预防一些慢性疾病方面发挥的有益作用。研究发现，大量摄入饱和脂肪酸，甚至更大程度的反式脂肪酸，会在很大程度上导致不利的血脂变化和心血管疾病的发展，而心血管疾病已成为发达国家和发展中国家成年人死亡的主要原因。WHO 关于 TFA[54]的最新科学报告对该报告的这一发现作出了重大贡献。该报告还没有发现确凿的证据支持因通常的摄入量使来自反刍动物来源的 TFA 与冠心病风险之间产生关联。

（六）维生素和矿物质（FAO 和 WHO）

1998 年举行的 FAO/WHO 关于维生素和矿物质需求的联合专家协商会的最后一次报告分两版发表[10,55]。该报告包含了 13 种维生素和 6 种矿物质的 NIV，包括铁和锌的多种 NIV，基于不同的当地饮食模式的生物利用度水平。这些 NIV 是基于现有的科学证据和 RNI 值（类似于 RDA），尽管数据解释的困难导致一些问题尚未解决。平均需要量仅在文本中讨论，并且将基于膳食摄入量的值归类为 RNI。随后，通过利用国际适用并依据科学的方法（或"模型"）对营养风险评估来建立营养和相关物质摄入量高水平的框架[17]。

六、WHO 指南

自 2012 年起，世卫组织根据《世卫组织指南制定手册》制定了营养素摄入建议指南[56]。世卫组织将其指南定义为"任何包含有关卫生干预措施建议的文件，无论它们是临床、公共卫生还是政策建议。"世卫组织通过了《建议评估、发展和评价分级法》（Grading of Recommendations Assessment，Development and Evaluation，GRADE），以评估证据基础的质量，并制订和报告建议。这种方法旨在确保这些指南没有偏见，满足公共卫生需要，并符合既定原则。指南程序中的步骤见框 15-1。

框 15-1

世卫组织指导方针发展[56]

指南程序中的步骤是：

- 确定优先问题和结果
- 证据检索
- 评估和综合证据
- 制订建议
- 识别研究空白
- 规划指南的传播、实施、影响评估和更新

建议可以分为强的或有条件的。强烈的建议表示坚持的理想效果大于不良后果，意味着在大多数情况下可以作为政策采用。有条件的建议表明，对利弊平衡的确定性较低，因此应首先进行政策辩论和利益攸关方协商。

（一）WHO 成人和儿童钠摄入量指南

钠和钾的指南都是基于对几种所描述的钠或钾摄入量变化对健康影响的证据的审查，包括低于或高于某些阈值的摄入量[11,12]。该指南得出的结论是，减少钠的摄入量可显著降低成人和儿童的收缩压和舒张压。钾摄入量的增加也会导致同样的结果。因此，WHO 强烈建议，通过将钠的摄入量减少到每天 5g 盐（2g 钠）以下，来降低血压，以降低成人患心血管疾病、卒中和冠心病的风险。WHO 同样强烈建议将食物中的钾摄入量增加到至少 90mmol/d（3 510mg/d），以达到相同的健康结果。另一项强烈的建议是，通过根据相对能量需求向下调整成人钠指南的量，来防止儿童血压的不良变化。然而，对于钾，只有有条件地建议儿童以同样的原因增加摄入量。

（二）WHO 成人和儿童糖摄入量指南

糖指南[13]回顾了与健康影响有关的证据，包括龋齿和体重的变化，以及一些所描述的游离糖摄入量的变化，包括定性的方向性变化和低于两个阈值的摄入量。基于对游离糖与龋齿之间关联的观察性研究得出的中等质量证据，指南强烈建议在整个生命过程中将游离糖摄入量减少到总能量摄入的 10% 以下。基于生态学研究的低质量证据，提出第二项有条件的建议，将所有人群的游离糖摄入量进一步减少到总能量的 5% 以下，以减少终身患龋齿的风险。

七、国际差异实例

表 15-3 和表 15-4 举例说明了当前国际、区域和两国来源的 NIV 数值差异。其中一些差异可能反映了不同人群、饮食模式或其他当地因素的需求。这些变化的其他方面可能是由于建议提出时证据基础的成熟度。

表 15-4　选择了代表几乎所有 19 岁男性的蛋白质、维生素和矿物质需求的 NIV

营养物质	FAO/WHO（RNI）[10]	EFSA（PRI）[15]	IOM（RDA）[3,33-36,38]
维生素 A	600mg（RE）	750mg（RE）	900mg（RAE）
维生素 C	45mg	110mg	90mg
维生素 E	10mg α-TE	13mg α-toc	15mg α-toc
叶酸	400mg（DFE）	330mg（DFE）	400mg（DFE）
钙	1 000mg	1 000mg	1 000mg
铁	9.1~27.4[a]mg	11mg	8mg
镁	260mg	350mg	400mg
硒	34mg	70mg	55mg
锌	4.2~14[b]mg	9.4mg	11mg

DFE，膳食叶酸当量；RAE，维生素 A 活性当量；RE，维生素 A 当量；α-TE，维生素 E 当量，α-Toc，维生素 E。

[a] 范围包括四种生物利用度的值。

[b] 范围包括三种生物利用度的值。

NIV 组之间的另一个实际区别是年龄范围的划分。例如，在其最近的出版物中，世界卫生组织规定男性成人的年龄范围为 19~65 岁，女性成人年龄范围为 19~50 岁和 51~65 岁，而 IOM 设置的成人年龄范围为 19~30、31~50 和 51~70 岁，EFSA 设置≥18 岁为营养与营养物质平衡两个年龄组的分界线，18~24 和≥25 岁或其他界限，作为男性和女性之间适当的年龄分界标准。

八、食品标签：营养参考值和每日参考值的使用

许多国家和食品法典[14]根据本国或各种 NIV 集合中推导出用于食品标签的 NRV。将 NRV 列入食品标准中，使食品制造商能够公示其食品的营养含量与相关 NRV 的百分比。这样，消费者就可以根据标签上的信息来解释每份食品的营养成分，了解其对健康营养摄入量的贡献。

由于食物通常广泛适用于多数群体，且食品标签的空间有限，根据年龄和性别的不同，一种营养物质会有多个 NIV，因此需要使用一个统一程序来推导出一个代表大多数人口需求的 NRV。常见的一种方法是只对成年男性或男性和女性的平均水平使用 NIV。如果在成年内的狭窄年龄范围内给予 NIV，NRV 则可能是以上年龄范围的组合范畴。成人 NIV 通常用以代表总体人群需求，因为 4 岁以上儿童的 NIV 通常在成人值的 80% 以内。

国际食品法典是粮农组织和 WHO 赞助下的国际食品标准制订机构，它制订了在国际上使用的营养标签准则。这些指导方针规定食品标签上标明的营养量应以公制单位表示，如毫克和 / 或 NRV 的百分比。食品法典公司最近审查并扩大了其营养标签指南中的 NRV 名单。在此过程中，食品法典建立了两种 NRV，即 NRV-R（需求）中关于蛋白质、13 种维生素和 10 种矿物质的推荐，以及 NRV-NCD（非传染性疾病）中关于饱和脂肪、钠和钾的推荐。Codex 中相关的 NRV-R 来自 $INL_{97.5}$，而不是平均需求；当 $INL_{97.5}$ 值不可用或不合适时，NRV 也来自 AI。三个 NRV-NCD[58,59] 分别基于 WHO[41] 对饱和脂肪的建议和粮农组织[53] 基于约 8.4MJ（2 000kcal）的能量摄入的建议和 WHO 关于钠[11] 钾[12] 的摄入指南。

食品法典委员会多年以来致力于研究营养和食品特殊饮食用途以更新一般人群 NRV-R 法典的工作，已被粮农组织和世卫组织记录在报告中，报告中指出了食品法典委员会在营养标签，以及 NRV-R 的最新的细节更新[60] 中的作用。食品法典委员会目前正在为年龄较大的婴儿和儿童开发 NRV-R，用于这两个年龄群体的特殊饮食用途。

在美国和加拿大，DRI 一直是日摄入量（Daily Value，DV）的基础，日摄入量的百分比显示在食品标签上。由于新的 DRI 已然可用，它们已经被用来更新食品标签上的 DV[61]。在更新之前，许多 DV 是基于美国 1968 年的 RDA，而在加拿大，标签值则是基于加拿大的 RNI。在美国，关于在食品标签中应该使用 RDA 还是 EAR[62,63]，以及选择成人 RDA 或 AI 作为 2016 年美国 DV 修订基础的问题目前仍存在争议。

第 4 节　与营养摄入值特别相关的问题

一、需要进一步协调 NIV

基于证据的 NIV 的开发成本非常昂贵，因此，我们有充分的理由在全球范围内协调这一过程。

（一）术语

自 2007 年提出在国际上协调术语和方法以来的 10 年里[1]，在采用食品法典营养标签指南中推荐的术语方面已经取得了进展[14]，但不是在国家或地区级别。2017 年，在之前工作的基础上，国际机构和美国政府[64,65] 探索了建立 NIV 的方法实现全球协调的证据。指出缺乏进一步协调的原因包括框 15-2 中所列的。

为了建立全球 NIV 协商小组的概念，最近的

框 15-2

缺乏进一步协调的原因包括[64,65]
- 不愿接受全球协调或无法获得有关协调的信息
- 术语混淆
- 缺乏资源：不仅是资金，还包括科学兴趣和政治可接受性（例如，由于贸易影响）
- 某些国家或人群缺乏数据。
- 由于法律或政治限制，缺乏数据、技术和结果缺乏公开或共享
- 对推荐值的不确定性缺乏澄清
- 在制定建议时，难以决定是否纳入或排除证据
- 在国家和地区之间选择的不同端点或标准
- 在建议更新方面的差异
- 将来自不同地区或国家的现有方法结合在一起的困难

一次会议得出结论,FAO/WHO 可以召集一个咨询小组,作为各国的资源库[64]。在制订特定区域或国家自己的,与食物组成、饮食调查、生物利用度和健康状况有关的 NIV 时,考虑特定区域或本国的特殊数据需求。所有与会者都认同,仍然需要填补 NIV 的知识空白并且应提高 NIV 改进方面的科学水平[64]。

当今的一个主要挑战是,某些营养物质的 ANR(EAR)和 UNL(UL)在不同国家之间并不具有可比性。这些差异反映了不同的研究结果回顾、纳入和排除标准、对证据解释的差异、选择特定研究来支持建议的理由以及主观判断。类似于 ANR 的 NIV 旨在描述人类的营养需求,通过调整体型和环境条件等因素,使它们在全球范围适用[64]。UNL(UL)也应具有广泛的适用性。

为了促进全球协调,术语也应加以标准化。同样重要的是,完善术语和使用的 NIV 表示为能量的百分比,通常与 CDRR 有关。人群新目标与为个体设定的目标并不相同,因为人群的目标取决于人群内摄入量的分布。例如,如果 NIV 以世卫组织的指导原则,设置糖的能量摄入比为 <5%,应说明此 NIV 适用的人群,很可能作为平均摄入量值或适用于几乎所有个体。这一事实在制订准则和目标时被广泛误解,需要加以解决。在确定各国以食物为基础的饮食建议时,应透明地使用 NIVS[33]。

(二)设置 NIV 的流程和步骤

全球协调还应包括确定 NIV 的核心过程和方法的标准化[64]。设置 NIV 需要改进的程序包括数据的选择、决策的透明度和所采用的科学评价方法。为儿童做开发的价值涵盖所有这些问题,包括应对数据缺乏及其自身独特的问题[65]。

使用系统评价和专家咨询;这是目前 IOM 为美国和加拿大制订 DRI 的典型方法。先提出关键问题,然后通过系统的循证文献回顾来解决问题。审查由信息学专家完成,他们确保搜索的完整性,并得到内容专家的协助。然后将系统审查结果提供给专家委员会,该委员会审查数据和其他证据,并确定最终数值。这一过程在很大程度上依赖于资助者(通常是美国政府和加拿大卫生部)。系统审查是昂贵耗时的,然而,为了提高 NIV 和指南的衍生质量,它们必须由公共部门提供资助。私人资金目前是不被接受的。已经对 DRI 过程中需要做的进一步改进进行总结。

预定义的分析网络;预定义的分析框架有助于明确系统审查问题。图 15-3 说明了考虑这些问题的框架。

(三)处理不能协调的价值观

有些 NIV 与其他国家 NIV 相比,更加难以接受全球协调。原因涉及文化、食物成分、生物利用度、健康状况或经济状况,还有对数值有较大影响的其他因素,如 AI,这些通常更多的是基于常规摄

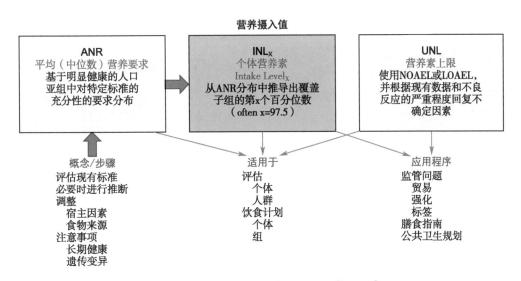

Note：Acronyms may vary according to national/regional use

图 15-3　概念,使用 NIV 的方法,以及 ANR、INLx 和 UNL 的应用。(Adapted from King and Garza, Food and Nutrition Bulletin,28：S1-12,2007.)

入量,而不是基于特定的生物需求,而 AMDR 则是基于在特定国家收集的流行病学数据[67]。除非在其他地方适用类似的条件,否则采用这些值可能不适用。各国或各地区也可能有与上述因素有关的特殊需求,这些因素将影响在设计粮食援助方案和其他应用时对人工智能和 AMDR 等价值的估计和使用。

明确不同国家对饮食营养需求和宿主相关因素的影响也同样重要。例如,不同国家的习惯性饮食差异很大,并影响着许多微量营养素的生物利用度,包括蛋白质、钙、镁、铁、锌、叶酸、维生素 A 和类胡萝卜素。宿主相关因素也可能因国而异,并影响生物利用度,从而影响营养需求。它们包括肠道因素(如盐酸、胃酸或内因子;其他,如肠黏膜通透性的改变)和全身因素(宿主、年龄、性别、种族、基因型和生命阶段,如妊娠和哺乳期,以及慢性和急性感染期)。这些因素都可能影响对饮食需求的估计,并可能需要考虑到这些国家的具体建议[68]。

（四）迈向全球协调的最新发展

根据最近的出版物[64,65] 关于 NIV 的全球协调方法,美国的研究人员开发了 26 个蛋白质、维生素和矿物质的 ANR（H-AR）,19 个所有群体和生命阶段的维生素和矿物质的 UNL（H-UL）[69]。这些值作为一种临时度量方法,是从美国 / 加拿大的 DRI 或欧洲的 DRV 中汇编而来,并优先考虑较新的数值。其中两个来源都只建立了同样营养物质的 AI,H-AR 的计算结果是假设 CV 为 12.5%,即 H-AR＝AI/1.25。作者用斜体表示结果,这些值的确定性较低,并指出使用这些值时,不足的普遍程度可能被高估了。统一的 NIV 特别适合国际或区域机构在全球或区域范围内进行人群营养摄入量的评估。

二、NIV 降低慢性疾病风险

除非有足够的证据,否则不应该对慢性疾病使用 NIV。人们热衷于以慢性疾病为终点,设置 NIV 的功能标准,但数据存在诸多空白,以至于对包括钙在内的任何微量营养素都不可能做到这一点[23]。美国 / 加拿大的 AMDR 是使用来自流行病学数据的慢性疾病终点来设置的;它们不是基于实验确定的数据。因此,制订 AMDR 的证据标准远不如用于估计微量营养素需求的证据标准严格。

由于几个原因,慢性疾病终点的因果推断更加困难。首先,大多数数据来自观察性研究,而不是随机的临床试验。第二,慢性疾病的病因是多因素的。第三,并不是人口中的每个人都罹患某些慢性疾病的风险,而所有人都需要相同的营养素。此外,可能不存在一个慢性疾病风险为零的阈值,摄入量(剂量)反应关系可能与描述营养需求的特征不同。例如,重叠建议的问题是复杂的,即减少一种慢性疾病风险的最佳摄入水平可能与另一种疾病的最佳摄入水平不同,或者对一个人口亚群有益的最佳摄入水平可能对其他亚群有害(见参考文献 19、第 7 章和参考文献 64 对这些问题进行的深入讨论)。

2017 年 NASEM 报告[19] 也建议可以考虑分析验证标志物而不是结果,如果他们在疾病发病机制的通路上与目标人群中感兴趣的慢性疾病显著相关,并通过营养干预而发生了改变,那么其中很大比例的变化应归因于该干预。如果所有这些标准都符合要求,那么来自替代标记物的研究结果就可以被用来作为基于相关慢性疾病的研究结果的支持信息。GRADE 评分至少为中等程度的确定性将构成一个可接受的置信水平,即营养与疾病是存在因果关系的[57]。最好是在因果途径上有一个单一的标记,并明确营养素和慢性疾病之间的剂量(摄入量)反应关系。此外,建议剂量(摄入量)反应数据只能外推到具有相似的慢性疾病相关的潜在因素的曾被研究过的相似人群。在确定钠的 CDR 以及在确定不确定钾的 CDR 值时,都遵循了这些建议[8]。

三、NIV 数据缺口

（一）所有生命阶段的可用数据

在某些年龄和生命阶段,需求数据的缺口相当大,特别是对于非常小的婴儿、较大的婴儿、幼儿和高龄老人,这些空白必须被填补,用于项目计划和政策制订。当缺乏数据时,必须使用外推法和插值法,从而增加不确定性。虽然委员会的建议中通常提到需要进一步研究,但一旦报告发布,研究议程往往被忽视。当需要更新建议时,相关的研究可能仍然无法获得。这些年龄组和其他年龄、性别或生命阶段组的剂量反应数据依然很少。各国在制订研究计划以填补现有数据的空白方面几乎没有进行协调。目前正努力以系统的方式综合研究需求,并呼吁研究人员关注,这应该有助于在未来推动这一进程向前发展[70]。

(二)特殊亚组的参考值

人群中的一些亚群,如患有某些疾病或单基因或多基因缺陷的人群,有特殊的营养需求。还需要一个为他们制订营养建议的框架[71]。

(三)关于非营养性生物活性食品成分的建议

食物中有许多成分通常不被归类为营养物质,但可能具有有益的生物效应。除了膳食纤维外,人们还缺乏对他们的消费建议。有必要制订评估安全食用量和潜在疗效的标准。需要一个概念框架来制订食物中膳食生物活性成分(如多酚类物质)的建议。

(四)支持 UNL 参考值的风险评估方法

这些 UNL 是由不同的群体根据相对稀少的数据设置的,其功能标准有时被认为没有临床意义,而且很难在统计上进行操作。WHO 公布了WHO/FAO 的营养风险评估模型,以便建立更严格地 UL 模型[17],并提出了改善为营养物质或其他食物物质(nutrients or other food substances,NOFS)建立慢性疾病 DRI(NIV)过程的建议[19]。根据NASEM 2017 年的报告,建议仅基于非慢性疾病终点建立 UL[19],钠或钾均未建立 UL[8]。

(五)NIV 的更新

应采用有意义的修订和更新的触发因素,以确定何时应进行新的审查。直到最近,各国通常在审查中更新他们的 NIV。这是昂贵耗时的,且意味着只有少数专家可以参与处理每种营养素。近年来,选择性更新已经流行起来。当指标显示存在大量关于需求的新数据时,就可能会触发这一机制。选择性更新还允许在特定时间更多地关注具有公共卫生意义的营养物质。只关注少数营养物质,使科学咨询委员能针对特定的营养物质汇聚更多的专业知识,使基于循证的系统评价成为可能,而同时进行多种营养物质进行审查的成本太高。鉴于所涉及的成本,需要采用透明的程序来选择要评估的营养素。

(六)利用新的基因发现,将个性化营养和功能标准联系起来

通过分析参与营养代谢的不同单核苷酸多态性(single-nucleotide polymorphisms,SNP)以及个人营养需求建立营养建议,以最大限度地减少DNA 损伤,最大限度地提高基因组水平,并最终

实现人类健康的设想已经被提出,并提出了评估其有效性的指南[72]。同样有趣的是,造成代谢效率低下的 SNP 是否按种族和民族分布,从而使某些大群体受到不同的影响。如果是这样,特定人群对特定营养素和 NIV 的需求可能会完全不同。虽然有可能知道未来是否会出现这种情况,但目前对于各种 SNP 的营养需求和与慢性疾病相关的影响仍然没有达成共识。

四、膳食评价与规划中应用的适宜性

在过去的十年中,估计通常摄入量和使用NIV进行评估和规划的技术已经可用[73]。在美国、加拿大和其他地方,这些技术已经被用于许多关于饮食充分性的研究中。由于这些方法相对较新,使用它们的人需要警惕在评估个人和群体时可能出现的缺陷[30,74,75]。重要的是,科学期刊的编辑委员会应完善其出版标准,以坚持使用适当的统计分析方法进行膳食评估和规划。用于评估营养充足性的调查的质量参差不齐,这可能会影响所获得的结果[76]。一个问题是确定 NIV 在其充分性标准上是否存在缺陷,或者在部分人群是否存在真正的缺陷。例如,在美国,根据"我们在美国吃什么"2013—2016 年的全国健康与营养调查的摄入量数据,大多数成年人(>18 岁的 72% 男性和 85%女性)饮食中的维生素 E 摄入不足[40]。然而,似乎并没有观察到已知的临床或功能方面的不良反应。这些发现应触发对用于制订参考标准的数据进行进一步的研究,以确定是否需要进行调整。

五、风险收益评估

对营养建议的公共卫生负担的评估可能包括风险效益评估,以确定使用 ANR 的低摄入量不足的风险,以及对同一营养素使用 UNL 的高摄入量时的不良影响风险。这对于监管机构评估食物强化对改善营养不足的潜在影响时尤为重要,同时对不同年龄 - 性别组的营养摄入量也不要增加至过量。

六、为改进 NIV 的工作的状况

总之,在过去几十年里,在协调全球 NIV 方面取得了相当大的进展,这种进步需要继续保持下去。今后,这将有助于鼓励各有关机构间进行更多的国际协商和合作。我们的目标应该是提高客

观性和透明度，并解决 NIV 中的许多差异，这些差异不是基于真实的生物学差异，而是基于在解释、方法和术语上的差异。第一步是综合对 NIV 的研究需求，并共同解决这些问题，如国际移民组织 DRI 研究需求研讨会所建议的那样[70]。

研究空白

- 婴儿和较大婴儿、幼儿和高龄老人的数据空白
- 大多数性别 / 年龄 / 生命阶段组的 NIV 剂量反应数据空白
- 为设置 UIs 的有临床意义的功能性标准和为建立 UIs 的更好的统计方法
- 慢性疾病 NIV 的功能标准
- 为特定人群和因某些疾病或基因缺陷导致特殊营养素需求的亚人群制定 NIV 框架，包括从 SMP 获取的信息内容
- 营养素以外的生物活性食品成分的 NIV
- 改进风险 - 效益评估

（朱华倩　施万英　译）

参 考 文 献

1. King JC, Garza C. Harmonization of nutrient intake values. *Food Nutr Bull*. 2007;28(28):3S−12S.
2. Food and Agriculture Organization and World Health Organization. *Review of Existing Daily Vitamin and Mineral Intake Reference Values*. Paper CX/NFSDU 11/33/4. Germany: Codex Committee on Nutrition and Foods for Special Dietary Uses; 2011.
3. Institute of Medicine. *Dietary Reference Intakes for Energy, Carbohydrate, Fiber, Fat, Fatty Acids, Cholesterol, Proteins and Amino Acids*. Washington, DC: The National Academies Press; 2002/2005. Available from: http://www.nationalacademies.org/hmd/Reports/2002/Dietary-Reference-Intakes-for-Energy-Carbohydrate-Fiber-Fat-Fatty-Acids-Cholesterol-Protein-and-Amino-Acids.aspx. Accessed October 8, 2019.
4. National Health and Medical Research Council and New Zealand Ministry of Health. *Nutrient Reference Values for Australia and New Zealand Including Recommended Dietary Intakes*; 2006. Available from: https://www.nrv.gov.au/home. Accessed July 14, 2019.
5. European Food Safety Authority. *Scientific Opinion on Principles for Deriving and Applying Dietary Reference Values*. 2010. doi:10.2903/j.efsa.2010.1458. Accessed 8 October 2019.
6. King JC, Vorster HH, Tome DG. Nutrient intake values (NIVs): a recommended terminology and framework for the derivation of values. *Food Nutr Bull*. 2007;28:16S−26S.
7. Nordic Council of Ministers. *Nordic Nutrition Recommendations 2012*; 2012. Available from: https://www.norden.org/en/publication/nordic-nutrition-recommendations-2012. Accessed July 14, 2019.
8. National Academies of Sciences, Engineering, and Medicine. *Dietary Reference Intakes for Sodium and Potassium*. Washington, DC: The National Academies Press; 2019. https://doi.org/10.17226/25353. Accessed October 8, 2019.
9. Committee on Medical Aspects of Food Policy. *Dietary Reference Values for Food Energy and Nutrients for the United Kingdom*; 1991. Available from: https://assets.publishing.service.gov.uk/government/uploads/system/uploads/attachment_data/file/743786/Dietary_Reference_Values_for_Food_Energy_and_Nutrients_for_the_United_Kingdom__1991_.pdf. Accessed October 8, 2019.
10. World Health Organization. *Human Vitamin and Mineral Requirements: Report of a Joint FAO/WHO Expert Consultation*. 2nd ed.; 2004. Available from: https://apps.who.int/iris/bitstream/handle/10665/42716/9241546123.pdf;jsessionid=F67D91E97880DCD6F4D89A8BAF448BC5?sequence=1. Accessed July 14, 2019.
11. World Health Organization. *Guideline: Sodium Intake for Adults and Children*; 2012. Available from: https://www.who.int/nutrition/publications/guidelines/sodium_intake/en/. Accessed July 14, 2019.
12. World Health Organization. *Guideline: Potassium Intake for Adults and Children*; 2012. Available from: https://www.who.int/nutrition/publications/guidelines/potassium_intake/en/. Accessed July 14, 2019.
13. World Health Organization. *Guideline: Sugars Intake for Adults and Children*; 2015. Available from: https://www.who.int/nutrition/publications/guidelines/sugars_intake/en/. Accessed October 8, 2019.
14. Codex Alimentarius Commission. *Guidelines on Nutrition Labelling*; 2017. CAC/GL 2-1985. Revised 2017. Available from: http://www.fao.org/fao-who-codexalimentarius/sh-proxy/en/?lnk=1&url=https%253A%252F%252Fworkspace.fao.org%252Fsites%252Fcodex%252FStandards%252FCXG%2B2-1985%252FCXG_002e.pdf. Accessed July 14, 2019.
15. European Food Safety Authority. *Dietary Reference Values for Nutrients*; 2017. Available from: https://efsa.onlinelibrary.wiley.com/doi/toc/10.1002/(ISSN)1831-4732.021217. Accessed October 8, 2019.
16. European Food Safety Authority. *Tolerable Upper Intake Levels for Vitamins and Minerals*; 2006. Available from: https://www.efsa.europa.eu/sites/default/files/efsa_rep/blobserver_assets/ndatolerableuil.pdf. Accessed October 8, 2019.
17. World Health Organization. *A Model for Establishing Upper Levels of Intake for Nutrients and Related Substances: Report of a Joint FAO/WHO Technical Workshop on Food Nutrient Risk Assessment*; 2006. Available from: https://www.who.int/ipcs/highlights/full_report.pdf. Accessed July 14, 2019.
18. Yetley EA, MacFarlane AJ, Greene-Firestone LS, et al. Options for basing Dietary Reference Intakes (DRIs) on chronic disease endpoints: report from a joint US/Canadian sponsored working group. *Am J Clin Nutr*. 2017;105(1):249S−285S.
19. National Academies of Sciences, Engineering, and Medicine. *Guiding Principles for Developing Dietary Reference Intakes Based on Chronic Disease*. Washington, DC: The National Academies Press; 2017. doi:10.17226/24828. Accessed 8 October 2019.
20. Institute of Medicine. *Dietary Reference Intakes: Applications in Dietary Assessment*. Washington, DC: National Academy Press; 2000. Available from: http://nationalacademies.org/hmd/Reports/2000/Dietary-Reference-Intakes-Applications-in-Dietary-Assessment.aspx. Accessed October 8, 2019.

21. Rand WM. The probability approach to nutrient requirements. *Food Nutr Bull.* 1990;12:1—8.

22. Yates AA. Using criteria to establish nutrient intake values (NIVs). *Food Nutr Bull.* 2007;28:38S—50S.

23. Trumbo PR. Challenges with using chronic disease endpoints in setting dietary reference intakes. *Nutr Rev.* 2008;66:459—464.

24. Russell RM. Current framework for DRI development: what are the pros and cons? *Nutr Rev.* 2008;66:455—458.

25. Thuraisingam S, Riddell L, Cook K, et al. The politics of developing reference standards for nutrient intakes: the case of Australia and New Zealand. *Publ Health Nutr.* 2009;12:1531—1539.

26. Lichtenstein AH, Yetley EA, Lau J. Application of systematic review methodology to the field of nutrition. *J Nutr.* 2008;138:2297—2306.

27. Russell R, Chung M, Balk EM, et al. Opportunities and challenges in conducting systematic reviews to support the development of nutrient reference values: vitamin A as an example. *Am J Clin Nutr.* 2009;89:728—733.

28. Chung M, Balk EM, Brendel MEA, et al. *Vitamin D and Calcium: A Systematic Review of Health Outcomes.* Evidence Report No. 183, AHRQ publication no. 09-E105; 2009. Available from: https://www.ahrq.gov/downloads/pub/evidence/pdf/vitadcal/vitadcal.pdf. Accessed July 14, 2019.

29. Chung M, Balk EM, Ip S, et al. Systematic review to support the development of nutrient reference intake values: challenges and solutions. *Am J Clin Nutr.* 2010;92:273—276.

30. Murphy SP, Vorster HH. Methods for using nutrient intake values (NIVs) to assess or plan nutrient intakes. *Food Nutr Bull.* 2007;28:51S—60S.

31. Institute of Medicine. *Dietary Reference Intakes: Applications in Dietary Planning.* Washington, DC: The National Academies Press; 2003. Available from: http://www.nationalacademies.org/hmd/Reports/2003/Dietary-Reference-Intakes-Applications-in-Dietary-Planning.aspx. Accessed October 8, 2019.

32. Institute of Medicine. Research methods to assess dietary intake and program participation in child day care. In: *Applications to the Child and Adult Care Food Programs: Workshop Summary.* Washington, DC: The National Academies Press; 2012. https://doi.org/10.17226/13411. Accessed October 8, 2019.

33. National Academies of Sciences, Engineering, and Medicine. *Review of WIC Food Packages: Improving Balance and Choice: Final Report.* Washington, DC: The National Academies Press; 2017. https://doi.org/10.17226/23655. Accessed October 8, 2019.

34. Institute of Medicine. *Dietary Reference Intakes for Calcium, Phosphorous, Magnesium, Vitamin D, and Fluoride.* Washington, DC: National Academy Press; 1997. Available from: http://nationalacademies.org/hmd/reports/1997/dietary-reference-intakes-for-calcium-phosphorus-magnesium-vitamin-d-and-fluoride.aspx. Accessed October 8, 2019.

35. Institute of Medicine. *Dietary Reference Intakes for Thiamin, Riboflavin, Niacin, Vitamin-B6, Folate, Vitamin-B12, Pantothenic Acid, Biotin, and Choline.* Washington, DC: National Academy Press; 1998. Available from: http://nationalacademies.org/hmd/Reports/2000/Dietary-Reference-Intakes-for-Thiamin-Riboflavin-Niacin-Vitamin-B6-Folate-Vitamin-B12-Pantothenic-Acid-Biotin-and-Choline.aspx. Accessed October 8, 2019.

36. Institute of Medicine. *Dietary Reference Intakes for Vitamin C, Vitamin E, Selenium, and Carotenoids.* Washington, DC: National Academy Press; 2000. Available from: http://nationalacademies.org/hmd/Reports/2000/Dietary-Reference-Intakes-for-Vitamin-C-Vitamin-E-Selenium-and-Carotenoids.aspx. Accessed October 8, 2019.

37. Institute of Medicine. *Dietary Reference Intakes for Vitamin A, Vitamin K, Arsenic, Boron, Chromium, Copper, Iodine, Iron, Manganese, Molybdenum, Nickel, Silicon, Vanadium, and Zinc.* Washington, DC: National Academy Press; 2001. Available from: http://nationalacademies.org/hmd/Reports/2001/Dietary-Reference-Intakes-for-Vitamin-A-Vitamin-K-Arsenic-Boron-Chromium-Copper-Iodine-Iron-Manganese-Molybdenum-Nickel-Silicon-Vanadium-and-Zinc.aspx. Accessed October 8, 2019.

38. Institute of Medicine. *Dietary Reference Intakes for Water, Potassium, Sodium, Chloride, And-Sulfate.* Washington, DC: The National Academies Press; 2005. Available from: http://nationalacademies.org/hmd/Reports/2004/Dietary-Reference-Intakes-Water-Potassium-Sodium-Chloride-and-Sulfate.aspx. Accessed October 8, 2019.

39. Institute of Medicine. *Dietary Reference Intakes for Calcium and Vitamin D.* Washington, DC: The National Academies Press; 2011.

40. USDA, Agricultural Research Service. *Usual Nutrient Intake from Food and Beverages, by Gender and Age, What We Eat in America;* 2019. NHANES 2013—2016. Available from: https://www.ars.usda.gov/northeast-area/beltsville-md-bhnrc/beltsville-human-nutrition-research-center/food-surveys-research-group/docs/wweia-usual-intake-data-tables/. Accessed October 8, 2019.

41. World Health Organization. *Diet, Nutrition and the Prevention of Chronic Diseases: Report of a Joint WHO/FAO Expert Consultation.* WHO Technical Report Series No. 916; 2003. Available from: https://www.who.int/dietphysicalactivity/publications/trs916/en/. Accessed October 8, 2019.

42. U.S. Department of Health and Human Services and U.S. Department of Agriculture. *2015 — 2020 Dietary Guidelines for Americans.* 8th ed.; 2015. Available from: https://health.gov/dietaryguidelines/2015/guidelines/. Accessed July 20, 2019.

43. Johnson RK, Appel LJ, Brands M, et al. Dietary sugars intake and cardiovascular health: a scientific statement from the American Heart Association. *Circulation.* 2009;120:1011—1020.

44. Institute of Medicine. *Dietary Reference Intakes: A Risk Assessment Model for Establishing Upper Intake Levels for Nutrients.* Washington, DC: National Academy Press; 1998. Available from: http://www.nationalacademies.org/hmd/Reports/1998/Dietary-Reference-Intakes-A-Risk-Assessment-Model-for-Establishing-Upper-Intake-Levels-for-Nutrients.aspx. Accessed October 8, 2019.

45. European Food Safety Authority. *Protocol for the scientific opinion on the Tolerable Upper Intake Level of dietary sugars;* 2018. Available from: https://efsa.onlinelibrary.wiley.com/doi/10.2903/j.efsa.2018.5393. Accessed October 8, 2019.

46. National Health and Medical Research Council and New Zealand Ministry of Health. *Nutrient Reference Values for Australia and New Zealand: Sodium;* 2017. Available from: https://www.nrv.gov.au/nutrients/sodium. Accessed July 14, 2019.

47. Barba CV, Cabrera MI. Recommended dietary allowances harmonization in Southeast Asia. *Asia Pac J Clin Nutr.* 2008;17(Suppl 2):405—408.

48. Food and Agriculture Organization. *Human Energy Requirements: Report of a Joint FAO/WHO/UNU Expert Consultation;* 2004. FAO Food and Nutrition Technical Report Series No. 1. Available from: https://www.who.int/nutrition/publications/nutrientrequirements/9251052123/en/. Accessed October 8, 2019.

49. World Health Organization. *Protein and Amino Acid Requirements in Human Nutrition: Report of a Joint FAO/WHO/UNU Expert Consultation;* 2007. WHO Technical Report Series No. 935. Available from: https://www.who.int/nutrition/publications/nutrientrequirements/WHO_TRS_935/en/. Accessed October 8, 2019.

50. Food and Agriculture Organization. *Dietary Protein Quality Evaluation in Human Nutrition. Report of an FAO Expert Consultation;* 2013. FAO Food and Nutrition Paper 92. Available from: http://www.fao.org/publications/card/en/c/ab5c9fca-dd15-58e0-93a8-d71e028c8282. Accessed October 8, 2019.

51. Food and Agriculture Organization. *Carbohydrates in Human Nutrition: Report of a Joint FAO/WHO Expert Consultation.* Rome: Food and Agriculture Organization; 1998. FAO Food and Nutrition Paper 66. Available from: http://www.fao.org/docrep/W8079E/W8079E00.htm. Accessed October 8, 2019.

52. Nishida C, Martinez Nocito F, Mann J. Joint FAO/WHO scientific update on carbohydrates in human nutrition. *Eur J Clin Nutr.* 2007;61(Suppl 1):1S—137S.

53. Food and Agriculture Organization. *Fats and Fatty Acids in Human Nutrition: Report of a Joint FAO/WHO Expert Consultation;* 2010. FAO Food and Nutrition Paper 91. Available from: http://www.fao.org/publications/card/en/c/8c1967eb-69a8-5e62-9371-9c18214e6fce. Accessed October 8, 2019.

54. Nishida C, Uauy R. WHO scientific update on trans fatty acids (TFA). *Eur J Clin Nutr.* 2009;63(Suppl 2):1S—75S.

55. Food and Agriculture Organization. *Human Vitamin and Mineral Requirements: Report of a Joint FAO/WHO Expert Consultation;* 2002. Available from: http://www.fao.org/publications/card/en/c/ceec621b-1396-57bb-8b35-48a60d7faaed. Accessed October 8, 2019.

56. World Health Organization. *WHO Handbook for Guideline*

Development. 2nd ed.; 2014. Available from: https://apps.who. int/iris/handle/10665/145714. Accessed July 14, 2019.

57. Welcome to the GRADE Working Group. *From Evidence to Recommendations − Transparent and Sensible.* Available from: http://www.gradeworkinggroup.org/. Accessed 8 October 2019.

58. Codex Committee on Nutrition and Foods for Special Dietary Uses (CCNFSDU). 2012. Report of the 34th Session, REP 13/NFSDU, Paragraph 65.

59. Codex Committee on Nutrition and Foods for Special Dietary Uses (CCNFSDU). 2014. Report of the 36th Session, REP 15/NFSDU, Paragraph 116.

60. Lewis J. *Codex Nutrient Reference Values*; 2019. Available from: http://www.fao.org/documents/card/en/c/ca6969en. Accessed December 18, 2019.

61. Food and Drug Administration. Food Labeling: Revision of the Nutrition and Supplement Facts Labels, May 27, 2016; RIN:0910-AF22; CFR:21 CFR Part 101 Federal Register Number:2016-11867; FDA Docket-2012-N-1210.

62. Institute of Medicine. *Dietary Reference Intakes: Guiding Principles for Nutrition Labeling and Fortification.* Washington, DC: The National Academies Press; 2003. Available from: http://nationalacademies.org/hmd/Reports/2003/Dietary-Reference-Intakes-Guiding-Principles-for-Nutrition-Labeling-and-Fortification.aspx. Accessed October 8, 2019.

63. Murphy SP, Barr SI, Yates AA. The Recommended Dietary Allowance (RDA) should not be abandoned: an individual is both an individual and a member of a group. *Nutr Rev.* 2006;64:313−315. Discussion 315−318.

64. National Academies of Sciences, Engineering, and Medicine. Global harmonization of methodological approaches to nutrient intake recommendations. In: *Proceedings of a Workshop.* Washington, DC: The National Academies Press; 2018. https://doi.org/10.17226/25023. Accessed October 8, 2019.

65. National Academies of Sciences, Engineering, and Medicine. *Harmonization of Approaches to Nutrient Reference Values: Applications to Young Children and Women of Reproductive Age.* Washington, DC: The National Academies Press; 2018. https://doi.org/10.17226/25148. Accessed October 8, 2019.

66. Institute of Medicine. *The Development of DRIs 1994−2004: Lessons Learned and New Challenges − Workshop Summary.* Washington, DC: The National Academies Press; 2008. https://doi.org/10.17226/12086. Accessed October 8, 2019.

67. National Research Council. *Improving Data to Analyze Food and Nutrition Policies.* Washington, DC: The National Academies Press; 2005. https://doi.org/10.17226/11428. Accessed October 8, 2019.

68. Gibson R. The role of diet- and host-related factors in nutrient bioavailability and thus in nutrient-based dietary requirement estimates. *Food Nutr Bull.* 2007;28:77S−100S.

69. Allen LH, Carriquiry AL, Murphy SP. Perspective: proposed harmonized nutrient reference values for populations. *Adv Nutr.* 2019. https://doi.org/10.1093/advances/nmz096, 00:1−15.

70. Suitor C, Meyers L. *Dietary Reference Intakes Research Synthesis, Workshop Summary.* Washington, DC: The National Academies Press; 2007. https://doi.org/10.17226/11767. Accessed October 8, 2019.

71. National Academies of Sciences, Engineering, and Medicine. *Examining Special Nutritional Requirements in Disease States: Proceedings of a Workshop.* Washington, DC: The National Academies Press; 2018. https://doi.org/10.17226/25164. Accessed October 8, 2019.

72. Grimaldi KA, van Ommen B, Ordovas JM, et al. Proposed guidelines to evaluate scientific validity and evidence for genotype-based dietary advice. *Genes Nutr.* 2017;12:35. https://doi.org/10.1186/s12263-017-0584-0. Accessed October 8, 2019.

73. Barr SI. Applications of dietary reference intakes in dietary assessment and planning. *Appl Physiol Nutr Metabol.* 2006;31:66−73.

74. Murphy SP. Using DRIs for dietary assessment. *Asia Pac J Clin Nutr.* 2008;17(Suppl 1):299S−301S.

75. Murphy SP, Guenther PM, Kretsch MJ. Using the dietary reference intakes to assess intakes of groups: pitfalls to avoid. *J Am Diet Assoc.* 2006;106:1550−1553.

76. Garcia-Alvarez A, Blanquer M, Ribas-Barba L, et al. How does the quality of surveys for nutrient intake adequacy assessment compare across Europe? A scoring system to rate the quality of data in such surveys. *Br J Nutr.* 2009;101(Suppl 2):51S−63S.

第 16 章

食品营养标签

Elizabeth J. Campbell, BSc

James E. Hoadley, PhD

Robert C. Post, PhD, MEd, MSc

EAS Consulting Group, Alexandria, VA, United States

【摘要】 本章主要讨论美利坚合众国（United States of America, USA）的营养标签政策，并对国际政策进行有限的概述。本章涉及的政策包括指定格式的强制性和非强制性的营养标签，以及可选的营养相关的标签声称。在美国，大多数食品都需要食品营养标签，本章提供的大部分政策细节是针对美国的常规食品。膳食补充剂将在第一卷第 35 章中讨论。在美国，由于膳食补充剂是食品的一个监管子集，本章也简要介绍了美国对膳食补充剂营养标签要求。

【关键词】 膳食指南；DRV；DV；FDS；FSIS；营养；营养成分表；营养相关声明；RDI。

第 1 节 美国对食品营养标签的要求

一、简介

美国卫生与公共服务部（Health and Human Service, HHS）下属的食品药品管理局（Food and Drug Administration, FDA）和美国农业部（US Department of Agriculture, USDA）下属的食品安全检验局（Food Safety and Inspection Service, FSIS）都是公共卫生监管机构，确保其各自管辖范围内的食品安全、卫生和标签准确。FDA 监管的产品，包括谷物/粮食、水果、蔬菜、乳制品、海产品和其他食品类别，以及由这些食品制成的产品，在美国消费者花费的每一美元中约占 20 美分，约占美国食品供应的 75%[1]。FSIS 对大约 25% 的食品供应有管辖权，主要是肉类、家禽和鸡蛋产品，以及由这些加工制成的产品，还有对鲶鱼的检查。

作为其工作的一部分，FDA 和 FSIS 都监管食品标签，包括食品营养标签，并对营养信息的宣布有或多或少相同的要求。在某些情况下，如健康声称和结构功能声称，FSIS 采取遵从 FDA 的规定的政策。如果这两个机构的政策之间存在微小的差异，FSIS 通常接受符合 FDA 要求的食品营养标签。本章的重点是适用于由这两个机构监管的食品的要求和规定。

二、标签中营养素声称的依据

（一）美国人的膳食指南建议

美国人群膳食指南（Dietary Guidelines for Americans, DGA）是一项联邦政策，指导政策制订者、卫生专业人士和教育工作者提出建议，帮助所有 2 岁及以上人群摄入健康并营养充足的膳食[2]。DGA 每 5 年进行更新和修订。DGA 中的信息被用于制订联邦食品、营养及健康政策和项目，并且是为公众设计的营养教育资源以及 HHS 和 USDA 食物项目组成部分的基础。DGA 的目标是，如果遵循这些建议（与体育活动一起），将有助于促进健康，帮助降低与膳食有关的慢性疾病的风险。因此，在这些领域中，如通过评估以形成建议的科学证据和组成建议的健康饮食模式，该指南体现了关于促进健康的充足营养摄入的最新研究。

（二）FDA 和 FSIS 的食品营养标签监管要求

在 FDA 和 FSIS 管辖范围内零售的大多数包装食品都必须贴上"营养成分标签"，这是实施膳食指南的一个主要手段。膳食指南考虑、应用并加强了膳食营养素参考摄入量（dietary reference intake, DRI）。DRI 是一套基于营养素参考值的总称，是对营养素摄入量的定量估算，可用于规划和评估健康人群的饮食。DRI 是在定期报告基础上的扩展，这些报告被称为膳食营养素推荐供给量（recommended dietary allowance, RDA），由医学研究所（现在的美国医学科学院[National Academy of Medicine，NAM]）于 1941 年首次发布。通过评估美国人最新的饮食习惯和模式，每一版的膳食指南都会重新确定当前值得关注的营养素的优先次序。FDA 于 2016 年 5 月完成对营养成分标签法规的最新更新，在制订营养标签要求时考虑了 NAM 的 DRI，用于形成 2015—2020 年 DGA 营养素摄入建议和值得关注的营养素[3]。

根据膳食指南政策，值得关注的营养素是指在当前美国膳食模式中被摄入过量或摄入不足的营养素，并有可能对公共健康产生重大影响[2]。营养素摄入量数据，如与营养状况的生化标志物（如有）相印证，以及与健康结果相关联，都被用来确定某种营养素是值得关注的。营养素摄入不足，或称"营养素短缺"，是指相对基于 NAM 的标准，如平均需要量（estimated average requirement，EAR）或适宜摄入量（adequate intake，AI）而言，在美国人口中或在特定群体或部分人口中摄入不足的情况很普遍。营养素摄入过量，是指在美国人口中或在特定群体或部分人口中，相对基于 NAM 的标准，如可耐受最高摄入量或其他专家组的标准，摄入过量的情况很普遍。食品标签和食品标签中的营养成分表中标示的营养素，是《膳食指南》中确定为值得关注的营养素。因此，食品标签上的营养成分表是帮助消费者做出明智的食品和饮料选择的重要工具，它反映了多摄入有益的值得关注的营养素和少摄入不良的值得关注的营养素的建议。

除了在营养成分表中标示的与值得公共健康关注的营养素有关的强制性营养素外，其他营养素可自愿在标签上和标签中声明，但必须遵守 FDA 和 USDA 的监管要求。

（三）标签中的强制性和自愿性（可选）营养素

2016 年 5 月，FDA 发布了两项更新食品营养标签要求的最终规定。"食品标签：营养和补充剂成分表的修订"，制订了关于强制性和非强制性声明营养素的最新规定。第二条规定更新了日常消费的参考量（reference amounts customarily consumed，RACC），并解决了食品营养标签中使用分量的有关问题。2021 年 1 月 1 日之后应用于食品的所有标签必须符合这些修订后的要求[3]。

FDA 的最终规定修订了 FDA 常规食品（和膳食补充剂）标签条例的各个方面，在食品标签上提供最新的营养资讯，以帮助消费者保持健康的饮食习惯，与目前 DGA 的建议一致[1,4]。更新的信息与当前营养素与慢性疾病、健康相关条件、生理终点和 / 或维持健康的膳食模式之间的关联数据一致，这些数据影响了美国当前与饮食有关的公共健康状况，并与消费者理解和消费模式的新信息相呼应。其中，最终规定更新了需要或允许声明的营养素清单，并提供了最新的每日参考值和每日参考摄入量，这些都是基于当前共识的报告中的饮食建议。

FDA 关于营养成分表的最终规定指出，食品营养标签信息是为了帮助消费者做出更明智的选择，以摄入健康的饮食，而不是为了对现有疾病进行临床治疗。然而，FDA 表示，美国很大一部分人群存在罹患慢性疾病的风险，这是营养成分表的内容和格式的主要目标。同时，FDA 在更新营养素声明规定时认识到，标签上没有空间容纳所有可能与保持健康膳食习惯有关的信息，而且大多数食品标签上的空间限制使得标示所有必需营养素是不现实的。FDA 指出，标签上大量的信息可能会干扰消费者使用具有最大公共健康意义的信息的能力，鉴于标签上所要求的信息数量和格式，有必要对标签上的非强制性信息进行限制，以便非强制性的信息不会使标签变得杂乱无章，不会误导、混淆或使消费者不知所措，也不会影响对必需的、强制性信息的突出和强调。

1. 强制性营养素　营养成分表——如图 16-1 所示的标准垂直格式显示的强制性营养素[5]。出于上述目的，标签上必须有强制性的宏量营养素和微量营养素，为了帮助消费者对食品的营养成分做出明智的决定，以实现符合膳食建议的更好和更健康的饮食模式。强制性宏量营养素包括总脂肪、饱和脂肪、反式脂肪、胆固醇、总碳水化合物、膳食纤维、总糖 / 添加糖以及蛋白质。强制性微量营养素包括钠、维生素 D、钙、铁和钾。

2. 非强制性 / 可选择营养素　美国法规允许在某些监管规定中自愿声明更多的微量营养素。图 16-2 显示了一个带有非强制性营养素的标准垂直格式的营养成分表[6]。

营养成分表	
每盒8份	
分量	2/3杯(55g)

每分量
能量 230

	营养素参考值%*
总脂肪 8g	10%
饱和脂肪 1g	5%
反式脂肪 0g	
胆固醇 0mg	0%
钠 160mg	7%
总碳水化合物 37g	13%
膳食纤维 4g	14%
总糖 12g	
包括10g添加糖	20%
蛋白质 3g	

维生素D 2mcg 10%	•	钙 260mg 20%
铁 8mg 45%	•	钾 240mg 6%

* 营养素参考值%（DV）告诉你一份食物中的营养素对每日膳食的贡献有多大。一般营养建议采用每天8.4MJ（2 000kcal）的能量。

图 16-1 纵向显示并列的微量营养素

三、声明营养素的依据——营养素摄入需求参考值：每日参考值和推荐每日摄入量以及方便消费者的"营养素参考值"

（一）每日参考值和推荐每日摄入量

每日参考值（daily reference values，DRV）和推荐每日摄入量（recommended daily intake，RDI）与 4 岁及以上普通人群的营养素需求有关，并适用于某些营养素和人群。如前所述，这两个参考值都是由 NAM 在共识报告中制订的。这些数值有助于消费者理解食品中某种营养素含量的信息，并对食品的营养价值进行比较。普通人群的 DRV 和 RDI 是为成人和 4 岁或以上儿童制订的，亚人群的参考值是为 12 个月以下的婴儿、1～3 岁的儿童、孕妇和哺乳期妇女制订的。DRV 是指总脂肪、饱和脂肪、胆固醇、总碳水化合物、膳食纤维、添加糖、钠和蛋白质；RDI 是指膳食中的必需维生素和矿物质。表 16-1 列出了为人类营养所必需的强制性和非强制性维生素和矿物质制订的营养素的 RDI、术语和计量单位[7]。

表 16-2 为所示的食品成分确定了 DRV、术语和计量单位[8]。

营养成分表	
每盒17份	
分量	3/4杯(28g)

每分量
能量 140

	营养素参考值%*
总脂肪 1.5g	2%
饱和脂肪 0g	0%
反式脂肪 0g	
多不饱和脂肪 0.5g	
单不饱和脂肪 0.5g	
胆固醇 0mg	0%
钠 160mg	7%
氟 0mg	
总碳水化合物 22g	8%
膳食纤维 2g	7%
可溶性纤维<1g	
不溶性纤维 1g	
总糖 9g	
包括8g添加糖	16%
蛋白质 9g	18%
维生素D 2mcg (80IU)	10%
钙 130mg	10%
铁 4.5mg	25%
钾 110mg	2%
维生素A 90mcg	10%
维生素C 9mg	10%
硫胺素焦磷酸（）维生素B₁ 0.3mg	25%
核黄素维生素B₂ 0.3mg	25%
烟酸 4mg	25%
维生素B₆ 0.4mg	25%
叶酸 200mcg DFE (120mcg 叶酸)	50%
维生素B₁₂ 0.6mcg	25%
磷 100mg	8%
镁 25mg	6%
锌 3mg	25%
胆碱 60mg	10%

* 营养素参考值%（DV）告诉你一份食物中的营养素对每日膳食的贡献有多大。一般营养建议采用每天8.4MJ（2 000kcal）的能量。

每克含能量：
脂肪 9 • 碳水化合物 4 • 蛋白质 4

图 16-2 纵向显示包括一些非强制性营养素

（二）营养素参考值 %

营养成分表中的营养素含量声明——包括强制性和非强制性营养素——必须用表 16-1 和表 16-2 所示的计量单位表示该食品或饮料的一份标签中的数量，以及贡献的营养素参考值（daily value，DV）百分比。

表 16-1　强制性和非强制性维生素和矿物质

营养素	计量单位	RDI			
		成人和≥4 岁的儿童	12 个月以下的婴儿 [a]	1~3 岁的儿童	孕妇和哺乳期妇女
维生素 A	μg RAE[b]	900	500	300	1 300
维生素 C	mg	90	50	15	120
钙	mg	1 300	260	700	1 300
铁	mg	18	11	7	27
维生素 D	μg[c]	20	10	15	15
维生素 E	mg[d]	15	5	6	19
维生素 K	μg	120	2.5	30	90
维生素 B$_1$	mg	1.2	0.3	0.5	1.4
维生素 B$_2$	mg	1.3	0.4	0.5	1.6
维生素 B$_3$	mgNE[e]	16	4	6	18
维生素 B$_6$	mg	1.7	0.3	0.5	2.0
叶酸 [f]	μgDFE[g]	400	80	150	600
维生素 B$_{12}$	μg	2.4	0.5	0.9	2.8
生物素	μg	30	6	8	35
泛酸	mg	5	1.8	2	7
磷	mg	1 250	275	460	1 250
碘	μg	150	130	90	290
镁	mg	420	75	80	400
锌	mg	11	3	3	13
硒	μg	55	20	20	70
铜	mg	0.9	0.2	0.3	1.3
锰	mg	2.3	0.6	1.2	2.6
铬	μg	35	5.5	11	45
钼	μg	45	3	17	50
氯化物	mg	2 300	570	1 500	2 300
钾	mg	4 700	700	3 000	5 100
胆碱	mg	550	150	200	550
蛋白质	g	N/A	11	N/A	71[h]

　　[a] RDI 是基于对 12 个月以下婴儿的膳食营养参考摄入量的建议。

　　[b] RAE＝维生素 A 活性当量：1μg RAE＝1μg 维生素 A，2μg 补充 b- 胡萝卜素，12μg b- 胡萝卜素，或 24μg α- 胡萝卜素或 24μg b- 蝶形红素。

　　[c] 维生素 D 的含量除了必须用 μg 为单位表示，还可以（但不是必需）用国际单位（IU）表示。

　　[d] 1mg α- 维生素 E（标签声明）＝1mg α- 维生素 E＝1mg RRR-α- 维生素 E＝2mg 所有 rac-α- 维生素 E。

　　[e] NE＝烟酸当量。1mg NE＝1mg 烟酸＝60mg 色氨酸。

　　[f]"叶酸"和"合成叶酸"必须在常规食品和膳食补充剂标签中标示。叶酸的标示必须以 μg DFE 为单位（当表示为常规食品或膳食补充剂中的重量定量时），并以 μg DFE 的叶酸为基础的 %DV。叶酸在常规食品中可以用 %DV 来表示。当添加合成叶酸或对该营养素进行声明时，必须在括号中以 μg 标示。

　　[g] DFE＝膳食叶酸当量；1DFE＝1μg 天然叶酸＝0.6μg 叶酸。

　　[h] 成人、4 岁以上儿童、孕妇和哺乳期妇女的参考能量摄入是基于 8.4MJ（2 000kcal）能量。

表 16-2　强制性营养素

		DRV- 食物成分			
食物成分	计量单位	成人和≥4 岁的儿童	12 个月以下的婴儿	1～3 岁的儿童	孕妇和哺乳期妇女
脂肪	g	78[a]	30	39[b]	78[a]
饱和脂肪	g	20[a]	N/A	10[b]	20[a]
胆固醇	mg	300	N/A	300	300
总碳水化合物	g	275[a]	95	150[b]	275[a]
钠	mg	2 300	N/A	1 500	2 300
膳食纤维	g	28[a]	N/A	14[b]	28[a]
蛋白质	g	50[a]	N/A	13[b]	N/A[c]
添加糖	g	50[a]	N/A	25[b]	50

ᵃ 成人、4 岁以上儿童、孕妇和哺乳期妇女的参考能量摄入是基于 2 000kcal 能量。

ᵇ 1～3 岁的儿童的参考能量摄入是基于 1 000kcal 能量。

ᶜ 这些蛋白质的 DV 详见表 16-1。

FDA 和 FSIS 的食品营养标签法规的目标是方便消费者理解和使用营养信息。为了限制消费者的混淆，避免在食品标签上同时列出"%DRV"和"%RDI"，该法规对所有营养素使用一个术语，即DV。%DV 反映了根据某种营养素的每日参考摄入量（DRV 或 RDI），一份产品中该营养素的百分比。%DV 帮助消费者了解一份食物中的营养素含量，如何与他们的日常饮食总量相适应。连同标签上的营养素实际含量，%DV 使他们能够比较食品的营养价值，建立符合 DGA 建议的健康饮食模式。

四、食品包装标签营养信息

设计营养成分表格式的一个目标是，在标签上包括尽可能多的营养成分和用过多的信息使消费者不知所措之间取得平衡。另一个目标是确保食品标签中的营养信息统一，以方便比较不同食品。为了实现这些目标，FDA 对营养成分表的格式有强制性规定，规定了统一的外观、内容、尺寸和在食品标签上的位置。只有食品营养标签条例规定的素材允许在营养成分表中出现。营养成分表的条例详见 21CFR 101.9[9]。在 2016 年的更新中，一些主要的营养成分表修订内容是

- 提高能量的显著性
- 以食品营养标签的目的定义膳食纤维
- 将添加糖列为需标明的营养素
- 修改必须标明的维生素和矿物质的种类
- 修订 DV，以反映目前推荐的膳食水平

- 修订 RACC，以反映目前的消费模式

营养成分表垂直格式的组成

营养成分表的标准样式是一个垂直的矩形框，框内有一个极细的边框。有一些垂直格式的替代品，可以用来适应独特的包装形状或小尺寸（表格格式和线性格式），或适应营养素含量最低的食品（如简化格式）。在包装尺寸允许的情况下，营养成分表必须放置在食品包装正面的右侧（称为原则性展示板）。框内的信息为单一的深色，设置在白色或其他中性色的统一背景上。字母应采用单一的无衬线字体，有大小写，并按规定加粗和字体大小。垂直格式的营养成分表有五个部分，每个部分都由水平线隔开，这些水平线被指定为粗线（7号）、中线（3 号）或细线（1/4 号）。这六个部分是标题、分量信息、能量信息、宏量营养素含量、维生素和矿物质含量以及脚注。

1. 标题　如图 16-3 所示，营养成分表的标题是方框内的顶行[5]。实际上，标题要加粗，字体要足够大（至少 16 号字），以延伸到整个盒子的宽度；它是框内最大的字体。在标题的下面有一条水平线。"标题"后面跟着"分量信息"。

2. 分量信息　如图 16-4 所示，"分量信息"部分的第一行，用非加粗的 10 号字写着"每容器 ＿份"[8]。每容器的分量应四舍五入为整数；四舍五入后，前面加"约"。第二行写明"分量"以及用加粗的 10 号字描述分量的信息。"分量"的标题是左对齐的；尺寸信息是右对齐的。分量以"常见的家

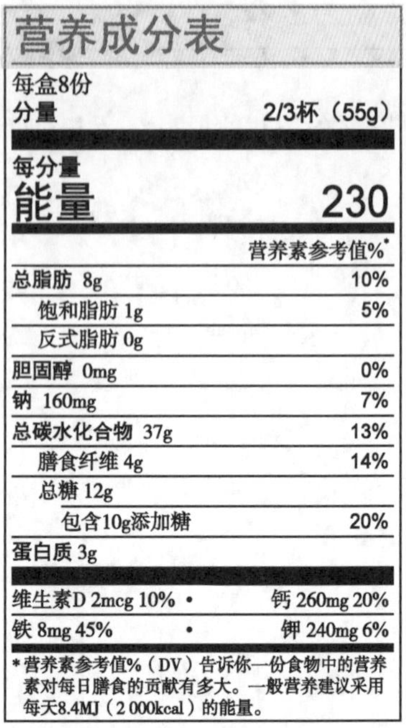

营养成分表

营养成分表

每盒8份
分量　　　　　　　　　2/3杯（55g）

每分量
能量　　　　　　　　**230**

营养素参考值%*

总脂肪 8g	10%
饱和脂肪 1g	5%
反式脂肪 0g	
胆固醇 0mg	0%
钠 160mg	7%
总碳水化合物 37g	13%
膳食纤维 4g	14%
总糖 12g	
包含10g添加糖	20%
蛋白质 3g	

| 维生素D 2mcg 10% | ● | 钙 260mg 20% |
| 铁 8mg 45% | ● | 钾 240mg 6% |

*营养素参考值%（DV）告诉你一份食物中的营养素对每日膳食的贡献有多大。一般营养建议采用每天8.4MJ（2 000kcal）的能量。

图 16-3　营养成分表 - 标题

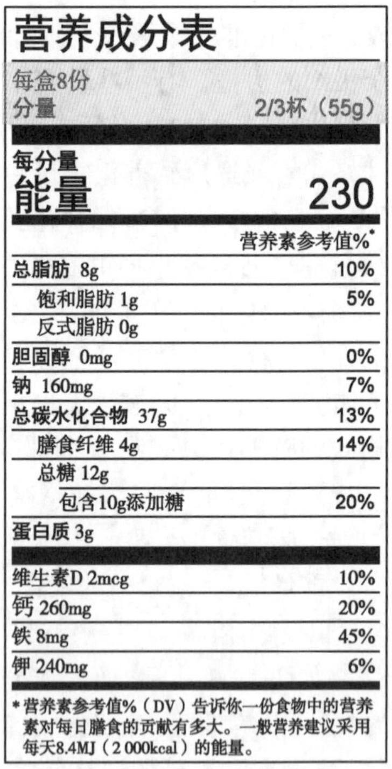

营养成分表

每盒8份
分量　　　　　　　　　2/3杯（55g）

每分量
能量　　　　　　　　**230**

营养素参考值%*

总脂肪 8g	10%
饱和脂肪 1g	5%
反式脂肪 0g	
胆固醇 0mg	0%
钠 160mg	7%
总碳水化合物 37g	13%
膳食纤维 4g	14%
总糖 12g	
包含10g添加糖	20%
蛋白质 3g	
维生素 D 2mcg	10%
钙 260mg	20%
铁 8mg	45%
钾 240mg	6%

*营养素参考值%（DV）告诉你一份食物中的营养素对每日膳食的贡献有多大。一般营养建议采用每天8.4MJ（2 000kcal）的能量。

图 16-4　营养成分表 - 分量信息

用计量单位"（如茶匙、杯、片、块）来表示，并在括号内注明分量的公制重量或体积。公制数值以整数表示；但小于5g（或 ml）的数值则四舍五入到最接近的 0.5g（或 ml），小于2g（或 ml）的数值则四舍五入到最接近的 0.1g（或 ml）。分量是基于 FDA 在 21CFR 101.12 中汇编的……"每次进食的常规

消费参考量"（RACC 或参考量）[10]。基于 RACC 的分量的目的是使不同品牌的类似食品的分量相对统一，有利于比较营养成分。在分量信息的下方有一条横向的粗线。

"每容器的份数"以最接近的整数来标示；当份数在 2～5 之间时，以最接近的 0.5 份来标示。四舍五入用"约"表示（即每容器约 4 份）。称重食品（如奶酪）的"每容器份数"可以标示为"不等"。对低于适用参考量 200% 的包装容器，其"每容器份数"可标示为 1。"分量信息"后面跟着"能量信息"。

3. 能量信息　"能量信息"的开端是 8 号粗体字的副标题"每分量"。在这个副标题下面是 16 号粗体字的"能量"一词。在同一行中，右对齐的是用 22 号粗体字标明的每份食物的能量值。在"能量信息"部分下面有一个中横线。

每份食物的能量可以通过以下几种方法确定：一种方法是使用实际的能量数据；另一种方法是用普通阿特沃特能量系数计算能量，即总碳水化合物和蛋白质 16.7kJ/g（4kcal/g）以及脂肪 37.6kJ/g（9kcal/g）。FDA 还规定，对于已知生物可用能量低于 16.7kJ/g（4kcal/g）的碳水化合物物质，要调整其碳水化合物衍生能量（表 16-3）[11]。能量含量低于 20.9kJ/g（5kcal/g）标示为 0；能量含量在 20.9～209.1kJ/g（5～50kcal/g）之间的，四舍五入到最近的 21kJ（5kcal）增量；能量含量超过 209.1kJ/g（50kcal/g）时，四舍五入到最近的 42kJ（10kcal）增量（图 16-5 到图 16-8 中的例子）。"能量信息"后面跟着"宏量营养素含量"部分。[8]

表 16-3　**来自碳水化合物的能量**

特定碳水化合物物质的可利用能量

异麦芽酮糖醇 2.0kcal/g

乳糖醇 2.0kcal/g

木糖醇 2.4kcal/g

麦芽糖醇 2.1kcal/g

山梨糖醇 2.6kcal/g

氢化淀粉水解物 3.0kcal/g

甘露醇 1.6kcal/g

赤藓糖醇 0kcal/g

可溶性膳食纤维 2.0kcal/g

不可溶性膳食纤维 0kcal/g

摘自 21CFR 101.9（c）（1）（i）（F）。

营养成分表

每盒8份
分量　　　　　　　　2/3杯（55g）

每分量	
能量	**230**

	营养素参考值%*
总脂肪 8g	**10%**
饱和脂肪 1g	5%
反式脂肪 0g	
胆固醇 0mg	**0%**
钠 160mg	**7%**
总碳水化合物 37g	**13%**
膳食纤维 4g	14%
总糖 12g	
包含10g添加糖	20%
蛋白质 3g	

维生素D 2mcg 10% ·	钙 260mg 20%
铁 8mg 45% ·	钾 240mg 6%

*营养素参考值%（DV）告诉你一份食物中的营养素对每日膳食的贡献有多大。一般营养建议采用每天8.4MJ（2 000kcal）的能量。

图 16-5　营养成分表 - 能量信息

营养成分表

每盒8份
分量　　　　　　　　2/3杯（55g）

每分量	
能量	**230**

	营养素参考值%*
总脂肪 8g	**10%**
饱和脂肪 1g	5%
反式脂肪 0g	
胆固醇 0mg	**0%**
钠 160mg	**7%**
总碳水化合物 37g	**13%**
膳食纤维 4g	14%
总糖 12g	
包含10g添加糖	20%
蛋白质 3g	

维生素D 2mcg 10% ·	钙 260mg 20%
铁 8mg 45% ·	钾 240mg 6%

*营养素参考值%（DV）告诉你一份食物中的营养素对每日膳食的贡献有多大。一般营养建议采用每天8.4MJ（2 000kcal）的能量。

图 16-7　营养成分表 - 维生素和矿物质含量

营养成分表

每盒8份
分量　　　　　　　　2/3杯（55g）

每分量	
能量	**230**

	营养素参考值%*
总脂肪 8g	**10%**
饱和脂肪 1g	5%
反式脂肪 0g	
胆固醇 0mg	**0%**
钠 160mg	**7%**
总碳水化合物 37g	**13%**
膳食纤维 4g	14%
总糖 12g	
包含10g添加糖	20%
蛋白质 3g	

维生素D 2mcg 10% ·	钙 260mg 20%
铁 8mg 45% ·	钾 240mg 6%

*营养素参考值%（DV）告诉你一份食物中的营养素对每日膳食的贡献有多大。一般营养建议采用每天8.4MJ（2 000kcal）的能量。

图 16-6　营养成分表 - 宏量营养素含量

营养成分表

每盒8份
分量　　　　　　　　2/3杯（55g）

每份成分含量	
能量	**230**

	营养素参考值%*
总脂肪 8g	**10%**
饱和脂肪 1g	5%
反式脂肪 0g	
胆固醇 0mg	**0%**
钠 160mg	**7%**
总碳水化合物 37g	**13%**
膳食纤维 4g	14%
总糖 12g	
包含10g添加糖	20%
蛋白质 3g	

维生素D 2mcg 10% ·	钙 260mg 20%
铁 8mg 45% ·	钾 240mg 6%

*营养素参考值%（DV）告诉你一份食物中的营养素对每日膳食的贡献有多大。一般营养建议采用每天8.4MJ（2 000kcal）的能量。

图 16-8　营养成分表 - 脚注

4. 宏量营养素含量　"宏量营养素含量"部分的第一行是一个右对齐的、用 8 号黑体字标明的"营养素参考值 %"小标题[8]。在宏量营养素含量部分的每一行与下一行之间都用细线隔开。在营养成分表的这一部分，标示着 10 种宏量营养素（表 16-4）[12]。这 10 种营养素的规定顺序是它们在表中的排列顺序。这些营养素字体显示为 8

号。其中 5 种营养素是"核心"营养素（总脂肪、胆固醇、钠、总碳水化合物和蛋白质）。核心营养素通过加粗字体和左对齐的方式与营养成分表中标示的其他营养素相区别。相对于核心营养素，除核心营养素外的其他宏量营养素是缩进的。每份营养素的重量（g 或 mg）被标示在营养素名称的右边。标示的重量值应使用 21CFR 101.9（c）中规

表 16-4　强制性标示的宏量营养素及其营养素参考值（DV）（成人和 >4 岁的儿童）

强制性标示的宏量营养素及其营养素参考值（DV）（成人和 >4 岁的儿童）
总脂肪 78g
饱和脂肪 20g
反式脂肪无 DV
胆固醇 300mg
钠 2 300mg
总碳水化合物 275g
膳食纤维 28g
总糖无 DV
添加糖 50g
蛋白质 50g

摘自 21CFR 101.9（c）。

定的每种营养素的四舍五入规则[9]。每份营养素的 %DV 在本节顶部的"营养素参考值 %"小标题下的右对齐栏中显示。宏量营养素的 %DV 值被四舍五入到最接近的整数百分比。两种没有 DV 的营养素（反式脂肪和总糖）和蛋白质的 %DV 留空。当标签上有任何关于蛋白质的信息出现在营养成分表之外时，必须标示蛋白质的 %DV。蛋白质 %DV，当它被标示时，是使用每份蛋白质的数量来计算的，该数量已经根据蛋白质来源的消化率和氨基酸的完整性进行了校正。蛋白质调整方法被称为蛋白质消化率校正氨基酸评分。在"宏量营养素含量"部分下面有一个粗横线。"维生素和矿物质含量"部分紧随"宏量营养素含量"部分。

5. 维生素和矿物质含量　有四种强制性维生素和矿物质必须在营养成分表中声明（维生素 D、钙、铁和钾）。它们是以非粗体的 8 号字体显示。营养素名称后面是每份的重量，每份的 %DV 在右对齐的一栏中[8]。营养素重量的声明与 DV 的一致非常重要。例如，对于 10～100 之间的 DV，每份的重量将表示为最接近的个位数；对于 100～1 000 之间的 DV，每份的重量将被标示为最接近的十位数。维生素和矿物质的 %DV 值低于 2% 时，标示为 0；对于 2%～10% 之间的数值，标示到最接近的 2%；对于 10%～50% 之间的数值，标示到最接近的 5%；对于高于 50% 的数值，标示到最接近的 10%。维生素和矿物质可以在不同行显示，也可以每行显示两种。除了必须标示的四种强制

性维生素和矿物质外，还有 23 种维生素和矿物质有明确的 DV，可以非强制性标示。没有 DV 的维生素或矿物质不得在营养成分表内标示。表 16-5 中列出了有明确 DV 的维生素和矿物质。当在营养成分表中非强制性标明任何这些营养素时，必须遵守表 16-5 中列出的维生素和矿物质的排列顺序[13]。在"维生素和矿物质含量"部分下面有一个中横线。在"维生素和矿物质含量"部分之后是"脚注"部分。

表 16-5　可在营养成分表中标示的维生素和矿物质及其营养素参考值（成人和 >4 岁的儿童）

可在营养成分表中标示的维生素和矿物质及其营养素参考值（成人和 >4 岁的儿童）
强制性
维生素 D 20μg［国际单位（International Units，IU）的数值可以加在微克重量后面的括号里］
钙 1 300mg
铁 18mg
钾 4 700mg
非强制性
维生素 A 900μg RAE（维生素 A 活性当量）
维生素 C 90mg
维生素 E 15mg
维生素 K 120μg
维生素 B_1 1.2mg（可在名称后的括号内标示维生素 B_1）
维生素 B_2 1.3mg（可在名称后的括号内标示维生素 B_2）
烟酸 16mg NE（烟酸当量）
维生素 B_6 1.7mg
叶酸 400μg DFE（膳食叶酸当量）
维生素 B_{12} 2.4μg
生物素 30μg
泛酸 5mg
磷 1 250mg
碘 150μg
镁 420mg
锌 11mg
硒 55μg
铜 0.9mg
锰 2.3mg
铬 35μg
钼 45μg
氯化物 2 300mg
胆碱 550mg

6. 脚注　营养成分表的最后一部分是"脚注"。脚注以 6 号字体呈现，而不是营养成分表中其他部分使用的 8 号字体。标准脚注前面有一个星号，指的是营养成分表正文中"%DV"小标题后面的星号[8]。标准的脚注是

＊营养素参考值 %（DV）告诉你一份食物中的营养素对每日膳食的贡献有多大。一般营养建议采用每天 8.4MJ（2 000kcal）的能量。

完整的标准脚注并不总是必需的。符合"不含能量"的食品可以完全省略脚注，或者只省略脚注的第二句。可用来贴标签的包装面积不足 $258cm^2$，可以用"%DV = 营养素参考值 %"代替标准脚注。

7. 双列格式　含量在适用参考量的 200% 和 300% 之间的包装，其营养成分表上必须有两列营养成分信息（即"双列格式"）；第一列标示着每份的定量和 %DV，第二列是基于整个包装的内容，如图 16-9 所示[14]。含量在适用参考量的 150% 和 200% 之间的包装必须标示食用量为"1 个容器"，但可以选择自愿使用双栏格式，第一列以"每个参考量"为基础标示营养素含量信息，第二列以"每

个包装"为基础标示营养素含量信息。

除了对含量在适用参考量的 200%～300% 之间的包装要求双列格式外，对于消费者在食用前通常会添加额外成分的包装食品（如在早餐麦片中添加牛奶），可选择双列营养素含量信息。在这种情况下，第一列营养素含量的数值为"按包装"，第二列为"按制备"数值。

8. 替代格式　有一种简短格式的营养成分表，规定将一些强制性标示的营养素移至脚注中。除了能量、总脂肪、钠、总碳水化合物和蛋白质之外，任何强制性标示的营养素，如果其含量可以四舍五入为零，则可以从营养成分表的表格部分省略，但要标明在营养成分表的脚注部分[2]。这个脚注以"非重要来源…"开始。该脚注中所标示的"零含量"营养素是按照它们在营养成分表中通常出现的顺序排列的。这种简短的营养成分表将在营养成分表的表格部分中标明：①能量；②五种核心营养素中的四种（总脂肪、钠、总碳水化合物和蛋白质），不论数值多少；③任何其他强制性营养素的含量大于零含量；④因为标签上有关于营养素的声称，而需要标示的营养素（如当标签上有"无糖"声称时，必须标示总糖和添加糖）；⑤制造商可能希望包括的任何非强制性标示的营养素。

当 15 种强制性标示的营养素中有 8 种或更多的营养素含量为零时，可以使用一种简化格式的营养成分表（图 16-10）。简化格式的营养成分表只包括能量、五种核心营养素中的四种（总脂肪、钠、总碳水化合物和蛋白质），以及其他任何含量超过"零"的强制性营养素。简短格式中使用的"非重要来源"的脚注在简化格式中是不需要的，除非在标签上声明有除强制性营养素以外的任何营养素或任何营养声明。简化格式中省略了"营养素参考值 %（DV）告知你"的脚注。

图 16-10 所示的简化格式示例是针对一个假设的植物油标签，该标签对 ω-3 脂肪酸含量进行了声称，这就触发了标示多不饱和脂肪和单不饱和脂肪含量的要求[15]。除核心必需营养素外，其他营养素的声明则要求加入一个"非重要来源"的脚注。

有一种表格格式，可用于高度不足以容纳垂直格式的包装（图 16-11）[16]。简短和简化格式选项可以在适当的时候与表格格式结合使用。表面积为 $258cm^2$ 或更小的包装上的标签，可以省略表格格式中的"营养素参考值 %（DV）告知你"脚注。

营养成分表				
每盒2份				
分量			1杯（255g）	
		每份		**每盒**
能量		**220**		**440**
		% DV*		% DV*
总脂肪	5g	6%	10g	13%
饱和脂肪	2g	10%	4g	20%
反式脂肪	0g		0g	
胆固醇	15mg	5%	30mg	10%
钠	240mg	10%	480mg	21%
总碳水化合物	35g	13%	70g	25%
膳食纤维	6g	21%	12g	43%
总糖	7g		14g	
包含10g添加糖	4g	8%	8g	16%
蛋白质	9g		18g	
维生素D	5mcg	25%	10mcg	50%
钙	200mg	15%	400mg	30%
铁	1mg	6%	2mg	10%
钾	470mg	10%	940mg	20%

＊营养素参考值%（DV）告诉你一份食物中的营养素对每日膳食的贡献有多大。一般营养建议采用每天8.4MJ（2 000kcal）的能量。

图 16-9　营养成分表 - 双列格式

只有在包装标签上不适合使用垂直格式时，才可以使用表格格式。

有一种线性格式，可用于表面积小于 77cm² 的包装（图 16-12）[17]。线性格式只有在标签上无法容纳表格格式的情况下才可以使用。线性格式中允许的最小字体大小为 6 号字。脚注在线性格式中被省略。

9. **豁免**　食品含所有强制性声明的营养素，仅其含量被定义为零，并且在标签上或标签中没有营养信息，则不需要在标签上标注营养成分表。一些长期以来以没有营养素需要声明为由被豁免的食品，特别是咖啡，将在修订后的营养成分表法规中不再被豁免，该法规对强制性声明的营养素、其 DV 值和参考量进行了修改。例如，咖啡就属于这种情况，因为钾现在是一种强制性声明的营养素，而咖啡的每 RACC（新的咖啡参考量为 0.35L）的钾含量大于钾 DV 的 2%。

五、特定产品的标签要求

膳食补充剂是食品的一个监管子类别。膳食补充剂的标签、成分安全标准和良好生产规范法规与相应的常规食品法规是分开的。膳食补充剂是口服产品，其目的是补充饮食，配制成小剂量食用（如胶囊、片剂和一勺液体等），而不是常规食品。"常规食品"一词不是一个定义明确的监管术语，但 FDA 希望在明确常规食品和膳食补充剂之间监管要求的差异时，使用这个术语。营养信息在膳食补充剂标签上以"补充剂成分表"而不是"营养成分表"的形式呈现。补充剂成分表是以营养成分表为模型，许多要求是相同的。维生素和矿物质补充剂的补充剂成分表示例如图 16-13 所示[18]。

婴儿配方奶粉是另一个独立的食品类别，其食品营养标签的要求与其他食品营养成分表标签规则不同。婴儿配方奶粉因其模拟母乳或适合作为母乳的完全或部分替代品，而仅被定义为一种特殊饮食用途的婴儿食品。有单独的法规预先规定了婴儿配方奶粉标签上应提供哪些营养信息[19]。

图 16-10　简化格式的食品营养成分表，其中大多数营养成分的含量可以标示为零

图 16-11　包装高度小于 7.62cm 的表格式营养成分表

图 16-12　包装表面积小于 77cm² 的线性格式营养成分表

补充剂成分表

分量1粒胶囊
每容器的分数100

	每分量	营养素参考值%
维生素A（维生素A醋酸酯和 50% β-胡萝卜素）	900μg	100%
维生素C（抗坏血酸）	90mg	100%
维生素D（胆钙化醇）	20μg（800IU）	100%
维生素E（α-维生素E醋酸酯）	15mg	100%
维生素B₁（硝酸维生素B₁）	1.2mg	100%
维生素B₂	1.3mg	100%
烟酸（烟酰胺）	16mg	100%
维生素B₆（盐酸吡哆醇）	1.7mg	100%
叶酸	400μg DFE （240μg合成叶酸）	100%
维生素B₁₂（氰钴胺）	2.4μg	100%
生物素	3μg	10%
泛酸（泛酸钙）	5mg	100%

图 16-13　维生素和矿物质膳食补充剂的补充剂成分表

医疗食品是另一个不受营养成分表的食品营养标签法规限制的食品类别，尽管医疗食品并不是一个明确的监管类别。1990 年的食品营养标签和教育法将"医疗食品"列入不受营养成分表的食品营养标签法规限制的类别清单[20]。因此，医疗食品标签可以制造商选择的方式提供医疗食品的营养成分信息。为了界定免于营养成分表标签的医用食品特征，"医疗食品"被定义为

医疗食品是指在医生的监督下配制成的供食用或经肠道给药的食品，其目的是对某种疾病或病症进行特定的饮食管理，其特殊的营养需求是基于公认的科学原则，通过医学评估而确定的。

FDA 要求"医疗食品"产品必须满足以下所有标准，才有资格获得营养成分表的食品营养标签的豁免：

1. 它是一种经过特殊配制和加工的产品（与自然状态下使用的天然食品不同），可以通过口服或肠道喂养的方式对患者进行部分或全部喂养；

2. 该产品用于对以下患者的饮食管理：由于治疗或慢性医疗需要，对普通食物或某些营养素的摄取、消化、吸收或代谢能力有限或受损，或有其他特殊的医学上确定的营养需求，仅通过改变正常饮食无法实现饮食管理；

3. 它提供经医学评估确定的营养支持，专门为管理特定疾病或病症导致的特殊营养需求而修改的；

4. 该产品应在医生指导下使用；

5. 它仅适用于接受积极和持续的医疗监督的患者，其中患者需要反复进行医疗护理，除其他事项外，还包括医疗食品的使用说明。

六、2016 年营养成分表修订版 - 复杂问题

在 2016 年的修订中，FDA 希望对营养成分表进行一些修改，结果发现实施起来相当复杂。由于情况复杂，修订后的营养成分表中的一些成分容易引起混淆，特别是添加糖、膳食纤维和叶酸。

（一）营养成分表的修订 - 添加糖类

FDA 制订了在营养成分表上声明添加糖的要求，因为这些信息将有助于消费者保持健康的饮食习惯。该声明将为他们提供必要的信息，以满足 DGA 的关键建议，即构建富含营养食物的饮食，并通过少食添加糖来减少从糖中摄入的能量。

每份食品的添加糖含量在"总糖"下单独一行标明，并相对于"总糖"是缩进的。添加糖的声明是"包括 __ 克添加糖"。添加糖的 DV 为 50g。

添加糖包括在加工过程中添加到食品中的糖，也包括糖类食品（如一袋糖的营养成分表会标明：每份总糖 8g 和每份添加糖 8g）。被认为是"添加糖"的成分包括：

- 所有单糖和双糖
- 蜂蜜的含糖量
- 糖浆的含糖量
- 浓缩果汁的含糖量超过同体积 100% 同类果汁的预期含糖量
- D- 塔格糖、异麦芽糖和阿洛酮糖

2018 年农业法案中的一项规定，禁止 FDA 在任何成分单一的糖、蜂蜜、龙舌兰或糖浆（包括枫糖浆食品）的营养成分表中使用"包含 X 克添加糖"的字样的要求[21]。FDA 对这项立法的解释是，尽管这些成分单一的"添加糖"食品的营养成分表不需要使用"包括 X 克添加糖"的字样，或声明每份添加糖的克数，但仍需声明添加糖的 %DV。FDA 不反对 2018 年农业法案中提到的成分单一"添加糖"食品的制造商在添加糖 %DV 之后加上一个 † 符号，该符号提及营养成分表底部脚注中真实且不具误导性的声明，其中包括一份产品添加到饮食中糖的克数及其对饮食中添加糖 %DV 的贡献。FDA 也不反对在脚注中加入诸如"所有这些糖都是蜂蜜中天然存在的"等声明[22]。

FDA 还在甜味蔓越莓食品的添加糖声明方面

做出了一些让步。添加了糖的蔓越莓干和蔓越莓汁饮料，如果总糖含量不高于含本身是甜的、没有在标签上声明添加糖的同类食品，可以在添加糖%DV后面加上一个†符号，以参考营养成分表以外有关糖的声明。这种声明可以解释，加糖的蔓越莓干和蔓越莓饮料的总糖量与可比较的非蔓越莓产品相当。放在营养成分表之外的声明可以提供真实且不具误导性的信息，说明添加糖以增加酸味蔓越莓适口性的常见做法，以及加糖的蔓越莓产品所含的总糖量与本身是甜的、没有在标签上声明添加糖的同类水果产品相当。

由于没有定量的分析方法来区分食品中的添加糖和内源性糖，含有添加糖和内源性糖的食品制造商必须保存记录，并应FDA的要求提供这些记录，以证实食品营养成分表中所声明的总糖和添加糖的数量。

（二）营养成分表的修订 - 膳食纤维

FDA最初的营养成分表规定并没有界定什么是膳食纤维，相反，任何可以用有效的"膳食纤维"定量分析法测量的抗消化碳水化合物物质都可以被算作膳食纤维。在1993年引入营养成分标签后，许多符合膳食纤维条件的新食品成分被开发出来。FDA担心并非所有的新型膳食纤维成分实际上都具有可归因于膳食纤维的任何有益的生理作用。基于这样的考虑，即在不知道是否有任何可归因于膳食纤维的益处与该纤维含量有关的情况下，仅根据定量分析措施来声明膳食纤维含量，FDA现在将用于食品营养标签的膳食纤维定义为：

……不易消化的可溶性和不可溶性碳水化合物（具有3个或更多的单体单元），以及植物中内在的且完整的木质素；经FDA确定具有有益于人类健康的生理作用的分离或合成的不易消化的碳水化合物（具有3个或更多的单体单元）。

这个膳食纤维定义包含了两类膳食纤维：①内在的和完整的；②分离的或合成的。FDA认为"完整"的特征是指存在于可食用植物来源中的相关成分，没有从该成分中被移除或破坏。FDA认为"内在"特征是指该物质是可食用植物食品基质中自然存在的成分。FDA在说明这一概念时指出，通过研磨谷物外层获得的麸皮纤维是谷物的解剖学外层，由完整的细胞和大量的其他植物基质营养素（如淀粉、蛋白质和其他营养素）组成，是一种"完整的和内在的"膳食纤维来源。FDA还将在正常

的食品加工过程中（如烹调、轧制或研磨）产生的不易消化的碳水化合物（如片状玉米粉中的抗消化淀粉）作为"内在的和完整的"膳食纤维。然而，由抗性淀粉组成的成分已经从剥落的玉米粉中提取并分离出来，使其不再是食品基质的一部分，将被视为一种分离的不易消化的碳水化合物。

就食品营养标签而言，"内在的和完整的"膳食纤维来源自动符合膳食纤维的要求；然而，"分离的或合成的"膳食纤维来源必须事先得到FDA的批准，才能被计入食品的膳食纤维含量。FDA将批准非消化性的碳水化合物物质作为膳食纤维，该物质已被证明对人类健康具有有益的生理作用，FDA对此感到满意。FDA认可的膳食纤维的有益生理作用有：①降低血液中的总胆固醇和低密度脂蛋白胆固醇水平；②降低血液中的餐后血糖水平；③缩短肠道转运时间并改善通便（如增加粪便体积）；④降低血压；⑤增加与减少能量摄入有关的饱腹感，并可能对体重产生影响。FDA最初在修订后的营养成分表法规中确认了7种"分离或合成"的膳食纤维来源，并表示，当利益相关方提交额外的分离或合成膳食纤维来源的申请时，并有证据证明该膳食纤维物质对人体有有益的生理作用时，将通过公民请愿程序增加额外的膳食纤维来源。FDA已经批准了另外8种分离或合成的不易消化的碳水化合物物质作为膳食纤维，但营养成分表规定尚未修订，以纳入任何额外的FDA批准的分离或合成的膳食纤维来源。经批准的分离纤维来源清单在FDA网站的"行业指南"中：在营养和补充剂成分标签上声明，某些分离或合成的不易消化的碳水化合物为膳食纤维[23]。表16-6中列出了FDA批准的分离或合成的膳食纤维来源[24]。

（三）营养成分表的修订——叶酸

目前叶酸的RDA表示为微克（μg）膳食叶酸当量（dietary folate equivalents，DFE）。DFE是指添加到食物中的合成叶酸的生物利用率高于食物中天然存在的叶酸的生物利用率。1μg食物叶酸等于1μg DFE；而1μg叶酸等于1.7μg DFE。在营养成分表中声明叶酸含量是非强制性的，但是，如果任何叶酸信息被放在营养成分表以外的标签上，或者叶酸是食品的一种添加成分，那么叶酸含量必须在营养成分表中声明。

在营养成分表中声明叶酸含量时，使用的是叶酸这一营养成分术语。以μg DFE形式声明的

表 16-6　分离或合成的膳食纤维来源

分离或合成的膳食纤维来源
β- 葡聚糖纤维
圆苞车前子壳
纤维素
瓜尔豆胶
果胶
刺槐豆胶
羧丙甲纤维素
阿拉伯木聚糖
海藻酸
菊粉和菊粉型果聚糖
高直链淀粉（抗性淀粉颗粒）
低聚半乳糖
聚葡萄糖
抗性麦芽糊精 / 糊精
混合植物细胞壁纤维（含有 2 种或以上纤维素、果胶、木质素、β- 葡聚糖和阿拉伯木聚糖的成分）

叶酸含量包括来自天然叶酸、合成叶酸形式（如 L-5- 甲基四氢叶酸）和叶酸的总叶酸含量。叶酸的 %DV 是根据每份食品中的 μg DFE 计算出来的。当食品中只含有天然叶酸（而没有添加合成叶酸）时，制造商可以非强制性声明"叶酸"和叶酸 %DV，而不声明 μg DFE 含量。当叶酸是食品中的一种添加成分时，则必须声明总 μg DFE、合成叶酸含量和合成叶酸 %DV。合成叶酸含量在叶酸 μg DFE 含量后面的括号内声明；如

叶酸 xx μg yy___%DV（适用于含有天然叶酸的食物）

叶酸 _xx μg DFE（yy μg 叶酸）zz%DV（适用于含有合成叶酸的食物）

当叶酸含量在"营养成分表"中声明，且食品中同时含有天然存在的食物叶酸和添加合成叶酸时，制造商必须保存记录，以核实所声明的叶酸和合成叶酸的含量。

第 2 节　国际食品营养标签：美国、欧盟、食品法典

FAO/WHO 食品法典（Codex）国家间食品标准项目为包装食品的食品营养标签制订了指导原则。食品法典委员会对食品营养标签指南于 1993 年和 2011 年进行了再次修订。20 世纪 90 年代初，美国和欧盟（European Union，EU）都出台了在食品标签上声明营养信息的规则。大约 25 年后，美国和欧盟的食品营养标签规则都已更新。修订后的欧盟食品营养标签规则于 2016 年底生效，而美国修订的食品营养标签规则于 2020 年初生效。欧盟在 2011 年通过了第 1169/2011 号条例，修改现有的食品标签规定，向消费者提供最新的食品信息[25]。该规定的营养信息部分于 2016 年底生效。随着这项规定的出台，在欧盟，包装食品的食品营养标签成为强制性规定。美国 FDA 在 2016 年发布了相关规定，修订了现有的强制性营养信息食品标签规定[9]。食品营养标签规定的修订，反映了对营养素需求认识的变化以及饮食、慢性疾病和公共健康之间的联系。表 16-7 是美国和欧盟法规以及食品法典指南中食品营养标签要求的主要特征的比较[26]。

表 16-7　美国和欧盟食品营养标签要求的对比

● 营养信息		
● 强制性信息		
美国	**欧盟**	**食品法典**
每份	每 100g 或 100ml（每份非强制性）	每 100g 或每 100ml 或单份包装上的每份含量
能量	能量（kJ）	能量值
● 宏量营养素	● 宏量营养素	● 宏量营养素
● 总脂肪	● 脂肪	● 脂肪
● 饱和脂肪	● 饱和脂肪	● 饱和脂肪
● 反式脂肪	● 碳水化合物	● 钠
● 胆固醇	● 糖	● 可利用的碳水化合物（不包含膳食纤维）
● 钠	● 蛋白质	● 总糖
● 总碳水化合物	● 盐	

续表

美国	欧盟	食品法典
• 膳食纤维 • 总糖 • 添加糖 • 蛋白质		
• 微量营养素 • 维生素 D • 钙 • 铁 • 钾	• 微量营养素 • 添加的维生素和矿物质	• 微量营养素 • 无
21CFR 101.9	Regulation（EU）No 1169/2011，Section 3（Nutrition declaration），Article 29	提出营养或健康声称的任何其他营养素 • Codex Guidelines on Nutrition Labelling：Sec.3Nutrient Declaration［CAC/GL 2-1985（Rev.2011）］

• **营养信息**
• 非强制性信息

美国	欧盟	食品法典
• 宏量营养素 • 多不饱和脂肪 • 单不饱和脂肪 • 可溶性纤维 • 不可溶性纤维 • 糖醇	• 宏量营养素 • 单不饱和脂肪 • 多不饱和脂肪 • 多元醇 • 淀粉 • 纤维	• 微量营养素 • 已确定推荐摄入量的维生素和矿物质，其含量超过每 100g 或 100ml 营养素参考值的 5%
• 微量营养素 • 氟化物 • 列入 21CFR 101.9（c）（8）（iv）的维生素和矿物质	• 微量营养素 • 维生素和矿物质，如果①列在附件八 A 部分的第 1 点中，并且②含量大（对大多数食品来说，≥15%NRV/100g 或 ml）	食品营养标签法典指南：第 3 节营养素声明 CAC/GL 2-1985（Rev.2011）

• **营养信息**
• 营养素参考值

美国	欧盟	食品法典
营养素参考值（DV） • 脂肪 78g • 饱和脂肪 20g • 胆固醇 300mg • 总碳水化合物 275g • 钠 2 300mg • 纤维 28g • 总糖无 • 添加糖 50g • 蛋白质 50g • 维生素 D 20μg • 钙 1 300mg • 铁 18mg • 钾 4 700mg	营养素参考值（Nutrient Reference Value，NRV） • 脂肪 70g • 饱和脂肪 20g • 胆固醇无 • 总碳水化合物 260g • 盐 6g • 纤维无 • 总糖 90g • 添加糖无 • 蛋白质 • 维生素 D 5μg • 钙 800mg • 铁 14mg • 钾 2 000mg • Annex Ⅷ of Regulation 1169/2011/EU	营养素参考值（NRV） • 脂肪无 • 饱和脂肪 20g • 胆固醇无 • 总碳水化合物 • 钠 2 000mg • 纤维无 • 总糖 • 添加糖无 • 蛋白质 50g • 维生素 D 5μg • 钙 1 000μg • 铁 14mg • 钾 3 500mg

- 营养信息
- 宏观营养素能量值

美国	欧盟	食品法典
碳水化合物 4kcal/g	碳水化合物 4kcal/g（17kJ）	碳水化合物 4kcal/g（17kJ）
● 蛋白质 4kcal/g	● 蛋白质 4kcal/g（17kJ）	● 蛋白质 4kcal/g（17kJ）
● 脂肪 9kcal/g	● 脂肪 9kcal/g（37kJ）	● 脂肪 9kcal/g（37kJ）
● 可溶性膳食纤维 2kcal/g	● 乙醇 7kcal/g（29kJ）	● 乙醇 7kcal/g（29kJ）
● 不可溶性膳食纤维 0kcal/g	● 有机酸 3kcal/g（13kJ）	● 有机酸 4kcal/g（17kJ）
● 多元醇（具体单项值为 0～3kcal/g）	● 多元醇 2.4kcal/g（10kJ）	● 食品营养标签法典指南：3.3.1Calculation of Energy［CAC/GL 2-1985（Rev.2011）］
	● 纤维 2kcal/g（8kJ）	
	● 赤藓糖醇 0kcal/g（0kJ）	
	● 低能量食用油 6kcal/g（25kJ）	
	● Annex XIV of Regulation 1169/2011/EU	

- 营养信息
- 纤维的定义

美国	欧盟	食品法典
不易消化的可溶性和不可溶性碳水化合物（有 3 个或更多的单体单元），以及木质素，它们是： ● 植物中内在的和完整的，或 ● 经 FDA 确定具有有益于人类健康的生理作用的分离或合成的不易消化的碳水化合物（具有 3 个或更多单体单元） ● FDA 已经确定约有 14 种分离或合成的不易消化的碳水化合物物质符合膳食纤维的要求	具有三个或更多单体单位的碳水化合物聚合物，在人类小肠中既不被消化也不被吸收，属于以下类别： ● 可食用的碳水化合物聚合物，自然存在于所食用的食品中 ● 通过物理、酶或化学手段从食品原料中获得，具有公认的科学证据所证明的有益生理作用的可食用碳水化合物聚合物 ● 经普遍接受的科学证据证明，具有有益生理作用的可食用合成碳水化合物聚合物	具有 10 个或更多单体单位的碳水化合物聚合物，不被人类小肠的内源性酶水解，并属于以下类别： ● 可食用的碳水化合物聚合物，自然存在于所食用的食品中 ● 碳水化合物聚合物，通过物理、酶或化学手段从食品原料中获得，并经主管机构公认的科学证据证明具有有益于健康的生理作用 ● 经主管机构公认的科学证据证明具有有益于健康的生理效应的合成碳水化合物聚合物
21CFR 101.9（c）（i）	Annex Iof Regulation 1169/2011/EU	食品营养标签法典指南［CAC/GL 2-1985（Rev.2011）］

第 3 节　营养和健康益处的声称

制造商可以选择在他们的食品标签上对其产品的属性或益处作出声明。与其他一些国家不同，在美国，"健康声称"（health claim）一词只适用于一种类型的声称。健康声称说明或暗示某种物质与降低疾病风险之间的关系。其他类型的营养或健康益处声明包括"营养含量声称""结构功能声称"和"膳食指导说明"。

产品的预期用途将决定它是否作为食品、膳食补充剂或药品受到监管。对产品作出的声称是确定其预期用途的关键。例如，声称产品可以治疗或预防疾病或异常健康状况，就需要将其作为药品进行监管。由于大多数药品在获得上市批准之前不能上市销售，食品公司必须避免作出会使其产品受到新药监管的声称[27]。

一、营养含量声称

营养含量声称使用"免费""高"和"低"等术语描述食品中某种营养素的水平，或使用"更多""减少"和"精减"等术语将食品中某种营养素的水平与其他食品进行比较。除非得到 FDA 的授权，否则不能发布营养含量声称。它们可以是明示的，也可以是暗示的，一般来说，作为声称对象的营养素必须有一个既定的 DV。如果没有其他"特征"

来描述其营养水平，可以用一个准确的含量声明（如 200mg 钠），来描述出现的营养素的量。诸如"只有 200mg 的钠"这样的陈述通过暗示钠的含量很低来描述其特征。因此，该食品必须符合"低"营养含量声称的营养标准，或带有不符合该声称的公开声明（如"非低钠食品"）[28]。对于某些食品的特定营养含量声称，需要附加标签说明 [29]。

对于脂肪、饱和脂肪、胆固醇和钠含量超过指定"披露水平"的产品，也需要进行特别标注，诸如使用"脂肪含量见营养信息"的声明来说明脂肪含量超披露水平，并进行营养含量声称。

二、健康声称

健康声称描述了某种物质（食物或食物成分）与某种疾病或健康相关状况之间的关系 [30]。健康声称仅限于关于减少疾病风险的声明，而不能是关于治愈、减轻、治疗或预防疾病的声称。健康声称必须得到 FDA 的授权。它们必须得到由规定建立的重要科学共识支持。如果食品的总脂肪、饱和脂肪、胆固醇或钠含量超过不合格标准，则不符合健康声称的要求。法规授权的健康声称列在 FDA 的法规中，即 21CFR 101.72e101.83[31]。健康声称也可以通过 FDA 官网上公布的具体决定书进行授权。

三、合格的健康声称

对于没有重大科学共识支持的拟议健康声称，如果 FDA 同意科学证据支持合格的健康声称，该机构将提供声称语言，对其行使执法裁量权（即一般不采取执法行动）。声称语言是为准确传达支持该声称的科学水平和质量而定制的。FDA 网站上以信函形式公布了关于合格健康声称的决定 [32]。

虽然 FDA 的信函是发给请求合格健康声称的申请者，但符合信件中规定条件的任何食品或膳食补充剂产品都可以使用合格健康声称。

四、FDAMA 的营养含量和健康声称

1997 年的食品和药品管理现代化法案（Food and Drug Administration Modernization Act，FDAMA）允许根据 FDA 以外的某些权威联邦机构（如美国国家卫生研究院和美国国家科学、工程和医学研究院）发布的声明来提出营养含量和健康声称 [33]。

该声称是根据希望使用该声明的制造商的通知而授权的。如果 FDA 不反对 FDAMA 的通知，该决定将在 FDA 的官网上公布。

五、结构 / 功能声称

结构 / 功能声称描述了旨在影响身体正常结构或功能的物质的作用。这类声称涉及对健康人的影响，例如，"钙有助于保持强壮的骨骼"。此外，它们还可以描述营养素维持这种结构或功能的方式，例如，"纤维保持肠道规律"或"抗氧化剂维持细胞完整性"。常规食品的结构 / 功能声称侧重于从营养价值中获得的效果，而膳食补充剂的结构 / 功能声称可能侧重于非营养性以及营养性效果。

在使用结构 / 功能声称之前，不需要 FDA 授权，但结构 / 功能声称不得将宣称的效果与疾病或健康相关的条件联系起来。例如，允许宣称某种物质有助于记忆，但不能宣称该物质能减少记忆力减退。这条规则有一个例外是，只要声称中还提供有关这种疾病在美国的普遍程度的信息，就允许描述与营养素缺乏症（如维生素 C 和维生素 C 缺乏症）有关的益处。

六、膳食指南

根据定义，"健康声称"有两个基本组成部分：①一种物质（包括食物或食物成分）和②一种疾病或与健康有关的状况。缺少上述任何一个部分都不符合 FDA 对健康声称的定义。例如，涉及饮食模式或一般类别的食物（如水果和蔬菜）在维持健康方面作用的声明被认为是膳食指导，而不是健康声称。食品标签上使用的膳食指导声明必须是真实的和非误导性的。与健康声称不同，饮食指导声明不需要上市前经过 FDA 的审查和授权。

第 4 节　总　　结

本章作者介绍了美国最新的食品营养标签要求，使读者能够基本了解哪些信息是必需的，以及为什么要这样做。对于那些需要更多细节的人，作者列出了三个主要资源文件（参考文献 2 和 3）。虽然 FDA 尚未修订营养相关声明的规则，以纳入最新的营养素和摄入量数据，但该机构已承诺做出适当修改。

研究空白

- 营养素与慢性疾病和健康相关状况之间的联系
- 相关生理终点
- 关于消费者理解的信息
- 食品消费模式
- 测定食品营养素含量的分析方法

（王霓雯　姚颖　译）

参 考 文 献

1. Food and Drug Administration (FDA). *Fact sheet: FDA at a glance*; 2018. https://www.fda.gov/about-fda/fda-basics/fact-sheet-fda-glance. Accessed September 23, 2019.
2. US Department of Agriculture (USDA). *US Department of Health and Human Services (HHS). Dietary Guidelines for Americans 2015−2020*. 8th ed.; 2015. https://health.gov/dietaryguidelines/2015/guidelines/. Accessed September 23, 2019.
3. Food and Drug Administration. Food Labeling: Revision of the Nutrition and Supplement Facts Labels. *Fed Regist*; May 27, 2016. https://www.federalregister.gov/documents/2016/05/27/2016-11867/food-labeling-revision-of-the-nutrition-and-supplement-facts-labels. Accessed November 16, 2019. https://www.regulations.gov/document?D=FDA-2012-N-1210-1303.
4. Food and Drug Administration. *Electronic Code of Federal Regulations: Title 21 Food and Drugs Part 101 Food Labeling*; 2016. https://www.ecfr.gov/cgi-bin/retrieveECFR?%20gp=&SID=bad23c28ebd662323b3ace1e3f5ee94f&mc=true&n=pt.21.2.101&r=PART&ty=HTML#s%20e21.2.101_154. Accessed September 23, 2019.
5. Food and Drug Administration. *Electronic Code of Federal Regulations: Title 21 Food and Drugs Part 101.9(d)(12) Food Labeling. Derived from Vertical Display with Micronutrients Listed Side-by-Side*; 2016. Adapted 2019 https://www.ecfr.gov/cgi-bin/retrieveECFR?%20gp=&SID=bad23c28ebd662323b3ace1e3f5ee94f&mc=true&n=pt.21.2.101&r=PART&ty=HTML#s%20e21.2.101_154. Accessed September 23, 2019.
6. Food and Drug Administration. *Electronic Code of Federal Regulations: Title 21 Food and Drugs Part 101.9(d)(12) Food Labeling. Vertical Display Including Some Voluntary Nutrients*; 2016. https://www.ecfr.gov/cgi-bin/retrieveECFR?%20gp=&SID=bad23c28ebd662323b3ace1e3f5ee94f&mc=true&n=pt.21.2.101&r=PART&ty=HTML#s%20e21.2.101_154. Accessed September 23, 2019.
7. Food and Drug Administration. *Electronic Code of Federal Regulations: Title 21 Food and Drugs Part 101.9(c)(8)(iv) Food Labeling. RDI − Food Components*; 2016. https://www.ecfr.gov/cgi-bin/retrieveECFR?%20gp=&SID=bad23c28ebd662323b3ace1e3f5ee94f&mc=true&n=pt.21.2.101&r=PART&ty=HTML#s%20e21.2.101_154. Accessed September 23, 2019.
8. Food and Drug Administration. *Electronic Code of Federal Regulations: Title 21 Food and Drugs Part 101.9(c)(8)(iv) Food Labeling*; 2016. https://www.ecfr.gov/cgi-bin/retrieveECFR?%20gp=&SID=bad23c28ebd662323b3ace1e3f5ee94f&mc=true&n=pt.21.2.101&r=PART&ty=HTML#s%20e21.2.101_154. Accessed September 23, 2019.
9. Food and Drug Administration. *Electronic Code of Federal Regulations: Title 21 Food and Drugs Part 101.9 Food Labeling*; 2016. https://www.ecfr.gov/cgi-bin/retrieveECFR?%20gp=&SID=bad23c28ebd662323b3ace1e3f5ee94f&mc=true&n=pt.21.2.101&r=PART&ty=HTML#s%20e21.2.101_154. Accessed September 23, 2019.
10. Food and Drug Administration. *Electronic Code of Federal Regulations: Title 21 Food and Drugs Part 101.12 Food Labeling*; 2016. https://www.ecfr.gov/cgi-bin/retrieveECFR?%20gp=&SID=bad23c28ebd662323b3ace1e3f5ee94f&mc=true&n=pt.21.2.101&r=PART&ty=HTML#s%20e21.2.101_154. Accessed September 23, 2019.
11. Food and Drug Administration. *Electronic Code of Federal Regulations: Title 21 Food and Drugs Part 101.9(c)(1)(i)(F) Food Labeling*;
12. Food and Drug Administration. *Electronic Code of Federal Regulations: Title 21 Food and Drugs Part 101.9(c) Food Labeling. Mandatory Declared Macronutrients and Their Daily Values (Adults and Children >4)*; 2016. https://www.ecfr.gov/cgi-bin/retrieveECFR?%20gp=&SID=bad23c28ebd662323b3ace1e3f5ee94f&mc=true&n=pt.21.2.101&r=PART&ty=HTML#s%20e21.2.101_154. Accessed September 23, 2019.
13. Food and Drug Administration. *Electronic Code of Federal Regulations: Title 21 Food and Drugs Part 101.9(c) Food Labeling. Vitamins & Minerals that May Be Declared in The Nutrition Facts and Their Daily Values (Adults and Children >4)*; 2016. https://www.ecfr.gov/cgi-bin/retrieveECFR?%20gp=&SID=bad23c28ebd662323b3ace1e3f5ee94f&mc=true&n=pt.21.2.101&r=PART&ty=HTML#s%20e21.2.101_154. Accessed September 23, 2019.
14. Food and Drug Administration. *Electronic Code of Federal Regulations: Title 21 Food and Drugs Part 101.9(e)(6)(i) Food Labeling. Dual Column Display, Per Serving and Per Container*; 2016. https://www.ecfr.gov/cgi-bin/retrieveECFR?%20gp=&SID=bad23c28ebd662323b3ace1e3f5ee94f&mc=true&n=pt.21.2.101&r=PART&ty=HTML#s%20e21.2.101_154. Accessed September 23, 2019.
15. Food and Drug Administration. *Electronic Code of Federal Regulations: Title 21 Food and Drugs Part 101.9(f) Food Labeling. Simple Display*; 2016. https://www.ecfr.gov/cgi-bin/retrieveECFR?%20gp=&SID=bad23c28ebd662323b3ace1e3f5ee94f&mc=true&n=pt.21.2.101&r=PART&ty=HTML#s%20e21.2.101_154. Accessed September 23, 2019.
16. Food and Drug Administration. *Electronic Code of Federal Regulations: Title 21 Food and Drugs Part 101.9(d)(11)(iii) Food Labeling. Tabular Format*; 2016. https://www.ecfr.gov/cgi-bin/retrieveECFR?%20gp=&SID=bad23c28ebd662323b3ace1e3f5ee94f&mc=true&n=pt.21.2.101&r=PART&ty=HTML#s%20e21.2.101_154. Accessed September 23, 2019.
17. Food and Drug Administration. *Electronic Code of Federal Regulations: Title 21 Food and Drugs Part 101.9 (j)(13)(ii)(A)(2) Food Labeling. Linear Display for Small or Intermediate-Sized Packages*; 2016. https://www.ecfr.gov/cgi-bin/retrieveECFR?%20gp=&SID=bad23c28ebd662323b3ace1e3f5ee94f&mc=true&n=pt.21.2.101&r=PART&ty=HTML#s%20e21.2.101_154. Accessed September 23, 2019.
18. Food and Drug Administration. *Electronic Code of Federal Regulations: Title 21 Food and Drugs Part 101.36(e) (11)(ii) Food Labeling. Multiple Vitamins (Includes voluntary listing of vitamin D in IUs)*; 2016. https://www.ecfr.gov/cgi-bin/retrieveECFR?%20gp=&SID=bad23c28ebd662323b3ace1e3f5ee94f&mc=true&n=pt.21.2.101&r=PART&ty=HTML#s%20e21.2.101_154. Accessed September 23, 2019.
19. Food and Drug Administration. *Electronic Code of Federal Regulations: Title 21 Food and Drugs Part 107 Infant Formula*; 2016. https://ecfr.io/Title-21/cfr107_main. Accessed September 23, 2019.
20. 101st Cong (1989-1990). *Nutrition Labeling and Education Act of 1990. H.R. 3562*; 1990. https://www.congress.gov/bill/101st-congress/house-bill/3562. Accessed September 23, 2019.
21. 115th Cong (2017−2018). *Agriculture Improvement Act of 2018. H.R.2*; 2018. https://www.congress.gov/bill/115th-congress/house-bill/2. Accessed September 23, 2019.
22. Food and Drug Administration, U.S, Department of Health and Human Services. *Nutrition and Supplement Facts Labels: Questions and Answers Related to the Compliance Date, Added Sugars, and Declaration of Quantitative Amounts of Vitamins and Minerals: Guidance for Industry*; November 2018. https://www.fda.gov/media/117402/download. Accessed November 16, 2019.
23. Food and Drug Administration, U.S, Department of Health and Human Services. *The Declaration of Certain Isolated or Synthetic Non-digestible Carbohydrates as Dietary Fiber on Nutrition and Supplement Facts Labels; Guidance for Industry*; 2018. Availability https://www.federalregister.gov/documents/2018/06/15/2018-12867/the-declaration-of-certain-isolated-or-synthetic-non-digestible-carbohydrates-as-dietary-fiber-on. Accessed September 23, 2019.
24. Food and Drug Administration. *Electronic Code of Federal Regulations: Title 21 Food and Drugs Part 101.9(c) Food Labeling. Isolated or Synthetic Dietary Fiber Sources*; 2016. https://www.ecfr.gov/cgi-bin/retrieveECFR?%20gp=&SID=bad23c28ebd662323b3ace1e3f5ee94f&mc=true&n=pt.21.2.101_154. Accessed September 23, 2019.
2016. Available Calories for Specific Carbohydrate Substances https://www.ecfr.gov/cgi-bin/retrieveECFR?%20gp=&SID=bad23c28ebd662323b3ace1e3f5ee94f&mc=true&n=pt.21.2.101&r=PART&ty=HTML#s%20e21.2.101_154. Accessed September 23, 2019.

25. European Commission. *Regulation (EU) No 1169/2011 of the European Parliament and of the Council of 25 October 2011 on the Provision of Food Information to Consumers, Amending Regulations (EC) No 1924/2006 and (EC) No 1925/2006 of the European Parliament and of the Council, and Repealing Commission Directive 87/250/EEC, Council Directive 90/496/EEC, Commission Directive 1999/10/EC, Directive 2000/13/EC of the European Parliament and of the Council, Commission Directives 2002/67/EC and 2008/5/EC and Commission Regulation (EC) No 608/2004 Text With EEA Relevance*; October 25, 2019. http://data.europa.eu/eli/reg/2011/1169/oj. Accessed September 23, 2019.

26. Food and Drug Administration. *Electronic Code of Federal Regulations: Title 21 Food and Drugs Part 101.9(c) Food Labeling. Nutrition Information*; 2016. https://www.ecfr.gov/cgi-bin/retrieveECFR?%20gp=&SID=bad23c28ebd662323b3ace1e3f5ee94f&mc=true&n=-pt.21.2.101&r=PART&ty=HTML#s%20e21.2.101_154. Accessed September 23, 2019.

27. Food and Drug Administration. *Label Claims for Conventional Foods and Dietary Supplements*; 2018. https://www.fda.gov/food/food-labeling-nutrition/label-claims-conventional-foods-and-dietary-supplements. Accessed September 23, 2019.

28. Food and Drug Administration. *Electronic Code of Federal Regulations: Title 21 Food and Drugs Part 101.13 Food Labeling*; 2016. https://www.ecfr.gov/cgi-bin/retrieveECFR?%20gp=&SID=bad23c28ebd662323b3ace1e3f5ee94f&mc=true&n=pt.21.2.101&r=PART&ty=HTML#s%20e21.2.101_154. Accessed September 23, 2019.

29. Food and Drug Administration. *Electronic Code of Federal Regulations: Title 21 Food and Drugs Part 101.54-101.67 Food Labeling*; 2016. https://www.ecfr.gov/cgi-bin/retrieveECFR?%20gp=&SID=bad23c28ebd662323b3ace1e3f5ee94f&mc=true&n=pt.21.2.101&r=PART&ty=HTML#s%20e21.2.101_154. Accessed September 23, 2019.

30. Food and Drug Administration. *Electronic Code of Federal Regulations: Title 21 Food and Drugs Part 101.14 Food Labeling*; 2016. https://www.ecfr.gov/cgi-bin/retrieveECFR?%20gp=&SID=bad23c28ebd662323b3ace1e3f5ee94f&mc=true&n=pt.21.2.101&r=PART&ty=HTML#s%20e21.2.101_154. Accessed September 23, 2019.

31. Food and Drug Administration. *Electronic Code of Federal Regulations: Title 21 Food and Drugs Part 101.72-101.83 Food Labeling*; 2016. https://www.ecfr.gov/cgi-bin/retrieveECFR?%20gp=&SID=bad23c28ebd662323b3ace1e3f5ee94f&mc=true&n=pt.21.2.101&r=PART&ty=HTML#s%20e21.2.101_154. Accessed September 23, 2019.

32. Food and Drug Administration. *Qualified Health Claims*; 2019. https://www.fda.gov/food/food-labeling-nutrition/qualified-health-claims. Accessed September 23, 2019.

33. Food and Drug Administration. *Food and Drug Administration Modernization Act (FDAMA) of 1997*; 2018. https://www.fda.gov/regulatory-information/selected-amendments-fdc-act/food-and-drug-administration-modernization-act-fdama-1997. Accessed September 23, 2019.

第 17 章

食品不安全、饥饿和营养不良

Katherine Alaimo[1], PhD

Mariana Chilton[2], PhD, MPH

Sonya J. Jones[3], PhD

[1]Food Science and Human Nutrition, Michigan State University, East Lansing, MI, United States

[2]Health Management and Policy, Dornsife School of Public Health, Drexel University, Philadelphia, PA, United States

[3]Arnold School of Public Health, University of South Carolina, Columbia, SC, United States

【摘要】 各种形式的食品不安全和营养不良比其他原因对健康造成的威胁更为严重。孕产妇和儿童营养不良占全球疾病负担的 10% 以上。在 5 岁以下儿童中可预防死亡中，营养不良造成的死亡高达 45%，主要发生在在中低收入国家。超重和肥胖对健康的影响导致约 400 万人死亡（占总死亡人数的 7.1%）以及 1.2 亿健康生命年的损失。2017 年，全球严重食品不安全问题发生率为 10.2%，影响到 7.7 亿人。由于社会、经济、政治和生态系统的缺陷，对营养食品的不平等和不公正分配导致了食品不安全和营养不良。各级组织、政治家和社会领袖都强烈要求并承诺采取变革性的方法来解决深度贫困以及导致营养不良和饥饿的气候和自然资源危机问题。这些保护基本人权和自然资源的政策可以创造营养充足、具有良好复原力的社会。

【关键词】 食品不安全；粮食安全；粮食主权；人权；饥饿；营养不良；新自由主义；贫困；自然权利；营养不足。

第 1 节 引 言

一、背景

预防、减轻饥饿和营养不良，实现食品安全，是全社会共同关注的问题。自 1974 年联合国组织的第一次世界粮食大会以来，全社会已经形成了一个共识，即"每个男人、女人和儿童都拥有不可剥夺的免受饥饿和营养不良的权利，以发展他们的身心素质"[1]。今天，国际社会致力于实现食品安全，联合国将其定义为"所有人在任何时候都能获得充足、安全和营养的食品，来满足他们积极、健康生活的饮食需要和食品偏好[2]"。联合国宣布 2016—2025 年为营养行动十年，其目标是"消除饥饿和各种形式的营养不良（营养不足、微量营养素缺乏、超重或肥胖），以此减轻所有年龄段与饮食有关的非传染性慢性疾病（non-communicable disease，NCD）的负担[3]"。营养行动十年为巩固和协调项目、倡议和政策提供了一个契机，并邀请所有成员国做出具体的营养承诺和政策措施。

《柳叶刀》委员会最近的一份报告宣称，我们正面临着"肥胖、营养不良和气候变化的全球综合征"，换句话说，这是一种流行病的协同效应[4]（第 791 页），"在时间和地点上共同发生、相互作用产生复杂的后遗症，且共同拥有常见的潜在社会驱动因素"。2015 年，联合国通过了《2030 年可持续发展议程》，其中包括 17 个可持续发展目标（Sustainable Development Goals，SDG），这是"对所有国家采取行动的紧急呼吁"，包括"为人类和地球现在和未来的和平与繁荣描绘一个共同的蓝图"[5]。拟定《可持续发展目标》的多国公约认识到，实现食品安全和消除贫困、营养不良和其他形式的资源匮乏是所有其他可持续发展战略的基础，例如那些寻求改善健康和教育、减少不平等、缓解气候危机和保护自然环境的战略。

每一项政策倡议都强调这一认知，即所有人都有获得福祉的基本权利，这种权利不仅包括获得食品的基本权利，还包括获得经济繁荣、人类健康、社会公平和健康生态系统的权利。

二、关键问题

越来越多的国际共识强调，有必要对价值观、理念和原则进行系统性的变革，以实现食品安全、健康和福祉，以及对社会、经济、气候和其他生态冲击的抵御能力[4,6]。本章将概述：①食品不安全、饥饿和营养不良的定义、衡量标准和范围；②食品不安全的总体概念框架，包括食品不安全的原因、组成和后果；③解决食品不安全和营养不良问题所需的基本原则和行动。

第2节　定义、关系解释和范围

本节简要概述在评估实现联合国2030年消除饥饿和所有形式的营养不良的国际目标的进展情况方面的定义[7-9]。此处使用的定义在最近达成的国际共识文件中有所描述[10,2,11]。

一、食品不安全和饥饿

第二个可持续发展目标要求各国"消除饥饿，实现食品安全，改善营养，促进可持续农业发展"。[12]

粮食和联合国农业组织（粮农组织）将食品安全描述为多层面的，包括：①食品的可得性；②获得食品的机会；③利用食品的能力；④食品在气候、经济、社会和政治因素方面的稳定性。食品安全是一个连续体，食品安全和食品不安全位于两端[13]。不稳定可能是短期的，导致急性食品不安全，也可能是中长期的，导致慢性食品不安全。

如图17-1所述，食品不安全是一个多层面的现象。随着理解的深入和新数据来源的扩大，定义也在不断变化[12,13]。最常见的定义集中在家庭层面，包括四个组成部分：①食品供应缺乏稳定性，导致忧虑、担忧或不确定性；②食用可能不适合、不符合文化、不安全、缺乏营养或营养单一的劣质食品；③一个或多个家庭成员食品短缺，或家庭内部食品分配不均；④缺乏对食品状况的控制，导致选择受限或社会不接受的食品来源，或两者兼而有之[12,14]。食品不安全可以在个人、家庭、地区、国家和全球的多层次上进行评估。

从本质上讲，食品不安全是人类的痛苦经历。以了解不同文化背景下人们对食品不安全的生活体验的定性研究，将有助于勾勒出食品不安全的

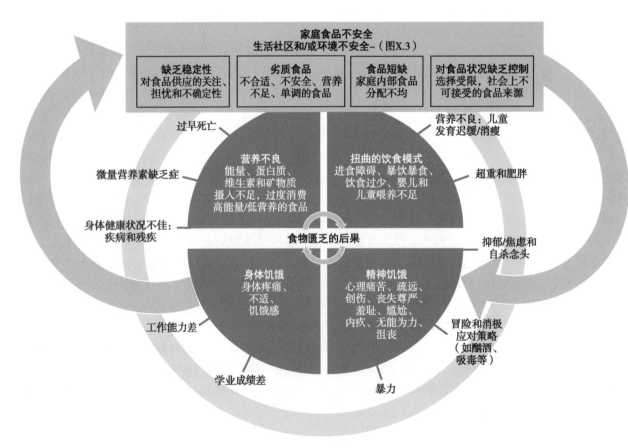

图 17-1　家庭食品不安全的组成和后果

四个共同的相互关联的结果。粮农组织将饥饿定义为"由于饮食能量消耗不足而引起的不舒服或痛苦的身体感觉[2]"。食品不安全可能会或不会导致个体出现饥饿、疼痛、不适和食欲缺乏，这些症状可能会伴随着食物限制[15]。食品不安全会导致家庭中成人和儿童所吃食品营养质量下降，造成营养不良，蛋白质、维生素和矿物质等必需营养素的摄入量低于需求，而高能量、低营养密度的食品摄入量高于需求[16]。由于食品供应不充足或不稳定，食品不安全可能会使个体进入扭曲的饮食模式，即进食频率降低或进食量减少。虽然食品无保障的父母一直说，他们限制自己的食品消耗是为了给孩子节省食品，但如果食物根本不够，就会导致儿童或婴儿喂养不足以及家庭在食品方面的动态扭曲[17-19]。《Hunger of the mind》描述了与食品无保障的压力相关的心理和情感痛苦，这些压力与贫穷、不适和遭受暴力侵害交织在一起。定性研究报道了受访者尊严的丧失、羞耻、尴尬、内疚、无能为力、压力、恐惧、疏远和创伤[15,20]。这些痛苦的经历造成了个人和集体的创伤，产生了文化、政治和社会影响[21]。

国际上采用两种措施用于监测和监督：营养不良流行率和严重食品不安全流行率。为了评估国家和区域层面的饥饿状况，粮农组织传统上使用营养不良流行率（prevalence of undernourishment，PoU）这一指标。PoU 是对习惯性食品消费不足以提供维持积极健康生活所需的膳食能量水平的人口比例的估计。PoU 是基于每日习惯性食品能量摄入量低于最低食品能量需求的累积概率的百分比[22]。习惯性膳食能量摄入水平根据可利用的数据针对每个国家进行不同的计算。数据来源包括具有全国代表性的家庭调查，以及对人均能量供应的估计，这些数据来自粮农组织对大多数国家的食品平衡表。食品平衡表估计一个国家可用于消费的食品总量。进口和生产的食品以及减少食品利用率的因素如出口、牲畜饲料、种子、非食品用途以及储存和运输损失等均记录在案[2,22,23]。2017 年全球 PoU 为 10.9%，受影响人数达 8.21 亿。虽然已经取得了一定成效，但在过去三年中营养不良和食品不安全的普遍程度一直在上升，甚至回到了十多年前的水平。

粮农组织最近扩大了 PoU，并采用了基于人们实际食品经验的调查工具。食品不安全经验量表（Food Insecurity Experience Scale，FIES）是在美国和其他国家使用的 18 项食品不安全和饥饿量表的基础上编制的，由八个简单的"是 / 否"问题组成，按照严重程度的连续性给出回应[12]。该量表描述了从担心食品耗尽开始的经历，然后是对食品质量和种类的妥协，再到减少食品数量，最后是不吃饭和几天不吃饭[24]。这些问题为不同文化、语言和发展背景下的受访者的食品不安全状况的严重性提供了一个普遍、可靠和有效的衡量标准[12]。

根据对这八个问题的回答，可以确定个人的食品不安全程度。就全球饥饿状况监测而言，有两种程度的食品不安全会被跟踪：经历中等食品不安全的人通常吃低质量的饮食，可能需要偶尔减少食品数量。而遭遇严重食品不安全的人由于缺钱或其他资源，可能会整日不吃东西[25]。根据 FIES 的数据估计，2017 年严重食品不安全的流行率为 10.2%，受影响人数为 7.7 亿[2,12]。自 2014 年以来，除北美和欧洲以外，每个地区的食品不安全流行率均有所增加[2]。在 2014—2015 年接受调查的国家中，41% 的 15 岁以下儿童与面临中度或重度食品不安全的成年人生活在一起。即使在高收入国家，中度食品不安全的比例也有很大差异，日本最低，为 1%，乌拉圭最高，为 28%。在美国，有子女家庭中度或重度食品不安全的发生率为 20%[26]。

自 2004 年以来，国际社会受益于对食品不安全分类的全球通用尺度，即综合食品安全阶段分类（Integrated Food Security Phase Classification，IPC），以确定需要采取紧急行动来帮助解决食品不安全问题的人群[11,27]。对于特定人群，综合食品有保障阶段分类使用最近 2～3 个月的数据在三个层面上评估一个人群：急性食品不安全，慢性食品不安全和急性营养不良。每个级别都包括对非 / 轻微到灾难 / 饥荒严重程度的衡量。IPC 利用公共领域的多种信息来源，包括在家庭层面与个人的直接沟通或评估（如食品的可获得性、食品消费模式、购买食品能力、生计模式和儿童发育不良程度）以及其他因素（如干旱、海啸、食品产量低于正常水平、食品价格上涨、冲突和生计手段遭到破坏）。还考虑了诸如人道主义援助可用性等缓解因素。

为了解释从各种复杂的信息来源中解读紧迫性，因此采用了一个共识。每个参与国的 IPC 技术工作组都由来自政府、非政府组织和联合国机构的代表组成。虽然 IPC 的数字对战略反应极其有价值，但未被用于监测全球发展目标的实现[28]。IPC 已经被纳入一个由粮农组织协调的更大的早期预警行动部署。

二、营养不良

粮农组织将营养不良定义为"由于提供膳食能量的宏量营养素（碳水化合物、蛋白质和脂肪）以及对身体和认知生长发育至关重要的微量营养素（维生素和矿物质）摄入不足、不均衡或过量而导致的异常生理状况"[29]。因此，营养不良包括营养不足、营养过剩和微量营养素缺乏[2]。本章的目的主要是描述一小部分在全球范围内可测量的营养不良指标。国际社会已经就这些指标达成共识[7,8]。

每个国家都受到营养不良的影响；食品不安全和各种形式的营养不良比任何其他原因造成的健康危害更大[10,30]。儿童，尤其是 5 岁以下的儿童，极易受到营养不良的影响（框 17-1）。即使儿童从早期的营养不良中存活下来并得到恢复，他们的认知能力也会受到不可逆的损害，身体发育受损，晚年患肥胖症和慢性疾病的风险也会增加[31]。监测儿童营养不良的重点首先是营养不足，5 岁以下儿童的死亡有 45% 是由营养不足造成的[32,33]。孕产妇和儿童营养不足造成了全球疾病负担的 10%以上[34]。营养不良是食品摄入不足或质量低下的结果，但也可能是由于不卫生的环境使儿童遭受到反复感染，导致对摄入营养物质的吸收或利用不佳。感染和营养吸收之间的相互作用形成了恶性循环，不良的饮食会损害免疫功能，使儿童更容易感染；同时，感染会减少营养吸收，使营养状况恶化[36]。

（一）五岁以下儿童的消瘦（急性营养不良）
消瘦儿童的体重远低于其身高对应的预期体重。消瘦通常是由于近期能量摄入不足和 / 或疾病引起的体重下降或体重不增。消瘦儿童免疫力下降，容易出现长期发育迟缓，并面临更高的死亡风险，尤其是消瘦严重时（风险增加 12 倍）[31,37]。消瘦被定义为体重与身高之比低于世界卫生组织儿童生长标准中位数 2 个标准差。低于世界卫生组织儿童生长标准中位数 3 个标准差即为严重消瘦[2,31,38]。

（二）五岁以下儿童的发育迟缓（慢性营养不良）
发育迟缓的儿童的身高远远低于其年龄的预期。发育迟缓定义是身高低于世界卫生组织儿童生长标准的中位数 2 个标准差[2,38]。发育迟缓是由于反复感染，缺水和 / 或卫生基础设施造成的受孕后长期营养缺乏的破坏性结果。患有发育迟缓的儿童可能永远无法达到他们可能的最大身高，他们的大脑可能永远无法发育到他们的全部认知潜力。发育迟缓的儿童在晚年患肥胖症和慢性疾病的风险更高。严重发育迟缓的儿童死亡风险是正常儿童的五倍[37]。消瘦和发育迟缓是相互关联的。消瘦的儿童更有可能发育迟缓，而发育迟缓的儿童更有可能消瘦[39]。同时消瘦和发育迟缓的儿童死亡风险可能比单独消瘦或发育迟缓的儿童更高。

（三）五岁以下儿童的超重
儿童超重是指与他或她的身高而言较重。按照国际标准，如果 5 岁以下儿童的体重与身高之比超过中位数 2 个标准差，则被归类为超重[38]。当儿童从食品和饮料中摄入的能量超过能量需求时，就会出现这种形式的营养不良。儿童超重是一个令人关注的问题，因为它会增加儿童日后患某些慢性疾病的风险[10]。然而，超重和营养不良并不

框 17-1

2017—2018 年，全球 5 岁以下儿童营养不良患病率
- 消瘦（7.3%）：4 900 万儿童受到影响，其中 1 700 万儿童严重消瘦[31]
- 发育迟缓（21.9%）：1.49 亿儿童受到影响[31]
- 发育迟缓 + 消瘦（3.62%）：近 1 600 万儿童受到影响[35]
- 超重（5.9%）：4 000 万儿童受影响[31]
- 趋势：世界所有地区各种形式的营养不良仍然严重，令人无法接受。发育迟缓的患病率方面已经出现了一些下降，但在消瘦方面却没有改变。自 2000 年以来，超重儿童的数量稳步增加[31]。

相悖。食用低营养质量的食品会导致微量营养素的缺乏。虽然确切的机制尚未完全了解，但全球有 1.8% 的 5 岁以下儿童（823 万）同时经历着发育迟缓和超重[40,41]。

（四）育龄妇女的微量营养素缺乏和贫血

微量营养素缺乏症是指由于一种或多种维生素或矿物质的摄入、吸收或利用不足而导致的不良营养状况。为了进行国际营养不良监测，大多数国家都对育龄妇女的贫血（微量营养素缺乏的一种表现）患病率进行监测。贫血在全球范围内普遍存在，对儿童和育龄妇女的影响更大。缺铁是贫血最常见的原因之一[42]；贫血也可以由缺乏叶酸和 / 或维生素 B_{12} 或非营养性原因引起，如癌症和镰状细胞贫血[10,2,43]。无论具体原因是什么，贫血都会对认知和运动发育产生负面影响。孕妇缺铁性贫血与不良的生殖结果有关，包括早产和婴儿的低出生体重[44]。据估计，世界上有 15 亿人受一种或多种形式的微量营养素缺乏症的影响[30,2]。2016 年，32.8%（6.326 亿）的育龄妇女存在贫血，其中 3 530 万人处于孕期[43]。自 2012 年以来，贫血患病率逐年上升。在实现 2030 年减少 50% 的目标方面还未取得明显进展。

（五）育龄妇女的体重不足

营养状况对育龄妇女的重要性，可极度影响其子女及其家庭的健康和生存潜力，因此孕前体重不足被用于衡量早产和低出生体重婴儿的风险[10]。成人中度体重不足是指体重指数（BMI）低于 18.5，而严重瘦弱或体重不足的定义是 BMI 低于 17.0。虽然目前没有对可持续发展目标进行监测，但中度体重不足会增加疾病风险，而严重体重不足则与死亡率的急剧上升有关。

（六）成人超重和肥胖症

成人的超重和肥胖是指由于脂肪的过度堆积而导致体重超过正常身高预计体重。在成人中，超重的定义是 BMI 超过 $25kg/m^2$ 但低于 $30kg/m^2$，肥胖的定义是 BMI 达到 $30kg/m^2$ 或更高[2]。（注：虽然是粗略估计，但 BMI 提供了一个男女和所有年龄段成年人超重和肥胖的人口水平衡量标准[45]）。高BMI（包括超重 / 肥胖）和高腰围身高比是心血管疾病、2 型糖尿病、慢性肾脏疾病、癌症和肌肉骨骼疾病等慢性疾病的危险因素[46,47]。自 1975 年以来，肥胖患病率几乎翻了三倍。38.9% 的成年人（19 亿人）超重，13.1% 的人肥胖（6.5 亿人）。

三、全球营养转型和营养不良的三重负担

随着各国经济全球化的发展，食品供应从自给自足的农业生产过渡到高能量、低营养的进口食品市场[36]。12 种商品植物作物，主要是小麦、玉米和糖，在许多情况下取代了本土食品的多样化饮食；这种营养转型改变了人们的饮食方式，降低了体力活动水平，在世界城市和农村地区都可以看到[36,48-52]。在全世界范围内，大多数地方的饮食模式中动物性食品、糖、高度加工的食品的摄入较多，而富含纤维的植物性食品的摄入量较低。这种转变逐渐造成能量摄入增加，导致肥胖症和糖尿病等非传染性慢性疾病发病率上升，同时导致微量营养素缺乏。食品不安全、营养不足以及超重和肥胖并存的现象现在被称为营养不良的"三重负担"[36,53]。

四、食品不安全和营养不良引起生理和心理后果的机制

食品不安全、饥饿和营养不良通过营养和非营养途径产生一系列后果。食品是一种基本需求，但只是人们生存和参与社会的需求之一。其他的匮乏可能与战争、压迫或冲突有关，或者与重要的社会系统有关，如医疗保健、教育、住房和生态系统。这些系统由下一节所述的根本原因决定，并可能与食品匮乏交叉，从而改善或加剧后果。图 17-1 说明了食品不安全的组成部分、营养不良以及包括营养不足、超重和肥胖、微量营养素缺乏、过早死亡、身体健康不良状况不佳、抑郁焦虑和自杀念头、工作能力差、学习成绩差、冒险以及消极应对策略和暴力等后果之间的相互关系。

要了解食品不安全对健康影响，最直接的方式是了解食品不安全如何影响人们可以购买或种植的食品质量，这反过来又与膳食质量差、营养不足以及糖尿病、自评健康状况差和抑郁症等慢性健康状况有关[54,55]。此外，成年人报告在支付医疗保健和药物或食品之间进行"权衡"，这使得他们难以坚持对慢性疾病如艾滋病，糖尿病和癌症等的推荐治疗[56-59]。

食品不安全和营养不良会影响整个生命期的身体、精神和情感健康以及认知健康[60]。妊娠期间的食品不安全会影响宫内环境，进而影响分娩结果[61]。当幼儿的食品不安全时，他们的社会、认

知和情感发展会受到影响，从而削弱了他们为入学作好充分准备的能力。食品不安全和营养不良对幼儿的健康影响在 3~5 岁最为明显，因为这时他们正处于重要的生长和发育阶段。即使在很短的时间内食品摄入不足或中断，也会造成长期的健康问题，如缺铁性贫血[62]、呼吸道疾病以及其他与住院人数增加和总体健康状况不佳相关的感染类型增加[63,64]。与生活在有食品安全保障家庭的幼儿相比，生活在食品安全无保障家庭的儿童在认知，情感和社会发展方面受到限制[65]。发展风险不仅影响他们的生活质量，而且对在学校的阅读能力和随后的成功产生负面影响[66]。食品不安全对学龄儿童和青少年也有类似的影响[67]。与生活在有食品安全保障家庭的类似学龄儿童相比，生活在低食品安全保障家庭的儿童更有可能留级，阅读和数学成绩较低，在社会关系中面临挑战[68,69]，更有可能表现出内在化和外在化行为问题[70]。由此产生的负面影响可能会从学生时代延续到青春期，然后转化为更大的危险行为，如有许多性伴侣、吸毒和酗酒、更多地接触暴力，以及高风险妊娠，进而影响下一代[71]。与儿童一样，青少年正处于一个极其重要的发展窗口期，如果他们处于食品安全无保障的家庭中，他们可能会与不良的心理健康和自杀意念作斗争[72-74]。家庭食品不安全会影响儿童，而儿童健康状况不佳又会影响到他们的照顾者保持稳定就业的能力，从而减少家庭收入[75,76]。

尽管许多人认为父母会保护他们的孩子免受食品不安全的影响[77-79]，对儿童的研究表明，尽管父母试图保护他们，但学龄儿童会意识到食品不安全，并寻找管理家庭食品的方法。当他们没有食品时会感到无助和愤怒。[18] 在成年人中，食品不安全与不良心理健康结果有关[80]。食品不安全与母亲的抑郁症状、重度抑郁和焦虑有关，这可能对儿童健康结果产生负面影响[81]。有抑郁症状的母亲会遇到更多的就业困难[82,83]。

要考虑食品不安全和营养不良对健康造成的严重后果，就必须解决家庭系统及其经济、社会和政治背景下的潜在动力问题。造成食品不安全、健康状况不佳和抑郁等的一个重要家庭因素是遭受暴力和创伤。在对当前和近期遭受暴力的研究中，发现亲密伴侣暴力与女性食品不安全概率增加有关[83,84]，而抑郁症状可能介导这种联系[84]。童年时期遭受虐待，忽视或家庭不稳定也与成年

后的食品不安全有关。在一些研究中，与那些没有遭受过童年虐待或暴力的妇女相比，她们更有可能出现食品不安全的情况[85,86]。报告患有创伤后应激障碍或相关症状的女性更有可能报告家庭食品不安全[70,84,87]。这种必然暴力暴露研究表明，性别歧视会通过暴力、创伤和食品不安全影响整个家庭。当考虑到女性与男性的工资差异，以及有色人种女性与白人女性之间的工资差异时，性别歧视也在发挥作用。因此，与食品不安全有关的家庭暴力也与社会中的性别和种族 / 民族歧视直接相关[88-91]。

第 3 节　领域现状（国内和国际）

一、食品不安全、饥饿和营养不良的原因

基于复原力的框架和压力适应过程

大多数食品安全研究文献通过基于赤字的视角来看待家庭，将食品不安全的看似不可改变的原因与缺乏教育、有限的社交网络、抑郁症、经济萧条、单亲家庭等家庭结构、失业和低工资等问题结合在一起[81,92,93]。例如，在美国，如果儿童生活在某些家庭结构中，包括单身母亲担任户主的家庭、被归类为黑人或西班牙裔的家庭、大都市地区的家庭、南部地区的家庭、有年长子女的家庭以及收入低于贫困线 185% 的家庭，那么他们就更有可能陷入食品安全无保障的境地[92]。一项全球性研究考察了食品不安全的全球决定因素，发现教育、社会网络和社会资本是最有力的决定因素。这些研究重点关注个人、家庭、社区和国家的决定因素，几乎列出了一份压倒性的食品不安全相关因素清单。在所有这些相关因素的背后都有一个联系组织。如图 17-2 所示，我们为这些发现提供了一个组织框架，指出了食品不安全的深层决定因素。

Drèze 和 Amartya Sen 提出，饥饿是关于"谁能控制什么"的研究[94]。一个社会可以有充足的食品，但仍有人报告说他们缺乏食品保障，这一事实表明，饥饿不仅仅是缺乏食品本身，而是与人们缺乏获得食物的权利有关，无论是公平地获得土地和水或获得购买食品的金钱。因此，如果人们对自己的生活有更多的控制权，他们就能为自己获得必要的食品。人们在面对逆境时的应变能力应指向促进解决食品不安全问题的新方法。

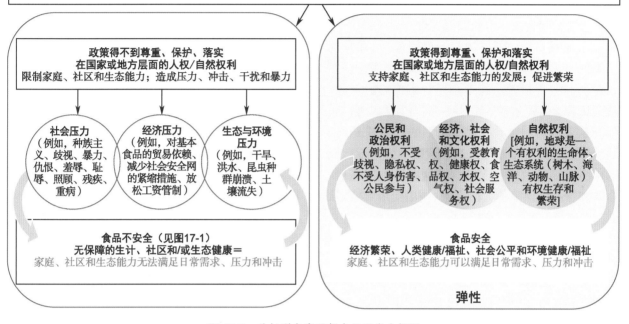

图 17-2　从权利角度理解食品不安全问题

所有通过赤字视角描述的因素都可以通过复原力得到更好的诠释。复原力被定义为"任何系统（家庭、社区、生态系统）抵御冲击和积极适应的能力[95]"。在心理学文献中，家庭调整和适应反应模型等理论描述了家庭在面对压力性生活事件时如何平衡其需求和能力，以取得积极结果。复原力框架可以从根本上改变食品不安全的重点，认识到食品不安全的家庭是受到破坏性或创伤性事件的挑战或不堪重负，而不是食品不足或功能失调[95]。

家庭食品安全的许多相关因素，当从弹性角度来分析时，会被认为是压力适应过程的一部分。例如，过去一年中经历的压力性生活事件的数量以及压力性生活事件的类型和严重程度都与食品安全有关。在一项研究中，经历充满经济压力的生活事件（如失业、工时减少、更换工作）导致食品不安全的概率增加 54%[96]。同样，家庭或个人的压力性生活事件（如父母去世）会使家庭食品不安全的概率增加 22%。在同一研究中，收入较高、特别补充营养援助计划（SNAP）福利水平较高和社会支持较多的家庭，在面对压力性生活事件时，能

够避免儿童挨饿[95]。其他研究也发现，食品不安全与生活压力事件有关[97]。Temple 在对澳大利亚人进行的一项全国代表性研究中发现，食品不安全与充满社会压力的生活事件有关，如目睹暴力或成为歧视或暴力犯罪的受害者或患有精神疾病、严重残疾、重大疾病或发生车祸等[98]。社会压力也可能来自历史或当前的殖民主义、种族主义和歧视。

在全球新自由主义霸权日益增长的政治经济背景下，人们分析了这些压力因素。新自由主义是 19 世纪流行的自由放任主义和自由市场资本主义思想的复兴。这种政治经济学强调经济自由化的各种方法，包括：私有化、紧缩政策、放松管制、贸易自由化、自由贸易和导致生态退化的开采。

1. 私有化　是指为公众利益而进行的活动，如食品分配，并允许私人利益集团在该活动中追求利润，并将这种活动的报酬转移给公民个人。例如，自 1996 年以来，美国各州可以将贫困家庭临时援助的公共资金用于购买私人承包商的服务，而不是只用于对贫困家庭的直接援助[99]。在 2015

年，抚养一个孩子需要约 233 610 美元（美国和瑞典的情况类似），美国的公共支出被严重私有化，因此，美国国内生产总值中只有 0.7% 用于公共家庭福利，而瑞典国内生产总值的 3.6% 用于产假、日托、学前教育、公立学校、课外活动、夏令营、社区大学和其他公共服务支持 [100]。因此，美国的儿童更容易受到收入冲击的影响 [101,102]。

2. 紧缩政策 旨在减少政府服务，可能是为了降低私人实体较低的税收负担，而且往往是在政府的债务负担无法继续偿还时实施的。例如，欧盟国家，如爱尔兰、意大利、西班牙和希腊等，都同意大规模削减其社会安全网的公共开支，这是他们与国际货币基金组织和欧盟中央银行达成的债务重组协议的一部分。在这些措施实施后，全欧洲食品无保障的人口比例（使用代用指标）从 8.7% 上升到 10.9%，增加了 1 350 万人 [103]。

3. 放松行业管制 是指政府通常为确保公共利益而管理的各种规则。其中许多可能会影响到食品安全，最重要的例子之一是美国事实上解除了对联邦最低工资的管制，该最低工资已经 27 年没有增加。世纪基金会的一项经济分析表明，如果不放松对最低工资的管制，而是在 2025 年前将美国的工资逐步提高到每小时 15 美元，将使食品不安全发生率降低 6.5%[104]。在这项分析中，联邦和州的最低工资法之间的差异被用来模拟 8 年内工资的逐步增长，以及根据各州对食品安全的普遍性的估计，预测每次工资增长将获得食品安全的人数。

贸易自由化政策在全球范围内的实施是不平衡的，美国、欧洲和日本在鼓励其他国家贸易自由化的同时，也对本国农业部门实行强有力的保护主义。贸易自由化一直是世界银行、粮农组织和联合国的主要焦点，是减少全球饥饿的战略。Otero 和他的同事发现，贸易自由化政策实际上创造了依赖关系，在这种关系中，美国等经济占主导地位的美国进口水果和蔬菜等"奢侈食品"，同时保护了谷物和肉类市场。另一方面，墨西哥、土耳其和巴西等贸易伙伴已经将他们的饮食转向更多的进口谷物和肉类，并减少其国民的食品生产量。稳定和有弹性的经济增长被认为是确保食品安全的重要因素，但 78% 的营养不良儿童生活在食品过剩的国家 [105]。随着越来越多的经济体采用新自由主义意识形态，农民从自给自足的生产和管理公地转向私有土地和商品生产。简而言之，新自由主义政策鼓励人们出售农作物和 / 或劳动力来购买食品，而不是促进自给自足。

自由贸易政策强调政府在商品跨国交换中的作用很小 [106]。Suweis、Carr、Maritan 等人（2015）认为，国际贸易加上不断增长的人口会破坏当地食品系统的稳定，使食品不安全发生的可能性更大。自由贸易协定是国际强制执行的法律，会限制公民应对食品安全危机的能力。例如，在亚洲开放大米市场的自由贸易政策导致了印度尼西亚、加纳和洪都拉斯的饥饿和贫困加剧 [107]。自由贸易协定通常包括所谓的投资者与国家争端解决协议，如果国家通过歧视企业的法律，投资者可以起诉国家。当墨西哥试图通过征收汽水税来减少甜饮料的消费以确保营养安全时，他们被国际玉米生产商 Cargill 和 Archer Daniels Mid 公司起诉，并因歧视高果糖玉米糖浆而支付了数百万的罚款 [108]。

伴随着新自由主义政治经济发展的经济类型，侧重于从环境中开采自然资源。榨取主义对食品安全有多重影响，因为对当地居民来说是天然食品来源的土地和森林变成了在自由市场上交易的矿物、木材或能源的来源，磷和氮被采掘出来制造化肥。榨取主义还影响我们在当地生产食品的能力，因为采矿和采掘业的副产品导致水、渔业、土地植被、土壤和空气的生态和环境退化 [109]。食品不安全目前是一个资源分配不均的问题，但在生态学理论中，食品安全被定义为"面对长期和严重的环境扰动时，保持充足和有营养食品的生产"[110]。地球面临的气候和自然资源危机，导致更频繁和更剧烈的天气事件，以及表土和海洋生物等重要食品资源的丧失，已经成为饥饿和营养不良的重要驱动因素 [6,111,112]。对降雨和温度变化更敏感的农业系统国家，以及那些更依赖渔业和自给农业的国家，更易受到影响 [4]。

许多学者还指出，人类对食品生产的投入带来了迫在眉睫的生态挑战，如用开采的磷来给农作物施肥，用改道的河流进行灌溉。因此，确保可持续的食品供应需要各种所谓的生态系统服务。Bommarco 及其同事将支持食品安全所需的生态系统服务描述为土壤形成和养分循环、生物害虫控制和作物授粉。具体来说，他们确定了有机物的大量减少，这是施肥和灌溉的结果。有机质为土壤中的微生物群落提供养分。这些微生物群落增加了养分含量和保水能力，减少了水土流失，并极大地提高了作物的生产力和效率。杂草和动物害虫造成了全世界约 30% 的玉米和 14%～35% 的小麦损失[113]。化学防治并没有减少这些损失，而对害虫种群保持有益制衡的生态管理技术是食品安全的重要生态系统服务。最后，大约 75% 的作物需要授粉者才能生产食品。目前，蜜蜂为农作物提供大部分授粉服务，蜜蜂和其他野生授粉者数量下降是一些地区作物产量降低的一个原因。

二、逐步实现食品安全

如上一节所述，食品不安全不仅仅是由于缺乏食品生产或供应，同时也由于人们在社会、经济和农业生态支持方面的权利分配不平造成[114]。食品不安全是社会、经济、政治和生态体系中多种危机的症状。这些危机已经超过了世界范围内解决食品不安全的传统途径。为了解决食品不安全问题，各国政府、社区领袖、科学家和民间社会团体必须考虑到新自由主义的动力，解决其根本原因。这些社会和政治力量造成了更大的脆弱性，使人们处于社会边缘和贫困之中，并考验着个人和社区抵抗、适应和发展的能力。

如框 17-3 所述，各国政府可以实施"特定营养"或"营养敏感"的政策和计划，以改善全球食品安全状况。在北半球许多国家，如瑞典、挪威、荷兰和德国，都有强大的社会体系来支持家庭并防止深度贫困。在美国，有营养援助计划的例子，帮助改善和限制食品不安全，但不能治本。美国

SNAP、"妇女、婴儿和儿童特别补充营养计划"以及学校供餐计划都有助于减少食品不安全和改善健康状况[16]。然而，如果没有一个全面的、全国性的战略来确保公平的覆盖面，特别是对那些在低工资和缺乏稳定、可支配的和高薪的就业中所挣扎的原住民、移民和其他边缘化社区人口来说，这些营养支持计划也不会真正完全保护家庭免受食品不安全的影响[115]。同样，在英国，最近的紧缩措施和政府制裁管理不善，对家庭的支持普遍不足[116,117]。这加速了违背社会大部分人意愿的紧急食品援助制度化。澳大利亚正经历着类似的动态变化[118]。在北半球，家庭支持系统正变得越来越脆弱。与此同时，世界各地的贸易协定有助于促进跨国公司的发展，这些公司声称通过向紧急救援工作捐款、推广强化和转基因专利种子以及使用抗生素、生长激素和杀虫剂来解决饥饿问题。然而，这些努力正在造成更多的生态破坏，并进一步削弱了穷人的权利和能动性。

各组织、政治家和社会活动家们要求并承诺采取变革性的方法来解决深度贫困和饥饿问题。这些方法采用了人权框架，并将人权与环境可持续性联系起来，这在可持续发展目标中可以看到（框 17-2）。目前，人们越来越多地呼吁大自然的权利，以确保人类和所有其他物种可以在足够的食品、水、土壤和清洁空气中生存和发展，以维持地球上的生命。通过人权和自然权利的交叉提供的政策保护可以创造有弹性的社会（图 17-3）。

框 17-2

国际营养规划资源

- 可持续发展目标 https://sustainabledevelopment.un.org
- 世卫组织 OneHealth 工具 https://www.who.int/choice/onehealthtool/en/
- 营养行动证据电子图书馆（e-Library of Evidence for Nutrition Actions，eLENA）https://www.who.int/elena/en
- 世卫组织突发事件提供营养指南 https://www.who.int/nutrition/topics/emergencies/en/
- 突发事件中卫生应对中的营养问题：世卫组织的观点和发展 https://www.ennonline.net/fex/56/nutritionhealthresponsewho
- 质量和问责人道主义的核心标准 https://corehumanitarianstandard.org/
- 2004 年 11 月粮农组织理事会第 127 届会议通过的支持在美国食品安全的背景下逐步实现充足粮食权利的自愿准则 http://www.fao.org/3/a-y7937e.pdf

---

框 17-3

营养专项和营养敏感性投资

《2018 年全球营养报告》描述了营养特定和营养敏感型投资：

"营养专项投资"被认为是解决营养不良的直接决定因素的高影响力营养干预措施。2013 年《柳叶刀》孕产妇和儿童营养系列推荐了 10 项直接干预措施，如微量营养素补充或强化、急性营养不良治疗以及幼儿纯母乳喂养和幼儿辅食喂养。

对营养敏感的投资涉及营养不足的根本原因。它们包括来自一系列部门的行动，包括：卫生、农业和食品系统、水、环境卫生和个人卫生促进（water, sanitation and hygiene promotion, WASH）、教育和社会保护。这些投资的例子可能包括提高妇女的购买力、改善获得食品的机会、使农业多样化、推进生物强化、促进健康饮食、支持母乳喂养和改善获得 WASH 的机会。

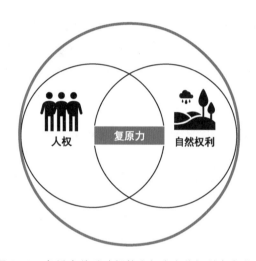

图 17-3　复原力是通过保护人权和自然权利来实现的

三、基本人权、自然权利和食品主权

自从国际社会就 1945 年的《世界人权宣言》达成一致以来，从人权角度解决营养不良问题引起了国际社会的关注。在接下来的几十年里《世界人权宣言》分为两个国际公约，得到了大多数联合国成员国的批准：《公民和政治权利国际公约》和 1966 年《经济、社会、文化权利国际公约》。联合国经济及社会理事会认为，从人权角度处理食品问题，旨在确保每个人，无论是单独还是与他人一起，在任何时候都能在物质上和经济上获得足够的食品或购买食品的手段。食品权并不一定要求政府直接提供食品。相反，它要求政府尊重权利（不阻止人们获得食品）、保护权利（确保其他人不阻止人们获得食品），并实现权利（提供人们养活自己所必需的物质）[119,120]。

将食品安全视为人权问题，意味着确保良好的营养不应该被搁置[121,122]。人权方法的核心是确保在国家或民族层面上有一个尊重、保护和实现食品权的国家计划，以及一个确保许多利益相关者（特别是受食品不安全影响最大的人）参与制订解决方案，并在食品权受到侵犯时进行补救和修复的综合办法。这要求国家建立监测和问责的机制。一些国家（包括美国）有监测机制，但仍然缺乏国家计划。

民族国家结构不是保护、尊重和实现食品权的唯一平台。越来越多的基层团体在精神上和行动上联合起来，推进自然的权利，以保护他们的土地和河流，从而保护他们的食品和水。日益发展的国际食品主权运动中，进一步考虑了承认人民参与食品系统决策的权利，以及照料和维持食品生产所需自然资源的必要性。食品运动领导人将食品主权定义为"人民享有通过生态无害和可持续的方法生产的健康和文化上适宜的食品的权利，以及他们界定自己的食品和农业系统的权利"[123]。

自然权利是地球法律的一个新兴领域，它促进了生态系统存在、持续和繁荣的权利概念[124]。自然权利源于对人类食物系统的土著和传统理解，并已写入玻利维亚、厄瓜多尔和新西兰等国的法律[125-127]。当自然生态系统的权利被承认时，例如森林或河流，那么倡导者和普通公民就有法律手段来保护生态系统，使其免受退化和掠夺[128]。大自然的权利带来了一种超越国界的全球计划公民意识，并越来越多地被纳入食品主权运动中[129]。随着新自由主义企业将对食品安全的控制从家庭，社区和国家转移到跨国公司和全球组织，一些国家和社区正在通过维护其食品主权来应对这种缺乏控制的状况。La Via Campesina 是一个将农民、无土地者、农村妇女和青年、土著、移民和农业工人聚集在一起的组织。厄瓜多尔和玻利维亚政府通过推进自然权利和食品主权，抵制了其社区和国家的新自由主义食品制度[126,130]。全球自然权利联盟成立于 2010 年，在联合国，与自然和谐相处的权利得到了正式承认。在这些对抗传统而强大的地缘政治潮流的努力下，生态和人类的关注成为了人类福祉和地缘政治的核心，而不是利润、资本或积累的财富。世界各地通过在国家和国际法庭利用自然权利打赢起诉政府和跨国组织的诉讼官司案例越来越多。

人权方法与更广泛的自然权利框架相协调，对于在未来几十年内推进健康营养和免于饥饿的机会至关重要（图 17-2）。为了使这些机制有助于解决食品不安全问题，不同的价值观开始盛行。这些价值观是团结、合作、谦逊和人类的去中心化，以确保我们自身的安全和保障[91,131]。

四、公民参与

公民参与有助于动员普通公民、专家和政策制订者创造有意义的政策解决方案，以减少并最终消除食品不安全问题[120]。这种公民参与的范围可以从采取行动支持我们自己周围的人获得食品，到参与当地食品政策委员会，参与围绕劳动、营养、住房和其他支持的宣传，以及要求各级政府制订更好、更负责任的方案。但是，我们必须超越这些解决贫困和基本需求的临时和传统的方法，以一种包含在全球健康和边界内的方法来处理人类健康和营养问题。

这些新的价值观可能需要很多年才能深入人心，因为鼓励人们采取人权方法仍然很有挑战性，特别是在对地球退化和囤积财富负有最大责任的高收入国家，但还是有希望的。2015 年《巴黎协定》的推进，年轻人要求对气候变化采取行动的运动，以及不同地区的聚集，包括长期以来知道反对数百年统治、暴力和剥削的原住民、青年、气候科学家、公共卫生专业人员和关注日常安全的公民，都表明公民参与达到了新的水平，这可能足以动摇全球主导精英的当前文化假设。诸如北爱尔兰的参与和权利实践、底特律黑人社区食品安全网络运动、南部农村黑人妇女经济和社会权利倡议和美国人权网络的其他组织、倡导食品主权的国际运动 La Via Campesina 和澳大利亚的食品权联盟等运动只是众多例子中的一小部分。在这些例子中，尽管新自由主义领导人和企业首席执行官在文化、社会和政治上占主导地位，但公民仍在推进经济、社会和文化权利。与人们合作以帮助提高这种意识的方式是通过社会媒体和其他类型的媒体，但也可通过面对面的民主学校或设计非正式的教育课程实现，旨在提高日常公民批判意识[132]。

第 4 节 结 论

与食品不安全相关的高昂的健康、社会和经济成本促使许多行动者致力于消除饥饿。饥饿是由于缺乏购买食品的资金、种植食品的清洁土地和水，以及地缘政治不稳定造成的。造成这些全球状况的主要驱动力是新自由主义的经济活动模式。转变人际关系以确保食品权，将涉及确保人与自然的权利，尊重食品不安全人群的复原力和智慧，让他们发挥领导作用，并致力于建设每个社区的食品主权。

研究空白

为了解决食品不安全、营养不良和饥饿问题，需要进行政治和社会变革，我们需要以新的方式开展研究，采取复原力和基于力量的方法，认识到导致和加剧食品不安全的许多社会进程的重要性[4,91,133]。此外，研究战略应包括那些亲身经历过食品不安全的人的观点，他们为动态和解决方案提供了宝贵的见解。具有丰富经验的专家和来自不同学科（包括政治、历史、人类学、经济学、系统思维、心理学、农业生态学、战争等）的专业人士之间的合作将增强我们的知识，并提出解决饥饿问题的新方法。

研究主题应包括特别关注系统思维和干预措施，以建立复原力和防止食品不安全，并超越测量卡路里、食品贸易和特定微量营养素，从更广泛的角度考虑食品安全和福祉。其中一些可能包括确保妇女有更多的机会在确定解决方案时表达她们自己的智慧和力量，或确保那些被边缘化的人，特别是那些在恢复生态、可持续农业和改善水条件方面也有专门知识的人，能够领导调查。最后，随着对新自由主义制度是家庭食品不安全根源的理解，寻找其他形式的社会组织和经济学应该是非常重要的。这包括研究共享经济（如互助会）和团结经济（如农业合作社）在改善食品安全、复原力和福祉方面的有效性。

致谢

这一章是 David L. Pelletier、Christine M. Olson 和 Edward Afrongillo 撰写的"食品不安全、饥饿和营养不良"和 Helen Young、Kate Sadler 和 Annalies Borrel 撰写的"人道主义危机中的公共营养"这两章的修订和补充。这两章收录在《Present Knowledge in Nutrition》第 10 版的修订版和附录，分别由 Erdman JW，Macdonald IA 和 Zeisel SH 编辑，Wiley-Blackwell 出版。2012 年国际生命科学研究所。部分更新来源于既往发表章节，特此鸣谢之前作者的贡献。

（王青山　译）

参 考 文 献

1. United Nations. *Key Conference Outcomes in Food.* https://www.un.org/en/development/devagenda/food.shtml. Accessed 15 July 2019.
2. Food and Agriculture Organization of the United Nations. *The State of Food Security and Nutrition in the World: Building Climate Resilience for Food Security and Nutrition*; 2018. www.fao.org/3/i9553en/i9553en.pdf. Accessed July 15, 2019.
3. *United Nations Decade of Action on Nutrition: About.* https://www.un.org/nutrition/about. Accessed 15 July 2019.
4. Swinburn BA, Kraak VI, Allender S, et al. The global syndemic of obesity, undernutrition, and climate change: the Lancet commission report. *Lancet Lond Engl.* 2019;393(10173):791−846. https://doi.org/10.1016/S0140-6736(18)32822-8.
5. *Sustainable Development Goals: Sustainable Development Knowledge Platform.* https://sustainabledevelopment.un.org/?menu=1300. Accessed 17 July 2019.
6. Cullerton K, Donnet T, Lee A, Gallegos D. Effective advocacy strategies for influencing government nutrition policy: a conceptual model. *Int J Behav Nutr Phys Act.* 2018;15. https://doi.org/10.1186/s12966-018-0716-y.
7. *Transforming our World: The 2030 Agenda for Sustainable Development.* https://resources/transforming-our-world-2030-agenda-sustainable-development. Accessed 15 July 2019.
8. *WHO | Comprehensive Implementation Plan on Maternal, Infant and Young Child Nutrition.* WHO. http://www.who.int/nutrition/publications/CIP_document/en/. Accessed 15 July 2019.
9. Angood C. *Extension of 2025 Maternal, Infant and Young Child Nutrition Targets to 2030.* UN Standing Comm Nutr News; 2015:41. www.ennonline.net/newsroom/extensionof2025targetsscnnewspaper. Accessed July 15, 2019.
10. Development Initiatives. *Global Nutrition Report*; 2018. Published 09:58:49.202407+00:00 https://globalnutritionreport.org/reports/global-nutrition-report-2018/. Accessed July 15, 2019.
11. *IPC Global Platform.* http://www.ipcinfo.org/. Accessed 15 July 2019.
12. Cafiero C, Viviani S, Nord M. Food security measurement in a global context: the food insecurity experience scale. *Measurement.* 2018;116:146−152. https://linkinghub.elsevier.com/retrieve/pii/S0263224117307005.
13. Jones AD, Ngure FM, Pelto G, Young SL. What are we assessing when we measure food security? A compendium and review of current metrics. *Adv Nutr Bethesda Md.* 2013;4(5):481−505. https://doi.org/10.3945/an.113.004119.
14. Alaimo K. Food insecurity in the United States: an overview. *Top Clin Nutr.* 2005;20(4):281.
15. Chilton M, Booth S. Hunger of the body and hunger of the mind: African American women's perceptions of food insecurity, health and violence. *J Nutr Educ Behav.* 2007;39(3):116−125. https://doi.org/10.1016/j.jneb.2006.11.005.
16. Holben D. Position of the American Dietetic Association: food insecurity in the United States. *J Am Diet Assoc.* 2010;110(9):1368−1377. http://www.sciencedirect.com/science/article/pii/S0002822310011946.
17. Ralston K. *Children's Food Security and USDA Child Nutrition Programs*:33.
18. Fram MS, Frongillo EA, Jones SJ, et al. Children are aware of food insecurity and take responsibility for managing food resources. *J Nutr.* 2011. https://doi.org/10.3945/jn.110.135988.
19. Fram MS, Ritchie LD, Rosen N, Frongillo EA. Child experience of food insecurity is associated with child diet and physical activity. *J Nutr.* 2015;145(3):499−504. https://doi.org/10.3945/jn.114.194365.
20. Hamelin A-M, Beaudry M, Habicht J-P. Characterization of household food insecurity in Québec: food and feelings. *Soc Sci Med.* 2002;54(1):119−132.
21. Ó Gráda C. Famine, trauma and memory. *Béaloideas.* 2001;69:121−143. https://doi.org/10.2307/20520760.
22. Loganaden, N. FAO methodology for estimating the prevalence of undernourishment. *Presented at the: 2003; International Scientific Symposium: Measurement and Assessment of Food Deprivation and Undernutrition*; Rome, Italy. http://www.fao.org/3/Y4249E/y4249e06.htm. Accessed 15 July 2019.
23. ESS Website. *Ess: Food Balance Sheets.* http://www.fao.org/economic/ess/fbs. Accessed 15 July 2019.
24. Bickel G, Nord M, Cristofer P, Hamilton W, Cook J. *Measuring Food Security in the United States: Guide to Measuring Household Food Security, Revised 2000.* Alexandria VA: U.S. Department of Agriculture, Food and Nutrition Service; 2000. https://fns-prod.azureedge.net/sites/default/files/FSGuide.pdf. Accessed July 30, 2019.
25. *Voices of the Hungry | Food and Agriculture Organization of the United Nations.* http://www.fao.org/in-action/voices-of-the-hungry. Accessed 15 July 2019.
26. Smith MD, Rabbitt MP, Coleman- Jensen A. Who are the world's food insecure? New Evidence from the Food and Agriculture Organization's food insecurity experience scale. *World Dev.* 2017;93:402−412. https://doi.org/10.1016/j.worlddev.2017.01.006.
27. IPC Global Partners. *Integrated Food Security Phase Classification Technical Manual Version 3.0. Evidence and Standards for Better Food Security and Nutrition Decisions.* 2019. Rome.
28. Food and Agriculture Organization of the United Nations. *Early Warning Early Action Report on Food Security and Agriculture January − March 2019: FAO in Emergencies*; 2019. http://www.fao.org/emergencies/resources/documents/resources-detail/en/c/1177087/. Accessed July 17, 2019.
29. Food, Agriculture Organization of the United Nations.. *The State of Food and Agriculture 2013*; 2013. http://www.fao.org/3/i3300e/i3300e00.htm.

30. GBD Risk Factors Collaborators. Global, regional, and national comparative risk assessment of 79 behavioral, environmental and occupational, and metabolic risks or clusters of risks, 1990−2015: a systematic analysis for the Global Burden of Disease Study 2015. *Lancet Lond Engl.* 2016;388(10053):1659−1724.

31. *Data and Analytics Section of the Division of Data, Research and Policy, UNICEF, New York Together with the Department of Nutrition for Health and Development, WHO Geneva and the Development Data, United Nations Children's Fund (UNICEF), World Health Organization, International Bank for, Reconstruction and Development/The World Bank, UNICEF/WHO/World Bank Group, Joint Child Malnutrition Estimates. Levels and Trends in Child Malnutrition: Key Findings of the 2019 Edition of the Joint Child Malnutrition Estimates.* Geneva: World Health Organization; 2019. https://www.who.int/nutgrowthdb/jme-2019-key-findings.pdf?ua=1. Accessed July 15, 2019.

32. *The Cost of Malnutrition: Why Policy Action is Urgent | Food Security Portal.* http://www.foodsecurityportal.org/cost-malnutrition-why-policy-action-urgent. Accessed 15 July 2019.

33. *Children: Reducing Mortality.* https://www.who.int/news-room/fact-sheets/detail/children-reducing-mortality. Accessed 15 July 2019.

34. World Health Organization. *Nutrition Challenges.* WHO. https://www.who.int/nutrition/challenges/en/. Accessed 15 July 2019.

35. Khara T, Mwangome M, Ngari M, Dolan C. Children concurrently wasted and stunted: a meta-analysis of prevalence data of children 6−59 months from 84 countries. *Matern Child Nutr.* 2018; 14(2):e12516. https://doi.org/10.1111/mcn.12516.

36. Ghattas H. *Food Security and Nutrition in the Context of the Global Nutrition Transition.* Rome: Food and Agriculture Organization of the United Nations; 2014:21.

37. Olofin I, McDonald CM, Ezzati M, et al. Associations of suboptimal growth with all-cause and cause-specific mortality in children under five years: a pooled analysis of ten prospective studies. *PLoS One.* 2013;8(5):e64636. https://doi.org/10.1371/journal.pone.0064636.

38. *WHO | The WHO Child Growth Standards.* WHO. http://www.who.int/childgrowth/en/. Accessed 15 July 2019.

39. Richard SA, Black RE, Gilman RH, et al. Wasting is associated with stunting in early childhood. *J Nutr.* 2012;142(7):1291−1296. https://doi.org/10.3945/jn.111.154922.

40. Popkin BM, Richards MK, Montiero CA. Stunting is associated with overweight in children of four nations that are undergoing the nutrition transition. *J Nutr.* 1996;126(12):3009−3016. https://doi.org/10.1093/jn/126.12.3009.

41. United Nations Children's Fund D of DR, Policy. *Global UNICEF Global Databases: Overlapping Stunting, Wasting and Overweight.* 2018.

42. Petry N, Olofin I, Hurrell RF, et al. The proportion of anemia associated with iron deficiency in low, medium, and high human development index countries: a systematic analysis of national surveys. *Nutrients.* 2016;8(11). https://doi.org/10.3390/nu8110693.

43. *WHO | Global Health Observatory (GHO) Data.* WHO. http://www.who.int/gho/en/. Accessed 15 July 2019.

44. Xiong X, Buekens P, Alexander S, Demianczuk N, Wollast E. Anemia during pregnancy and birth outcome: a meta-analysis. *Am J Perinatol.* 2000;17(3):137−146. https://doi.org/10.1055/s-2000-9508.

45. *Obesity and Overweight.* https://www.who.int/news-room/fact-sheets/detail/obesity-and-overweight. Accessed 15 July 2019.

46. Afshin A, Forouzanfar MH, Reitsma MB, et al. Health effects of overweight and obesity in 195 countries over 25 yearsGBD 2015 Obesity Collaborators, ed. *N Engl J Med.* 2017;377(1):13−27. https://doi.org/10.1056/NEJMoa1614362.

47. Ashwell M, Gunn P, Gibson S. Waist-to-height ratio is a better screening tool than waist circumference and BMI for adult cardiometabolic risk factors: systematic review and meta-analysis. *Obes Rev.* 2012;13(3):275−286. https://doi.org/10.1111/j.1467-789X.2011.00952.x.

48. N. C. D. Risk Factor Collaboration. Rising rural body-mass index is the main driver of the global obesity epidemic in adults. *Nature.* 2019;569(7755):260−264.

49. Lockie S, Carpenter D. *Agriculture, Biodiversity and Markets: Livelihoods and Agroecology in Comparative Perspective.* London, UK: Earthscan Publications; 2010. http://www.routledge.com/books/details/9780415507356/. Accessed July 17, 2019.

50. Kohl HW, Craig CL, Lambert EV, et al. The pandemic of physical inactivity: global action for public health. *Lancet Lond Engl.* 2012; 380(9838):294−305. https://doi.org/10.1016/S0140-6736(12)60898-8.

51. Thrupp LA. Linking agricultural biodiversity and food security: the valuable role of agrobiodiversity for sustainable agriculture. *Int Aff.* 2000;76(2):265−281.

52. Popkin BM, Adair LS, Ng SW. Global nutrition transition and the pandemic of obesity in developing countries. *Nutr Rev.* 2012;70(1): 3−21. https://doi.org/10.1111/j.1753-4887.2011.00456.x.

53. *Overcoming the Triple Burden of Malnutrition in the MENA Region IFPRI.* http://www.ifpri.org/blog/overcoming-triple-burden-malnutrition-mena-region%E2%80%A8. Accessed 17 July 2019.

54. Leung CW, Epel ES, Ritchie LD, Crawford PB, Laraia BA. Food insecurity is inversely associated with diet quality of lower-income adults. *J Acad Nutr Diet.* 2014;114(12), 1943−1953. e2.

55. Seligman HK, Bindman AB, Vittinghoff E, Kanaya AM, Kushel MB. Food insecurity is associated with diabetes mellitus: results from the National Health Examination and Nutrition Examination Survey (NHANES) 1999−2002. *J Gen Intern Med.* 2007;22(7):1018−1023.

56. Seligman HK, Laraia BA, Kushel MB. Food insecurity is associated with chronic disease among low-income NHANES participants. *J Nutr.* 2010;140(2):304−310.

57. Anema A, Vogenthaler N, Frongillo EA, Kadiyala S, Weiser SD. Food insecurity and HIV/AIDS: current knowledge, gaps, and research priorities. *Curr HIV AIDS Rep.* 2009;6(4):224−231.

58. Seligman HK, Davis TC, Schillinger D, Wolf MS. Food insecurity is associated with hypoglycemia and poor diabetes self-management in a low-income sample with diabetes. *J Health Care Poor Underserved.* 2010;21(4):1227−1233. https://doi.org/10.1353/hpu.2010.0921.

59. Simmons LA, Modesitt SC, Brody AC, Leggin AB. Food insecurity among cancer patients in Kentucky: a pilot study. *J Oncol Pract.* 2006;2(6):274−279.

60. Braveman P, Barclay C. Health disparities beginning in childhood: a life-course perspective. *Pediatrics.* 2009;124(suppl 3).

61. Olson CM, Strawderman MS. The relationship between food insecurity and obesity in rural childbearing women. *J Rural Health.* 2008;24(1):60−66.

62. Skalicky A, Meyers AF, Adams WG, Yang Z, Cook JT, Frank DA. Child food insecurity and iron-deficiency anemia in low-income infants and toddlers in the United States. *Matern Child Health J.* 2006;10(2):177−185.

63. Cook JT, Frank DA, Berkowitz C, et al. Food insecurity is associated with adverse health outcomes among human infants and toddlers. *J Nutr.* 2004;134(6):1432−1438.

64. Casey PH, Szeto KL, Robbins JM, et al. Child health-related quality of life and household food security. *Arch Pediatr Adolesc Med.* 2005;159(1):51−56.

65. Rose-Jacobs R, Black MM, Casey PH, et al. Household food insecurity: associations with at-risk infant and toddler development. *Pediatrics.* 2008;121(1):65−72. https://doi.org/10.1542/peds.2006-3717.

66. Heckman JJ. Skill formation and the economics of investing in disadvantaged children. *Science.* 2006;312(5782):1900−1902.

67. Shankar P, Chung R, Frank DA. Association of food insecurity with children's behavioral, emotional, and academic outcomes: a systematic review. *J Dev Behav Pediatr.* 2017;38(2):135−150.

68. Alaimo K, Olson CM, Frongillo EA. Food insufficiency and American school-aged children's cognitive, academic, and psychosocial development. *Pediatrics.* 2001;108(1):44−53.

69. Jyoti DF, Frongillo EA, Jones SJ. Food insecurity affects school children's academic performance, weight gain, and social skills. *J Nutr.* 2005;135(12):2831−2839.

70. Melchior M, Caspi A, Howard LM, et al. Mental health context of food insecurity: a representative cohort of families with young children. *Pediatrics.* 2009;124(4):e564−e572. https://doi.org/10.1542/peds.2009-0583.

71. Shonkoff JP, Boyce WT, McEwen BS. Neuroscience, molecular biology, and the childhood roots of health disparities: building a new framework for health promotion and disease prevention. *J Am Med Assoc.* 2009;301(21):2252−2259. https://doi.org/10.1001/jama.2009.754.

72. Gundersen C, Kreider B. Bounding the effects of food insecurity

on children's health outcomes. *J Health Econ.* 2009;28(5):971−983. https://doi.org/10.1016/j.jhealeco.2009.06.012.

73. Alaimo K, Olson CM, Frongillo EA, Briefel RR. Food insufficiency, family income, and health in U.S. preschool and school-age children. *Am J Public Health.* 2001;91:781−786.

74. Alaimo K, Olson CM, Frongillo EA. Family food insufficiency is associated with dysthymia and suicidal symptoms in adolescents: results from NHANES III. *J Nutr.* 2002;132:719−725.

75. Chavkin W, Wise PH. The data are in: health matters in welfare policy. *Am J Public Health.* 2002;92(9):1392−1395.

76. Romero D, Chavkin W, Wise P, Hess C, Van Landeghem K. State welfare reform policies and maternal and child health services: a national study. *Matern Child Health J.* 2001;5(3):199−206.

77. Hamelin AM, Habicht JP, Beaudry M. Food insecurity: consequences for the household and broader social implications. *J Nutr.* 1999;129(2S Suppl):525S−528S.

78. Rose D, Oliveira V. Nutrient intakes of individuals from food-insufficient households in the United States. *Am J Public Health.* 1997;87(12):1956−1961.

79. Radimer KL, Olson CM, Green JC, Campbell CC, Habicht JP. Understanding hunger and developing indicators to assess it in women and children. *J Nutr Educ.* 1992;24:36S−44S.

80. Jessiman-Perreault G, McIntyre L. Household food insecurity narrows the sex gap in five adverse mental health outcomes among Canadian adults. *Int J Environ Res Public Health.* 2019;16(3):319. https://doi.org/10.3390/ijerph16030319.

81. Whitaker RC, Phillips SM, Orzol SM. Food insecurity and the risks of depression and anxiety in mothers and behavior problems in their preschool-aged children. *Pediatrics.* 2006;118(3): e859−e868. https://doi.org/10.1542/peds.2006-0239.

82. Coleman-Jensen A. Working for peanuts: nonstandard work and food insecurity across household structure. *J Fam Econ Issues.* 2011; 32:84−97.

83. Montgomery BE, Rompalo A, Hughes J, et al. Violence against women in selected areas of the United States. *Am J Public Health.* 2015;(10):e1−e11.

84. Hernandez DC, Marshall A, Mineo C. Maternal depression mediates the association between intimate partner violence and food insecurity. *J Women's Health.* 2014;23(1):29−37. https://doi.org/10.1089/jwh.2012.4224.

85. Chilton MM, Rabinowich JR, Woolf NH. Very low food security in the USA is linked with exposure to violence. *Public Health Nutr.* 2014;17(1):73−82. https://doi.org/10.1017/S13689800130 00281.

86. Sun J, Knowles M, Patel F, Frank DA, Heeren T, Chilton M. Childhood adversity and adult reports of food insecurity among households with children. *Am J Prev Med.* 2016;50(5):561−572. https://doi.org/10.1016/j.amepre.2015.09.024.

87. Davison KM, Marshall-Fabien GL, Tecson A. Association of moderate and severe food insecurity with suicidal ideation in adults: national survey data from three Canadian provinces. *Soc Psychiatry Psychiatr Epidemiol.* 2015;50(6):963−972. https://doi.org/10.1007/s00127-015-1018-1.

88. Kumanyika S. *Getting to Equity in Obesity Prevention: A New Framework.* Washington, DC: National Academy of Medicine; 2017.

89. Odoms-Young A, Bruce MA. Examining the impact of structural racism on food insecurity: implications for addressing racial/ethnic disparities. *Fam Community Health.* 2018;41(Suppl 2): S3−S6. https://doi.org/10.1097/FCH.0000000000000183.

90. Burke MP, Jones SJ, Frongillo EA, Fram MS, Blake CE, Freedman DA. Severity of household food insecurity and lifetime racial discrimination among African-American households in South Carolina. *Ethn Health.* 2018;23(3):276−292. https://doi.org/10.1080/13557858.2016.1263286.

91. Gallegos D, Chilton MM. Re-evaluating expertise: principles for food and nutrition security research, advocacy and solutions in high-income countries. *Int J Environ Res Public Health.* 2019;16(4). https://doi.org/10.3390/ijerph16040561.

92. Coleman-Jensen A, McFall W, Nord M. *Food Insecurity in Households With Children: Prevalence, Severity, and Household Characteristics, 2010-11.* USDA Economic Research Service. http://www.ers.usda.gov/publications/pub-details/?pubid= 43765. Accessed 1 August 2019.

93. Huet C, Ford JD, Edge VL, et al. Food insecurity and food consumption by season in households with children in an Arctic city: a cross-sectional study. *BMC Public Health.* 2017;17(1):578. https://doi.org/10.1186/s12889-017-4393-6.

94. Drèze J, Sen A. *Hunger and Public Action.* Oxford: Clarendon Press Oxford; 1991. https://www.wider.unu.edu/publication/hunger-and-public-action. Accessed July 31, 2019.

95. Jones SJ, Draper CL, Bell BA, et al. Child hunger from a family resilience perspective. *J Hunger Environ Nutr.* 2018;13(3): 340−361. https://doi.org/10.1080/19320248.2017.1364189.

96. Drucker ER, Liese AD, Sercy E, et al. Food insecurity, childhood hunger and caregiver life experiences among households with children in South Carolina, USA. *Public Health Nutr.* 2019:1−10. https://doi.org/10.1017/S1368980019000922.

97. Martin MS, Maddocks E, Chen Y, Gilman SE, Colman I. Food insecurity and mental illness: disproportionate impacts in the context of perceived stress and social isolation. *Public Health.* 2016;132: 86−91. https://doi.org/10.1016/j.puhe.2015.11.014.

98. Temple JB. The association between stressful events and food insecurity: cross-sectional evidence from Australia. *Int J Environ Res Public Health.* 2018;15(11). https://doi.org/10.3390/ijerph15112333.

99. *In the Public Interest. How Privatization Increases Inequality. Section 3: Privatization of Critical Social Safety Net Services;* 2016. https://www.inthepublicinterest.org/wp-content/uploads/InthePublicInterest_Inequality_Sec3_Sept2016.pdf. Accessed July 31, 2019.

100. Eichner M. The privatized American family. *Notre Dame Law Rev.* 2017;93(1). https://www.ssrn.com/abstract=3060815.

101. Ziliak JP, Hardy B, Bollinger C. Earnings volatility in America: Evidence from matched CPS. *Labour Econ.* 2011;18(6):742−754. https://doi.org/10.1016/j.labeco.2011.06.015.

102. Hardy BL. Childhood income volatility and adult outcomes. *Demography.* 2014;51(5):1641−1665. https://doi.org/10.1007/s13524-014-0329-2.

103. Stuckler D, Reeves A, Loopstra R, Karanikolos M, McKee M. Austerity and health: the impact in the UK and Europe. *Eur J Public Health.* 2017;27(suppl_4):18−21. https://doi.org/10.1093/eurpub/ckx167.

104. Rodger III WM. *The Impact of a $15 Minimum Wage on Hunger in America;* 2016. https://tcf.org/content/report/the-impact-of-a-15-minimum-wage-on-hunger-in-america/. Accessed July 31, 2019.

105. Ingram J, Erickson P, Liverman D. *Food Security and Global Environmental Change.* 1st ed. London ; Washington, DC: Routledge; 2010.

106. Suweis S, Carr JA, Maritan A, Rinaldo A, D'Odorico P. Resilience and reactivity of global food security. *Proc Natl Acad Sci.* 2015; 112(22):6902−6907. https://doi.org/10.1073/pnas.1507366112.

107. Paasch A. In: Garbers F, Hirsch T, eds. *Trade Policies and Hunger.* Geneva: Ecumenical Advocacy Alliance; 2007. https://www.etoconsortium.org/nc/en/main-navigation/library/documents/?tx_drblob_pi1%5BdownloadUid%5D=42. Accessed July 31, 2019.

108. Siegel A. NAFTA largely responsible for the obesity epidemic in Mexico. *Wash Univ J Law Policy.* 2016;50(1):195−226.

109. Svampa M. Resource extractivism and alternatives: Latin American perspectives on development. *J für Entwicklungspolitik.* 2012; 28:117−143. https://doi.org/10.20446/JEP-2414-3197-28-3-43.

110. Bullock JM, Dhanjal-Adams KL, Milne A, et al. Resilience and food security: rethinking an ecological concept. *J Ecol.* 2017; 105(4):880−884. https://doi.org/10.1111/1365-2745.12791.

111. Bindraban PS, van der Velde M, Ye L, et al. Assessing the impact of soil degradation on food production. *Curr Opin Environ Sustain.* 2012;4(5):478−488. https://doi.org/10.1016/j.cosust.2012.09.015.

112. Nagy GJ, Bidegain M, Caffera RM, Lagomarsino JJ, Ponce A, Sención G. *Adaptive Capacity for Responding to Climate Variability and Change in Estuarine Fisheries of the Rio de la Plata*: 16.

113. Bommarco R, Kleijn D, Potts SG. Ecological intensification: harnessing ecosystem services for food security. *Trends Ecol Evol.* 2013;28(4):230−238. https://doi.org/10.1016/j.tree.2012.10.012.

114. Sen A. Ingredients of famine analysis: availability and entitlements. *Q J Econ.* 1981;96(3):433−464.

115. National Commission on Hunger. *Freedom from Hunger: An Achievable Goal for the United States of America.* 2015.

116. *Rudd Links Food Bank Rise to Benefit Mess;* February 11, 2019. https://www.bbc.com/news/uk-politics-47203389. Accessed July 17, 2019.

117. *Austerity, Welfare Cuts, and the Right to Food in the UK | HRW;* 2017.

https://www.hrw.org/report/2019/05/20/nothing-left-cupboards/austerity-welfare-cuts-and-right-food-uk.

118. Osborne H, Hopkins N. *Revealed: Ministers' Plan to Research Effect of Policies on Food Bank Use.* The Guardian; August 1, 2018. https://www.theguardian.com/society/2018/aug/01/revealed-ministers-plan-to-research-effect-of-policies-on-food-bank-use. Accessed July 17, 2019.

119. Riches G. Food banks and food security: welfare reform, human rights and social policy. Lessons from Canada? *Soc Policy Adm.* 2002;36(6):648−663. https://doi.org/10.1111/1467-9515.00309.

120. Chilton M, Rose D. A rights-based approach to food insecurity in the United States. *Am J Public Health.* 2009;99(7):1203−1211. https://www.ncbi.nlm.nih.gov/pmc/articles/PMC2696644/.

121. Salonen AS, Ohisalo M, Laihiala T. Undeserving, disadvantaged, disregarded: three viewpoints of charity food aid recipients in Finland. *Int J Environ Res Public Health.* 2018;15(12). https://doi.org/10.3390/ijerph15122896.

122. Poppendieck J. *Sweet Charity?* Penguin Random House; 1999. https://www.penguinrandomhouse.com/books/330861/sweet-charity-by-janet-poppendieck/9780140245561. Accessed July 17, 2019.

123. Synthesis Reportâ, Nyeleniâ, Via Campesinaâ, Newsletter, Bulletin, Boletin. https://nyeleni.org/spip.php?article334. Accessed 15 July 2019.

124. Nash R. *The Rights of Nature: A History of Environmental Ethics.* Vol. 11. Madison, WI: University of Wisconsin Press; 1989. https://doi.org/10.1177/027046769101100147. Accessed July 31, 2019.

125. Greene N. *The First Successful Case of the Rights of Nature implementation in Ecuadorâ, The Rights of Nature;* 2011. https://therightsofnature.org/first-ron-case-ecuador/. Accessed July 31, 2019.

126. Vidal J. *Bolivia Enshrines Natural World's Rights With Equal Status for Mother Earth.* The Guardian; April 10, 2011. https://www.theguardian.com/environment/2011/apr/10/bolivia-enshrines-natural-worlds-rights. Accessed July 17, 2019.

127. Barraclough T. *How Far Can the Te Awa Tupua (Whanganui River) Proposal e Said to Reflect the Rights of Nature in New Zealand?.* 2013.

128. Andrade PA. The government of nature: post-neoliberal environmental governance in Bolivia and Ecuador. In: de Castro F, Hogenboom B, Baud M, eds. *Environmental Governance in Latin America.* London: Palgrave Macmillan UK; 2016:113−136. https://doi.org/10.1007/978-1-137-50572-9_5.

129. The Emergence of Planetary Citizenship − Other News. http://www.other-news.info/2018/06/the-emergence-of-planetary-citizenship/. Accessed 17 July 2019.

130. Revkin AC. Ecuador constitution grants rights to nature. *New York Times, Dot Earth Blog;* September 29, 2008. https://dotearth.blogs.nytimes.com/2008/09/29/ecuador-constitution-grants-nature-rights/. Accessed July 17, 2019.

131. Eileen C. The affliction of human supremacy. *Ecol Citiz.* 2017;1(1): 61−64. https://www.ecologicalcitizen.net/pdfs/v01n1-11.pdf.

132. Watts RJ, Diemer MA, Voight AM. Critical consciousness: current status and future directions. *New Dir Child Adolesc Dev.* 2011; 2011(134):43−57. https://doi.org/10.1002/cd.310.

133. Baker P, Hawkes C, Wingrove K, et al. What drives political commitment for nutrition? A review and framework synthesis to inform the United Nations Decade of Action on Nutrition. *BMJ Glob Health.* 2018;3(1):e000485. https://doi.org/10.1136/bmjgh-2017-000485.

第三篇

临 床 营 养

第18章

饮食在慢性病中的作用

Katherine L. Tucker, PhD

Department of Biomedical and Nutritional Sciences,

Zuckerberg College of Health Sciences, University of Massachusetts Lowell, Lowell, MA, United States

【摘要】 近几十年来,全球慢性疾病的发病率和患病率迅速增长。然而许多慢性疾病如肥胖、糖尿病和心血管疾病等,在很大程度上可以通过健康的生活方式加以预防。主要的生活方式因素包括体力活动、吸烟、饮酒以及膳食质量。本章简要概述了与代谢性心血管疾病发病风险有关的已知或可能的饮食因素。由于营养素对机体的作用机制复杂,与其他因素相互作用,且慢性疾病病程较长,通过研究证实饮食中的特定成分与慢性疾病相关的因果关系较为困难。需要大量针对不同人群的研究以获取相关联的证据。如何评价用于制订膳食指南的证据,目前尚存争论。尽管如此,我们确信饮食与健康息息相关,毋庸置疑的是,膳食模式的整体质量,包括各种营养素和食物的合理平衡搭配,很大程度上影响着慢性疾病发病风险。人们普遍认为,多吃水果、蔬菜、全谷物、坚果和种子、ω-3 脂肪酸和低脂乳制品,少吃精制谷物、含糖食品和饮料、咸味零食和加工肉类的膳食模式可以预防慢性疾病发生。努力限制以牺牲基本的天然食物为代价而迅速增加的高能量、低营养素食品的使用,是从根本上遏制慢性疾病的关键。

【关键词】 癌症;心血管疾病;慢性疾病;糖尿病;膳食摄入量;膳食模式;肥胖;骨质疏松;风险评估。

第1节 引 言

在过去的一个世纪里,疾病的发病率、患病率和死因从传染病迅速地转变至慢性病。这种转变始于发达国家,特别是美国,并随着技术、社会经济地位,特别是食物供应的变化而蔓延到世界各地。美国疾病预防和控制中心(Centers for Disease Control and Prevention,CDC)目前估计,60% 的美国成年人至少患有一种慢性病,40% 的人患有两种或两种以上 [1]。在过去 40 年中,肥胖症以前所未有的速度增加。CDC 根据全国调查数据估计,在 1960—1980 年间,只有不到 15% 的美国成年人存在肥胖症。根据美国国家健康与营养调查(National Health and Nutrition Examination Surveys,NHANE)的数据,肥胖症患病率在 1994 年跃升至 23%,2000 年跃升至 31%,2008 年跃升至 34%,在 2015—2016 年最近的一次估计为 40%[2,3]。肥胖症患病率的监测至关重要,是因为肥胖症与随后的包括 2 型糖尿病、心血管疾病(cardiovascular disease,CVD)在内的心血管代谢性疾病有关。毫不意外,2 型糖尿病的患病率随着肥胖症的增加而迅速增加。基于美国国家健康访谈调查数据,CDC 展示了糖尿病的流行情况,1980 年之前,糖尿病患病率不到美国人口的 2.5%,1994 年增加到 3.0%,2000 年增加到 4.4%,2008 年增加到 6.3%,2015 年增加到 7.4%[4]。

虽然美国首当其冲,但这些趋势正在全球蔓延。膳食摄入模式变化是导致这些转变的主要因素之一。一项 2010 年世界卫生组织的报告指出,2008 年,全球 63% 的死亡是由非传染性疾病造成的,其中 80% 发生在中低收入国家 [5]。报告强调,其中大部分死亡可以通过避免四种主要行为来预防:吸烟、体力活动少、过量饮酒和不良饮食。全球疾病负担研究近期一项针对 195 个国家不良饮食对全球健康影响的综合研究得出结论,改善饮食可以预防全球 1/5 的死亡 [6]。研究推测,在与饮食相关的结果中,全谷物、水果、坚果和种子、蔬菜和 ω-3 脂肪酸摄入量低和钠摄入量过高,占死亡和残疾调整寿命年的大部分,主要是由于心血管疾病和 2 型糖尿病。

第2节 营养变迁

长期以来，人们认为饮食在慢性疾病的危险因素中起关键作用。在第二次世界大战后的美国，食品供应迅速从全农场食品转向精加工食品（能量密度高、营养素密度相对低的精制食品），以满足不断增加的城市人口需要。战争期间食物短缺迫使军方加快对食品加工的研发，包括罐头、能量棒、加工肉类（如鸡块、牛肉饼等）、耐储存的面包、脱水奶酪、冷冻快餐和速溶咖啡[7]。食品科学的进步推动了食品工业的发展，人们扩大了快速增加的耐储存的食物种类的选择范围，而这些食品含有高糖、高脂及精加工谷物等。随着越来越多的女性进入劳动力市场，食品便利性成为优先考虑因素，罐头、干货和速食产品（如冷冻快餐）随之接踵而至。人们持续关注食品的便利性和保质期。2012 年，Nielsen Homescan 对美国食品消费情况进行的一项研究表明，超过 75% 的膳食能量来自中等（16%）或高度加工（61%）的食品和饮料，并指出这些食品的饱和脂肪、糖和钠含量高于低度加工食品[8]。NHANES 膳食摄入数据证实，2011—2012 年报告的美国居民饮食中高达 60% 来自高度加工食品，包括面包、冻品或耐贮存食品、糖果、水果饮料、乳饮料、蛋糕、饼干、馅饼、软饮料、咸味零食和早餐谷物等[9]。高度加工食品占饮食的比例受到社会人口学因素的影响，与年龄（儿童最高，占能量的 66%～67%；60 岁以上的成年人最低，占 53%）、教育程度和家庭收入成反比。

这种饮食变化起源于美国，并持续蔓延，首先影响至其他发达国家，现已蔓延至欠发达国家。在这些国家中，慢性病的增长都伴随着营养变迁，传统的植物性食物为主的饮食已被高脂肪、高能量密度的饮食，以及含有大量添加糖的食物及越来越多的动物性食物所取代[10]。近期一篇综述[11]衡量了全球超加工食品和饮料的消费增长情况。研究使用 NOVA 食品分类系统定义了这一类别，该分类将超加工食品和饮料定义为"非改性食品，配方主要包含食品或添加剂衍生物，几乎不包含任何完整的天然食物"[12]。例如甜或咸的包装零食和软饮料。研究估测，2002—2016 年间，南亚和东南亚超加工食品销量增长了 67%，超加工饮料增长了 120%；北非和中东超加工食品增长了 58%；非

洲超加工饮料增长了 71%。这些增长主要来自烘焙食品和碳酸饮料。重要的是，研究显示 2002—2014 年超加工饮料销量每增加一个标准差，男性 BMI 平均增加 $0.20kg/m^2$，女性则增加 $0.07kg/m^2$，而超加工食品销量每增加一个标准差，男性 BMI 增加 $0.32kg/m^2$，女性的增加则不显著[10]。

慢性疾病患病风险增加，尤其是 2 型糖尿病随着肥胖的增加而增加。尽管体力活动减少和吸烟会增加慢性病患病风险，但毫无疑问，膳食质量仍是最主要最重要的风险因素。营养变迁带来的总能量、脂肪和糖的摄入增加，加工食品替代天然食品导致的特定营养素损失，对健康产生了不同的影响。在此，我们将简要概述目前与肥胖症、2 型糖尿病、心血管疾病相关的营养素、食物、膳食模式的最新认识。

第3节 与肥胖相关的营养素、食物和膳食模式

如前所述，全球人口中肥胖症患病率迅速攀升呈大流行，已成为当今最大的健康挑战（图 18-1）。虽然为了更好地了解肥胖症的病因及其治疗，人们投入了大量精力进行研究，但事实证明肥胖问题难以改善，尽管做出了重大公共卫生努力，但患病率仍在继续上升。简单说来，体重增加在于能量摄入与能量消耗相对比，能量摄入的增加与采用更多的高能量密度食物有关，同时工作和休闲活动向更加自动化和信息化的方向转变，从而导致能量消耗减少，上述是导致大多数人口肥胖的根本原因。然而，需要更多的研究才能充分理解这两大主要动态变化中的复杂细节。鉴于这种突然发生的转变，出现了许多关于肥胖的其他病因学假说，包括睡眠不足、吸烟减少、大气二氧化碳增加、环境温度控制、屏幕使用时间增加、内分泌干扰物暴露、药源性疾病、病毒感染、肠道微生物失调及社会心理因素[13]。遗传学最新进展为饮食变化影响肥胖和其他慢性疾病易感性提供了一些解释。在过去食物稀缺的情况下产生的保护生存的特定遗传多态性，可能在当今食物过量的情况下导致体重增加[14]。尽管很少有特定的遗传多态性被证实是肥胖率迅速上升的主要因素，但研究仍认为它们是可能的因素。综合考虑这些不同因素，营养向精加工、高能量、高脂肪、高糖、低营养

素的食品和饮料的转变,并与其他因素交互作用,是肥胖流行的主要可能原因。

重要的是,肥胖症在人群中的分布并不均衡。NHANES 2015—2016 年的数据显示,尽管所有的组群肥胖率普遍较高,但非西班牙裔黑人和西班牙裔成年人的肥胖率高于非西班牙裔白人或亚裔成年人,超过 50% 的黑人和西班牙裔女性肥胖(图 18-2)。需进行更多的研究,以了解导致这些差异的遗传、文化和社会经济因素之间可能存在的相互作用,从而缩小目前不断扩大的差距。

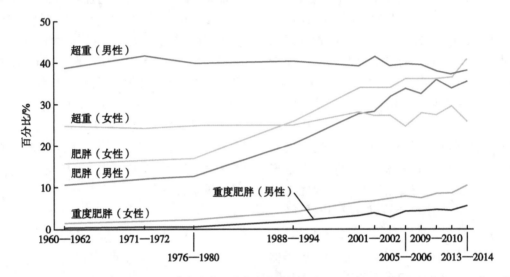

图 18-1　20~74 岁成年男女超重、肥胖和重度肥胖变化趋势:美国,1960—1962 年至 2013—2014 年。注:通过 2000 年美国人口普查局的估计值,采用 20~39、40~59 和 60~74 年龄组数据以直接法进行年龄调整。超重是指 BMI:25~30kg/m²;肥胖是指 BMI:≥30kg/m²;重度肥胖是指 BMI:≥40kg/m²。孕妇不列入分析对象。资料来源:Fryar CD,Carroll MD,Ogden CL. Prevalence of Overweight,Obesity,and Extreme Obesity Among Adults Aged 20and Over:United States,1960-1962 Through 2013-2014.In:National Center for Health Statistics

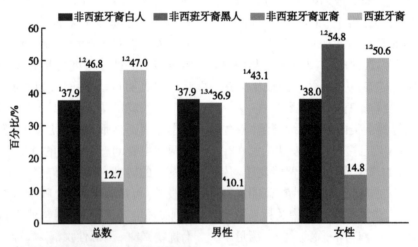

[1]与非西班牙裔亚裔相比,有统计学差异。
[2]与非西班牙裔白人相比,有统计学差异。
[3]与西班牙裔相比,有统计学差异。
[4]与西班牙裔女性相比,有统计学差异。

图 18-2　2015—2016 年美国 20 岁及以上(经年龄调整)成年人肥胖患病率情况(按性别、种族和西班牙裔分类)。注:通过 2000 年美国人口普查局 20~39、40~59 和 60~74 年龄组数据以直接法进行年龄调整。访问图 18-2 的数据表:https://www.cdc.gov/nchs/data/databriefs/db288_table.pdf#2。数据来源:NCHS Data Brief No.288October 2017 Prevalence of Obesity Among Adults and Youth:United States,2015—2016 US. Department of Health and Human Services Centers for Disease Control and Prevention National Center for Health Statistics Craig M. Hales,M.D.,Margaret D. Carroll,M.S.P.H.,Cheryl D. Fryar,and Cynthia L. Ogden,Ph.D

一、宏量营养素

肥胖问题日益严峻，人们过去认为个别营养素是导致体重增加的可能因素。早期的关注点是膳食脂肪。1992 年推出的膳食指南和食物指南金字塔主要聚焦在减少总脂肪和饱和脂肪的摄入量上，建议以谷物为基础[15]。为了减重及降低心血管事件风险，低脂饮食和低脂食品迅速流行。然而，尽管人们普遍认同这样的饮食观，但人们的体重仍在加速增长[16]。

最终低脂膳食模式备受批判。因为流行病学证据表明，在美国饮食中，谷物大多是精加工形式，以谷物为金字塔基础层的饮食并非有利于控制体重的最佳方式，并且以来自谷物和糖的碳水化合物取代饱和脂肪时，含量更高的碳水化合物与更高的甘油三酯和更低的高密度脂蛋白胆固醇有关[17]。2003 年，护士健康研究（nurses' health study，NHS）表明，12 岁以上人群的体重增加与膳食纤维和全谷物食品的摄入量成反比，与精加工谷物食品摄入量成正比[18]。此外，含糖饮料（sugar-sweetened beverages，SSB）的增加与肥胖的增加之间存在明显的相关性，许多人因而将关注点从脂肪转移到精加工碳水化合物上，认为后者是体重增加的主要因素。2008 年的一篇综述显示，软饮料消费量增加与肥胖症急剧增加相关，并指出来自观察性研究和临床试验的证据表明两者之间存在关联[19]。近期一篇综述进一步支持含糖饮料与肥胖之间存在关联[20]。部分科学家特别强调，在食品供应中高果糖玉米糖浆使用增加是主要的致肥胖因素，指出果糖可引起瘦素抵抗、促进食欲以及抑制脂肪酸氧化，从而导致脂肪储存增加[21]。

有重要的证据表明，在碳水化合物的范畴中的高纤维食物，包括全谷物、豆类、坚果、水果和蔬菜，对肥胖具有预防作用。在一篇广泛被引用的综述中，Burton-Freeman 解释了膳食纤维如何通过提供早期、持续的饱腹感信号来调节能量摄入[22]。她指出，早期饱腹感信号通过物理膨胀效应产生，而后通过产生黏性、延缓脂肪吸收来发挥作用。最近，对膳食纤维的研究重点已转移至维持肠道微生态健康方面的重要作用。最近一项关于女性体重增加的纵向研究发现，膳食纤维摄入量较高的女性体重增加明显较少，并表明这与其肠道微生物多态性较丰富有关[23]。

考虑到脂肪和精制碳水化合物与肥胖有关，一些人转而推荐高蛋白饮食减重，并指出蛋白质比其他宏量营养素的饱腹感更强，且利于在减重期间维持瘦体重[24]。最近一篇关于减重膳食模式的综述纳入了 12 项研究，比较了高蛋白饮食和其他膳食模式（包括低血糖指数饮食和高纤维饮食）的减重效果，结果显示仅高蛋白饮食对防止减重后反弹有显著的益处[25]。

二、微量营养素

有学者指出，微量营养素、植物营养素及其在加工食品中的损失同样需要重点关注。植物中的抗氧化物和其他植物化学物可能通过影响食欲、脂质吸收代谢、胰岛素敏感性、产能和肠道微生物群等途径发挥抗肥胖作用[26]。2009 年的一篇关于这个题目的综述指出，抗氧化剂如维生素 C、维生素 E、β- 胡萝卜素 - 维生素 A、B、和 D、锌、铁和钙等，均为与肥胖相关的关键微量营养素[27]，尽管其中大多数的因果机制尚不清楚。研究者将因果论证主要集中在瘦素上，建议补充维生素 A 和 D 可降低瘦素表达，并且抗氧化营养素也与较低的瘦素浓度有关。一篇评论[28]赞同微量营养素缺乏会影响瘦素和胰岛素代谢，进而影响食欲调节和能量代谢。评论参考了中国一项为期 26 周的随机对照试验，该试验中多种维生素 / 矿物质补充剂与安慰剂相比，补充剂可显著降低体重、脂肪量和腰围，提高静息能量消耗[29]。

最近，2016 年的一篇综述指出，膳食锌和镁在炎症中发挥作用，是预防肥胖的重要营养素[30]。无论因果途径如何，都可以明确肥胖个体比非肥胖个体更有可能存在多种微量营养素缺乏。其中相互关系复杂，但可能在很大程度上是由于致肥食物往往能量高而营养素密度低。更令人担忧的是，肥胖者低营养状况使他们较易出现并发症，包括发生 2 型糖尿病的风险更高。

三、食物种类

许多人认为，单独考量微量营养素可能过于片面，而在饮食中提供营养素的天然食物更为重要。目前已对食物种类与肥胖的关系进行了研究。最近一项纳入了 43 篇文献的综述显示，肥胖与全谷物、水果、坚果、豆类和鱼类之间呈负相关，与精加工谷物、红肉和 SSB 呈正相关[31]，并指出全谷物、水果和蔬菜往往具有低血糖负荷的特点，而精加工谷物和糖会导致胰岛素抵抗，使体重增加。

特别是含糖饮料受到了广泛关注。2008 年一项综述纳入了 14 项前瞻性研究和 5 项实验性研究，指出肥胖增加与软饮料消费量增加平行[32]。其中三项实验研究发现体脂增加与含糖饮料相关，两项未发现相关。而大多数前瞻性研究发现，含糖饮料摄入量与肥胖之间存在显著关联，即使对总能量摄入进行统计调整，关联仍然存在。该研究认为含糖饮料可能导致肥胖，除了使总能量摄入增高，可能还存在其他生物学关联，需要进一步研究。

有趣的是，坚果脂肪含量高，减重者往往选择不吃，但在一些研究中，包括平均为期 28 个月的前瞻性队列研究和英国国家医疗服务体系进行的 8 年随访观察发现，常吃坚果可以减少体重增加，而非增重[33]。

四、膳食模式

大量的研究已经揭开了肥胖流行的神秘面纱，而人们越来越清楚地认识到，肥胖病因复杂，无法由单一食物或营养素解释。因而，人们的研究思路转向了整体膳食模式。美国农业部发布的饮食金字塔及相关的健康饮食指数（healthy eating index，HEI）强调以谷物为基础，受到了关注和质疑，一些团体因而开始研究其他备选方案，尤其是地中海饮食。哈佛大学公共卫生学院与 Oldways 保护与交流信托公司合作，推广了地中海饮食金字塔[34]，后来又推出了一个相关的替代 HEI，包含了地中海饮食的各个方面，发现其与健康结局的相关性比美国农业部 HEI 更强[35]。一项系统综述[36]指出，尽管并非所有研究结论都一致，但确有证据表明地中海饮食可预防肥胖。支持地中海饮食的机制包括：饮食富含更多的单不饱和脂肪酸（monounsaturated fatty acid，MUFA），以橄榄油形式存在，其具有许多健康益处，包括改善糖代谢、促进脂肪氧化及整体能量消耗，并可提升沙拉和蔬菜的适口性。此外，越来越多的证据表明，地中海饮食可通过调节肠道微生态和减少全身炎症发挥健康作用[37]。

其他膳食模式也与肥胖相关。例如，一项研究利用数据分析评价膳食模式，发现肉类和马铃薯摄入较多的饮食与 BMI 增加有关，而高精制碳水化合物（主要是白面包）的膳食模式与中心性肥胖有关[38]。最近一篇膳食模式的综述[39]得出结论，认为研究证据指向以植物性食物为主，富含水果、蔬菜和全谷物，同时限制红肉、加工肉、精加工谷物和添加糖，这种膳食模式是预防肥胖及其他慢性病的最佳膳食模式。

美国农业部近期对膳食模式和肥胖风险的有关证据进行了完整的系统综述[40]，结论认为，有一定证据表明，水果、蔬菜、全谷物、豆类、不饱和油类和鱼类摄入量高，肉类、饱和脂肪、胆固醇、含糖食品和饮料、钠摄入少，适当摄入乳制品、适当饮酒，可降低肥胖风险。

第 4 节　与 2 型糖尿病相关的营养素、食物和膳食模式

肥胖症增加后很快出现 2 型糖尿病患病率平行增加（图 18-3）。如上所述，美国 CDC 显示，美国糖尿病患病率从 1980 年的不足 2.5% 增加至 2015 年的 7.4%[41]。据最新报告估计，到 2017 年，糖尿病患病率已进一步上升到 9.4%。重要的是，不同人群糖尿病患病率不同，美洲印第安人 / 阿拉斯加原住民、非西班牙裔黑人和西班牙裔人比非西班牙裔白人或亚洲人中更高[41]。此外，患病率也与受教育程度有关，高中以下学历人群患病率最高。美国各州之间患病率也不同，在 18 岁及以上的成年人中，密西西比州（14%）、西弗吉尼亚州（13%）、阿拉巴马州（12%）和路易斯安那州（12%）患病率较高。科罗拉多州（6%）、蒙大拿州、新罕布什尔州和明尼苏达州（各占 7%）患病率最低。

肥胖，尤其是中心性肥胖，可以通过测量腰围来有效预测 2 型糖尿病发生[42]。以内脏脂肪增加为主的腹型肥胖与代谢异常有关，这会增加除 BMI 之外的风险，腰围越大，胰岛素血症及血糖反应越高。显然，导致肥胖的食物和营养素通过肥胖增加罹患 2 型糖尿病的风险。

一篇综述指出，除了肥胖本身，饮食中的膳食脂肪质量、碳水化合物质量、膳食纤维、血糖指数，以及维生素 E、镁、铬和酒的摄入，也会影响葡萄糖耐量和胰岛素敏感性，从而影响 2 型糖尿病发病风险[43]。另一篇综述同样认为，除了宏量营养素的数量外，脂肪和碳水化合物的质量是最重要的[44]。在他们的荟萃分析总结中，他们发现维生素 D、镁

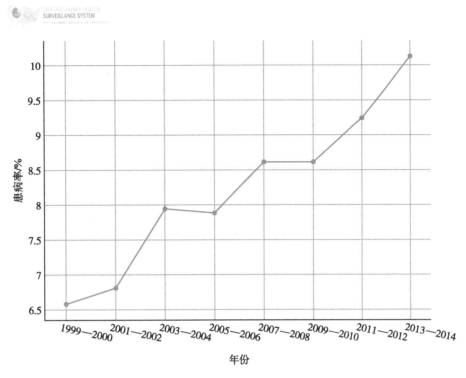

图 18-3　美国成人糖尿病患病率（按年分列）。美国国民健康与营养调查数据库。美国疾病预防和控制中心。美国慢性肾脏病监测系统。网址：http://zvww.cdc.gov/ckd

和谷类膳食纤维摄入量越高，2 型糖尿病的预防效果越好，而血糖负荷和血红素铁越高，风险越大。

一、宏量营养素

为预防糖尿病，理想的宏量营养素比例尚存争议，全球指南中对碳水化合物、蛋白质和脂肪的比例推荐有所不同。长期以来，碳水化合物的摄入一直是糖尿病防控重点。2004 年，美国糖尿病协会发表声明称，虽然糖尿病主要以碳水化合物代谢紊乱为主，但不建议低碳水化合物饮食[45]。并且，由于食物的血糖生成指数影响餐后血糖反应，重点应放在碳水化合物质量和血糖负荷上。血糖负荷是每种食物中碳水化合物含量乘以各自血糖生成指数的总和。他们指出，已有随机对照试验支持通过血糖负荷来控制血糖。低血糖生成指数食物往往纤维含量高，而高糖食物或精制谷物，如白面粉和白米，血糖负荷较高。

虽然脂肪在糖尿病预防方面受到的关注少于碳水化合物，但一项替代分析显示，饱和脂肪摄入量高会影响胰岛素敏感性和糖尿病风险，而多不饱和脂肪酸的摄入量较高则可降低风险[46]。一项关于饮食脂肪和 2 型糖尿病预防的综述[47]得出结论，用多不饱和脂肪和 / 或单不饱和脂肪替代饱和脂肪和反式脂肪对胰岛素敏感性有益，并可能降低患 2 型糖尿病的风险。

最近，研究者也已就饮食蛋白质对糖尿病的影响进行了探讨。2017 年，一项包括 11 项队列研究的系统回顾和荟萃分析得出结论，饮食中总蛋白量越高，糖尿病发病风险越高，总 RR 值为 1.12（1.08～1.17），高风险主要来源于动物蛋白，而植物蛋白的风险较低[48]。中国的一项研究与该观点一致，指出蛋白质与糖尿病之间并非单一关系，因膳食模式而异，饮食中植物蛋白与糖尿病呈负相关，动物蛋白则呈正相关[49]。对于肥胖症，越来越明确的是，饮食中脂肪、碳水化合物和蛋白质整体的相对组成不如这些类别中食物选择的质量重要。

与对许多疾病一样，乙醇可能与糖尿病风险呈 U 型曲线相关，适量摄入具有保护作用，而过量摄入则无。一项关于饮酒量与 2 型糖尿病的系统综述和荟萃分析研究发现，男性摄入乙醇 22g/d 患 2 型糖尿病的风险最低[RR=0.87（0.76～1.0）]，摄入量超过 60g/d 患病风险明显增高，女性摄入乙醇 24g/d 患病风险最低[RR=0.60（0.62～0.69）]，摄入量超过 50g/d 患病风险增高[50]。

二、微量营养素

维生素 E 是重要的抗氧化物，可以影响氧化应激和胰岛素抵抗。新西兰一项研究发现，与安慰剂组相比，维生素 E 可降低受试者血浆过氧化物含量和血糖，改善胰岛素抵抗，表明维生素 E 可能有助于延缓糖尿病的发病[51]。最近一项综述也得出结论，与安慰剂相比，维生素 E 可显著降低血糖和糖化血红蛋白[52]。然而，胰岛素抵抗动脉粥样硬化研究(insulin resistance atherosclerosis study, IRAS)结果显示，在未服用补充剂的人群中血浆 α-维生素 E 对 2 型糖尿病的发展具有保护作用，在服用补充剂的人群中则没有，这表明食物来源的维生素 E 最具有保护作用[53]。

胡萝卜素也具有重要的抗氧化活性，同样可以通过减少氧化应激来预防糖尿病。NHANES 数据显示，血清 β-胡萝卜素($P = 0.004$)、血清番茄红素($P = 0.044$)与新发糖尿病之间存在负相关[54]。澳大利亚最近的一项分析表明，血清 α-胡萝卜素、β-胡萝卜素、β-隐黄素、叶黄素/玉米黄素和番茄红素含量越高，餐后两小时血糖和胰岛素浓度越低[55]。

维生素 D 也与糖尿病风险有关，参与胰岛素分泌、胰岛素抵抗和 β 细胞功能，部分情况下维生素 D 含量低可导致甲状旁腺激素增高[56]。有关综述认为，尽管存在合理的机制，并且有证据表明维生素 D 缺乏与糖尿病发病之间存在关联，但并未证明使用维生素 D 补充剂可以预防糖尿病发生或改善血糖控制[57]。在这方面仍需进行更多的研究。

镁是一种在加工过程中易流失的营养素，因此，许多人在目前的饮食情况下面临摄入不足的风险。镁是参与葡萄糖代谢的辅酶因子，因此，镁对 2 型糖尿病的预防至关重要[58]。对 NHS 中 85 000 多名女性和卫生专业人员随访研究(health professionals follow-up study, HPFS)中 42 800 多名男性的数据分析显示，镁摄入量与糖尿病风险之间存在显著关联[59]。一项关于镁对健康影响的综述指出，对无糖尿病但存在胰岛素抵抗的个体，镁补充剂可显著改善其胰岛素敏感性[60]。镁的食物来源包括全谷物、深绿色叶类蔬菜、坚果和豆类。

铬对胰岛素信号转导和敏感性具有重要作用，铬在组织中的浓度与 2 型糖尿病的发病率有关[61]。关于铬作用的综述得出结论，包括动物和人类研究在内的大量证据表明，铬对胰岛素的作用至关重要，但使用铬补充剂治疗糖尿病仍存争议[62]。铬的良好食物来源包括西蓝花、青豆、苹果、香蕉和全谷物。

三、食物种类

食物种类中，Ley 等人[44]确定了咖啡、乙醇、乳制品及绿叶蔬菜摄入量越高，糖尿病的风险越低；而加工肉类、红肉、白米及含糖饮料摄入量越高，糖尿病的风险越高。最近一项综述和荟萃分析就 12 种食物与 2 型糖尿病风险之间的关系进行了研究[63]。结果显示，增加全谷物、蔬菜、水果及乳制品摄入具有显著的保护作用，而精加工谷物、蛋类、红肉、加工肉及含糖饮料则具有显著的负面影响。坚果、豆类及鱼类与 2 型糖尿病之间未发现有明显关联。

四、膳食模式

由于多种营养素、食物与糖尿病有关，由不同食物构成的膳食模式也应当与之有关。Schulze 等人在 NHS 中进行了病例对照研究，对有或无 2 型糖尿病者使用降秩回归分析进行比较[64]，结果证明含糖饮料、精加工谷物、软饮料和加工肉摄入多，而葡萄酒、咖啡、十字花科和黄色蔬菜摄入少的膳食模式，患糖尿病的可能性会超过 3 倍。研究者还对糖尿病新发病例进行观察，在 NHS、NHS II 中，剔除极端五分位数，RR 值分别为 2.56(2.10～3.12)和 2.93(2.18～3.92)。这样的膳食模式与炎症标志物密切相关，表明这种机制可能是导致糖尿病风险较高的原因。

2014 年的一项综述[44]引用了几项研究，显示地中海饮食、DASH 饮食和素食发生 2 型糖尿病的风险较低。研究进一步指出，替代 HEI 和数据导向谨慎膳食模式(水果、蔬菜、全谷物和植物油摄入多，红肉、精加工谷物和软饮料摄入少)得分更高，2 型糖尿病风险越低。较近的一项综述得出结论[65]，研究普遍认同，蔬菜、水果、全谷物、豆类、坚果和乳制品(包括酸奶)丰富的膳食模式有利于预防 2 型糖尿病，且普遍推荐地中海膳食模式。

包括 CDC 在内的许多机构已为糖耐量异常(糖尿病前期)者采取了糖尿病预防计划。该计划包括饮食和运动生活方式的改变，一项大型试验结果显示[66]其有效性呈剂量反应关系，总体上使糖尿病患病风险降低了 58%，对依从性好的个体效果更佳。除了给予有氧运动和抗阻运动指导外，注册营养师还为参与者提供个体化的饮食建议，重点将总脂肪摄入量减少到低于总能量的 30%，其中饱和脂肪低于总能量的 10%，并将膳食纤维增加到 15g/4.2MJ（1 000kcal）以上。鼓励多吃全谷物、蔬菜、水果、低脂乳和肉类以及富含单不饱和脂肪酸的植物油。

USDA 对膳食模式和 2 型糖尿病风险的关系进行系统综述[40]，他们得出结论认为，基于膳食指数，有证据表明，水果、蔬菜、豆类、全谷物、坚果、鱼类及不饱和油含量高，而肉类和高脂乳类含量低的膳食模式，发生 2 型糖尿病的风险较低。研究进一步指出，通过聚类分析或因子分析确定的膳食模式也表明，富含蔬菜、水果和低脂乳制品的饮食与较低的风险有关，而红肉、含糖食品和饮料、炸薯条、精加工谷物和高脂乳制品含量高的饮食则与较高风险相关。然而，这份研究认为没有足够的证据表明地中海饮食或素食与 2 型糖尿病发病有关，尽管地中海饮食、DASH 饮食和北欧饮食都显示出与改善糖耐量和胰岛素抵抗有关。

第 5 节　与心血管疾病类型相关的营养素、食物和膳食模式

在过去的 90 年里，心血管疾病一直是美国居民的首要死因。有意思的是，尽管如前所述的肥胖和糖尿病近年有所增加，且两者都是心血管疾病的危险因素，但近几十年来，心血管疾病的死亡率却有所下降。然而，心血管疾病的发展历程也极具戏剧性。从 1900 年到 20 世纪 30 年代的 20 世纪之交，由于动脉粥样硬化的增加，心脏病从不常见的死因变成了最常见的死因[67]。心脏病死亡率不断攀升，1965 年达到高峰，达每 10 万人死亡 466 人，而后出现下降（图 18-4）。心血管疾病面临的严峻形势引起医学界和研究人员的高度关注，并致力于识别相关风险因素，发展创新医疗技术。Framingham 心脏研究为人们了解心血管疾病做出了重大贡献，该研究于 1948 年在马萨诸塞州开始，并持续至今[68]。研究取得了众多发现，证实血清胆固醇可预测冠心病（coronary heart disease, CHD）。同时，研究记录发现从 1950—1969 年至 1990—1999 年间，冠心病死亡率降低了 59%，得益于一级预防和二级预防措施改进，包括减少吸烟，阿司匹林、β- 受体阻滞剂、ACEI、降脂治疗、抗凝溶栓治疗、冠脉手术等应用增加以及自动体外除颤仪的改进[69]。重要的是在美国冠心病仍然是首要死因。据估计，40 岁以后男性发生冠心病的终身风险为 49%，女性为 32%[70]。在全球范围内，罹患冠心病的风险持续上升，因此预防至关重要，而饮食摄入是一个主要的可改变的风险因素。

一、宏量营养素

20 世纪初，心脏病发病增加，但早期人们并未关注饮食的影响。然而一经发现血清胆固醇与动脉粥样硬化和冠心病事件明显相关时，饮食 - 心脏健康假说就变得流行起来[71]。其中较著名的是，Ancel Keys 提供了来自六个国家的生态学数据，表明总脂肪摄入量与心脏病死亡相关[72]。自 20 世纪 50 年代末起，研究人员提出可以通过植物油代替饱和脂肪来降低血清胆固醇[73,74]。1958 年，Keys

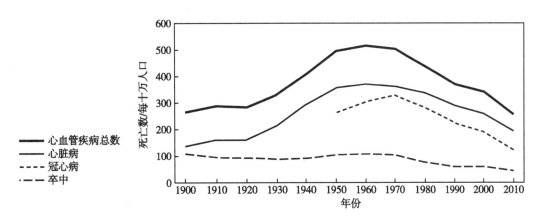

图 18-4　美国 1900—2010 年心血管疾病死亡率*。*无年龄调整。资料来源：NHLBI FY 2012 Fact Book Chapter 4.Disease Statistics

博士发起了"七国研究"，该研究追踪了意大利、希腊、前南斯拉夫、芬兰、荷兰、日本和美国的 12 500 名中年男性，发现饱和脂肪的摄入量与心脏病之间存在很强的关联[75]。来自这七个国家的研究数据显示，冠心病 25 年死亡率主要与四种饱和脂肪酸（月桂酸、肉豆蔻酸、棕榈酸和硬脂酸）、反式脂肪酸和胆固醇的摄入量之间存在强关联[76]。

1992 年美国农业部发布的膳食指南金字塔以谷物为基础，推荐多吃面包、谷类、大米和面食类食物来获得大部分能量，总脂肪和饱和脂肪供能比应分别限制在 30% 和 10% 以内，膳食胆固醇限制在 300mg/d[77]。在这一建议下，降低饮食中的脂肪含量因而广为流传，食品公司顺势推出大量"低脂"食品，主要用碳水化合物代替脂肪，而在美国食品供应中，碳水化合物往往是糖和精制白面粉。然而，人们很快注意到，用精制碳水化合物代替脂肪会导致甘油三酯浓度增高和其他健康风险增加[78]。关于饮食 - 心脏假说对脂肪的关注是否应向糖类转移，近期存在相当多的争论。就此已有几项重要研究发表，其中，1967 年哈佛大学营养学教授在《新英格兰医学杂志》上发表了极具影响的综述文章[79]，该研究由制糖业资助完成[80]。此后，学者明确指出，大量摄入精制碳水化合物（包括糖）也是导致心脏病的主要风险因素。例如，NHANES Ⅲ 相关死亡率队列从 1988—2006 年的数据显示，与糖类供能比低于 10% 者相比，糖类供能比占 10%～25% 或高于 25% 者，心血管疾病的死亡率危险比（hazard ratios, HR）（95%CI）分别为 1.3（1.09～1.55）和 2.75（1.4～5.4）[81]。

与此同时，随着低脂食品的出现，人们误以为氢化油更为健康，食品供应越来越多地使用氢化油代替饱和脂肪，且因氢化油加工的烘焙食品保质期更长，更倾向于使用人造黄油代替黄油。直至 20 世纪 90 年代，人们才终于发现反式脂肪比饱和脂肪对健康的危害更大。1990 年发表于《新英格兰杂志》的一篇文章指出[82]，反式脂肪不仅与饱和脂肪一样使低密度脂蛋白胆固醇升高，还使高密度脂蛋白胆固醇下降，比饱和脂肪危害更大。随后英国国家医疗服务体系的数据分析显示，反式脂肪摄入量最高与最低四分位数人群相比，发生冠心病的相对风险高出了 50%，即 1.5（1.12～2.0）[83]。最近，一篇综述显示，反式脂肪摄入量与全因死亡率和冠心病死亡率之间存在显著关联，

HR 分别为 1.34（1.16～1.56）和 1.28（1.09～1.5）。

虽然减少饱和脂肪与反式脂肪对降低心血管疾病至关重要，但实际效果取决于替代它们的物质是否健康。近期认为单不饱和脂肪酸有益于心脏健康，是以橄榄油作为脂肪主要来源的地中海饮食的主要成分（见下文）。欧美饮食研究中，由于单不饱和脂肪酸与饱和脂肪同时存在于肉类，较难将两者分离。在一组随机交叉设计试验中，用多不饱和脂肪酸或单不饱和脂肪酸代替饱和脂肪，多不饱和脂肪酸使血浆低密度脂蛋白胆固醇降低了 22%，高密度脂蛋白降低了 14%，而单不饱和脂肪酸使低密度脂蛋白降低了 15%，高密度脂蛋白仅降低了 4%[84]。该研究认为，两者中任何一种替代饱和脂肪都有益于健康。2012 年的一篇综述显示，不同证据中单不饱和脂肪酸对冠心病的影响并不一致，但对血压和糖化血红蛋白表现出保护作用[85]。最近 NHS 和 HPFS 的数据分析发现，植物来源的单不饱和脂肪酸具有显著的保护作用，可替代动物来源的饱和脂肪酸和单不饱和脂肪酸，非致死性心肌梗死和致死性冠心病事件的 HR（95%CI）为 0.81（0.73～0.90）[86]。

尽管有大量证据表明，用多不饱和脂肪酸代替饱和脂肪有好处，但也有人担心，由于多不饱和脂肪酸的饱和度较低，对低密度脂蛋白氧化的敏感性可能比单不饱和脂肪酸更高[87]。格陵兰岛人饮食中摄入了大量富含长链 ω-3 脂肪酸的海产品，观察发现该人群中患心脏病的风险较低[88]，学者据此开展了研究，以探讨 ω-6 和 ω-3 多不饱和脂肪酸之间的差异。然而，尽管多不饱和脂肪酸的保护作用广受关注和肯定，但最近的一项 Cochrane 系统评价[89]得出结论，中高质量的证据表明 ω-3 脂肪酸对心血管疾病没有预防作用。然而目前对此仍存争议，最近，FDA 批准了一款新型处方药（二十碳五烯酸乙酯），该药含有 4g/d ω-3 多不饱和脂肪酸，8 000 名患者参与的临床试验结果显示，该药可显著降低包括心血管事件死亡率在内的缺血性事件风险，RR 值为 0.80（0.66～0.98）[90]。

美国心脏学会对脂肪摄入量的推荐历经沿革，从 1950 年推荐脂肪供能比应为 25%～30%，1968 年推荐应低于 40%，1982—2000 年推荐应低于 30%。2006 年这一比例调整至推 25%～35%[91]，其中饱和脂肪应低于 7%，反式脂肪应低于 1%。当前美国心脏学会指南中未对脂肪供能比作明确

推荐，仅强调"少吃含饱和脂肪或反式脂肪的食物"，鼓励多吃瘦肉、豆腐、鱼类、蔬菜、豆类、坚果和低脂乳制品，用菜籽油、橄榄油等含多不饱和或单不饱和脂肪酸的食物替换黄油等饱和脂肪多的食物[92]。他们还推荐应限制添加糖，女性应少于 418.2kJ/d（100kcal/d），男性应少于 627.3kJ/d（150kcal/d）[93]。《美国膳食指南（2015—2020）》也删除了对总脂肪和胆固醇的限制，仅强调"摄入低添加糖、低饱和脂肪和低钠的膳食模式"[94]。

二、微量营养素

尽管人们一直以来对饮食与心脏病关注的焦点都集中在脂肪和糖上，但许多维生素对心脏病的影响同样重要，包括大部分 B 族维生素、维生素 C、维生素 D、维生素 E 和维生素 A 前体类胡萝卜素等。B 族维生素的一个主要作用是预防高同型半胱氨酸血症，同型半胱氨酸是一种含硫代谢中间产物，可因叶酸、维生素 B_{12} 和 / 或维生素 B_6 摄入不足而升高。高同型半胱氨酸血症是冠心病的高危风险因素。一篇综述推测同型半胱氨酸每升高 5μmol/L 可使冠心病风险增高 20%[95]。大量研究显示 B 族维生素水平与心脏病风险直接相关。例如，在 Kuopio 心脏病危险因素研究中，血浆叶酸含量的上五分位数与下五分位数相比，10 年内急性冠状动脉事件发生风险降低 65%，*RR* 值为 0.45（0.25～0.81）[96]。在动脉硬化风险社区研究中，血浆磷酸吡哆醇（维生素 B_6）含量的上五分位数人群比下五分位数人群 CHD 发病率低 72%，*HR* 值为 0.28（0.10～0.70）[97]。荷兰的研究发现，血清维生素 B_{12} 含量的最低四分位数组与最高四分位数组相比，患者发生冠状动脉粥样硬化的可能性几乎是其 3 倍，*OR* 值为 2.9（1.1～7.7）[98]。虽然大量研究显示 B 族维生素含量低与心血管疾病发病风险有关，但一项对 B 族维生素补充剂与心血管疾病结局的荟萃分析发现，其对心血管事件的发生率几乎或根本没有保护作用[99]。相比之下，另一项荟萃分析显示，补充叶酸后，卒中风险降低 10%，心血管疾病总体风险降低 4%，但对冠心病无效[100]。补充剂的效果很可能与其基线水平有关。

维生素 C 是一种有效的抗氧化剂和自由基清除剂，这使它成为预防心血管疾病的候选药物。一些观察性研究发现其具有保护作用，但并非全部研究均有此结果。2016 年一篇涵盖观察性研究和随机对照试验的综述[101]报告了复杂的结果，其中几项队列研究，包括欧洲癌症和营养前瞻性研究、年轻人冠状动脉风险发展和 Kuopio 缺血性心脏病风险因素研究，表明维生素 C 具有保护作用，而 NHS 研究中仅维生素 C 补充剂表现出保护作用，HPFS 或 IRAS 研究中未发现关联，在艾奥瓦州妇女健康研究中发现补充维生素 C 反而使心血管疾病风险增加。临床试验结果则普遍未发现有影响。该综述最终得出结论，尽管确实存在维生素 C 对血压和内皮功能具有保护作用的证据，但几乎没有证据支持使用维生素 C 补充剂来降低心血管疾病风险。与此相一致的是，最近一项关于维生素 C 和心血管疾病一级预防的 Cochrane 系统评价包括八项随机对照临床试验，共 15 445 名受试者参与，最终得出结论，维生素 C 组和安慰剂组之间的重大心血管事件发生情况没有差异，尽管他们指出这些证据质量较低[102]。需要进一步研究，以区分膳食维生素 C 暴露和补充剂的影响。

维生素 D 因可对健康产生多种影响而备受关注，包括对冠心病的潜在影响。维生素 D 作用于冠心病的潜在机制包括抑制血管平滑肌增殖、下调和上调抗炎细胞因子、抑制血管钙化，并作为肾素 - 血管紧张素系统的内分泌负向调节剂，而肾素 - 血管紧张素系统可导致胰岛素抵抗和代谢综合征[103]。一些前瞻性队列研究显示，维生素 D 与心血管疾病相关的保护作用。例如，在 Framingham Offspring 研究中[104]，体内 25（OH）D 水平较低的参与者发生心血管事件的可能性高出 62%，*RR* 值为 1.62（95%CI：1.11～2.36，*P* = 0.01）。在 HPFS 研究中，与体内 25（OH）D 高于 30ng/ml 的男性相比，低于 15ng/ml 的男性患心肌梗死的风险是前者的两倍（*RR* = 2.09，95%CI：1.24～3.54，*P* 趋势为 0.02）[105]。此外，最近对几项观察性研究综述显示，低维生素 D 水平与高血压、心血管疾病高死亡率之间存在关联[106]。然而，一些临床试验不支持通过维生素 D 补充剂来预防心脏病，包括最近的大剂量维生素 D 和 ω-3 试验显示，与安慰剂组相比，每天服用 2 000IU 维生素 D 超过 5 年者，关于心血管疾病结局，与安慰剂组相比没有保护作用[107]。与许多营养素健康相关的研究相似，观察性研究结果显示，长期通过食物及阳光照射获取维生素 D 与使用补充剂干预，对健康结局的影响不同。仍需更多研究以阐明这些差异。

维生素 E 作为一种强抗氧化剂，可通过防止低密度脂蛋白胆固醇氧化来降低心脏病风险，低密度脂蛋白胆固醇通过释放炎症细胞因子和增强对内皮的黏附，导致动脉粥样硬化并发展为心脏疾病[108]。20 世纪 90 年代，抗氧化剂（包括维生素 E）对心血管疾病的潜在作用受到了广泛关注。几项大型队列研究显示维生素 E 具有保护作用，包括一项涉及 16 个欧洲人群的大型分析表明，血浆维生素 E 与缺血性心脏病死亡率之间呈很强的负相关（$R^2=0.63$，$P=0.002$）[109]。随后在 HPFS 研究中有证据支持维生素 E 摄入量与冠心病风险相关[110]，在完全校正模型中，与维生素 E 总摄入量下五分位数人群相比，维生素 E 总摄入量上五分位数与冠心病风险降低 40% 之间存在显著的剂量反应关系（$P=0.01$）。同样在 NHS 研究中，在 8 年随访中，维生素 E 摄入量高[111]与冠心病死亡率相关，特别是在未服用补充剂的患者中（P 趋势 = 0.004），女性摄入量上五分位数较下五分位数的 RR 低 62%。其他一些队列研究也有相似结果[112-115]。这些研究为维生素 E 的保护作用提供了强有力证据，因而许多人开始服用维生素 E。

然而，与观察性研究的结果相反，后续许多临床试验显示补充维生素 E 对心脏病风险没有影响[116,117]。此外，一项纳入 19 项试验的荟萃分析显示，维生素 E 剂量高于 150IU/d 时，心脏病风险反而增加[118]。该结果可能与多种因素有关，其中最重要的是，长期通过日常饮食中的食物来摄入营养素和短期通过补充剂形式单独补充，这两者存在重大差异。大多数维生素 E 补充剂以 α- 维生素 E 形式提供，而食物中的维生素 E 则以不同形式存在。有证据表明，γ- 维生素 E 是维生素 E 存在于饮食中的主要形式，本身可能对心血管疾病等健康方面起重要作用[119]。动物研究表明，与 α- 维生素 E 相比，γ- 维生素 E 对血小板凝集、抑制超氧化物生成和低密度脂蛋白氧化的影响更大。这与 NHS 的研究结果一致，即膳食维生素 E（而非其补充剂）可以降低心血管疾病死亡率（Kushi 1996）。重要的是，在 Jackson 心脏研究中普遍使用补充剂，而研究证明服用 α- 维生素 E 补充剂可使 γ- 维生素 E 浓度降低[120]。由于两者在肝脏转移的蛋白质载体存在竞争，补充剂中 α- 维生素 E 的高循环率可能会产生竞争抑制，导致 γ- 维生素 E 降低[121]。这说明了不同来源（观察性研究中的食物来源与临床试验中的补充剂形式）营养素的作用复杂且存在差异。综上表明，食物来源的维生素 E 可能有益，但并不推荐使用补充剂。维生素 E 的良好食物来源包括杏仁和葵花子。

膳食类胡萝卜素以多种形式存在于植物中。在人们日常饮食中，最常见的类胡萝卜素包括 α- 胡萝卜素、β- 胡萝卜素和 β- 隐黄质，均为维生素 A 的前体，此外还有番茄红素、叶黄素和玉米黄质，主要存在于水果和蔬菜中。除了可转化为维生素 A 外，类胡萝卜素还是重要的抗氧化剂。在主要的类胡萝卜素中，有证据表明 α- 胡萝卜素和 β- 胡萝卜素对心脏病有预防作用。例如，在 NHS 研究中，经过 12 年的随访，这两种类胡萝卜素摄入量上五分位数和下五分位数者患冠心病的风险分别降低了 20% 和 25%[122]。同样，一项意大利病例对照研究[123]、一项日本研究[124]和欧洲 Zutphen 老年人研究[125]均表明，摄入类胡萝卜素可预防心血管疾病、心肌梗死及心因性死亡。

其他研究表明，血浆番茄红素对心血管疾病的保护作用更强[126]。例如，妇女健康研究显示，与低值相比，番茄红素浓度中位数者的心血管事件风险降低了 34%。芬兰的 Kuopio 前瞻性研究中，男性血浆番茄红素下四分位数与上四分位数者相比，前者发生急性冠状动脉事件的风险是后者的 3.3 倍。横断面研究的完全校正模型中，番茄红素与男性颈动脉的内膜中层厚度显著存在负相关[127,128]。同样，在 Framingham 心脏研究中，番茄红素摄入量与冠心病发病率降低相关，每 2.7 倍摄入差异，$HR=0.74$（0.58~0.94）[129]。最近，一项系统综述和荟萃分析得出结论，番茄红素的摄入量和血清含量高可使卒中风险降低 26%、心血管疾病发病率降低 14% 和总死亡率降低 37%[130]，而另一项纳入 14 项研究的荟萃分析[131]也得出结论，高番茄红素水平与心血管疾病、冠心病和卒中的风险降低有关。美国饮食中番茄红素的主要来源是西红柿，熟西红柿较生西红柿中的番茄红素利用率更高。除了与番茄红素摄入量呈负相关外，Jacques 等人在 Framingham Offspring 研究中，还发现番茄摄入量与心脏病显著关联，在完全调整模型中，摄入番茄制品 HR 为 0.92（0.86~0.99）。番茄红素对抗心脏病的机制包括通过预防动脉粥样硬化、抗氧化、抗炎、抗凝和抗凋亡等来保护血管功能[132]。最近一篇综述比较了临床试验中番茄红素与番茄制品的效果,结果显示除血压外,番茄对其他危险因素的保护效果比番茄红素补充剂更好,似乎更为有效[133]。

叶黄素、玉米黄质也表现出保护作用,叶黄素对小鼠低密度脂蛋白氧化产生的炎症反应及单核细胞迁移具有抑制作用[134,135]。尽管人类研究结果不一,但对九项队列的汇总分析,叶黄素摄入量增高,冠心病风险存在明显的下降趋势[136]。叶黄素主要存在于黄玉米、蛋黄、橙子和深绿色叶类蔬菜中。它已被证明可以抑制脂质过氧化[132],因而可能有助于预防动脉粥样硬化。玉米黄质是叶黄素的异构体,两者食物来源相似,已证明玉米黄质可以通过调节细胞抗氧化系统、提高氧化应激下谷胱甘肽的浓度来防止氧化损伤[137]。

和维生素 E 一样,尽管有证据表明观察性队列研究中其具有保护作用,但在大多数随机对照试验中,使用类胡萝卜素补充剂进行干预并未取得效果。最常见的补充剂是 β- 胡萝卜素形式。一项纳入 8 个试验的荟萃分析发现,使用补充剂非但无益,反而会轻度升高心血管疾病及其死亡风险。一篇包含 12 项试验的系统综述进一步证实,与安慰剂相比,使用补充剂的死亡风险显著增高(7%)[138,139]。综上信息再次表明,应谨慎使用单一营养补充剂进行干预,不如仔细研究其食物来源的复杂影响。

在矿物质中,镁是对心血管疾病最重要的营养素。近期一篇综述[140]表明,增加镁摄入量,可降低代谢综合征、糖尿病、高血压、卒中及心血管疾病的风险。该研究引用了对 9 个前瞻性队列的汇总分析结果,显示镁摄入量与冠心病风险呈负相关($RR = 0.90$, $0.80 \sim 0.99$)。日本一项研究显示,与最低值相比,男性中镁含量四分位数及五分位数者对冠心病具有保护作用(P 趋势 $= 0.36$)。此外,一些研究表明膳食镁摄入量与心血管疾病死亡风险之间存在关联,但并非所有研究结果均一致。在一项荟萃分析中,仅在女性中观察到保护作用[141]。然而,最近的一项荟萃分析表明[142],镁摄入量较高者与摄入量最低者相比,心血管疾病死亡率降低了 14%。镁在许多可能影响心血管疾病的生物学途径中发挥重要作用,包括胰岛素抵抗、血脂异常、氧化应激和炎症[140]。

三、食物种类

尽管对 ω-3 脂肪酸仍存疑问,但还是有相当多的人支持摄入鱼类来预防心脏病。一项荟萃分析纳入了 11 项长达 12 年的随访研究,结果表明每周食用 2～4 次鱼类可降低冠心病 23% 的死亡风险[143]。最近一篇综述[144]证实了这一观点,并推测这可能是通过抗炎作用、抑制血小板凝集、降低甘油三酯、增强内皮功能、稳定斑块和抗心律失常发挥作用。然而他们指出,尽管在观察性研究中,鱼类摄入量与心血管疾病预防之间存在关联,但以鱼油进行的临床试验结果不一,仅其中一些(而非全部)显示出保护作用,因而摄入鱼类较鱼油补充剂预防心血管疾病的效果更佳。

大量报道显示摄入水果和蔬菜对心脏病有益。最近一篇系统综述和荟萃分析[145]得出结论,每天水果和蔬菜摄入量达 200g 时,发生冠心病的 RR 值为 0.92(0.90～0.94),卒中为 0.84(0.76～0.93),CVD 为 0.92(0.90～0.95)。综合大量研究的结果表明,毫无疑问,增加水果和蔬菜的摄入量是预防心脏病的优先选择。

四、膳食模式

有关单个营养素或食物对于预防慢性疾病的作用的证据很重要,但解释这些证据需要了解每种营养素或食物如何与整体饮食相互作用。因此,该领域的研究已转向整体膳食模式对健康结局的重要影响。已有多种评价膳食模式的方法,包括基于指南的先验评分法和基于人群摄入量的数据导向评分法。这包括美国农业部 HEI、DASH 饮食、地中海饮食、数据导向西方膳食与健康饮食。

其中,地中海饮食已跃升为最利于预防心脏病的膳食模式。这种膳食模式最早由 Ancel Keys 和七国研究中提出,该研究发现,居住在地中海附近的人群心脏病发病率较低[146]。地中海饮食的主要特点包括:以橄榄油作为脂肪的主要来源、大量摄入粗加工谷物、蔬菜和水果,适量摄入乳制品、葡萄酒、土豆、鱼类、橄榄、豆类和坚果,以及少量摄入蛋类、糖类、红肉和肉制品[147]。自从地中海饮食被认可以来,许多研究证实了它对健康有益。一项纳入 8 个前瞻性研究的荟萃分析显示,地中海饮食评分每增加 2 分,心血管疾病死亡风险就会降低 9%[148]。最近,一篇综合详细证据的综述得出结论:"大量可信且一致的前瞻性证据支持地中海饮食对心血管健康有益"[149]。

DASH 饮食是另一种广泛流行且有证据支持

的膳食模式。这种饮食主要以多种水果和蔬菜、低脂乳制品为主,同时限制红肉、饱和脂肪和糖类摄入。主要关注饮食对血压的影响,而高血压是心血管疾病的主要风险因素。在第一项 DASH 饮食随机对照试验中[150],干预 8 周后血压显著下降。之后多个研究均显示该饮食对心脏疾病具有保护作用。近期的新加坡 - 华人健康研究结论认为[151],DASH 饮食可降低冠心病风险和卒中死亡率。同样,对美国百万退伍军人项目数据的分析显示,根据 DASH 饮食评分调整的饮食摄入量与冠心病的发病率之间呈负相关[152]。同样,在英国人群中,与 DASH 饮食评分最低者相比,DASH 饮食评分最高者患心血管疾病的风险降低了 20%,而相关死亡风险降低了 28%[153]。

美国农业部对膳食模式和心血管疾病风险进行了一系列详尽的循证系统评价[40],他们的结论是:中高强度的证据表明,增加摄入水果、蔬菜、全谷物、坚果、豆类、不饱和脂肪、低脂乳制品、禽类和鱼类,减少摄入红肉及加工肉、高脂乳制品、含糖食品及饮料,适度饮酒,可降低心血管疾病(包括心脏病和卒中)风险。他们进一步指出,有强有力的证据表明 DASH 饮食可降低血压,而素食饮食与降低风险有关的证据有限。

综上,膳食模式相关证据支持当前的饮食建议,即尽可能增加摄入水果、蔬菜、鱼类、全谷物、坚果和种子,并减少摄入肉类、加工肉和精制碳水化合物(包括糖和精制面粉制品)。

第 6 节 结 论

总体而言,相对一致的证据表明,利于预防肥胖、2 型糖尿病和心血管疾病的健康食物大体相同。这些饮食包括应增加摄入水果、蔬菜、全谷物、坚果和种子以及低脂乳制品,减少摄入加工肉类、SSB、精制烘焙食品和其他精制谷物及咸味零食。有可靠证据表明地中海饮食、DASH 饮食等膳食模式具有保护作用。不仅要通过营养教育大力推进健康膳食模式,也要减少生产和供应高能量、低营养密度的食品。这些食品吸引力大、价格低廉,但加重了美国乃至全球的慢性病高负担。

研究空白

- 尽管已有大量关于饮食与慢性病的研究发表,但人们逐渐清晰认识到,这些风险依赖于与其他风险的相互作用。需要更多的研究来了解各种因素之间的相互作用,如其他健康行为、基因差异,以实现个性化营养信息。
- 目前对饮食与健康的关系研究仍受限于现有的统计学方法。复杂数据技术的革新,如机器学习等,或可改进复杂情况下的膳食风险评估方法。
- 虽然我们已经掌握了很多食物种类和膳食模式的相关知识,但食物种类和模式中的膳食质量可能更为重要。为进一步了解细节,需改进当前的膳食评估方法。

(张勇胜 译)

参 考 文 献

1. Centers for Disease Control and Prevention. *About Chronic Diseases*. National Center for Chronic Disease Prevention and Health Promotion (NCCDPHP); 2019.
2. Hales CM, Fryar CD, Carroll MD, Freedman DS, Ogden CL. Trends in obesity and severe obesity prevalence in US Youth and adults by sex and age, 2007−2008 to 2015−2016. *J Am Med Assoc*. 2018;319(16):1723−1725.
3. Ogden CL, Carroll MD. *Prevalence of Overweight, Obesity, and Extreme Obesity Among Adults: United States, Trends 1960−1962 Through 2007−2008*. Centers for Disease Control and Prevention; 2010.
4. Centers for Disease Control and Prevention. *Long-term Trends in Diabetes Division of Diabetes Translation*. 2017.
5. WHO Library Cataloguing-in-Publication Data Global Status Report on Noncommunicable Diseases 2010 1.Chronic Disease − Prevention and Control. 2.Chronic Disease − Epidemiology. 3.Chronic Disease − Mortality. 4.Cost of Illness. 5.Delivery of Health Care. I.World Health Organization. ISBN 978 92 4 156422 9 (NLM classification: WT 500). ISBN 978 92 4 068645 8.
6. Afshin A, Sur PJ, Fay KA, et al. Health effects of dietary risks in 195 countries, 1990−2017: a systematic analysis for the Global Burden of Disease Study 2017. *Lancet*. 2019;393(10184):1958−1972.
7. Whelan L. 9 supermarket staples that were created by the military. In: *Mother Jones*. 2015. Food ed.
8. Poti JM, Mendez MA, Ng SW, Popkin BM. Is the degree of food processing and convenience linked with the nutritional quality of foods purchased by US households? *Am J Clin Nutr*. 2015; 101(6):1251−1262.
9. Baraldi LG, Martinez Steele E, Canella DS, Monteiro CA. Consumption of ultra-processed foods and associated sociodemo-

graphic factors in the USA between 2007 and 2012: evidence from a nationally representative cross-sectional study. *BMJ open*. 2018;8(3). e020574.

10. Popkin BM. The nutrition transition and obesity in the developing world. *J Nutr*. 2001;131(3):871S−873S.

11. Vandevijvere S, Jaacks LM, Monteiro CA, et al. Global trends in ultraprocessed food and drink product sales and their association with adult body mass index trajectories. *Obes Rev*. 2019;20.

12. Monteiro CA, Cannon G, Moubarac JC, Levy RB, Louzada MLC, Jaime PC. The UN decade of nutrition, the NOVA food classification and the trouble with ultra-processing. *Publ Health Nutr*. 2018; 21(1):5−17.

13. Davis RAH, Plaisance EP, Allison DB. Complementary hypotheses on contributors to the obesity epidemic. *Obesity*. 2018;26(1):17−21.

14. Franks PW, McCarthy MI. Exposing the exposures responsible for type 2 diabetes and obesity. *Science*. 2016;354(6308):69−73.

15. Welsh S, Davis C, Shaw A. Development of the food guide pyramid. *Nutr Today*. 1992;27(6):12−23.

16. La Berge AF. How the ideology of low fat conquered America. *J Hist Med Allied Sci*. 2008;63(2):139−177.

17. Willett WC, Leibel RL. Dietary fat is not a major determinant of body fat. *Am J Med*. 2002;113(9 Suppl 2):47−59.

18. Liu S, Willett WC, Manson JE, Hu FB, Rosner B, Colditz G. Relation between changes in intakes of dietary fiber and grain products and changes in weight and development of obesity among middle-aged women. *Am J Clin Nutr*. 2003;78(5):920−927.

19. Wolff E, Dansinger ML. Soft drinks and weight gain: how strong is the link? *Medscape J Med*. 2008;10(8):189.

20. Pereira MA. Sugar-sweetened and artificially-sweetened beverages in relation to obesity risk. *Adv Nutr*. 2014;5(6):797−808.

21. Johnson RJ, Sánchez-Lozada LG, Andrews P, Lanaspa MA. Perspective: a historical and scientific perspective of sugar and its relation with obesity and diabetes. *Adv Nutr*. 2017;8(3): 412−422.

22. Burton-Freeman B. Dietary fiber and energy regulation. *J Nutr*. 2000;130(2S Suppl):272s−275s.

23. Menni C, Jackson MA, Pallister T, Steves CJ, Spector TD, Valdes AM. Gut microbiome diversity and high-fibre intake are related to lower long-term weight gain. *Int J Obes*. 2017;41(7): 1099−1105.

24. Astrup A, Raben A, Geiker N. The role of higher protein diets in weight control and obesity-related comorbidities. *Int J Obes*. 2015; 39(5):721−726.

25. van Baak MA, Mariman ECM. Dietary strategies for weight loss maintenance. *Nutrients*. 2019;11(8):1916.

26. Martel J, Ojcius DM, Chang C-J, et al. Anti-obesogenic and antidiabetic effects of plants and mushrooms. *Nat Rev Endocrinol*. 2017; 13(3):149−160.

27. Garcia OP, Long KZ, Rosado JL. Impact of micronutrient deficiencies on obesity. *Nutr Rev*. 2009;67(10):559−572.

28. Astrup A, Bügel S. Micronutrient deficiency in the aetiology of obesity. *Int J Obes*. 2010;34(6):947−948.

29. Li Y, Wang C, Zhu K, Feng RN, Sun CH. Effects of multivitamin and mineral supplementation on adiposity, energy expenditure and lipid profiles in obese Chinese women. *Int J Obes*. 2010; 34(6):1070−1077.

30. Amp R. Role of micro-and macro-nutrients in obesity onset. *Global J Obes, Diabetes, Metab Syndrome*. 2016;011−014.

31. Schlesinger S, Neuenschwander M, Schwedhelm C, et al. Food groups and risk of overweight, obesity, and weight gain: a systematic review and dose-response meta-analysis of prospective studies. *Adv Nutr*. 2019;10(2):205−218.

32. Olsen NJ, Heitmann BL. Intake of calorically sweetened beverages and obesity. *Obes Rev*. 2009;10(1):68−75.

33. Bes-Rastrollo M, Wedick NM, Martinez-Gonzalez MA, Li TY, Sampson L, Hu FB. Prospective study of nut consumption, long-term weight change, and obesity risk in women. *Am J Clin Nutr*. 2009;89(6):1913−1919.

34. Willett WC, Sacks F, Trichopoulou A, et al. Mediterranean diet pyramid: a cultural model for healthy eating. *Am J Clin Nutr*. 1995;61(6):1402S−1406S.

35. McCullough ML, Feskanich D, Stampfer MJ, et al. Diet quality and major chronic disease risk in men and women: moving toward improved dietary guidance. *Am J Clin Nutr*. 2002;76(6):

1261−1271.

36. Buckland G, Bach A, Serra-Majem L. Obesity and the Mediterranean diet: a systematic review of observational and intervention studies. *Obes Rev*. 2008;9(6):582−593.

37. Bailey M, Holscher H. Microbiome-mediated effects of the Mediterranean diet on inflammation. *Adv Nutr*. 2018;9:193−206.

38. Newby P, Muller D, Hallfrisch J, Qiao N, Andres R, Tucker KL. Dietary patterns and changes in body mass index and waist circumference in adults. *Am J Clin Nutr*. 2003;77(6):1417−1425.

39. Medina-Remón A, Kirwan R, Lamuela-Raventós RM, Estruch R. Dietary patterns and the risk of obesity, type 2 diabetes mellitus, cardiovascular diseases, asthma, and neurodegenerative diseases. *Crit Rev Food Sci Nutr*. 2018;58(2):262−296.

40. United States Department of Agriculture. *A Series of Systematic Reviews on the Relationship Between Dietary Patterns and Health Outcomes*. 2014.

41. Centers for Disease Control and Prevention. *National Diabetes Statistics Report 2017*. Atlanta, GA: US Dept. of Health and Human Services; 2018.

42. Després J-P. Health consequences of visceral obesity. *Ann Med*. 2001;33(8):534−541.

43. Steyn NP, Mann J, Bennett PH, et al. Diet, nutrition and the prevention of type 2 diabetes. *Publ Health Nutr*. 2004;7(1A):147−165.

44. Ley SH, Hamdy O, Mohan V, Hu FB. Prevention and management of type 2 diabetes: dietary components and nutritional strategies. *Lancet*. 2014;383(9933):1999−2007.

45. Sheard NF, Clark NG, Brand-Miller JC, et al. Dietary carbohydrate (amount and type) in the prevention and management of diabetes: a statement by the american diabetes association. *Diabetes Care*. 2004;27(9):2266−2271.

46. Imamura F, Micha R, Wu JHY, et al. Effects of saturated fat, polyunsaturated fat, monounsaturated fat, and carbohydrate on glucose-insulin homeostasis: a systematic review and meta-analysis of randomised controlled feeding trials. *PLoS Med*. 2016;13(7). e1002087.

47. Riserus U, Willett WC, Hu FB. Dietary fats and prevention of type 2 diabetes. *Prog Lipid Res*. 2009;48(1):44−51.

48. Tian S, Xu Q, Jiang R, Han T, Sun C, Na L. Dietary protein consumption and the risk of type 2 diabetes: a systematic review and meta-analysis of cohort studies. *Nutrients*. 2017;9(9).

49. Ke Q, Chen C, He F, et al. Association between dietary protein intake and type 2 diabetes varies by dietary pattern. *Diabetol Metab Syndrome*. 2018;10:48.

50. Baliunas DO, Taylor BJ, Irving H, et al. Alcohol as a risk factor for type 2 diabetes: a systematic review and meta-analysis. *Diabetes Care*. 2009;32(11):2123−2132.

51. Manning PJ, Sutherland WHF, Walker RJ, et al. Effect of high-dose vitamin E on insulin resistance and associated parameters in overweight subjects. *Diabetes Care*. 2004;27(9):2166−2171.

52. Balbi ME, Tonin FS, Mendes AM, et al. Antioxidant effects of vitamins in type 2 diabetes: a meta-analysis of randomized controlled trials. *Diabetol Metab Syndrome*. 2018;10:18.

53. Mayer-Davis EJ, Costacou T, King I, Zaccaro DJ, Bell RA. Plasma and dietary vitamin E in relation to incidence of type 2 diabetes: the Insulin Resistance and Atherosclerosis Study (IRAS). *Diabetes Care*. 2002;25(12):2172−2177.

54. Ford ES, Will JC, Bowman BA, Narayan KM. Diabetes mellitus and serum carotenoids: findings from the Third National Health and Nutrition Examination Survey. *Am J Epidemiol*. 1999;149(2):168−176.

55. Coyne T, Ibiebele TI, Baade PD, et al. Diabetes mellitus and serum carotenoids: findings of a population-based study in Queensland, Australia. *Am J Clin Nutr*. 2005;82(3):685−693.

56. Chiu KC, Chu A, Go VLW, Saad MF. Hypovitaminosis D is associated with insulin resistance and β cell dysfunction. *Am J Clin Nutr*. 2004;79(5):820−825.

57. Nakashima A, Yokoyama K, Yokoo T, Urashima M. Role of vitamin D in diabetes mellitus and chronic kidney disease. *World J Diabetes*. 2016;7(5):89−100.

58. Paolisso G, Scheen A, D'Onofrio F, Lefebvre P. Magnesium and glucose homeostasis. *Diabetologia*. 1990;33(9):511−514.

59. Lopez-Ridaura R, Willett WC, Rimm EB, et al. Magnesium intake and risk of type 2 diabetes in men and women. *Diabetes Care*. 2004; 27(1):134−140.

60. Volpe SL. Magnesium in disease prevention and overall health.

Adv Nutr. 2013;4(3):378S−383S.

61. Hummel M, Standl E, Schnell O. Chromium in metabolic and cardiovascular disease. *Horm Metab Res.* 2007;39(10):743−751.

62. Cefalu WT, Hu FB. Role of chromium in human health and in diabetes. *Diabetes Care.* 2004;27(11):2741−2751.

63. Schwingshackl L, Hoffmann G, Lampousi A-M, et al. Food groups and risk of type 2 diabetes mellitus: a systematic review and meta-analysis of prospective studies. *Eur J Epidemiol.* 2017;32(5): 363−375.

64. Schulze MB, Hoffmann K, Manson JE, et al. Dietary pattern, inflammation, and incidence of type 2 diabetes in women. *Am J Clin Nutr.* 2005;82(3):675−684. quiz 714-675.

65. Forouhi NG, Misra A, Mohan V, Taylor R, Yancy W. Dietary and nutritional approaches for prevention and management of type 2 diabetes. *BMJ.* 2018;361:k2234.

66. Tuomilehto J, Lindstrom J, Eriksson JG, et al. Prevention of type 2 diabetes mellitus by changes in lifestyle among subjects with impaired glucose tolerance. *N Engl J Med.* 2001;344(18): 1343−1350.

67. Dalen JE, Alpert JS, Goldberg RJ, Weinstein RS. The epidemic of the 20th century: coronary heart disease. *Am J Med.* 2014;127(9): 807−812.

68. Mahmood SS, Levy D, Vasan RS, Wang TJ. The Framingham Heart Study and the epidemiology of cardiovascular disease: a historical perspective. *Lancet.* 2014;383(9921):999−1008.

69. Fox CS, Evans JC, Larson MG, Kannel WB, Levy D. Temporal trends in coronary heart disease mortality and sudden cardiac death from 1950 to 1999: the Framingham Heart Study. *Circulation.* 2004;110(5):522−527.

70. Lloyd-Jones DM, Larson MG, Beiser A, Levy D. Lifetime risk of developing coronary heart disease. *Lancet.* 1999;353(9147): 89−92.

71. Kannel WB, Dawber TR, Kagan A, Revotskie N, Stokes III J. Factors of risk in the development of coronary heart disease—six-year follow-up experience: the Framingham study. *Ann Intern Med.* 1961;55(1):33−50.

72. Keys A. Atherosclerosis: a problem in newer public health. *J Mt Sinai Hosp N Y.* 1953;20(2):118−139.

73. Bronte-Stewart B, Antonis A, Eales L, Brock JF. Effects of feeding different fats on serum-cholesterol level. *Lancet.* 1956;270(6922): 521−526.

74. Keys A, Anderson JT, Grande F. Prediction of serum-cholesterol responses of man to changes in fats in the diet. *Lancet.* 1957; 273(7003):959−966.

75. Keys A. Coronary heart disease in seven countries. *Heart Assoc Monogr.* 1970;41(29):1−211.

76. Kromhout D, Menotti A, Bloemberg B, et al. Dietary saturated and transfatty acids and cholesterol and 25-year mortality from coronary heart disease: the seven countries study. *Prev Med.* 1995;24(3): 308−315.

77. Dixon LB, Cronin FJ, Krebs-Smith SM. Let the pyramid guide your food choices: capturing the total diet concept. *J Nutr.* 2001; 131(2):461S−472S.

78. Ma Y, Li Y, Chiriboga DE, et al. Association between carbohydrate intake and serum lipids. *J Am Coll Nutr.* 2006;25(2):155−163.

79. McGandy RB, Hegsted DM, Stare FJ. Dietary fats, carbohydrates and atherosclerotic vascular disease. *N Engl J Med.* 1967;277(5): 245−247.

80. Kearns CE, Schmidt LA, Glantz SA. Sugar industry and coronary heart disease research: a historical analysis of internal industry documents. *JAMA Intern Med.* 2016;176(11):1680−1685.

81. Yang Q, Zhang Z, Gregg EW, Flanders WD, Merritt R, Hu FB. Added sugar intake and cardiovascular diseases mortality among US adults. *JAMA Intern Med.* 2014;174(4):516−524.

82. Mensink RP, Katan MB. Effect of dietary trans fatty acids on high-density and low-density lipoprotein cholesterol levels in healthy subjects. *N Engl J Med.* 1990;323(7):439−445.

83. Willett WC, Stampfer MJ, Manson JE, et al. Intake of trans fatty acids and risk of coronary heart disease among women. *Lancet.* 1993;341(8845):581−585.

84. Hodson L, Skeaff CM, Chisholm WA. The effect of replacing dietary saturated fat with polyunsaturated or monounsaturated fat on plasma lipids in free-living young adults. *Eur J Clin Nutr.* 2001;55(10):908−915.

85. Schwingshackl L, Hoffmann G. Monounsaturated fatty acids and risk of cardiovascular disease: synopsis of the evidence available from systematic reviews and meta-analyses. *Nutrients.* 2012;4(12): 1989−2007.

86. Zong G, Li Y, Sampson L, et al. Monounsaturated fats from plant and animal sources in relation to risk of coronary heart disease among US men and women. *Am J Clin Nutr.* 2018;107(3): 445−453.

87. Schwab US, Sarkkinen ES, Lichtenstein AH, et al. The effect of quality and amount of dietary fat on the susceptibility of low density lipoprotein to oxidation in subjects with impaired glucose tolerance. *Eur J Clin Nutr.* 1998;52(6):452−458.

88. Bang HO, Dyerberg J, Hjøorne N. The composition of food consumed by Greenland Eskimos. *Acta Med Scand.* 1976;200: 69−73.

89. Abdelhamid AS, Brown TJ, Brainard JS, et al. Omega-3 fatty acids for the primary and secondary prevention of cardiovascular disease. *Cochrane Database Syst Rev.* 2018;7(7). CD003177.

90. Bhatt DL, Steg PG, Miller M, et al. Cardiovascular risk reduction with icosapent ethyl for hypertriglyceridemia. *N Engl J Med.* 2019; 380(1):11−22.

91. American Heart Association and American Stroke Association. *The Facts on Fats: 50 Years of American Heart Association Dietary Fats Recommendations.* June 2015.

92. Cigna. *American Heart Association Healthy Diet Guidelines;* 2017. Accessed November 18, 2019.

93. American Heart Association. *How much sugar is too much?.* https://www.heart.org/en/healthy-living/healthy-eating/eat-smart/sugar/how-much-sugar-is-too-much. Accessed 18 November 2019.

94. *Dietary Guidelines for Americans 2015−-2020.* 8th ed.; 2015. https://health.gov/dietaryguidelines/2015/guidelines/.

95. Humphrey LL, Fu R, Rogers K, Freeman M, Helfand M. Homocysteine level and coronary heart disease incidence: a systematic review and meta-analysis. *Mayo Clin Proc.* 2008;83(11): 1203−1212.

96. Voutilainen S, Virtanen JK, Rissanen TH, et al. Serum folate and homocysteine and the incidence of acute coronary events: the Kuopio Ischaemic Heart Disease Risk Factor Study. *Am J Clin Nutr.* 2004;80(2):317−323.

97. Folsom AR, Nieto FJ, McGovern PG, et al. Prospective study of coronary heart disease incidence in relation to fasting total homocysteine, related genetic polymorphisms, and B vitamins: the Atherosclerosis Risk in Communities (ARIC) Study. *Circulation.* 1998;98(3):204−210.

98. Siri PW, Verhoef P, Kok FJ. Vitamins B6, B12, and folate: association with plasma total homocysteine and risk of coronary atherosclerosis. *J Am Coll Nutr.* 1998;17(5):435−441.

99. Zhang C, Wang Z-Y, Qin Y-Y, Yu F-F, Zhou Y-H. Association between B vitamins supplementation and risk of cardiovascular outcomes: a cumulative meta-analysis of randomized controlled trials. *PLoS One.* 2014;9(9). e107060.

100. Li Y, Huang T, Zheng Y, Muka T, Troup J, Hu FB. Folic acid supplementation and the risk of cardiovascular diseases: a meta-analysis of randomized controlled trials. *J Am Heart Assoc.* 2016; 5(8):e003768.

101. Moser MA, Chun OK. Vitamin C and heart health: a review based on findings from epidemiologic studies. *Int J Mol Sci.* 2016;17(8).

102. Al-Khudairy L, Flowers N, Wheelhouse R, et al. Vitamin C supplementation for the primary prevention of cardiovascular disease. *Cochrane Database Syst Rev.* 2017;3:Cd011114.

103. Zittermann A, Schleithoff SS, Koerfer R. Putting cardiovascular disease and vitamin D insufficiency into perspective. *Br J Nutr.* 2005;94(4):483−492.

104. Judd SE, Tangpricha V. Vitamin D deficiency and risk for cardiovascular disease. *Am J Med Sci.* 2009;338(1):40−44.

105. Giovannucci E, Liu Y, Hollis BW, Rimm EB. 25-hydroxyvitamin D and risk of myocardial infarction in men: a prospective study. *Arch Intern Med.* 2008;168(11):1174−1180.

106. Kheiri B, Abdalla A, Osman M, Ahmed S, Hassan M, Bachuwa G. Vitamin D deficiency and risk of cardiovascular diseases: a narrative review. *Clin Hypertens.* 2018;24:9.

107. Lucas A, Wolf M. Vitamin D and health outcomes: then came the

randomized clinical trials. *J Am Med Assoc*. 2019;322(19):1866−1868.

108. Singh U, Devaraj S, Jialal I. Vitamin E, oxidative stress, and inflammation. *Annu Rev Nutr*. 2005;25:151−174.

109. Gey KF, Puska P, Jordan P, Moser UK. Inverse correlation between plasma vitamin E and mortality from ischemic heart disease in cross-cultural epidemiology. *Am J Clin Nutr*. 1991;53(1 Suppl):326s−334s.

110. Rimm EB, Stampfer MJ, Ascherio A, Giovannucci E, Colditz GA, Willett WC. Vitamin E consumption and the risk of coronary heart disease in men. *N Engl J Med*. 1993;328(20):1450−1456.

111. Kushi LH, Folsom AR, Prineas RJ, Mink PJ, Wu Y, Bostick RM. Dietary antioxidant vitamins and death from coronary heart disease in postmenopausal women. *N Engl J Med*. 1996;334(18):1156−1162.

112. Bolton-Smith C, Woodward M, Tunstall-Pedoe H. The Scottish Heart Health Study. Dietary intake by food frequency questionnaire and odds ratios for coronary heart disease risk. II. The antioxidant vitamins and fibre. *Eur J Clin Nutr*. 1992;46(2):85−93.

113. Knekt P, Reunanen A, Jarvinen R, Seppanen R, Heliovaara M, Aromaa A. Antioxidant vitamin intake and coronary mortality in a longitudinal population study. *Am J Epidemiol*. 1994;139(12):1180−1189.

114. Meyer F, Bairati I, Dagenais GR. Lower ischemic heart disease incidence and mortality among vitamin supplement users. *Can J Cardiol*. 1996;12(10):930−934.

115. Losonczy KG, Harris TB, Havlik RJ. Vitamin E and vitamin C supplement use and risk of all-cause and coronary heart disease mortality in older persons: the Established Populations for Epidemiologic Studies of the Elderly. *Am J Clin Nutr*. 1996;64(2):190−196.

116. Eidelman RS, Hollar D, Hebert PR, Lamas GA, Hennekens CH. Randomized trials of vitamin E in the treatment and prevention of cardiovascular disease. *Arch Intern Med*. 2004;164(14):1552−1556.

117. Shekelle PG, Morton SC, Jungvig LK, et al. Effect of supplemental vitamin E for the prevention and treatment of cardiovascular disease. *J Gen Intern Med*. 2004;19(4):380−389.

118. Miller 3rd ER, Pastor-Barriuso R, Dalal D, Riemersma RA, Appel LJ, Guallar E. Meta-analysis: high-dosage vitamin E supplementation may increase all-cause mortality. *Ann Intern Med*. 2005;142(1):37−46.

119. Jiang Q, Christen S, Shigenaga MK, Ames BN. γ-Tocopherol, the major form of vitamin E in the US diet, deserves more attention. *Am J Clin Nutr*. 2001;74(6):714−722.

120. Talegawkar SA, Johnson EJ, Carithers T, Taylor Jr HA, Bogle ML, Tucker KL. Total alpha-tocopherol intakes are associated with serum alpha-tocopherol concentrations in African American adults. *J Nutr*. 2007;137(10):2297−2303.

121. Huang HY, Appel LJ. Supplementation of diets with alpha-tocopherol reduces serum concentrations of gamma- and delta-tocopherol in humans. *J Nutr*. 2003;133(10):3137−3140.

122. Osganian SK, Stampfer MJ, Rimm E, Spiegelman D, Manson JE, Willett WC. Dietary carotenoids and risk of coronary artery disease in women. *Am J Clin Nutr*. 2003;77(6):1390−1399.

123. Tavani A, Gallus S, Negri E, Parpinel M, La Vecchia C. Dietary intake of carotenoids and retinol and the risk of acute myocardial infarction in Italy. *Free Radic Res*. 2006;40(6):659−664.

124. Ito Y, Kurata M, Suzuki K, Hamajima N, Hishida H, Aoki K. Cardiovascular disease mortality and serum carotenoid levels: a Japanese population-based follow-up study. *J Epidemiol*. 2006;16(4):154−160.

125. Buijsse B, Feskens EJ, Kwape L, Kok FJ, Kromhout D. Both alpha- and beta-carotene, but not tocopherols and vitamin C, are inversely related to 15-year cardiovascular mortality in Dutch elderly men. *J Nutr*. 2008;138(2):344−350.

126. Sesso HD, Buring JE, Norkus EP, Gaziano JM. Plasma lycopene, other carotenoids, and retinol and the risk of cardiovascular disease in women. *Am J Clin Nutr*. 2004;79(1):47−53.

127. Rissanen TH, Voutilainen S, Nyyssonen K, et al. Low serum lycopene concentration is associated with an excess incidence of acute coronary events and stroke: the Kuopio Ischaemic Heart Disease Risk Factor Study. *Br J Nutr*. 2001;85(1):749−754.

128. Rissanen TH, Voutilainen S, Nyyssonen K, Salonen R, Kaplan GA, Salonen JT. Serum lycopene concentrations and carotid atherosclerosis: the Kuopio Ischaemic Heart Disease Risk Factor Study. *Am J Clin Nutr*. 2003;77(1):133−138.

129. Jacques PF, Lyass A, Massaro JM, Vasan RS, D'Agostino Sr RB. Relationship of lycopene intake and consumption of tomato products to incident CVD. *Br J Nutr*. 2013;110(3):545−551.

130. Cheng HM, Koutsidis G, Lodge JK, Ashor AW, Siervo M, Lara J. Lycopene and tomato and risk of cardiovascular diseases: a systematic review and meta-analysis of epidemiological evidence. *Crit Rev Food Sci Nutr*. 2019;59(1):141−158.

131. Song B, Liu K, Gao Y, et al. Lycopene and risk of cardiovascular diseases: a meta-analysis of observational studies. *Mol Nutr Food Res*. 2017;61(9).

132. Mozos I, Stoian D, Caraba A, Malainer C, Horbańczuk JO, Atanasov AG. Lycopene and vascular health. *Front Pharmacol*. 2018;9:521.

133. Burton-Freeman B, Sesso HD. Whole food versus supplement: comparing the clinical evidence of tomato intake and lycopene supplementation on cardiovascular risk factors. *Adv Nutr*. 2014;5(5):457−485.

134. Dwyer JH, Paul-Labrador MJ, Fan J, Shircore AM, Merz CN, Dwyer KM. Progression of carotid intima-media thickness and plasma antioxidants: the Los Angeles Atherosclerosis Study. *Arterioscler Thromb Vasc Biol*. 2004;24(2):313−319.

135. Iribarren C, Folsom AR, Jacobs Jr DR, Gross MD, Belcher JD, Eckfeldt JH. Association of serum vitamin levels, LDL susceptibility to oxidation, and autoantibodies against MDA-LDL with carotid atherosclerosis. A case-control study. The ARIC Study Investigators. Atherosclerosis Risk in Communities. *Arterioscler Thromb Vasc Biol*. 1997;17(6):1171−1177.

136. Knekt P, Ritz J, Pereira MA, et al. Antioxidant vitamins and coronary heart disease risk: a pooled analysis of 9 cohorts. *Am J Clin Nutr*. 2004;80(6):1508−1520.

137. Gao S, Qin T, Liu Z, et al. Lutein and zeaxanthin supplementation reduces H_2O_2-induced oxidative damage in human lens epithelial cells. *Mol Vis*. 2011;17:3180−3190.

138. Vivekananthan DP, Penn MS, Sapp SK, Hsu A, Topol EJ. Use of antioxidant vitamins for the prevention of cardiovascular disease: meta-analysis of randomised trials. *Lancet*. 2003;361(9374):2017−2023.

139. Bjelakovic G, Nikolova D, Gluud LL, Simonetti RG, Gluud C. Mortality in randomized trials of antioxidant supplements for primary and secondary prevention: systematic review and meta-analysis. *J Am Med Assoc*. 2007;297(8):842−857.

140. Rosique-Esteban N, Guasch-Ferre M, Hernandez-Alonso P, Salas-Salvado J. Dietary magnesium and cardiovascular disease: a review with emphasis in epidemiological studies. *Nutrients*. 2018;10(2).

141. Xu T, Sun Y, Xu T, Zhang Y. Magnesium intake and cardiovascular disease mortality: a meta-analysis of prospective cohort studies. *Int J Cardiol*. 2013;167(6):3044−3047.

142. Fang X, Liang C, Li M, et al. Dose-response relationship between dietary magnesium intake and cardiovascular mortality: a systematic review and dose-based meta-regression analysis of prospective studies. *J Trace Elem Med Biol*. 2016;38:64−73.

143. He K, Song Y, Daviglus ML, et al. Accumulated evidence on fish consumption and coronary heart disease mortality: a meta-analysis of cohort studies. *Circulation*. 2004;109(22):2705−2711.

144. Kromhout D, Yasuda S, Geleijnse JM, Shimokawa H. Fish oil and omega-3 fatty acids in cardiovascular disease: do they really work? *Eur Heart J*. 2012;33(4):436−443.

145. Aune D, Giovannucci E, Boffetta P, et al. Fruit and vegetable intake and the risk of cardiovascular disease, total cancer and all-cause mortality-a systematic review and dose-response meta-analysis of prospective studies. *Int J Epidemiol*. 2017;46(3):1029−1056.

146. Feinleib M. Seven countries: a multivariate analysis of death and coronary heart disease. *J Am Med Assoc*. 1981;245(5):511−512.

147. Dontas AS, Zerefos NS, Panagiotakos DB, Vlachou C, Valis DA. Mediterranean diet and prevention of coronary heart disease in the elderly. *Clin Interv Aging*. 2007;2(1):109−115.

148. Sofi F, Cesari F, Abbate R, Gensini GF, Casini A. Adherence to Mediterranean diet and health status: meta-analysis. *BMJ*. 2008;337:a1344.

149. Martínez-González MA, Gea A, Ruiz-Canela M. The Mediterranean diet and cardiovascular health. *Circ Res.* 2019;124(5):779−798.

150. Conlin PR, Chow D, Miller 3rd ER, et al. The effect of dietary patterns on blood pressure control in hypertensive patients: results from the Dietary Approaches to Stop Hypertension (DASH) trial. *Am J Hypertens.* 2000;13(9):949−955.

151. Talaei M, Koh WP, Yuan JM, van Dam RM. DASH dietary pattern, mediation by mineral intakes, and the risk of coronary artery disease and stroke mortality. *J Am Heart Assoc.* 2019;8(5):e011054.

152. Djoussé L, Ho Y-L, Nguyen X-MT, et al. DASH score and subsequent risk of coronary artery disease: the findings from million Veteran Program. *J Am Heart Assoc.* 2018;7(9):e008089.

153. Jones NRV, Forouhi NG, Khaw KT, Wareham NJ, Monsivais P. Accordance to the Dietary Approaches to Stop Hypertension diet pattern and cardiovascular disease in a British, population-based cohort. *Eur J Epidemiol.* 2018;33(2):235−244.

第 19 章

进 食 障 碍

Renee D. Rienecke[1,2], PhD, FAED

Laura M. Nance[3], MA, RDN

Elizabeth M. Wallis[4], MD, MS

[1]Eating Recovery Center/Insight Behavioral Health Centers, Chicago, IL, United States

[2]Department of Psychiatry and Behavioral Sciences, Northwestern University, Chicago, IL, United States

[3]MUSC Friedman Center for Eating Disorders, Charleston, SC, United States

[4]Department of Pediatrics, Medical University of South Carolina, Charleston, SC, United States

【摘要】 进食障碍与严重的医学和精神疾病共病有关，并且在所有精神疾病中死亡率最高。在神经性厌食症（anorexia nervosa，AN）中，大多数医学并发症与饥饿和营养不良对身体的直接影响有关；而对于神经性贪食症（bulimia nervosa，BN），并发症主要与催吐或其他代偿性行为有关。进食障碍的治疗涉及多学科团队，评估内容应包括该疾病的医疗、营养和心理因素。基于家庭的治疗（family-based treatment，FBT）和认知行为疗法（cognitive behavioral therapy，CBT）是进食障碍的主要循证治疗形式。虽然接受治疗的患者的预后良好，但仍有必要提高循证治疗的可及性，并消除治疗障碍，因为许多进食障碍患者没有接受治疗。

【关键词】 神经性厌食症；评估；暴食症；神经性贪食症；营养评估；其他特定喂食或进食障碍；治疗。

第 1 节 引 言

进食障碍是一种严重的精神疾病，与医学和精神疾病共病显著相关[1,2]。进食障碍包括 AN、BN 和暴食症（binge eating disorder，BED）。

AN 的特征是体重明显偏低，畏惧体重增加或从事干扰体重增加的行为，自身体重或体形受到影响，高估体重或体形，或对低体重的严重后果缺乏认识[3]。AN 有两种亚型：限制型和暴食/催吐型。据估计，女性的终身患病率为 0.9%，男性为 0.3%[4]。在青春期女孩中，进食障碍已被确定为仅次于肥胖和哮喘的第三大常见慢性疾病[5]。

BN 的特点是暴饮暴食，即在不连续的一段时间内吃下大量食物，并经历进食失控，以及自我诱导呕吐等补偿行为。这些行为必须至少每周发生 1 次，持续 3 个月，并伴随着对身材和体重的高估[3]。据估计，女性的终身患病率为 1.5%，男性为 0.5%[4]。

患有 BED 的人会暴食，至少每周 1 次，持续 3 个月，但不会有补偿行为。暴饮暴食与明显的痛苦有关[3]。女性 BED 的终身患病率为 3.5%，男

性为 2.0%[4]。在进食或体重方面有临床显著性缺陷，但不符合 AN、BN 或 BED 的完整标准，可诊断为其他特定的喂食或进食障碍（other specified feeding or eating disorder，OSFED）。OSFED 在女性中的终身患病率为 7.64%[6]。虽然不是完全阈值进食障碍，但 OSFED 患者在损伤方面没有差异[7]，一些研究发现，阈值下进食障碍和完全阈值进食障碍在症状学[8]、医学并发症[9]和治疗的效应方面几乎没有区别[10]。

进食障碍中的精神并发症很常见，56.2% 的 AN 患者、94.5% 的 BN 患者和 78.9% 的 BED 患者符合至少一种 DSM-Ⅳ 障碍的标准[4]，最常见的是心境障碍和焦虑障碍。进食障碍与生活质量下降[11]和死亡率升高有关[12,13]。尤其是 AN，其死亡率是所有精神疾病中最高的[12]，患有 AN 的人死于自杀的可能性是普通人的 31 倍[14]。

第 2 节 进食障碍的医学并发症

AN 和 BN 与严重的医学并发症有关。对于 AN，大多数并发症与饥饿和营养不良对身体的直

接影响有关,而 BN 的并发症主要与催吐或其他代偿行为有关。不符合 AN 或 BN 的全部标准或被诊断为 OSFED 的患者通常有同样严重的医学并发症,需要同样详细的评估和处理[9]。幸运的是,随着体重恢复到健康水平、恢复正常膳食模式和不存在催吐行为,这些并发症中的大部分是可逆的。虽然与进食障碍相关的医学并发症的全面回顾超出了本章的范围,但本节将概述一些较常见和最严重的医学问题。

一、神经性厌食症

饥饿几乎影响到人体的每个器官系统,在发病后相对较短的时间内可能会出现医学并发症。神经性厌食症患者通常会出现心动过缓、低血压和头晕,以及与轻微劳累相关的心动过速[15]。一系列病例研究发现,69.6% 的神经性厌食症患者的心率低于每分钟 50 次[16]。一旦患者达到预期体重(expected body weight,EBW)的 85%～90%[17],生命体征通常会随着重新进食而恢复正常,并且在持续早期营养的情况下可能会更快出现。AN 中 1/3 的死亡可归因于心脏原因[18]。长期存在 AN 可导致心肌变薄[19]和心肌纤维化[20],这两种情况均可导致心功能减退和心律失常。尽管值得注意的是,这些变化常见于长期 AN 患者中,但所有 AN 患者都应该由有治疗进食障碍经验的医学专业人员进行评估和监测。

AN 患者几乎都报告在饥饿和再进食期间出现胃肠道(gastrointestinal tract,GIT)症状[2]。胃轻瘫、腹胀、饱胀、恶心、便秘和腹痛都很常见,原因是饥饿引起了动力改变[21]。安慰和支持治疗是主要的治疗方法,包括少食多餐、限制纤维和豆类,以及在再进食早期使用液体补充剂。对症治疗的药物也可以考虑。这些药物包括红霉素和甲氧氯普胺等促动力药物、山莨菪碱和双环维林等抗痉挛药物,以及治疗胃食管反流病的药物。

肝炎是 AN 患者在饥饿和再进食期间的另一个常见症状。在饥饿/营养不良期间,肝脏转氨酶[丙氨酸转氨酶(alanine aminotransferase,AST)和天冬氨酸转氨酶(aspartate aminotransferase,ALT)]的升高与肝细胞凋亡(程序性细胞死亡)有关。在再进食的过程中,当营养被重新吸收,葡萄糖被转化为脂肪并迅速沉积在肝脏中时,也可能发生这种情况。这两种原因都可以通过恢复营养来解决,

但病情越严重的 AN 患者越有可能受到影响[22]。

内分泌异常在 AN 中也很常见,饥饿会下调下丘脑 - 垂体(hypothalamic-pituitary,HPA)轴。患有 AN 的妇女中有 60%～85% 会发生闭经[23]。此外,低骨密度是 AN 的常见症状,也是饥饿的相对早期并发症。低骨密度受峰值骨量获取中断(通常在 17～22 岁)以及骨吸收增加和骨形成减少的影响。此外,HPA 轴的下调会导致氢化可的松升高,胰岛素样生长因子 -1 降低,雄激素水平(雌激素、孕酮、睾酮)降低,所有这些都会影响骨形成和骨吸收。病程较长、月经初潮较晚和/或闭经时间较长的 AN 患者患低骨密度的风险最高[24]。值得注意的是,雌激素(以联合口服避孕药的形式)的激素治疗在逆转骨矿物质流失方面并没有得到一贯的效果;相反,营养恢复和充足的钙和维生素 D 是治疗的主要手段[25,26]。对体重不达标或无月经患者,负重锻炼也无助于促进骨骼,还可能增加骨折风险[27]。

最后,AN 患者可能有大量的实验室检查结果异常,包括电解质紊乱、转氨酶升高、贫血、白细胞减少,在更严重的情况下,还有维生素和微量营养素缺乏。贫血(包括低铁蛋白和低血红蛋白)以及骨髓抑制引起的白细胞减少,这些都是饥饿和营养不良的结果。AN 患者可能有低磷血症和低血糖症,但即使在严重营养不良的情况下,其他血清电解质通常也能保持正常。维生素 D 缺乏症相对常见。其他缺陷有时见于饮食严格限制的患者,包括极低脂肪或纯素食饮食的患者。

二、神经性贪食症

BN 患者不仅有与 AN 相重合的并发症,包括胃肠道症状、生命体征异常、月经不调等,而且还有与催吐行为相关的特有的并发症。电解质异常很常见,患者最典型的症状是代谢性碱中毒伴有低钾血症、低氯血症和低钠血症。显著的低钾血症与催吐行为有关,但在诊断上并不敏感,因此不应将其用作贪食症的筛查试验[28]。患者通常无症状或可能出现虚弱、疲劳、头晕和感觉异常。严重的低钾血症(K<2.5mmol/L)可能导致肌肉分解和致命的心律失常。在严重的情况下,可能需要短期补充电解质,同时努力停止催吐行为。液体复苏应该慎重,因为快速补液可能会导致水肿,这可能会给患者带来痛苦和困扰。同样重要的是要记

住,许多有催吐行为的患者电解质正常,这并不意味着他们没有严重的进食障碍行为。此外,在出现孤立性低钾血症的健康患者中,在确定病因时应强烈考虑隐蔽的催吐行为。

胃肠道症状在 BN 患者中也很常见。进行自我催吐的患者通常有明显的反流 / 胃灼热、吞咽困难和胸痛。反流症状应及时治疗,因为随着时间的推移,胃酸会损伤食管并可能导致慢性食管变化。BN 患者经常与便秘、腹胀、饱胀和胃动力迟缓作斗争。使用泻药进行排便的患者可能会出现更明显的症状,但几乎没有证据支持逐渐减少泻药的用量[19]。相反,使用非刺激性泻药、持续的液体摄入和行为策略是便秘的主要治疗方法。患者还需要消除疑虑,随着肠道功能恢复正常和营养改善,他们的症状会得到改善。

BN 患者可能还有许多其他并发症,包括唾液腺肿大、喉咙疼痛、牙釉质侵蚀、食管撕裂和心脏相关症状。BN 患者的持续医学症状应由具有进食障碍专业知识的医疗工作者密切评估,即使这些症状看起来相当轻微或没有损害。

三、微量营养素缺乏

进食障碍患者的维生素和矿物质缺乏是一个正在进行的研究领域,个体特定的食物和饮食行为,以及疾病持续时间和严重程度可能有助于识别个体风险。患者也可能面临某些微量营养素摄入量过高的风险,具体取决于进食障碍所规定的限制性饮食类型。目前不存在通用指南,但补充剂应侧重于个人的病史和饮食摄入量。

催吐行为(呕吐和滥用泻药)引起的电解质异常必须加以识别和处理。最常见的电解质异常是慢性呕吐引起的血清碳酸氢盐升高。这种代谢性碱中毒还可导致低氯(低氯血症)、低钾(低钾血症)和低钠(低钠血症)。低钾血症严重时(K < 2.5mmol/L)可导致心律失常、心肌破裂和猝死。低镁血症也可发生并导致心脏异常,特别是在低钾血症的情况下。

具有慢性催吐行为(特别是呕吐)的患者会持续低血容量,并且经常出现肾素 - 醛固酮 - 血管紧张素轴的上调。醛固酮增加,以应对低血容量,增加盐吸收和碳酸氢盐再吸收,同时消耗钾和氢。这种现象被称为假性巴特综合征,由慢性呕吐或利尿剂滥用引起,导致上述电解质紊乱[29]。滥用泻药的患者可能出现代谢性酸中毒或碱中毒,具体取决于类型、长期性和排便模式,以及任何并发的催吐行为。

进食障碍患者常见的矿物质缺乏包括钙、铁和锌。这些患者的血清钙水平通常是正常的,因为人体从骨骼中吸收钙以维持血清钙水平。严谨的膳食史调查对于明确患者是否摄入了足够的钙很重要。如果可能,钙应该来自饮食来源,但在必要时也可以补充。尽管数据不尽相同,但进食障碍患者缺铁的风险可能更高。在评估进食障碍患者时,营养师应确定摄入铁的来源、抑制铁吸收的饮品(如咖啡、茶等)的摄入量,以及是否存在闭经。血浆铁蛋白水平也有助于识别早期铁缺乏症以及是否需要补充铁。

虽然没有达成共识,但进食障碍患者的锌缺乏症是一个较为深入的研究领域。患者可能由于摄入量不足或吸收障碍而出现锌缺乏。也有一些证据表明,锌缺乏可能会影响味觉,营养补充和体重恢复对患者来说更具挑战性[30]。经验性补充可能不适用于所有患者,但所有患者应在饮食史中筛查锌缺乏,如果有指征,应进行血清学检测,并酌情补充锌。

进食障碍患者,特别是合并有酒精依赖症的患者会出现维生素缺乏。硫胺素(维生素 B_1)、吡哆醇(维生素 B_6)和叶酸缺乏在进食障碍和酒精依赖症患者中更为常见。对于因营养不良住院的进食障碍患者,也应经验性补充维生素 B_1,因为缺乏维生素 B_1 会导致不可逆转的韦尼克 - 科尔萨科夫综合征(Korsakoff syndrome)。

最后,维生素 D 缺乏是许多疾病状态中的一个值得深入研究的领域,目前尚无明确的补充指南。鉴于维生素 D 对骨骼健康的重要性,饮食障碍患者应进行维生素 D 缺乏筛查(血清 25(OH)D < 30ng/ml),并在缺乏时补充。

四、再喂养综合征

再喂养综合征是正在接受再喂养的患者中的一种可以预防但危及生命的营养不良并发症,涉及电解质和体液的转变[31],这可导致心血管衰竭和死亡[15]。营养支持开始后,胰岛素释放,导致细胞移位(主要是钾和磷)。细胞外磷的减少导致产生腺苷三磷酸的底物不足,腺苷三磷酸是肌肉收缩所必需的。在严重情况下,这可能导致呼吸和心肌无力、心力衰竭、癫痫发作和死亡。任何有再喂养综合征风险的患者都应该住院接受初步医疗和营养治疗。大多数有风险的患者 EBW 低于 70%，体重指数（body mass index，BMI）< 14kg/m²，或在短时间内体重下降超过 5%～10% 的患者[32]。美国国家临床卓越研究所针对有再喂养综合征风险的成年患者的指南提供了更全面的标准（表 19-2）[33]。这些同样的数据是否适用于再喂养综合征风险较低的年轻患者，是一个正在研究的主题。

对于有再喂养综合征风险的患者，长期以来因担心其并发症（电解质紊乱、心血管衰竭）而延缓补充营养的方法已被驳斥，最近的几项研究支持更积极的营养干预和更快的能量摄入[34,35]。Mehler 及其同事[32] 总结了在避免并发症的同时实现营养康复的方法。在开始营养康复之前，Mehler 及其同事建议：①识别高危患者；②测量血清电解质并纠正任何基线的异常。当开始营养恢复时，建议从 125.5～188.2kJ/（kg•d）[30～45kcal/（kg•d）]开始，然后根据耐受情况每隔一天增加 1.3～1.7MJ/d（300～400kcal/d）。通常情况下，没有再喂养综合征症状的患者可能会更积极的摄入能量。最初，医生应该在营养恢复的前 5～7 天密切监测电解质（可能是每天），特别是钾、磷、镁和钠。对任何异常情况的纠正都应在缺乏的早期开始，而不是等到指标下降到很低时才纠正。应根据需要为患者提供低纤维和低乳糖饮食，蛋白质一般不应超过 2g/（kg•d）。此外，低容量、高密度的食物可能使患者感到过度的饱胀和痛苦。有时，可能需要通过鼻胃管进行肠内营养或作为补充。在个别情况下，可能需要全肠外营养，但这种情况极为罕见，而且只有在肠内营养不可行的情况下才会使用[36]。

不同患者持续增加体重所需的能量因人而异，但往往比许多人预期的要高，特别是年轻患者。女性可能需要 14.6MJ/d（3 500kcal/d），而男性可能需要超过 16.7MJ/d（4 000kcal/d）。AN 住院患者的体重每周可能会增加 1.35～1.8kg，而门诊患者的体重每周增加 0.45～0.9kg 是合适的。没有再喂养综合征风险患者的能量摄入更为灵活，并且通常可以在门诊环境下由多学科团队进行管理。

总之，AN、BN 和 OSFED 都有与疾病相关的严重并发症，患者在开始治疗时和整个治疗过程中都应该接受密切监测。幸运的是，许多并发症会随着体重和营养的恢复而得到解决，但是越早开始营养补充，患者出现疾病长期后遗症的可能性就越小。

第3节　评　估

一、医学评估

具有进食障碍护理经验的医疗机构进行全面评估是评估和治疗计划的重要组成部分。进食障碍患者通常不会出现与进食障碍相关的症状，或者可能试图掩盖其进食障碍行为。患者通常表现出非特异性的表现，如不耐寒、疲劳、腹胀或消化道症状、麻木、刺痛或水肿。

初步评估应包括按器官系统列出症状的完整目录（表 19-1）、提出具体问题以确定进食障碍行为的类型和频率、体格检查和实验室检查。体格检查应包括测量身高、体重和 BMI。还应测量静息脉搏和血压、体温和直立性生命体征[17]。AN 患者通常心动过缓、血压和体温过低，并且可能由于脱水和自主神经张力改变而出现直立性生命体征。AN 患者的体格检查结果可能包括皮肤肿胀、黏膜和皮肤干燥、头发和指甲脆弱、四肢和面部有细小的绒毛以及脱发。此外，AN 患者可能会出现手脚发绀、水肿（一般为无凹陷性）、心脏杂音、肠鸣音减弱和全身无力等症状。

BN 患者的体检结果有所不同。患者可能有"正常"的体重、脉搏和血压，但由于与排泄有关的慢性容量消耗，往往有直立性生命体征。此外，BN 患者可能有牙齿腐蚀、釉质缺损（特别是上牙的舌侧面）、嘴唇角裂、眶周瘀斑、结膜下出血和腮腺无痛性肿胀。Russell 征是 BN 的一个众所周知的症状，由于自我诱导呕吐引起反复刺激而在手背上出现胼胝，这种征兆往往出现在疾病早期。

作为综合医疗评估的一部分，所有患者都应接受实验室检查。在初次评估时，建议对所有进食障碍患者进行以下检查：

- 全血细胞计数与分类
- 血清电解质（包括钙、镁和磷）、尿素氮和肌酐
- 肝功能检查
- 血清唾液淀粉酶水平
- 25- 羟基维生素 D
- 甲状腺功能

此外，许多患者还需要心电图（electrocardiogram，ECG）和骨密度测定［双能 X 线吸收法（dual-energy X-ray absorptiometry，DEXA）］。

表 19-1　进食障碍患者的体征和症状

器官	神经性厌食症	神经性贪食症
全身	无力 皮肤干燥	脚 / 踝关节肿胀 虚弱 / 无力
耳、鼻和咽喉		脸颊肿胀 鼻出血 咽喉痛 牙齿敏感
内分泌系统	闭经 畏寒 不孕	月经不调
神经系统	头晕 头痛	麻木感、刺痛 头晕 头痛
心血管系统	心悸 胸痛 晕厥	心悸 胸痛
消化系统	恶心 胃灼热 腹痛 早饱感 便秘	胃灼热 吞咽困难 便秘 / 腹泻 直肠出血 腹痛 腹胀
骨骼肌肉	腰痛	
精神系统	易怒 睡眠不佳	抑郁

表 19-2　NICE 指南关于成人患者再喂养综合征高风险的识别 [33]

患者有以下一种或多种	或患者有以下两种或多种
● BMI < 16kg/m²	● BMI < 18.5kg/m²
● 在过去的 3～6 个月里，非主观体重下降 > 15%	● 在过去的 3～6 个月里，非主观体重下降 > 10%
● 少量或无营养摄入持续 > 10 天	● 少量或无营养摄入持续时间 > 5 天
● 再喂养前低钾、低磷或低镁	● 乙醇滥用或药物史，包括胰岛素、化疗药、抑酸剂或利尿剂

二、营养评估

营养师在评估和治疗进食障碍中发挥重要作用，并得到了营养与饮食学会（academy of nutrition and dietetics，AND）[37] 和美国精神病学协会的支持 [38]。营养师在进食障碍治疗中的作用始于通过对患者的营养状况、基础知识、动机以及当前的饮食和行为状况进行全面的评估 [39]。

AND 提出了一个营养评估的框架，作为营养护理程序模型的一部分 [40]。这一标准化的护理实践包括五个营养评估领域：人体测量、生化数据和医学检测 / 程序、与食物和营养相关的病史、患者病史和以营养为重点的体格检查结果。虽然这个模型旨在用于跨诊断，但同时也适用于进食障碍患者，它有助于研究小组评估进食障碍和 / 或营养不良的生理影响以及明确患者进食障碍的严重程度。调整后的营养评估也有助于设计营养计划。

人体测量：包括患者当前的体重、身高、BMI、生长图表百分位数、既往体重（最低和最高体重）和体重波动（最近的体重减轻或增加）。营养师可以根据这些信息来确定患者的 EBW 百分比和体重减轻百分比，来判断患者（特别是 AN 患者）是否存在营养不良及严重程度。尤其是在青少年中，生长图表百分位数和历史生长模式十分重要，因为这些数据可以帮助研究小组确定患者的体重恢复目标。这通常需要从患者的初期治疗医生那里获取医疗记录。

生化数据和医学检测 / 程序：任何相关的生化数据或医学检测结果都应作为营养评估的一部分，并与其他结果一起作为评估的一部分进行解释。在进食障碍人群中，通常得到的关于患者总体营养状况的实验室指标（如血清白蛋白、前白蛋白、转铁蛋白和视黄醇结合蛋白）可能不准确。进食障碍患者中的几个常见影响因素，如水分不足或过多，都可能会改变这些指标的结果 [41]。尽管这些指标在过去很常用，但其是否能作为判断患者营养状况的决定因素仍未有定论 [42]。Rock[41] 推荐了几种微量营养素的生化指标：维生素 E、维生素 D、叶酸和铁蛋白，这些指标作为营养评估的组成部分也许会更加有用和可靠。对钾和镁的测定可以判断患者是否存在催吐行为和 / 或使用泻药 [43]。Bhardwaj 等人 [42] 建议，客观的实验室检查结果应与以营养情况为重点的体检和其他相关临床数据结合使用，以评估营养不良的存在和程度，并指导干预措施。新诊断的患者应进行初步的实验室筛查，但应注意正常结果可能并不异常，但不应排除患者存在患有严重疾病或医学检测结果不稳定的可能性 [22,27]。双能 X 线吸收法可用于评估患者的骨密度，并有助于确定患者是否存在骨量减少。这种类型的检查可能更适合闭经超过 6～12 个月的女性患者 [22] 或体重过低超过 6 个月的男性患者 [27,44]。

食物和营养相关史：在评估过程中，评估食物和营养相关史部分可能是最深入和耗时的，但最能反映现在和过去的进食障碍模式，以及与体重、体形和进食态度方面最翔实的信息。为了了解到患者更真实的摄入情况，非评判性和非引导性的谈话技巧是必不可少的。因为在进食障碍的诊断中，可能会出现某些症状（如暴食），如果营养评估包含了所有潜在的进食障碍行为，那么营养评估在诊断和治疗中就是最有用的。全面了解患者目前的食物和营养摄入模式，包括食物（和饮料）消耗的频率、数量和物理环境，以及补充剂（维生素、矿物质、草药）的使用。

在临床上，了解患者的典型食物摄入量可能有助于明确实验室检查未证实的潜在微量营养素缺乏，或为特定实验室检查的排序提供支持。虽然目前已有多种方法可以确定患者的摄入量，但 24 小时膳食回顾法仍被认为是最有用的，多次的 24 小时膳食回顾能更好地反映患者的总体饮食模式 [41]。30 天内饮食频率问卷很耗时，且不能改变治疗方法，因此没有较大意义。为了确保 24 小时膳食回顾的准确性，需要让患儿父母填写（对于儿童青少年患者），或者试图从父母或其他家庭成员那里获取相关信息（对于老年患者）。

进食障碍患者的饮食习惯可能每天都在变化，比如 BED（暴食对比非暴食）或 BN（暴食对比限制日）。如何制订干预计划和是否需要限制能量和 / 或宏量营养素的摄入与患者进食障碍的程度相关。区分患者的节食是由进食障碍引起的还是与宗教、文化或个人偏好（在进食障碍之前出现）有关是很重要的。此外，制订患者的治疗计划时，应考虑患者已知的（或怀疑的）食物过敏和食物不耐受。了解患者的日常活动（包括有目的的锻炼）有助于确定其当前的能量消耗。同时应该评估患者是否存在催吐和其他代偿行为，以及使用过泻药、利尿剂、减肥辅助剂或咖啡的频率。

患者病史：了解患者与进食障碍相关的病史有助于医生制订治疗计划。联系患者以往的医生，有助于当前的治疗团队了解患者以往成功和失败的治疗过程。进食障碍可能与患者的家族史（已治疗或未治疗）相关，尤其是如果患者目前与该人共

同居住，或者该家庭成员对患者有重大影响。社会经济学问题有助于揭示患者的经济保障、获取食物的机会、健康知识和支持系统的水平。口腔健康的问题可以排除任何影响进食的障碍，并促使将患者转诊到牙科医生那里。暴食、催吐行为以及营养缺乏可能会对口腔健康产生不利影响，如热敏感和牙周病 [45]。

以营养为重点的体格检查：虽然进食障碍治疗团队将有医生为患者提供全面的体格检查，但营养师对患者的检查仍有助于进一步确认医生的诊断。此外，营养师与患者的交流更频繁，且有更多机会注意到患者新的进食障碍的出现和在诊断初期未发现的身体变化。在以营养为重点的体格检查期间，AN 易被发现，此类患者通常会出现体重过轻、肌肉和脂肪减少、指甲变薄、头发脆弱干燥等体征 [43]，这表明患者存在严重的营养不良。营养师还应熟悉本章第 4 节中所述的与 BN 相关的体征。

全面的营养评估、心理和医学评估，有助于医生诊断进食障碍和制订治疗计划。评估过程是一个持续的过程，随着患者信息的增多、症状恶化或改善以及治疗重点的转变，还需为患者重新进行评估和制订治疗计划 [46]。

三、心理评估

在评估中，心理评估的性质因治疗计划和评估目的而异，例如筛查、诊断或治疗计划和结果 [47]。尽管本章不能全面概述评估的各项组成部分，但本节将介绍对进食障碍患者进行心理评估时需要考虑的一些重要注意事项。

评估应包括询问患者当前疾病的病史，包括发病时间和病程。了解患者既往最高和最低体重有助于了解体重减轻程度，以及估计体重恢复的目标体重范围。评估应包括现在和过去的进食障碍行为，包括暴食、自我催吐、滥用泻药、利尿剂和减肥药、强制运动和禁食以及任何其他减肥方法（如滥用处方药、吸烟）。还应询问患者其他与外表有关的活动，如身体检查。24 小时膳食回顾有助于获得有关限制程度和 / 或暴食和催吐的信息。还应获取患者既往和现在的治疗信息，包括门诊治疗、住院治疗和其他治疗，如部分住院治疗或强化门诊计划。

虽然在某些情况下可能无法进行完整的结构

化诊断性面谈，但询问患者的心境和焦虑症状是很重要的，因为这些症状通常与进食障碍并存[4]。获得患者症状出现的时间表对于确定其心境和焦虑症状是否正常是必要的。焦虑症状是进食障碍的继发症状，可随进食障碍缓解或在进食障碍之前缓解，也可能需要单独治疗。医生还应询问患者是否有自残或自杀行为。一项荟萃分析显示，27.3% 的进食障碍患者有非自杀式的自残行为[48]，且每 5 例因进食障碍死亡的患者中就有 1 例死于自杀[12]。评估药物使用情况很重要，特别是因为它可能与进食障碍和试图控制体重有关（如滥用兴奋剂）。询问患者目前的工作和 / 或教育状况，可以了解他们因进食障碍而导致的功能损害程度。获取创伤史信息也很重要，因为进食障碍患者，特别是那些有暴食 / 催吐症状的患者，往往受过心灵创伤[49]。

除了作为评估的一部分所收集的信息的内容之外，重要的是要考虑收集这些信息的方式。在面对面的访谈中，那些患有进食障碍的人可能将症状最小化，原因可能是羞愧或尴尬，有时可在 BN 中观察到[50]；也可能是由于对恢复前景的矛盾心理，可在 AN 中观察到[51]。使用访谈和自我报告两种方法可以规避这一问题，并提供更完整的信息。访谈和自我报告测量往往提供类似的信息，关于明确的行为，如自我诱导呕吐，但自我报告测量导致在更复杂的概念上获得更高的分数，如暴食[52]。从熟悉患者饮食行为的父母或其他家庭成员那里收集相关信息也很重要，尤其是对儿童和青少年。除了不愿分享信息外，年幼的患者有时还难以阐明他们某些进食障碍行为背后的原因。关于进食障碍评估的更全面的概述，以及常用访谈和自我报告测量方法的描述，见 Mitchell 和 Peterson[53]。

针对进食障碍的医疗、营养和心理因素的多学科评估对治疗计划至关重要。

第 4 节　进食障碍的危险因素

进食障碍是一种复杂的疾病，多种因素导致其发生和发展。研究发现 AN 和 BN 与遗传因素有很大关系，大约 50%～80% 的疾病和进食障碍的易感性是由遗传因素造成的[54,55]。进食障碍患者的一级亲属患进食障碍的风险约为对照组的 4～11 倍[56]。

追求瘦的压力和西方"理想瘦"内在化可能会导致对身材的不满和对体重和体形的担忧[57]，这可能会导致节食，这是 AN 和 BN 的显著危险因素[58-60]。AN 的其他危险因素包括女性、儿童期挑食、青春期、青春期早期、强迫性人格障碍、易受性虐待和其他负面生活事件的影响，以及完美主义。BN 的其他危险因素包括女性、较高的 BMI、较高水平的精神疾病发病率或负面影响、青春期、青春期提前和自尊心低。BED 的危险因素包括低自尊、高度关注身体、低感知的社会支持、儿童时期的性虐待和身体忽视的经历。有关进食障碍风险因素的全面综述，见 Jacobi 等[60]（表 19-3）。

表 19-3　进食障碍的危险因素

	危险因素
神经性厌食症	遗传因素
	女性
	早产
	种族
	产科并发症
	挑食行为
	青少年阶段
	青春期发育早期
	关注体重和体形
	节食
神经性贪食症	遗传因素
	女性
	种族
	产科并发症
	儿童早期健康问题
	更高 BMI
	儿童性虐待
	情感消极
	低内感性觉察
	青少年阶段
	青春期发育早期
	自卑
	关注体重和体形
暴食障碍	自卑
	过度关注身体
	高水平的逃避 - 回避应对模式
	社会支持的低感知
	儿童性虐待

虽然人们普遍认为进食障碍是对控制欲的一种反应，但几乎没有研究支持这一说法[61]。事实上，那些患有进食障碍的人在没有治疗的情况下，对他们进食障碍行为几乎没有控制力。另一个尚未被发现的进食障碍的危险因素是家庭关系不和睦。尽管从以往来看，进食障碍常常与不和睦的家庭有关，但研究并不支持这一观点，家庭导致进食障碍的观点在很大程度上已不受肯定[62]。考虑到青少年进食障碍FBT的兴起，这一点尤为重要。

第5节 治 疗

一、基于家庭的治疗

FBT[63]已经成为青少年AN的一线治疗方法[33]，有证据证实它可用于青少年BN[64]，以及年轻成人AN的治疗[65]。AN是一种自我协调紊乱，也就是说，患有AN的人往往对疾病过度重视，且对康复持矛盾态度，因而通常不愿意参与治疗。然而，AN是一种潜在的致命性疾病，随着时间的推移将越来越难以治疗，因此早期、有效的干预对康复至关重要。AN的FBT通过让父母参与体重恢复的管理，来降低自我和谐和动力缺乏相关的治疗难度。这一过程是通过临时让父母代替孩子做出所有与饮食相关的决定来实现的，如同治疗小组在孩子住院时所做的一样。这一过程通常会遭遇相当大的阻力，但治疗小组会授权家长，使他们能控制这种阻力，促使孩子恢复健康。一旦患者体重增加，其思想受进食障碍的影响减少，会逐渐恢复他（她）对饮食管理的责任。

FBT初始关注体重恢复和快速恢复身体健康的部分原理是基于明尼苏达饥饿研究。在这项研究中，36名出于道义而拒绝服第二次世界大战兵役的健康男性参加了一项实验，他们经历了一段时间的半饥饿时期，体重下降了大约25%[66,67]，除了显著的生理变化，如心率从每分钟55次下降到35次，基础代谢率下降40%，还看到了显著的心理变化。他们变得越来越易怒和不耐烦，难以集中注意力，更加孤僻和冷漠。有些人出现了强迫性进食，或者暴食。这些都是AN患者经常出现的症状。明尼苏达饥饿研究的重要意义之一是表明与AN有关的继发性症状只是营养不良的结果。随着体重的恢复，这些症状可以逆转，患者也可以恢复。

这项研究还消除了关于AN的一个普遍误解，即患有AN的人必须"想要好起来"才能恢复。事实上，Keys断言，根据受试者表现出的冷漠以及身体衰退程度，可以得出结论，饥饿的人的精神状态在身体功能恢复正常之前是无法改变的[68]。

这对于那些治疗AN者来说，是一个重要的提示：体重的增加常见于意愿恢复之前，而不是之后。

FBT治疗小组主要由一名执业心理健康专业人员、一名管理并发症的医生组成，必要时可以有一名精神科医生对药物进行管理。该团队指导父母获取有关营养以及喂养孩子方面的相关知识，以实现体重的快速恢复，通常指南推荐每天12.5～20.9MJ（3 000～5 000kcal）。这也是部分基于Keys等人的研究[67]，他们发现受试者每天需要补充16.7MJ（4 000kcal）能量实现体重恢复。FBT不使用膳食计划，也不太关注能量中确切的营养成分，而是鼓励父母寻找适合其特定家庭的最佳解决方案。正如Keys所说：

康复饮食的特性也很重要，但除非能量充足，否则额外的蛋白质、维生素和矿物质价值不大[68]。

FBT的治疗研究没有将注册营养师（registered dietitian nutritionist，RDN）纳入治疗团队。然而，RDN是许多进食障碍团队的重要组成部分，主要通过与家长而不是青少年患者会面来支持FBT原则，支持父母在再喂养过程中寻找他们自己的解决方案，而不是单纯提供一个特定的方法[69]。

FBT的一个重要且有用的部分是将疾病与患者分离开来。一些家庭将这种进食障碍命名为"Ed"，以进一步强调这种疾病和他们健康孩子之间的区别，并强调当涉及食物、饮食、体形和体重的问题时，它是如何影响健康孩子的。父母们被告知，他们必须态度坚决地对待进食障碍，设定对饮食的期望，同时对他们的儿子或女儿保持同情心，记住他们坐下来吃饭时所经历的恐惧。治疗小组的所有成员都应为父母树立这种方法的榜样，并对有时出现的与进食障碍相关的困难行为保持耐心。

二、认知行为疗法

认知行为疗法（cognitive behavioral therapy，CBT）是成人BN和BED的一线治疗方法[33,70]。进食障碍的CBT模型认为，认知和行为障碍相互作用导致进食障碍，需要对两者都加以处理，以促进个体康复[71]。

BN 中常见的饮食模式是由于过度关注体形和体重的重要性而限制自己的饮食。这种饮食限制会导致饥饿，进而导致暴食和催吐。在三个治疗阶段的第一个阶段，重点是帮助患者建立一个有规律的饮食模式，以减少饮食限制，从而减少暴食和打破暴食 / 催吐循环。第二阶段的治疗焦点，应放在患者对体形和体重的无益和不切实际认知的改变上。最后阶段的重点是疗效的维持和防止复发。已研究出 CBT 的 "增强" 版本（CBT-E），通过解决四种额外的维持机制来改善治疗反应：临床完美主义、情绪偏执、自卑和人际交往困难[72]。

值得注意的是，FBT 和 CBT，这两种治疗进食障碍的主要方法，本质上都是行为性的，关注的是维持因素，而不是最初可能导致进食障碍的原因。人们对于进食障碍普遍认知是，若要从进食障碍中恢复，需要对其背后潜在 "问题" 进行识别和解决。然而，研究似乎并不支持这种观点，相反，研究表明，以问题为中心，强调当下而不是过去的方法是最有效的。

FBT 和 CBT 是进食障碍的主要循证治疗。

三、营养治疗

AN 和 BN 治疗的实践指南建议将营养和饮食习惯的正常化作为治疗的核心目标[38]。特别是 BN，建立规律的饮食模式，打破限制和暴食的循环是治疗的关键。在治疗上，营养师可以发挥重要作用，也可以帮助患者扩大他们的食物选择范围，纠正错误的食物观念，消除营养误导[43]。

在 FBT 和 CBT 中，主治疗师负责与患者家属一起增加能量，或与患者一起调整膳食模式。尽管许多随机对照的心理治疗实验中没有纳入 RDN，但许多治疗团队都有 RDN，以提供必要的营养咨询。这是根据具体情况确定的，特别是在 AN 的情况下，体重增加的目标没有实现时可以寻求营养咨询。在 FBT 的情况下，重要的是要避免过于规定性，因为饮食计划不用于这种形式的治疗。相反，我们鼓励家庭成员自行决定什么是对他们的孩子最有效的。如果父母在为孩子的饮食发愁，或缺乏预期的营养基础知识，治疗师和 RDN 就应提供更多的指导。在现有摄入量的基础上，RDN 提供能量摄入量增加的建议，关注能量密度的选择以减少食物体积。FBT 每天 12.5～20.9MJ（3 000～5 000kcal）治疗方案，至少在初始阶段，可以满足体重快速恢复的需求，这对一些家庭来说可能是难以承受的，所以 RDN 可建议父母坚持完成饮食日志，以更精确的反映实际摄入能量。这个工具可以帮助营养师评估并提供进食频率、分量、能量密度和可能引发胃肠道并发症的食物的建议。在再喂养的早期阶段，应用液体营养补充剂（口服）补充饮食，以达到预设的能量目标，这是一个有效的增加体重的策略，特别是当预设的能量目标较大时[32]。在整个治疗过程中，可能需要对能量目标进行调整，而超常的高能量饮食也可能用到，以维持体重的持续增加，因为许多患者在体重恢复后期会经历一个平台期[32]。人们怀疑静息能量消耗的增加是造成这一现象的原因，临床上常被称为代谢亢进。因此，最佳的治疗策略应以定期监测个人的体重增加模式和调整饮食计划为基础[32]。

与 FBT 治疗模型相似，体重恢复仍然是大多数 AN 治疗模式的首选。在非 FBT 治疗中，初始能量需要量可以通过使用 Harrise-Benedict 公式计算基础能量消耗乘以 1.5～2.0 活动系数确定。他们可能更关注宏量营养素的分配，通常使用食物交换表的结构化饮食方案用于达到目标。在治疗成人 AN 时，这一点可能尤为重要，因为没有针对这些患者一线治疗方案。虽然能量目标可能因方案和治疗方法不同而有所不同，但监测体重增加率和根据需要调整饮食计划仍然是至关重要的。在任何治疗模式中，营养师应都具有评估和监测能量、宏量营养素和微量营养素摄入的专业知识，以确保营养充足，并提供循证营养建议和策略。

四、药物疗法

进食障碍患者的用药或药物疗法是对于难治性病例或治疗伴有精神疾病的患者的基本保留方案。在 AN 患者中，小型成人研究证实了第二代（非典型）抗精神病药物的使用，因为其对焦虑和强迫性思维潜在益处有不同结果[73-75]，尽管一项荟萃分析发现，它们与焦虑的增加有关[76]。此外，5- 羟色胺选择性再摄取抑制剂（selective serotonin reuptake inhibitors，SSRI）在低体重的营养不良患者中效用有限[77]，因为人们认为 5- 羟色胺的可用性降低，因此药物作用的底物有限。在体重恢复或接近恢复的 AN 患者中，此类药物和其他精神药物可能对治疗包括重度抑郁障碍、焦虑和强迫症在内的共存疾病存在作用。然而，对于没有合并精神疾病的患者，体重恢复和营养支持可能会显著改善他们的情绪和焦虑，因此药物的作用有限。

在成年 BN 患者中，使用 SSRI，特别是氟西汀，已证明在减少暴食和催吐冲动方面有效。氟西汀是 FDA 批准的唯一治疗 BN 的药物。所需剂量通常为 60mg 或以上，高于治疗抑郁症或焦虑症所需的剂量 [78]。对于青少年患者，数据有限，但使用氟西汀或其他 SSRI 也可能有类似的益处 [79]，适用于那些使用传统循证治疗没有改善 BN 的患者。

五、预后

关于进食障碍的一种普遍看法是，患有进食障碍的人永远无法完全康复；然而，这并没有得到研究的支持。那些接受了有效的、基于循证干预措施的患者往往表现得很好。一项比较系统性家庭治疗和 FBT 的研究发现，在治疗结束和 1 年随访时，FBT 的缓解率（定义为 EBW > 95%）分别为 33.1% 和 40.7%[80]。FBT 与个体心理治疗的比较发现，治疗结束时缓解率（定义为 EBW > 95%，进食障碍评估评分在群体标准的一个标准差范围内）为 42%，6 个月随访时为 40%，12 个月随访时为 49%[81]。部分缓解定义为达到 EBW > 85%。治疗结束时 89% 的 FBT 患者达到部分缓解。因此，大多数接受 FBT 治疗的患者在治疗后得到改善，有些患者甚至在治疗结束后继续改善。此外，在 4 年和 5 年的随访中，FBT 取得的成果得以保持 [82,83]。

在 CBT 治疗中，缓解率（通常定义为在过去 28 天内戒除暴食和催吐）一般为 40%～50%[84]。一项研究将缓解定义为进食障碍评估的得分位于群体标准的一个标准差范围内，发现 65.5% 接受 CBT-E 治疗的患者在治疗结束时达到缓解 [85]。

一项对 228 名进食障碍患者的长期研究发现，22 年后，62.8% 的 AN 患者和 68.2% 的 BN 患者得以康复，而且 BN 患者恢复得比 AN 患者快 [86]。尽管进食障碍的治疗仍有改善的空间，但这些发现表明，即使在长期患病后，患者仍有康复希望，治疗者将这种希望传递给患者及其家人是很重要的。

然而，许多进食障碍患者并没有接受治疗。在一项大型的全国性有代表性的成人进食障碍研究中，16% 的 BN 患者和 29% 的 BED 患者在过去的 12 个月里接受了情感问题治疗 [4]。在一项针对青少年的大型研究中，分别只有 27.5%、21.5% 和 11.4% 的 AN、BN 和 BED 患者寻求过治疗 [87]。此外，当患者接受治疗时，他们往往没有接受循证治疗。尽管已有证据表明循证治疗的效率和有效性 [90]，只有 6%～36% 的进食障碍临床医生报道按照治疗手册对进食障碍患者进行治疗 [88,89]。

虽然 FBT 和 CBT 已经被证明有效，但它们并不是对所有患者都有效。对于无治疗反应的患者，以及没有一线治疗的成人 AN 患者，需要更有效的治疗形式。还需要缩小研究与实践之间的差距，使治疗期患者接受已被证明有效的治疗，并缩小治疗差距，消除接受治疗的障碍 [91]。

第 6 节　结　　论

进食障碍是一种复杂的、危及生命的疾病，需要及时评估、诊断和治疗。营养师可以在识别和协助治疗进食障碍方面发挥重要作用。此外，在处理疾病的医学和精神方面的问题时，必须确保患者得到全面、多学科的治疗。完全康复是可以实现的，患者应尽可能接受循证治疗。

研究空白

- 确定成人 AN 的有效治疗方式
- 对循证治疗无效的患者开发 / 改进治疗方法
- 增加循证治疗的可及性
- 减少寻求治疗的障碍
- 优化照顾者 / 亲人在进食障碍治疗中的作用

（关金凤　译）

参 考 文 献

1. Halmi KA. Psychological comorbidities of eating disorders. In: Agras WS, Robinson A, eds. *The Oxford Handbook of Eating Disorders*. 2nd ed. New York, NY: Oxford University Press; 2018:229–243.
2. Westmoreland P, Krantz MJ, Mehler PS. Medical complications of anorexia nervosa and bulimia. *Am J Med*. 2016;129:30–37.
3. American Psychiatric Association. *Diagnostic and Statistical Manual of Mental Disorders*. 5th ed. Washington, DC: Author; 2013.
4. Hudson JI, Hiripi E, Pope Jr HG, Kessler RC. The prevalence and correlates of eating disorders in the National Comorbidity Survey Replication. *Biol Psychiatry*. 2007;61:348–358.
5. Lucas AR, Beard CM, O'Fallon WM, Kurland LT. 50-year trends in the incidence of anorexia nervosa in Rochester, Minn: a population-based study. *Am J Psychiatry*. 1991;148:917–922.
6. Micali N, Martini MG, Thomas JJ, et al. Lifetime and 12-month prevalence of eating disorders amongst women in mid-life: a population-based study of diagnoses and risk factors. *BMC Med*. 2017;15. https://doi.org/10.1186/s12916-016-0766-4.
7. Fairweather-Schmidt AK, Wade TD. DSM-5 eating disorders and other specified eating and feeding disorders: is there a meaningful differentiation? *Int J Eat Disord*. 2014;47:524–533.

8. Le Grange D, Crosby RD, Engel SG, et al. DSM-IV-defined anorexia nervosa versus subthreshold anorexia nervosa (EDNOS-AN). *Eur Eat Disord Rev.* 2013;21:1–7.

9. Peebles R, Hardy KK, Wilson JL, Lock JD. Are diagnostic criteria for eating disorders markers of medical severity? *Pediatrics.* 2010; 125:e1193–e1201.

10. Lindstedt K, Kjellin L, Gustafsson SA. Adolescents with full or subthreshold anorexia nervosa in a naturalistic sample – characteristics and treatment outcome. *J Eat Disord.* 2017;5. https://doi.org/10.1186/s40337-017-0135-5.

11. Jenkins P, Hoste RR, Meyer C, Blissett J. Eating disorders and quality of life: a review of the literature. *Clin Psychol Rev.* 2011;31: 113–121.

12. Arcelus J, Mitchell AJ, Wales J, Nielsen S. Mortality rates in patients with anorexia nervosa and other eating disorders: a meta-analysis of 36 studies. *Arch Gen Psychiatry.* 2011;68:724–731.

13. Chesney E, Goodwin GM, Fazel S. Risks of all-cause and suicide mortality in mental disorders: a meta-review. *World Psychiatry.* 2014;13:153–160.

14. Preti A, Rocchi MBL, Sisti D, Camboni MV, Miotto P. A comprehensive meta-analysis of the risk of suicide in eating disorders. *Acta Psychiatr Scand.* 2011;124:6–17.

15. Rome ES, Ammerman S. Medical complications of eating disorders: an update. *J Adolesc Health.* 2003;33:418–426.

16. Yahalom M, Spitz M, Sandler L, Heno N, Roguin N, Turgeman Y. The significance of bradycardia in anorexia nervosa. *Int J Angiol.* 2013;22:83–94.

17. Sachs KV, Harnke B, Mehler PS, Krantz MJ. Cardiovascular complication of anorexia nervosa: a systemic review. *Int J Eat Disord.* 2016; 49:238–248.

18. Jáuregui-Garrido B, Jáuregui-Lobera I. Sudden death in eating disorders. *Vasc Health Risk Manag.* 2012;8:91–98.

19. Mehler PS. Medical complications of anorexia nervosa and bulimia nervosa. In: Agras WS, Robinson A, eds. *The Oxford Handbook of Eating Disorders.* 2nd ed. New York, NY: Oxford University Press; 2018:222–228.

20. Oflaz S, Yucel B, Oz F, et al. Assessment of myocardial damage by cardiac MRI in patients with anorexia nervosa. *Int J Eat Disord.* 2013;46:862–866.

21. Perez ME, Coley B, Crandall W, Di Lorenzo C, Bravender T. Effect of nutritional rehabilitation on gastric motility and somatization in adolescents with anorexia. *J Pediatr.* 2013;163:867–872.

22. Rosen D, The Committee on Adolescence. Clinical report - identification and management of eating disorders in children and adolescents. *Pediatrics.* 2010;126:1240–1253.

23. El Ghoch M, Bazzani P, Dalle Grave R. Management of ischiopubic stress fracture in patients with anorexia nervosa and excessive compulsive exercising. *BMJ Case Rep.* 2014. https://doi.org/10.1136/bcr-2014-206393.

24. Maimoun L, Guillaume S, Lefebvre P, et al. Role of sclerostin and dickkopf-1 in the dramatic alteration in bone mass acquisition in adolescents and young women with recent anorexia nervosa. *J Clin Edocr Metab.* 2014;99:E582–E590.

25. Gordon CM, Goodman E, Emans SJ, et al. Physiologic regulators of bone turnover in young women with anorexia nervosa. *J Pediatr.* 2002;141:64–70.

26. Sim LA, McGovern L, Elamin MB, Swiglo BA, Erwin PJ, Montori VM. Effect on bone health of estrogen preparations in premenopausal women with anorexia nervosa: a systematic review and meta-analyses. *Int J Eat Disord.* 2010;43:218–225.

27. Mehler PS, Anderson AE. *Eating Disorders: A Guide to Medical Care and Complications.* 3rd ed. Baltimore, MD: Johns Hopkins University Press; 2017.

28. Mehler PS, Walsh K. Electrolyte and acid-base abnormalities associated with purging behavior. *Int J Eat Disord.* 2016;49: 311–318.

29. Bahia A, Mascolo M, Gaudiani JL, Mehler PS. PseudoBartter syndrome in eating disorders. *Int J Eat Disord.* 2012;45:150–153.

30. Setnick J. Micronutrient deficiencies and supplementation in anorexia and bulimia nervosa. *Nutr Clin Pract.* 2010;25:137–142.

31. Mehanna HM, Moledina J, Travis J. Refeeding syndrome: what it is, and how to prevent and treat it. *BMJ.* 2008;336:1495–1498.

32. Mehler PS, Winkelman AB, Andersen DM, Gaudiani JL. Nutritional rehabilitation: practical guidelines for refeeding the anorectic patient. *J Nutr Metab.* 2010. https://doi.org/10.1155/2010/625782.

33. National Institute for Health and Care Excellence. *Eating Disorders: Recognition and Treatment.* NICE guideline (NG69); 2017. https://www.nice.org.uk/guidance/ng69.

34. Golden NH, Keane-Miller C, Sainani KL, Kapphahn CJ. Higher calories in hospitalized adolescents with anorexia nervosa is associated with reduced length of stay and no increased rate of refeeding syndrome. *J Nutr Health.* 2013;53:573–575.

35. Redgrave GW, Coughlin JW, Schreyer CC, et al. Refeeding and weight restoration outcomes in anorexia nervosa: challenging current guidelines. *Int J Eat Disord.* 2015;48:866–873.

36. Mehler PS, Weiner KL. Use of total parenteral nutrition in the refeeding of selected patients with severe anorexia nervosa. *Int J Eat Disord.* 2007;40:285–287.

37. Ozier A, Henry B. Position of the American Dietetic Association: nutrition intervention in the treatment of eating disorders. *J Am Diet Assoc.* 2011;111:1236–1241.

38. Yager J, Devlin MJ, Halmi KA, et al. *Practice Guideline for the Treatment of Patients with Eating Disorders.* 3rd ed.; 2006. http://www.psychiatryonline.com/pracGuide/pracGuideTopic_12.aspx. Accessed March 17, 2019.

39. Henry B, Ozier A. Position of the American Dietetic Association: nutrition intervention in the treatment of anorexia nervosa, bulimia nervosa, and other eating disorders. *J Am Diet Assoc.* 2006;106:2073–2082.

40. Bueche J, Charney P, Pavlinac J, Skipper A, Thompson E, Myers E. Nutrition care process part II: using the international dietetics and nutrition terminology to document the nutrition care process. *J Am Diet Assoc.* 2008;108:1287–1293.

41. Rock CL. Nutritional assessment. In: Mitchell JE, Peterson CB, eds. *Assessment of Eating Disorders.* New York, NY: Guilford Press; 2005: 129–147.

42. Bharadwaj S, Ginoya S, Tandon P, et al. Malnutrition: laboratory markers vs. nutritional assessment. *Gastroenterol Rep.* 2016;4: 272–280.

43. Herrin M, Larkin M. *Nutrition Counseling in the Treatment of Eating Disorders.* 2nd ed. New York, NY: Routledge; 2013.

44. Drabkin A, Rothman MS, Wassenaar E, Mascolo M, Mehler PS. Assessment and clinical management of bone disease in adults with eating disorders: a review. *J Eat Disord.* 2017. https://doi.org/10.1186/s40337-017-0172-0.

45. Steinberg BJ. Medical and dental implications of eating disorders. *J Dent Hyg.* 2014;88:156–159.

46. Surgenor L, Maguire S. Assessment of anorexia nervosa: an overview of universal issues and contextual challenges. *J Eat Disord.* 2013;1:1–29.

47. Anderson DA, Donahue J, Ehrlich LE, Gorrell S. Psychological assessment of the eating disorders. In: Agras WS, Robinson A, eds. *The Oxford Handbook of Eating Disorders.* 2nd ed. New York, NY: Oxford University Press; 2018:211–221.

48. Cucchi A, Ryan D, Konstantakopoulos G, et al. Lifetime prevalence of non-suicidal self-injury in patients with eating disorders: a systematic review and meta-analysis. *Psychol Med.* 2016;46: 1345–1358.

49. Brewerton TD. Eating disorders, trauma, and comorbidity: focus on PTSD. *Eat Disord.* 2007;15:285–304.

50. Hayaki J, Friedman MA, Brownell KD. Shame and severity of bulimia symptoms. *Eat Behav.* 2002;3:73–83.

51. Couturier JL, Lock J. Denial and minimization in adolescents with anorexia nervosa. *Int J Eat Disord.* 2006;39:212–216.

52. Fairburn CB, Beglin SJ. Assessment of eating disorders: interview or self-report questionnaire? *Int J Eat Disord.* 1994;16:363–370.

53. Mitchell JE, Peterson CB, eds. *Assessment of Eating Disorders.* New York, NY: Guilford Press; 2005.

54. Berrettini W. The genetics of eating disorders. *Psychiatry.* 2004;1: 18–25.

55. Klump KL, Suisman JL, Burt SA, McGue M, Iacono WG. Genetic and environmental influences on disordered eating: an adoption study. *J Abnorm Psychol.* 2009;118:797–805.

56. Strober M, Freeman R, Lampert C, Diamond J, Kaye W. Controlled family study of anorexia nervosa and bulimia nervosa: evidence of shared liability and transmission of partial syndromes. *Am J Psychiatry.* 2000;157:393–401.

57. Stice E, Van Ryzin MJ. A prospective test of the temporal sequencing of risk factor emergence in the dual pathway model of eating disorders. *J Abnorm Psychol.* 2019;128:119–128.

58. Hilbert A, Pike K, Goldschmidt A. Risk factors across the eating disorders. *Psychiatry Res.* 2014;220:500−506.

59. Jacobi C, Hayward C, de Zwaan M, Kraemer HC, Agras WS. Coming to terms with risk factors for eating disorders: application of risk terminology and suggestions for a general taxonomy. *Psychol Bull.* 2004;130:19−65.

60. Jacobi C, Hütte K, Fittig E. Psychosocial risk factors for eating disorders. In: Agras WS, Robinson A, eds. *The Oxford Handbook of Eating Disorders.* 2nd ed. New York, NY: Oxford University Press; 2018:106−125.

61. Murray HB, Coniglio K, Hartmann AS, Becker AE, Eddy KT, Thomas JJ. Are eating disorders "all about control?" the elusive psychopathology of nonfat phobic presentations. *Int J Eat Disord.* 2017;50:1306−1312.

62. Le Grange D, Lock J, Loeb K, Nicholls D. Academy for eating disorders position paper: the role of the family in eating disorders. *Int J Eat Disord.* 2010;43:1−5.

63. Lock J, Le Grange D. *Treatment Manual for Anorexia Nervosa: A Family-Based Approach.* 2nd ed. New York: Guilford Press; 2013.

64. Le Grange D, Lock J, Agras WS, Bryson SW, Jo B. Randomized clinical trial of family-based treatment and cognitive-behavioral therapy for adolescent bulimia nervosa. *J Am Acad Child Psychiatry.* 2015;54:886−894.

65. Chen EY, Weissman JA, Zeffiro TA, et al. Family-based therapy for young adults with anorexia nervosa restores weight. *Int J Eat Disord.* 2016;49:701−707.

66. Kalm LM, Semba RD. They starved so that others be better fed: remembering Ancel Keys and the Minnesota experiment. *J Nutr.* 2005;135:1347−1352.

67. Keys A, Brozek J, Henschel A, Mickelsen O, Taylor HL. *The Biology of Human Starvation I-II.* Minneapolis, MN: University of Minnesota Press; 1950.

68. Minnesota Star-Journal. *'U' Experiment Proves Starved People Can't Be Taught Democracy*; 1945. https://www.newspapers.com/clip/14823698/the_minneapolis_star/.

69. Lian B, Forsberg SE, Fitzpatrick KK. Adolescent anorexia: guiding principles and skills for the dietetic support of family-based treatment. *J Acad Nutr Diet.* 2019;119:17−25.

70. Linardon J, Wade TD, de la Piedad Garcia X, Brennan L. The efficacy of cognitive-behavioral therapy for eating disorders: a systematic review and meta-analysis. *J Consult Clin Psychol.* 2017;85:1080−1094.

71. Fairburn CG, Marcus MD, Wilson GT. Cognitive-behavioral therapy for binge eating and bulimia nervosa: a comprehensive treatment manual. In: Fairburn CG, Wilson GT, eds. *Binge Eating: Nature, Assessment, and Treatment.* New York, NY: Guilford Press; 1993:361−404.

72. Fairburn CG, Cooper Z, Shafran R, et al. Enhanced cognitive behavior therapy for eating disorders: the core protocol. In: Fairburn CG, ed. *Cognitive Behavior Therapy and Eating Disorders.* New York, NY: Guilford Press; 2008:45−193.

73. Bissada H, Tasca G, Barber A, Bradwejn J. Olanzapine in the treatment of low body weight and obsessive thinking in women with anorexia nervosa: a randomized, double-blind placebo controlled trial. *Am J Psychiatry.* 2008;165:1281−1288.

74. Mondraty N, Birmingham C, Touys W, Sundakov V, Chapman L, Beumont P. Randomized controlled trial of olanzapine in the treatment of cognitions in anorexia nervosa. *Australas Psychiatry.* 2005; 13:72−75.

75. Hagman J, Gralla J, Sigel E, et al. A double-blind, placebo controlled study of risperidone for the treatment of adolescents and young adults with anorexia nervosa: a pilot study. *J Am Acad Child Psychiatry.* 2011;50:915−924.

76. Lebow J, Sim LA, Erwin PJ, Murad MH. The effect of atypical antipsychotic medications in individuals with anorexia nervosa : a systematic review and meta-analysis. *Int J Eat Disord.* 2013;46: 332−339.

77. Marvanova M, Gramith K. Role of antidepressants in the treatment of adults with anorexia nervosa. *Ment Health Clin.* 2018;8: 127−137.

78. Levine LR, Pope Jr HG, Enas GG, et al. Fluoxetine in the treatment of bulimia nervosa: a multicenter, placebo-controlled, double-blind trial. *Arch Gen Psychiatry.* 1992;49:139−147.

79. Couturier J, Lock J. A review of medication use for children and adolescents with eating disorders. *J Can Acad Child Adolesc Psychiatry.* 2007;16:173−176.

80. Agras WS, Lock J, Brandt H, et al. Comparison of 2 family therapies for adolescent anorexia nervosa: a randomized parallel trial. *JAMA Psychiatry.* 2014;71:1279−1286.

81. Lock J, Le Grange D, Agras WS, Moye A, Bryson SW, Jo B. Randomized clinical trial comparing family-based treatment with adolescent-focused individual therapy for adolescents with anorexia nervosa. *Arch Gen Psychiatry.* 2010;67:1025−1032.

82. Eisler I, Dare C, Russell GFM, et al. Family and individual therapy in anorexia nervosa: a 5-year follow-up. *Arch Gen Psychiatry.* 1997; 54:1025−1030.

83. Lock J, Couturier J, Agras WS. Comparison of long-term outcomes in adolescents with anorexia nervosa treated with family therapy. *J Am Acad Child Psychiatry.* 2006;45:666−672.

84. Hay P. A systematic review of evidence for psychological treatments in eating disorders: 2005-2012. *Int J Eat Disord.* 2013;46: 462−469.

85. Fairburn CG, Bailey-Straebler S, Basden S, et al. A transdiagnostic comparison of enhanced cognitive behaviour therapy (CBT-E) and interpersonal psychotherapy in the treatment of eating disorders. *Behav Res Ther.* 2015;70:64−71.

86. Eddy KT, Tabri N, Thomas JJ, et al. Recovery from anorexia nervosa and bulimia nervosa at 22-year follow-up. *J Clin Psychiatry.* 2017;78:184−189.

87. Swanson SA, Crow SJ, Le Grange D, Swendsen J, Merikangas KR. Prevalence and correlates of eating disorders in adolescents: results from the national comorbidity survey replication adolescent supplement. *Arch Gen Psychiatry.* 2011;68:714−723.

88. Tobin DL, Banker JD, Weisberg L, Bowers W. I know what you did last summer (and it was not CBT): a factor analytic model of international psychotherapeutic practice in the eating disorders. *Int J Eat Disord.* 2007;40:754−757.

89. Wallace LM, von Ranson KM. Treatment manuals: use in the treatment of bulimia nervosa. *Behav Res Ther.* 2011;49:815−820.

90. Waller G. Treatment protocols for eating disorders: clinicians' attitudes, concerns, adherence and difficulties delivering evidence-based psychological interventions. *Curr Psychiatry Rep.* 2016;18. https://doi.org/10.1007/s11920-016-0679-0.

91. Kazdin AE, Fitzsimmons-Craft EE, Wilfley DE. Addressing critical gaps in the treatment of eating disorders. *Int J Eat Disord.* 2017;50: 170−189.

第 20 章

糖尿病和胰岛素抵抗

Kirstine J. Bell, APD, CDE, PhD

Stephen Colagiuri, MBBS, FRACP

Jennie Brand-Miller, PhD, FAA, FAIFST, FNSA

University of Sydney, Sydney, NSW, Australia

【摘要】 糖尿病可分为四类：1 型糖尿病（type 1 diabetes mellitus，T1DM）、2 型糖尿病（type 2 diabetes mellitus，T2DM）、妊娠期糖尿病（gestational diabetes mellitus，GDM）和其他原因引起的糖尿病。胰岛素抵抗是一种胰岛素水平升高的生理现象，主要与 T2DM 和 GDM 有关。T1DM 由严重的胰岛素缺乏引起，需要外源性胰岛素治疗来控制病情。相比之下，T2DM 和 GDM 是以高血糖为特征的代谢紊乱，由胰岛素抵抗和胰岛素分泌受损共同引起。预防和治疗手段包括生活方式干预，使用或不使用药物以达到正常的血糖水平并降低并发症风险。胰岛素抵抗的分子基础、胰岛素抵抗在健康和疾病中的作用，以及改善胰岛素敏感性的最佳饮食结构，都是全世界研究科学家面临的持续挑战。

【关键词】 糖尿病；饮食；胰岛素抵抗；肥胖；妊娠。

第 1 节 背 景

美国糖尿病协会（American diabetes association，ADA）目前将糖尿病分为四类[1]：T1DM 以前称为胰岛素依赖型或青少年糖尿病；T2DM 以前称为非胰岛素依赖型或成人糖尿病；GDM 定义为在妊娠期间首次发现的高血糖；以及由遗传缺陷引起的糖尿病（单基因糖尿病）、继发于其他疾病的糖尿病，或药物或化学诱发的糖尿病（表 20-1）。

每 11 名成年人中就有 1 人（全球 4.63 亿人）患有糖尿病，其中 T2DM 占所有病例的 90%[2]。然而，大约每 2 名患有糖尿病的成年人中就有 1 人未被诊断（2.32 亿人）。按照目前的趋势，预计到 2030 年，全球将有 5.78 亿糖尿病患者[2]。然而，胰岛素抵抗的患病率和相关的健康状况在世界各地存在显著差异。它具有很强的生活方式决定因素，而这些决定因素又受到社会经济地位、文化和教育的影响。胰岛素抵抗在年轻群体和发展中国家越来越普遍。

表 20-1　糖尿病前期和糖尿病的定义 [3]

测试	糖耐量减退（IGT）[a]	空腹血糖受损（IFG）[a]	糖尿病前期（中间高血糖）[b]	糖尿病 [b]
空腹血浆葡萄糖	<126mg/dl （<7.0mmol/L）	110～125mg/dl （6.1～6.9mmol/L）	110～125mg/dl[b] （6.1～6.9mmol/L）	≥126mg/dl （≥7.0mmol/L）
75g 葡萄糖负荷后 2 小时血浆葡萄糖（口服葡萄糖耐量试验；OGTT）	140～199mg/dl （7.8～11.0mmol/L）	<140mg/dl （<7.8mmol/L）	140～199mg/dl （7.8～11.0mmol/L）	≥200mg/dl （≥11.1mmol/L）
有症状患者的随机血浆葡萄糖				≥200mg/dl （≥11.1mmol/L）
糖化血红蛋白（HbA1c）				≥6.5% （≥48mmol/mol）

[a] 根据列出的两个标准进行诊断。

[b] 根据四种标准中的一种进行诊断。注意：美国糖尿病协会对糖尿病前期使用不同的定义。

摘自 International Diabetes Federation。

第 2 节　正常功能和生理

一、葡萄糖利用和运输

葡萄糖氧化是细胞产能的主要机制。许多组织也能氧化脂肪酸，但大脑、胎儿、红细胞和肾髓质仅能依赖葡萄糖，除非在特殊情况下，如禁食＞24 小时或无葡萄糖饮食。可利用的葡萄糖主要来源于饮食中的碳水化合物，而糖异生是次要来源，可利用氨基酸（源自内源性或外源性蛋白质）、甘油（源自膳食脂肪）或乳酸（源自糖酵解）作为前体。根据组织的类型，葡萄糖通过质量作用、易扩散或借助特殊葡萄糖转运体主动过程摄取到细胞中。在糖尿病和胰岛素抵抗的情况下，肌肉和脂肪组织细胞表面的葡萄糖转运体 4（glucose transporter 4，GLUT4）对血液中的胰岛素浓度最敏感 [4]。餐后血液中胰岛素水平升高并与细胞表面的胰岛素受体结合，引发一系列反应，使细胞摄取葡萄糖并在线粒体内氧化。如果有足够的葡萄糖，葡萄糖也会在肌肉和肝细胞内转化为糖原。当可利用的葡萄糖下降时，例如在长时间剧烈运动（肌糖原）或禁食 12 小时后（肝糖原），这种葡萄糖有限的储存形式将被利用。

二、胰岛素的作用

胰岛素是由胰腺内胰岛的 β 细胞合成、储存起来，直到细胞受到刺激时释放胰岛素进入循环。胰岛素是体内最有效的合成代谢激素，主要作用于碳水化合物、脂类和蛋白质代谢，还有助于调节离子和氨基酸转运、细胞周期和增殖、细胞分化和一氧化氮合成 [5]。从生理上讲，进食后从胰腺 β 细胞中释放出胰岛素，将血糖降为正常，它主要作用于对胰岛素敏感的代谢组织，即骨骼肌、肝脏和脂肪组织。胰岛素促进骨骼肌摄取葡萄糖的过程是通过刺激 GLUT4，使其从胞质转移到细胞膜，从而在此处促进葡萄糖转运到细胞中。同时，胰岛素刺激其他组织中的葡萄糖在细胞内被利用。在进食状态下，胰岛素刺激肝糖原合成并抑制糖原分解和糖异生，减少肝脏产生葡萄糖。在脂肪组织中，胰岛素抑制脂肪分解，通过限制糖异生过程中甘油的利用也能减少肝脏葡萄糖输出。这是胰岛素参与协调全身代谢不断变化的间接机制的新例子。

胰腺 β 细胞可以精确的探测和应答碳水化合物的摄入情况以及蛋白质、脂肪、肠道激素（胰高血糖素样肽 -1 和肠抑胃肽）、神经刺激以及刺激和 / 或促进胰岛素分泌的药物的摄入情况 [6]（图 20-1）。

三、细胞水平上胰岛素作用和葡萄糖转运的机制

健康人的血糖浓度维持在一个很小的范围内。在禁食一夜或两餐之间，血糖通常会下降在 3.5～5.5mmol/L 范围内。进食含碳水化合物的餐食后，血糖浓度立即上升到 6～10mmol/L 的峰值，然后在 60 分钟内急剧下降至基线。这种精细的控制是通过从肠道吸收葡萄糖、抑制肝脏产生葡萄糖和从血液中提取葡萄糖到细胞和组织之间的平衡来实现的 [7]。胰岛素还能调节糖原、蛋白质和脂肪的合成与分解代谢和氧化之间的最终平衡。

细胞摄取葡萄糖是葡萄糖利用和 / 或储存的限速步骤，这个摄取过程在葡萄糖稳态中起着关键作用。在除大脑外的所有组织中，葡萄糖以浓度依赖的方式促进自身利用（即通过质量作用）。然而，在胰岛素敏感组织中，特定的葡萄糖转运体将葡萄糖从细胞膜的外表面运送到细胞膜的内表面。不同组织间的葡萄糖转运体结构不同，至少有 14 种不同类型 [8]。GLUT4 是肌肉和脂肪组织特有的胰岛素依赖载体。它驻留在静息细胞的细胞内，当细胞膜上的胰岛素受体检测到胰岛素水平上升时，它就会转移到细胞表面。这种主要激素通过启动信号级联来调节能量代谢，控制细胞生长和生存，以及葡萄糖、氨基酸和脂肪摄取。在肌肉和脂肪组织中，葡萄糖运输高度依赖于磷脂酰肌醇 3 激酶（phosphoinositide 3-kinase，PI3K）信号级联，该信号可从细胞内储存位点启动 GLUT4 的胞外分泌 [9]。在胰岛素抵抗和 T2DM 发展的早期阶段，GLUT4 不能在胰岛素作用下转移到质膜上 [10]。

四、胰岛素敏感性

胰岛素抵抗（胰岛素敏感性差）被定义为一种细胞对正常胰岛素水平不能做出预期反应的情况。这可能是对代谢环境变化的正常生理反应，如孕晚期 [10] 或病理性变化（如肥胖）。能量限制或碳水化合物限制会导致胰岛素敏感性下降。事实上，

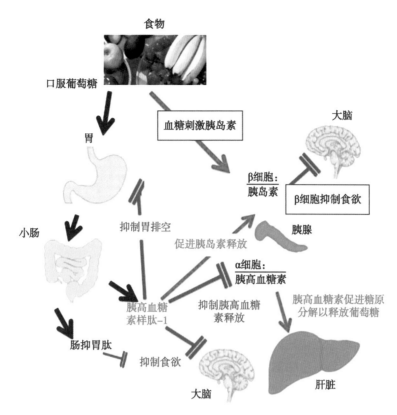

图 20-1　β 细胞和胰岛素功能。在健康受试者中，食物除了刺激胰腺 β 细胞激素胰岛素的释放外，还刺激胃肠肽的释放，包括胰高血糖素样肽 -1（glucagon-like peptide 1，GLP-1）和抑胃肽（gastric inhibitory peptide，GIP）。GLP-1 由位于小肠和结肠的 L 细胞释放。GLP-1 在食物被吸收后促进胰岛素分泌。在糖尿病患者中，这些步骤被打乱。GLP-1 通过多种机制降低血糖水平，包括抑制胃排空和食欲。Adapted from incretin.com.tw

一处组织的胰岛素抵抗可能会促进体内的燃料转向最需要的组织。在哺乳期，乳腺变得对胰岛素非常敏感，而肌肉仍然保持胰岛素抵抗，从而驱动葡萄糖的摄取来合成乳糖[11]。胰岛素抵抗也会出现在出生时小于或大于胎龄婴儿身上[12]。

胰岛素抵抗与腹部过多的内脏脂肪有关，而与皮下脂肪无关[13]。外科手术切除内脏脂肪能迅速恢复胰岛素敏感度[14]。骨骼肌是最大的胰岛素敏感组织，故认为较高比例的瘦体重与较高的胰岛素敏感性相关。

在正常健康人群中，体力活动量是胰岛素敏感性变化的主要决定因素[15]。抗阻运动和有氧运动都能提高胰岛素敏感性。胰岛素敏感性也因种族而异。年轻的欧洲高加索人比亚洲人、南亚人或东南亚人对胰岛素更加敏感[16]。皮马印第安人具有世界上最高 T2DM 记录率，也是胰岛素抵抗最严重的人群之一[17]。

第 3 节　异常生理和功能

一、糖尿病的特征

T2DM 是最常见的糖尿病类型，特点是 β 细胞无法充分应对由于衰老、运动缺乏和体重增加引起进行性胰岛素耐受。遗传学研究表明，至少 40 个与 β 细胞生理和功能相关的基因突变是胰岛素抵抗的主要决定因素[18]。严重的胰岛素抵抗通常会伴随体重增加而出现，但只有小部分超重和肥胖的人会发展成 T2DM。

不太常见的是 T1DM，这是一种自身免疫疾病，患者的 β 细胞基本上被破坏，导致过度的脂肪分解和游离脂肪酸氧化，进而发生危及生命的酮症酸中毒。和 T2DM 一样，T1DM 也有很强的遗传性，尽管它也可由环境因素触发[19]。T1DM 终身需要外源性胰岛素治疗，尽管在诊断后通常有一个"蜜月期"，在此期间部分 β 细胞功能恢复[20]。胰岛素抵抗在 T1DM 的发展过程中并不起作用，但可能会随着时间的推移而缓慢发展，导致需要更高剂量的胰岛素[21]。

第三种类型糖尿病是 GDM，发生在妊娠期间首次诊断糖尿病[1]。在发达国家，大多数孕妇都要经历在孕晚期（妊娠 26～28 周）开始时进行葡萄糖耐量试验。与 T2DM 一样，GDM 的患病率正在上升，在一些国家，15%～25% 的孕妇都会罹患此病[22]。

其他类型的糖尿病也已发现，如青年人中的成年发病型糖尿病（maturity-onset diabetes of the young, MODY），该病相对不常见。MODY 是一种显性遗传病，类似于 T2DM，但通常在 25 岁前被诊断出来[18]。不同基因的突变造成不同的临床表现。该病可能与编码胰腺葡萄糖传感器葡萄糖激酶的基因 GCK 有关，但 HNF1A 基因的突变也被识别出来[18]。

二、胰岛素抵抗

1936 年，Harold Himsworth 引入了"胰岛素敏感性"的概念，将糖尿病分为两种主要类型，胰岛素敏感表型和胰岛素抵抗表型[23]。他发明了第一种测量胰岛素抵抗的方法，并开始研究饮食可能通过改变胰岛素敏感性进而影响葡萄糖耐量。如今，胰岛素敏感性被认为是健康和预防慢性疾病［例如 T2DM 和心血管疾病（cardiovascular disease, CVD）］的基础。胰岛素抵抗与胰岛素敏感性相反，是一种生理现象，是胰岛素功能受损，通常是葡萄糖代谢受损，而不是脂肪酸或氨基酸代谢受损[9]。与胰岛素敏感人群相比，胰岛素抵抗人群需要更高浓度的胰岛素来清除组织中葡萄糖。因此，胰岛素抵抗的人类和动物发生代偿性高胰岛素血症，为确保胰岛素靶组织对葡萄糖的正常利用。因此，高胰岛素血症和胰岛素抵抗密切相关[7]。

胰岛素抵抗可以是一种正常的生理状态，也可以是一种严重的病理状态。胰岛素抵抗会在青春期[24]和妊娠期间[25]自然加重，但通常在超重或肥胖、患有 T2DM 和糖尿病前期以及 CVD 的人群中，胰岛素抵抗更为严重[26]。最近的研究将胰岛素抵抗与许多疾病联系起来，包括脂肪肝、多囊卵巢综合征、睡眠呼吸暂停和癌症[6]。

公认的最统一的理论解释认为胰岛素抵抗是"代谢综合征"的起源[27]。代谢综合征是一个被广泛认可但有争议的概念，它指的是一组代谢危险因素，如腰围增大、高密度脂蛋白胆固醇水平降低、高甘油三酯血症、高血压和糖耐量减低（impaired glucose tolerance, IGT）[28]。它作为诊断工具或管理工具，其实际用途缺乏共识，甚至它的定义和诊断标准在世界范围内也各不相同（表 20-2）。

表 20-2　国际糖尿病联合会代谢综合征诊断标准

测量	分类切点[a]
腰围升高	（如欧洲男性≥94cm，女性≥80cm；中国男性≥85cm，女性≥80cm）
甘油三酯升高	>150mg/dl 或 1.7mmol/L
高密度脂蛋白胆固醇降低	男性＜40mg/dl 或 1.0mmol/L，女性＜50mg/dl 或＜1.3mmol/L
高血压	收缩压≥130mmHg 和/或舒张压≥85mmHg
空腹血糖升高	≥100mg/dl 或 5.5mmol/L

[a] 药物治疗对任何特定参数都是一种替代指标。
摘自 Alberti et al[28]。

虽然人们对四个核心要素达成了普遍共识，但对腰围以及如何调整腰围标准以适应不同种族的问题仍存在分歧。世界卫生组织专家磋商会认为：这是一种先兆病情，而不是临床诊断[29]。

（一）胰岛素抵抗的分子机制

尽管人们在了解胰岛素抵抗方面取得了很大的进展，但胰岛素抵抗的分子机制仍不清楚。在细胞水平上，胰岛素刺激碳水化合物、蛋白质和脂类合成、细胞生长和分化，同时抑制脂肪分解、蛋白质降解和细胞凋亡。然而，选择性胰岛素抵抗也是可能的，这可能解释了为什么在肝脏中，胰岛素抵抗与糖代谢共存，并且经常与肝脏脂肪积累和非酒精性脂肪肝疾病的发展一起出现[30]。从胰岛素受体下游到涉及细胞功能的代谢和有丝分裂方面胰岛素作用的最终底物对胰岛素信号转导的不同应答，这可能导致了选择性胰岛素抵抗组织特异性。

对胰岛素抵抗分子机制的初步研究表明，大多数人的缺陷存在于胰岛素受体的下游。T2DM 患者胰岛素受体的数量和功能通常正常，但磁共振波谱研究表明，胰岛素刺激的葡萄糖转运到骨骼肌的过程存在缺陷[31]。研究一致表明，胰岛素受体底物 1（insulin receptor substrate 1，IRS-1）/PI3K 通路中的信号转导减少，导致靶组织对葡萄糖摄取和利用减少[9]。然而沿着这条通路启动和维持受损胰岛素信号转导的起因的性质仍不清楚。

最近在这一领域的研究已经产生了候选基因、蛋白质和代谢物，改变胰岛素抵抗状态的表达或活性[6]。除了这些介质与胰岛素作用之间的关联外，促进胰岛素抵抗的因素需要证明它们是导致胰岛素抵抗的必要且充分的因素。

（二）诱导胰岛素抵抗

胰岛素抵抗可以通过多种方式在动物和细胞中经实验诱导。高胰岛素血症本身足以下调细胞表面胰岛素受体的表达。营养过剩和脂毒性模型通常与胰岛素作用的减弱有关。长期以来，在肌肉和肝脏中脂类积累的增加与胰岛素抵抗有关。脂类组学研究有助于确定对饮食有反应并介导胰岛素作用的单个细胞内脂质种类。二酰甘油和神经酰胺脂类中间产物的增加与蛋白激酶 C（protein kinase C，PKC）的激活和胰岛素信号的拮抗有关[18]。

丝氨酸激酶（如 PKC）的活性增加可通过磷酸化 IRS-1 上的丝氨酸残基来减少胰岛素信号转导。还有其他触发机制，例如线粒体功能障碍、高胰岛素血症或高血糖症。IRS 蛋白的过度丝氨酸磷酸化会干扰胰岛素信号的正常传导，可能代表了调节胰岛素信号转导的负反馈机制[18]。胰岛素抵抗也可由内质网应激、线粒体缺陷和氧化应激诱导，因此有人提出细胞的胰岛素抵抗是一种保护机制来限制养分流入细胞的观点[18]。激活转录因子 NF-κB 以响应氧化应激或促炎分子（包括正常范围内的高血糖），也通过涉及 PI3K 通路损伤的机制产生胰岛素抵抗[32]。

虽然分子水平上的许多机制已经被提出并在细胞培养中进行了测试，但还必须考虑为应对营养过剩、高血糖、高胰岛素血症、身体成分、身体脂肪分布和炎症而引起的全身组织之间相互作用。虽然脂肪组织在胰岛素刺激的葡萄糖代谢过程中的作用只占不到 10%，但脂肪细胞产生的脂肪因子、细胞因子和其他分子也会影响外周组织的胰岛素敏感性[33]。

第二种可能导致胰岛素抵抗的分子机制是两种 PI3K 亚基数量之间的平衡被破坏[9]。调控亚基 p85 与催化亚基 p110 紧密相连。胰岛素抵抗状态可能与 p85 单体表达减少有关，导致 PI3K 活性降低。妊娠似乎与骨骼肌 p85 表达增加有关，这是对人类胎盘生长激素浓度不断增加的反应。

（三）确定胰岛素抵抗

胰岛素通过抑制葡萄糖生成和刺激葡萄糖摄取，在调节血糖浓度中起着核心作用。因此，大多数用于测量胰岛素作用受损（即胰岛素抵抗）的方法都会在全身水平下评估，给定血浆胰岛素浓度与一些可测量的胰岛素依赖过程之间的定量关系。反映胰岛素抵抗的一种简单而常见的标志物称为胰岛素抵抗稳态模型（homeostasis modeling assessment for insulin resistance，HOMA-IR）或胰岛素敏感性稳态模型（homeostasis modeling assessment for insulin sensitivity，HOMA-IS），简单地计算方法为：空腹血糖（mmol/L）与空腹胰岛素（U/ml）除以 22.5 的乘积[34]。在年轻、瘦的健康个体中，这个值近似于 1 个单位，但在正常成年人中的范围约是 1～4 个单位。前四分位被认为是相对胰岛素抵抗。肥胖者和 T2DM 患者的数值在 4～8 个单位之间。然而，HOMA 稳态模型（homeostasis model assessment，HOMA）主要反映的是肝脏胰岛素抵抗，而不是应对食用碳水化合物后的能力。其他的方式则试图通过使用定量胰岛素敏感性检查指数（quantitative insulin sensitivity check index，QUICKI）和空腹血糖胰岛素比来改善 HOMA。如频繁采样的静脉葡萄糖耐量测试或最小建模尝试，以测量注射一定量胰岛素后血糖恢复正常的速度[35]。测量胰岛素抵抗的"金标准"方法是血糖钳夹术[36]，在临床研究中，持续静脉输注胰岛素与同时输注葡萄糖相平衡。由于夹钳过程具有侵入性和耗时的特点，很难在常规临床实践或大型流行病学研究中使用。

三、1 型糖尿病

T1DM 的特点是严重的胰岛素缺乏，需要外源性胰岛素来预防酮症酸中毒、昏迷和死亡。尽管 T1DM 可能发生在任何年龄，发病常见于儿童期、青春期或成年早期，诊断的高峰年龄为 10～14 岁。青年糖尿病研究是一项以人群为基础的多中心观察性研究，研究对象是美国临床诊断为糖尿病的青年[37]。根据 2002—2003 年的数据，每年大约有 15 000 名青年被新诊断为 T1DM[37]。T1DM 在白种人的发病率高于其他族裔 / 种族群体,在年轻人中差异最大[37]。

（一）预防

目前,还没有确定的 T1DM 一级预防方法;目前正在进行研究,以更好地了解环境触发因素以及免疫抑制疗法和各种其他方法的潜在作用。

（二）病因和诊断

T1DM 的特征是 T 细胞介导的自身免疫破坏胰腺胰岛 β 细胞。这种破坏的标志包括胰岛细胞抗体、胰岛素自身抗体、谷氨酸脱羧酶抗体（GAD65,将谷氨酸转化为氨酪酸或 γ- 氨基丁酸的酶）,以及蛋白质酪氨酸磷酸酶样蛋白抗体（IA-2A 和 IA-2BA）的自身抗体[38]。此外,T1DM 似乎与特定的组织相容性白细胞抗原等位基因有关[39]。这些抗体通常可在临床疾病发病前的血清中发现,因此,在考虑 T1DM 的病因时,区分自身免疫的发病（可能发生在高血糖症发病数年前）和临床疾病的发病是很重要的[39,40]。这些抗体的检测可用于临床,以确认 T1DM 诊断。

四、2 型糖尿病

T2DM 是一种以胰岛素抵抗和胰岛 β 细胞胰

岛素分泌受损为特征的高血糖代谢紊乱。糖尿病前期（也称为"中度高血糖症"）发生在血糖水平升高但未达到 2 型糖尿病（T2DM）诊断标准的情况下［空腹血糖受损（impaired fasting glucose,IFG）、IGT 和 / 或糖化血红蛋白（HbA1c）升高］（表 20-1）。糖尿病前期患者患 T2DM 的风险更高。T2DM 的预防和治疗侧重于改变生活方式（即饮食和体育活动）,以减少胰岛素抵抗。

心血管疾病和 2 型糖尿病

正常情况下,胰岛素在血管内皮细胞和血管平滑肌细胞中发挥抗动脉粥样硬化和抗炎作用[41]。胰岛素抑制黏附分子、单核细胞趋化蛋白 1 和炎症转录因子 NF-κB 的表达。然而,在存在胰岛素抵抗（即 PI3K 信号通路受损）时,高胰岛素血症似乎会对动脉壁产生不良影响[40]。代偿性高胰岛素血症通过刺激 MAPK 信号通路以及 Ras 和 Rho 蛋白的过度异戊二烯化而导致动脉粥样硬化（图 20-2）。因此,对于胰岛素抵抗个体的治疗必须包含有效的措施,以提高胰岛素敏感性,并减少周围胰岛素血症。框 20-1 描述了从正常葡萄糖耐受到 β 细胞衰竭和 T2DM 的代谢阶段。

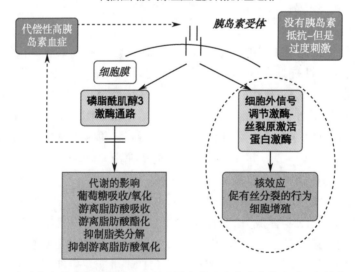

图 20-2　当胰岛素与胰岛素敏感组织细胞膜上的胰岛素受体结合时,会刺激两种主要通路：磷脂酰肌醇 -3 激酶和丝裂原激活蛋白激酶。胰岛素抵抗看似起源于磷脂酰肌醇 3 激酶通路中参与碳水化合物、脂肪和蛋白质代谢的胰岛素受体下游,但不在丝裂原激活蛋白激酶通路中。磷脂酰肌醇 3 激酶通路中胰岛素抵抗导致的代偿性高胰岛素血症可能意味着丝裂原激活蛋白激酶通路的过度刺激,影响细胞生长、增殖和分化。

Modified from Draznin[9]

框 20-1

在 β 细胞储备不足的个体中，胰岛素抵抗的恶化如何导致 2 型糖尿病的发生。

- 阶段 1：糖耐量正常，轻度胰岛素抵抗，代偿性高胰岛素血症。
- 阶段 2：葡萄糖耐量开始下降；餐后高血糖变得常见。
- 阶段 3：空腹和餐后高胰岛素血症时，IGT 加重。
- 阶段 4：β 细胞开始衰竭，空腹和餐后胰岛素下降，出现明显的空腹和餐后高血糖。
- 阶段 5：β 细胞质量下降，可能需要胰岛素替代。

第 4 节　糖尿病的基础治疗

一、1 型糖尿病

（一）饮食管理

对于使用每日多次注射（multiple daily injections，MDI）或持续皮下输注胰岛素治疗的 T1DM 患者，需要指导其如何根据碳水化合物摄入量来调整胰岛素剂量。因此，医学营养疗法的重点是通过健康饮食原则和个体化碳水化合物计数来改善血糖控制[42]。根据餐时的血糖指数（glycemic index，GI）、脂肪和蛋白质的差异，调整胰岛素剂量[43,44]。几乎没有高质量的证据表明特定的饮食模式（如素食、低脂、低碳水化合物、地中海式饮食）具有优越性[42]。

（二）实现血糖控制

控制血糖和恢复正常代谢是各类糖尿病的主要治疗目标。这项任务是通过几种方式完成的，包括各种药物、个人和实验室指标的密切监测（如自我血糖检测、糖化血红蛋白和肾功能检测），以及各种卫生专业人员的仔细评估。所有这些综合和相互协调的要素在糖尿病的管理中都是必不可少的（框 20-2）。

在 T1DM 患者中进行糖尿病控制和并发症试验，以比较强化方案与标准血糖控制方案效果的区别[45]。强化治疗可将平均糖化血红蛋白从 9% 降低到 7.2%，更多关注饮食策略可使近 1/4 患者血糖得到改善[46]。视网膜病变、蛋白尿和神经病变的发展和进展的风险在 8 年的时间里降低了 50%~75%。并发症风险的降低与糖化血红蛋白的降低呈线性相关，提示即使无法达到完美或正常的代谢状态，也可以通过改善血糖控制来实现

风险的降低[46]。这些成效，以及减轻了 2~3 倍的严重低血糖发生和体重增加的情况，很大程度上是得益于教育和营养策略[45,47]。

最近，糖尿病干预和并发症流行病学中一项对于糖尿病控制与并发症长期随访队列研究结果表明，尽管实验组与对照组的糖化血红蛋白水平在大约 8 年的时间里相似，但在对于微血管[48]和大血管并发症[49]的风险上仍然存在持续差异。

（三）医学营养疗法

对于所有类型的糖尿病，医学营养疗法（medical nutrition therapy，MNT）的首要目标是协助实现和维持代谢正常，包括血糖、脂类和脂蛋白水平（框 20-3）。对于 T1DM 来说，这意味着协调患者的胰岛素方案与食物选择和体力活动方案[42]，以及每天通过自我血糖监测实时测量全天血糖的水平。可用的胰岛素有很多（表 20-3），经常以组合形式使用。

胰岛素使用的一个典型方法是基础联合餐时"basal-bolus"方案，通过皮下胰岛素输注（或泵入疗法）或 MDI，在这种方案中，胰岛素在饭前以餐前大剂量形式使用，剂量与碳水化合物的总摄入量相匹配，而基础胰岛素随时间的推移始终在体内发挥作用。还有其他的 MDI 方法，则是利用不同类型的胰岛素进行治疗。患者可以根据进食的食物量、体力活动情况来调整胰岛素剂量，或者可以将膳食和体力活动视为恒定的，以便每天匹配恒定的胰岛素剂量。减少胰岛素剂量是预防运动中和/或运动后低血糖的首选方法，但是这需要在运动前提前计划好。可能需要增加碳水化合物的摄入量来应对计划外的运动量[42]。患者可通过自我血糖监测、相关知识和自我经验学会保持这些方面的平衡。

框 20-2

ADA 关于 T1DM 的共识营养建议摘要

- 宏量营养素的分配应基于对当前饮食模式、偏好和代谢目标的个体化评估。
- 增加纤维摄入量，最好是通过食物[蔬菜、豆类（豆子、豌豆和扁豆）、水果和全谷物]或通过膳食补充剂，可能有助于适度降低糖化血红蛋白。
- 建议减少碳水化合物的总摄入量以改善血糖。
- 糖尿病和糖尿病前期患者应在糖尿病自我管理与教育支持、医学营养疗法期间进行饮食紊乱的筛查和评估，营养治疗应适应这些紊乱。
- 糖尿病或糖尿病前期患者饮酒适度（成年女性每天一杯或更少，成年男性每天两杯或更少），并就饮酒后迟发性低血糖的症状、体征和自我管理进行咨询，尤其是在使用胰岛素或胰岛素促泌剂时。
- 对于 T1DM 患者，建议在强化胰岛素治疗中使用碳水化合物计数法来改善血糖。
- 对于每天使用固定胰岛素剂量的成年人，在考虑胰岛素作用时间的同时，固定摄入碳水化合物时间和数量，可以改善血糖，降低低血糖风险。
- 当食用含有碳水化合物，且高脂和/或高蛋白混合餐时，胰岛素剂量不应仅基于碳水化合物计数。建议谨慎增加进餐时胰岛素剂量；连续血糖监测或自我血糖监测应指导是否给予额外胰岛素的决策。
- 纠正高血糖是治疗胃轻瘫的一种策略，因为急性高血糖会延迟胃排空。
- 使用连续血糖监测和/或胰岛素泵治疗可能有助于指导胃轻瘫的 T1DM 或 T2DM 患者的胰岛素给药剂量和时间安排。

Adapted from American Diabetes Association[42]。

框 20-3

T1DM 的 MNT 实施策略综述

- 为糖尿病患者提供咨询时，实现血糖目标的关键策略应包括评估当前的饮食摄入量，然后进行个性化指导，以优化用餐时间和食物选择，并指导药物和体力活动建议。
- 在糖尿病护理中，所有 RDN 进行 MNT 时应评估和监测与营养护理计划相关的药物变化。胰岛素治疗的计划应使胰岛素的作用与生活方式相匹配。
- 在保持生活方式一致的同时，应监测血糖水平。
- 创建调整胰岛素以适应生活方式灵活性的算法，并纠正不在目标范围内的血糖水平。

Adapted from 2019 American Diabetes Association recommendations[42].

二、2 型糖尿病

（一）如何最大化提高胰岛素敏感性以降低罹患 2 型糖尿病的风险

加重人体胰岛素抵抗的最重要的环境和可变的因素是超重、缺乏运动、吸烟和睡眠不足。增加肌肉量和减少腹部脂肪量均能显著改善胰岛素敏感性[14,50]。因此，减重和体育锻炼（尤其是抗阻运动）相结合，是降低 T2DM 和 CVD 发病风险的理想生活干预方式。

然而，饮食中的成分对于胰岛素抵抗已被证明具有独立的附加效果。相关观察性研究和干预试验表明，宏量营养素分布（即脂肪、碳水化合物、蛋白质供能比）和个体的宏量营养素的质量直接影

表 20-3　**胰岛素制剂：起效、峰值和持续时间**

胰岛素	起效时间	峰值时间	作用时间
速效			
天冬氨酸胰岛素类似物	4 分钟	～1 小时	3～5 小时
天冬氨酸胰岛素类似物	1～20 分钟	0.5～2.5 小时	3～5 小时
胰岛素类似物			
赖谷胰岛素	20 分钟	1～2 小时	3～6 小时
常规胰岛素	30～60 分钟	2～4 小时	6～10 小时
中效			
NPH 胰岛素	2～4 分钟	4～8 小时	14～24 小时
慢胰岛素锌悬液	2～4 小时	4～15 小时	16～24 小时
长效			
特慢胰岛素	3～4 小时	8～14 小时	18～24 小时
甘精胰岛素	1～2 小时	无高峰	长达 24 小时
	1～2 小时	无高峰	长达 24 小时
	6 小时	无高峰	24～36 小时
地特胰岛素	1～2 小时	最小	长达 24 小时
德古	1～4 小时	无显性峰值	约 42 小时

摘自 Wylie-Rosett et al（2006），Bennett JA；RPh，FACA，CDE

响胰岛素敏感性。特别是脂肪和碳水化合物的数量和质量是影响胰岛素抵抗和 T2DM 病情进展的因素。

（二）饮食结构与 2 型糖尿病

1. 膳食脂肪和胰岛素敏感性　数十年来，人们一直在争论膳食脂肪和碳水化合物对胰岛素敏感性的影响。一些争议源于对动物与人类的不同研究发现以及不同实验设计。在动物模型中，高脂肪、蔗糖或果糖的饮食可以诱导胰岛素抵抗。然而，一次运动或一次高淀粉餐可以在 24 小时内完全逆转这一缺陷。一些人体研究表明，高脂肪摄入与胰岛素敏感性受损有关，但会因脂肪类型和受试者类型而改变。Vessby[36] 通过对人类进行钳夹研究，首次证明起初健康但后期发展为 T2DM 的男性，其胰岛素抵抗与血脂中饱和脂肪酸比例高和不饱和脂肪酸比例低有关。

后来发现，骨骼肌细胞膜中磷脂的脂肪酸模式与健康男性的胰岛素敏感性直接相关[51]。具体而言，具有 20～22 个碳原子的长链脂肪酸的比例与胰岛素敏感性密切相关。然而，骨骼肌细胞膜中的磷脂脂肪酸模式不仅受饮食影响，还受体力活动量和肌纤维组成的影响[51]。

关于脂肪类型对胰岛素敏感性的影响，最令人信服的证据来自对 100 多项随机对照试验（共 4 220 名成人）的荟萃分析，这些试验通过调整脂肪、反式脂肪和膳食纤维，来用饱和脂肪酸（saturated fatty acid，SFA）、单不饱和脂肪酸（monounsaturated fatty acid，MUFA）和多不饱和脂肪酸（polyunsaturated fatty acid，PUFA）等能量替代碳水化合物[52]。在最终结果分析中，用 SFA 代替 5% 总能量的碳水化合物，对空腹血糖没有显著影响，只降低了少量的空腹胰岛素水平。而用 MUFA 代替碳水化合物时，结果显示适度降低了 HbA1c、2 小时后胰岛素和 HOMA-IR 值。然而，用 PUFA 代替 SFA 可以改善空腹血糖、HbA1c、C 肽和 HOMA。在使用金标准方法去测定胰岛素急性反应情况下，PUFA 显著提高了胰岛素分泌能力。关于饮食相关研究表明，PUFA 产生的胰岛素敏感性最高，其次是 MUFA，然后是 SFA[52]。

2. 膳食碳水化合物和胰岛素敏感性　近年来，围绕碳水化合物最佳摄入量的争议越来越多。在健康的年轻人中，用等能量碳水化合物（占总能量 57%）代替饱和脂肪在 4 周内改善了胰岛素敏感性[53]。同样，一项对此专门设计的实验研究结果表明，对于年轻男性最佳胰岛素敏感性出现在碳水化合物占 41% 总能量时，对于老年男性则出现在碳水化合物占总能量 85% 时[54]。

与脂肪一样，碳水化合物的质量即全谷物的含量、膳食纤维、单糖的比例和高碳水化合物饮食的膳食 GI 对于胰岛素敏感性可能是至关重要的，每一种对其都有独立的影响。事实证明，摄入不含纤维的碳水化合物可能会产生有害影响。在糖尿病患者中，较高比例碳水化合物摄入有可能提高餐后血糖，增加胰岛素需求，这可能会加剧胰岛素抵抗。在 21 天住在代谢病房的条件下，10 名 2 型患者在高碳水化合物（占总能量 60%）或低碳水化合物（占总能量 35%）饮食（与纤维相匹配）下，根据葡萄糖钳夹判断，肝脏和外周胰岛素敏感性保持不变[55]。然而本研究中的患者接受了胰岛素治疗，胰岛素的使用可能从根本上影响高碳水化合物膳食的代谢能力。

根据 Framingham Offspring 研究，对 3 000 个体进行了横断面分析，发现全谷物、所有来源的总纤维量及谷物和水果的纤维量与 HOMA-IR 呈负相关[56]。而与碳水化合物总摄入量或精制谷物的摄入量无关。

根据相关横断面研究，较高的全谷物摄入量也与胰岛素敏感性直接相关，其中胰岛素敏感性是通过频繁抽样胰岛素改良静脉葡萄糖耐量试验（frequently sampled insulin-modiffied intravenous glucose tolerance test，FSIGTT）进行评估[57]。对高膳食纤维和全谷物摄入量的前瞻性研究的荟萃分析结果具有互补性，具有显著的剂量反应证据，表明（但未证明）T2DM 和总全因死亡率之间存在因果关系[58]。观察到摄入 25～29g/d 纤维和 40～50g/d 全谷物的风险最低。

遗憾的是，这些关于碳水化合物质量的强有力的观察结果并没有得到具有临床结果的随机对照试验（randomized controlled trial，RCT）的良好支持[59,60]。一项小型但设计良好的干预研究中纳入了 6～10 份早餐麦片、面包、米饭、意大利面、松饼、饼干和全谷物或精制谷物（这两种情况下大多磨成面粉）制作的饮食。其中 55% 的能量来自碳水化合物，30% 能量来自脂肪。使用葡萄糖钳夹检测出，全谷物饮食 6 周后的胰岛素敏感性高于精谷物饮食[59]。遗憾的是，这一发现并没有在更大规模的 WholeHeart 研究中得到证实。在该研究中，316 名受试者每天摄入 60～120g 全谷物食物的时间长达 16 周[60]。

3. 果糖和蔗糖 果糖和蔗糖（由葡萄糖和果糖组成的双糖）的作用对胰岛素敏感性的影响仍然存在争议。动物研究表明，通常来说，用极高的摄入量（如总能量的 70%）喂养，或加入溶液以代替水喂养，结果显示与摄入淀粉或葡萄糖相比，摄入果糖和蔗糖的不利影响更大[61]。当对果糖和葡萄糖进行直接比较时发现果糖是罪魁祸首。

关于人类研究证据表明，果糖和蔗糖含量非常高会导致胰岛素抵抗增加[62]。然而，这些发现与典型用量的相关性受到了质疑[63]。果糖和蔗糖的实际用量可能会对胰岛素敏感性产生有益影响。在瘦且健康的年轻男性中，通过两步钳夹法评估结果显示，含 25% 蔗糖的饮食比含 1% 蔗糖的饮食产生更高的胰岛素敏感性[64]。同样，一项针对 T2DM 患者的研究表明，通过血糖钳夹术测得，果糖占总能量 10% 的饮食可使胰岛素敏感性提高 34%[65]。在这项研究中，患者生活在医院，医院提供所有食物。最后，使用葡萄糖激酶钳夹，应用 13% 果糖和蔗糖饮食 3 个月后，没有发现对胰岛素敏感性的影响[66]。然而，可以想象，在非常高的摄入量（>30% 总能量）下，果糖和蔗糖会对胰岛素敏感性产生不利影响。

4. 低 GI 饮食 在一些研究中，低 GI 饮食中碳水化合物的消化和吸收更慢，导致餐后血糖降低，这可能改善胰岛素敏感性，但类似情况在其他研究中则没有。在 Framingham 队列研究中，膳食 GI 和血糖负荷（glycemic load，GL）与胰岛素抵抗直接相关，GI 最高五分位的胰岛素抵抗比 GI 最低五分位高约 10%[56]。在钳夹过程中，与宏量营养素匹配的高 GI 饮食相比，连续 4 周食用低 GI 饮食的 T2DM 患者的血液葡萄糖摄取量高 45%[67]。

α-葡萄糖苷酶抑制剂阿卡波糖能减缓碳水化合物的消化，但不会被全身循环吸收，也能提高胰岛素敏感性，从而提供了其原理的证据[68]。根据对葡萄糖耐量试验的胰岛素敏感性指数判断，低 GI 饮食改善了多囊卵巢综合征女性的胰岛素敏感性[69]，但根据葡萄糖钳夹判断，对瘦且有活力的年轻男性的胰岛素敏感性没有改善[64]。在老年肥胖患者中，7 天的低 GI 饮食结合运动训练与高 GI 饮食结合运动结果一样，均改善了钳夹源性胰岛素敏感性，但低 GI 饮食对收缩压和最大摄氧量有更大的益处[70]。在儿童和青少年中，与高 GI 饮食相比，低 GI 饮食使 HOMA-IR 有更显著的改善[71]。最后，在一项随机对照试验的荟萃分析中，比较了超重和肥胖成年人减重时采用的高 GI 饮食和低 GI 饮食，空腹胰岛素在低 GI/GL 组显著降低[72]。相反在 163 名超重成人（无糖尿病）中，与高 GI 饮食相比，3～5 周的低 GI 饮食并没有改善胰岛素敏感性、血脂水平或收缩压[73]。

5. 微量营养素与胰岛素抵抗　胰岛素敏感性也与特定微量营养素的摄入有关。镁是碳水化合物代谢重要辅酶，根据血清镁来判断镁是否缺乏，膳食中镁浓度与胰岛素抵抗和 T2DM 风险增加有关[74]。在超过 240 000 名参与者和超过 17 000 例 T2DM 患者参与的 4 个主要队列研究中，较高的镁摄入量与较低的 T2DM 风险相关[75]。与高质量碳水化合物饮食组相比，低质量碳水化合物（即高 GI 或低谷类纤维）饮食组的与 T2DM 相关性更强。因为研究力度不足，在 T2DM 治疗中补充镁（通过改善糖耐量）的临床证据有限，结果也各不相同。在随机对照试验研究中发现，给予 T2DM 合并镁缺乏受试者镁补充剂可改善 HOMA-IR[76]。

铬改善胰岛素敏感性仍然存在争议。铬显然对碳水化合物的代谢至关重要，但它在饮食中广泛存在，而且缺乏的情况很少见。越来越多的证据表明，特别是以吡啶甲酸铬的形式以更高剂量（1 000μg/d）补充铬是安全的，并且可以改善胰岛素敏感性和葡萄糖耐受性[77]。在一项荟萃分析中，补充铬改善了多囊卵巢综合征妇女（一组具有内在胰岛素抵抗的群体）和糖尿病患者的 HOMA-IR。然而量级很小，临床相关性不确定[78]。

维生素摄入量和状态也可能维持胰岛素敏感性。例如，脂类氧化可能是导致线粒体功能受损的一种机制。在健康个体中观察到，胰岛素介导的葡萄糖代谢与脂溶性抗氧化维生素、化合物（包括叶黄素、类胡萝卜素和维生素 E）的血浆浓度变化相关[79]。然而在其他横断面研究中显示，根据 FSIGTT 的判断，抗氧化维生素 C 和 E 与胰岛素敏感性没有关系[80]。在加利福尼亚州对 126 名健康的葡萄糖耐受者进行的一项研究中发现，25（OH）D 的浓度与钳夹导出的胰岛素敏感性独立相关[81]。低维生素 D 患者患胰岛素抵抗的可能性也高出三倍。

根据比较高钠饮食与低钠饮食后的血压差异时发现，瘦型原发性高血压患者的血压盐敏感性也与胰岛素抵抗密切相关[82]。

（三）饮食与 2 型糖尿病

没有一种单一的饮食适合所有患有 T2DM 或有 T2DM 风险的人。但是，荟萃分析表明，一系列基于循证医学的饮食方法可能是有益的，包括高碳水化合物 / 低脂、低碳水化合物 / 高脂肪低血糖指数、地中海饮食和高蛋白饮食[83]。对于 T2DM 高危人群，素食和纯素饮食[84]、DASH 饮食[85] 以及北欧饮食[86] 也与 T2DM 风险降低相关。

1. 高碳水化合物饮食与低碳水化合物饮食　里程碑式的研究作为改变饮食可以改善胰岛素抵抗和 / 或 β 细胞功能观点的最佳证据，在这些研究中，强化生活方式干预可以预防或延缓从 IGT 到 T2DM 糖尿病的进展[87,88]。两项研究都采用了低脂、高碳水化合物饮食（脂肪供能 30%，10% 来自饱和脂肪）与体育活动相结合方式，以达到减肥的目的。这些发现被认为是推荐低脂、高碳水化合物饮食的合理依据。很可能是减肥本身起到了最重要的作用，而对于代谢综合征患者来说，低脂饮食的优越性值得怀疑。

低碳水化合物饮食也被证明在短期内对 T2DM 患者的血糖控制有效。2017—2018 年发表的三项荟萃分析均显示，在 6 个月时，低碳水化合物饮食（<45% 总能量）比高碳水化合物饮食（>45% 总能量）糖化血红蛋白降低的程度更大，当碳水化合物饮食限制在 <26% 总能量时，其改善更大。然而，一种饮食相对于另一种饮食的益处在 12 个月时不再明显。同样，低碳水化合物饮食在 6 个月时体重下降幅度更大，然而三项荟萃分析中只有一项显示，与传统的高碳水化合物饮食相比，在 12 个月时低碳水饮食仍持续受益。

低碳水化合物饮食的一个担忧是由此导致的饮食脂肪比例增加，从而对心血管疾病生物标志物产生潜在影响。为了解决这个问题，在 115 名超重和肥胖的 T2DM 成年人中，将低能量极低碳水化合物（总能量的 14%）、高不饱和脂肪饮食与相同能量的低脂高碳水化合物（总能量的 53%）饮食进行了比较。2 年后，两种饮食都能使体重和 HbA1c 降低，且在统计学上和临床上都有意义，但两种饮食之间没有差异[89]。

2. GI/GL　荟萃分析显示，对于 T1DM、T2DM 或 IGT 患者，低 GI/GL 饮食可以改善 HbA1c、空腹血

糖、体重指数、总胆固醇和低密度脂蛋白胆固醇[90,91]。

在前瞻性观察研究中，碳水化合物摄入量（无论高或低）通常不是 T2DM 或 CVD 发展的独立预测因子。然而在荟萃分析中，碳水化合物摄入的质量（评估为较高的 GI 或 GL）与 T2DM[92,93] 和 CVD 的风险呈一致的正相关[94]。在膳食 GI 或 GL 较高且谷类纤维摄入量较低的人群中，相对风险最高（>2）[95]。一些人群研究已经证明，摄入高 GI 碳水化合物，而不是低 GI 碳水化合物，患心血管疾病的风险就越大[96]。

3. 地中海饮食　地中海饮食近年来日益流行，它可以帮助人们解决一系列健康问题，包括肥胖和 T2DM 的预防和管理。顾名思义，这种饮食基于地中海地区传统的食物和饮食模式，包括蔬菜、水果、鱼、豆类、坚果、橄榄和葡萄酒。荟萃分析显示，采用地中海饮食可降低代谢综合征[97,98] 和 T2DM 的风险[99,100]。对两项长期 RCT 的荟萃分析显示，在 2~5 年随访期间，代谢综合征缓解的概率增加了 49%[101]。对于已经确诊为 T2DM 的患者，与常规治疗相比，HbA1c 显著降低了 -0.31%（-0.61%~-0.03%）[102]。

极低能量饮食（very-low-calorie diets，VLCD）；低能量饮食（low-calorie diets，LCD）[3.3~5.0MJ/d（800~1 200kcal/d）和 VLCD[2.1~3.3MJ/d（500~800kcal/d）] 是通过使用特殊配方、营养全面的代餐食品，并在医疗监督和饮食支持下实现的。它们已被证明能在 12 周内减轻约初始体重 15%，并显著减少糖尿病前期和 T2DM 肥胖成人患者 6 个月后的血糖水平[103]。前瞻性研究表明，84% 的超重成人糖尿病前期患者使用 VLCD 代餐在 8 周内实现了体重减轻≥8% 的目标[104]。在研究参与者中，64% 仅存在 IFG，13% 仅存在 IGT，23% 同时存在 IFG 和 IGT。体重平均减轻 11kg（11% 总体重），同时糖尿病前期危险因素的指标显著改善，包括脂肪量、臀围、HOMA-IR 和代谢综合征 Z 评分。

在 DiRECT（疗效评估）试验中，对于 T2DM 也有类似的发现[105]。该试验招募了 149 名参与者，接受结构化体重管理计划（包括 12~20 周的全代餐）或标准护理。1 年后，46% 干预参与者的 T2DM 病情得到缓解，24% 参与者体重至少减轻了 15kg。2 年后，36% 干预参与者的 T2DM 病情得到缓解，11% 参与者体重至少减轻了 15kg。

综上所述，这些研究表明，尽管宏量营养素分布不同，但降低 T2DM 发生风险或改善 T2DM 病情管理的饮食方法具有统一的机制，即降低餐后血糖和高胰岛素血症的。因此，任何有助于降低血糖而不增加血脂异常的饮食都有可能提高胰岛素敏感性，减轻 β 细胞的负担。

三、妊娠期糖尿病

在孕晚期，母体胰岛素抵抗会逐渐发展，有助于为生长中的胎儿提供更多的养料、葡萄糖和脂质。胎盘分泌的生长激素已被证明与妊娠期胰岛素敏感性的变化关系最为密切[106]。生长激素除了直接降低胰岛素受体的表达外，还会减少胰岛素信号转导，并减少 GLUT4 向肌肉质膜的转位。它还通过胎盘刺激胰岛素样生长因子 -2（insulin-like growth factors-2，IGF-2）的表达，从而降低 β 细胞中葡萄糖刺激的胰岛素生产的阈值，并增加母体循环中的胰岛素。

四、对管理的影响

代谢综合征、胰岛素抵抗和超重 / 肥胖三联征密切相关[10]。与正常人群相比，超重 / 肥胖人群的体重减轻可改善胰岛素抵抗和代谢综合征的临床表现。因此，管理的目标应该是通过增加体力活动和饮食调整来减轻体重和维持体重减轻。通常需要减少总能量摄入实现减重。

五、解决未回答的问题

尽管人们对饮食对胰岛素抵抗的影响以及糖尿病的预防和管理有了许多新的认识，但许多问题仍然没有答案[63]。膳食指南仍然基于观察性研究的数据，因此受到混杂因素和其他方法问题的影响。大多数随机对照试验都很短，依赖于预防措施，缺乏盲法，不控制饮食组之间的治疗强度，依从性有限。有效性研究中的其他相关考虑因素包括影响依从性的行为和环境因素（如食物供应和负担能力）。这些争议的解决将需要进行以机制为导向喂养研究和长期临床试验，前瞻性观测研究，以及对经济和环境影响的检验。

虽然胰岛素抵抗在 T2DM 和 GDM 病情发展中起重要作用，但其潜在机制和分子途径仍然不清楚。不良饮食，包括宏量营养素的数量和质量，被认为是肥胖和 T2DM 的主要危险因素。然而，治疗和预防的最佳饮食仍然存在争议。关注点从过去对脂肪的数量、类型和比例的强调转移到对碳水化合物数量和类型的考虑。

　　碳水化合物的质量,尤其是与纤维类型(可溶性与不溶性)、GI、糖(添加糖、游离糖、水果和蔬菜中天然存在的糖)和淀粉(快速消化、缓慢消化、抗性淀粉)的关系,无法用简单的指标来概括。碳水化合物消化率和餐后对血糖的影响反映在饮食的 GI 和 GL 中,需要进一步研究。目前的证据表明,

GI 和 GL 是重要的因果食物标志物,可预测欧洲、北美和一些亚洲国家 T2DM 的发展[92,93]。然而,来自非洲、南美、印度和中国的研究相对较少。

　　随着全球肥胖、GDM 和 T2DM 的负担日益加重,有必要确定饮食中哪些方面可以被食品行业调控,同时又能为消费者所接受。在一些国家,增加全谷物食品、纤维和植物蛋白的摄入量已经得到证实,但大多数消费者可能无法接受。

研究空白

- 碳水化合物总摄入量的减少(目前通常占总能量的 45% 和 65%)是否有助于控制普通人群和易感人群的体重?
- 低碳水化合物饮食在代谢综合征、T2DM 治疗以及 T1DM 管理中的作用是什么?
- 在 T1DM 中,我们能否改进"碳水化合物计数"和结合其他营养信息(如膳食中的脂肪和蛋白质含量),以调整当前胰岛素剂量算法?
- 由严重碳水化合物限制引起的酮症是否有任何独特的代谢益处? 如果有,在什么临床环境下,其饮食是可取的?
- 添加糖(或游离糖)应限制在何种水平,以实现最佳个人健康和整体人口健康?
- 用葡萄糖基甜味剂代替添加糖中的果糖会带来代谢益处还是危害?
- 用不易消化的糖、糖醇或人工甜味剂替代游离糖会对健康有益还是有害(如对微生物群产生意想不到的影响)?
- 用其他加工过的碳水化合物代替含果糖的糖有好处吗?
- 增加抗性淀粉的摄入量会带来健康益处吗?
- 用其他高碳水化合物(水果、豆类)或高脂肪(坚果、种子、鳄梨)的全植物食品代替全谷物对健康有什么影响?
- 不同类型的碳水化合物对人群患癌症、神经退行性疾病和认知功能的风险有哪些长期影响?
- 哪些基于碳水化合物的食品能实现健康益处、环境可持续性、成本和公众接受度的最佳组合?

* Modified from[63]。

致谢

　　本章包含 2012 年国际生命科学研究所的 Erdman JW、Macdonald IA 和 Zeisel SH 编辑,Wiley-Blackwell 出版的第 10 版《现代营养学》中由 Jacks LM、Wylie-Rosett J 和 Mayer-Davis EJ 撰写的题目为"糖尿病"的章节以及由 Brand-Miller J 和 Colaguiri S 撰写的题目为"胰岛素抵抗和代谢综合征"的章节的更新,本次更新的部分内容摘自之前出版的章节,并感谢前作者的贡献。

（简枭 译）

参 考 文 献

1. American Diabetes Association. Diagnosis and classification of diabetes mellitus. *Diabetes Care*. 2014;37(Suppl. 1):S81–S90.
2. International Diabetes Federation. *IDF Diabetes Atlas*. 9th edn. Brussels, Belgium: International Diabetes Federation; 2019.
3. International Diabetes Federation. 2019 (Atlas. to be published).
4. Shepherd PR, Kahn BB. Glucose transporters and insulin action — implications for insulin resistance and diabetes mellitus. *N Engl J Med*. 1999;341(4):248–257.
5. Wang CCL, Goalstone ML, Draznin B. Molecular mechanisms of insulin resistance that impact cardiovascular biology. *Diabetes*. 2004a;53:2735.
6. Petersen MC, Shulman GI. Mechanisms of insulin action and insulin resistance. *Physiol Rev*. 2018;98(4):2133–2223.
7. DeFronzo RA, Ferrannini E. Pathogenesis of NIDDM: a balanced overview. *Diabetes Care*. 1992;15:318–368.
8. Thorens B, Mueckler M. Glucose transporters in the 21st century. *Am J Physiol Endocrinol Metab*. 2009;298(2):E141–E145.

9. Draznin B. Molecular mechanisms of insulin resistance. In: Zeitler P, Nadeau K, eds. *Insulin Resistance. Childhood Precursors and Adult Disease.* Humana Press; 2008.

10. Defronzo RA. From the triumvirate to the ominous octet: a new paradigm for the treatment of type 2 diabetes mellitus. *Diabetes.* 2009;58:773–795.

11. Vernon R. Endocrine control of metabolic adaptation during lactation. *Proc Nutr Soc.* 1989;48:23–32.

12. McMillen I, Robinson JC. Developmental origins of the metabolic syndrome: prediction, plasticity, and programming. *Physiol Rev.* 2005;85:571–633.

13. Cnop M, Landchild MJ, Vidal J, et al. The concurrent accumulation of intra-abdominal and subcutaneous fat explains the association between insulin resistance and plasma leptin concentrations: distinct metabolic effects of two fat compartments. *Diabetes.* 2002; 51:1005–1015.

14. Barzilai N, She L, Liu BQ, et al. Surgical removal of visceral fat reverses hepatic insulin resistance. *Diabetes.* 1999;48:94–98.

15. Helmerhorst HJF, Wijndaele K, Brage SR, et al. Objectively measured sedentary time may predict insulin resistance independent of moderate- and vigorous-intensity physical activity. *Diabetes.* 2009;58(8):1776–1779.

16. Dickinson S, Colagiuri S, Faramus E, et al. Postprandial hyperglycemia and insulin sensitivity differ among lean young adults of different ethnicities. *J Nutr.* 2002;132:2574–2579.

17. Bogardus C. Insulin resistance in the pathogenesis of NIDDM in Pima Indians. *Diabetes Care.* 1993;16:228–231.

18. McCarthy MI. Genomics, type 2 diabetes, and obesity. *N Engl J Med.* 2010;363(24):2339–2350.

19. Concannon P, Rich SS, Nepom GT. Genetics of type 1a diabetes. *N Engl J Med.* 2009;360:1646–1654.

20. Abdul-Rasoul M, Habib H, Al-Khouly M. The honeymoon phase' in children with type 1 diabetes mellitus: frequency, duration, and influential factors. *Pediatr Diabetes.* 2006;7:101–107.

21. Fourlanos S, Narendran P, Byrnes GB, et al. Insulin resistance is a risk factor for progression to Type 1 diabetes. *Diabetologia.* 2004; 47(10):1661–1667.

22. Ferrara A. Increasing prevalence of gestational diabetes mellitus. *Diabetes Care.* 2007;30:S141–S146.

23. Himsworth H. Diabetes mellitus: its differentiation into insulin-sensitive and insulin-insensitive sub-types. *Lancet.* 1936;227:127–130.

24. Goran M, Gower B. Longitudinal study on pubertal insulin resistance. *Diabetes.* 2001;50:2444–2450.

25. Butte N. Carbohydrate and lipid metabolism in pregnancy: normal compared with gestational diabetes mellitus. *Am J Clin Nutr.* 2000;71:1256S–1261S.

26. Facchini F, Hua N, Abbasi F, Reaven G. Insulin resistance as a predictor of age-related diseases. *J Clin Endocrinol Metab.* 2001;86(8): 3574–3578.

27. Mikhail N. The metabolic syndrome: insulin resistance. *Curr Hypertens Rep.* 2009;11:156–158.

28. Alberti KG, Eckel RH, Grundy SM, et al. Harmonizing the metabolic syndrome: a joint interim statement of the International Diabetes Federation Task Force on Epidemiology and Prevention; National Heart, Lung, and Blood Institute; American Heart Association; World Heart Federation; International Atherosclerosis Society; and International Association for the Study of Obesity. *Circulation.* 2009;120:1640–1645.

29. Simmons R, Alberti K, Gale E, et al. The metabolic syndrome: useful concept or clinical tool? Report of a WHO Expert Consultation. *Diabetologia.* 2010;53:600–605.

30. Dyson JK, Anstee QM, McPherson S. Republished: non-alcoholic fatty liver disease: a practical approach to treatment. *Postgrad Med J.* 2015;91:92–101.

31. Semenkovich CF. Insulin resistance and a long, strange trip. *N Engl J Med.* 2016;374(14):1378–1379.

32. Barnes PJ, Karin M. Nuclear factor-kappaB: a pivotal transcription factor in chronic inflammatory diseases. *N Engl J Med.* 1997;336: 1066–1071.

33. Rabe K, Lehrke M, Parhofer KG, et al. Adipokines and insulin resistance. *Mol Med.* 2008;14(11):741–751.

34. Matthews DR, Hosker J, Redenski A, et al. Homeostasis model assessment: insulin resistance and beta-cell function from fasting plasma glucose and insulin concentrations in man. *Diabetologia.* 1985;28:412–419.

35. Bergman RN, Zaccaro DJ, Watanabe RM, et al. Minimal model-based insulin sensitivity has greater heritability and a different genetic basis than homeostasis model assessment or fasting insulin. *Diabetes.* 2003;52:2168–2174.

36. Vessby B. Dietary fat and insulin action in humans. *Br J Nutr.* 2000; 83:S91–S96.

37. Hamman RF, Bell RA, Dabelea Jr D, et al. The SEARCH for diabetes in youth study: rationale, findings, and future directions. *Diabetes Care.* 2014;37:3336–3344.

38. American Diabetes Association. Position statement: diagnosis and classification of diabetes mellitus. *Diabetes Care.* 2010;33: S62–S69.

39. Atkinson MA. ADA Outstanding Scientific Achievement Lecture 2004: thirty years of investigating the autoimmune basis for type 1 diabetes: why can't we prevent or reverse this disease? *Diabetes.* 2005;54:1253–1263.

40. Muntoni S, Muntoni S. Epidemiological association between some dietary habits and the increasing incidence of type 1 diabetes worldwide. *Ann Nutr Metab.* 2006;50:11–19.

41. Wang CCL, Goalstone ML, Draznin B. Molecular mechanisms of insulin resistance that impact cardiovascular biology. *Diabetes.* 2004b;53:2735–2740.

42. Evert AB, Dennison M, Gardner CD, Garvey WT, Lau KH, MacLeod J, Mitri J, Pereira RF, Rawlings K, Robinson S, Saslow L, Uelmen S, Urbanski PB, Yancy WS. Nutrition therapy for adults with diabetes or prediabetes: a consensus report. *Diabetes Care.* 2019;42(5):731–754.

43. Bell KJ, Fio CZ, Twigg S, et al. Amount and type of dietary fat, postprandial glycemia, and insulin requirements in type 1 diabetes: a randomized within-subject trial. *Diabetes Care.* 2020;43: 59–66.

44. Bell KJ, Smart CE, Steil GM, et al. Impact of fat, protein, and glycemic index on postprandial glucose control in type 1 diabetes: implications for intensive diabetes management in the continuous glucose monitoring era. *Diabetes Care.* 2015;38:1008–1015.

45. Diabetes Control and Complications Trial Research Group. The effect of intensive treatment of diabetes on the development and progression of long-term complications in insulin-dependent diabetes mellitus. *N Engl J Med.* 1993;329:977–986.

46. Diabetes Control and Complications Trial Research Group. Weight gain associated with intensive therapy in the diabetes control and complications trial. *Diabetes Care.* 1988;1:567–573.

47. Delahanty LM, Nathan DM, Lachin JM, et al. *Am J Clin Nutr.* 2009; 89:518–524.

48. Genuth S, Sun W, Cleary P, et al. Glycation and carboxymethyllysine levels in skin collagen predict the risk of future 10-year progression of diabetic retinopathy and nephropathy in the diabetes control and complications trial and epidemiology of diabetes interventions and complications participants with type 1 diabetes. *Diabetes.* 2005;54:3103–3111.

49. Nathan DM, Cleary PA, Backlund JY, et al. Intensive diabetes treatment and cardiovascular disease in patients with type 1 diabetes. *N Engl J Med.* 2005;353:2643–2653.

50. Balkau B, Mhamdi L, Oppert JM, et al. Physical activity and insulin sensitivity: the RISC study. *Diabetes.* 2008;57:2613–2618.

51. Borkman M, Storlien L, Pan D, et al. The relationship between insulin sensitivity and the fatty acid composition of skeletal-muscle phospholipids. *N Engl J Med.* 1993;32:238–244.

52. Imamura F, Micha R, Wu JH, et al. Effects of saturated fat, polyunsaturated fat, monounsaturated fat, and carbohydrate on glucose-insulin homeostasis: a systematic review and meta-analysis of randomised controlled feeding trials. *PLoS Med.* 2016;13: E1002087.

53. Perez-Jimenez F, Lopez-Miranda J, Pinillos M, et al. A Mediterranean and a high carbohydrate diet improve glucose metabolism in healthy young persons. *Diabetologia.* 2002;44: 2038–2043.

54. Chen M, Bergman RN, Porte Jr D. Insulin resistance and beta-cell dysfunction in aging: the importance of dietary carbohydrate. *J Clin Endocrinol Metab.* 1988;67:951–957.

55. Garg A, Bonanome A, Grundy SM, et al. Comparison of a high-carbohydrate diet with a high-monounsaturated-fat diet in patients with non-insulin-dependent diabetes mellitus. *N Engl J*

Med. 1988;319:829–834.

56. McKeown N, Meigs J, Liu S, et al. Carbohydrate nutrition, insulin resistance, and the prevalence of the metabolic syndrome in the Framingham offspring cohort. *Diabetes Care.* 2004;27:538–546.

57. Liese AD, Roach AK, Sparks KC, et al. Whole-grain intake and insulin sensitivity: the insulin resistance atherosclerosis study. *Am J Clin Nutr.* 2003;78(5):965–971.

58. Reynolds A, Mann J, Cummngs J, et al. Carbohydrate quality and human health: a series of systematic reviews and meta-analyses. *Lancet.* 2019;393:434–445.

59. Pereira M, Jacobs D, Pins J, et al. Effect of whole grains on insulin sensitivity in overweight hyperinsulinemic adults. *Am J Clin Nutr.* 2002;75:848–855.

60. Brownlee I, Moore C, Chatfield M, et al. Markers of cardiovascular risk are not changed by increased whole-grain intake: the WHOLE-heart study, a randomised, controlled dietary intervention. *Br J Nutr.* 2010;104:125–134. https://doi.org/10.1017/S0007114510000644.

61. Daly ME, Vale C, Walker M. Dietary carbohydrates and insulin sensitivity. *Am J Clin Nutr.* 1997;66:1072–1085.

62. Tappy L. Fructose-containing caloric sweeteners as a cause of obesity and metabolic disorders. *J Exp Biol.* 2018;221(Pt suppl 1).

63. Ludwig DS, Hu FB, Tappy L, et al. Dietary carbohydrates: role of quality and quantity in chronic disease. *BMJ.* 2018;361:k2340.

64. Kiens B, Richter E. Types of carbohydrate in an ordinary diet affect insulin action and muscle substrates in humans. *Am J Clin Nutr.* 1996;63:47–53.

65. Koivisto VA, Yki-Harvinen H. Fructose and insulin sensitivity in patients with type 2 diabetes. *J Intern Med.* 1993;233:145–153.

66. Thorburn A, Crapo P, Griver K, Henry R. Insulin action and triglyceride turnover after long-term fructose feeding in subjects with non-insulin diabetes mellitus (NIDDM). *FASEB J.* 1988;2(5). A1201 (Abstract).

67. Rizkalla S, Taghrid L, Laromiguiere, et al. Improved plasma glucose control, whole-body glucose utilization, and lipid profile on a low-glycemic index diet in type 2 diabetic men: a randomized controlled trial. *Diabetes Care.* 2004;27:1866–1872.

68. Holman RR, Cull CA, Turner RC. A randomized double-blind trial of acarbose in type 2 diabetes shows improved glycemic control over 3 years (UKPDS 44). *Diabetes Care.* 1999;22(6):960–964.

69. Marsh KA, Steinbeck KS, Atkinson FS, et al. Effect of a low glycemic index compared with a conventional healthy diet on polycystic ovary syndrome. *Am J Clin Nutr.* 2010;92(1):83–92.

70. Solomon TP, Haus JM, Kelly KR, et al. Randomized trial on the effects of a 7-d low-glycemic diet and exercise intervention on insulin resistance in older obese humans. *Am J Clin Nutr.* 2009;90(5):1222–1229.

71. Schwingshackl L, Hobl LP, Hoffman G. Effects of low glycaemic index/low glycaemic load vs. high glycaemic index/ high glycaemic load diets on overweight/obesity and associated risk factors in children and adolescents: a systematic review and meta-analysis. *Nutrition Journal.* 2015;14:87.

72. Schwingshackl L, Hoffman G. Long-term effects of low glycemic index/load vs. high glycemic index/load diets on parameters of obesity and obesity-associated risks: a systematic review and meta-analysis. *Nutr Metab Cardiovasc Dis.* 2013;23(8):699–706.

73. Sacks FM, Carey VJ, Anderson CA, Miller 3rd ER, Copeland T, Charleston J, Harshfield BJ, Laranjo N, McCarron P, Swain J, White K, Yee K, Appel LJ. Effects of high vs low glycemic index of dietary carbohydrate on cardiovascular disease risk factors and insulin sensitivity: the OmniCarb randomized clinical trial. *JAMA.* 2014;312(23):2531–2541.

74. Huerta MG, Roemmich JN, Kington ML, et al. Magnesium deficiency is associated with insulin resistance in obese children. *Diabetes Care.* 2005;28(5):1175–1181.

75. Hruby A, Guasch-Ferre M, Bhupathiraju SN, Manson JE, Willett WC, McKeown NM, Hu FB. Magnesium intake, quality of carbohydrates, and risk of type 2 diabetes: results from three U.S. Cohorts. *Diabetes Care.* 2017;40(12):1695–1702.

76. Rodríguez-Morán M, Guerrero-Romero F. Oral magnesium supplementation improves insulin sensitivity and metabolic control in type 2 diabetic subjects: a randomized double-blind controlled trial. *Diabetes Care.* 2003;26(4):1147–1152.

77. Cefalu WT, Hu FB. Role of chromium in human health and in diabetes. *Diabetes Care.* 2004;27:2741–2751.

78. Heshmati J, Omani-Samani R, Vesali S, et al. The effects of supplementation with chromium on insulin resistance indices in women with polycystic ovarian syndrome: a systematic review and meta-analysis of randomized clinical trials. *Horm Metab Res.* 2018;50:193–200.

79. Facchini FS, Humphreys MH, DoNascimento C, et al. Relation between insulin resistance and plasma concentrations of lipid hydroperoxides, carotenoids, and tocopherols. *Am J Clin Nutr.* 2000;72(3):776–779.

80. Sanchez-Lugo L, Mayer-Davis E, Howard G, et al. Insulin sensitivity and intake of vitamins E and C in african American, hispanic, and non-hispanic white men and women: the insulin resistance and atherosclerosis study (IRAS). *Am J Clin Nutr.* 1997;66(5):1224–1231.

81. Chiu KC, Chu A, Go VLW, et al. Hypovitaminosis D is associated with insulin resistance and {beta} cell dysfunction. *Am J Clin Nutr.* 2004;79:820–825.

82. Yatabe MS, Yatabe J, Yoneda M, et al. Salt sensitivity is associated with insulin resistance, sympathetic overactivity, and decreased suppression of circulating renin activity in lean patients with essential hypertension. *Am J Clin Nutr.* 2010;92(1):77–82.

83. Ajala O, English P, Pinkney J. Systematic review and meta-analysis of different dietary approaches to the management of type 2 diabetes. *Am J Clin Nutr.* 2013;97:505–516.

84. Tonstad S, Stewart K, Oda K, et al. Vegetarian diets and incidence of diabetes in the adventist health study-2. *Nutr Metab Cardiovasc Dis.* 2013;23:292–299.

85. Liese AD, Nicols M, Sun XD, Agostino Jnr RB, Haffner SM. Adherence to the DASH Diet is inversely associated with incidence of type 2 diabetes: the insulin resistance atherosclerosis study. *Diabetes Care.* 2009;32(8):1434–1436.

86. Lacoppidan SA, Kyro C, Loft S, et al. Adherence to a healthy Nordic food index is associated with a lower risk of type-2 diabetes–The Danish Diet, Cancer and Health Cohort Study. *Nutrients.* 2015;7:8633–8644.

87. Diabetes Prevention Program Research Group. Reduction in the incidence of type 2 diabetes with lifestyle intervention or metformin. *N Engl J Med.* 2002;346:393–403.

88. Tuomilehto J, Lindstr√∂m J, Eriksson, et al. Prevention of type 2 diabetes mellitus by changes in lifestyle among subjects with impaired glucose tolerance. *N Engl J Med.* 2001;344(18):1343–1350.

89. Tay J, Thompson CH, Luscombe-Marsh ND, et al. Effects of an energy-restricted low-carbohydrate, high unsaturated fat/low saturated fat diet versus a high-carbohydrate, low-fat diet in type 2 diabetes: a 2-year randomized clinical trial. *Diabetes Obes Metab.* 2018;20:858–871.

90. Zafar MI, Mills KE, Zheng J, et al. Low-glycemic index diets as an intervention for diabetes: a systematic review and meta-analysis. *Am J Clin Nutr.* 2019;110(4):891–902.

91. Thomas D, Elliott EJ. Low glycaemic index, or low glycaemic load, diets for diabetes mellitus. *Cochrane Database Syst Rev.* 2009;1. CD006296.

92. Livesey G, Taylor R, Livesey FH, et al. Dietary glycemic index and load and the risk of type 2 diabetes: a systematic review and updated meta-analyses of prospective cohort studies. *Nutrients.* 2019a;11(6):e1280.

93. Livesey G, Taylor R, Livesey FH, et al. Dietary glycemic index and load and the risk of type 2 diabetes: assessment of causal relations. *Nutrients.* 2019b;11(6):1436.

94. Livesey G, Livesey H. Coronary heart disease and dietary carbohydrate, glycemic index, and glycemic load: dose-response meta-analyses of prospective cohort studies. *Mayo Clin Proc Inno Qual Outcomes.* 2019;3(1):52–69.

95. Ley SH, Hamdy O, Mohan V, Hu FB. Prevention and management of type 2 diabetes: dietary components and nutritional strategies. *Lancet.* 2014;383(9933):1999–2007.

96. Sieri S, Krogh V, Berrino F, et al. Dietary glycemic load and index and risk of coronary heart disease in a large Italian cohort: the EPICOR Study. *Arch Intern Med.* 2010;170(7):640–647.

97. Garcia M, Bihuniak JD, Shook J, et al. The effect of the traditional Mediterranean-style diet on metabolic risk factors: a meta-analysis. *Nutrients.* 2016;15:168.

98. Godos J, Zappala G, Bernardini S, et al. Adherence to the Mediter-

ranean diet is inversely associated with metabolic syndrome occurrence: a meta-analysis of observational studies. *Int J Food Sci Nutr.* 2017;68:138—148.

99. Koloverou E, Esposito K, Giugliano D, et al. The effect of Mediterranean diet on the development of type 2 diabetes mellitus: a meta-analysis of 10 prospective studies and 136,846 participants. *Metabolism.* 2014;63:903—911.

100. Schwingshackl L, Missbach B, Dias S, et al. Impact of different training modalities on glycaemic control and blood lipids in patients with type 2 diabetes: a systematic review and network meta-analysis. *Diabetologia.* 2014;57(9):1789—1797.

101. Esposito K, Maiorino MI, Bellastella G, Chiodini P, Panagiotaskos D, Giugliano D. A journey into a Mediterranean diet and type 2 diabetes: a systematic review with meta-analyses. *BMJ Open.* 2015;5(8):e008222.

102. Carter P, Achana F, Troughton J, et al. A Mediterranean diet improves HbA1c but not fasting blood glucose compared to alternative dietary strategies: a network meta-analysis. *J Hum Nutr Diet.* 2014;27:280—297.

103. Li Z, Tseng CH, Li Q, et al. Clinical efficacy of a medically supervised outpatient high-protein, low-calorie diet program is equivalent in prediabetic, diabetic and normoglycemic obese patients. *Nutr Diabetes.* 2014;4:e105.

104. Christensen P, Meinert Larsen T, Westerterp-Plantenga M, et al. Men and women respond differently to rapid weight loss: metabolic outcomes of a multi-centre intervention study after a low-energy diet in 2500 overweight, individuals with pre-diabetes (PREVIEW). *Diabetes Obes Metab.* 2018;20:2840—2851.

105. Lean ME, Leslie W, Barnes AC, et al. Primary care-led weight management for remission of type 2 diabetes (Direct): an open-label, cluster-randomised trial. *Lancet.* 2018;391:541—551.

106. Napso T, Yong HE, Lopez-Tello J, et al. The role of placental hormones in mediating maternal adaptations to support pregnancy and lactation. *Front Physiol.* 2018:17—1091.

第 21 章

高 血 压

Thomas A.B. Sanders, PhD, DSc

King's College London, London, United Kingdom

【摘要】 高血压是心血管疾病(cardiovascular disease, CVD)的主要危险因素,如果不及时治疗,可能导致肾衰竭。目前高血压病因不明,但它由饮食和生活方式决定,并可能起源于生命的早期发育阶段。改善孕产妇妊娠结局以及改善婴儿营养,可能是许多富裕社区人群高血压患病率长期下降的原因之一。本章节主要介绍饮食因素与高血压的关系。减少钠盐摄入、每天将饮酒量限制在比推荐量更少的范围、减重、增加水果及蔬菜摄入,可以使高血压患者收缩压(systolic blood pressure, SBP)/舒张压(diastolic blood pressure, DBP)下降 8/4mmHg,这些措施对血压正常人群以及血压正常高值人群也同样适用,并可以使 SBP/DBP 下降 4/2mmHg。然而,控制人群食盐摄入也有赖于食品公司的配合。因此,鼓励食品公司在食品加工时减少添加食盐,或使用低钠盐,也就是钾盐替代食盐,对于减少人群食盐摄入、降低高血压发病率有重要意义。即使是人群中血压的微小变化,也有可能大大降低CVD所带来的负担。

【关键词】 乙醇;出生体重;血压;肥胖;钾;食盐

第1节 正常功能及生理

一、血压的测量

血压,能使组织灌注氧合血,是由心输出量和全身血管阻力决定的。动脉血压可由血压计测量前臂外缘而得到相应血压值。而血压计则是一种与压力计相连的充气袖带组成的装置,测量时,袖带被放置在上臂周围,在记录肱动脉的声音时逐渐充气,然后放气。从听诊器中听到第一声搏动,此时汞柱指的刻度,即为 SBP,搏动声突然变弱或消失,此时汞柱所指刻度为 DBP。

血压的正常值应小于 120/80mmHg,低血压指血压小于 90/60mmHg,平均动脉压(mean arterial pressure, MAP)等于 SBP+(2×DBP)/3,主要用于脓毒症的血压监测,当患者发生低血压或 MAP < 65mmHg,更容易发生组织缺氧。

血压值可能会受到测量误差和偏差的影响,和水银血压计相比,自动血压计可以降低误差,如测量血压中 DBP 的末尾数字偏好所带来的误差等。并且,对于如晕倒、脓毒症、创伤、极高血压的低血压的监测,自动血压计更为便捷和快速。大多数指南[1]建议患者在测量血压时,休息 15 分钟后坐位行血压测量,并测量 3 次,读取相应数值,每次读数间隔 1~2 分钟,第一次的测量值应当被舍弃,第二次、第三次测量值取两次的平均数值(这两次的数值通常比第一次低)。然而,要注意"白大衣综合征",患者在诊室里测量血压时,可能会因为紧张而导致血压升高,需要在几个不同的场合进行测量以确认是否存在高血压。因此,动态血压监测装置是确诊高血压的首选。动态血压监测装置白天(16 小时)每半小时测量一次血压,夜晚(8 小时)每 1 小时测量一次血压。忽略前 3 个读数,剩余读数取平均值。用这种方法测得的数值通常比在诊室测得的血压值低 5mmHg,夜间血压通常比日间血压低。但是动态血压监测仪较昂贵,而且需要培训才能识别错误数值。家庭血压测量可以使用自动血压计,用来确认是否存在高血压以及监测血压,并且花费较低。在评估饮食习惯及生活方式改变对血压影响的时候,血压测量技术以及合适的安慰剂尤为重要。

二、肾素 - 血管紧张素 - 醛固酮系统的作用

肾素 - 血管紧张素系统(renin-angiotensin system, RAS)在调节血压以及水液平衡中起到了重要作用。当血容量降低、血钠水平低、血钾水平高时,肾脏分泌的肾素增加。肾素能催化在肝脏中产生

的血管紧张素原转化为血管紧张素 I；血管紧张素 I 随后通过血管紧张素转化酶转化为血管紧张素 II，尤其在肺部。血管紧张素 II 可以使血管收缩，并使血压急剧升高；它可以刺激肾上腺分泌醛固酮，而醛固酮可以作用于肾小管，起保钠、排钾的作用；它还作用于中枢神经系统刺激脑垂体增强渴觉，释放抗利尿激素来保水。血管紧张素 II 的作用与心脏分泌的心房钠尿肽作用相反，当血压升高时，心房钠尿肽通过使肾脏排钠、排水，而使血压下降。因此，RAS 的作用是维持血压，保持钠、钾和液体的平衡。然而，如果肾灌注减少或交感神经系统活性亢进导致 RAS 过度活跃，就会发生血压升高。

三、自主神经系统的调控作用

血压由延髓心血管中枢的自主神经系统调控，但受下丘脑和垂体之间信号传递的影响，下丘脑、垂体通过分泌抗利尿激素等调控血压。心血管中枢由三部分组成：心交感中枢，通过交感神经加快心率、增加每搏输出量；心迷走中枢，通过迷走神经刺激副交感神经产生相反的作用；血管舒缩中枢，通过刺激阻力动脉收缩调节血流。血管中的压力感受器监测血压的变化，化学感受器监测 pH 的变化（当 CO_2 增加时，pH 下降），这两者通过反馈回路维持正常血压。交感神经系统神经元分泌的去甲肾上腺素在血压的神经调节中起重要作用。

四、一氧化氮（NO）的作用

NO 是由血管内皮细胞产生的，可以引起血管舒张，在调节血管张力中起重要作用。血流剪应力能够刺激血管内皮细胞分泌 NO。NO 依赖性血管舒张受损与高血压的发生有关[2]；精氨酸补充剂可以显著降低血压[3]，反之，精氨酸代谢抑制剂，如 N^G-monomethyl-L-arginine 可以增高血压。

五、年龄相关性血压变化

年轻女性的平均血压低于男性，通常 SBP/DBP 比男性低 10/5mmHg。然而，绝经前后女性血压升高，这是由于卵巢激素，尤其是雌激素，具有保护性作用。SBP 随年龄增加而增长，DBP 在 60 岁前随 SBP 升高而升高，在 60 岁之后往往会下降。年龄相关性 SBP 升高可能与 RAS 活性降低以及交感神经系统活性增高有关。

第 2 节 病 理 生 理

一、异常生理或功能

高血压是指 SBP≥140mmHg，或 DBP≥90mmHg[1]（表 21-1），通常由小动脉（阻力血管）对血流阻力增加引起，而不是心输出量增加。高血压是一个自我放大的过程，在这个过程中，小动脉壁平滑肌由于血压增高而逐渐增厚，这些肌肉较多的动脉壁受到刺激后又进一步增加了外周血管阻力。

表 21-1　血压的分类

类别	SBP/mmHg	DBP/mmHg
理想	<120	<80
正常高值	120～129	80～84
高血压前期	130～139	85～89
高血压	140～159	90～99
1 级	140～159	90～99
2 级	160～179	100～109
3 级	>180	>110
单纯收缩期高血压	>140	>90

摘自 Williams et al[1]。

（一）NO 生成受损

NO 生成受损会导致动脉扩张能力受损（血管内皮功能障碍），与衰老和糖尿病有关，并减弱在强体力活动时血压升高的正常下降效应[4]，相反，NO 生成增加可以降低血压，NO 生成过多也是脓毒症患者血压下降的原因。NO 生成受损与衰老有关，而大动脉硬化也会随着衰老而发生[5]。

（二）中枢神经系统的作用

应激对血压升高的影响是众所周知的，例如应激可以增加心率和血管阻力而引起血压升高。故交感神经系统长期处于兴奋状态会导致高血压的发生，目前这种机制也被认为是高血压发生的重要成因。神经源性高血压的定义是：伴有交感神经超负荷的高血压、副交感神经调节心脏变异性功能下降，以及血管紧张素 II 活性增加[6,7]。交感神经系统活性亢进与年龄、肥胖、食盐摄入以及过多的乙醇摄入有关。有证据表明，规律运动可以减轻交感神经系统活性亢进。

（三）乙醇的高血压效应

酗酒是高血压的已知病因。乙醇会使血压急剧升高，而酗酒会导致血压持续大幅升高[1]。乙醇可以迅速抑制抗利尿激素（antidiuretic hormone）的分泌，从而产生利尿作用，但随后肾素分泌会短暂增加，这是对乙醇引起的血管扩张和利尿的一种补偿性反应。乙醇引起的血压升高可以被迅速逆转，也可以被 α- 受体阻滞剂抑制[8]。然而，长期大量摄入乙醇会导致交感神经系统活动亢进。

（四）血压升高的临床后果

大多数高血压通常会持续数十年，且不易逆转。到 60 岁时，大多数成年人都有高血压[1]。未经治疗的高血压会导致靶器官损伤，尤其是视网膜、肾和脑的微血管，是失明、痴呆和慢性肾脏病的病因（框 21-1）。

1. 卒中 从中国的一项大型队列研究中可以清楚地看到，严重高血压是卒中的主要病因[9]，2 级和 3 级高血压大大增加了卒中的风险（图 21-1和图 21-2）。

2. 对其他危险因素的影响 CVD 危险因素包括高血压，如果血压正常，也要注意年龄、高脂血症、吸烟、糖尿病、靶器官损害等，它们也同样是 CVD 的危险因素。一项针对前瞻性队列研究的荟萃分析表明[10]，全因死亡率、卒中、冠心病（coronary heart disease，CHD）发病率随着血压增加成倍增长（对数线性）。

3. 测量中的回归稀释 此外，由于回归稀释偏倚，血压与 CVD 风险的相关性往往被低估。众所周知，重复测量后，血压会下降，回归均值。在不同的时间利用多种测量方式测量血压，或应用血压动态监测装置，可以得到更真实的血压值，并加强与风险的关系[12]。

4. 降低血压对风险的影响 用药物治疗高血压可以降低死亡率，尤其是降低卒中和 CHD 的死亡率[13]。最明显的益处体现在初始血压就很高的人群。在 2 型糖尿病患者等高危人群中，很难证明

框 21-1

高血压的主要危害

心脑血管疾病

　卒中 - 增加血管出血，动脉粥样硬化斑块破裂风险

　冠心病 - 增加动脉粥样硬化斑块破裂风险

　周围血管病变 - 增加动脉粥样硬化斑块破裂风险

肾衰竭 - 微血管损伤

视网膜损伤 - 微血管损伤

子痫 - 胎盘功能障碍影响胎儿生长发育以及严重高血压

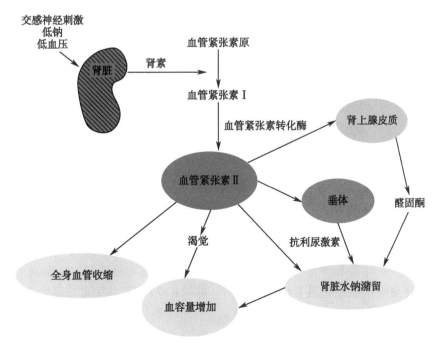

图 21-1　RAS 对全身血管收缩、钠和液体平衡的影响。Taken from Sanders and Emery.[11]

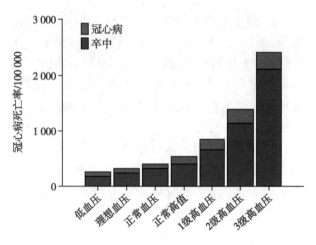

图 21-2 不同高血压水平对中国人群卒中和心血管疾病风险的影响[9]

降低血压低于 120/80mmHg 能够带来益处[14]。即便如此，理想的血压仍是 120/80mmHg 以下。

5. 妊娠高血压 高血压可能在妊娠期间发生，如果不治疗，可能会导致子痫，但血压通常在产后恢复正常。这种血压升高被认为是由于炎症和胎盘产生的其他物质增加引起。全世界约 3%～10% 孕妇受到妊娠高血压的影响[15]。轻度高血压可以通过饮食及改变生活方式来控制，但更严重的高血压可能需要药物控制。

二、饮食及生活方式在高血压发病中的作用

（一）国际高血压发病率

根据世界卫生组织的数据[16]，大多数社区的高血压患病率都很高，但也有少数例外，如齐曼人，他们主要生活在玻利维亚，以狩猎、捕鱼和园艺为主[17]。高血压在撒哈拉以南的非洲地区更为普遍，并且呈现城市地区的发病率高于农村地区的特点。例如，来自肯尼亚农村地区的移民进入城市后，其血压大幅升高[18]。随着人口的城市化和寿命的延长，新兴经济体的高血压负担可能会增加。相比之下，许多较富裕国家的高血压患病率正在下降（如北美、西欧、日本，澳大利亚），其原因尚不明确，而中等收入人群的情况正好相反（如俄罗斯和前东欧国家）[19]。

控制人群血压的方法主要是降低人群平均血压，而不仅仅是针对高血压患者。其目的是减少风险因素的暴露，并使个人能够选择出更健康的生活方式。Froster 等[20]认为降低整个人群的血压可能对心血管死亡率的影响大于仅仅关注高血压患者，因为有更多的人暴露在风险之中。

（二）风险因素

横断面研究发现，盐摄入量过多、肥胖、过量饮酒、水果和蔬菜摄入量低（与钾摄入不足有关）都与血压升高有关。INTERSALT 研究[21]表明，在大量社区人群中，和年龄相关的血压升高与体重指数、乙醇摄入量和尿中钠/钾比值呈独立相关。钠摄入量增加 100mmol/d（盐约 6g/d），SBP/DBP 增加 3～6/0～3mmHg。这种关系被发现对男性和女性、年轻人和老年人，以及高血压患者和血压正常受试者都是如此。在一些国家，尤其是在日本，盐的摄入量已经发生了显著的变化[22]，随着盐渍食品的消费量下降，新鲜、冷藏和冷冻食品的消费量有所增加。

1. 脂肪酸的摄入 INTERMAP 研究显示[23,24]，通过对日本、中国、英国，美国（$n = 4\ 680$）17 个人群的 4 次 24 小时膳食回顾和 3 周 8 次临床血压测量，提供了一些证据，表明多不饱和脂肪酸摄入和血压之间存在微弱的负相关关系。本研究得出结论，膳食亚油酸可能有助于预防和控制一般人群的不良血压水平。在没有接受高血压治疗的受试者中，亚油酸摄入量高 2SD（3.77% 千卡）的 SBP/DBP 差异为 $-1.42/-0.91$mmHg（$P < 0.5$）。多不饱和脂肪酸摄入与血压之间关系也有相似的研究结论，INTERMAP 研究也显示了摄入 n-3 不饱和脂肪酸，尤其是摄入来自鱼类的 n-3 不饱和脂肪酸可以使 SBP 有小幅度的下降，<1mmHg。

2. 体重指数 前瞻性队列研究提供了更有力的证据。这些数据一致表明高血压与体重指数增加[25]和乙醇摄入量[26]有关。

3. 钠 另一方面，研究揭示了关于盐本身的不同结论[27]。然而，与基于 24 小时尿液样本收集的盐摄入量测定相比，从饮食记录中估计的盐摄入量通常是不可靠的。PURE 研究[28]对国际上 369 个中等收入和新兴经济体的超过 95 000 人禁食一夜后，测量血压和晨尿样本中的钠含量，结果发现，钠摄入量平均每增加 1g，平均 SBP 增加 2.86mmHg。中国社区的钠摄入量最高（5.58g/d），并且血压和卒中呈现很强的相关性。然而，在其他国家，钠摄入量与 CVD 之间的关系并不太清楚。

4. 钾 前瞻性流行病学研究一致表明，饮食中钾摄入量少与血压升高以及卒中风险增加相关[29]。饮食中的钾主要由水果和蔬菜提供，也由土豆提

供,土豆在一些膳食指南中没有被归为水果和蔬菜类。大约 80% 的膳食钾通过尿液排出,其余的通过粪便排出。钾的推荐摄入量通常为 90mmol/d,即尿排泄量约为 72mmol/d。精制谷物如白米,钾含量尤其低。PURE 研究[28] 发现,所有参与该研究的国家数据表明,尿钾排泄始终与较低的血压和较低的 CVD 风险相关。

5. 早期发育　血压升高的演变,可能要追溯到生命的早期阶段。众所周知,患有先兆子痫以及妊娠期糖尿病的孕妇,其子代更容易发生高血压。低出生体重或婴幼儿时期体重增加过快也与成人高血压有关。美国围生期合作项目(1959—1974)研究了 55 908 例妊娠,发现出生体重每增加 1kg,7 岁时 SBP 升高的概率增加了 2.19;同时研究也证实了,在幼儿时期,体重超过标准体重百分位数的孩子面临的风险最大[30]。动物实验表明,生命早期阶段饮食可能在某种程度上以一种改变应激反应的方式调节下丘脑 - 垂体轴,从而影响成年后血压水平[31]。妊娠结局和婴儿营养状况的改善可能是许多富裕国家人群血压长期下降的部分原因。

第 3 节　初级治疗模式

一、手术治疗

肾动脉狭窄,可通过超声诊断;肾动脉狭窄会导致高血压,治疗上可以行受累动脉血管成形术 / 支架植入术治疗[32]。基于导管的肾脏去神经射频消融术,对于难治性高血压有一定的降压效果。进一步使用假对照试验进行的大型随机对照试验产生了不同的结果[33]。治疗肥胖的减重手术可以降低血压,这与体重的减轻有关(见肥胖部分)。

二、药物治疗

高血压的治疗通常采用联合用药,由于高血压的健康风险随着年龄的增长而显著增加,老年人群最有可能从治疗中获益[10]。这在一定程度上解释了为什么降压药物(如血管紧张素转换酶抑制药、利尿剂、β 受体阻滞剂、钙通道拮抗剂)主要用于 45 岁以上的人群,因为他们发生心脑血管事件的绝对风险会增加。血管紧张素转换酶抑制药和沙坦类药物可抑制血管紧张素引起的血管收缩,β 受体阻滞剂可以减慢心率,利尿剂能够增加钠的

排泄。钙通道阻滞剂和 α- 受体阻滞剂则直接作用于血管肌肉组织,引起血管舒张。很多富裕国家严重高血压(Grade 3)患病率以及人群血压数值均在下降[19],然而,未经治疗的严重高血压在许多新兴经济体中仍然很常见[16]。

直到现在,降血压药物在新兴经济体还没有普及,但廉价可靠的自动血压计和仿制药的出现,为更好地治疗高血压提供了可能。在经济发达国家,高血压先兆子痫的管理对降低孕产妇死亡率产生了重大影响。然而,根据风险 / 收益分析,由于药物对胎儿的假设 / 潜在的不良影响,不建议对 SBP 小于 160mmHg 的妊娠期妇女进行药物治疗。

对于血压大于 160/100mmHg 的患者,通常推荐使用高血压的药物治疗;然而,血压虽然低于 160/100mmHg,但有并发症(如 2 型糖尿病或既往发生过 CVD 事件)的患者也需要使用高血压药物治疗。对于既往没有血压中度升高的人(Grade 1),风险分层用于评估未来 10 年内发生心脑血管事件的绝对风险,欧洲[1] 和美国[34] 的指南中都提到过这种方法。欧洲指南提出,无既往 CVD 或糖尿病的高血压患者,绝对风险大于 20% 时,需要考虑进行药物治疗;而美国指南[34] 则是绝对风险大于 10% 时进行药物治疗。血管紧张素转换酶抑制药及沙坦类药物是治疗高血压的一线药,特别是对年轻患者;对于老年患者,通常推荐使用利尿剂或钙通道阻滞剂,但后者可能有致足部水肿的副作用。随着血压的升高,通常需要联合用药才能达到治疗目标。正如 ALLHAT 研究[35] 所示,抗高血压治疗药物通常需要数年时间才能发挥最大疗效。

一种低成本的"复方制剂"已被开发且用于治疗低收入国家人群的高血压,使用通用降压药物标准剂量的一半,因为不同的药物具有协同作用,可以将 1 级高血压患者的 SBP/DBP 降低 9.8/5mmHg[36]。

三、生活方式和饮食管理

有相当大比例的人群患有"高血压前期"或"轻度高血压",就其风险特征而言并不需要药物治疗。饮食和生活方式干预对预防高血压有重要意义,对高血压的早期干预几乎肯定有助于防止血压严重升高。欧洲心脏病学会和欧洲高血压学会联合委员会的指南提出,定期体育锻炼、戒烟、控制体重、减少食盐摄入、适量饮酒,以及增加水果和蔬菜的摄入以保持正常血压[1]。

（一）肥胖

肥胖与血压升高密切相关，但其影响是可逆的；在美国，肥胖相关性高血压占成人高血压的 60%～70%[37]。然而，在中国和日本，肥胖相关性高血压占高血压的比例要低得多。体重每减轻 1kg，血压就会在体重减轻 1～5kg 的范围内下降约 1mmHg[38]。没有明确的证据表明，脂肪比例较高而碳水化合物比例较低的低能量膳食可以降低血压。腹部内脏脂肪的积累而不是皮下脂肪的积累与交感神经活动增强有关。胰岛素抵抗导致的长期高胰岛素水平和高瘦素水平和／或阻塞性睡眠呼吸暂停可能是肥胖相关性高血压患者交感神经过度活动的原因。这种效应的部分原因似乎是通过不依赖于胰岛素的黑皮质素受体 4 介导的[39]。

（二）膳食脂质

与体脂对血压的影响相反，在正常的膳食摄入量范围内，膳食脂肪组成对人群血压的影响似乎很小。OMNIHEART 研究[40]表明，用不饱和脂肪酸或蛋白质代替碳水化合物可以使 SBP 降低 1.3mmHg 和 1.4mmHg，但体重没有任何变化。然而一项荟萃分析[41]显示，单不饱和脂肪酸含量较高的膳食与碳水化合物含量较高的膳食相比，并没有其优越性。随后的一项多中心随机对照研究[42]表明，用单不饱和脂肪酸或碳水化合物（高或低升糖指数）代替膳食中饱和脂肪酸，并未对临床血压产生任何影响。长链 n-3 多不饱和脂肪酸的药理摄入量超过 3g/d 时可降低血压[43]，但较低的摄入量则没有影响[44]。

（三）盐（氯化钠）

如前所述，在人群之间和人群内部都有一致的证据表明，膳食盐（氯化钠）的摄入量与年龄相关的血压升高有关。许多试验也表明，限制食盐的摄入可以降低血压，尤其是高血压患者。He 和 MacGregor[45]对这些试验进行的系统评价结果显示，食盐摄入量减少 4.4g[相当于 75mmol（1 725mg）钠排泄量 /24 小时]可使 SBP/DBP 下降 4.18/2.06mmHg。分别来说，高血压组 SBP/DBP 降幅为 5.39/2.82mmHg，正常血压组 SBP/DBP 降幅为 2.42/1.0mmHg。

在食品加工和餐桌上添加食盐方面，存在着很大的文化差异。一项荟萃分析[46]报道，减少盐摄入量的建议在降低血压方面的效果有限；24 小时尿钠排泄量平均减少 35.5mmol/d（相当于约 2g/d 盐），可使 SBP 和 DBP 下降 1/0.6mmHg。

当大部分食盐由商业加工食品（如面包和酱汁）提供时，参与食品行业的工作以减少加工食品中的食盐含量可能更有效[47]。英国食品标准局说服食品制造商减少加工食品中食盐的量，特别是面包和熟食，并在 2004 年发起了一场媒体活动以提醒消费者切勿忽视加工食品中的食盐[48]。这项政策的初步成功体现在英国民众 24 小时尿钠排泄量有所下降，并一直维持在较低水平（英国公共卫生部门）。相比之下，一项美国民众 24 小时尿排泄量测量食盐摄入量的研究显示，过去 50 年中，食盐摄入量几乎没有变化[49]。

目前欧洲成人膳食指南提出，每日食盐摄入量不应超过 6g（100mmol），这是很容易达到的水平；WHO 建议每日食盐摄入量不应超过 5g；美国的建议则更为严格，对于年龄超过 51 岁的高血压患者，每日食盐摄入量不应超过 4g（65mmol）[34]。

（四）蔗糖

一项世卫组织[50]进行的荟萃分析表明，膳食中蔗糖摄入量过高可使 SBP 升高 6.9mmHg，DBP 升高 5.6mmHg，但这个荟萃分析中包括许多应用不可靠的血压测量方法的研究。后来的荟萃分析比较了应用代糖来代替复合碳水化合物的效果，发现没有任何影响[51]。

（五）乙醇

饮酒会使血压升高，酗酒不仅可以使血压骤然升高，还会使血压的升高更为持久。就像之前提到的，乙醇严重抑制抗利尿激素的分泌，因此具有利尿作用，但随后肾素分泌会短暂增加。人们认为，肾素活性的增加是作为对乙醇引起的血管舒张和利尿的代偿反应。乙醇的升压作用可以被迅速逆转，并可被 α- 肾上腺素受体阻滞剂所抑制。长期、大量摄入乙醇的影响之一是增加交感神经系统的活动。

乙醇的升压作用可能随着年龄的增加而降低，至少在低／中摄入量时是这样。然而，乙醇摄入过量仍然是老年人群高血压的一个重要原因。一项包含 15 个关于高血压与血压正常的重度饮酒（>3 杯／日）者随机对照试验的荟萃分析[52]发现，减少饮酒可显著降低平均 SBP 的 3.3mmHg 和 DBP 的 2.0mmHg。最近的一项研究显示，血压下降的程度与初始乙醇摄入量成正比，即初始摄入量最高，则血压下降的也最多；每天低／中度饮酒

（＜2 杯／日），对血压没有影响。重度饮酒者（大于6 杯／日）者，饮酒量减少一半，SBP/DBP 下降5.5/3.97mmHg[53]（图 21-3）。

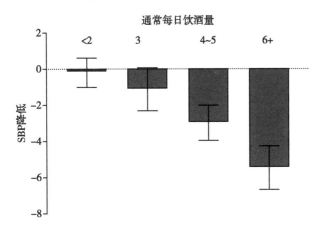

图 21-3 根据基线乙醇摄入量分组，减少饮酒摄入对随后血压降低的影响

（六）蔬菜及水果

有人认为，多摄入水果和蔬菜对血压的有益影响主要是由于增加了钾的摄入。英国的科研人员进行了一项交叉研究来研究这个问题[54]。在为期 6 周的四次跟踪调查中，给予高血压前期或 1 级高血压的受试者 4 种日常饮食方案，分别分为：对照组（安慰剂胶囊），额外摄入的水果和蔬菜中含20mmol（0.8g）钾组、额外摄入的水果和蔬菜中含40mmol（1.6g）钾组，以及氯化钾补充剂 40mmol（1.6g）组。通过动态血压监测，他们无法证明水果和蔬菜、额外增加的富含钾的水果蔬菜，以及氯化钾补充剂可以降低血压。

随后对关于建议增加水果和蔬菜消费量（4 项研究）或向参与者提供水果和蔬菜（6 项水果和研究）的有效性的综述显示，这类建议使 SBP 降低了3mmHg[55]。

（七）乳制品

一项前瞻性队列研究的荟萃分析[56] 显示，低脂乳制品和液体乳制品与血压升高的风险呈负相关，而与奶酪则没有发现这种关系。由于奶制品是膳食钙的主要来源，因此发现其与血压之间也存在类似的关系也就不足为奇了。也有人提出，维生素 D 的可能会影响血压，但有关随机试验较少，故证据不明确[57]。然而，一项维生素 D 和钙联合补充的系统回顾研究发现[58]，这种补充剂可以使 SBP 下降 2～4mmHg。此外，一项荟萃表明[59]，钙补充剂对预防妊娠高血压疾病有益。

用瑞士乳杆菌发酵的乳制品，所产生的肽有降低血压的特性[60]。这些肽似乎可以部分抑制ACE，从而降低血压。含有这些肽的食品最初在日本上市，然后是芬兰和其他一些欧洲国家。然而，使用动态血压监测的两项大型多中心研究无法证实乳制品肽的降压作用[61]。目前，来自队列研究的证据表明，液体乳制品在预防高血压方面可能具有有益的作用，但目前还缺乏从随机对照试验中支持这一效应的数据。

（八）钾摄入

一项包含 33 项口服钾补充剂的随机对照试验的荟萃分析（不同研究之间存在显著的异质性）显示[62]，只有在食盐摄入量较高时[＞165mmol（3 800mg）/d 钠]，口服钾补充剂，血压才会明显降低。在中国某地区[63]，人们食盐摄入量较高，而钾（主要来源于蔬菜、水果）摄入量较低，口服钾补充剂可使 SBP 下降约 5mmHg。

在一项为期 12 周的交叉试验中，42 名高血压患者，其中一些是高血压 1 级和 2 级患者，分别被给予安慰剂、氯化钾或碳酸氢钾的钾补充剂（64mmol 或2.5g/d 钾），持续 4 周。使用动态血压仪监测，补充剂组和安慰剂组的血压没有显著差异，另外，钾补充剂组在内皮功能等指标上得到了改善[64]。

如前所述，第二项使用动态血压监测的随机对照试验也没有显示出[58]，每日口服枸橼酸钾补充剂（含钾 1.6g），对早期高血压受试者有任何降压作用。这些发现与一篇系统评价所报道的内容[65] 一致，即补充钾对治疗高血压作用不大。然而，另一项综述发现了其益处，特别是当钾摄入量低于 90mmol（3.6g）/d，而钠摄入量大于 4g（175mmol）/d 时[66]。

（九）盐替代品

钾对血压的影响似乎存在一个阈值效应，超过这个阈值时，钾对血压没有影响。在南欧，这个阈值可能高达 3.6g/d[66]；在中国，食盐摄入量较高，这个阈值也可能低于 1.6g/d。然而，一些试验[67]已经证明，用钾盐替代部分钠盐对降低血压是有效的。英国营养科学咨询委员会和毒性委员会[68]进行了风险效益分析。根据欧盟 BRAFO 项目的建议，使用含有氯化钾、碳酸氢钾或枸橼酸钾的盐制品代替膳食中 15%～25% 的钠，同时不超过钾的膳食推荐量，会有助于减少钠的摄入。

（十）植物活性成分

1. 咖啡因 咖啡因有短期升高血压的作用，

主要是由于咖啡因可以影响心率。然而，在一项针对长期摄入咖啡因/咖啡随机对照试验的荟萃分析[69]发现，摄入咖啡因使 SBP 升高 2.04mmHg，DBP 升高 0.73mmHg，但不会影响心率。另一项对咖啡摄入量（咖啡因的主要膳食来源）影响的荟萃分析发现，咖啡摄入量对血压没有影响[70]。

2. 黄酮类　最近的一项关于可可黄酮影响的荟萃分析[71]表明，SBP/DBP 降低了 1.76/1.76mmHg，但后来的分析却没有发现可可黄酮对血压产生影响[72]。当将大豆异黄酮染料木素注入前臂时，它对前臂血流的影响与雌二醇相似，这可能是归因于一氧化氮生物利用度的差异[73]。一项对大豆异黄酮对血压的作用荟萃分析显示，摄入大豆异黄酮量在 25～375mg 之间，SBP 降低了 1.92mmHg[74]。然而，这种水平的异黄酮摄入量远远高于西方的饮食习惯。目前还缺乏可靠的数据来支持其他类黄酮和花青素具有降低血压的作用。

3. 精氨酸和硝酸盐　一项关于蛋白质对血压影响的系统回顾[75]表明，蛋白质也有较轻微的降低血压的效果，尤其是植物蛋白。植物性食物的非蛋白氮含量高于动物源性食物，主要是由于硝酸盐的存在，众所周知，它可以降低动物的血压。有机硝酸盐的降血压作用已被证实，但有证据表明，膳食中的无机硝酸盐可以通过产生 NO 来降低血压[76]。这种作用显然是口腔中一些细菌将硝酸盐转化为亚硝酸盐，随后导致 NO 增加的结果[77,78]。一项对短期随机对照试验的荟萃分析[79]显示，硝酸盐含量较高的甜菜根汁使 SBP/DBP 平均降低了4.4/1.1mmHg。但目前，我们仍然缺乏针对硝酸盐含量高的食物对血压影响的高质量、大规模的研究。从蔬菜中增加硝酸盐对降低血压的潜在益处也需要与其存在的潜在的危害进行权衡，包括因转化为亚硝酸盐而形成的亚硝胺。

四、预防高血压的综合饮食方案

从以上可以看出，几种饮食因素都可以影响血压，在大多数情况下，它们对 SBP 的影响在 2～4mmHg 范围内（表 21-2）。然而，当将这些饮食建议相结合时，这些微小的差异具有相加/协同效应。停止高血压饮食方法（dietary approaches to stop hypertension，DASH）[80]，对 459 名受试者（其中 133 名患有 1 级高血压）的三种饮食方式，进行了为期 3 周的研究：一种是饮食中水果、蔬菜较少，乳制品

中脂肪含量较高的典型的美式饮食；另一种饮食中富含水果蔬菜；第三种饮食是一种低饱和脂肪和低添加糖的"组合饮食"（该饮食包括全谷物、低脂乳制品、鱼和家禽，并限制食用红肉、含糖饮料、蛋糕和饼干）。采用动态监测的方法测量血压多次，这项研究在统计学上有足够的影响力。与对照组相比，高果蔬组的 SBP 降低了 3～4mmHg，而联合饮食组的 SBP 整体降低了 5.5mmHg。高血压亚组的 SBP 平均下降了 11.4mmHg。

表 21-2　基于随机对照试验的荟萃分析，总结了
饮食对降低血压的作用

饮食因素	SBP/mmHg	DBP/mmHg
体重下降 5kg	−4.4	−3.3
钠摄入减少 1.7g/d	−4.2	−2.0
乙醇减少 2 单位/d	−3.3	−2.0
综合饮食方案	−8.0	−4.3

从最初的 DASH 研究以来，一些进一步的研究已经检验了 DASH 饮食与生活方式干预相结合控制血压的效果。DASH-2 研究[81]了 DASH 饮食中不同盐摄入量对血压的影响。DASH 饮食对降低血压的益处随着减少盐的摄入量而增强。低盐饮食和 DASH 饮食相联合对血压的影响均大于这两者单独干预的效果。DASH 饮食和低盐饮食相结合使正常血压受试者 SBP 降低 7.1mmHg，高血压受试者 SBP 降低 11.5mmHg。在 DASH 饮食中，全脂乳制品具有和低脂乳制品一样的降压效果，但却对低密度脂蛋白胆固醇有不利影响，即可能增高低密度脂蛋白胆固醇[82]。

然而，DASH 是一种严格控制饮食的干预措施，而不是对饮食建议的有效性进行测试的研究。PREMIER 研究[83]正针对此，它比较了生活方式建议结合或不结合行为干预 6 个月后受试者的血压。受试者分为三组，一组给予生活方式建议和 DASH 饮食，而另一组在给予生活方式建议和 DASH 饮食的基础上又进行了行为干预，第三组给予标准化饮食建议（包括减少盐摄入量、减重，减少乙醇摄入量）加上行为干预。结果发现，无行为干预组，也就是第一组，SBP/DBP 下降 3.7/1.7mmHg；然而加上行为干预，也就是第二组高血压患者的 SBP/DBP 降低了 8.0/4.3mmHg。

在这项研究中，与 DASH 饮食相比，标准化饮

食建议（减少盐摄入量、减重，减少乙醇摄入量）也得到了类似的降低血压的效果。由于饮酒量在基线以下，而钠摄入量，根据尿钠估算，也只有10mmol/L，甚至更低。因此，接受行为干预组的血压变化可以归因于体重的变化（与仅给予生活方式组相比，行为干预组体重下降 4～5kg，SBP 下降 4～5mmHg）。

DASH 调查人员采用的方法已在其他国家得到验证，目前似乎是最有效的饮食干预方法。例如，一项针对正常 / 临界高血压 /1 级高血压的老年男性和女性的饮食干预试验中，受试者们体重平均，没有接受高血压药物治疗[84]，随机分为两组，实验组饮食遵照英国膳食指南，对照组饮食则是英国传统饮食，结果发现，实验组日间和夜间动态血压数值分别减少了 4.2/2.5mmHg 和 2.9/1.9mmHg。基于尿钠排泄的因果介导效应分析表明，日间血压下降 2.4mmHg 主要与钠的下降有关，这与盐还原试验的荟萃分析预测的降低数值很接近[45]。

人们对高血压的成因仍然不甚明了，有一些关键问题需要在未来的研究中加以解决。

研究空白

- 导致动脉硬化的机制是什么？这种硬化可以被饮食所改变吗？
- 成人血压是如何在生命早期形成的？
- 为什么体重增加会导致血压升高？
- 糖 / 果糖会影响血压吗？
- 中枢神经调节血压的机制是什么？
- 引起动脉硬化的机制是什么？它可以通过饮食来调节吗？

（战弋音　译）

参 考 文 献

1. Williams B, Mancia G, Spiering W, , et alfor the ESC Scientific Document Group. 2018 ESC/ESH guidelines for the management of arterial hypertension. *Eur Heart J.* 2018;39:3021−3104.
2. Weil BR, Stauffer BL, Greiner JJ, et al. Prehypertension is associated with impaired nitric oxide-mediated endothelium-dependent vasodilation in sedentary adults. *Am J Hypertens.* 2011;24:976−981.
3. Vasdev S, Gill V. The antihypertensive effect of arginine. *Int J Angiol.* 2008;17:7−22.
4. Brett SE, Ritter JM, Chowienczyk PJ. Diastolic blood pressure changes during exercise positively correlate with serum cholesterol and insulin resistance. *Circulation.* 2000;101:611−615.
5. Safar ME, Asmar R, Benetos A, et al. French study group on arterial stiffness. Interaction between hypertension and arterial stiffness. *Hypertension.* 2018;72:796−805.
6. Joyner MJ, Charkoudian N, Wallin BG. Sympathetic nervous system and blood pressure in humans: individualized patterns of regulation and their implications. *Hypertension.* 2010;56:10−16.
7. Fisher JP, Paton JF. The sympathetic nervous system and blood pressure in humans: implications for hypertension. *J Hum Hypertens.* 2012;26:63−75.
8. Randin D, Vollenweider P, Tappy L, et al. Suppression of alcohol-induced hypertension by dexamethasone. *N Engl J Med.* 1995;332:1733−1737.
9. Gu D, Kelly TN, Wu X, et al. Blood pressure and risk of cardiovascular disease in Chinese men and women. *Am J Hypertens.* 2008;21:265−272.
10. Lewington S, Clarke R, Qizilbash N, et al. Age-specific relevance of usual blood pressure to vascular mortality: a meta-analysis of individual data for one million adults in 61 prospective studies. *Lancet.* 2002;360:1903−1913.
11. Sanders T, Emery P. *The Molecular Basis of Human Nutrition.* London: Taylor Frances; 2003.
12. Lewington S, Lacey B, Clarke R, , et alFor the China Kadoorie Biobank Consortium. The burden of hypertension and associated risk for cardiovascular mortality in China. *JAMA Intern Med.* 2016;176:524−532.
13. Czernichow S, Zanchetti A, Turnbull F, et al. The effects of blood pressure reduction and of different blood pressure-lowering regimens on major cardiovascular events according to baseline blood pressure: meta-analysis of randomized trials. *J Hypertens.* 2011;29:4−16.
14. Cushman WC, Evans GW, Byington RP, et al. Effects of intensive blood-pressure control in type 2 diabetes mellitus. *N Engl J Med.* 2010;362:1575−1585.
15. Jeyabalan A. Epidemiology of preeclampsia: impact of obesity. *Nutr Rev.* 2013;71(Suppl 1):S18−S25.
16. World Health Organization. *World: Prevalence of Raised Blood Pressure, Ages 18+, Age Standardized: Both Sexes, 2015*; 2018. Available from: http://gamapserver.who.int/mapLibrary/Files/Maps/Global_BloodPressurePrevalence_2015_BothSexes.png. Accessed August 14, 2019.
17. Kaplan H, Thompson RC, Trumble BC, et al. Coronary atherosclerosis in indigenous South American Tsimane: a cross-sectional cohort study. *Lancet.* 2017;389:1730−1739.
18. Poulter NR, Khaw KT, Hopwood BE, et al. The Kenyan Luo migration study: observations on the initiation of a rise in blood pressure. *BMJ.* 1990;300:967−972.
19. NCD Risk Factor Collaboration (NCD-RisC). Worldwide trends in blood pressure from 1975 to 2015: a pooled analysis of 1479 population-based measurement studies with 19·1 million participants. *Lancet.* 2017;389:37−55.
20. Frost CD, Law MR, Wald NJ. By how much does dietary salt reduction lower blood pressure? Ⅱ − analysis of observational data within populations. *BMJ.* 1991;302:815−818.
21. Elliott P, Stamler J, Nichols R, , et alfor the Intersalt Cooperative Research Group. Intersalt revisited: further analyses of 24 hour sodium excretion and blood pressure within and across populations. *BMJ.* 1996;312:1249−1253.
22. Ueda K, HasuoY, Kiyohara Y, et al. Intracerebral hemorrhage in a Japanese community, Hisayama: incidence, changing pattern during long-term follow-up, and related factors. *Stroke.* 1988;19:48−52.
23. Ueshima H, Stamler J, Elliott P, et al. Food omega-3 fatty acid intake of individuals (total, linolenic acid, long-chain) and their blood pressure: INTERMAP study. *Hypertension.* 2007;50:313−319.
24. Miura K, Stamler J, Nakagawa H, et al. Relationship of dietary linoleic acid to blood pressure. The international study of macro-micronutrients and blood pressure study. *Hypertension.* 2008;52:408−414.
25. Whitlock G, Lewington S, Sherliker P, et al. Body-mass index and cause-specific mortality in 900,000 adults: collaborative analyses of 57 prospective studies. *Lancet.* 2009;373:1083−1096.
26. Millwood IY, Walters RG, Mei XW, , et alFor the China Kadoorie Biobank Collaborative Group. Conventional and genetic evidence on alcohol and vascular disease aetiology: a prospective study of 500 000 men and women in China. *Lancet.* 2019;393:1831−1842.
27. Strazzullo P, D'Elia L, Kandala NB, et al. Salt intake, stroke, and cardiovascular disease: meta-analysis of prospective studies. *BMJ.* 2009;339. b4567.

28. Mente A, O'Donnell M, Rangarajan S, et al. Urinary sodium excretion, blood pressure, cardiovascular disease, and mortality: a community-level prospective epidemiological cohort study. *Lancet.* 2018;392:496−506.

29. Vinceti M, Filippini T, Crippa A, de Sesmaisons A, Wise LA, Orsini N. Meta-analysis of potassium intake and the risk of stroke. *J Am Heart Assoc.* 2016;5. pii:e004210.

30. Hemachandra AH, Howards PP, Furth SL, et al. Birth weight, postnatal growth, and risk for high blood pressure at 7 years of age: results from the Collaborative Perinatal Project. *Pediatrics.* 2007;119: e1264−e1270.

31. *British Nutrition Foundation Task Force on Nutrition and Development −Short- and Long-Term Consequences for Health.* Chichester: Wiley-Blackwell; 2013.

32. Jaff MR, Bates M, Sullivan T, et al. Significant reduction in systolic blood pressure following renal artery stenting in patients with uncontrolled hypertension: results from the HERCULES trial. *Cathet Cardiovasc Interv.* 2012;80:343−350.

33. Weber MA, Mahfoud F, Schmieder RE, et al. Renal denervation for treating hypertension: current scientific and clinical evidence. *JACC Cardiovasc Interv.* 2019;24:1095−1105.

34. Whelton PK, Carey RM, Aronow WS, et al. ACC/AHA/AAPA/ABC/ACPM/AGS/APhA/ASH/ASPC/NMA/PCNA guideline for the prevention, detection, evaluation, and management of high blood pressure in adults: a report of the American College of Cardiology/American Heart Association Task Force on clinical practice guidelines. *J Am Coll Cardiol.* 2018;71:e127−e248.

35. ALLHAT Investigators. Major outcomes in high-risk hypertensive patients randomized to angiotensin-converting enzyme inhibitor or calcium channel blocker vs diuretic: the Antihypertensive and Lipid-Lowering Treatment to Prevent Heart Attack Trial (ALLHAT). *J Am Med Assoc.* 2002;288:2981−2997.

36. Webster R, Salam A, de Silva HA, et al. Fixed low-dose triple combination antihypertensive medication vs usual care for blood pressure control in patients with mild to moderate hypertension in Sri Lanka: a randomized clinical trial. *J Am Med Assoc.* 2018;320:566−579.

37. Fu Q. Sex differences in sympathetic activity in obesity and its related hypertension. *Ann N Y Acad Sci.* 2019;1454:31−41. https://doi.org/10.1111/nyas.14095.

38. Neter JE, Stam BE, Kok FJ, et al. Influence of weight reduction on blood pressure: a meta-analysis of randomized controlled trials. *Hypertension.* 2003;42:878−884.

39. Greenfield JR. Melanocortin signalling and the regulation of blood pressure in human obesity. *J Neuroendocrinol.* 2011;23:186−193.

40. Appel LJ, Sacks FM, Carey VJ, et al. Effects of protein, monounsaturated fat, and carbohydrate intake on blood pressure and serum lipids: results of the Omni Heart randomized trial. *J Am Med Assoc.* 2005;294:2455−2464.

41. Shah M, dams-Huet B, Garg A. Effect of high-carbohydrate or high-cis-monounsaturated fat diets on blood pressure: a meta-analysis of intervention trials. *Am J Clin Nutr.* 2007;85:1251−1256.

42. Jebb SA, Lovegrove JA, Griffin BA, et al. Effect of changing the amount and type of fat and carbohydrate on insulin sensitivity and cardiovascular risk: the RISCK (Reading, Imperial, Surrey, Cambridge, and Kings) trial. *Am J Clin Nutr.* 2010;92:748−758.

43. Geleijnse JM, Giltay EJ, Grobbee DE, et al. Blood pressure response to fish oil supplementation: metaregression analysis of randomized trials. *J Hypertens.* 2002;20:1493−1499.

44. Sanders TAB, Hall WL, Maniou Z, et al. Effect of low doses of long chain n-3 polyunsaturated fatty acids on endothelial function and arterial stiffness: a randomized, controlled trial. *Am J Clin Nutr.* 2011;94:973−980.

45. He FJ, Li J, MacGregor GA. Effect of longer term modest salt reduction on blood pressure: Cochrane systematic review and meta-analysis of randomized trials. *BMJ.* 2013;346. f1325.

46. Hooper L, Bartlett C, Davey SG, et al. Advice to reduce dietary salt for prevention of cardiovascular disease. *Cochrane Database Syst Rev.* 2004. CD003656.

47. Anderson CA, Appel LJ, Okuda N, et al. Dietary sources of sodium in China, Japan, the United Kingdom, and the United States, women and men aged 40 to 59 years: the INTERMAP study. *J Am Diet Assoc.* 2010;110:736−745.

48. Shankar B, Brambila-Macias J, Traill B, et al. An evaluation of the UK Food Standards Agency's salt campaign. *Health Econ.* 2013; 22:243−250.

49. Bernstein AM, Willett WC. Trends in 24-h urinary sodium excretion in the United States, 1957−2003: a systematic review. *Am J Clin Nutr.* 2010;92:1172−1180.

50. Te Morenga LA, Howatson AJ, Jones RM, Mann J. Dietary sugars and cardiometabolic risk: systematic review and meta-analyses of randomized controlled trials of the effects on blood pressure and lipids. *Am J Clin Nutr.* 2014;100:65−79.

51. Fattore E, Botta F, Agostoni C, Bosetti C. Effects of free sugars on blood pressure and lipids: a systematic review and meta-analysis of nutritional isoenergetic intervention trials. *Am J Clin Nutr.* 2017;105:42−56.

52. Xin X, He J, Frontini MG, et al. Effects of alcohol reduction on blood pressure: a meta-analysis of randomized controlled trials. *Hypertension.* 2001;38:1112−1117.

53. Roerecke M, Kaczorowski J, Tobe SW, et al. The effect of a reduction in alcohol consumption on blood pressure: a systematic review and meta-analysis. *Lancet Public Health.* 2017;2:e108−e120.

54. Berry SE, Mulla UZ, Chowienczyk PJ, et al. Increased potassium intake from fruit and vegetables or supplements does not lower blood pressure or improve vascular function in UK men and women with early hypertension: a randomised controlled trial. *Br J Nutr.* 2010;104:1839−1847.

55. Hartley L, Igbinedion E, Holmes J, et al. Increased consumption of fruit and vegetables for the primary prevention of cardiovascular diseases. *Cochrane Database Syst Rev.* 2013;6. https://doi.org/10.1002/14651858.CD009874.pub2. CD009874.

56. Ralston RA, Lee JH, Truby H, Palermo CE, Walker KZ. A systematic review and meta-analysis of elevated blood pressure and consumption of dairy foods. *J Hum Hypertens.* 2012;26: 3−13.

57. Geleijnse JM. Vitamin D and the prevention of hypertension and cardiovascular diseases: a review of the current evidence. *Am J Hypertens.* 2011;24:253−262.

58. Chung M, Balk EM, Brendel M, et al. Vitamin D and calcium: a systematic review of health outcomes. *Evid Rep Technol Assess (Full Rep).* 2009;183:1−420.

59. Hofmeyr GJ, Lawrie TA, Atallah AN, et al. Calcium supplementation during pregnancy for preventing hypertensive disorders and related problems. *Cochrane Database Syst Rev.* 2010. CD001059.

60. Seppo L, Jauhiainen T, Poussa T, et al. A fermented milk high in bioactive peptides has a blood pressure-lowering effect in hypertensive subjects. *Am J Clin Nutr.* 2003;77:326−330.

61. van Mierlo LA, Koning MM, van der Zander K, et al. Lactotripeptides do not lower ambulatory blood pressure in untreated whites: results from 2 controlled multicenter crossover studies. *Am J Clin Nutr.* 2009;89:617−623.

62. Whelton PK, He J, Cutler JA, et al. Effects of oral potassium on blood pressure. Meta-analysis of randomized controlled clinical trials. *J Am Med Assoc.* 1997;277:1624−1632.

63. Gu D, He J, Wu X, et al. Effect of potassium supplementation on blood pressure in Chinese: a randomized, placebo-controlled trial. *J Hypertens.* 2001;19:1325−1331.

64. He FJ, Marciniak M, Carney C, et al. Effects of potassium chloride and potassium bicarbonate on endothelial function, cardiovascular risk factors, and bone turnover in mild hypertensives. *Hypertension.* 2010;55:681−688.

65. Dickinson HO, Nicolson DJ, Campbell F, et al. Potassium supplementation for the management of primary hypertension in adults. *Cochrane Database Syst Rev.* 2006. CD004641.

66. Filippini T, Violi F, D'Amico R, et al. The effect of potassium supplementation on blood pressure in hypertensive subjects: a systematic review and meta-analysis. *Int J Cardiol.* 2017;230:127−135.

67. Peng YG, Li W, Wen XX, et al. Effects of salt substitutes on blood pressure: a meta-analysis of randomized controlled trials. *Am J Clin Nutr.* 2014;100:1448−1454.

68. SACN/COT. *Potassium-based Sodium Replacers: Assessment of the Health Benefits and Risks of Using Potassium-Based Sodium Replacers in Foods in the UK;* 2017. A Joint Statement by the Scientific Advisory Committee on Nutrition and the Committee on Toxicity in Food, Consumer Products and the Environment. Available from: https://assets.publishing.service.gov.uk/government/uploads/system/uploads/attachment_data/file/660526/SACN_COT_-_Potassium-based_sodium_replacers.pdf. Accessed August 14, 2019.

69. Noordzij M, Uiterwaal CS, Arends LR, et al. Blood pressure response to chronic intake of coffee and caffeine: a meta-analysis

of randomized controlled trials. *J Hypertens*. 2005;23:921—928.

70. Poole R, Kennedy OJ, Roderick P, Fallowfield JA, Hayes PC, Parkes J. Coffee consumption and health: umbrella review of meta-analyses of multiple health outcomes. *BMJ*. 2017;359. j5024. BMJ. 2018 Jan 12;360:k194.

71. Ried K, Fakler P, Stocks NP. Effect of cocoa on blood pressure. *Cochrane Database Syst Rev*. 2017;4. https://doi.org/10.1002/14651858.CD008893.pub3. CD008893.

72. Godos J, Vitale M, Micek A, et al. Dietary polyphenol intake, blood pressure, and hypertension: a systematic review and meta-analysis of observational studies. *Antioxidants (Basel)*. 2019;8(6):152. https://doi.org/10.3390/antiox8060152. Published 2019 May 31.

73. Walker HA, Dean TS, Sanders TA, et al. The phytoestrogen genistein produces acute nitric oxide-dependent dilation of human forearm vasculature with similar potency to 17beta-estradiol. *Circulation*. 2001;103:258—262.

74. Taku K, Lin N, Cai D, et al. Effects of soy isoflavone extract supplements on blood pressure in adult humans: systematic review and meta-analysis of randomized placebo-controlled trials. *J Hypertens*. 2010;28:1971—1982.

75. Altorf-van der Kuil W, Engberink MF, Brink EJ, et al. Dietary protein and blood pressure: a systematic review. *PLoS One*. 2010;5. e12102.

76. Webb AJ, Patel N, Loukogeorgakis S, et al. Acute blood pressure lowering, vasoprotective, and antiplatelet properties of dietary nitrate via bioconversion to nitrite. *Hypertension*. 2008;51:784—790.

77. Lundberg JO, Gladwin MT, Ahluwalia A, et al. Nitrate and nitrite in biology, nutrition and therapeutics. *Nat Chem Biol*. 2009;5: 865—869.

78. Kapil V, Milsom AB, Okorie M, et al. Inorganic nitrate supplementation lowers blood pressure in humans: role for nitrite-derived NO. *Hypertension*. 2010;56:274—281.

79. Siervo M, Lara J, Ogbonmwan I, Mathers JC. Inorganic nitrate and beetroot juice supplementation reduces blood pressure in adults: a systematic review and meta-analysis. *J Nutr*. 2013;143:818—826.

80. Appel LJ, Moore TJ, Obarzanek E, , et alfor the DASH Collaborative Research Group. A clinical trial of the effects of dietary patterns on blood pressure. *N Engl J Med*. 1997;336:1117—1124.

81. Sacks FM, Svetkey LP, Vollmer WM, , et alfor the DASH-Sodium Collaborative Research Group. Effects on blood pressure of reduced dietary sodium and the Dietary Approaches to Stop Hypertension (DASH) diet. *N Engl J Med*. 2001;344:3—10.

82. Chiu S, Bergeron N, Williams PT, et al. Comparison of the DASH (Dietary Approaches to Stop Hypertension) diet and a higher-fat DASH diet on blood pressure and lipids and lipoproteins: a randomized controlled trial. *Am J Clin Nutr*. 2016;103:341—347.

83. Appel LJ, Champagne CM, Harsha DW, et al. Effects of comprehensive lifestyle modification on blood pressure control: main results of the PREMIER clinical trial. *J Am Med Assoc*. 2003;289:2083—2093.

84. Reidlinger DP, Darzi J, Hall WL, et al. How effective are current dietary guidelines for cardiovascular disease prevention in healthy middle-aged and older men and women? A randomized controlled trial. *Am J Clin Nutr*. 2015;10:922—930.

第22章

动脉粥样硬化性心血管疾病与营养

Philip A. Sapp, MS

Terrence M. Riley, BSc

Alyssa M. Tindall, PhD, RDN

Valerie K. Sullivan, RDN

Emily A. Johnston, MPH, RDN, CDE

Kristina S. Petersen, PhD, BNutDiet(Hons)

Penny M. Kris-Etherton, PhD, RDN

The Pennsylvania State University, University Park, PA, United States

【摘要】 心脏和循环系统的主要功能是为所有器官和组织提供氧气和营养物质,并清除周围组织和器官中的二氧化碳和废物。健康的血液流动促进所有细胞、组织和器官的正常功能。动脉粥样硬化阻碍血液流动,从而引起许多心血管疾病(cardiovascular disease,CVD)的发病并加速其进展。动脉粥样硬化性心血管疾病(atherosclerotic CVD,ASCVD)由不可逆的炎症反应引发,后来发展为遗传易感性、饮食和生活方式促进发病和进展的慢性疾病。针对饮食和生活方式的干预措施是预防和降低 ASCVD 风险的主要手段。可改变的 ASCVD 危险因素很多,包括超重/肥胖、总胆固醇升高、低密度脂蛋白胆固醇、甘油三酯升高、高非高密度脂蛋白胆固醇、低高密度脂蛋白胆固醇、血压升高、高血糖、缺乏运动、吸烟、压力和不健康的膳食模式。目前以食物为基础的饮食建议和特定的营养目标(如降低饱和脂肪、钠、添加糖)有着强有力的证据基础,它们共同促进血管系统的健康和降低 CVD 风险。

【关键词】 动脉粥样硬化性心血管疾病;饮食;血脂异常;高血压;生活方式;营养;危险因素。

第1节 正常的血管功能和生理

血管的结构组成在正常血管功能中发挥着积极作用,并有助于心血管的整体稳定[1]。动脉具有三层同心圆结构。内膜是脉管系统和血液之间的界面;中膜是中间层,包括调节血管张力的平滑肌;最外层外膜是由成纤维细胞和结缔组织组成的机械支撑。血管层受到环境条件变化的影响,这在很大程度上影响了通过内膜内皮细胞的稳态信号[2]。

内皮细胞通过在管腔和平滑肌之间建立半通透性屏障,起到调节正常血管功能的作用。在管腔表面,存在一个由蛋白聚糖、糖胺聚糖和糖蛋白组成的网状细胞外网络,统称为糖萼[3]。糖萼通过介导凝血、细胞黏附和血流剪切应力来帮助维持稳态。此外,糖萼作为阴离子"电荷屏障",与其他结构屏障(如内皮间连接、窗孔和跨细胞受体介质)一起协助调节内皮通透性[4]。各种分子信号可以通过这些细胞外结构传播。例如,通过超氧化物歧化酶(superoxide dismutase,SOD)的内皮表达来预防氧化损伤,SOD 的作用是保护细胞免受活性氧的损伤[5]。在活性氧的生理水平过高时,SOD 的表达会增加。细胞外 SOD 分别与细胞外基质的蛋白聚糖和糖萼结合建立一种结构复合物,以减少基底膜或管腔环境中活性氧的存在[6]。氧化产物在血液中循环或内化到血管基底膜是 ASCVD 进展的重要步骤;SOD 的表达以及各种其他化学信号在预防疾病发展中起重要作用。

机械刺激还有助于调节炎症、张力和体内平衡。剪切应力是脉动血流产生的摩擦力,可诱导信号级联反应,促进细胞分化和糖萼的维持[5]。剪切应力导致内皮转录因子,如克鲁佩尔样因子(Krüppel-like factors,KLF)表达增加,这是一种机械转导形式,有助于维持正常的血管功能。KLF上调稳态机制,包括激活内皮一氧化氮合酶,通过合成一氧化氮（nitric oxide，NO）降低局部血管压力[5,7]。

循环血脂在正常血管功能中的重要性也有助于血管内稳态，因为血液中存在许多与 ASCVD 相关的危险因素。由于低密度脂蛋白胆固醇（low-density lipoprotein cholesterol，LDL-C）与 CVD 事件之间存在因果关系，因而传统的 ASCVD 风险测量目标是 LDL-C 升高[8]。然而，体外研究表明，未修饰的（天然）LDL-C 的致动脉粥样硬化作用有限[5]。天然 LDL-C 的修饰与 ASCVD 风险有关；这包括特定膜结合载脂蛋白（apo-B、apo-E 和 apo-C）的脂蛋白组成和胆固醇颗粒数的变化。天然 LDL-C 的脂质和脂蛋白也可以通过脂质氧化、去酰化和粒子电荷获取直接修饰，导致修饰的 LDL-C 在内皮下空间积累并引发动脉粥样硬化病变[9]。血液循环中 LDL-C 浓度升高是 ASCVD 的主要危险因素，通过药物治疗或生活方式改变降低 LDL-C 可降低冠状动脉事件的发病率[8]。美国国家脂质协会和 2018 年血液胆固醇管理指南建议将 LDL-C 保持在 100mg/dl 以下（更多信息请参见指南）[10,11]。

第 2 节　动脉粥样硬化性心血管疾病的病理生理学

ASCVD 的发生和发展是一个多因素过程，其中慢性炎症由内皮功能障碍、细胞损伤和循环心脏代谢危险因子［如 LDL-C、LDL-P、氧化型 LDL-C（oxLDL-C）］介导。因此，ASCVD 的临床表现有多种形式，并在下一节中详细描述。

一、冠心病、卒中和外周血管疾病

心血管疾病被定义为心脏及其相关血管的任何疾病，最常见的是冠心病（coronary heart disease，CHD）、卒中和外周血管疾病。

CHD，也称为冠状动脉粥样硬化性心脏病，是一种冠状动脉疾病，冠状动脉提供心脏所需的氧气和营养[12]。当胆固醇沉积物（即斑块）在动脉内积聚时，这些动脉狭窄的风险很高。随着冠状动脉显著变窄，心脏的血液供应显著减少，导致疼痛或心绞痛。如果斑块破裂，会形成血栓（血凝块）并可能阻塞动脉，从而减少血流量，并经常导致心肌梗死或卒中。流向心脏的血液停止也会导致受影响的肌肉坏死，从而导致心脏功能减弱。CHD

占 CVD 死亡的 43.2%，是美国 CVD 相关死亡的主要原因[13]。

卒中，也称为脑血管意外（cerebrovascular accident，CVA），是以两种形式存在的 CVD 中的另一种形式。当斑块的形成阻塞通向大脑的动脉内的血流时，会导致缺血性卒中，而在血管破裂后会导致出血性卒中，其特征是不受控制地出血进入周围的脑组织。2016 年，全球因 CVA 导致的死亡人数为 550 万，其中缺血性和出血性卒中分别导致 270 万和 280 万例死亡[13]。血流停止超过几秒钟会导致大脑内的细胞缺氧，导致细胞死亡和永久性脑损伤。

外周血管疾病是大脑和心脏以外的血管疾病[14]。炎症、组织损伤和斑块堆积会导致通向外周（手臂、腿、胃和肾脏）的血管变窄，并导致这些器官和组织损伤。

二、内皮损伤

内皮损伤可通过多种条件发生，包括物理和机械因素、氧化和 LDL 修饰。这些病理生理状态导致内皮功能障碍，并且是脂肪条纹形成的初始条件。慢性炎症和大分子膜通透性失调、血管重塑或氧化促进斑块的形成和进展，这可以通过后续章节中描述的饮食和生活方式的改变来减轻。

（一）物理 / 机械因素

内皮功能障碍是 ASCVD 生成的普遍特征；然而，脂肪病变的形成和动脉粥样硬化的形成通常是局灶性的。心血管系统的特定区域被认为是血栓形成的区域，部分原因是血流作用于内皮的物理和机械作用力[5]。动脉分叉处和弯曲处的剪切应力在血液 - 内皮界面处产生独特的血流动力学状态[6]。在这些位置出现与血液流动相关的不规则现象，包括血流紊乱和促进动脉粥样硬化形成的振荡或低剪切应力[15]。相反，提供规则的高剪切应力的层流增加区域也可抵抗脂肪条纹的形成，而血流紊乱区域产生致动脉粥样硬化病变[6]。颈动脉窦分叉处就是这种情况（图 22-1），这是一个常见的致动脉粥样硬化部位[5]。对高剪切应力的保护作用的一种解释与糖萼维持增加和细胞信号转导有关[1]。对致动脉粥样硬化形成敏感区域的研究显示，细胞形态和糖萼蛋白多糖的不规则表达发生改变[17]。脂蛋白颗粒（如 LDL-C）和其他血浆分子可以穿过受损的内皮进入内膜或内皮下空间[1]。在内膜内，脂蛋白被隔离和修饰，从而有助于它们的趋化性、促炎性、细胞毒性和致动脉粥样硬化特性[1,5]。

（二）氧化应激

氧化应激在脂肪条纹形成中的作用与内皮功能障碍同时发生[18]。LDL-P 进入内皮下间隙可发生在层流紊乱或糖萼形成异常的区域[1]。LDL-C的内化和滞留增加了脂蛋白颗粒中存在的脂肪酸的氧化潜力。虽然体外研究表明，天然 LDL-C 不足以引发炎症反应，但有人提出了一种滞留假说，作为血管中脂质氧化的机制[5]。来自肝脏的含有 apo-B100 的 LDL-C 的带正电的位点与内皮下间隙带负电的蛋白多糖发生离子作用[19]。结合引起载脂蛋白 apo-B100 和脂蛋白颗粒的构象改变，从而在内皮下间隙产生氧化和滞留创造了可能性。围绕 LDL-C 的磷脂外周层含有不同程度的多不饱和脂肪酸（polyunsaturated fatty acid, PUFA），它们是自由基过氧化的敏感靶点[5]。氧化的反应性副产物通过激活内皮细胞将白细胞从腔内招募到内皮下间隙从而引发了炎症反应。未解决的炎症反应会促进泡沫细胞和斑块的形成，在下一节中将对此进行详细描述，并在图 22-2 和图 22-3 中呈现。

（三）胆固醇升高和脂蛋白修饰

血清中胆固醇及其脂蛋白载体的浓度升高与 ASCVD 有关。特别是，含有载脂蛋白 B 的脂蛋白携带的胆固醇，统称为非高密度脂蛋白（non-high-density lipoproteins, non-HDL-C），被认为是致动脉粥样硬化的[20]。这些包括低密度脂蛋白（LDL-C）、中密度脂蛋白（IDL-C）、极低密度（VLDL-C）脂蛋白和脂蛋白（a），以及餐后状态下的乳糜微粒及其残余物。载脂蛋白 B 升高与动脉粥样硬化直接相关，并导致心血管事件。这些脂蛋白颗粒（尤其是小而密集的 LDL-P）渗入动脉内膜会导致内膜增厚（亚临床动脉粥样硬化的标志）和低度炎症[21]。

LDL-C 修饰，尤其是氧化修饰，对动脉粥样硬化的形成有重要作用。内在因素，如抗氧化剂含量（如维生素 C 和维生素 E）、脂肪酸组成、颗粒大小（小而密集的 LDL-C 亚组分更容易被氧化），以及外在因素，包括环境的 pH、局部抗氧化剂浓度和过渡金属的可用性，增加了 LDL-C 对氧化的易感性[22]。

天然 LDL-C 对动脉壁中的脂质积聚没有实质性贡献，但血液中 LDL-C 的修饰可能会增加其动脉粥样硬化性。具体而言，去唾液酸化（去除唾液

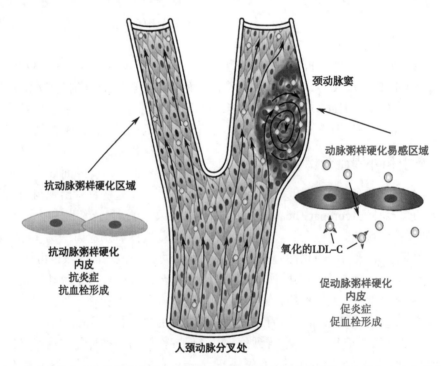

图 22-1　人颈动脉分叉处动脉粥样硬化的局灶性。抗动脉粥样硬化区域由高剪切应力和管腔结构的维持所介导。机械转导增加了稳态机制，例如抗炎和抗血栓形成信号（KLF、糖萼维持），可预防动脉粥样硬化的发生。血流动力学因素包括颈动脉窦血流紊乱，有助于动脉粥样硬化血管内皮细胞的形成。内皮屏障功能受损增加 LDL-C 外渗，导致内膜内皮下滞留和修饰。Adapted from: Tabas et al.[16]

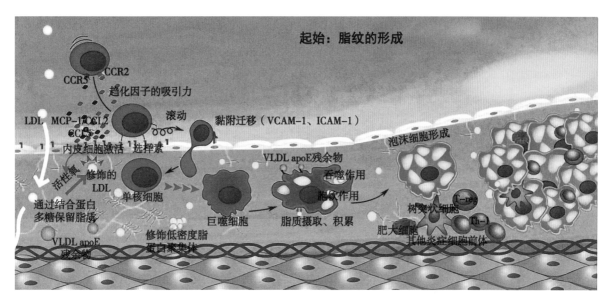

图22-2 动脉粥样硬化病变的起始阶段。动脉粥样硬化的脂纹期始于功能失调的内皮细胞和含有载脂蛋白B的脂蛋白（LDL-C、VLDL-C和apoE残余物）滞留在内皮下间隙。保留的脂蛋白经过修饰（氧化、糖基化、酶），与其他致动脉粥样硬化因子共同促进内皮细胞的激活。活化的内皮细胞增加了单核细胞相互作用/黏附分子（选择素、VCAM-1）和化学引诱剂（MCP-1、CCR2、CCR5、CCL2、CCL5）的表达，导致单核细胞附着和迁移到内膜空间。单核细胞分化为巨噬细胞，并表达受体，介导VLDL-C、载脂蛋白E残余物和修饰的LDL的内化，形成泡沫细胞。巨噬细胞趋化因子释放额外的炎症白细胞信号包括辅助性T细胞1（Th-1）、调节性T细胞（T-reg）、肥大细胞和树突状细胞（Courtesy of Linton et al[5].）

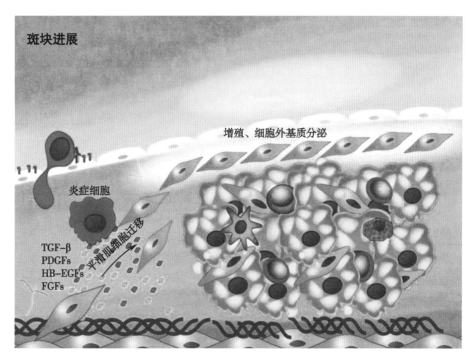

图22-3 动脉粥样硬化斑块的进展。巨噬细胞、泡沫细胞和内皮细胞炎症信号持续促进更多单核细胞和免疫细胞募集到内皮下间隙。随着中膜平滑肌细胞的浸润和增殖，脂肪条纹向纤维状脂肪病变转变。巨噬细胞泡沫细胞和其他炎症细胞产生大量趋化因子和增殖因子，包括转化生长因子β（transforming growth factor beta，TGF-β）、血小板衍生生长因子（platelet-derived growth factor，PDGF）亚型、基质金属蛋白酶、成纤维细胞生长因子（fibroblast growth factors，FGF）和肝素结合表皮生长因子（heparin-binding epidermal growth factor，HB-EGF）。平滑肌细胞被招募到病变的管腔侧，增殖并生成细胞外基质网络，在病变的血栓前因子和血小板及促凝因子之间形成屏障。平滑肌细胞的一个子集表达巨噬细胞受体，并将脂蛋白内化为泡沫细胞（Courtesy of Linton et al[5]）

酸基团）似乎是最早的修饰之一，其次是物理和化学修饰，可改变脂质成分、减小体积、增加密度、增加电荷，并氧化 LDL-C（oxLDL）颗粒[9,23,24]。这种修饰的 LDL-C 在动脉壁内沉淀免疫反应[25]，导致泡沫细胞发展和斑块进展（图 22-2）[26]。

三、炎症反应

内皮细胞被循环中的几种致动脉粥样硬化和促炎症颗粒激活。LDL-C 修饰允许其通过清道夫受体被细胞摄取，从而促进动脉粥样硬化的发生。脂质过氧化部分由 15- 脂氧合酶、髓性过氧化物酶或一氧化氮合酶介导[5]。OxLDL-C 具有致动脉粥样硬化的作用，是循环单核细胞的直接和间接趋化因子[27]，后者是通过单核细胞趋化蛋白 1（monocyte chemoattractant protein 1，MCP-1）从内皮质释放而发生的[5]。OxLDL-C 使巨噬细胞表型分化为 M1 或 M2 样的巨噬细胞，从而增加炎症细胞因子信号[5]。内皮细胞反过来增加了各种细胞黏附分子的表达，如血管细胞黏附分子 1，这导致单核细胞和 T 淋巴细胞从血液中招募和迁移[5]。其他分子也参与招募血源性细胞到动脉粥样硬化病变，包括细胞间黏附分子 1（intercellular adhesion molecule 1，ICAM-1）、E 选择素和 P 选择素[28,29]。

黏附到内皮细胞后，通过一种或多种趋化细胞因子介导的跨上皮迁移[5]。在内膜中，被吸引的单核细胞分化为巨噬细胞，并发生受体介导的 VLDL-C、apoE 残余物和修饰的 LDL-C 的吞噬作用。大量脂蛋白的吞噬作用持续进行，直到激活的巨噬细胞发生凋亡或坏死[5]。泡沫细胞的死亡导致动脉粥样硬化斑块内形成柔软且不稳定的富含脂质的核心[30]。

在低 LDL-C 和高 HDL-C 血浆水平的情况下，泡沫细胞可能会通过膜转运蛋白介导的细胞胆固醇向细胞外 HDL-C 的外排而收缩[31,32]，形成胆固醇逆向转运（reverse cholesterol transport，RCT）的初始步骤。由于动脉粥样硬化的风险与 HDL-C 的水平成反比[33]，中度或高度的 HDL-C 被发现具有心脏保护作用，其保护作用是由于 HDL-C 介导 RCT 调节[34]。在这个过程中，HDL-C 部分从巨噬细胞中清除游离胆固醇，并将其运送到肝脏，在胆汁中排泄出来[34]。HDL-C 的存在也抑制了平滑肌趋化因子的表达和增殖[5]。由于 HDL 介导的 RCT 有助于降低组织胆固醇水平，因此 RCT 的增加会

刺激动脉粥样硬化消退，并降低动脉粥样硬化斑块形成的风险[5]。

四、斑块的发展和稳定

由血管平滑肌细胞介导的纤维增生反应产生了富含胶原蛋白的基质，从而稳定动脉粥样硬化斑块。此外，由于溶酶体功能受损，泡沫细胞对累积的胆固醇酯的清除能力减弱，从而进一步促进了斑块的形成。泡沫细胞的破裂引起平滑肌细胞的迁移，聚集在受损的泡沫细胞核心周围，形成脆弱的纤维帽（图 22-3）[5]。调节性 T- 辅助细胞（regulatory T-helper cells，T-reg）通过释放转化生长因子 β（TGF-β）和白细胞介素介导斑块的炎症状态（图 22-4）[5]。T-Reg 细胞还发出细胞死亡的信号，并增加胶原蛋白的表达，以帮助稳定斑块[5]。

泡沫细胞继续破裂是有害的，因为会释放几种基质降解（蛋白水解）酶，例如基质金属蛋白酶，它们会进一步破坏斑块的稳定性并诱发血栓形成[5]。

相对较大的动脉粥样硬化斑块容易发生斑块破裂，即纤维帽发生缺陷或缺口，导致其富含脂质的核心和循环血液之间分离丧失[35]。这导致了一系列事件，从斑块破裂开始，随后血小板聚集到暴露的内皮下组织，并在破裂的斑块上形成纤维蛋白。血小板迅速聚集会造成阻塞，导致血流减少[30]。

第 3 节　动脉粥样硬化的危险因素

异常的血脂和脂蛋白水平是导致动脉粥样硬化的主要因素。此外，血压升高、超重 / 肥胖、血糖紊乱、缺乏运动、吸烟、压力和不健康的膳食模式都与动脉粥样硬化的病因有关[13,36]。大约 20%～25% 的初始血管事件发生在有一个主要心血管疾病危险因素的患者中，其中约一半的患者 LDL-C 升高[37]。此外，超重和肥胖、缺乏运动和不健康的饮食与 LDL-C、血压和血糖升高有关。推荐的营养和医学干预措施针对可改变的危险因素，可以显著减少动脉粥样硬化和 CVD 的进展。这些可改变和不可改变的危险因素如表 22-1 所示[11,36,38]。

一、吸烟

吸烟是通过吸入许多有害化学物质（如尼古丁、一氧化碳、多环芳烃）而导致动脉粥样硬化的主要危险因素[39]。主要机制包括内皮功能障碍、炎症

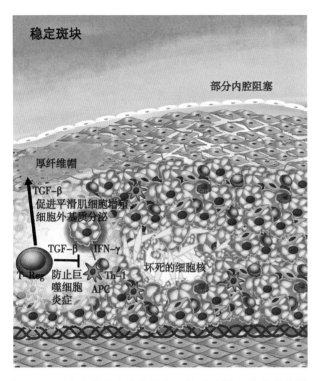

图 22-4　稳定纤维斑块的特征。随着内膜细胞体积的增加，血管重塑，使管腔仅部分闭塞，从而大大减少闭塞引起的临床事件。稳定的斑块包含大量厚纤维帽，由几层平滑肌细胞组成，它们隐藏在由胶原、蛋白多糖和弹性蛋白组成的大量细胞外基质网络中。稳定斑块的厚纤维帽提供了有效的屏障，防止斑块破裂和病变血栓前因子暴露于血液中，从而限制血栓形成和临床事件。通过调节病变泡沫细胞核心的炎症状态，可以维持较厚的纤维帽。调节性 T 细胞（regulatory T cell，T-reg）产生转化生长因子 β（transforming growth factor beta，TGF-β）。此外，T-reg 细胞抑制辅助性 T 细胞 1（T helper 1，Th-1）的抗原特异性激活，以产生 γ 干扰素（interferon gamma，IFNγ）。TGF-β 的增加会减少促炎性巨噬细胞表型，从而减少细胞死亡、有效的细胞效应（吞噬死亡细胞）和抗炎性细胞因子的产生。因此，稳定的斑块具有小的坏死核心，其中含有巨噬细胞碎片和细胞外脂质，这些脂质是由非感染性凋亡巨噬细胞泡沫细胞的继发性坏死引起的。T-reg 细胞和巨噬细胞产生 TGF-β，作为平滑肌细胞中胶原蛋白生成的有效刺激因子，维持纤维帽质量（Courtesy of Linton et al[5]）

和脂质分布异常[39]。吸烟与甘油三酯（triglyceride，TG）升高和 HDL-C 浓度降低有关[39]。同样，使用电子烟与心肌梗死和卒中的概率增加有关[40]。尽管机制尚不完全清楚，但雾化蒸气可能含有促进动脉粥样硬化的有毒物质（如尼古丁、重金属、超细颗粒）[41,42]。

　　动脉粥样硬化的另一个主要危险因素是高血压，它通过动脉壁的剪应力和微撕裂导致内皮损

表 22-1　动脉粥样硬化一级预防的可变和不可变的危险因素

不可变因素	可变因素	可变危险因素的目标
年龄	体重[b]	如果 BMI > 25kg/m^2，建议减肥
性别	脂肪分布[a]	总胆固醇：< 150mg/dl（3.8mmol/L）
家族史 / 遗传学		LDL-C：< 100mg/dl（2.6mmol/L）
民族和种族		甘油三酯：< 150mg/dl（3.8mmol/L）
		HDL-C： 男性：≥ 40mg/dl（1.0mmol/L） 女性：≥ 50mg/dl（1.3mmol/L）
	血压[c]	收缩压：< 120mmHg 舒张压：< 80mmHg
	血糖控制[a]	空腹血糖：< 100mg/dl（5.6mmol/L）
	体力活动[b]	每周 150 分钟中等强度活动或 75 分钟高强度活动（或两者的等效组合）
	吸烟[b]	禁止各种烟草的使用
	饮食[a,b]	遵循有益心脏健康的饮食

　　关于高危和二级预防的临床管理请参见 2018 年血液胆固醇管理指南[11]。

　　[a] 2018AHA/ACC/AACVPR/AAPA/ABC/ACPM/ADA/AGS/APhA/ASPC/NLA/PCNA 血液胆固醇管理指南：执行摘要[11]。

　　[b] 2019ACC/AHA 心血管疾病一级预防指南[36]。

　　[c] 2017ACC/AHA/AAPA/ABC/ACPM/AGS/APhA/ASH/ASPC/NMA/PCNA 成人高血压预防、检测、评估和管理指南：美国心脏病学院 / 美国心脏学会临床实践指南工作组的报告[38]。

伤[43]。其他危险因素，如超重和肥胖、血糖升高、缺乏运动和不健康的膳食模式，在动脉粥样硬化的进展中起着重要作用。由过度肥胖、血糖异常和 / 或不良饮食引起的慢性炎症状态，表现为 C 反应蛋白和其他促炎细胞因子水平升高，抗炎细胞因子水平降低，以及促进动脉粥样硬化斑块发展[44]。这些危险因素是减少 ASCVD 的关键原因。

二、血压

　　血压升高是动脉粥样硬化的主要危险因素。因此，改变生活方式和药物治疗是降低 ASCVD 风险的临床目标。美国目前对高血压的定义是血压为 ≥ 130/80mmHg[38]。血压升高（120～129/< 80mmHg）和无 ASCVD 高风险的高血压患者可接受非药物干预，如调整饮食。建议有高血压和高 ASCVD 风险的人进行药物治疗。

高血压既能引起动脉粥样硬化，又能使动脉粥样硬化长期存在。高血压与内皮功能障碍、氧化应激、血管重构和纤维化的发展有关，从而导致动脉粥样硬化[45]。动脉粥样硬化斑块形成导致的动脉狭窄也会使血压升高。动脉粥样硬化和血压之间复杂的相互关系对于预防和治疗心血管疾病非常重要（参见第 21 章高血压）。

血压升高也是动脉硬化的原因和结果，动脉硬化是一种退行性过程，弹性动脉发生结构变化，影响血管壁的细胞外基质蛋白[46,47]。动脉硬化是由中膜（动脉中层）的改变引起的，以弹性蛋白减少和胶原沉积增加为特征。收缩期喷射血液所需的更大压力也会导致主动脉舒张压（diastolic blood pressure，DBP）的降低。尽管动脉粥样硬化过程发生在动脉内膜，是脂质积聚、氧化和炎症的结果，但动脉硬化也可增加动脉粥样硬化的可能性[46]。

血管硬化经常与动脉粥样硬化并存，并拥有一些共同的危险因素，如血压升高和慢性炎症[48-50]。动脉硬化是 CVD 的独立预测因素，也是一个附加的危险因素，当与传统的风险预测模型（如 Framingham 风险评分）结合使用时，可以改善风险预测信息[51]。

三、血糖

血糖调节受损主要是由胰岛素分泌不足或缺乏和 / 或对胰岛素信号的抵抗所致。前者是 1 型糖尿病的典型特征，而 2 型糖尿病的特征是胰岛素抵抗，伴或不伴胰岛素代偿不足。胰岛素抵抗引起的血糖异常也是代谢综合征的常见特征，其定义为至少有以下五项标准中的三项：空腹血糖升高（≥100mg/dl）、TG 升高（≥150mg/dl）、腰围（男性≥102cm，女性≥88cm）、血压（≥130mmHg SBP 或≥85mmHg DBP），以及低 HDL-C（男性 <40mg/dl，女性 <50mg/dl）[52]。无论病因如何，高血糖都会增加动脉粥样硬化的风险[53]。此外，在没有糖尿病的情况下，空腹血糖升高可能会增加心血管疾病的风险[54]。

高血糖通过多种机制损害脉管系统。急性高血糖会增加血管黏附分子和促炎症标志物（如 ICAM、VCAM、IL-6、E 选择素）的表达，并促进活性氧的积累，导致血管炎症和内皮功能障碍[55,56]。高血糖时 LDL-C 的糖基化也会增加，从而增加其致动脉粥样硬化性[57]。患有代谢综合征和 / 或糖尿病的人比没有该类疾病的人更容易患动脉粥样硬化，并且使 CVD 发生的风险更高[58-60]。积极控制血糖和胰岛素敏感性、减少血糖波动的生活方式可以延缓 ASCVD 的发生和进展[61]。

降低心血管疾病风险的基础是健康的生活方式，包括高质量的饮食。不理想的饮食会导致心血管疾病发病机制中的代谢和生理异常。本节将讨论饮食在 CVD 发病中的作用。

四、饮食在 CVD 发病中的作用

（一）低质量饮食

在全球范围内，约 53% 的 CVD 死亡和 58% 的 CVD 相关残疾是由于饮食质量差。因此，低质量饮食被认为是 CVD 相关发病率和死亡率的主要危险因素[62]。低质量饮食被定义为水果、蔬菜、全谷物、海鲜、坚果和种子、纤维、豆类、多不饱和脂肪酸和牛奶的摄入不足，以及钠、反式脂肪、含糖饮料和加工肉类的过度摄入[62]。最新的研究报告称，钠的高摄入以及全谷物和水果的低摄入占全球饮食相关死亡人数的一半以上，占饮食相关残疾人数的 66%（主要来自 CVD）[62]。这些研究结果在美国、加拿大和许多其他中高收入国家与饮食相关的死亡和残疾中具有代表性。

在美国，不到 0.5% 的成年人的饮食符合理想健康饮食评分标准，而约 82% 的 20～49 岁成年人和约 73% 的 50 岁以上的人的饮食评分较差[13]。美国心脏学会（American heart association，AHA）定义的健康饮食评分是根据水果和蔬菜、鱼类和贝类、钠、含糖饮料、全谷物、坚果、豆类和种子、加工肉类和饱和脂肪的摄入量计算的（表 22-2）[63]。自 2003 年以来，拥有理想健康饮食分数的美国成年人比例几乎没有提高[13]。

观察性研究一致表明，在不同人群中，更好的饮食质量（基于饮食建议依从性的指数）与更低的 CVD 发病率和死亡率之间存在剂量 - 反应关系[64-69]。护理健康研究和卫生专业人员随访研究的一项分析显示，饮食质量每提高 20 个百分点，总死亡率就会降低 8%～17%（取决于所用的饮食质量指数），在随访期间，心血管死亡率的风险会降低 7%～15%[69]。然而，在 16 年的随访中，低质量饮食的患者总死亡率增加 22%～24%，心血管死亡率增加 24%～33%（取决于使用的饮食质量指数）。这符合关于低质量饮食（通常被称为"西式饮

表 22-2　AHA 健康饮食评分的理想、中等和差水平的定义

主要食物及成分 *

水果和蔬菜	≥4.5 杯 /d
鱼 99.2g（最好是油性鱼）	≥2 份 /w
钠	1 500mg/d
糖果 / 含糖饮料	≤450kcal（1 020.6g）/w
全谷物	≥878.8g 当量 /d

次要食物及成分

坚果、豆类、种子	≥4 份 /w
加工肉类	≤2 份 /w
饱和脂肪酸	≤总能量 7%

健康饮食评分：理想 =4～5 分，中等 =2～3 分，差 =0～1 分。

* 以 2 000kcal/d 估算。

摘自 Lloyd-Jones et al[63]。

食"）与代谢功能障碍和 CVD 风险增加相关的研究结果 [70-72]。西式饮食的典型特征是红肉、加工肉、精制谷物、糖果和甜点、炸薯条和高脂肪乳制品的摄入量较高 [70]。

临床试验结果支持流行病学研究中发现的不良饮食与疾病的关系。PREDIMED 试验表明，在 CVD 高风险参与者（55～80 岁）中，地中海饮食（富含特级初榨橄榄油或混合坚果）比低脂肪对照饮食减少了约 30% CVD 的发生 [73]。值得注意的是，在 PREDIMED 中，在大约 5 年的随访中，地中海饮食组和对照组之间的地中海饮食得分差异在 1.4～1.8 分之间（总分 14 分），这表明饮食的微小改善对于 CVD 发病率的下降具有显著的益处 [73]。

通过提高饮食质量观察到的心血管风险降低是由心血管危险因素的提高介导的。随机对照试验的荟萃分析表明，健康的膳食模式可降低血压 [74] 和 LDL-C[75] 并减少全身炎症 [76]。地中海饮食可降低血压并适度降低 LDL-C 和 TG[77]，还可降低空腹血糖 [78]，改善动脉硬化和内皮功能 [79,80]。同样，下面定义的停止高血压饮食方法（dietary approaches to stop hypertension, DASH）（表 22-3）改善了一些 CVD 的危险因素，如血压、总胆固醇和 LDL-C[75,84]。

虽然总体上饮食质量较差是 CVD 发生的主要原因，但特定的饮食成分对 CVD 负担也有重要影响。在接下来的章节中，我们将讨论钠、宏量营养素和 ω-3（n-3）脂肪酸对 CVD 的作用。

（二）钠在 CVD 发病中的作用

与其他饮食因素相比，高钠摄入导致 CVD 相关的死亡和残疾的比例更高。最近的全球估计表明，在与饮食相关的 CVD 死亡中，28% 的原因是钠摄入量过高 [62]。一致且充分的证据表明，钠摄入量与血压之间呈正线性关系 [85]。基于全面的文献回顾基础上，2019 年钠的膳食营养参考摄入量 [85] 综述称，钠摄入量每减少 1 000mg/d（基线钠摄入量在 1 000～5 000mg 范围内），收缩压和舒张压分别降低 2.4～2.7mmHg 和 1.2～1.7mmHg。此外，每天减少摄入 1 000mg 钠可以降低 27% 的 CVD 风险和 20% 的高血压风险。

除了引起血压的剂量 - 反应性升高外，钠还作用于脉管系统，导致微血管和大血管损伤 [86-88]。在一项为期 7 天的随机交叉对照研究中，高钠摄入（5 313mg/d）较低钠饮食（667mg/d）使正常血压受试者的内皮依赖性舒张功能降低了 32%，而这种内皮依赖性舒张功能受损的发生独立于血压变化 [87]。在一项类似的实验中，与低钠饮食（每天 741mg）相比，摄入高钠（5 359mg/d）持续 7 天会损害皮肤微血管功能，而不受血压的影响。最后，对 11 个随机对照试验进行的荟萃分析表明，每天减少摄入 2 000mg 钠会使颈动脉 - 股动脉脉搏波速度（pulse wave velocity, PWV）降低 2.8%[88]。PWV 是无创性评估动脉硬化的金标准。PWV 的改善似乎与血压的变化无关。高钠摄入导致内皮功能障碍、微血管损伤和动脉硬化的机制仍不完全清楚。然而，已有研究证实钠通过增加活性氧的生成来促进氧化应激，来降低一氧化氮（一种有效的血管扩张剂 [89] 和抗动脉粥样硬化药物）的生物利用度。

（三）宏量营养素在心血管疾病发病中的作用

饮食中的宏量营养素组成会影响 CVD 风险，由于单一宏量营养素的摄入量不能单独改变，目前的研究重点是宏量营养素的替代如何影响 CVD 风险 [10,36,82]。这主要是因为对单一宏量营养素［脂肪、碳水化合物（carbohydrate, CHO）和蛋白质］与 CVD 风险之间关系的研究得出了不一致的结果，因为被观察的关联依赖于替代宏量营养素的成分 [90]。

替换分析一致表明，用多不饱和脂肪酸、单不饱和脂肪酸（monounsaturated fatty acid, MUFA）或全谷物等能量替换 5% 的饱和脂肪酸（saturated fatty acid, SFA），可分别降低 25%、15% 和 9% 的 CVD 风险 [90,91]。相反，用反式脂肪和精制谷物 /

表 22-3　动脉粥样硬化性心血管疾病（ASCVD）预防和管理的健康膳食模式，以 2 000kcal/d 计算

食物	健康的美国 膳食模式[81]	健康的地中海式 膳食模式[81]	健康的素食 膳食模式[81]	DASH 饮食[81]
蔬菜	$2\frac{1}{2}$ 等杯 /d	$2\frac{1}{2}$ 等杯 /d	$2\frac{1}{2}$ 等杯 /d	2~5 杯 /d
深绿色类	$1\frac{1}{2}$ 等杯 /w	$1\frac{1}{2}$ 等杯 /w	$1\frac{1}{2}$ 等杯 /w	—
红色或橘色类	$5\frac{1}{2}$ 等杯 /w	$5\frac{1}{2}$ 等杯 /w	$5\frac{1}{2}$ 等杯 /w	—
豆类（豆类和豌豆）	$1\frac{1}{2}$ 等杯 /w	$1\frac{1}{2}$ 等杯 /w	3 等杯 /w	2~$2\frac{1}{2}$ 杯 /w
淀粉类	5 等杯 /w	5 等杯 /w	5 等杯 /w	—
其他	4 等杯 /w	4 等杯 /w	4 等杯 /w	—
水果	2 等杯 /d	$2\frac{1}{2}$ 等杯 /d	2 等杯 /d	2~$2\frac{1}{2}$ 杯 /d
谷物	170g/d	170g/d	184g/d	170~227g/d
全谷物	≥85g/d	≥85g/d	≥99g/d	—
精粮	≤85g/d	≤85g/d	≤85g/d	—
奶制品	3 等杯 /d	2 等杯 /d	3 等杯 /d	2~3 杯 /d
高蛋白食物	156g/d	184g/d	99g/d	≤170g/d
海鲜	227g/w	425g/w	不适用	—
肉、家禽、蛋	737g/w	737g/w	85g/w（鸡蛋）	—
坚果、种子、大豆	142g/w	142g/w	425g/w（198g 坚果 / 种子，227g 大豆）	170~213g/w
油	27g/d	27g/d	27g/d)	8~12g/d
限制能量的其他来源 （占能量的百分比）	270kcal/d（14%）	260kcal/d（13%）	290kcal/d（15%）	—
饱和脂肪酸	<8% 或 18g/d[a]	<8% 或 18g/d[a]	<8% 或 18g/d[a]	<7%[b]
添加糖	<30g/d（6%）	<30g/d（6%）	<30g/d（6%）	~35g/d
钠	≤2 300mg/d	≤2 300mg/d	≤2 300mg/d	≤2 300mg/d

[a] SFA 估计值来自 ACC/AHA 的建议[82]。
[b] SFA 估计值来自 DASH 试验[83]。

添加糖替代 SFA 不会改变 CVD 风险。用 PUFA、MUFA 或全谷物等能量替代 5% 的精制谷物 / 添加糖，可使心血管疾病风险分别降低 22%、5% 和 11%，而用反式脂肪或 SFA 替代则没有观察到风险降低[91]。因此，用 PUFA 替代 SFA 似乎可以最大限度地降低心血管疾病的风险。

特定食物来源的 SFA 带来的 CVD 风险存在异质性，这可能是由于食物来源中 SFA 的类型或食物基质的影响[92]。乳制品是 SFA 的丰富来源；然而，前瞻性队列研究的数据显示，乳制品与 CVD 风险具有有利或中性的关系[93]。但重要的是，用植物脂肪、PUFA 或全谷物代替 5% 的乳制品脂肪的能量，可使心血管疾病风险分别降低 10%、24% 和 28%[94]。用其他动物脂肪替代 5% 的乳制品脂肪的

能量，心血管疾病风险增加 6%。因此，用不饱和脂肪或全谷物来源替代乳制品脂肪是降低心血管疾病风险的首选，尽管食用乳制品脂肪带来的风险比其他动物脂肪小。

宏观营养素的摄入主要是通过调节血脂和脂蛋白来影响 CVD 风险。降低 SFA 的摄入量是减少 CVD 风险的主要目标，因为摄入量增加会增加导致动脉粥样硬化的胆固醇水平，特别是 LDL-C。有力而一致的证据表明，用 PUFA 替代 SFA 可以最大限度地降低 LDL-C 和 TG，并将 HDL-C 的降低降至最低。用 PUFA 替代 5% 的 SFA 能量可使 LDL-C 和 TG 分别降低约 9mg/dl 和 2mg/dl[10]。相比之下，用 MUFA 或 CHO 替代 5% 的 SFA 能量，LDL-C 分别降低 6.5mg/dl 和 6mg/dl，TG 分别增

加 1mg/dl 和 9.5mg/dl。如果 SFA 被替换成 CHO，应该选择全谷物来源，因为与精制谷物相比，全谷物可使 LDL-C 减少更多（3.5mg/dl）[95]。用 PUFA、MUFA 或 CHO 替代 5% 的 SFA 的能量会使 HDL-C 分别降低 1mg/dl、6mg/dl 和 2mg/dl。为了降低 TG 水平，建议用 MUFA 或 PUFA 替代 CHO；用 MUFA 或 PUFA 替代 5% 的 CHO 能量将使 TG 分别降低 6.7mg/dl 和 9.3mg/dl[96]。

就单个 SFA 而言，用月桂酸（C12：0）、肉豆蔻酸（C14：0）或棕榈酸（C16：0）替代 1% 的 CHO 能量会使 LDL-C 分别增加 0.7mg/dl、1.7mg/dl 和 1.4mg/dl[96]。相反，硬脂酸（C18：0）对 LDL-C 有相对中性的影响，当它取代 CHO 时没有发生变化。热带油，包括椰子油和棕榈油，是中链 SFA（C12：0）的来源，虽然它们比动物产品中发现的长链 SFA 对 LDL-C 的增加少，但观察到的增加大于富含 MUFA 或 PUFA 的食物来源 [97,98]。因此，为了降低 CVD 风险，应该用不饱和脂肪代替 SFA 的来源，包括坚果和种子中的非热带油。

（四）n-3 脂肪酸（也称为 ω-3 脂肪酸）在心血管疾病发作中的作用

1. 植物性 n-3 脂肪酸：α- 亚麻酸 有证据表明，通过自我报告的饮食摄入方法和血浆 / 血清 / 全血生物标志物测量，较高的 n-3 脂肪酸，α- 亚麻酸（α-linolenic acid，ALA）的摄入量与适度降低 CVD 风险有关 [99-101]。一致认为，较高的 ALA 摄入量与较低的致命 CHD 风险有关 [99,100]。在一项对五个前瞻性队列研究的荟萃分析中，ALA 每增加 1g/d，CHD 死亡的相对风险就会降低 10%[100]。此外，Cochrane 协作网对随机对照试验的系统回顾报告称，较高的 ALA 摄入量与 CVD 的 5%~10% 的非显著性下降有关 [102]。ALA 可能降低心血管疾病风险的机制尚不完全清楚；然而，有证据表明，ALA 并不直接影响血脂 / 脂蛋白，但具有抗心律失常的特性 [102]。

2. 海洋来源的 n-3 脂肪酸 强有力和一致的证据表明，每周食用 1~2 份（99.2g/ 份）非油炸鱼[特别是长链 n-3 脂肪酸含量高的种类，如二十碳五烯酸（EPA）和二十二碳六烯酸（DHA）]可降低 CVD 风险 [103]。关于含有 EPA 和 / 或 DHA 的 n-3 补充剂是否对心血管疾病的一级和二级预防有益，目前证据不一 [104]。最近，完成了三项大型随机对照试验，包括这些试验和以前进行的研究（13 项试验和 127 477 名参与者）的最新荟萃分析显示，补充海洋来源的 n-3 与心肌梗死、CHD 死亡、CHD 总数、CVD 死亡和 CVD 总数的显著降低有关 [105]。然而，目前还没有关于使用补充 n-3 脂肪酸进行心血管疾病一级和二级预防的建议。

n-3 脂肪酸已被证明对降低 TG 有疗效。在高 TG（200~499mg/dl）或非常高 TG 水平（>500mg/dl）的患者中，n-3 脂肪酸 4g/d 的处方分别将 TG 降低 20%~30% 和 ≥30%[106]。REDUCE-IT 是一项多中心、随机、双盲、安慰剂对照的试验，试验对象为他汀类药物控制了 LDL-C 但 TG 升高的心血管疾病患者或心血管疾病高危患者，4g/d 的二十碳五烯酸乙酯（乙酯形式的 EPA）使 TG 降低 14%。此外，心血管事件（CVD 死亡、心肌梗死、卒中、血管重建或不稳定心绞痛）的风险降低了 25%[107]。这种风险的降低比仅靠降低 TG 所预期的要大，表明还有其他的作用机制。

除了降低 TG 外，n-3 脂肪酸（源自海洋）已被证明可以影响一些与心血管疾病病因有关的因素，包括炎症、血栓形成、心律失常、内皮和自律神经功能、血压、心肌效率和斑块稳定性，提示对心血管有益 [103,108]。

（五）总结：饮食在心血管疾病发病中的作用

在世界范围内，低质量饮食是导致心血管疾病的主要原因。传统上，人们从个别营养素的角度来看待饮食和心血管疾病风险，而当前着力于集中在膳食模式上。对膳食模式的关注反映了饮食的整体性，特别是所消费的食物和营养物质的组合和数量 [109]。重要的是，膳食模式说明了许多营养素和其他饮食因素对人类健康和疾病风险的累积、互动和协同作用 [110]。与 CVD 有关的低质量饮食的最大促成因素是水果、蔬菜、全谷物、海产品、坚果和种子、纤维、豆类和 PUFA 的摄入量不足，同时钠、添加糖和 SFA 的摄入量过高 [62]。

第 4 节 主要的营养治疗方式

一、预防动脉粥样硬化性心血管疾病的膳食模式

健康的生活方式是预防 ASCVD 的基础 [36]。健康生活方式的基石是健康的膳食模式。虽然有许多健康的膳食模式，但它们都有共同点和共同

原则。一般来说，健康的膳食模式富含水果、蔬菜、豆类、全谷物、坚果和种子、植物蛋白或瘦肉动物蛋白以及鱼类。此外，反式脂肪、钠、加工肉类、添加糖和含糖饮料都受到限制。研究表明，在整个生命过程中遵循健康的膳食模式将在临床上显著降低 ASCVD 风险。对于具有高遗传风险的人和没有遗传倾向的人来说都是如此。在对 3 个大型前瞻性队列和一个横断面研究的分析中，遵循健康的生活方式[符合四个标准中的至少三个（不吸烟、不肥胖、有规律的体力活动和健康饮食）]与不健康的生活方式（四个标准中的≤1）相比，在具有高度遗传倾向的个体中，将 CVD 的风险降低46%；在低遗传风险的个体中观察到健康生活方式与不健康生活方式相比的风险降低 45%[111,112]。

2015—2020 年美国人膳食指南中推荐了三种促进总体健康和减少慢性疾病风险的膳食模式。健康的美式膳食模式、地中海膳食模式和素食膳食模式（表 22-3）。这些膳食模式是通过食物模式建模得出的，每一种都符合 2015—2020 年美国膳食指南的食物和营养素建议。

（一）DASH 饮食

DASH 膳食模式富含水果、蔬菜和低脂乳制品，饱和脂肪含量低，钙、钾和镁含量高（表 22-3）。最近的一项系统回顾和荟萃分析的总结回顾，包括 15 个前瞻性队列和 31 个对照试验，发现 CVD（RR 0.80，95%CI：0.76～0.85）、CHD（0.79，95%CI：0.71～0.88），并且在应用 DASH 膳食模式后，收缩压（SBP）（平均差异 =−5.2mmHg，95%CI：−7.0～−3.4）和 DBP（−2.60mmHg，95%CI：−3.50～−1.70）都显著降低（包括降低和未降低钠）[75]。

在最初的临床试验中，DASH 饮食（约 3 000mg/d 的钠）与典型的美国饮食（也保持在约 3 000mg/d 的钠）相比，所有人群的 SBP 下降 5.5mmHg 和 DBP 下降 3.0mmHg，少数民族群体的降低幅度更大，但性别之间没有差异[83]。患有 1 期高血压的人（SBP：130～139mmHg 或 DBP：80～89mmHg）与正常血压的人（SBP：−11.4mmHg 和 DBP：−5.5mmHg）相比，在应用 DASH 饮食时，血压下降幅度最大（SBP：−3.5mmHg 和 DBP：−2.1mmHg）[83]。此外，DASH 饮食组的总胆固醇（−13.5mg/dl）和 LDL-C（−10.8mg/dl）都有显著下降，而种族或基线血脂水平没有显著差异[113]。

在 DASH 钠试验中，与典型的美国饮食相比，DASH 饮食在 3 个钠水平（1 150mg/d、2 300mg/d 和 3 450mg/d）上显著降低了血压，最低钠组的血压降低更为显著[114]。最近对包括 20 篇文章（1 917 名参与者）在内的随机对照试验进行了系统回顾和荟萃分析，根据 DASH 饮食观察到的血压和血脂 / 脂蛋白的改善，估计 DASH 饮食降低了 13% 的心血管疾病风险，这与饮食中钠摄入的差异无关[115]。

（二）地中海饮食

地中海饮食指的是地中海沿岸国家的传统膳食模式。虽然不同国家或地区有一些差异，但这些饮食富含橄榄油、蔬菜、水果、坚果、豆类、海产品和全谷物，加工肉类、红肉、乳制品和添加糖的摄入量较低（表 22-3）。这种膳食模式一般具有较高的单不饱和脂肪酸 / 多不饱和脂肪酸与饱和脂肪酸的比例（MUFA/PUFA：SFA），因为它的饱和脂肪含量低，不饱和脂肪含量高。

观察性队列研究（如护理健康研究[116]）显示，与依从性低的女性相比，对地中海膳食模式依从性较高的女性的 CVD 风险（CHD 和卒中）降低了 22%，而且致命 CVD 事件的风险降低了 40%[116-118]。最近对 29 项观察性研究的系统回顾和荟萃分析显示，遵循地中海饮食的人心血管疾病的风险降低：根据 11 项研究，与地中海饮食评分最低的人相比，CHD/ 急性心肌梗死的集合 RR 为 0.70（95%CI：0.62～0.80），根据 6 项研究，未指明的卒中为 0.73（95%CI：0.59～0.91），以及根据 5 项研究，缺血性卒中为 0.82（95%CI：0.73～0.92）[119]。

PREDIMED（前面讨论过）是在西班牙进行的一项大型临床试验，评估了地中海饮食补充特级初榨橄榄油（≥50g/d）或混合坚果[30g/（15g 核桃、7.5g 榛子和 7.5g 杏仁）]与对照组低脂肪（< 30% 的能量）饮食对研究开始时大于 55 岁的高危人群 CVD 事件的影响。在大约 5 年的随访后，干预组的总 CVD 的主要终点（心肌梗死、卒中和 CVD 疾病导致的死亡的综合数据）较低。橄榄油组与低脂肪组相比，HR 为 0.69（95%CI：0.53～0.91），坚果组与低脂肪饮食相比，HR 为 0.72（95%CI：0.54～0.95），表明与对照组饮食相比，补充特级初榨橄榄油或混合坚果的地中海式膳食模式可降低心血管疾病风险[73]。与低脂肪组相比，两个干预组的空腹血糖、血压和总胆固醇都有明显的下降。总的来说，遵循地中海饮食的人，主要心血管事件的风险大约减少了 30%[73]。此外，一项对 27 项前瞻性

队列研究和临床试验的荟萃分析显示，坚持地中海饮食的情况下，每增加两分（按 9 分制），心血管疾病结果的相对危险就会减少 11%[117]。这些研究的结果显示，地中海膳食模式对降低心血管疾病风险有一致的好处。

（三）素食饮食（包括纯素食）

素食饮食的特点是以水果、蔬菜、全谷物、坚果、豆类和种子为主。纯素食饮食不包括所有动物产品，特别是肉类、蛋类、奶类和鱼类，但对某些人来说，也包括动物来源的成分（如蜂蜜、明胶、乳清等），而半素食主义者的饮食包括鱼，但不包括肉[81]。乳蛋素食饮食包括鸡蛋和乳制品，但没有肉或鱼[81]，其他变化取决于信仰和偏好，如弹性素食或半素食：主要是素食，偶尔加入肉类和鱼类。与典型的美国饮食相比，遵循健康素食饮食的人也可能有更高的纤维和不饱和脂肪摄入量，包括 MUFA 和 PUFA，同时减少 SFA、胆固醇和钠[120]。然而，必须注意确保素食 / 纯素食饮食是适当计划的和营养充足的[121]。

流行病学证据显示，与典型的美国饮食相比，健康的素食膳食模式会降低 CVD 的风险。北美的基督复临安息日会教徒采用素食饮食，与非素食者相比，其缺血性心脏病（ischemic heart disease，IHD）的标准死亡率为 0.74（95%CI：0.63～0.88），总体上全因死亡率较低 [HR：0.88（95%CI：0.80～0.97）][122]。虽然基督复临安息日会哲学有关的其他生活方式因素可能对此类指标产生影响，但系统回顾和前瞻性队列研究的荟萃分析，将素食者与非素食者进行比较，估计因 IHD 导致的死亡率减少 29%[123]。此外，与低质量的美国饮食相比，素食饮食与更理想的脂质和脂蛋白水平有关。最近对 30 项观察性试验和 19 项干预试验进行了系统评价和荟萃分析，比较了素食与杂食性饮食。在观察性研究和临床试验中，素食饮食分别与较低的总胆固醇（−29.2mg/dl 和 −12.5mg/dl）和 LDL-C（−22.9mg/dl 和 −12.2mg/dl）相关[124]。

2015—2020 年美国膳食指南包括健康的素食膳食模式（表 22-2）。最近对美国大型前瞻性队列研究的分析与不健康植物性饮食（高糖饮料、精制谷物和甜食）相比，强调了遵循健康植物性饮食（富含水果 / 蔬菜、全谷物、坚果 / 豆类）的重要性[125]。通过使用评估工具对不同植物性饮食的一致性程度进行评分，结果显示，更多坚持健康植物性饮食与冠心病呈负相关（HR：0.75，95%CI：0.68～0.83）；然而，不健康植物性饮食与更大的冠心病风险相关（HR：1.32，95%CI：1.20～1.46）。因此，上述研究结果表明，遵循健康的素食饮食，如美国农业部的健康素食饮食，包括推荐的宏量和微量营养素的摄入量（如果遵循低质量的素食饮食，这些营养素可能不足或过量），可以降低冠心病的风险。

二、ASCVD 管理中的饮食指导

无论药物治疗如何，健康的膳食模式在 ASCVD 风险管理中都是必不可少的[10]。上一节中讨论的健康膳食模式适用于 ASCVD[10,36,38,82]；然而，对于血脂异常和高血压的管理，额外的具体建议也很重要。这些建议侧重于体重管理，并为血脂异常或高血压患者增加特定的营养素目标。另外，推荐向注册营养师（registered dietitian nutritionist，RDN）转诊，以增加对健康膳食模式的坚持。

（一）降低升高的 LDL-C（和非 HDL-C）

- 采用 SFA 的摄入目标量为 <7% 的总能量 [以 8.4MJ/d（2 000kcal/d）的饮食为基础，< 15g 或 585.5kJ（140kcal）][10]。将 SFA 摄入量降低到总能量的 5%～6%，可进一步降低 LDL-C[82]。目前，在美国，SFA 的平均摄入量约为 11%[126]，将摄入量减少到 <7%，预计将降低 LDL-C 高达 10%[127]。为了实现 SFA 的目标，建议用 MUFA/PUFA 和 / 或全谷物取代膳食 SFA[10]。为了减少 SFA 的摄入，选择瘦肉和低脂或无脂乳制品，避免加工肉类，并选择非热带植物油。

- 每天摄入 5～10g 黏性或可溶性纤维，可以将 LDL-C 降低 3%～5%[10]。为了降低 LDL-C，遵循 8.4MJ/d（2 000kcal/d）健康美式膳食模式的人，每天应摄入 31g 纤维[128]，其中 5～10g 为黏性纤维。黏性纤维的良好来源包括豆类、燕麦、水果（如橙子和苹果）和蔬菜（如花椰菜和抱子甘蓝）。

- 减重达到大于初始体重 5% 具有临床意义[36]。对 13 项研究的系统回顾表明，体重减轻 10kg 与总胆固醇降低 9mg/dl 和 LDL-C 降低 8mg/dl 相关[129]。

（二）管理高甘油三酯血症

- 强烈改变生活方式可使高甘油三酯血症患者的 TG 水平降低 50%[130]。干预措施根据高甘油三酯血症的严重程度而有所不同，中度高甘油三酯血症：150~499mg/dl（空腹或非空腹）；重度高甘油三酯血症：>500mg/dl（空腹）；疑似原因如糖尿病、酶缺乏症或药物治疗；还有胰腺炎风险 [10]。

- 如果 TG<500mg/dl 或 <5%，添加糖的摄入量应限制在 <10%，如果 TG>500mg/dl，添加糖的摄入量应限制在 <5%，并预期将 TG 降低 10%~25%[10,131-133]。美国饮食中添加糖的主要来源是含糖饮料、烘焙食品和包括糖果在内的甜点 [134]。

- 精制谷物的主要来源是白面包、意大利面、加工过的早餐谷物、零食 / 餐棒和白米饭；应该用富含纤维的全谷物代替。

- 当 TG 为 150~500mg/dl 或 TG 为 >500mg/dl[135] 时应减少饮酒，特别是对于肥胖的个体，以降低胰腺炎的风险 [10,82]。每天摄入 30g 乙醇，或 2 个标准饮用量 [105]，预计会使 TG 增加 6mg/dl[136]。

- 研究表明，每天从 EPA 和 DHA 中摄入 1~4g n-3 脂肪酸可将 TG 降低 3%~45%，具体取决于基线 TG 水平和 n-3 脂肪酸的摄入量 [10]。对于高 TG（200~499mg/dl）和极高 TG（>500mg/dl）的患者，推荐摄入量是 EPA 或 EPA+DHA 为 4g/d[106]。该剂量可使 TG 高的患者降低 20%~30%，TG 非常高的患者降低 30%[106]。现有证据表明，只有 10% 的美国人每天从饮食中摄入 0.5g 的 EPA+DHA[137]，这是美国营养与饮食学会发布的基于人群的饮食建议 [138]。可以买到非处方的鱼油补充剂；然而，处方药胶囊含有更多的 EPA 和 DHA，这是获得高甘油三酯血症所推荐的高剂量治疗所必需的 [81]。

- 超重或肥胖的人建议减重 5%~10%，以降低 TG[10]。体重减轻 5%~15%，TG 可减少 20%~30%。

（三）降低高血压

- 降低体重；一项对 25 项干预试验的荟萃分析报告，平均体重减轻 5.1kg，SBP 降低了 4.44mmHg，DBP 降低了 3.57mmHg，减重效果越好，血压就越好 [139]。对于 BMI>为 25kg/m² 且血压升高或高血压的患者，建议减重。

- 应用 DASH 饮食已被证明可以降低高血压患者的 SBP 11mmHg 和 DBP 5mmHg[83]。

- 如果每天的钠摄入量超过 2 300mg/d，就应该减少钠 [85]。每天减少钠 1 000mg，最佳目标为 1 500mg，可降低收缩压 5~6mmHg[38]。为了达到这一目标，建议采用低钠 DASH 膳食模式。大约 70% 的钠是从外部摄入的 [140]；因此，根据营养事实小组的建议，我们应该注意选择低钠食品，外出就餐时也应该选择低钠食品。

- 应增加饮食中钾的摄入量，目标为 >2 600mg[85]。服用 3 500~5 000mg 可使收缩压降低 4~5mmHg[38]。食用富含水果和蔬菜的饮食，如 DASH 饮食，将有助于增加钾的摄入量，同时减少饮食中的钠摄入量。

（四）超重和肥胖

- 对于超重或肥胖的患者，建议减重以降低 ASCVD 风险 [11,36,3]。为了减重，需要负能量平衡；每天大约少摄入 2.1MJ（500kcal）的能量，可以使体重每周减少 454g。体重减少 3%~5%，可使 ASCVD 危险因素有临床意义的改善 [141]。

- 目前的证据并没有定义一种饮食或"最佳饮食"建议给患者以减少能量摄入 [141]。因此，对于规定的每日能量赤字，可以采用许多饮食方法来达到减重的目的，包括前一节中概述的膳食模式或具有特定宏量营养素（碳水化合物、脂肪、蛋白质）目标的饮食（参见第 9 章，饮食行为和策略促进减重和维持）。

（五）注册营养师的作用

坚持健康的膳食模式对 ASCVD 的管理至关重要。目前的 CVD 预防、血脂异常管理和高血压管理指南建议以团队为基础的健康护理方法，核心是 RDN 的参与 [10,36,38]。只需进行 2~4 次 RDN 医学营养疗法，就可以看到患者的总胆固醇、LDL-C 和 TG 的改善 [142]。此外，这种治疗过程与减少对血脂异常的药物治疗干预的需求和更好地降低 LDL-C 的结果有关 [142,143]。总的来说，与 RDN 密切合作可提高对有益心脏健康饮食的依从性，改善心血管疾病的危险因素，并有助于维持减重。

研究空白

- 毋庸置疑，饮食在预防心血管疾病方面起着至关重要的作用。尽管强有力的证据表明健康膳食模式的益处，但全人群的饮食质量差距还没有明显缩小（即人们吃什么对比他们应该吃什么）。摆在面前的艰巨挑战是确定以人群为基础的战略，以实现可衡量的膳食质量改善。
- 正如 Anderson 等人最近建议的[144]，为了选择更健康的食物，使其符合心血管健康的理想状态，我们亟需采取以下措施：
  - 健康和创新的系统方法，改善个人和以人群为基础的食品消费行为；
  - 更强有力的行业和社区努力；
  - 与循证建议相一致的政策。
- 目前迫切需要开展研究，以确定有效的系统方法，显著提高饮食质量。
- 有必要了解如何通过食物成分更精确地描述膳食模式，以及通过使用食物模式模型来了解食物成分对营养素充足性的影响；需要更精确的特性描述，特别是蛋白质食品[81]。
- 需要采取有效的策略，将推荐的健康膳食模式个性化，并与个人的文化和食物偏好相匹配，以增加长期采用健康膳食模式的可能性，从而改善心血管疾病健康状况。

致谢

本章是由 Erdman JW、Macdonald IA 和 Zeisel SH 编辑，Wiley-Blackwell©2012 国际生命科学学会出版的《现代营养学》第 10 版中由 Simone D. Holligan、Claire E. Berryman、Li Wang、Michael R. Flock、Kristina A. Harris 和 Penny M. Kris-Etherton 编写的《动脉粥样硬化性心血管疾病》的更新。此次更新部分内容源自前版章节，感谢前版本作者的贡献。

（李鑫 译）

参 考 文 献

1. Cahill PA, Redmond EM. Vascular endothelium — Gatekeeper of vessel health. *Atherosclerosis*. 2016;248:97—109. https://doi.org/10.1016/j.atherosclerosis.2016.03.007.
2. Murakami M. Signaling required for blood vessel maintenance: molecular basis and pathological manifestations. *Int J Vasc Med*. 2012;2012. https://doi.org/10.1155/2012/293641.
3. Abdel-Sater K. Pathophysiology of the endothelium. *EC Cardiol*. 2015;1:17—26.
4. Ono S, Egawa G, Kabashima K. Regulation of blood vascular permeability in the skin. *Inflamm Regen*. 2017;37(1):11. https://doi.org/10.1186/s41232-017-0042-9.
5. Linton MF, Yancey PG, Davies SS, et al. The role of lipids and lipoproteins in atherosclerosis. *Endotext [Internet]*. 2019. MDText.com, Inc.
6. Gouverneur M, Van Den Berg B, Nieuwdorp M, Stroes E, Vink H. Vasculoprotective properties of the endothelial glycocalyx: effects of fluid shear stress. *J Intern Med*. 2006;259(4):393—400. https://doi.org/10.1111/j.1365-2796.2006.01625.x.
7. Chang E, Nayak L, Jain MK. Kruppel-like factors in endothelial cell biology. *Curr Opin Hematol*. 2017;24(3):224—229. https://doi.org/10.1097/MOH.0000000000000337.
8. Silverman MG, Ference BA, Im K, et al. Association between lowering LDL-C and cardiovascular risk reduction among different therapeutic interventions. *J Am Med Assoc*. 2016; 316(12):1289. https://doi.org/10.1001/jama.2016.13985.
9. Zakiev ER, Sukhorukov VN, Melnichenko AA, Sobenin IA, Ivanova EA, Orekhov AN. Lipid composition of circulating multiple-modified low density lipoprotein. *Lipids Health Dis*. 2016;15(1):134. https://doi.org/10.1186/s12944-016-0308-2.
10. Jacobson TA, Maki KC, Orringer CE, et al. National lipid association recommendations for patient-centered management of dyslipidemia: Part 2. *J Clin Lipidol*. 2015;9(6). https://doi.org/10.1016/J.JACL.2015.09.002. S1-S122.e1.
11. Grundy SM, Stone NJ, Bailey AL, et al. 2018 AHA/ACC/AACVPR/AAPA/ABC/ACPM/ADA/AGS/APhA/ASPC/NLA/PCNA guideline on the management of blood cholesterol: a report of the American College of Cardiology/American Heart Association Task Force on Clinical Practice Guidelines. *J Am Coll Cardiol*. 2019;73(24):e285—e350.
12. Morrow DA, Gersh BJ. Chronic coronary artery disease. In: *Braunwald's Heart Disease: A Textbook of Cardiovascular Medicine*. 8th ed. Philadelphia: Elsevier; 2007.
13. Benjamin EJ, Muntner P, Alonso A, et al. Heart disease and stroke statistics—2019 update: a report from the American Heart Association. *Circulation*. 2019;139(10):e56—e528. https://doi.org/10.1161/CIR.0000000000000659.
14. Nguyen M, Cohen J. Peripheral vascular disease. In: *Pain Medicine*. Springer; 2017:495—496.
15. Chiu J-J, Chien S. Effects of disturbed flow on vascular endothelium: pathophysiological basis and clinical perspectives. *Physiol Rev*. 2011;91(1):327—387. https://doi.org/10.1152/physrev.00047.2009.
16. Tabas I, Garcia-Cardena G, Owens GK. Recent insights into the cellular biology of atherosclerosis. *J Cell Biol*. 2015;209(1):13—22. https://doi.org/10.1083/jcb.201412052.
17. van den Berg BM, Spaan JAE, Rolf TM, Vink H. Atherogenic region and diet diminish glycocalyx dimension and increase intima-to-media ratios at murine carotid artery bifurcation. *Am J Physiol Heart Circ Physiol*. 2006;290(2):H915—H920. https://doi.org/10.1152/ajpheart.00051.2005.
18. Victor VM, Rocha M, Sola E, Banuls C, Garcia-Malpartida K, Hernandez-Mijares A. Oxidative stress, endothelial dysfunction and atherosclerosis. *Curr Pharmaceut Des*. 2009;15(26):2988—3002.
19. Borén J, Olin K, Lee I, Chait A, Wight TN, Innerarity TL. Identification of the principal proteoglycan-binding site in LDL. A single-point mutation in apo-B100 severely affects proteoglycan interaction without affecting LDL receptor binding. *J Clin Invest*.

1998;101(12):2658—2664.

20. Abdullah SM, Defina LF, Leonard D, et al. Long-Term association of low-density lipoprotein cholesterol with cardiovascular mortality in individuals at low 10-year risk of atherosclerotic cardiovascular disease: results from the Cooper Center Longitudinal Study. *Circulation*. 2018;138(21):2315—2325.

21. Ivanova EA, Myasoedova VA, Melnichenko AA, Grechko AV, Orekhov AN. Small dense low-density lipoprotein as biomarker for atherosclerotic diseases. *Oxid Med Cell Longev.* 2017;2017.

22. Young IS, McEneny J. Lipoprotein oxidation and atherosclerosis. *Biochem Soc Trans.* 2001;29:358—362.

23. Tertov VV, Kaplun VV, Sobenin IA, Orekhov AN. Low-density lipoprotein modification occurring in human plasma possible mechanism of in vivo lipoprotein desialylation as a primary step of atherogenic modification. *Atherosclerosis.* 1998;138(1): 183—195.

24. Nikiforov NG, Zakiev ER, Elizova N, Sukhorukov VN, Orekhov AN. Multiple-modified low-density lipoprotein as atherogenic factor of patients'; blood: development of therapeutic approaches to reduce blood atherogenicity. *Curr Pharmaceut Des.* 2017;23(6):932—936. https://doi.org/10.2174/138161282366617 0124112918.

25. Orekhov AN, Oishi Y, Nikiforov NG, et al. Modified LDL particles activate inflammatory pathways in monocyte-derived macrophages: transcriptome analysis. *Curr Pharmaceut Des.* 2018; 24(26):3143—3151. https://doi.org/10.2174/1381612824666180 911120039.

26. Orekhov AN, Ivanova EA, Melnichenko AA, Sobenin IA. Circulating desialylated low density lipoprotein. *Cor Vasa.* 2017;59(2): e149—e156.

27. Gimbrone Jr MA, García-Cardeña G. Endothelial cell dysfunction and the pathobiology of atherosclerosis. *Circ Res.* 2016;118(4): 620—636.

28. Libby P. Inflammation in atherosclerosis. *Nature.* 2002;420(6917): 868—874. https://doi.org/10.1038/nature01323.

29. Hansson GK. Inflammation, atherosclerosis, and coronary artery disease. *N Engl J Med.* 2005;352(16):1685—1695.

30. Falk E. Pathogenesis of atherosclerosis. *J Am Coll Cardiol.* 2006; 47(suppl 8):C7—C12.

31. Glass CK, Witztum JL. Atherosclerosis: the road ahead. *Cell.* 2001; 104(4):503—516.

32. Lewis GF, Rader DJ. New insights into the regulation of HDL metabolism and reverse cholesterol transport. *Circ Res.* 2005; 96(12):1221—1232.

33. Tall AR, Jiang X, Luo Y, Silver D. 1999 George Lyman Duff memorial lecture: lipid transfer proteins, HDL metabolism, and atherogenesis. *Arterioscler Thromb Vasc Biol.* 2000;20(5):1185—1188.

34. Burgess JW, Sinclair PA, Chretien CM, Boucher J, Sparks DL. Reverse cholesterol transport. In: *Biochemistry of Atherosclerosis.* Springer; 2006:3—22.

35. Schaar JA, Muller JE, Falk E, et al. Terminology for high-risk and vulnerable coronary artery plaques. *Eur Heart J.* 2004;25(12): 1077—1082.

36. Arnett DK, Blumenthal RS, Albert MA, et al. 2019 ACC/AHA guideline on the primary prevention of cardiovascular disease: executive summary: a report of the American College of Cardiology/American Heart Association Task Force on Clinical Practice Guidelines. *J Am Coll Cardiol.* 2019;74(10):1376—1414. https:// doi.org/10.1161/CIR.0000000000000678.

37. Ridker PM, Brown NJ, Vaughan DE, Harrison DG, Mehta JL. Established and emerging plasma biomarkers in the prediction of first atherothrombotic events. *Circulation.* 2004;109(25_suppl_1). IV-6.

38. Whelton PK, Carey RM, Aronow WS, et al. 2017 ACC/AHA/ AAPA/ABC/ACPM/AGS/APhA/ASH/ASPC/NMA/PCNA guideline for the prevention, detection, evaluation, and management of high blood pressure in adults: a report of the American College of Cardiology/American Heart Association Task Force on Clinical Pr. *J Am Coll Cardiol.* 2018;71(19):e127—e248. https:// doi.org/10.1016/J.JACC.2017.11.006.

39. Roy A, Rawal I, Jabbour S, Prabhakaran D. Tobacco and cardiovascular disease: a summary of evidence. In: *Cardiovascular, Respiratory, and Related Disorders.* 3rd ed. The International Bank for Reconstruction and Development/The World Bank; 2017.

40. Vindhyal MR, Ndunda P, Munguti C, Vindhyal S, Okut H. Impact on cardiovascular outcomes among e-cigarette users: a review from national health interview surveys. *J Am Coll Cardiol.* 2019;73(9 Suppl 2):11. https://doi.org/10.1016/S0735-1097(19)33773-8.

41. Darville A, Hahn EJ. E-cigarettes and atherosclerotic cardiovascular disease: what clinicians and researchers need to know. *Curr Atherosclerosis Rep.* 2019;21(5):15.

42. Centers for Disease Control and Prevention. *About Electronic Cigarettes (E-Cigarettes);* 2019. https://www.cdc.gov/tobacco/basic_ information/e-cigarettes/about-e-cigarettes.html.

43. American Heart Association. My Life Check-Life's Simple 7. http://mylifecheck.heart.org/Multitab.aspx?NavID=3.

44. Rafieian-Kopaei M, Setorki M, Doudi M, Baradaran A, Nasri H. Atherosclerosis: process, indicators, risk factors and new hopes. *Int J Prev Med.* 2014;5(8):927.

45. Ambale Venkatesh B, Volpe GJ, Donekal S, et al. Association of longitudinal changes in left ventricular structure and function with myocardial fibrosis: the Multi-Ethnic Study of Atherosclerosis study. *Hypertension (Dallas).* 2014;64(3):508—515. https:// doi.org/10.1161/HYPERTENSIONAHA.114.03697.

46. Palombo C, Kozakova M. Arterial stiffness, atherosclerosis and cardiovascular risk: pathophysiologic mechanisms and emerging clinical indications. *Vasc Pharmacol.* 2016;77:1—7. https://doi.org/ 10.1016/J.VPH.2015.11.083.

47. Lacolley P, Regnault V, Segers P, Laurent S. Vascular smooth muscle cells and arterial stiffening: relevance in development, aging, and disease. *Physiol Rev.* 2017;97(4):1555—1617. https://doi.org/ 10.1152/physrev.00003.2017.

48. Torzewski M, Rist C, Mortensen RF, et al. C-reactive protein in the arterial intima: role of C-reactive protein receptor-dependent monocyte recruitment in atherogenesis. *Arterioscler Thromb Vasc Biol.* 2000;20(9):2094—2099.

49. Kozakova M, Morizzo C, Guarino D, et al. The impact of age and risk factors on carotid and carotid-femoral pulse wave velocity. *J Hypertens.* 2015;33(7):1446—1451. https://doi.org/10.1097/ HJH.0000000000000582.

50. AlGhatrif M, Strait JB, Morrell CH, et al. Longitudinal trajectories of arterial stiffness and the role of blood pressure: the Baltimore Longitudinal Study of Aging. *Hypertension (Dallas).* 2013;62(5):934—941. https://doi.org/10.1161/HYPERTENSIONAHA.113.01445.

51. Ben-Shlomo Y, Spears M, Boustred C, et al. Aortic pulse wave velocity improves cardiovascular event prediction: an individual participant meta-analysis of prospective observational data from 17,635 subjects. *J Am Coll Cardiol.* 2014;63(7):636—646. https:// doi.org/10.1016/j.jacc.2013.09.063.

52. Grundy SM, Cleeman JI, Daniels SR, et al. Diagnosis and management of the metabolic syndrome: an American heart association/ national heart, lung, and blood institute scientific statement. *Circulation.* 2005;112(17):2735—2752.

53. The Emerging Risk Factors Collaboration. Diabetes mellitus, fasting blood glucose concentration, and risk of vascular disease: a collaborative meta-analysis of 102 prospective studies. *Lancet.* 2010;375(9733):2215—2222. https://doi.org/10.1016/S0140-6736 (10)60484-9.

54. Jin C, Chen S, Vaidya A, et al. Longitudinal change in fasting blood glucose and myocardial infarction risk in a population without diabetes. *Diabetes Care.* 2017;40(11). https://doi.org/ 10.2337/dc17-0610, 1565 LP - 1572.

55. Madonna R, De Caterina R. Cellular and molecular mechanisms of vascular injury in diabetes — Part I: pathways of vascular disease in diabetes. *Vasc Pharmacol.* 2011;54(3—6):68—74. https:// doi.org/10.1016/j.vph.2011.03.005.

56. Perkins JM, Joy NG, Tate DB, Davis SN. Acute effects of hyperinsulinemia and hyperglycemia on vascular inflammatory biomarkers and endothelial function in overweight and obese humans. *Am J Physiol Endocrinol Metab.* 2015;309(2):E168—E176. https://doi.org/10.1152/ajpendo.00064.2015.

57. Younis N, Charlton-Menys V, Sharma R, Soran H, Durrington PN. Glycation of LDL in non-diabetic people: small dense LDL is preferentially glycated both in vivo and in vitro. *Atherosclerosis.* 2009; 202:162—168. https://doi.org/10.1016/j.atherosclerosis.2008. 04.036.

58. Malik S, Budoff MJ, Katz R, et al. Impact of subclinical atheroscle-

rosis on cardiovascular disease events in individuals with metabolic syndrome and diabetes: the multi-ethnic study of atherosclerosis. *Diabetes Care.* 2011;34(10):2285−2290. https://doi.org/10.2337/dc11-0816.

59. Bertoni AG, Kramer H, Watson K, Post WS. Diabetes and clinical and subclinical CVD. 2016;11(3):337−342. https://doi.org/10.1016/j.gheart.2016.07.005.

60. Liu L, Simon B, Shi J, Mallhi AK, Eisen HJ. Impact of diabetes mellitus on risk of cardiovascular disease and all-cause mortality: evidence on health outcomes and antidiabetic treatment in United States adults. *World J Diabetes.* 2016;7(18):449. https://doi.org/10.4239/wjd.v7.i18.449.

61. Glechner A, Keuchel L, Affengruber L, et al. Effects of lifestyle changes on adults with prediabetes: a systematic review and meta-analysis. *Prim Care Diabetes.* 2018;12(5):393−408. https://doi.org/10.1016/j.pcd.2018.07.003.

62. Afshin A, Sur PJ, Fay KA, et al. Health effects of dietary risks in 195 countries, 1990−2017: a systematic analysis for the Global Burden of Disease Study 2017. *Lancet.* 2019;393(10184):1958−1972. https://doi.org/10.1016/S0140-6736(19)30041-8.

63. Lloyd-Jones DM, Hong Y, Labarthe D, et al. Defining and setting national goals for cardiovascular health promotion and disease reduction. *Circulation.* 2010;121(4):586−613. https://doi.org/10.1161/CIRCULATIONAHA.109.192703.

64. George SM, Ballard-Barbash R, Manson JE, et al. Comparing indices of diet quality with chronic disease mortality risk in postmenopausal women in the women's health initiative observational study: evidence to inform national dietary guidance. *Am J Epidemiol.* 2014;180(6):616−625. https://doi.org/10.1093/aje/kwu173.

65. Harmon BE, Boushey CJ, Shvetsov YB, et al. Associations of key diet-quality indexes with mortality in the multiethnic cohort: the dietary patterns methods project. *Am J Clin Nutr.* 2015;101(3):587−597. https://doi.org/10.3945/ajcn.114.090688.

66. Reedy J, Krebs-Smith SM, Miller PE, et al. Higher diet quality is associated with decreased risk of all-cause, cardiovascular disease, and cancer mortality among older adults. *J Nutr.* 2014;144(6):881−889. https://doi.org/10.3945/jn.113.189407.

67. Yu D, Sonderman J, Buchowski MS, et al. Healthy eating and risks of total and cause-specific death among low-income populations of African-Americans and other adults in the Southeastern United States: a prospective cohort study. *PLoS Med.* 2015;12(5):e1001830. https://doi.org/10.1371/journal.pmed.1001830.

68. Schwingshackl L, Hoffmann G. Diet quality as assessed by the healthy eating index, the alternate healthy eating index, the dietary approaches to stop hypertension score, and health outcomes: a systematic review and meta-analysis of cohort studies. *J Acad Nutr Diet.* 2015;115(5):780−800. https://doi.org/10.1016/j.jand.2014.12.009.

69. Sotos-Prieto M, Bhupathiraju SN, Mattei J, et al. Association of changes in diet quality with total and cause-specific mortality. *N Engl J Med.* 2017;377(2):143−153. https://doi.org/10.1056/NEJMoa1613502.

70. Hu FB, Rimm EB, Stampfer MJ, Ascherio A, Spiegelman D, Willett WC. Prospective study of major dietary patterns and risk of coronary heart disease in men. *Am J Clin Nutr.* 2000;72(4):912−921. https://doi.org/10.1093/ajcn/72.4.912.

71. Fung TT, Willett WC, Stampfer MJ, Manson JE, Hu FB. Dietary patterns and the risk of coronary heart disease in women. *Arch Intern Med.* 2001;161(15):1857−1862. http://www.ncbi.nlm.nih.gov/pubmed/11493127.

72. Drake I, Sonestedt E, Ericson U, Wallström P, Orho-Melander M. A Western dietary pattern is prospectively associated with cardio-metabolic traits and incidence of the metabolic syndrome. *Br J Nutr.* 2018;119(10):1168−1176. https://doi.org/10.1017/S000711451800079X.

73. Estruch R, Ros E, Salas-Salvadó J, et al. Primary prevention of cardiovascular disease with a Mediterranean diet supplemented with extra-virgin olive oil or nuts. *N Engl J Med.* June 2018. https://doi.org/10.1056/NEJMoa1800389. Epub ahead of print.

74. Ndanuko RN, Tapsell LC, Charlton KE, Neale EP, Batterham MJ. Dietary patterns and blood pressure in adults: a systematic review and meta-analysis of randomized controlled trials. *Adv Nutr.* 2016;7(1):76−89. https://doi.org/10.3945/an.115.009753.

75. Chiavaroli L, Viguiliouk E, Nishi SK, et al. DASH dietary pattern

and cardiometabolic outcomes: an umbrella review of systematic reviews and meta-analyses. *Nutrients.* 2019;11(2):338. https://doi.org/10.3390/nu11020338.

76. Neale EP, Batterham MJ, Tapsell LC. Consumption of a healthy dietary pattern results in significant reductions in C-reactive protein levels in adults: a meta-analysis. *Nutr Res.* 2016;36(5):391−401. https://doi.org/10.1016/j.nutres.2016.02.009.

77. Rees K, Takeda A, Martin N, et al. Mediterranean-style diet for the primary and secondary prevention of cardiovascular disease. *Cochrane Database Syst Rev.* 2019;3:CD009825. https://doi.org/10.1002/14651858.CD009825.pub3.

78. Nordmann AJ, Suter-Zimmermann K, Bucher HC, et al. Meta-analysis comparing mediterranean to low-fat diets for modification of cardiovascular risk factors. *Am J Med.* 2011;124(9). https://doi.org/10.1016/j.amjmed.2011.04.024, 841-851.e2.

79. Jennings A, Berendsen AM, de Groot LCPGM, et al. Mediterranean-style diet improves systolic blood pressure and arterial stiffness in older adults. *Hypertension.* 2019;73(3):578−586. https://doi.org/10.1161/HYPERTENSIONAHA.118.12259.

80. Davis CR, Hodgson JM, Woodman R, Bryan J, Wilson C, Murphy KJ. A Mediterranean diet lowers blood pressure and improves endothelial function: results from the MedLey randomized intervention trial. *Am J Clin Nutr.* 2017;105(6). https://doi.org/10.3945/ajcn.116.146803. ajcn146803.

81. Dietary Guidelines Advisory Committee. *Scientific Report of the 2015 Dietary Guidelines Advisory Committee: Advisory Report to the Secretary of Health and Human Services and the Secretary of Agriculture. Washington (DC).* 2015.

82. Eckel RH, Jakicic JM, Ard JD, et al. 2013 AHA/ACC guideline on lifestyle management to reduce cardiovascular risk: a report of the American College of Cardiology/American Heart Association Task Force on Practice Guidelines. *J Am Coll Cardiol.* 2014;63(25 Pt B):2960−2984. https://doi.org/10.1016/j.jacc.2013.11.003.

83. Appel LJ, Moore TJ, Obarzanek E, et al. A clinical trial of the effects of dietary patterns on blood pressure. *N Engl J Med.* 1997;336(16):1117−1124. https://doi.org/10.1056/NEJM199704173361601.

84. Soltani S, Chitsazi MJ, Salehi-Abargouei A. The effect of dietary approaches to stop hypertension (DASH) on serum inflammatory markers: a systematic review and meta-analysis of randomized trials. *Clin Nutr.* 2018;37(2):542−550. https://doi.org/10.1016/j.clnu.2017.02.018.

85. National Academies of Science Engineering and Medicine. *Dietary Reference Intakes for Sodium and Potassium.* Washington, DC: National Academies Press; 2019.

86. Greaney JL, DuPont JJ, Lennon-Edwards SL, Sanders PW, Edwards DG, Farquhar WB. Dietary sodium loading impairs microvascular function independent of blood pressure in humans: role of oxidative stress. *J Physiol.* 2012;590(21):5519−5528.

87. DuPont JJ, Greaney JL, Wenner MM, et al. High dietary sodium intake impairs endothelium-dependent dilation in healthy salt-resistant humans. *J Hypertens.* 2013;31(3):530.

88. D'Elia L, Galletti F, La Fata E, Sabino P, Strazzullo P. Effect of dietary sodium restriction on arterial stiffness: systematic review and meta-analysis of the randomized controlled trials. *J Hypertens.* 2018;36(4):734−743.

89. Edwards DG, Farquhar WB. Vascular effects of dietary salt. *Curr Opin Nephrol Hypertens.* 2015;24(1):8.

90. Sacks FM, Lichtenstein AH, Wu JHY, et al. Dietary fats and cardiovascular disease: a presidential advisory from the American Heart Association. *Circulation.* 2017;136(3):e1−e23.

91. Li Y, Hruby A, Bernstein AM, et al. Saturated fats compared with unsaturated fats and sources of carbohydrates in relation to risk of coronary heart disease: a prospective cohort study. *J Am Coll Cardiol.* 2015;66(14):1538−1548. https://doi.org/10.1016/j.jacc.2015.07.055.

92. Mozaffarian D. Dairy foods, obesity, and metabolic health: the role of the food matrix compared with single nutrients. *Adv Nutr.* 2019;10(5):917S−923S.

93. Drouin-Chartier J-P, Brassard D, Tessier-Grenier M, et al. Systematic review of the association between dairy product consumption and risk of cardiovascular-related clinical outcomes. *Adv Nutr.* 2016;7(6):1026−1040.

94. Chen M, Li Y, Sun Q, et al. Dairy fat and risk of cardiovascular dis-

ease in 3 cohorts of US adults. *Am J Clin Nutr.* 2016;104(5): 1209–1217.

95. Hollænder PLB, Ross AB, Kristensen M. Whole-grain and blood lipid changes in apparently healthy adults: a systematic review and meta-analysis of randomized controlled studies1-3. *Am J Clin Nutr.* 2015. https://doi.org/10.3945/ajcn.115.109165.

96. Mensink RP. *Effects of Saturated Fatty Acids on Serum Lipids and Lipoproteins: A Systematic Review and Regression Analysis.* World Heal Organ; 2016.

97. Eyres L, Eyres MF, Chisholm A, Brown RC. Coconut oil consumption and cardiovascular risk factors in humans. *Nutr Rev.* 2016; 74(4):267–280.

98. Sun Y, Neelakantan N, Wu Y, Lote-Oke R, Pan A, van Dam RM. Palm oil consumption increases LDL cholesterol compared with vegetable oils low in saturated fat in a meta-analysis of clinical trials. *J Nutr.* 2015;145(7):1549–1558.

99. Del Gobbo LC, Imamura F, Aslibekyan S, et al. ω-3 polyunsaturated fatty acid biomarkers and coronary heart disease: pooling project of 19 cohort studies. *J Am Med Assoc Intern Med.* 2016; 176(8):1155–1166.

100. Pan A, Chen M, Chowdhury R, et al. α-Linolenic acid and risk of cardiovascular disease: a systematic review and meta-analysis. *Am J Clin Nutr.* 2012;96(6):1262–1273.

101. Chowdhury R, Warnakula S, Kunutsor S, et al. Association of dietary, circulating, and supplement fatty acids with coronary risk: a systematic review and meta-analysis. *Ann Intern Med.* 2014; 160(6):398–406.

102. Abdelhamid AS, Brown TJ, Brainard JS, et al. Omega-3 fatty acids for the primary and secondary prevention of cardiovascular disease. *Cochrane Database Syst Rev.* 2018;11.

103. Rimm EB, Appel LJ, Chiuve SE, et al. Seafood long-chain n-3 polyunsaturated fatty acids and cardiovascular disease: a science advisory from the American Heart Association. *Circulation.* 2018;138(1):e35–e47.

104. Siscovick DS, Barringer TA, Fretts AM, et al. Omega-3 polyunsaturated fatty acid (fish oil) supplementation and the prevention of clinical cardiovascular disease: a science advisory from the American Heart Association. *Circulation.* 2017;135(15):e867–e884.

105. Hu Y, Hu FB, Manson JE. Marine omega-3 supplementation and cardiovascular disease: an updated meta-analysis of 13 randomized controlled trials involving 127 477 participants. *J Am Heart Assoc.* 2019;8(19):e013543. https://doi.org/10.1161/JAHA.119. 013543.

106. Skulas-Ray AC, Wilson PWF, Harris WS, et al. Omega-3 fatty acids for the management of hypertriglyceridemia: a science advisory from the American Heart Association. *Circulation.* 2019; 140(12):e673–e691.

107. Bhatt DL, Steg PG, Miller M, et al. Cardiovascular risk reduction with icosapent ethyl for hypertriglyceridemia. *N Engl J Med.* 2019; 380(1):11–22.

108. Mozaffarian D, Wu JH. Omega-3 fatty acids and cardiovascular disease: effects on risk factors, molecular pathways, and clinical events. *J Am Coll Cardiol.* 2011;58(20):2047–2067. https:// doi.org/10.1016/j.jacc.2011.06.063.

109. Tapsell LC, Neale EP, Satija A, Hu FB. Foods, nutrients, and dietary patterns: interconnections and implications for dietary guidelines. *Adv Nutr.* 2016;7(3):445–454.

110. Cespedes EM, Hu FB. Dietary patterns: from nutritional epidemiologic analysis to national guidelines. *Am J Clin Nutr.* 2015;101(5): 899–900.

111. Khera AV, Emdin CA, Drake I, et al. Genetic risk, adherence to a healthy lifestyle, and coronary disease. *N Engl J Med.* 2016; 375(24):2349–2358. https://doi.org/10.1056/NEJMoa1605086.

112. Li Y, Pan A, Wang DD, et al. Impact of healthy lifestyle factors on life expectancies in the US population. *Circulation.* 2018;138(4): 345–355. https://doi.org/10.1161/CIRCULATIONAHA.117. 032047.

113. Obarzanek E, Sacks FM, Vollmer WM, et al. Effects on blood lipids of a blood pressure-lowering diet: the dietary approaches to stop hypertension (DASH) trial. *Am J Clin Nutr.* 2001;74(1): 80–89.

114. Sacks FM, Svetkey LP, Vollmer WM, et al. Effects on blood pressure of reduced dietary sodium and the dietary approaches to stop hypertension (DASH) diet. *N Engl J Med.* 2001;344(1):3–10.

https://doi.org/10.1056/NEJM200101043440101.

115. Siervo M, Lara J, Chowdhury S, Ashor A, Oggioni C, Mathers JC. Effects of the Dietary Approach to Stop Hypertension (DASH) diet on cardiovascular risk factors: a systematic review and meta-analysis. *Br J Nutr.* 2015;113(1):1–15. https://doi.org/ 10.1017/S0007114514003341.

116. Fung TT, Rexrode KM, Mantzoros CS, Manson JE, Willett WC, Hu FB. Mediterranean diet and incidence of and mortality from coronary heart disease and stroke in women. *Circulation.* 2009; 119(8):1093–1100. https://doi.org/10.1161/CIRCULATIONAHA. 108.816736.

117. Martínez-González M, Hershey M, Zazpe I, Trichopoulou A. Transferability of the Mediterranean diet to non-Mediterranean countries. What is and what is not the Mediterranean diet. *Nutrients.* 2017;9(11):1226. https://doi.org/10.3390/nu9111226.

118. Sofi F, Cesari F, Abbate R, Gensini GF, Casini A. Adherence to Mediterranean diet and health status: meta-analysis. *BMJ.* 2008; 337:a1344. https://doi.org/10.1136/BMJ.A1344.

119. Rosato V, Temple NJ, La Vecchia C, Castellan G, Tavani A, Guercio V. Mediterranean diet and cardiovascular disease: a systematic review and meta-analysis of observational studies. *Eur J Nutr.* 2019;58(1):173–191. https://doi.org/10.1007/s00394-017-1582-0.

120. Clarys P, Deliens T, Huybrechts I, et al. Comparison of nutritional quality of the vegan, vegetarian, semi-vegetarian, pesco-vegetarian and omnivorous diet. *Nutrients.* 2014;6(3):1318–1332. https://doi.org/10.3390/nu6031318.

121. Melina V, Craig W, Levin S. Position of the Academy of nutrition and Dietetics: vegetarian diets. *J Acad Nutr Diet.* 2016;116(12): 1970–1980. https://doi.org/10.1016/j.jand.2016.09.025.

122. Le LT, Sabaté J. Beyond meatless, the health effects of vegan diets: findings from the Adventist cohorts. *Nutrients.* 2014;6(6): 2131–2147. https://doi.org/10.3390/nu6062131.

123. Huang T, Yang B, Zheng J, Li G, Wahlqvist ML, Li D. Cardiovascular disease mortality and cancer incidence in vegetarians: a meta-analysis and systematic review. *Ann Nutr Metab.* 2012; 60(4):233–240. https://doi.org/10.1159/000337301.

124. Yokoyama Y, Levin SM, Barnard ND. Association between plant-based diets and plasma lipids: a systematic review and meta-analysis. *Nutr Rev.* 2017;75(9):683–698. https://doi.org/10.1093/ nutrit/nux030.

125. Satija A, Bhupathiraju SN, Spiegelman D, et al. Healthful and unhealthful plant-based diets and the risk of coronary heart disease in U.S. Adults. *J Am Coll Cardiol.* 2017;70(4):411–422. https:// doi.org/10.1016/j.jacc.2017.05.047.

126. USDA Agricultural Research Service. *Usual Nutrient Intake from Food and Beverges, by Gender and Age, what We Eat in America.* 2019. NHANES 2013-2016.

127. Appel LJ, Sacks FM, Carey VJ, et al. Effects of protein, monounsaturated fat, and carbohydrate intake on blood pressure and serum lipids. *J Am Med Assoc.* 2005;294(19):2455. https://doi.org/ 10.1001/jama.294.19.2455.

128. Van Horn L, Carson JAS, Appel LJ, et al. Recommended dietary pattern to achieve adherence to the American Heart Association/American College of Cardiology (AHA/ACC) guidelines: a scientific statement from the American Heart Association. *Circulation.* 2016;134(22):e505–529. https://doi.org/10.1161/ CIR.0000000000000462.

129. Poobalan A, Aucott L, Smith WCS, et al. Effects of weight loss in overweight/obese individuals and long-term lipid outcomes – a systematic review. *Obes Rev.* 2004;5(1):43–50. https://doi.org/ 10.1111/j.1467-789X.2004.00127.x.

130. Miller M, Stone NJ, Ballantyne C, et al. Triglycerides and cardiovascular disease. *Circulation.* 2011;123(20):2292–2333. https:// doi.org/10.1161/CIR.0b013e3182160726.

131. Sacks FM, Carey VJ, Anderson CAM, et al. Effects of high vs low glycemic index of dietary carbohydrate on cardiovascular disease risk factors and insulin sensitivity: the OmniCarb randomized clinical trial glycemic index, cardiovascular disease, and insulin sensitivity glycemic index, cardiovascul. *J Am Med Assoc.* 2014; 312(23):2531–2541. https://doi.org/10.1001/jama.2014.16658.

132. Maki KC, Palacios OM, Lindner E, Nieman KM, Bell M, Sorce J. Replacement of refined starches and added sugars with egg protein and unsaturated fats increases insulin sensitivity and lowers

triglycerides in overweight or obese adults with elevated triglycerides. *J Nutr.* 2017;147(7):1267−1274. https://doi.org/10.3945/jn.117.248641.

133. Te Morenga LA, Howatson AJ, Jones RM, Mann J. Dietary sugars and cardiometabolic risk: systematic review and meta-analyses of randomized controlled trials of the effects on blood pressure and lipids. *Am J Clin Nutr.* 2014;100(1):65−79. https://doi.org/10.3945/ajcn.113.081521.

134. Steele EM, Baraldi LG, Da Costa Louzada ML, Moubarac JC, Mozaffarian D, Monteiro CA. Ultra-processed foods and added sugars in the US diet: evidence from a nationally representative cross-sectional study. *BMJ Open.* 2016;6(3):e009892. https://doi.org/10.1136/bmjopen-2015-009892.

135. Klop B, do Rego AT, Cabezas MC. Alcohol and plasma triglycerides. *Curr Opin Lipidol.* 2013;24(4):321−326. https://doi.org/10.1097/MOL.0b013e3283606845.

136. Rimm EB, Williams P, Fosher K, Criqui M, Stampfer MJ. Moderate alcohol intake and lower risk of coronary heart disease: meta-analysis of effects on lipids and haemostatic factors. *BMJ.* 1999;319(7224):1523−1528. https://doi.org/10.1136/bmj.319.7224.1523.

137. Richter CK, Bowen KJ, Mozaffarian D, Kris-Etherton PM, Skulas-Ray AC. Total long-chain n-3 fatty acid intake and food sources in the United States compared to recommended intakes: NHANES 2003−2008. *Lipids.* 2017;52(11):917−927. https://doi.org/10.1007/s11745-017-4297-3.

138. Vannice G, Rasmussen H. Position of the Academy of nutrition and dietetics: dietary fatty acids for healthy adults. *J Acad Nutr Diet.* 2014;114(1):136−153. https://doi.org/10.1016/j.jand.2013.11.001.

139. Neter JE, Stam BE, Kok FJ, Grobbee DE, Geleijnse JM. Influence of weight reduction on blood pressure: a meta-analysis of randomized controlled trials. *Hypertension.* 2003;42(5):878−884. https://doi.org/10.1161/01.HYP.0000094221.86888.AE.

140. Harnack LJ, Cogswell ME, Shikany JM, et al. Sources of sodium in US adults from 3 geographic regions. *Circulation.* 2017;135(19):1775−1783. https://doi.org/10.1161/CIRCULATIONAHA.116.024446.

141. Jensen MD, Ryan DH, Apovian CM, et al. 2013 AHA/ACC/TOS guideline for the management of overweight and obesity in adults: a report of the American College of Cardiology/American Heart Association Task Force on Practice Guidelines and the Obesity Society. *J Am Coll Cardiol.* 2014;63(25 Pt B):2985−3023. https://doi.org/10.1016/j.jacc.2013.11.004.

142. Academy of Nutrition and Dietetics. Academy of Nutrition and Dietetics Evidence Analysis library. "Medical Nutrition Therapy and disorders of Lipid Metabolism" https://www.andeal.org/topic.cfm?menu=5300&cat=4402. Accessed 13 January 2019.

143. Sikand G, Cole RE, Handu D, et al. Clinical and cost benefits of medical nutrition therapy by registered dietitian nutritionists for management of dyslipidemia: a systematic review and meta-analysis. *J Clin Lipidol.* 2018;12(5):1113−1122. https://doi.org/10.1016/j.jacl.2018.06.016.

144. Anderson CAM, Thorndike AN, Lichtenstein AH, et al. Innovation to create a healthy and sustainable food system: a science advisory from the American Heart Association. *Circulation.* 2019. CIR-0000000000000686.

第 23 章

营养与胃肠道疾病

Carolyn Newberry[1,2], MD

Elizabeth Prout Parks[3,4], MD, MSCE

Asim Maqbool[3,4], MD

[1]Gastroenterology and Hepatology, New York–Presbyterian Hospital

[2]Medicine, Weill Cornell Medical College, Cornell University

[3]Gastroenterology, Hepatology and Nutrition, The Children's Hospital of Philadelphia, Philadelphia, PA, United States

[4]Pediatrics, University of Pennsylvania Perelman School of Medicine, Philadelphia, PA, United States

【摘要】 在本章节中,我们将从两个方面讨论胃肠道疾病,一是从疾病本身和疾病对消化吸收的影响,二是从日常饮食及营养对疾病和疾病本身引起的功能失调的影响。在减肥手术、胰腺外分泌功能不全和功能性胃肠病的背景下,详细讨论了营养注意事项和特定缺乏的风险。除此之外,我们还讨论了饮食及营养对胃食管反流、嗜酸细胞性食管炎、乳糜泻、炎症性肠病和功能性胃肠病的疾病进展以及治疗方面的影响。

【关键词】 乳糜泻;嗜酸细胞性食管炎;胰腺外分泌功能不全;功能性胃肠病;胃食管反流;炎症性肠病。

第 1 节 引 言

在本章中,我们回顾了涉及消化道的疾病。在关注疾病治疗的同时我们也将特别关注病因学营养相关的因素。我们所选取的例子旨在强调消化道各部分在营养物质的消化和吸收中的作用,而非对这些疾病进行全面的讨论。

与消化和吸收相关的消化道疾病可以分为解剖性和功能性(图 23-1)。整个胃肠道在营养物质的消化和吸收中起协同作用,例如维生素 B_{12} 的消化与吸收过程(图 23-2)。某些特异性疾病对消化、吸收和营养的影响可能波及整个消化道,例如囊性纤维化(cystic fibrosis, CF)。总之,营养在胃肠道疾病的发病机制和治疗中起着关键作用,我们将据此进行讨论。这可能有助于我们明确代谢组学、肠道微生物组和健康之间的关系。

第 2 节 食 管 疾 病

虽然食管在营养物质的消化和吸收中起着次要的作用,但食管疾病可以通过营养治疗来控制。主要的例子是胃食管反流病(gastroesophageal reflux disease, GERD)和嗜酸性细胞食管炎(eosinophilic esophagitis, EoE)。

一、胃食管反流病

GERD 是一种常见的胃肠道疾病,因食管长期被胃酸侵袭所引发[1]。疾病发生在胃食管屏障功能不全的情况下。胃食管屏障由食管下括约肌(lower esophageal sphincter, LES)、食管胃角和脚膈肌组成[2]。本病的危险因素包括吸烟、向心性肥胖和减缓胃肠道运动的疾病[3]。GERD 可导致一系列食管和食管外症状,同时也会引起黏膜疾病和食管动力障碍[4]。除了抑酸药如 H_2 受体阻断剂和质子泵抑制剂(proton pump inhibitors, PPI)之外,生活方式干预也被认为是一线治疗。考虑到包括感染风险增加、肾功能障碍和微量营养素吸收改变(即 B_{12}、铁和钙)这些与 PPI 相关的不良反应,非药物治疗通常会成为患者与医生的首选[5]。虽然目前戒烟和减肥是主要的干预方式,但饮食治疗的作用也在不断探索以着眼于未来。深夜进食模式、膳食大小和 / 或能量密度的增加与 GERD 症状恶化有关[6-8]。尽管目前还没有足够的证据来

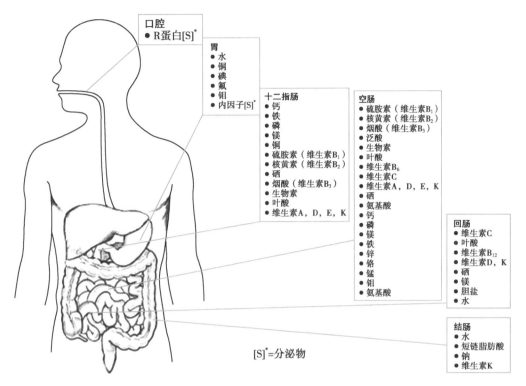

图 23-1　消化道：器官、分泌和吸收

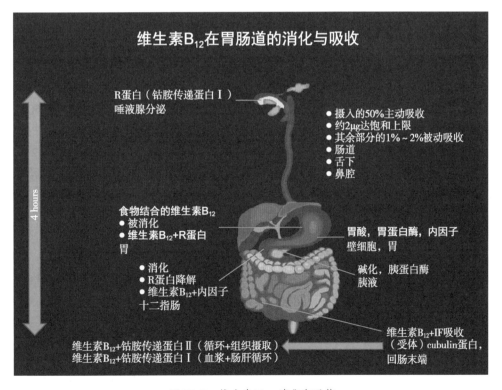

图 23-2　维生素 B₁₂：消化和吸收

提出明确的建议，但某些特定的食物也被认为与该疾病相关。例如患者通常被要求避免酸性或碳酸饮料、辛辣食物、咖啡因、巧克力、薄荷和乙醇摄入，以控制症状。提出的机制包括直接刺激食管黏膜（酸、香料）、增加胃胀（碳酸化）和降低 LES 张力（咖啡因、巧克力、薄荷、乙醇）[4]。最近对宏量营养素的调控进行了研究，一些研究支持减少总脂肪和单糖摄入量，有利于纤维和蛋白质消化吸收[9]。

二、嗜酸细胞性食管炎

EoE 是一种越来越常见的过敏性疾病，其定义为食管的特征性炎症改变，可能导致纤维化和吞咽功能障碍[10]。其发病机制包括环境刺激（如食物过敏原和抗生素）以及遗传易感性。尽管它可以在任何年龄段或性别中发生，但是这种情况最常见于有过敏性疾病病史的年轻男性[11]。其基础治疗包括应用抑酸药物（特别是 PPI）、口服糖皮质激素、内镜下狭窄段扩张治疗和饮食控制疗法。研究表明，饮食疗法可以与激素治疗同样有效，并且副作用更少。三种最常见的饮食干预措施是使用要素饮食（elemental diets，ELED）、六种食物消除饮食（six food elimination diets，SFED）和过敏原导向饮食[12]。ELED 是最有效的选择，可解决 90% 患者的以嗜酸性粒细胞为主的炎症；然而，这种方法很少用于管饲相关的耐受性差的成年患者[13,14]。SFED 也很有效，可提高 68%～76% 患者的组织学缓解率，并且更易于实施。这种饮食需要完全消除六种最常见的食物过敏原（小麦、大豆、乳制品、鸡蛋、坚果／树坚果和鱼／贝类），并依次重新引入，以识别触发因素[14,15]。最新研究显示，多达一半的患者可能对仅消除四种食物组（小麦、大豆、乳制品和鸡蛋）有反应，这表明最佳治疗方法仍未明确[16]。效果最差的饮食方法是过敏原导向疗法，它依靠皮肤点刺和过敏斑测试来识别致敏作用最强的食物。由于此方法选择限制更少，最初被抱有很高的期望，但过敏原导向治疗报告的组织学缓解率较低，在 13% 到 77% 不等[17-20]。此外，长期限制性饮食对患者来说也颇具挑战性。

第 3 节　胃 部 疾 病

胃在食物的机械和酶促消化中起重要作用。它还提供内因子，有助于促进维生素 B_{12} 吸收。因此，胃部疾病可能会以多种方式影响营养素的消化和吸收。例如，近端胃肠道（包括胃）的炎症可表现为蛋白丢失性肠病（protein-losing enteropathy，PLE），如在 Ménétrier 病和克罗恩病中所见[21]。PLE 的病因包括糜烂性胃肠疾病、非糜烂性胃肠疾病和涉及中心静脉压增加或肠系膜淋巴梗阻在内的常见的胃肠道疾病[21,22]。

减重手术

减重手术为我们提供了一个很好的模型，以理解和观察手术改变对营养的影响，并呼吁人们关注对疾病的治疗。

（一）减重手术中的营养注意事项

减重手术（weight loss surgeries，WLS）通过限制能量摄入、减少营养吸收、改变抑制食欲和促食欲激素的分泌来改变胃肠道[23]。成功减重的这些相似机制同样也可能导致营养紊乱。目前在成人中使用的主要外科手术有四种：鲁氏 Y 形胃旁路术（Roux-en-Y gastric Bypass，RYGB）、腹腔镜可调节胃束带术（laparoscopic adjustable gastric band，LAGB）、垂直袖状胃切除术（vertical sleeve gastrectomy，VSG），以及最不常见的胆胰分流与十二指肠切换术（biliopancreatic diversion with duodenal switch，BPD/DS）。其中，只有 RYGB 和 VSG 被 FDA 批准用于青少年[24]。肥胖或体重指数（BMI≥30kg/m²）的患者在手术前通常存在微量营养素缺乏，目前的建议是在必要时进行筛查和补充[25,26]。最常见的术前微量营养素缺乏包括维生素 D（25OH<75nmol/L）92%，叶酸（<5.3mg/ml）63%，铁（铁蛋白 <15μg/L）10%，维生素 A（< 1.05μmol/L）6.2%，维生素 B_{12}（<188pg/ml）5.1%[25,27]。因此，了解胃肠道的手术改变及其对宏量营养素和微量营养素吸收的影响，对于预测和避免缺乏症很重要（表 23-2）。

表 23-1　麸质的常见来源：饮食和非饮食

含麸质谷物	黑麦、小麦（布尔格尔、杜兰、艾角、艾默、法罗、法里纳、卡穆特、粗面粉、斯佩尔特、卡穆特、呼罗珊）、大麦
隐性麸质食物来源	啤酒、食用色素、麦芽、酱油、调料、淀粉、加工肉类、汤
非食物麸质来源	化妆品、牙膏、药物、防晒霜

表 23-2　营养吸收和受影响的减重手术

胃	十二指肠	空肠	回肠
● VSG[a]、RYGB[b]、BP/DS[c]	● RYGB、BP/DS	● RYGB	维生素 C
水	钙*	● BP/DS	叶酸
乙醇	铁*	钙*	维生素 B[12][d]
铜	磷	铁*	维生素 D
碘	镁	锌*	维生素 K
氟	铜	磷	镁
钼	硒	镁	胆盐/胆汁酸
内因子	硫胺素（维生素 B[1]）	铜	
盐酸[e]	核黄素（维生素 B[2]）	硫胺素（维生素 B[1]）	
	烟酸	核黄素（维生素 B[2]）	
	生物素	生物素	
	叶酸	叶酸	
	维生素 A、D、E、K	维生素 A、D、E、K	
		维生素 B[6]	
		锰	
		钼	
		氨基酸	

[a] 垂直袖状胃切除术。
[b] 鲁氏 Y 形胃旁路术。
[c] 胆胰胆汁转流术。
[d] SG、RYGB、BP/DS 继发于内因子生成减少。
* 需要 HCL 才能吸收。
摘自 Shikora S.2007[23]。

1. 鲁氏 Y 形胃旁路术（图 23-3）　直到 2011 年，腹腔镜 RYGB 是美国成人和青少年最常见的减重手术[28]。RYGB 手术需要构建一个带有小出口的小胃袋（20～30ml），从而使患者更容易产生饱腹感。这个小袋与远端空肠肠袢吻合。绕过胃底、整个十二指肠和约 40cm 的近端空肠。标准的 Roux 袢为 100cm。手术平均可减轻 20%～30% 的总体重或 65%～70% 的多余体重。多余体重定义为超过理想体重（BMI 25kg/m²）的重量[23]。

RYGB 解剖结构增加了微量营养素缺乏的风险，包括维生素 B[12]、A、D、E、K、B[6]、B[1]、锌、叶酸和铜。胃袋的形成还会导致壁细胞功能障碍，导致内因子分泌减少，进而引起维生素 B[12] 缺乏。十二指肠旁路会导致脂溶性维生素（A、D、E、K）吸收不良，最常见的是维生素 D 和维生素 A。由于十二指肠吸

收功能减弱，血液中维生素 B[1]、铁、钙和叶酸水平也可能受到影响。而空肠长度缩短则会影响血中锌和维生素 B[6] 的浓度。美国代谢和减肥外科学会建议在 RYGB 和 VSG 术前，应筛查和纠正微量营养素缺乏症[26]。术前筛查包括维生素 B[1]、全血细胞计数、维生素 B[12]（B[12] 水平和甲基丙二酸）、叶酸、铁［铁蛋白、铁、总铁结合能力（total iron-binding capacity, TIBC）］、钙、脂溶性维生素（A、D、E、K）、锌和铜（铜和铜蓝蛋白）在内的指标[23,29]。

2. 腹腔镜可调节胃束带术　LAGB 是减重外科手术中侵入性最小的手术，在历史上是最常见的手术。近年来，由于不良并发症限制了其使用，截止至 2016 年，该手术仅占 WLS 手术比例的不到 3.5%[30]。该手术的设计是为了重建 RYGB 手术的限制性因素。将硅胶充气带放置在胃的最上部周围，形成一个带有狭窄出口的小袋（20～30ml）。胃的限制可以通过向皮下贮存器注射生理盐水来调节。胃没有被切开或缝合，也没有进行吻合术[23]。值得注意的是，这一手术并没有造成激素分泌的改变。因此，尽管对胃有限制，但相比于其他手术该手术对饥饿和饱腹感的对抗作用并没有进一步的影响。该术式减少使用的原因包括体重减轻不足或体重反弹，以及吞咽困难、慢性呕吐、束带滑脱、胃和食管组织糜烂等并发症，导致手术矫正率较高（33%～65%）[31,32]。

由于对营养物质的吸收功能没有受到影响，因此 LAGB 不会像其他减肥手术那样经常发生营养素缺乏。然而，一些患者可能会因消耗减少和长期呕吐等并发症而出现缺乏症。据报道，呕吐可引起包括维生素 B[1]、维生素 B[12] 和铁在内的营养素缺乏症[23]。

3. 垂直袖状胃切除术　VSG 是成人和青少年中最常见的手术，占不可逆胃切除术的 60%～75%[28,30]。减重效果来自对胃内容物的限制、食欲刺激激素胃饥饿素分泌减少，以及对食欲抑制激素 GLP-1 和肽 YY 的合成减少。VSG 最初构思于 2002 年，作为 BPD/DS 或 RYGB 高危患者的两期手术方法的第一阶段。人们认为两阶段方式具有手术技术更简便、手术时间更短和阶段之间的间隔体重减轻等优点，这反过来又会降低这类高危人群的发病率。与 RYGB 和 LABG 相比，VSG 作为一种独立手术而广受欢迎，这得益于提高了耐受性并减少了并发症[26]。营养缺乏最早可在术后

4个月出现（如蛋白质、维生素D），术后12个月营养缺乏的情况最为严重（维生素B$_{12}$、叶酸、钙、维生素D）[27]。

4. 胆胰分流与十二指肠切换术　BPD/DS 包括：①切除 80% 的胃，留下一个管状小袋（袖状胃切除术）；②在屈氏韧带和回盲瓣之间横断小肠；③ RYGB 从胃袋连接到远端肠祥，形成一条消化道；④在回盲瓣前 50cm 处的消化道吻合胆胰管[33]。BPD/DS 通过食物消耗的限制，脂肪、碳水化合物和蛋白质吸收不良以及激素调节的改变来使体重

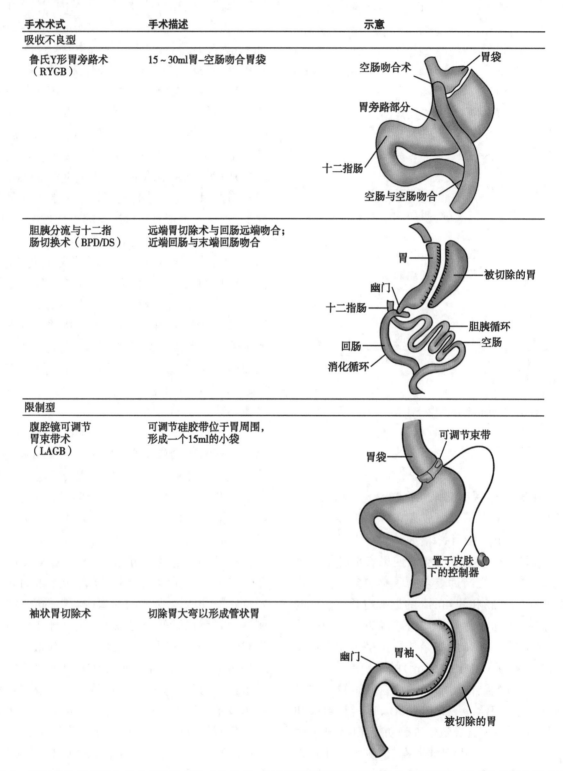

手术术式	手术描述	示意
吸收不良型		
鲁氏Y形胃旁路术（RYGB）	15～30ml胃-空肠吻合胃袋	
胆胰分流与十二指肠切换术（BPD/DS）	远端胃切除术与回肠远端吻合；近端回肠与末端回肠吻合	
限制型		
腹腔镜可调节胃束带术（LAGB）	可调节硅胶带位于胃周围，形成一个15ml的小袋	
袖状胃切除术	切除胃大弯以形成管状胃	

图 23-3　限制性和限制性与吸收不良联合性减重手术。（A）腹腔镜可调节胃束带术（限制性）。（B）袖状胃切除术（限制性）。（C）鲁氏 Y 形胃旁路术（限制性与吸收不良联合性）。（D）胆胰分流与十二指肠切换术（限制性和吸收不良联合性）

减轻。构建的胃袖起到限制作用。新的消化通路绕过十二指肠和空肠，避开胰液的消化致使碳水化合物、脂肪和蛋白质的吸收不良[23]。BPD/DS 是应用范围最广泛的减重手术，但是由于其同时也具有最多的术后并发症和营养素缺乏，导致其不经常使用。

(二) 营养缺乏

1. 宏量营养素 宏量营养素的改变在 RYGB 和 BPD/DS 中最为显著。主要原因是新消化通路绕过十二指肠致使碳水化合物和脂肪吸收不良。而蛋白质吸收不良主要发生在 BPD/DS (21%)，但也可见于 RYGB (13%)，较少见于 VSG 和 LABG，主要继发于饮食摄入量减少[34]。蛋白质类食物摄入减少或长期呕吐的患者发生蛋白质营养不良风险增加。为预防蛋白质营养不良，需要保证蛋白质摄入量至少达到 1.1g/kg (理想体重) 或 60～120g/d 为宜[34]。膳食蛋白质对于饱腹感、能量消耗和伤口愈合很重要，每天摄入量超过 60g 与 WLS 后保持瘦体重有关[35]。因此在所有 WLS 治疗后，通过饮食跟踪和蛋白质储备 (白蛋白和前白蛋白) 监测蛋白质的摄入量非常重要。

2. 微量营养素

(1) 脂溶性维生素：脂溶性维生素缺乏在 RYGB 和 BPD/DS 中最为普遍，继发于膳食脂肪与胰酶和胆汁盐的延迟混合，导致脂肪吸收不良和消化不良[36]。RYGB 术后 4 年内有 10% 的患者出现维生素 A 缺乏。由于维生素 E 缺乏通常没有临床表现，所以筛查时很少遇到。维生素 K 缺乏主要见于 BPD/DS 后，50%～70% 的患者在手术后 2～4 年内发生[36]。维生素 D 缺乏症在所有 WLS 后的 4 个月内出现，在手术前缺乏维生素 D 的患者中维生素 D 水平最低。日晒减少会导致维生素 D 的肝内循环减少。血清维生素 D 水平低可能导致钙吸收不良和缺乏，进而引起继发性甲状旁腺功能亢进。这会导致钙从骨骼中释放并增加骨质流失的风险[36]。因此，建议在术后 2 年进行骨密度扫描[37]。

(2) 水溶性维生素：在所有 WLS 后都可能出现硫胺素 (维生素 B_1) 缺乏。维生素 B_1 缺乏发生于全谷物摄入减少 (AGB、VSG、RYGB、BPD/DS) 和 / 或十二指肠和空肠吸收减少 (RYGB、BPD/DS) 情况下[36]。这种缺乏出现在手术后的最初 1～3 个月，通常伴有长时间的恶心和呕吐。除此之外，还可能出现周围神经病变 (干性脚气病)、神经精神

症状 (脑病)、步态不稳 (共济失调)、眼睛变化 (眼肌瘫痪)、精神错乱和罕见的高输出心力衰竭 (湿性脚气病)[36]。

叶酸通过胃肠道吸收，但绿叶蔬菜的摄入量减少会增加所有 WLS 后其缺乏的风险[27,36]。维生素 B_12 在回肠末端 (terminal ileum, TI) 吸收，但需要在胃酸、内因子和胰腺蛋白酶参与下有效吸收。对肉类不耐受、厌恶和长期呕吐也会增加维生素 B_12 缺乏的风险。18%～22% SG 和 BPD/DS 患者和 60% RYGB 患者会出现维生素 B_12 缺乏[36]。血清甲基丙二酸筛查是最敏感的检测手段，浓度 > 500nmol 提示维生素 B_12 缺乏。维生素 B_6 在空肠中被吸收，需要维生素 B_2、烟酸和锌参与代谢。叶酸和肉碱需要维生素 B_6 作为其新陈代谢的辅助因子[38]。

(3) 微量元素：缺铁是减重手术后最常见的微量营养素缺乏症。铁只有在胃酸充足的情况下，才能在十二指肠和空肠中被很好地吸收。通过使用血清铁蛋白作为生物标志物检测铁含量表明，在手术后 5 年内，30% 的 RYGB 和 VSG 患者出现缺铁[34]。

在胃酸充足的情况下，锌在空肠中被吸收；因此，锌缺乏主要见于 BPD/DS 和 RYGB 术后。缺乏蛋白质和全谷物的术后饮食也会引起锌缺乏。锌的吸收受金属硫蛋白的调节。金属硫蛋白除了锌之外还可与其他二价阳离子 (如铜) 结合，因此补锌可能会加重铜缺乏症[36]。但由于铜在整个胃肠道中均可被吸收，因此很少出现铜缺乏症[39]。

在一项关于微量营养素缺乏的前瞻性研究中，检测到术后微量营养素缺乏的患者所占比例如下：维生素 D (63%)、铁 (29%)、叶酸 (24%)、钙 (18%)、维生素 B_12 (32%) 下降和 PTH 浓度增加 (12%)[27]。其中出现维生素 D、铁和叶酸缺乏一般出现在术后 4 个月，但直到术后 12 个月才发现钙和维生素 B_12 缺乏以及甲状旁腺激素 (parathyroid hormone, PTH) 浓度升高[27]。

第 4 节 十二指肠和近端小肠疾病

乳糜泻

乳糜泻是一种自身免疫性疾病，是因肠道暴露于麸质下而发生，其特征是小肠炎症。这种疾病

很常见，约占总人口的 1%[40]，但很可能被漏诊[41]。麸质是一种在小麦、大麦和黑麦中发现的聚合蛋白。其独特的化学成分使其能够抵抗酶降解并增强免疫原性[42]。它在遗传易感患者中诱导先天免疫反应，从而导致小肠通透性和炎症介质的变化。持续暴露会进一步促进炎症级联通路，并导致免疫力改变和慢性炎症的发展[40]。尽管这种炎症可能波及整个肠道，但是近端小肠黏膜受到摄入的麸质的影响程度与摄入量不成比例。炎症导致营养吸收减少，随后出现微量营养素缺乏、体重减轻和胃肠道症状（腹胀、腹痛和腹泻）[43,44]。乳糜泻的疾病表现范围很广，从轻微的实验室检查结果（如轻度缺铁性贫血）到严重的腹泻、症状性维生素缺乏以及骨骼和肌肉质量的损失[40,45]。该疾病亦可能有肠外表现，包括不孕症、神经系统症状和疱疹样皮炎的皮肤表现[43,46,47]。与普通人群相比，乳糜泻患者患自身免疫性疾病的风险也会增加。

乳糜泻是通过血液检查和肠道活检相结合诊断。可选的血液检测包括抗组织转谷氨酰胺酶 IgA 抗体（最敏感和特异性）、抗肌内膜 IgA 抗体以及抗麦胶蛋白 IgG 和 IgA 抗体[48]。后者可用于 IgA 缺乏症，但特异性较低，不用作一线诊断性检测[49]。对于成人肠道活检是确诊的必要手段，但对于表现出特征性症状、基因检测阳性和高抗体滴度的高危儿童，通常可以不必进行内镜检查。病理学上的特异性可以明确该疾病，并根据 Marsh 标准进行分类，该标准对绒毛结构变形、隐窝增生和上皮内淋巴细胞密度进行分级[48]。患者确诊后需要接受营养师咨询，因为严格避免麸质摄入是唯一被批准的治疗方法（表 23-1）。几乎所有患者在禁食麸质之后，症状和肠黏膜异常都会得到缓解。小部分（1%～2%）对无麸质饮食无反应的乳糜泻被称为"难治性"。他们患溃疡性肠炎和肠病相关 T 细胞淋巴瘤等疾病并发症的风险更高[40]。难治性患者在询问详细的病史确认饮食依从性后，大剂量口服类固醇治疗可能有效。后来发现，许多难治性患者因与其他密切相关的谷物（即燕麦）或非食物来源物品的交叉污染，无意中接触了麸质。去除麸质和其他刺激介质可恢复正常的绒毛结构并消除相关症状[50]。

无麸质饮食可避免乳糜泻并发症；然而，这种限制性饮食会导致其他需要加以解决的并发症。无麸质饮食本质上是限制性的并难以遵循。鼓励

医生和营养师进行密切监测，以了解评估食品和饮料成分，并讨论饮食依从性的障碍，包括食物选择和可用性。患者需要接受关于外出就餐时阅读食品标签和确定食品安全性的教育。风险最高的食品（即麸质无法识别的食品）包括酱汁、调味食品和复杂的菜肴[51]。麸质的非食物来源包括牙膏、漱口水和药物胶囊，这些都是不慎暴露的常见来源[43]。

无麸质饮食的营养质量因患者而异，但平均而言，膳食纤维和 B 族维生素（如烟酸、维生素 B_1 和叶酸）以及钙和铁含量较低[52]。此外，总脂肪和添加糖含量可能较高[53]。通过食用天然无麸质食物（如水果、蔬菜和蛋白质）以及添加替代的无麸质谷物（如小米、荞麦和苋菜），可以减少一些不良的营养影响[54]。

有一小部分患者在摄入麸质时有乳糜泻的临床表现，但血液检查和小肠黏膜活检呈阴性。这些患者被认为具有"非乳糜泻麸质敏感症"，这可能与肠易激综合征（irritable bowel syndrome, IBS）表现有一些重叠[55,56]。目前，没有诊断测试可以识别这种情况。在排除乳糜泻后，患者可能会从限制麸质中受益，并采用类似的治疗方法来避免营养不足和饮食局限性[40]。

第 5 节　肝脏、胆囊和胰腺

胰腺的消化功能单位是主要分泌碳酸氢盐的导管和主要分泌消化酶的腺泡，包括无活性或酶原形式的蛋白酶、淀粉酶和脂肪酶（图 23-4A）。食糜（半消化的浆状和酸性食物团）离开胃进入十二指肠，通过内分泌和神经分泌途径刺激胰腺和胆囊。胰管受分泌物刺激，而腺泡受促胰液素和胆囊收缩素（cholecystokinin, CCK）刺激（图 23-4B）。CCK 是由腔内脂肪和食糜中的某些氨基酸刺激分泌。CCK 反过来不仅刺激胰腺分泌，还刺激胆囊收缩和胆汁酸（由肝脏分泌并储存在胆囊中）分泌到十二指肠。十二指肠腔刷状缘酶在胰腺碳酸氢盐分泌提供的 pH 为 5～6 最佳环境下将酶原切割成活性形式（图 23-4B）。消化就是在这种环境中发生的。在促进消化后，胰酶也随后在该环境中降解。而被水解的脂肪则在胆汁酸的作用下进一步酶解，以便在 TI 水平上吸收。除了随粪便排除损失掉的 5% 外，剩余的胆汁酸进一步经历肠肝循

环（在 TI 处重吸收）。消化道功能正常的人会吸收约 93% 的膳食脂肪。

一、胰腺

胰腺外分泌功能不全

虽然胰脂肪酶仅占胰酶输出量的 2%，但缺乏脂肪酶的后果在临床上会导致胃肠道症状和体征，包括胀气、腹胀、脂肪泻、体重减轻和 / 或体重增加不足（尤其是儿童）。CF 和 Shwachmane-Diamond 综合征（在病因学上都是遗传性的）是儿童胰腺外分泌功能不全（exocrine pancreatic insufficiency，EPI）的主要原因，而继发于乙醇或胆道疾病的慢性胰腺炎会导致成人 EPI。

CF 是高加索人最常见的遗传病之一，继发于 CF 跨膜调节因子（CF transmembrane regulator，CFTR）的损伤。最初描述的 CF 基因突变是 7 号染色体上的移码错误（δF508）；随后又发现大约有 2 000 个额外的突变与 CF 症状相关[57]。突变按功能或表型类别分类（五类），具有不同程度的功能。CFTR 作为氯化物和碳酸氢盐转运蛋白发挥作用；功能障碍导致分泌物浓缩，从而导致液体运输受损、易感器官阻塞、炎症、损伤和这些组织不同程度的破坏。虽然 CF 通常被认为主要是一种肺疾病，但胰腺、肝胆系统和胃肠道也受到不同程度的密切影响。

CFTR 在胰腺组织导管和腺泡中均有表达。更严重类别的突变导致早期胰腺炎和腺泡组织丢失，导致超过 80% 的患者在子宫内、新生儿期或生命早期出现 EPI。相反，具有较轻类别突变的 CF 患者可能具有残留的 CFTR 功能，但却有患急性、复发性或慢性胰腺炎的风险。因此 CF 患者按照胰腺功能不全或胰腺功能充足（pancreatic sufficiency，PS）分类。PS 是一个相对术语，因为与健康人相比，PS 患者的胰腺外分泌功能不正常[58]。CF 是加深对 EPI 认识的胰腺疾病模型。

EPI 可引起慢性膳食脂肪吸收不良（能量损失）、脂溶性维生素和必需脂肪酸缺乏。回顾研究表明，导管和腺泡都受到胰腺炎的影响，并且导管主要分泌碳酸氢盐，这有助于在十二指肠水平中和胃酸。这种酸碱平衡对于维持刷状缘和胰酶的最佳功能很重要，同时也促进多种微量营养素的消化和吸收，包括维生素 B_{12}（图 23-4B）。胰腺分泌物、管腔 pH 和胆汁酸共同作用以消化和溶解脂肪，以供下游吸收。TI 对维生素 B_{12} 的吸收起着重要作用。无 TI 的患者，包括克罗恩病、短肠综合征和回肠切除术后 CF 的患者，都存在维生素 B_{12} 缺乏的风险。

EPI 不常见的原因包括因胰腺肿瘤或先天性高胰岛素血症切除胰腺。胰腺炎也可能诱发 EPI。胰腺炎的病因根据急性、急性复发或慢性而有所不同。急性胰腺炎的营养相关危险因素包括高甘油三酯血症和高钙血症。乙醇暴露是胰腺炎发展的最常见的环境 / 饮食触发因素（以成人为主），其次是吸烟。胆结石是成人和儿童胰腺炎的常见危险因素；胆结石的病因会在其他章节中有更详细的讲述[59]。CF 是复发性遗传性胰腺炎的最常见原因，可能在没有典型表现的情况下发生，儿童和成人都受影响[60-63]。

无论胰腺炎的病因如何，营养管理已经从历史上的"让胰腺休息"转变为更加循证的"胰腺恢

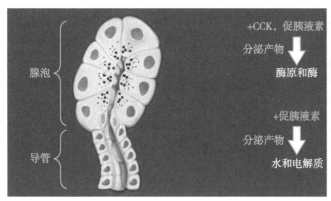

（A）

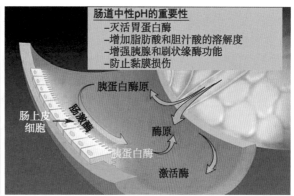

（B）

图 23-4 （A）胰腺外分泌的主要功能单位和内分泌调节。（B）酶原活化部位：十二指肠

复"方法。建议早期和积极水化（正常需求量的1.5～2倍）降低胰腺坏死。胰腺坏死在成年人有更高的发病率和死亡率风险。目前建议经静脉使用乳酸林格（Lactated Ringer，LR）注射溶液而不是生理盐水。LR可加速康复，并可能降低胰腺炎并发症的风险。建议早期恢复肠内营养（enteral nutrition，EN）喂养（口服、鼻胃或鼻空肠），以降低肠道细菌易位和败血症的风险[64-69]。伴有胰腺炎的麻痹性肠梗阻并不罕见，这会混淆腹痛诱因并延迟恢复。应谨慎使用麻醉剂，原因是它们会降低胃肠道动力并使EN更困难[66-72]。相较于肠外营养（parenteral nutrition，PN），EN能够减少感染相关并发症并促进肠道功能恢复。PN在急性胰腺炎中作用有限，仅在EN不可行的患者中使用[73,74]。对于有适应证的患者（即不耐受EN或不适合EN的患者），应在入院后4～5天开始PN。住院第一周后，耐受性问题导致低能量肠内营养无法满足能量需求时，需要增加补充性PN。

没有足够的证据推荐低脂饮食用于胰腺炎的管理或预防。目前尚未发现膳食脂肪会引起不良反应，并且在炎症方面对患者也没有任何益处[75,76]。胰酶替代疗法（pancreatic enzyme replacement therapy，PERT）的使用仅适用于有限的情况下，对预防复发性胰腺炎无效，但在治疗慢性胰腺炎相关的EPI有一定效果[77-79]。尽管PERT在控制EPI有一定效果，但对治疗胰腺炎相关的疼痛并无作用。胰腺炎的严重程度和慢性程度决定了EPI从进行性破坏到导管和腺泡组织丧失的程度和持续时间。

EPI的治疗包括PERT（主要来源于猪）的使用，其剂量因EPI程度、脂肪摄入量和EPI的潜在病因而异。PERT按脂肪酶单位给药，可按照患者体重[500～2 000脂肪酶单位/(kg·餐)，最高10 000脂肪酶单位/(kg·d)]或按每餐脂肪克数（适用于饮食更可预测的儿童）计算。剂量范围因潜在疾病而异，CF患者的应用剂量通常比其他原因引起的EPI患者更高。需要注意的是，PERT剂量有一个上限。PERT、pH、胆汁及其他因素等协同作用促进脂肪吸收，脂肪吸收存在上限。历史上，超过该上限剂量的高剂量PERT与CF患者发生纤维化结肠病的风险有关，这是一种严重的不良反应[80-82]。如果PERT处于最大安全剂量，则可以考虑采取其他措施来进一步增强脂肪的消化和吸收。提高十二指肠pH可能有助于提高PERT对脂肪消化不良的疗效[83]。在CF和轻度CF相关肝病的患者中，添加熊脱氧胆酸可能会增强膳食脂肪的消化和吸收[84]。最新研究表明，将包含噬菌体衍生的脂肪酶用于管饲的即时喂养组件和有组织的脂质基质无需PERT可绕过乳糜微粒的形成可改善脂肪吸收[85-87]。

在急性、复发性和慢性胰腺炎患者中，EPI可能是短暂的，并且严重程度不同。因此，应该对这些患者的EPI状态进行长期随访[88]。考虑到高剂量PERT的风险和使用PERT的负担（成本、遵守和依从性），建议不要在胰腺炎和EPI患者中无限制地使用PERT（永久性EPI除外）[65]。EPI评估和治疗的临床指南，包括PERT的使用，已在其他地方发表，并可在线获取[89]。

二、肝和胆囊

如前所述，胆汁酸有助于十二指肠中脂肪的消化，其最佳pH在5到6之间，提供类似清洁剂的效果，来溶解消化脂肪。它们是微粒形成的关键成分，并有助于TI吸收脂肪。大约95%的管腔胆汁酸在TI水平被重吸收并返回肝脏（肠肝循环）[90]。胆汁酸是由胆固醇合成的，一部分进入循环系统，另一部分储存在胆囊中，还有一小部分未被重新吸收则随粪便排出。

许多不同的情况会导致胆汁改变和分泌减少，包括胆道闭锁、TPN胆汁淤积和梗阻（即恶性肿瘤、原发性胆汁性肝硬化、原发性硬化性胆管炎）。阿拉日耶综合征是一种与影响Notch2信号通路的Jagged 1突变相关的遗传性血管病[91]。肝脏表现是出生时/出生后在子宫内、出生时及出生后开始的肝内胆管缺乏。阿拉日耶综合征患者存在脂溶性维生素缺乏的风险，并且可能存在必需脂肪酸缺乏的风险[92-100]。阿拉日耶综合征患者没有EPI；胆汁流动受损和相关的胆汁淤积会导致瘙痒和黄色瘤形成[101]。

胆汁淤积性肝病的其他原因包括CF和TI疾病或切除术（如伴有回肠穿孔的CF患者、TI的克罗恩病和短肠综合征）。疾病的病因是肠肝胆汁酸排泄受损和粪便中脂肪、脂溶性维生素、胆汁酸以及维生素B_{12}损失增加。在CF患者中，与EPI相关的十二指肠pH变化会改变十二指肠中胆汁酸的溶解度并影响功能。

第 6 节 结 肠 疾 病

炎症性肠病

炎症性肠病(inflammatory bowel disease，IBD)是一种胃肠道慢性炎症，大致可以分为三类：

- 溃疡性结肠炎(ulcerative colitis，UC)，黏膜炎症仅限于结肠。
- 克罗恩病，表现为从口腔到肛门以连续或非连续的方式，并有可能发生透壁炎症。克罗恩病可以表现为结构性或瘘管性疾病，并且可以根据受累胃肠道部位不同具有不同的疾病表型／临床过程。
- 不确定性结肠炎，定义为不能归类为 UC 或克罗恩病的慢性炎症。

IBD 的分类和胃肠道分布影响临床进程和治疗决策。除了慢性炎症和失血外，受累部位还可能导致特定的营养风险和营养缺乏。IBD 可以发生在所有年龄段，在儿童中，它可能表现为营养不良和发育迟缓。与 UC 相比，儿童克罗恩病的营养损害和发育迟缓更为常见[102]。

(一) 饮食是 IBD 的危险因素

IBD 的病因可能是多因素的，涉及基因易感个体的肠黏膜屏障功能、免疫功能和环境(包括饮食和微生物群)之间的相互作用[103]。

IBD 有遗传易感性，其中阿什纳兹犹太人和北欧血统的人比较明显[104,105]。NOD 2 基因缺陷是目前已确定与 IBD 相关的近 200 个基因中的第一个[106]。虽然我们的基因在过去 10 000 年中没有发生显著变化，但 IBD 的全球发病率和患病率一直在增加，超出了之前确定的范围高风险人群，这表明存在其他风险因素[105,107-111]。在全球范围内，正在经历营养转型的发展中国家的趋势是首先 UC 发病率增加，其次是克罗恩病的发病率增加(图 23-5)[105,110-112]。已确定若干个环境风险因素包括烟草暴露[113,114]、饮食变化、生活方式和胃肠道微生物群[115-120]。

导致包括 IBD 在内的慢性非传染性疾病的饮食风险因素与营养转变有关，这标志着从传统饮食转向现代西化饮食。膳食脂肪摄入量的变化，特别是饱和脂肪(来自动物蛋白和乳制品)和 ω-6 多不饱和脂肪酸(红肉、家禽、鸡蛋、植物油)的增加和 ω-3 多不饱和脂肪酸(鱼)的减少，已经确定为危险因素[121]。碳水化合物摄入量的变化，复合碳水化合物和纤维的减少以及添加单糖的增加，也被确定为危险因素。血红素形式的铁摄入(来自动物蛋白)也被认为会增加 IBD 的氧化损伤[122-124]。食品中的添加剂，如麦芽糖糊精、乳化剂(尤其是羧甲基纤维素和聚山梨醇酯 -80)以及乳化剂和乳制品增稠剂卡拉胶(源自红色和紫色海藻)被认为会导致炎症[125-133]。麸质摄入(小麦、大麦、黑麦)已被认为是 IBD 的危险因素，可能是通过损害黏膜屏障和增强渗透性，与乳糜泻类似[134,135]。

饮食对饮食和 IBD 发病机制的贡献通过不同的机制发生，包括改变微生物群、免疫功能(包括

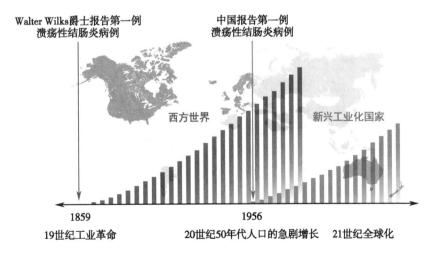

图 23-5 了解和预防全球炎症性肠病 的增加[112]。19 世纪以来工业化国家和 20 世纪以来工业化国家 IBD 的增加趋势

先天免疫和适应性免疫系统）以及肠道上皮界面的宿主管腔/黏膜屏障功能[103]。这些饮食变化和微生物群分布在 UC 与克罗恩病的发病风险方面存在不同的影响[136]。

"微生物组"是指生物体及其基因组/功能，而"微生物群"是指生物体本身。区别非常微妙，有时它们可以互换使用。代谢组特指生物体产生的代谢物的集合。

在 IBD 患者中，肠道微生物组的组成发生了变化。IBD 微生物群的物种多样性和丰富度降低。厚壁菌门（包括梭状芽孢杆菌）、普拉粪杆菌、华氏双歧杆菌和青春双歧杆菌减少，放线菌和变形肠杆菌增加，包括黏附性侵袭性大肠埃希菌。这些微生物群谱与同一地理人群中未受影响的个体不同[137-141]。此外，UC 患者与克罗恩病患者的微生物群也存在一些差异[136]。目前尚不清楚微生物群的这些变化是否是 IBD 发病的诱因或与 IBD 发病相关[142]。热图等研究工具用于描述克罗恩病患者的微生物组差异以及它们与未受影响的对照组的比较（图 23-6）[143]。

膳食摄入会影响肠腔内环境，并且这种肠道基质与微生物群之间存在动态相互作用。这些差异发生在新生儿期，母乳喂养和配方奶喂养的婴儿之间的代谢组发育存在差异[144]。母乳喂养的婴儿支持富含双歧杆菌的微生物组，双歧杆菌具有抗炎特性，被认为可以特别针对克罗恩病[139,145,146]。高动物脂肪低膳食纤维饮食中的拟杆菌浓度增加，而那些富含碳水化合物和低脂肪的饮食则以普雷沃菌为主。这表明微生物群和营养之间存在双向关系，从免疫调节和/或肠道屏障功能的角度进一步受到宿主遗传易感性的影响[140,147,148]。

包括丁酸在内的短链脂肪酸是结肠细胞的首选能量来源，由发酵膳食纤维的梭状芽孢杆菌产生。这是厚壁菌的首选底物。缺乏膳食纤维会导致肠道细菌将这种底物发酵成短链脂肪酸的次数减少。此外，缺乏纤维摄入会导致肠道细菌在缺乏纤维的情况下靶向替代底物，即未搅拌的黏液层。未搅拌的黏液层充当管腔和肠细胞之间的屏障。当未搅拌的黏液层被靶向并渗透时，这会导致暴露在下面的黏膜发炎。研究表明，与 UC 相比，膳食纤维对克罗恩病患者的益处可能更大[149,150]。还发现饮食中的乳化剂也会影响肠道未搅拌的黏液层和大肠埃希菌的渗透性，从而引发炎症[125]。

（二）IBD 的一般营养注意事项

广泛性蛋白质-能量营养不良伴体重丢失在克罗恩病患者中很常见，并可能影响 UC 患者。一般来说，克罗恩病患者在没有肠梗阻的情况下应该摄入足够的蛋白质和能量的饮食，以恢复体重并保持正常的体重状态。除非存在肠梗阻，否则低碳水化合物或少渣饮食没有任何好处。目前也没有研究能证明增加非精制碳水化合物的益处[151]。由于发酵产生的短链脂肪酸对结肠黏膜的作用，较高的复合碳水化合物和可溶性纤维饮食可能对结肠炎患者存在潜在益处。肠内营养支持研究表明，长链甘油三酯含量高的饮食或配方食品可能与克罗恩病复发风险增加有关[152]。膳食纤维补充剂可能对克罗恩病有益，但对 UC 无效[153,154]。

（三）IBD 中的特定营养问题

有慢性活动性回肠末端疾病或末端和远端回肠切除总计 >60cm 的患者可能出现维生素 B_{12} 缺乏症[155]。

发生于回肠末端疾病或切除所致胆汁盐池减少导致脂肪消化不良以及脂溶性维生素（A、D、E）缺乏[156-158]。尽管尚未明确机制，但维生素 D 缺乏对 IBD 疾病活动有影响，建议纠正维生素 D 缺乏[109,159,160]。IBD 中已经描述了必需脂肪酸缺乏，这可能与末端回肠疾病/切除、炎症级联反应中脂肪酸衍生的类花生酸利用增加或锌缺乏有关，因为锌是这些特定代谢途径的必需营养素[161,162]。在继发于管腔内和吸收不良丢失的克罗恩病患者中，超过 40% 患者可能会出现锌缺乏[163]。由于锌与血清白蛋白、其他蛋白质和氨基酸结合，在活动性克罗恩病（包括蛋白质丢失性肠病）中结合受抑制而发生血清锌浓度降低，所以很难根据血清锌浓度确定是否缺乏。同样对于活动性克罗恩病或 UC 患者，铁缺乏的常规测量并不是最佳选择，因为作为急性期反应物的铁蛋白通常会升高，而 TIBC 可能会降低。评估和管理 IBD 贫血的新方法在别处进行了综述[164,165]。

细菌过度生长可能发生在肠道狭窄近端，这些细菌与肠上皮细胞竞争营养吸收。据报道，超过 1/3 的克罗恩病患者存在叶酸缺乏症[166]，这些患者服用叶酸拮抗剂（如氨甲蝶呤）或应用减少叶酸摄取的药物（即柳氮磺吡啶）。

对于因慢性活动性疾病或累及 TI 的切除术而导致脂肪泻的患者，应限制草酸摄入。通常饮食

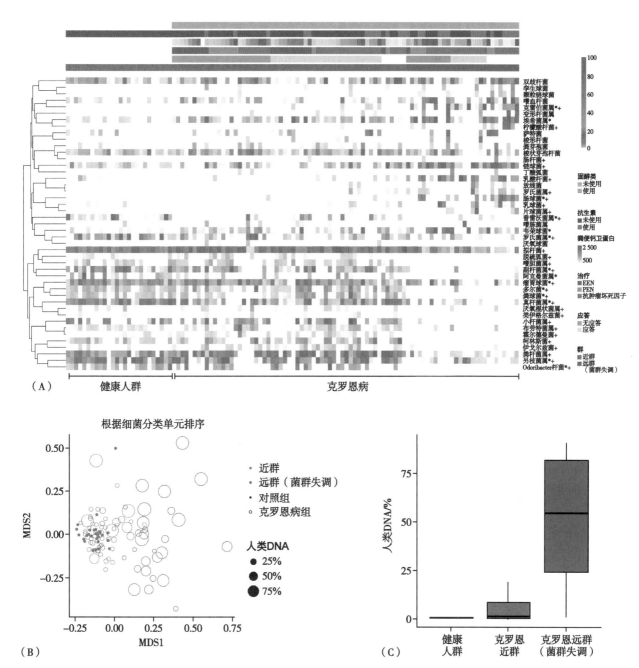

（A）
健康人群 克罗恩病

根据细菌分类单元排序

（B）
（C）

图 23-6 描绘克罗恩病患者与健康对照组相比微生物群差异的热图。克罗恩病儿童和健康对照样本中的细菌组成。（A）根据克罗恩病的存在与否、集群分配、皮质类固醇和抗生素的使用、FCP 浓度和对治疗的反应，显示治疗前细菌类群相对丰度的热图。元数据由图顶部的颜色代码表示。白色单元格表示缺失数据。在克罗恩病和健康对照之间存在统计学差异的分类群由*标志；两个克罗恩病集群之间在统计学上存在差异的分类群由+(q<0.05)确定。本图和后续图中的 FCP 表示粪便钙卫蛋白。样本按元数据排序（健康样本与克罗恩样本，集群 1 与集群 2，以及其他形式的元数据）。（B）对患有克罗恩病的儿童和健康对照者的样本进行多维缩放（multidimensional scaling, MDS）分析。通过 MetaPhlAn 量化存在的细菌分类群，使用二元 Jaccard 指数计算距离，并根据 MDS 绘制样本。来自健康对照的样本用实心圆圈表示，克罗恩病用空心圆圈表示。集群是通过在估计集群数量（PAMK）的情况下围绕中心进行划分来定义的，并且颜色为蓝色（健康相关）和红色（不健康）。点的大小由样本中人类 DNA 的比例决定。（C）每个宏基因组序列样本中人类 DNA 读数的百分比。近群（蓝色，与健康对照相关）和远群（红色，不健康）指的是 1B 中显示的组。Lewis JD, et al. Cell Host Microbe. October 14, 2015; 18(4): 489-500[143]

中的草酸会与钙结合。然而在脂肪泻的情况下，钙会优先与游离脂肪酸结合。饮食中的草酸盐会进入结肠并被吸收；这可能与胆汁盐的存在导致结肠通透性增强有关。正常情况下胆盐会在 TI 中被重新吸收。草酸随后在肾脏中被过滤，并与钙结合，可能导致草酸钙肾结石，这是 IBD 的并发症之一[167-169]。

（四）IBD 中的特定营养补充

建议补充铁剂以预防或治疗继发于缺铁的贫血，在炎症活动期下，口服途径优于静脉途径[170]。然而，考虑到肠内铁剂会增加氧化应激，并且肠外铁剂是否会促进肠腔炎症尚不确定。因此补充铁剂最佳方式存在分歧[122,164,165,170-173]。

在 IBD 患者中，已对特定的营养补充剂进行了研究。其中包括了富含 ω-3 脂肪酸的鱼油。尽管早期研究结果令人鼓舞，但更大规模的对照研究结果并不明确[174-176]。已知从香料姜黄中提取的姜黄素具有抗炎和抗氧化特性。在一项对五名克罗恩病患者补充姜黄素的小型研究中，患者报告的疾病活动评分和炎症标志物均有改善[177]。一项针对 82 名 UC 患者的双盲安慰剂对照试验表明，姜黄素在维持病情缓解方面优于安慰剂[178]。此外在临床和内镜检查改善 / 缓解方面，姜黄素与美沙拉秦（一种用于治疗 IBD 的美沙拉秦盐）联合使用均优于美沙拉秦 + 安慰剂[179]。这些研究中使用的姜黄素剂量超过膳食推荐摄入量[179]。几项关于谷氨酰胺治疗克罗恩病的小型研究不支持将其用作治疗剂。一项啮齿动物研究表明，补充谷氨酰胺会使炎症恶化[180,181]。

益生菌疗法，特别是使用大肠埃希菌 Nissle 1917 或 VSL#3（特定的弧菌、酵母菌和罗伊乳杆菌）——不排除其他益生菌可能，已用于轻度至中度 UC 患者，以诱导症状缓解。另外，一些研究将乳酸杆菌以灌肠剂的形式应用于治疗轻度远端结肠炎[182]。益生菌尚未被证明可以用于诱导或维持克罗恩病的缓解[183]，因此不推荐使用[170]。

（五）IBD 的饮食治疗：结构化饮食

已经进行了饮食方法建立和维持 IBD 患者的临床缓解。其中全肠内营养（exclusive enteral nutrition，EEN）是研究最多和最有效的方式。荟萃分析显示，EEN 在 60%～86% 的儿童克罗恩病患者中实现了临床缓解，并且在实现黏膜愈合方面也被证明优于皮质类固醇[184-189]。EEN 暂未发现副作用。除此之外 EEN 还被证明可以改善儿童 IBD 患者的生长发育。欧洲儿科胃肠病学、肝病学和营养学指南支持使用 EEN 作为克罗恩病的一线治疗[170]。在这些研究中，使用 EEN 治疗的时间在 3～12 周之间。

我们对 EEN 了解的最新进展包括：配方的类型与疾病的相关性似乎没有之前所认为的那么重要（聚合物、要素等）。EEN 可以口服或通过管饲给予，或通过方法组合应用。虽然 EEN 被认为对主要影响小肠的克罗恩病有最强的反应，但最近更多的研究并未证明基于疾病部位的差异[190]。

EEN 的问题之一与肠内喂养的耐受性以及管饲和限制性单调饮食的依从性有关。部分肠内营养（partial enteral nutrition，PEN）的使用定义为通过肠内营养配方从 EN 中提供 > 50% 的能量。新近研究表明从 EN 提供 > 65% 到 80%～90% 的能量才能诱导缓解[191]。PEN 也被证明是一种有效的治疗方法，通过肠内营养制剂提供 50% 的能量帮助儿童和成人克罗恩病患者维持病情缓解[192]。对于成人克罗恩病患者中，PEN 在维持缓解方面与 6- 巯基嘌呤同样有效[193]。

比较 EEN 和 PEN，前者对小儿克罗恩病更有效，即使与英夫利昔单抗等生物制剂联合使用也是如此[185,194]。

对于 EEN 和 PEN，其确切的作用机制尚不清楚，可能与碳水化合物单调性和对喂养物的胃肠道免疫反应下调以及其他潜在机制有关[195,196]。EEN 和 PEN 存在一些局限性，包括肠内管饲喂养的耐受性欠佳（体积、腹胀、恶心等症状）、适口性、依从性和味觉疲劳等方面[196]。其他研究人员研究了以食物为基础的方案，尝试模仿或复制 EEN，并取得了满意的结果[197]。

即使患者有肠狭窄病史，只要没有活动性梗阻症状，如果可以在狭窄 / 狭窄水平之外给予，目前均建议使用 EEN 或 PEN 进行营养支持[170]。IBD 患者应用 PN 的适应证包括肠梗阻、肠穿孔、迟发性术后肠梗阻、短肠综合征、吻合口瘘或高输出瘘[170]。

还有其他饮食已在 IBD 患者中进行了研究。麸质会增加患有和未患有乳糜泻者的肠道通透性[135]。目前没有足够的证据证明限制麸质作为 IBD 治疗的一部分。在 IBD 中其他研究较少的饮食包括特定碳水化合物饮食、IBD 抗炎饮食、克罗恩病排除饮食、半素食饮食和旧石器时代饮食。无麸质饮食可能会改善 IBD 患者的症状,并可能改善克罗恩病的疾病活动性。这些饮食在其他地方进行了详细综述,并在表 23-3 中进行了总结[198]。

总之,饮食对 IBD 的病因和治疗具有重要意义。IBD 与可能影响营养和生长状况的特定营养缺乏有关,特别是患有克罗恩病的儿童。有营养疗法可以诱导和维持 IBD 的临床缓解,其中一些方法已经成熟。这些营养疗法与免疫抑制剂同样有效,没有很多副作用,对特定类型的 IBD 有后续的生长发育改善,尤其是小肠受累的克罗恩病。

表 23-3　支持 IBD 结构化饮食的支持证据

饮食种类	饮食描述	支持证据
全肠内营养（EEN）[184-186,189-192]	作为唯一营养来源的聚合物、半要素或要素配方	多项前瞻性研究支持将 EEN 用于 ● 诱导缓解 ● 黏膜愈合 ● 儿童克罗恩病患者生长障碍 有效维持成人克罗恩病的缓解
部分肠内营养（PEN）[194]	与 EEN 相同,但肠内营养不是唯一的营养来源	回顾性和前瞻性研究支持使用 PEN 帮助儿童 CD 的缓解和维持治疗 在诱导和维持缓解的研究中,非配方营养制剂的用量各不相同
特定碳水化合物饮食（SCD）[217]	允许食用单糖,但不能食用二糖、寡糖和多糖	证据有限。小型回顾性研究表明临床疾病活动评分有所改善。小型前瞻性研究显示黏膜愈合有改善
IBD 抗炎饮食[218]	是源自 SCD 的多阶段饮食。需限制某些碳水化合物和脂肪,并鼓励摄入益生元和益生菌	证据有限;成人 IBD 患者的小型回顾性病例系列证明疾病活动评分有所改善
克罗恩病排除饮食[219,220]	减少或消除接触动物脂肪、乳制品、麸质和加工食品的结构化饮食	证据有限;回顾性研究表明成人和儿童克罗恩病的疾病活动和黏膜愈合有所改善。已与 PEN 配合使用
半素食饮食[221]	饮食包含水果、蔬菜、奶制品和鸡蛋,有限的鱼和肉	证据有限。前瞻性研究表明,与自由饮食相比,疾病症状有所缓解

修改自[198]。

第 7 节　功能性胃肠病

功能性胃肠病（functional gastrointestinal disorder, FGID）包括一系列与胃肠道相关的疾病,这些疾病不能完全用解剖学或生化异常（感染性、炎症性）解释。FGID 在儿童和成人中都可能出现,并根据症状进行定义。这些基于症状的标准是在罗马基金会的支持下,由专家共识和意见制订的,并参考罗马标准。定义最近一次更新是在 2016 年,称为罗马 IV 标准[199-201]。由于没有基于解剖学或实验室的诊断标准,因此 FGID 的诊断相对比较困难。这些疾病可以与各种胃肠道疾病中共存,例如 IBD 或乳糜泻和 IBS。许多 FGID 与心理社会、情绪和行为压力因素同时发生。脑肠轴在许多 FGID 的病理生理学中起作用。一些 FGID 表现可能与菌群失调和肠道微生物群有关。FGID 可能有遗传基础。早期生活压力源可能会在以后表现为 FGID。患者的适应不良反应和缺乏足够的应对技能可能会使 FGID 的治疗复杂化,通常需要与行为健康管理师共同管理。

IBS 是一种 FGID。儿童和成人 IBS 同样按症状分类:以便秘为主的 IBS、以腹泻为主的 IBS 和以便秘和腹泻混合的 IBS。IBS 包括每月 4 天或更长时间与排便相关的腹痛和 / 或大便频率与基线相比的改变和 / 或大便形状 / 外观的改变。便秘解决后,疼痛可能会或可能不会解决;如果确实如此,则将其重新归类为功能性便秘。与其他 FGID 一样,IBS 不能用其他潜在疾病来解释。IBS 的病理生理学被认为与脑肠轴有关,并包括社会心理压力因素。内脏高敏反应可能会因社会心理压力而减弱或放大，可能会出现腹痛或直肠疼痛。众所周知感染后（如病毒感染）IBS 现象会发生在儿童、青少年和成人中，可能由炎性细胞因子驱动。肠道菌群紊乱可能是偶发的，其因果关系尚未明确。胃肠道鉴别诊断包括解剖、感染、炎症和运动障碍以及与吸收不良相关的疾病。这些胃肠道疾病与 IBS 的鉴别依据病史、体格检查和炎症标志物，特别是粪便中的标志物，如粪便钙卫蛋白，对临床诊断越来越有用 [199-201]。

　　吞气症在神经认知功能障碍的患者中更为常见。吞气症被描述为过度吞咽，全天发生并伴有进行性腹胀和与之相关的通过嗳气和 / 或屁排出气体。吞咽后不能排出气体的儿童（如胃底折叠术作为反流控制措施的儿童）症状可能更严重。嚼口香糖和吞咽液体可能是危险因素。症状不能归因于其他原因如不全肠梗阻、小肠细菌过度生长、胃肠道运动障碍（假性梗阻）或吸收不良疾病。据报道，腹痛、恶心和早饱与胃肠道症状有关，睡眠问题、头痛和头晕也值得关注。焦虑是一种常见的并发症，可能会导致行为改变。治疗主要是支持性和多学科的，包括临床营养学、胃肠病学和行为心理学 [199]。

　　除了解决吞气症之外，胀气是包括 IBS 在内的 FGID 患者常见的胃肠道症状。饮食方法在治疗胀气方面很重要，包括减少或限制可能引起症状的食物。在 IBS 患者中观察到一些碳水化合物在小肠中消化不良并促进产气、扩张、膨胀和稀便。这些产气的碳水化合物首字母缩写为 FODMAPS（可发酵的寡糖、二糖、单糖和多元醇）。高 FODMAP 食物会引起症状，治疗策略包括将饮食转向低 FODMAP 食物。高 FODMAP 水果的包括苹果和樱桃，而葡萄和草莓是低 FODMAP 食物 [202]。无论是凭经验还是在特定评估后进行，限制其他引起症状的食物也可能是有帮助的，例如乳糖或膳食果糖不耐受患者需限制相关食物摄入。使用补充酶，如乳糖酶治疗乳糖不耐症或使用 α 半乳糖苷酶治疗某些植物性食物不耐受可能有助于缓解症状。通过从高 FODMAP 纤维切换到低 FODMAP 纤维的改变有助于缓解症状。混淆因素可能包括胃肠道运动的改变和便秘，这会促进小肠细菌过度生长或菌群失调 [203-206]。人们通过对儿童使用益生菌和在成人中使用抗生素来改变肠道菌群进行研究，但结果尚无定论 [207]。行为心理学认为对于识别可能的社会心理压力对 FGID 患者很重要，应作为临床治疗的一部分帮助确定应对机制。

　　IBS 可与 IBD 和乳糜泻同时出现。低 FODMAP 饮食可能有助于改善 IBD 和乳糜泻患者（无麸质）；虽然坚持这些特定的饮食方法与减少功能性疼痛症状有关，但对患者潜在的炎症过程没有效果 [208-216]。

第 8 节　总　　结

　　本章重点介绍的病症和疾病提供了与营养异常和临床治疗相关的消化道生理学和病理生理学示例。消化和吸收不仅需要完整的功能正常的胃肠道，还需要与代谢组的动态相互作用，代谢组受营养摄入和外部环境的影响，可促进健康和改善疾病状态。

研究空白

　　食物和 pH 对胃食管反流的作用需要进一步研究。pH 的改变和波动可能对胃食管反流、营养素的消化和吸收、微生物组产生重大影响，还可能对包括某些癌症在内的慢性非传染性疾病的风险产生重大影响，值得进一步研究。关于各种胃肠道疾病状态（包括 IBD）的纤维摄入类型和临床结局的数据不足。抗炎饮食和抗氧化剂在胰腺炎和 IBD 中的作用尚未得到充分研究。微生物群和代谢组构成健康和疾病状态的重要双向联系，需要进一步探索和了解，以预防和治疗疾病。

致谢

　　本章是对 WileyBlackwell©2012 国际生命科学研究所出版，载于 ErdmanJW, MacdonaldIA 和 ZeiselSH 编辑的《现代营养学》第 10 版，由 AlanL. Buchman 和 StephenA. McClave 撰写的题为"52. 营养与胃肠疾病"一章的更新。本更新的部分内容来自之前发布的章节，因此我们对之前作者做出的贡献同样表示非常感谢。

（杨轶仑 译）

参 考 文 献

1. Vakil N, van Zanten SV, Kahrilas P, Dent J, Jones R. The montreal definition and classification of gastroesophageal reflux disease: a global evidence-based consensus. *Am J Gastroenterol.* 2006;101: 1900−1920. quiz 43.

2. Spechler SJ. Clinical manifestations and esophageal complications of GERD. *Am J Med Sci.* 2003;326:279−284.

3. Argyrou A, Legaki E, Koutserimpas C, et al. Risk factors for gastroesophageal reflux disease and analysis of genetic contributors. *World J Clin Cases.* 2018;6:176−182.

4. *Practical Manual of Gastroesophageal Reflux Disease.* Portland: John Wiley & Sons, Ltd.; 2013.

5. Ness-Jensen E, Hveem K, El-Serag H, Lagergren J. Lifestyle intervention in gastroesophageal reflux disease. *Clin Gastroenterol Hepatol.* 2016;14:175−182.e1−3.

6. Kaltenbach T, Crockett S, Gerson LB. Arel lifestyle measures effective in patients with gastroesophageal reflux disease? An evidence-based approach. *Arch Intern Med.* 2006;166:965−971.

7. Piesman M, Hwang I, Maydonovitch C, Wong RK. Nocturnal reflux episodes following the administration of a standardized meal. Does timing matter? *Am J Gastroenterol.* 2007;102: 2128−2134.

8. Colombo P, Mangano M, Bianchi PA, Penagini R. Effect of calories and fat on postprandial gastro-oesophageal reflux. *Scand J Gastroenterol.* 2002;37:3−5.

9. Newberry C, Lynch K. Can we use diet to effectively treat esophageal disease? A review of the current literature. *Curr Gastroenterol Rep.* 2017;19:38.

10. Furuta GT, Liacouras CA, Collins MH, et al. Eosinophilic esophagitis in children and adults: a systematic review and consensus recommendations for diagnosis and treatment. *Gastroenterology.* 2007;133:1342−1363.

11. Furuta GT, Katzka DA. Eosinophilic esophagitis. *N Engl J Med.* 2015;373:1640−1648.

12. Gonsalves N, Kagalwalla AF. Dietary treatment of eosinophilic esophagitis. *Gastroenterol Clin N Am.* 2014;43:375−383.

13. Peterson KA, Byrne KR, Vinson LA, et al. Elemental diet induces histologic response in adult eosinophilic esophagitis. *Am J Gastroenterol.* 2013;108:759−766.

14. Arias A, Gonzalez-Cervera J, Tenias JM, Lucendo AJ. Efficacy of dietary interventions for inducing histologic remission in patients with eosinophilic esophagitis: a systematic review and meta-analysis. *Gastroenterology.* 2014;146:1639−1648.

15. Kagalwalla AF, Sentongo TA, Ritz S, et al. Effect of six-food elimination diet on clinical and histologic outcomes in eosinophilic esophagitis. *Clin Gastroenterol Hepatol.* 2006;4:1097−1102.

16. Molina-Infante J, Arias A, Barrio J, Rodriguez-Sanchez J, Sanchez-Cazalilla M, Lucendo AJ. Four-food group elimination diet for adult eosinophilic esophagitis: a prospective multicenter study. *J Allergy Clin Immunol.* 2014;134, 1093-9 e1.

17. Spergel JM, Andrews T, Brown-Whitehorn TF, Beausoleil JL, Liacouras CA. Treatment of eosinophilic esophagitis with specific food elimination diet directed by a combination of skin prick and patch tests. *Ann Allergy Asthma Immunol.* 2005;95:336−343.

18. Paquet B, Begin P, Paradis L, Drouin E, Des Roches A. Variable yield of allergy patch testing in children with eosinophilic esophagitis. *J Allergy Clin Immunol.* 2013;131:613.

19. Al-Hussaini A, Al-Idressi E, Al-Zahrani M. The role of allergy evaluation in children with eosinophilic esophagitis. *J Gastroenterol.* 2013;48:1205−1212.

20. Molina-Infante J, Martin-Noguerol E, Alvarado-Arenas M, Porcel-Carreno SL, Jimenez-Timon S, Hernandez-Arbeiza FJ. Selective elimination diet based on skin testing has suboptimal efficacy for adult eosinophilic esophagitis. *J Allergy Clin Immunol.* 2012;130:1200−1202.

21. Braamskamp MJ, Dolman KM, Tabbers MM. Clinical practice. Protein-losing enteropathy in children. *Eur J Pediatr.* 2010;169: 1179−1185.

22. Umar SB, DiBaise JK. Protein-losing enteropathy: case illustrations and clinical review. *Am J Gastroenterol.* 2010;105:43−49. quiz 50.

23. Shikora SA, Kim JJ, Tarnoff ME. Nutrition and gastrointestinal complications of bariatric surgery. *Nutr Clin Pract.* 2007;22:29−40.

24. Pratt JSA, Browne A, Browne NT, et al. ASMBS pediatric metabolic and bariatric surgery guidelines, 2018. *Surg Obes Relat Dis.* 2018;14:882−901.

25. Krzizek EC, Brix JM, Herz CT, et al. Prevalence of micronutrient deficiency in patients with morbid obesity before bariatric surgery. *Obes Surg.* 2018;28:643−648.

26. Parrott J, Frank L, Rabena R, Craggs-Dino L, Isom KA, Greiman L. American society for metabolic and bariatric surgery integrated health nutritional guidelines for the surgical weight loss patient 2016 update: micronutrients. *Surg Obes Relat Dis.* 2017;13:727−741.

27. Al-Mulhim AS. Laparoscopic sleeve gastrectomy and nutrient deficiencies: a prospective study. *Surg Laparosc Endosc Percutaneous Tech.* 2016;26:208−211.

28. Abraham A, Ikramuddin S, Jahansouz C, Arafat F, Hevelone N, Leslie D. Trends in bariatric surgery: procedure selection, revisional surgeries, and readmissions. *Obes Surg.* 2016;26:1371−1377.

29. Stroh C, Manger T, Benedix F. Metabolic surgery and nutritional deficiencies. *Minerva Chir.* 2017;72:432−441.

30. Griggs CL, Perez Jr NP, Goldstone RN, et al. National trends in the use of metabolic and bariatric surgery among pediatric patients with severe obesity. *JAMA Pediatr.* 2018;172:1191−1192.

31. Jaber J, Glenn J, Podkameni D, Soto F. A 5-year history of laparoscopic gastric band removals: an analysis of complications and associated comorbidities. *Obes Surg.* 2019;29:1202−1206.

32. Tammaro P, Hansel B, Police A, et al. Laparoscopic adjustable gastric banding: predictive factors for weight loss and band removal after more than 10 years' follow-up in a single university unit. *World J Surg.* 2017;41:2078−2086.

33. Anderson B, Gill RS, de Gara CJ, Karmali S, Gagner M. Biliopancreatic diversion: the effectiveness of duodenal switch and its limitations. *Gastroenterol Res Pract.* 2013;2013:974762.

34. Lupoli R, Lembo E, Saldalamacchia G, Avola CK, Angrisani L, Capaldo B. Bariatric surgery and long-term nutritional issues. *World J Diabetes.* 2017;8:464−474.

35. Ito MK, Goncalves VSS, Faria S, et al. Effect of protein intake on the protein status and lean mass of post-bariatric surgery patients: a systematic review. *Obes Surg.* 2017;27:502−512.

36. Patel JJ, Mundi MS, Hurt RT, Wolfe B, Martindale RG. Micronutrient deficiencies after bariatric surgery: an emphasis on vitamins and trace minerals [formula: see text]. *Nutr Clin Pract.* 2017;32:471−480.

37. Mechanick JI, Youdim A, Jones DB, et al. Clinical practice guidelines for the perioperative nutritional, metabolic, and nonsurgical support of the bariatric surgery patient–2013 update: cosponsored by American Association of Clinical Endocrinologists, the Obesity Society, and American Society for Metabolic & Bariatric Surgery. *Obesity.* 2013;21(Suppl 1):S1−S27.

38. *Nutrition and Bariatric Surgery.* Boca Raton, FL: CRC PRess; 2015.

39. Pellitero S, Martinez E, Puig R, et al. Evaluation of vitamin and trace element requirements after sleeve gastrectomy at long term. *Obes Surg.* 2017;27:1674−1682.

40. Leonard MM, Sapone A, Catassi C, Fasano A. Celiac disease and nonceliac gluten sensitivity: a review. *JAMA.* 2017;318:647−656.

41. Fasano A, Berti I, Gerarduzzi T, et al. Prevalence of celiac disease in at-risk and not-at-risk groups in the United States: a large multicenter study. *Arch Intern Med.* 2003;163:286−292.

42. Guandalini S, Gokhale R. Update on immunologic basis of celiac disease. *Curr Opin Gastroenterol.* 2002;18:95−100.

43. See J, Murray JA. Gluten-free diet: the medical and nutrition management of celiac disease. *Nutr Clin Pract.* 2006;21:1−15.

44. Bardella MT, Fredella C, Prampolini L, Molteni N, Giunta AM, Bianchi PA. Body composition and dietary intakes in adult celiac disease patients consuming a strict gluten-free diet. *Am J Clin Nutr.* 2000;72:937−939.

45. Mora S, Barera G, Beccio S, et al. A prospective, longitudinal study of the long-term effect of treatment on bone density in children with celiac disease. *J Pediatr.* 2001;139:516−521.

46. Bolotin D, Petronic-Rosic V. Dermatitis herpetiformis. Part II. Diagnosis, management, and prognosis. *J Am Acad Dermatol.* 2011;64:1027−1033. quiz 33-4.

47. Bolotin D, Petronic-Rosic V. Dermatitis herpetiformis. Part I. Epidemiology, pathogenesis, and clinical presentation. *J Am Acad Dermatol.* 2011;64:1017−1024. quiz 25-6.

48. Rubio-Tapia A, Hill ID, Kelly CP, Calderwood AH, Murray JA. ACG clinical guidelines: diagnosis and management of celiac

disease. *Am J Gastroenterol.* 2013;108:656−676. quiz 77.

49. Lebwohl B, Rubio-Tapia A, Assiri A, Newland C, Guandalini S. Diagnosis of celiac disease. *Gastrointest Endosc Clin N Am.* 2012; 22:661−677.

50. Malamut G, Murray JA, Cellier C. Refractory celiac disease. *Gastrointest Endosc Clin N Am.* 2012;22:759−772.

51. Fine KD, Meyer RL, Lee EL. The prevalence and causes of chronic diarrhea in patients with celiac sprue treated with a gluten-free diet. *Gastroenterology.* 1997;112:1830−1838.

52. Shepherd SJ, Gibson PR. Nutritional inadequacies of the gluten-free diet in both recently-diagnosed and long-term patients with coeliac disease. *J Hum Nutr Diet.* 2013;26:349−358.

53. Babio N, Alcazar M, Castillejo G, et al. Patients with celiac disease reported higher consumption of added sugar and total fat than healthy individuals. *J Pediatr Gastroenterol Nutr.* 2017;64:63−69.

54. Lee AR, Ng DL, Dave E, Ciaccio EJ, Green PH. The effect of substituting alternative grains in the diet on the nutritional profile of the gluten-free diet. *J Hum Nutr Diet.* 2009;22:359−363.

55. Matuchansky C. Gluten-free diet and irritable bowel syndrome-diarrhea. *Gastroenterology.* 2013;145:692−693.

56. Sapone A, Bai JC, Ciacci C, et al. Spectrum of gluten-related disorders: consensus on new nomenclature and classification. *BMC Med.* 2012;10:13.

57. Sosnay PR, Raraigh KS, Gibson RL. Molecular genetics of cystic fibrosis transmembrane conductance regulator: genotype and phenotype. *Pediatr Clin N Am.* 2016;63:585−598.

58. Ahmed N, Corey M, Forstner G, et al. Molecular consequences of cystic fibrosis transmembrane regulator (CFTR) gene mutations in the exocrine pancreas. *Gut.* 2003;52:1159−1164.

59. Lammert F, Gurusamy K, Ko CW, et al. Gallstones. *Nat Rev Dis Primers.* 2016;2:16024.

60. Gelrud A, Sheth S, Banerjee S, et al. Analysis of cystic fibrosis gener product (CFTR) function in patients with pancreas divisum and recurrent acute pancreatitis. *Am J Gastroenterol.* 2004;99: 1557−1562.

61. Schneider A, Larusch J, Sun X, et al. Combined bicarbonate conductance-impairing variants in CFTR and SPINK1 variants are associated with chronic pancreatitis in patients without cystic fibrosis. *Gastroenterology.* 2011;140:162−171.

62. Ravnik-Glavac M, Glavac D, di Sant' Agnese P, Chernick M, Dean M. Cystic fibrosis gene mutations detected in hereditary pancreatitis. *Pflüg Arch.* 1996;431:R191−R192.

63. Bishop MD, Freedman SD, Zielenski J, et al. The cystic fibrosis transmembrane conductance regulator gene and ion channel function in patients with idiopathic pancreatitis. *Hum Genet.* 2005;118:372−381.

64. Theodoridis X, Grammatikopoulou MG, Petalidou A, et al. Nutrition interventions in pediatric pancreatitis: in guidelines we can trust. *J Pediatr Gastroenterol Nutr.* 2019;69(1):120−125.

65. Abu-El-Haija M, Uc A, Werlin SL, et al. Nutritional considerations in pediatric pancreatitis: a position paper from the NASPHAN pancreas committee and ESPHAN cystic fibrosis/pancreas working group. *J Pediatr Gastroenterol Nutr.* 2018;67:131−143.

66. Janisch NH, Gardner TB. Advances in management of acute pancreatitis. *Gastroenterol Clin N Am.* 2016;45:1−8.

67. Conwell DL, Lee LS, Yadav D, et al. American pancreatic association practice guidelines in chronic pancreatitis: evidence-based report on diagnostic guidelines. *Pancreas.* 2014;43:1143−1162.

68. IAP/APA evidence-based guidelines for the management of acute pancreatitis. *Pancreatology.* 2013;13:e1−15.

69. Mirtallo JM, Forbes A, McClave SA, Jensen GL, Waitzberg DL, Davies AR. International consensus guidelines for nutrition therapy in pancreatitis. *JPEN J Parenter Enteral Nutr.* 2012;36:284−291.

70. AGA Institute medical position statement on acute pancreatitis. *Gastroenterology.* 2007;132:2019−2021.

71. Goldenberg DE, Gordon SR, Gardner TB. Management of acute pancreatitis. *Expert Rev Gastroenterol Hepatol.* 2014;8:687−694.

72. Giger U, Stanga Z, DeLegge MH. Management of chronic pancreatitis. *Nutr Clin Pract.* 2004;19:37−49.

73. Sax HC, Warner BW, Talamini MA, et al. Early total parenteral nutrition in acute pancreatitis: lack of beneficial effects. *Am J Surg.* 1987;153:117−124.

74. Al-Omran M, Albalawi ZH, Tashkandi MF, Al-Ansary LA. Enteral versus parenteral nutrition for acute pancreatitis. *Cochrane Database Syst Rev.* 2010:CD002837.

75. Larino-Noia J, Lindkvist B, Iglesias-Garcia J, Seijo-Rios S, Iglesias-Canle J, Dominguez-Munoz JE. Early and/or immediately full caloric diet versus standard refeeding in mild acute pancreatitis: a randomized open-label trial. *Pancreatology.* 2014;14:167−173.

76. Jacobson BC, Vander Vliet MB, Hughes MD, Maurer R, McManus K, Banks PA. A prospective, randomized trial of clear liquids versus low-fat solid diet as the initial meal in mild acute pancreatitis. *Clin Gastroenterol Hepatol.* 2007;5:946−951. quiz 886.

77. D'Haese JG, Ceyhan GO, Demir IE, et al. Pancreatic enzyme replacement therapy in patients with exocrine pancreatic insufficiency due to chronic pancreatitis: a 1-year disease management study on symptom control and quality of life. *Pancreas.* 2014;43: 834−841.

78. Walkowiak J, Sands D, Nowakowska A, et al. Early decline of pancreatic function in cystic fibrosis patients with class 1 or 2 CFTR mutations. *J Pediatr Gastroenterol Nutr.* 2005;40:199−201.

79. Czako L, Takacs T, Hegyi P, et al. Quality of life assessment after pancreatic enzyme replacement therapy in chronic pancreatitis. *Can J Gastroenterol.* 2003;17:597−603.

80. Schwarzenberg SJ, Wielinski CL, Shamieh I, et al. Cystic fibrosis-associated colitis and fibrosing colonopathy. *J Pediatr.* 1995;127: 565−570.

81. FitzSimmons SC, Burkhart GA, Borowitz D, et al. High-dose pancreatic-enzyme supplements and fibrosing colonopathy in children with cystic fibrosis. *N Engl J Med.* 1997;336:1283−1289.

82. Borowitz DS, Grand RJ, Durie PR. Use of pancreatic enzyme supplements for patients with cystic fibrosis in the context of fibrosing colonopathy. Consensus Committee. *J Pediatr.* 1995;127:681−684.

83. Ng SM, Moore HS. Drug therapies for reducing gastric acidity in people with cystic fibrosis. *Cochrane Database Syst Rev.* 2016: CD003424.

84. Drzymala-Czyz S, Jonczyk-Potoczna K, Lisowska A, Stajgis M, Walkowiak J. Supplementation of ursodeoxycholic acid improves fat digestion and absorption in cystic fibrosis patients with mild liver involvement. *Eur J Gastroenterol Hepatol.* 2016;28:645−649.

85. Stevens J, Wyatt C, Brown P, Patel D, Grujic D, Freedman SD. Absorption and safety with sustained use of RELiZORB evaluation (ASSURE) study in patients with cystic fibrosis receiving enteral feeding. *J Pediatr Gastroenterol Nutr.* 2018;67:527−532.

86. Lepage G, Yesair DW, Ronco N, et al. Effect of an organized lipid matrix on lipid absorption and clinical outcomes in patients with cystic fibrosis. *J Pediatr.* 2002;141:178−185.

87. Stallings VA, Schall JI, Maqbool A, et al. Effect of oral lipid matrix supplement on fat absorption in cystic fibrosis: a randomized placebo-controlled trial. *J Pediatr Gastroenterol Nutr.* 2016;63: 676−680.

88. Huang W, de la Iglesia-Garcia D, Baston-Rey I, et al. Exocrine pancreatic insufficiency following acute pancreatitis: systematic review and meta-analysis. *Dig Dis Sci.* 2019;64(7):1985−2005.

89. *Inititating Pancreatic Enzyme Replacement Therapy [PERT] Clinical Pathway.* 2019.

90. Monte MJ, Marin JJ, Antelo A, Vazquez-Tato J. Bile acids: chemistry, physiology, and pathophysiology. *World J Gastroenterol.* 2009; 15:804−816.

91. Krantz ID, Piccoli DA, Spinner NB. Alagille syndrome. *J Med Genet.* 1997;34:152−157.

92. Babin F, Lemonnier F, Goguelin A, Alagille D, Lemonnier A. Plasma fatty acid composition and lipid peroxide levels in children with paucity of interlobular bile ducts. *Ann Nutr Metab.* 1988;32:220−230.

93. Rovner AJ, Schall JI, Jawad AF, et al. Rethinking growth failure in Alagille syndrome: the role of dietary intake and steatorrhea. *J Pediatr Gastroenterol Nutr.* 2002;35:495−502.

94. Moisseiev E, Cohen S, Dotan G. Alagille syndrome associated with xerophthalmia. *Case Rep Ophthalmol.* 2013;4:311−315.

95. Amedee-Manesme O, Furr HC, Alvarez F, Hadchouel M, Alagille D, Olson JA. Biochemical indicators of vitamin A depletion in children with cholestasis. *Hepatology.* 1985;5:1143−1148.

96. Alvarez F, Cresteil D, Lemonnier F, Lemonnier A, Alagille D. Plasma vitamin E levels in children with cholestasis. *J Pediatr Gastroenterol Nutr.* 1984;3:390−393.

97. Davit-Spraul A, Cosson C, Couturier M, et al. Standard treatment

of alpha-tocopherol in Alagille patients with severe cholestasis is insufficient. *Pediatr Res.* 2001;49:232—236.

98. Alagille D, Estrada A, Hadchouel M, Gautier M, Odievre M, Dommergues JP. Syndromic paucity of interlobular bile ducts (Alagille syndrome or arteriohepatic dysplasia): review of 80 cases. *J Pediatr.* 1987;110:195—200.

99. Venkat VL, Shneider BL, Magee JC, et al. Total serum bilirubin predicts fat-soluble vitamin deficiency better than serum bile acids in infants with biliary atresia. *J Pediatr Gastroenterol Nutr.* 2014;59:702—707.

100. Alvarez F, Landrieu P, Feo C, Lemmonier F, Bernard O, Alagille D. Vitamin E deficiency is responsible for neurologic abnormalities in cholestatic children. *J Pediatr.* 1985;107:422—425.

101. Kamath BM, Piccoli DA, Magee JC, Sokol RJ. Pancreatic insufficiency is not a prevalent problem in Alagille syndrome. *J Pediatr Gastroenterol Nutr.* 2012;55:612—614.

102. Shamir R. Nutritional aspects in inflammatory bowel disease. *J Pediatr Gastroenterol Nutr.* 2009;48(suppl 2):S86—S88.

103. Levine A, Sigall Boneh R, Wine E. Evolving role of diet in the pathogenesis and treatment of inflammatory bowel diseases. *Gut.* 2018;67:1726—1738.

104. Loftus Jr EV, Sandborn WJ. Epidemiology of inflammatory bowel disease. *Gastroenterol Clin N Am.* 2002;31:1—20.

105. Molodecky NA, Soon IS, Rabi DM, et al. Increasing incidence and prevalence of the inflammatory bowel diseases with time, based on systematic review. *Gastroenterology.* 2012;142:46—54. e42; quiz e30.

106. Ogura Y, Bonen DK, Inohara N, et al. A frameshift mutation in NOD2 associated with susceptibility to Crohn's disease. *Nature.* 2001;411:603—606.

107. Ng SC, Bernstein CN, Vatn MH, et al. Geographical variability and environmental risk factors in inflammatory bowel disease. *Gut.* 2013;62:630—649.

108. M'Koma AE. Inflammatory bowel disease: an expanding global health problem. *Clin Med Insights Gastroenterol.* 2013;6:33—47.

109. Schultz M, Butt AG. Is the north to south gradient in inflammatory bowel disease a global phenomenon? *Expert Rev Gastroenterol Hepatol.* 2012;6:445—447.

110. Ng SC, Shi HY, Hamidi N, et al. Worldwide incidence and prevalence of inflammatory bowel disease in the 21st century: a systematic review of population-based studies. *Lancet.* 2018;390: 2769—2778.

111. Kaplan GG. The global burden of IBD: from 2015 to 2025. *Nat Rev Gastroenterol Hepatol.* 2015;12:720—727.

112. Kaplan GG, Ng SC. Understanding and preventing the global increase of inflammatory bowel disease. *Gastroenterology.* 2017;152: 313—321 e2.

113. Yadav P, Ellinghaus D, Remy G, et al. Genetic factors interact with tobacco smoke to modify risk for inflammatory bowel disease in humans and mice. *Gastroenterology.* 2017;153:550—565.

114. Salih A, Widbom L, Hultdin J, Karling P. Smoking is associated with risk for developing inflammatory bowel disease including late onset ulcerative colitis: a prospective study. *Scand J Gastroenterol.* 2018;53:173—178.

115. Dolan KT, Chang EB. Diet, gut microbes, and the pathogenesis of inflammatory bowel diseases. *Mol Nutr Food Res.* 2017;61.

116. Lakatos PL. Environmental factors affecting inflammatory bowel disease: have we made progress? *Dig Dis.* 2009;27: 215—225.

117. Niewiadomski O, Studd C, Wilson J, et al. Influence of food and lifestyle on the risk of developing inflammatory bowel disease. *Intern Med J.* 2016;46:669—676.

118. Harper JW, Zisman TL. Interaction of obesity and inflammatory bowel disease. *World J Gastroenterol.* 2016;22:7868—7881.

119. Cosnes J. Smoking, physical activity, nutrition and lifestyle: environmental factors and their impact on IBD. *Dig Dis.* 2010;28: 411—417.

120. Shouval DS, Rufo PA. The role of environmental factors in the pathogenesis of inflammatory bowel diseases: a review. *JAMA Pediatr.* 2017;171:999—1005.

121. Shoda R, Matsueda K, Yamato S, Umeda N. Epidemiologic analysis of Crohn disease in Japan: increased dietary intake of n-6 polyunsaturated fatty acids and animal protein relates to the increased incidence of Crohn disease in Japan. *Am J Clin Nutr.* 1996;63:741—745.

122. Constante M, Fragoso G, Calve A, Samba-Mondonga M, Santos MM. Dietary heme induces gut dysbiosis, aggravates colitis, and potentiates the development of adenomas in mice. *Front Microbiol.* 2017;8:1809.

123. Khalili H, de Silva PS, Ananthakrishnan AN, et al. Dietary iron and heme iron consumption, genetic susceptibility, and risk of Crohn's disease and ulcerative colitis. *Inflamm Bowel Dis.* 2017; 23:1088—1095.

124. Reifen R, Matas Z, Zeidel L, Berkovitch Z, Bujanover Y. Iron supplementation may aggravate inflammatory status of colitis in a rat model. *Dig Dis Sci.* 2000;45:394—397.

125. Lock JY, Carlson TL, Wang CM, Chen A, Carrier RL. Acute exposure to commonly ingested emulsifiers alters intestinal mucus structure and transport properties. *Sci Rep.* 2018;8:10008.

126. Nickerson KP, McDonald C. Crohn's disease-associated adherent-invasive *Escherichia coli* adhesion is enhanced by exposure to the ubiquitous dietary polysaccharide maltodextrin. *PLoS One.* 2012; 7:e52132.

127. Lewis JD, Abreu MT. Diet as a trigger or therapy for inflammatory bowel diseases. *Gastroenterology.* 2017;152:398—414 e6.

128. Pfeffer-Gik T, Levine A. Dietary clues to the pathogenesis of Crohn's disease. *Dig Dis.* 2014;32:389—394.

129. Viennois E, Chassaing B. First victim, later aggressor: how the intestinal microbiota drives the pro-inflammatory effects of dietary emulsifiers? *Gut Microb.* 2018:1—4.

130. Roberts CL, Rushworth SL, Richman E, Rhodes JM. Hypothesis: increased consumption of emulsifiers as an explanation for the rising incidence of Crohn's disease. *J Crohns Colitis.* 2013;7:338—341.

131. Marion-Letellier R, Amamou A, Savoye G, Ghosh S. Inflammatory bowel diseases and food additives: to add fuel on the flames!. *Nutrients.* 2019;11.

132. Munyaka PM, Sepehri S, Ghia JE, Khafipour E. Carrageenan gum and adherent invasive *Escherichia coli* in a piglet model of inflammatory bowel disease: impact on intestinal mucosa-associated microbiota. *Front Microbiol.* 2016;7:462.

133. Martino JV, Van Limbergen J, Cahill LE. The role of carrageenan and carboxymethylcellulose in the development of intestinal inflammation. *Front Pediatr.* 2017;5:96.

134. Aziz I, Branchi F, Pearson K, Priest J, Sanders DS. A study evaluating the bidirectional relationship between inflammatory bowel disease and self-reported non-celiac gluten sensitivity. *Inflamm Bowel Dis.* 2015;21:847—853.

135. Hollon J, Puppa EL, Greenwald B, Goldberg E, Guerrerio A, Fasano A. Effect of gliadin on permeability of intestinal biopsy explants from celiac disease patients and patients with non-celiac gluten sensitivity. *Nutrients.* 2015;7:1565—1576.

136. Schaffler H, Kaschitzki A, Alberts C, et al. Alterations in the mucosa-associated bacterial composition in Crohn's disease: a pilot study. *Int J Colorectal Dis.* 2016;31:961—971.

137. Fujimoto T, Imaeda H, Takahashi K, et al. Decreased abundance of Faecalibacterium prausnitzii in the gut microbiota of Crohn's disease. *J Gastroenterol Hepatol.* 2013;28:613—619.

138. Machiels K, Joossens M, Sabino J, et al. A decrease of the butyrate-producing species Roseburia hominis and Faecalibacterium prausnitzii defines dysbiosis in patients with ulcerative colitis. *Gut.* 2014;63:1275—1283.

139. Joossens M, Huys G, Cnockaert M, et al. Dysbiosis of the faecal microbiota in patients with Crohn's disease and their unaffected relatives. *Gut.* 2011;60:631—637.

140. Sartor RB. Gut microbiota: diet promotes dysbiosis and colitis in susceptible hosts. *Nat Rev Gastroenterol Hepatol.* 2012;9:561—562.

141. Tawfik A, Flanagan PK, Campbell BJ. Escherichia coli-host macrophage interactions in the pathogenesis of inflammatory bowel disease. *World J Gastroenterol.* 2014;20:8751—8763.

142. Ni J, Wu GD, Albenberg L, Tomov VT. Gut microbiota and IBD: causation or correlation? *Nat Rev Gastroenterol Hepatol.* 2017;14: 573—584.

143. Lewis JD, Chen EZ, Baldassano RN, et al. Inflammation, antibiotics, and diet as environmental stressors of the gut microbiome in pediatric Crohn's disease. *Cell Host Microbe.* 2015;18: 489—500.

144. Saavedra JM, Dattilo AM. Early development of intestinal microbiota: implications for future health. *Gastroenterol Clin N Am.* 2012; 41:717—731.

145. Imaoka A, Shima T, Kato K, et al. Anti-inflammatory activity of probiotic Bifidobacterium: enhancement of IL-10 production in peripheral blood mononuclear cells from ulcerative colitis patients and inhibition of IL-8 secretion in HT-29 cells. *World J Gastroenterol.* 2008;14:2511−2516.

146. LoCascio RG, Desai P, Sela DA, Weimer B, Mills DA. Broad conservation of milk utilization genes in *Bifidobacterium longum* subsp. infantis as revealed by comparative genomic hybridization. *Appl Environ Microbiol.* 2010;76:7373−7381.

147. Goldsmith JR, Sartor RB. The role of diet on intestinal microbiota metabolism: downstream impacts on host immune function and health, and therapeutic implications. *J Gastroenterol.* 2014;49: 785−798.

148. Ray A, Dittel BN. Interrelatedness between dysbiosis in the gut microbiota due to immunodeficiency and disease penetrance of colitis. *Immunology.* 2015;146:359−368.

149. Amre DK, D'Souza S, Morgan K, et al. Imbalances in dietary consumption of fatty acids, vegetables, and fruits are associated with risk for Crohn's disease in children. *Am J Gastroenterol.* 2007;102: 2016−2025.

150. Ananthakrishnan AN, Khalili H, Konijeti GG, et al. A prospective study of long-term intake of dietary fiber and risk of Crohn's disease and ulcerative colitis. *Gastroenterology.* 2013;145:970−977.

151. Ritchie JK, Wadsworth J, Lennard-Jones JE, Rogers E. Controlled multicentre therapeutic trial of an unrefined carbohydrate, fibre rich diet in Crohn's disease. *Br Med J.* 1987;295:517−520.

152. Middleton SJ, Rucker JT, Kirby GA, Riordan AM, Hunter JO. Long-chain triglycerides reduce the efficacy of enteral feeds in patients with active Crohn's disease. *Clin Nutr.* 1995;14: 229−236.

153. Burisch J, Pedersen N, Cukovic-Cavka S, et al. Environmental factors in a population-based inception cohort of inflammatory bowel disease patients in Europe–an ECCO-EpiCom study. *J Crohns Colitis.* 2014;8:607−616.

154. Andersen V, Chan S, Luben R, et al. Fibre intake and the development of inflammatory bowel disease: a European prospective multi-centre cohort study (EPIC-IBD). *J Crohns Colitis.* 2018;12: 129−136.

155. Behrend C, Jeppesen PB, Mortensen PB. Vitamin B$_{12}$ absorption after ileorectal anastomosis for Crohn's disease: effect of ileal resection and time span after surgery. *Eur J Gastroenterol Hepatol.* 1995;7:397−400.

156. Bousvaros A, Zurakowski D, Duggan C, et al. Vitamins A and E serum levels in children and young adults with inflammatory bowel disease: effect of disease activity. *J Pediatr Gastroenterol Nutr.* 1998;26:129−135.

157. Schaffler H, Schmidt M, Huth A, Reiner J, Glass A, Lamprecht G. Clinical factors are associated with vitamin D levels in IBD patients: a retrospective analysis. *J Dig Dis.* 2018;19:24−32.

158. Frigstad SO, Hoivik M, Jahnsen J, et al. Vitamin D deficiency in inflammatory bowel disease: prevalence and predictors in a Norwegian outpatient population. *Scand J Gastroenterol.* 2017;52: 100−106.

159. Del Pinto R, Pietropaoli D, Chandar AK, Ferri C, Cominelli F. Association between inflammatory bowel disease and vitamin D deficiency: a systematic review and meta-analysis. *Inflamm Bowel Dis.* 2015;21:2708−2717.

160. Richman E, Rhodes JM. Review article: evidence-based dietary advice for patients with inflammatory bowel disease. *Aliment Pharmacol Ther.* 2013;38:1156−1171.

161. Socha P, Ryzko J, Koletzko B, et al. Essential fatty acid depletion in children with inflammatory bowel disease. *Scand J Gastroenterol.* 2005;40:573−577.

162. Solomons NW, Rosenberg IH. Zinc and inflammatory bowel disease. *Am J Clin Nutr.* 1981;34:1447−1448.

163. Valberg LS, Flanagan PR, Kertesz A, Bondy DC. Zinc absorption in inflammatory bowel disease. *Dig Dis Sci.* 1986;31:724−731.

164. Murawska N, Fabisiak A, Fichna J. Anemia of chronic disease and iron deficiency anemia in inflammatory bowel diseases: pathophysiology, diagnosis, and treatment. *Inflamm Bowel Dis.* 2016; 22:1198−1208.

165. Martin J, Radeke HH, Dignass A, Stein J. Current evaluation and management of anemia in patients with inflammatory bowel disease. *Expert Rev Gastroenterol Hepatol.* 2017;11:19−32.

166. Elsborg L, Larsen L. Folate deficiency in chronic inflammatory bowel diseases. *Scand J Gastroenterol.* 1979;14:1019−1024.

167. Dobbins JW, Binder HJ. Importance of the colon in enteric hyperoxaluria. *N Engl J Med.* 1977;296:298−301.

168. Dharmsathaphorn K, Freeman DH, Binder HJ, Dobbins JW. Increased risk of nephrolithiasis in patients with steatorrhea. *Dig Dis Sci.* 1982;27:401−405.

169. Sangaletti O, Petrillo M, Bianchi Porro G. Urinary oxalate recovery after oral oxalic load: an alternative method to the quantitative determination of stool fat for the diagnosis of lipid malabsorption. *J Int Med Res.* 1989;17:526−531.

170. Forbes A, Escher J, Hebuterne X, et al. ESPEN guideline: clinical nutrition in inflammatory bowel disease. *Clin Nutr.* 2017;36: 321−347.

171. Nielsen OH, Ainsworth M, Coskun M, Weiss G. Management of iron-deficiency anemia in inflammatory bowel disease: a systematic review. *Medicine (Baltim).* 2015;94:e963.

172. Massironi S, Rossi RE, Cavalcoli FA, Della Valle S, Fraquelli M, Conte D. Nutritional deficiencies in inflammatory bowel disease: therapeutic approaches. *Clin Nutr.* 2013;32:904−910.

173. Dignass AU, Gasche C, Bettenworth D, et al. European consensus on the diagnosis and management of iron deficiency and anaemia in inflammatory bowel diseases. *J Crohns Colitis.* 2015;9:211−222.

174. Belluzzi A, Brignola C, Campieri M, Pera A, Boschi S, Miglioli M. Effect of an enteric-coated fish-oil preparation on relapses in Crohn's disease. *N Engl J Med.* 1996;334:1557−1560.

175. Hawthorne AB, Daneshmend TK, Hawkey CJ, et al. Treatment of ulcerative colitis with fish oil supplementation: a prospective 12 month randomised controlled trial. *Gut.* 1992;33:922−928.

176. Feagan BG, Sandborn WJ, Mittmann U, et al. Omega-3 free fatty acids for the maintenance of remission in Crohn disease: the EPIC Randomized Controlled Trials. *JAMA.* 2008;299: 1690−1697.

177. Holt PR, Katz S, Kirshoff R. Curcumin therapy in inflammatory bowel disease: a pilot study. *Dig Dis Sci.* 2005;50:2191−2193.

178. Hanai H, Iida T, Takeuchi K, et al. Curcumin maintenance therapy for ulcerative colitis: randomized, multicenter, double-blind, placebo-controlled trial. *Clin Gastroenterol Hepatol.* 2006;4: 1502−1506.

179. Lang A, Salomon N, Wu JC, et al. Curcumin in combination with mesalamine induces remission in patients with mild-to-moderate ulcerative colitis in a randomized controlled trial. *Clin Gastroenterol Hepatol.* 2015;13:1444−1449.e1.

180. Akobeng AK, Miller V, Stanton J, Elbadri AM, Thomas AG. Double-blind randomized controlled trial of glutamine-enriched polymeric diet in the treatment of active Crohn's disease. *J Pediatr Gastroenterol Nutr.* 2000;30:78−84.

181. Shinozaki M, Saito H, Muto T. Excess glutamine exacerbates trinitrobenzenesulfonic acid-induced colitis in rats. *Dis Colon Rectum.* 1997;40:S59−S63.

182. Oliva S, Di Nardo G, Ferrari F, et al. Randomised clinical trial: the effectiveness of Lactobacillus reuteri ATCC 55730 rectal enema in children with active distal ulcerative colitis. *Aliment Pharmacol Ther.* 2012;35:327−334.

183. Bousvaros A, Guandalini S, Baldassano RN, et al. A randomized, double-blind trial of Lactobacillus GG versus placebo in addition to standard maintenance therapy for children with Crohn's disease. *Inflamm Bowel Dis.* 2005;11:833−839.

184. Dziechciarz P, Horvath A, Shamir R, Szajewska H. Meta-analysis: enteral nutrition in active Crohn's disease in children. *Aliment Pharmacol Ther.* 2007;26:795−806.

185. Lee D, Baldassano RN, Otley AR, et al. Comparative effectiveness of nutritional and biological therapy in north American children with active Crohn's disease. *Inflamm Bowel Dis.* 2015;21: 1786−1793.

186. Levine A, Turner D, Pfeffer Gik T, et al. Comparison of outcomes parameters for induction of remission in new onset pediatric Crohn's disease: evaluation of the porto IBD group "growth relapse and outcomes with therapy" (GROWTH CD) study. *Inflamm Bowel Dis.* 2014;20:278−285.

187. Cohen-Dolev N, Sladek M, Hussey S, et al. Differences in outcomes over time with exclusive enteral nutrition compared with steroids in children with mild to moderate Crohn's disease: re-

sults from the GROWTH CD study. *J Crohns Colitis*. 2018;12: 306−312.

188. Connors J, Basseri S, Grant A, et al. Exclusive enteral nutrition therapy in paediatric Crohn's disease results in long-term avoidance of corticosteroids: results of a propensity-score matched cohort analysis. *J Crohns Colitis*. 2017;11:1063−1070.

189. Grover Z, Burgess C, Muir R, Reilly C, Lewindon PJ. Early mucosal healing with exclusive enteral nutrition is associated with improved outcomes in newly diagnosed children with luminal Crohn's disease. *J Crohns Colitis*. 2016;10:1159−1164.

190. Buchanan E, Gaunt WW, Cardigan T, Garrick V, McGrogan P, Russell RK. The use of exclusive enteral nutrition for induction of remission in children with Crohn's disease demonstrates that disease phenotype does not influence clinical remission. *Aliment Pharmacol Ther*. 2009;30:501−507.

191. Gupta K, Noble A, Kachelries KE, et al. A novel enteral nutrition protocol for the treatment of pediatric Crohn's disease. *Inflamm Bowel Dis*. 2013;19:1374−1378.

192. Wilschanski M, Sherman P, Pencharz P, Davis L, Corey M, Griffiths A. Supplementary enteral nutrition maintains remission in paediatric Crohn's disease. *Gut*. 1996;38:543−548.

193. Hanai H, Iida T, Takeuchi K, et al. Nutritional therapy versus 6-mercaptopurine as maintenance therapy in patients with Crohn's disease. *Dig Liver Dis*. 2012;44:649−654.

194. Johnson T, Macdonald S, Hill SM, Thomas A, Murphy MS. Treatment of active Crohn's disease in children using partial enteral nutrition with liquid formula: a randomised controlled trial. *Gut*. 2006;55:356−361.

195. Britto S, Kellermayer R. Carbohydrate monotony as protection and treatment for inflammatory bowel disease. *J Crohns Colitis*. 2019;13(7):942−948.

196. Ashton JJ, Gavin J, Beattie RM. Exclusive enteral nutrition in Crohn's disease: evidence and practicalities. *Clin Nutr*. 2019;38: 80−89.

197. Svolos V, Hansen R, Nichols B, et al. Treatment of active Crohn's disease with an ordinary food-based diet that replicates exclusive enteral nutrition. *Gastroenterology*. 2019;156:1354−13567 e6.

198. Stein R, Baldassano RN. Dietary therapies for inflammatory bowel disease. In: Mamula P, Grossman AB, Baldassano RN, Kelsen JR, Markowitz JE, eds. *Pediatric Inflammatory Bowel Disease*. 3rd ed. Cham, Switzerland: Springer International Publishing AG; 2017:473−483.

199. Hyams JS, Di Lorenzo C, Saps M, Shulman RJ, Staiano A, van Tilburg M. *Functional Disorders: Children and Adolescents*. Gastroenterology; 2016.

200. Koppen IJ, Nurko S, Saps M, Di Lorenzo C, Benninga MA. The pediatric Rome IV criteria: what's new? *Expert Rev Gastroenterol Hepatol*. 2017;11:193−201.

201. Benninga MA, Faure C, Hyman PE, St James Roberts I, Schechter NL, Nurko S. Childhood functional gastrointestinal disorders: Neonate/Toddler. *Gastroenterology*. 2016;130(5):1519−1526.

202. *FODMAP Food List*. Monash University; 2019.

203. Craig RM. Low FODMAP diet for IBS. *Gastroenterology*. 2018;154: 1547.

204. Staudacher HM, Ralph FSE, Irving PM, Whelan K, Lomer MCE. Nutrient intake, diet quality, and diet diversity in irritable bowel syndrome and the impact of the low FODMAP diet. *J Acad Nutr Diet*. 2019. https://doi.org/10.1016/j.jand.2019.01.017.

205. Eswaran S, Farida JP, Green J, Miller JD, Chey WD. Nutrition in the management of gastrointestinal diseases and disorders: the

206. evidence for the low FODMAP diet. *Curr Opin Pharmacol*. 2017; 37:151−157.

206. Chumpitazi BP. Update on dietary management of childhood functional abdominal pain disorders. *Gastroenterol Clin N Am*. 2018;47:715−726.

207. Horvath A, Dziechciarz P, Szajewska H. Meta-analysis: lactobacillus rhamnosus GG for abdominal pain-related functional gastrointestinal disorders in childhood. *Aliment Pharmacol Ther*. 2011;33:1302−1310.

208. Testa A, Imperatore N, Rispo A, et al. Beyond irritable bowel syndrome: the efficacy of the low fodmap diet for improving symptoms in inflammatory bowel diseases and celiac disease. *Dig Dis*. 2018;36:271−280.

209. Roncoroni L, Bascunan KA, Doneda L, et al. Correction: Roncoroni, L. et al. A Low FODMAP Gluten-Free Diet Improves Functional Gastrointestinal Disorders and Overall Mental Health of Celiac Disease Patients: a Randomized Controlled Trial. Nutrients 2018, 10, 1023. *Nutrients*. 2019;11.

210. Roncoroni L, Bascunan KA, Doneda L, et al. A low FODMAP gluten-free diet improves functional gastrointestinal disorders and overall mental health of celiac disease patients: a randomized controlled trial. *Nutrients*. 2018;10.

211. Roncoroni L, Elli L, Doneda L, et al. A retrospective study on dietary FODMAP intake in celiac patients following a gluten-free diet. *Nutrients*. 2018;10.

212. Barbalho SM, Goulart RA, Aranao ALC, de Oliveira PGC. Inflammatory bowel diseases and fermentable oligosaccharides, disaccharides, monosaccharides, and polyols: an overview. *J Med Food*. 2018;21:633−640.

213. Colombel JF, Shin A, Gibson PR. AGA clinical practice update on functional gastrointestinal symptoms in patients with inflammatory bowel disease: expert review. *Clin Gastroenterol Hepatol*. 2019;17:380−390 e1.

214. Damas OM, Garces L, Abreu MT. Diet as adjunctive treatment for inflammatory bowel disease: review and update of the latest literature. *Curr Treat Options Gastroenterol*. 2019;17: 313−325.

215. Duff W, Haskey N, Potter G, Alcorn J, Hunter P, Fowler S. Non-pharmacological therapies for inflammatory bowel disease: recommendations for self-care and physician guidance. *World J Gastroenterol*. 2018;24:3055−3070.

216. Hou JK, Lee D, Lewis J. Diet and inflammatory bowel disease: review of patient-targeted recommendations. *Clin Gastroenterol Hepatol*. 2014;12:1592−1600.

217. Obih C, Wahbeh G, Lee D, et al. Specific carbohydrate diet for pediatric inflammatory bowel disease in clinical practice within an academic IBD center. *Nutrition*. 2016;32:418−425.

218. Olendzki BC, Silverstein TD, Persuitte GM, Ma Y, Baldwin KR, Cave D. An anti-inflammatory diet as treatment for inflammatory bowel disease: a case series report. *Nutr J*. 2014;13:5.

219. Levine A, Wine E, Assa A, et al. Crohn's disease exclusion diet plus partial enteral nutrition induces sustained remission in a randomized controlled trial. *Gastroenterology*. 2019;157(2):440−450.e8.

220. Sigall Boneh R, Sarbagili Shabat C, Yanai H, et al. Dietary therapy with the Crohn's disease exclusion diet is a successful strategy for induction of remission in children and adults failing biological therapy. *J Crohns Colitis*. 2017;11:1205−1212.

221. Chiba M, Abe T, Tsuda H, et al. Lifestyle-related disease in Crohn's disease: relapse prevention by a semi-vegetarian diet. *World J Gastroenterol*. 2010;16:2484−2495.

第24章

成人和儿童肾脏疾病与营养

Namrata G. Jain[1], MD

Hilda E. Fernandez[2], MD, MS

Thomas L. Nickolas[2], MD, MS

[1]Columbia University Irving Medical Center, Department of Pediatrics, Pediatric Nephrology,
New York, NY, United States

[2]Columbia University Irving Medical Center, Department of Medicine, Nephrology,
New York, NY, United States

【摘要】 慢性肾脏病(chronic kidney disease, CKD)在美国的患者人数超过 2 千万人,在世界范围内超过 7.52 亿人[1]。美国有 70 多万人因进展性肾病而需要透析[终末期肾病(end-stage renal disease, ESRD)]或移植手术。CKD 的定义为肾脏结构或功能出现异常超过 3 个月,并基于估算肾小球滤过率(estimated glomerular filtration rate, eGFR)分类和蛋白尿的程度进行分层[2]。由于并非所有肾脏病都是进展性的,并且是否存在蛋白尿可能极大地影响预后[3],肾病:改善全球预后(kidney disease: improving global outcomes, KDIGO)组织更新了 CKD 的分类,将"分期"更改为"分级"。在本章中,我们将简要介绍成人和儿童 CKD 患者的主要营养和代谢紊乱。

【关键词】 生长激素;矿物质及骨代谢异常;营养补充;儿童和成人慢性肾脏病;蛋白质能量消耗;肾移植。

第1节 引 言

在儿童和成人中,肾脏对维持水电解质平衡、代谢废物的排泄、各种激素和代谢途径的调节都至关重要。即使肾功能轻微的下降也可能都会产生代谢和营养的后果。CKD 患者表现出了各种代谢和营养异常的状态(图 24-1,表 24-1)。CKD 代谢和营养异常的出现起因于病理生理因素(如尿毒症毒性,代谢改变)和医源性因素(如多重用药和减缓疾病进展的低蛋白饮食处方)。慢性肾脏病终末期,指需要进行肾脏替代治疗(renal replacement therapy, RRT)(透析或肾脏移植)的阶段,其中代谢和营养的某些指标出现异常减弱的现象,同时可能呈现新的异常状态。

在患有 CKD 的儿童中,营养代谢紊乱很常见,这种情况的出现与儿童的高发病率与死亡率密切相关。产前因素在 CKD 的发生发展中发挥重要作用,特别是在早产儿及肾脏和尿道先天异常的儿童患者。已有研究报道 CKD 儿童患者中营养不良占 20%~45%[4]。CKD 营养不良不能完全由营养摄入减少来解释。不同因素的复杂结合,包括激素失衡、食欲下降、炎症、分解代谢增加和代谢紊乱都会使患者易于发生营养不良[5-8]。导致营养不良的确切机制尚不明确,包括体重下降的时间和轨迹、体重增加缓慢及未达到最佳营养状况的 CKD 儿童的低线性生长。

表 24-1 慢性肾脏病分期[a]

1 期: >90	轻度 CKD
2 期: 60~90	
3 期: 30~60	中度 CKD
4 期: 15~30	重度 CKD
5 期: <15	

[a] 根据估算肾小球滤过率(eGFR)ml/(min·1.73m^2)。

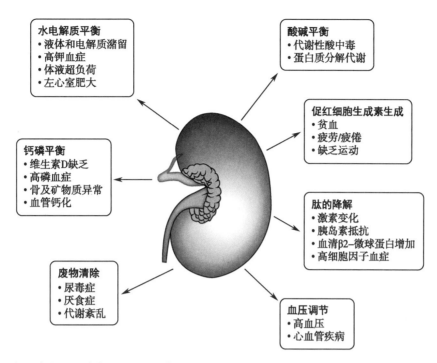

水电解质平衡
- 液体和电解质滞留
- 高钾血症
- 体液超负荷
- 左心室肥大

酸碱平衡
- 代谢性酸中毒
- 蛋白质分解代谢

促红细胞生成素生成
- 贫血
- 疲劳/疲倦
- 缺乏运动

钙磷平衡
- 维生素D缺乏
- 高磷血症
- 骨及矿物质异常
- 血管钙化

肽的降解
- 激素变化
- 胰岛素抵抗
- 血清β2-微球蛋白增加
- 高细胞因子血症

废物清除
- 尿毒症
- 厌食症
- 代谢紊乱

血压调节
- 高血压
- 心血管疾病

图 24-1　肾脏在代谢调节中的主要作用 [Reproduced with permission from Axelsson，T.G.，Chmielewski，M. and Lindholm，B.（2012）. Kidney Disease. In Present Knowledge in Nutrition（eds J.W. Erdman, I.A. Macdonald and S.H. Zeisel）.（doi: https://doi.org/10.1002/9781119946045.ch53）]

第 2 节　蛋白质能量消耗：患病率、机制和意义

在 CKD 的并发症中，机体蛋白质质量和能量储备逐步丢失是最典型最不利的并发症。这种丢失被称为蛋白质能量消耗（protein-energy wasting，PEW）[9]。它在进展期 CKD 患者中最为普遍并且多达 75% 的 ESRD 患者可能存在 PEW。专有名词 PEW 是由国际肾脏营养与代谢学会提出用以描述机体蛋白质和脂肪储存减少的状态。PEW 的标准列于表 24-3[10]。

PEW 与蛋白质 - 能量营养不良不同，蛋白质 - 能量营养不良描述蛋白质和能量缺乏仅由膳食蛋白质摄入不足所致，PEW 描述蛋白质和能量缺乏不能通过单纯增加能量和蛋白质摄入被纠正。PEW 的发病机制目前尚不清楚，显示与多种复杂的因素有关，包括高代谢、高分解代谢、尿毒症毒素滞留、酸中毒、胰岛素抵抗、循环促炎因子增加、抑郁、饥饿和饱腹感激素调节通路失衡（表 24-2）[4,11,12]。

PEW 在很大程度上是由营养不良引起的。食物摄入障碍是多个因素相互重叠的结果。在 CKD 患者中提倡低蛋白饮食，因为它已被证实可以减

少尿毒症症状并延缓疾病的进展[13]。然而，它可能导致蛋白质负平衡，特别是未接受氨基酸和 / 或酮酸补充的患者。随着 CKD 进展，患者出现厌食症[14]。这是由尿毒症中毒和激素紊乱所致，包括多种抑制食欲的物质循环水平增加，比如瘦素。最后当患者进展到终末期肾脏病时需要进行透析治疗。两种类型透析治疗时营养素都严重流失至透析液中。食物摄入量的减少并不是 PEW 发病的唯一原因。慢性低级别炎症似乎同样重要[9,15]。一些研究已证实，这些 CKD 常见并发症会减少蛋

表 24-2　CKD 相关营养异常

生长缺陷（儿童）
代谢性酸中毒
促红细胞生成障碍导致贫血
慢性肾脏病 - 矿物质与骨异常
1,25-（OH）$_2$D 生成减少
继发性甲状旁腺功能亢进
高磷血症
电解质紊乱
高尿酸血症导致心血管风险增加
蛋白质能量消耗

表 24-3　慢性肾脏病 PEW 临床标准

- 满足列出的四个类别中的三个，以及每个选定类别中至少一个测试，必须满足肾脏病相关 PEW 的诊断
- 每项标准应至少记录三次，最好间隔 2～4 周

血清生化

- 血清白蛋白 <3.8g/dl
- 血清前白蛋白 <30mg/dl（只针对维持性透析患者）
- 血清胆固醇 <100mg/dl

体质量

- 体重指数（无水肿）<23
- 一段时间内非预期体重下降：3 个月 >5% 或 6 个月 >10%
- 总体脂百分比 <10%

肌肉质量

- 肌肉质量减少 3 个月 >5% 或 6 个月 >10%
- 上臂中点肌围面积下降（与参考人群第 50 百分位比下降 >10%）[a]
- 肌酐表观率 [b]

膳食量

- 非预期低 DPI <0.8g/(kg·d)（透析患者）或 <0.6g/(kg·d)（CKD 2～5 期）至少 2 个月
- 非预期低 DEI <25kcal/(kg·d) 至少 2 个月

CKD，慢性肾脏病；DEI，膳食能量摄入；DPI，膳食蛋白质摄入；GFR，肾小球滤过率；PEW，蛋白质能量消耗。

[a] 由经过培训的人体测量师测量。

[b] 通过测量 24 小时尿液和收集的透析液中的肌酐估计。

摘自 Obi et al[10]。

白质生成，增加蛋白质分解，导致蛋白质严重负平衡。其他失调促使 CKD 患者易发生营养状况恶化。这些失调包括如氧化应激、酸中毒、营养素损失，社会因素如孤独和贫穷等，以及糖尿病、心血管疾病和感染等共存疾病，这些情况在 CKD 患者中都非常普遍[9]。

PEW 与 CKD 儿童患者的生长发育受损以及住院治疗和死亡风险增加有关[16]。CKD 成人患者 PEW 已得到了充分研究，并证实 PEW 是心血管并发症和死亡的风险因素，但对儿童患者研究尚不太多[17]。诊断 PEW 成人标准中的生化标志物，如白蛋白、前白蛋白、转铁蛋白、胆固醇、甘油三酯、视黄醇结合蛋白、血红蛋白和淋巴细胞总数，在评估儿童患者 PEW 时尚未证实可靠有效。

总之，目前诊断营养不良最常用的生物标志物（如白蛋白、前白蛋白和转铁蛋白）都尚未被证实能够准确反映 CKD 的营养状况[18-20]。相反，生物标志物和死亡率密切相关，似乎至少部分源于它们与炎症密切相关性，以及源于肾脏在代谢循环炎症多肽中的重要作用[18,21]。血清白蛋白的浓度是由其合成、分解和分布总量决定[22,23]。CKD 患者中，如水合过度、蛋白尿、透析液和尿液中蛋白质丢失等因素可能会导致血清蛋白浓度下降——因此白蛋白在这一群体中不是理想的生物标志物。与食物摄入不足相比，CKD 患者的低白蛋白血症与慢性炎症状态的关系更密切[24]。

与血清白蛋白类似，前白蛋白主要在肝脏合成，其血清浓度下降与膳食蛋白质摄入量不足有关，由于其浓度低，半衰期较短（2～3 天），通过营养治疗可以更快地恢复血清浓度[25-27]。然而，血清前白蛋白浓度也受炎症影响很大[28]。CKD 前白蛋白肾脏分解代谢的减少也会促使血清前白蛋白浓度变化[29]。最后，血清转铁蛋白是一种运输血液循环中的铁的内脏蛋白。它的浓度受铁代谢的影响，在 CKD 和炎症中受影响更大[30]。因此，血清转铁蛋白并不是反映 CKD 营养状态的可靠标志。尽管这些生物标志物在 CKD 中普遍使用，但白蛋白、前白蛋白和转铁蛋白的循环浓度实际上并不是反映 CKD 患者营养状况的合适指标。

PEW 新的生化标记物如非酰化胃饥饿素、肥胖抑制素和瘦素的研究正在进行中[12,31]。Abraham 等将 PEW 的定义从成人群体调整到儿童群体[16]。它包含 PEW 成人标准中使用的生化指标，也包括以儿童为重点的标准（如生长不良定义为身材矮小或线性生长速度差）。通过纳入以儿童为中心的标准，修正的 PEW 定义能够更好地预测 CKD 儿童患者的住院率。最近，代谢组学被用作识别 CKD 中饮食酸负荷的生物标志物（即呈酸性和呈碱性食物的平衡）。肾病改良饮食（modification of diet in renal disease，MDRD）和非裔美国人肾病和高血压代谢组学研究谱剖析证实有 13 种常见的代谢物与膳食酸负荷相关[32]。

成年人的横断面研究表明，体重的下降开始于 eGFR 大约为 40ml/(min·1.73m²)[33] 时。一项 CKD 儿科研究提示，当 eGFR 下降到 <35ml/(min·1.73m²) 时，体重下降加速。体重下降的速度也与 ESRD 高风险相关[5]。然而，体重和体重指数（body mass index，BMI）并不能准确反映 CKD 患者的营养状

态。CKD 的液体超负荷会导致瘦体重估计不准确。CKD 儿童患者也往往生长速度缓慢,身材矮小,这导致虚假的令人放心的 BMI 状态。此外,体重并不能准确反映 PEW 引起的体成分的变化,PEW 的特点是蛋白质和脂肪质量状况下降。因此,肾脏病预后质量倡议(kidney disease outcomes quality initiative,KDOQI)建议额外增加若干人体测量方法评估儿童患者 PEW,包括年龄别身高百分位或标准偏差评分(standard deviation scores,SDS)、年龄别身高增长速度或 SDS,以及年龄别估算干体重或 SDS[4]。

CKD 患者中肥胖是常见的,这反映了普通人群中超重和肥胖患病率日益增加的流行趋势。事实上,肥胖是 CKD 恶化最常见的危险因素之一[34]。然而 PEW 在肥胖与瘦弱 CKD 患者均常见,且对肥胖与瘦弱 CKD 患者均不利[35]。PEW 是 CKD 患者心血管疾病和非心血管疾病死亡率的一个强独立预测因素。营养状况指数,如血清白蛋白、前白蛋白或胆固醇的下降,与死亡风险的增加相关[36]。同样,肌肉质量的减少和膳食蛋白质和能量的摄入不足也会导致更差的结局。

第 3 节 胰岛素抵抗和血脂异常

糖尿病是全球范围 CKD 发病的主要原因,在一些国家,其发病率高达终末期肾病患者的 40%。胰岛素抵抗是中重度 CKD 典型表现[37]。胰岛素抵抗与肾脏疾病的进展有关,通过多种机制使肾脏血流动力学恶化,包括交感神经系统的激活、钠潴留和利钠肽系统的下调[38]。

高甘油三酯血症发生在 CKD 早期,在透析患者和肾病综合征患者中浓度最高。由于富含甘油三酯的脂蛋白延迟分解代谢导致高甘油三酯血症,CKD 患者低密度脂蛋白和高密度脂蛋白颗粒中甘油三酯与胆固醇的比值增加[39]。从机制上看,CKD 富含甘油三酯的脂蛋白积累主要是脂质分解代谢下降的结果[40]。由于胰岛素敏感性降低[常见于 GFR < 30ml/(min·1.73m^2) 的患者,胰岛素敏感的极低密度脂蛋白的过量生成可能导致 CKD 患者高甘油三酯血症。中度 CKD 患者具有非常普遍的血脂异常表型,包括增加的富含甘油三酯的脂蛋白。这与亚临床动脉粥样硬化高负荷密切相关,也被证明与冠心病风险增加相关[41-43]。

第 4 节 慢性肾脏病 - 矿物质及骨代谢异常

甲状旁腺激素(parathyroid hormone,PTH)、成纤维细胞生长因子(fibroblast growth factor,FGF)23、1,25- 二羟维生素 D[1,25-dihydroxyvitamin D,1,25(OH)$_2$D] 和 α-klotho 通过反馈回路调节血清钙和磷浓度。除了维持正常的细胞外和细胞内钙和磷水平,长期目标是确保这些用于骨骼生长(建模)或重塑的离子充足可用,并尽量减少软组织和血管的骨骼外钙化。肾脏参与了所有这些稳态循环,因此 CKD 患者的矿物质稳态被破坏就不足为奇。异常开始于 CKD 病程早期(图 24-2)。当 eGFR 接近 60ml/(min·1.73m^2),1,25(OH)$_2$D 水平下降,PTH 和 FGF23 升高(图 24-2)。人们认为,随着 CKD 的进展,机体试图通过增加 PTH 和 FGF23 来维持正常的血清钙和磷浓度。FGF23 升高也导致 25(OH)D 和 1,25(OH)$_2$D 分解代谢增加。因此早在 eGFR < 60ml/(min·1.73m^2) 时,已经有慢性肾脏病 - 矿物质及骨代谢异常(chronic kidney disease-mineral and bone disease,CKD-MBD)的生化异常证据。与 FGF23 和 PTH 早期升高不同,血清钙和磷水平只有在 eGFR < 30ml/(min·m^2) 时才出现异常。小肠钙吸收下降可以通过服用 1,25(OH)$_2$D 纠正。然而在 CKD 3 期和 4 期,尿钙排泄也明显减少。这种情况的发生机制尚不很清楚。PTH 的增加可能导致重吸收;然而,当 PTH 浓度下降 30% 时,尿钙浓度不会因为 1,25(OH)$_2$D 或其类似物的治疗而改变[44]。CKD 小肠钙吸收和肾脏排泄减少让患者面临正钙平衡的风险。最近两项钙平衡研究表明,从饮食和补充剂 / 黏合剂口服摄入获取钙 800～1 000mg/d 可达到正钙平衡[45,46]。正钙平衡或过量钙摄入的潜在不良后果包括骨重塑率抑制和骨外钙沉积,至少在 ESRD 患者中是这样的[47]。因此,应该避免 CKD 患者滥用钙补充剂。流行病学数据表明,血清磷酸盐浓度超过正常范围与 CKD 发病率、全因死亡率和心血管死亡率的增加有关。此外,几项研究证实用磷酸盐黏结剂治疗透析患者可降低 20%～40% 的死亡风险[48-52]。维生素 D 缺乏(< 20ng/ml)和不足(< 30ng/ml)在慢性肾病患者中很常见。在 CKD 3 期和 4 期患者中分别仅有 29% 和 17% 的患者有

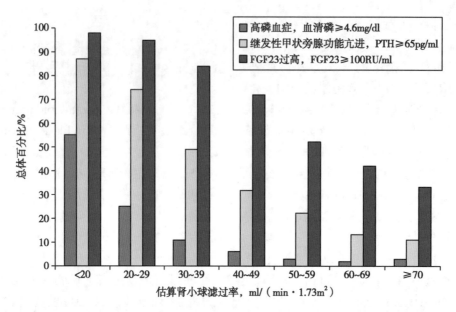

图 24-2 与 eGFR 相关的高磷血症、继发性甲状旁腺功能亢进、FGF23 升高的患病率。高磷血症
定义为血清磷酸盐 >4.6mg/dl，继发性甲状旁腺功能亢进定义为甲状旁腺激素（PTH）>65pg/ml，成
纤维细胞生长激素 23（FGF23）过高定义为 FGF23>100RU/ml。eGFR，估算肾小球滤过率 [54]

充足的维生素 D，严重缺乏（<10mg/ml）的患病率分别为 14% 和 26%[53]。

儿科患者中，2008 年 KDOQI 指南制订以年龄分类血清钙、磷和 PTH 的特定目标值（表 24-4）[55]。值得注意的是，对于成人患者可能被认为是"高磷血症"的血清磷水平，对于特殊时期骨骼发育需要更多的磷的婴儿，则是处于血清磷的正常范围内 [55]。

表 24-4 以年龄分类的血离子钙、总钙、磷正常范围

年龄	离子钙 /（mmol/L）	钙 /（mg/dl）	磷 /（mg/dl）
0～5 个月	1.22～1.40	8.7～11.3	5.2～8.4
6～12 个月	1.20～1.40	8.7～11.0	5.0～7.8
1～5 岁	1.22～1.32	9.4～10.8	4.5～6.5
6～12 岁	1.15～1.32	9.4～10.3	3.6～5.8
13～20 岁	1.12～1.30	8.8～10.2	2.3～4.5

钙和离子钙的转换系数：mg/dl×0.25＝mmol/L。
磷转换系数：mg/dl×0.323＝mmol/L。
Adapted with permission Ref.55；Specker[55]。

第 5 节 CKD 患者的营养评估

已经创建了许多方法识别 CKD 患者营养不良和营养消耗及 PEW 不同程度分级。遗憾的是，没有一种单一的方法可以用于此目的。CKD 患者存在许多并存的代谢和营养异常，这种有效的临床工具仍难以找到。因此，美国肾脏基金会慢性肾衰竭营养临床实践指南建议应使用综合有效的相互补充的方法评估营养状况 [29]。这些方法可能包括蛋白质能量状态的生物学评估、主观全面评定（subjective global assessment，SGA）、膳食摄入评估和人体测量 [29]。

一、主观全面评定

由于生物标记物的作用有限，SGA 已被作为一种简单、廉价、易于应用的方法用于评估该患者群的营养状况。SGA 是尿毒症患者 PEW 的可靠标志 [29,56,57]。此外，SGA 利用患者的病史和体格检查评分区分营养状况类别：营养良好、轻度营养不良、严重营养不良。SGA 属性评分包括：胃肠道症状、饮食摄入量、体重、疾病状态和功能能力。由于 PEW 与重要的临床结局之间具有很强的相关性，SGA 被美国肾脏基金会肾脏病 / 透析预后质量倡议推荐为慢性透析患者纵向监测的组成部分 [29,58,59]。虽然在 CKD 中 SGA 是有效的工具，但应注意 SGA 是一个主观评定，可能会因个人之间或个人内部的差异产生偏倚 [60,61]。基于此，在纵向方法中也许最好采用同一训练有素的临床医生跟踪患者一段时间。

二、膳食摄入记录

估计 CKD 患者膳食摄入量至关重要。最常见用于量化个人营养素摄入量的方法是饮食访谈、24 小时饮食回顾和前瞻性饮食记录。临床上这些工具可有效估计宏量营养素摄入量。然而，对饮食摄入量的估计偏低或偏高很常见。这些方法已经成功应用于 CKD 患者群体。在血液透析患者中，通过前瞻性收集 7 天饮食记录评估蛋白质摄入量与标准化蛋白质分解代谢率估计的摄入量相关，在透析日和非透析日饮食有显著差异[62]。在一项关于食物记录与能量消耗的准确性的研究中，使用 4 天食物记录评估能量摄入，并通过间接测热法测量静息能量消耗（resting energy expenditure，REE），提示基于 4 天饮食记录的能量摄入被低估[63]。

三、握力

握力测试是一种经过验证用于评估 CKD 患者营养状况的无创方法，其优点是不受水分状态的影响[64-66]。在成人中，握力已被证实是血液透析患者死亡率的独立预测因素[67]。对儿童患者的进一步研究表明，70% CKD 儿童患者的握力低于相应年龄和性别的 10%，这表明手握力可作为一种实用的营养评估工具[68]。

四、体成分

从理论上讲，体成分和全身肌肉、脂肪、蛋白质、矿物质和水的含量应当反映长期膳食摄入和营养状态。虽然可采用多种方法评估 CKD 患者体成分，但患者中的体成分通常受身体水分变化的影响。

五、生物电阻抗分析

生物电阻抗分析（bioelectrical impedance analysis，BIA）和生物电阻抗谱（bioelectrical impedance spectrometry，BIS）已被认定为是一种无创、简单、快速测量体成分的技术。BIA 和 BIS 测量通过身体的一种或多种频率电流变化估计身体的水、脂肪和非脂肪量。然而很难确定 CKD 患者细胞内和细胞外水的数量和分布，这限制了该方法用于营养评估的有效性。最近一项关于儿童血液透析患者的研究证实 BIA 高估了营养不良儿童患者的脂肪量，低估了肥胖儿童患者的脂肪量[69]。

六、双能 X 线吸收法

双能 X 线吸收法（dual-energy X-ray absorptiometry，DXA）是一种更可靠地估算身体成分的工具。DXA 通过穿过身体的低能 X 线测量脂肪量、非脂肪量和骨矿物质量[70]。虽然 DXA 擅长测量脂肪质量，但由于其高成本及在严重水过量患者中的不准确性，在 CKD 的临床治疗中并没有常规使用[63,71]。

七、人体测量方法

在 PEW 的诊断标准中，上臂中点肌围面积用于判断肌肉质量。皮褶厚度是一种人体测量方法，因其成本低、操作简单、无创而被应用广泛于临床实践。它被用来估计脂肪量和非脂肪量[72]。然而，皮褶厚度的测量需要技术成熟的人体测量师完成，否则测量可能会受到观察者内部和观察者之间很大的可变性的影响，测量的可靠度一般[63]。另一个用来确定体脂肪量的标志是腰围。这是一种简单易行的方法，可预测 CKD 患者的生存期[73]。

第 6 节　儿童 CKD 患者营养和营养不良状态

孕中期和孕晚期胎儿肾单位（即肾脏功能单位）的数量显著增加，于 36 周人体肾脏发育完成[74]。足月儿每个肾脏平均有 100 万个肾单位[75]。在胎龄 20 周时，90% 的羊水来自胎儿肾脏[76]。一些先天性肾尿路异常的儿童出生前可能存在羊水过少，这也会影响肺的大小和成熟度（即波特序列）。当手术纠正梗阻并去梗阻后利尿时，存活的儿童可能存在不同的电解质需求。

Wong 等人证实与健康儿童相比，CKD 儿童患者的身高每下降一个标准差，其死亡风险增加 14%[77]。Ayesteran 等人通过儿童慢性肾脏病研究受试者的数据证实肾功能恶化（CKD 4～5 期）与食欲和生活质量显著下降、急诊就诊和住院次数增加有关[78]。其他研究表明，肾移植前 BMI 较低的儿童患者和肾移植后需要间歇清洁导尿的儿童患者成长过程中仍存在极高移植失败的风险[79]。

营养不良不仅与儿童患者住院率和死亡率的增加有关，还与脉搏波传导速度（pulse wave velocity，PWV）导致的动脉硬化增加有关，以及与潜在的心血管风险和 25-（OH）D 浓度降低有关[80,81]。

第 7 节 儿童和成人 CKD 患者营养缺乏的治疗

在童年阶段，生长受到不同参数的影响：在婴儿期，生长发育主要是由营养推动的，但在儿童和青少年时期，生长激素（growth hormone，GH）和性激素在生长发育中起着重要作用[82]。当他们本应快速生长发育时，生长不良可能会对患有 CKD 的年龄最小的孩子造成的影响最大。这些婴儿的主要营养来源仍然是母乳或配方奶粉[83]。在某些情况下，肾小管功能障碍导致盐消耗，可能在导致生长异常方面占主导作用[84]。因此，低钾低磷成分的特殊肾病配方奶粉可供患有 CKD 的婴儿无法获得母乳时选择。

为了治疗生长停滞，儿童患者可增加热量摄入，但简单地额外添加数勺配方奶粉可能不理想，因为可能会增加蛋白质和溶质的负荷。因此，我们也推荐使用营养素成分组件，包括脂肪、碳水化合物等。只有热量但没有添加蛋白质的组件也被用来补充热量，这种组件不含有大量的会影响肾脏溶质负荷的钾和钠。微脂质作为热量添加剂，可在不添加蛋白质的情况下增加营养[85]。KDOQI 蛋白质的推荐摄入量请参考表 24-5[55]。

在临床实践中，口服药物聚苯乙烯磺酸钠通过倾析法用于进一步降低配方中钾含量：液体或粉末状的聚苯乙烯磺酸钠以滴定比率使用（每毫克当量的钾被清除所需聚苯乙烯磺酸钠克数），并将其冷藏 30 分钟。沉淀物含有结合的钾和部分钙，

将其丢弃。建议监测低钾血症、高钠血症和低钙血症[86]。

在美国，一些配方补充剂可用于 1 岁以上儿童，但在其他国家可能更早使用，但我们不希望这成为唯一的营养来源（表 24-6）。对有胃动力问题的儿童，可以考虑更基础的配方（需要倒入聚苯乙烯磺酸钙）。一些肾病配方可为年龄较大的儿童和成人提供主要营养来源。Coleman 等证实，胃造瘘管（G 管）对希望实现追赶性生长的 CKD 婴儿和儿童患者是必不可少的。在这项研究中，儿童喂养量的 61% 通过 G 管获得，能够达到 116% 的热量需求，帮助其实现体重和身高的追赶增长[87]。已注意到对进行透析治疗的小于 2 岁的儿童患者营养干预效果最好[87]。2019 年儿童肾脏营养工作组发布了关于 CKD 2～5 期的婴儿、儿童和青少年能量和蛋白质需求指南（表 24-7）[88]。

醋酸甲地孕酮也被证实能够促进 CKD 儿童患者和血液透析的成人患者体重增加，副作用报道少[89,90]。

第 8 节 生长激素在儿童 CKD 患者中的应用

尽管多年来在治疗方面取得了进步，但至少有 1/3 的 CKD 儿童患者已证实线性生长障碍[91]。当身高别年龄持续处于生长曲线低于第 1 个百分位，身高小于 1 个标准差时，死亡人数显著增加，生长不足与死亡率增加有关[92]。研究表明，CKD 对 GH 部分抵抗是由于 JACK2/STAT 通路磷酸化[93,94]。

表 24-5 CKD 3～5 期和 5D 期儿童患者膳食蛋白质摄入推荐量

年龄	DRI				
	DRI/ [g/(kg·d)]	CKD 3 期推荐量/ [g/(kg·d)] (100%～140% DRI)	CKD 4～5 期推荐量/ [g/(kg·d)] (100%～120% DRI)	血液透析推荐量/ [g/(kg·d)][a]	腹膜透析推荐量/ [g/(kg·d)][b]
0～6 个月	1.5	1.5～2.1	1.5～1.8	1.6	1.8
7～12 个月	1.2	1.2～1.7	1.2～1.5	1.3	1.5
1～3 岁	1.05	1.05～1.5	1.05～1.25	1.15	1.3
4～13 岁	0.95	0.95～1.35	0.95～1.15	1.05	1.1
14～18 岁	0.85	0.85～1.2	0.85～1.05	0.95	1.0

[a] DRI+0.1g/(kg·d)弥补透析损失。

[b] DRI+0.15～0.3g/(kg·d)根据患者年龄弥补腹膜透析损失。

表 24-6　CKD 患者优化营养肾病配方和补充剂

补充剂

组件：Duocal[B]	492kcal/100g
组件：Solcarb[B]	376kcal/100g
组件：Renastart[B]	477kcal/100g
非单一营养 Microlipid[B]	67.5kcal/15ml

特殊肾病配方

婴儿：Similac[B]	0.68cal/1ml
儿童 / 成人：Suplena[B]	1.8cal/1ml
儿童 / 成人：Nepro[B]	1.8cal/1ml

这种 GH 不敏感可以用超生理剂量的重组人生长激素来刺激功能性胰岛素样生长因子 1 治疗[95]。

2008 年 KDOQI 的指南建议，如果优化营养治疗 3 个月内仍未实现线性追赶性增长，应开始 GH 治疗[55]。欧洲儿科肾脏病学会共识声明将持续生长停滞定义为：婴儿持续 3 个月或者儿童持续超过 6 个月身长 / 身高低于第 3 百分位或身高速度低于第 25 百分位。CKD 3～5 期大于 6 个月的儿童患者应在优化营养、电解质、甲状腺功能、透析、贫血和骨病后开具 GH 处方[96]。GH 处方通常的

表 24-7　0～18 岁 CKD 2～5D 期婴儿、儿童和青少年的能量和蛋白质需求

能量和蛋白质 SDI：出生[a] 到 18 岁			
月龄	能量 SDI[b]/[kcal/(kg·d)]	蛋白质 SDI/[g/(kg·d)]	蛋白质 SDI/(g/d)
0	93～107	1.52～2.5	8～12
1	93～120	1.52～1.8	8～12
2	93～120	1.4～1.52	8～12
3	82～98	1.4～1.52	8～12
4	82～98	1.3～1.52	9～13
5	72～82	1.3～1.52	9～13
6～9	72～82	1.1～1.3	9～14
10～11	72～82	1.1～1.3	9～15
12	72～120	0.9～1.14	11～14
年龄	能量 SDI/[kcal/(kg·d)]		蛋白质 SDI/[g/(kg·d)]	蛋白质 SDI/(g/d)
	男性	女性		
2	81～95[c]	79～92[c]	0.9～1.05	11～15
3	80～82	76～77	0.9～1.05	13～15
4～6	67～93	64～90	0.85～0.95	16～22
7～8	60～77	56～75	0.9～0.95	19～28
9～10	55～69	49～63	0.9～0.95	26～40
11～12	48～63	43～57	0.9～0.95	34～42
13～14	44～63	39～50	0.8～0.9	34～50
15～17	40～55	36～46	0.8～0.9	男性：52～65 女性：45～49

对于生长发育不良的儿童，SDI 参考身高年龄可能是合适的。身高年龄是指在生长图表绘制在第 50 个百分位上的个体身高所对应的年龄。

[a] 37/40 周妊娠。早产儿需要更多的能量和蛋白质。对这些营养素和其他特殊营养素（钠、钾、钙和磷）需求的增加必须与营养干预相平衡以控制 CKD 的影响。不在此 CPR 的范围之内。

[b] 建议膳食摄入量（suggested dietary intake，SDI）依据国际机构使用的体力活动水平（physical activity level，PAL）：1～3 岁 PAL1.4；4～9 岁 PAL1.6；10～17 岁 PAL1.8。指南已列出不同级别 PAL 的能量需求范围，考虑到 CKD 儿童患者可能活动水平低，能量 SDI 的设定采用了最低 PAL。

[c] 营养科学咨询委员会（9）报告能量需求（kcal/d）：男性 1 040kcal/d；女性 932kcal/d。

开始剂量为 0.05mg/（kg·d）夜间皮下注射，并持续到肾移植手术。肾移植后持续生长停滞且无激素治疗方案的儿童患者应考虑在移植后 1 年接受 GH 治疗[96]。

第9节　生长激素治疗的禁忌证

GH 不应用于糖尿病视网膜病变、近期创伤或心脏/腹部手术以及活跃恶性肿瘤患者[96]。尤其是对严重继发性甲状旁腺功能亢进患者，当其 PTH 水平 > 500pg/ml 时，应避免应用 GH，原因是 GH 会增加儿童股骨头骨骺滑脱的风险[97]。

第10节　肾脏替代治疗

当患者达到终末期肾病时，启动肾脏替代治疗可以在不同程度上改善尿毒症。目前为止肾移植是最好的 RRT。透析有其缺点和局限性。血液透析患者的透析器膜和腹膜患者的腹膜选择性都远低于肾小球屏障。因此，许多必需营养素损失到透析液中，透析过程本身可能引起短暂的炎症反应，刺激蛋白质分解代谢。然而，透析可以改善营养状态，充分透析可以预防 PEW。已证实充分的透析是预防 PEW 的先决条件[98]。当透析剂量不满足自身需求，尿毒症中毒和容量超负荷逐渐发展。这些因素在 PEW 的进展中发挥重要作用。接受肾移植的患者中，免疫抑制治疗，特别是糖皮质激素，可能导致代谢和营养改变，包括代谢综合征和 PEW[99]。

第11节　慢性肾脏病膳食组成

一、蛋白质

欧洲肠外肠内营养学会（European Society of Parenteral and Enteral Nutrition，ESPEN）和美国肾脏基金会（National Kidney Foundation，NKF）指南推荐 CKD 4～5 期患者（GFR 小于 30ml/min），应适度减少蛋白质摄入量 0.55～0.60g/（kg·d）[100]。一些国家采用极低蛋白饮食 0.3～0.4g/（kg·d），接受这种饮食的患者需注意监测并补充必需氨基酸或酮酸补充剂，以避免负氮平衡[100]。采用低蛋白饮食可能显著减缓 CKD 的进展[101-104]。CKD 患者采

用低蛋白饮食可能会有额外受益，可降低高钾血症、高磷血症、代谢性酸中毒和其他电解质紊乱的风险[105]。此外，许多尿毒症的临床和代谢紊乱特点可以通过减少富含蛋白质饮食中的氮废物和无机离子来延缓或预防。与普通患者相比，CKD 患者对蛋白质需求有更大的差异，是由于如内分泌和生化异常、贫血、药物、缺乏运动和共存疾病等额外可变性因素所致。此外，由于肾脏中氨基酸转换功能的丧失和透析过程的特殊作用，一些非必需氨基酸在 CKD 中成为条件必需氨基酸[106]。由于这些因素，我们建议开始透析的 CKD 患者不再继续低蛋白饮食，蛋白质摄入量为 1.2～1.3g/（kg·d），其中很大部分应是高生物价蛋白质[29]。然而值得注意的是，最近研究结果表明，在透析患者中，每天蛋白质摄入量 0.6～0.8g/（kg·d）可以改善保护残余肾功能，而不会产生不利后果[106,107]。因此，尽管许多患者蛋白质需要量可能低于 1.2g/（kg·d）便可维持氮平衡，但有些患者，比如出现 PEW，可能需要更多的蛋白质和能量[106,108]。确实已有研究证实某些患者摄入 1.4～2.1g/（kg·d）可能会受益，特别是在透析治疗的最初几个月[106]。

二、脂肪

脂肪是能量密度最高的宏量营养素，可能对营养不良的 CKD 患者有益，尤其是正在进行低蛋白质饮食的患者。然而尚无研究指出 CKD 饮食的最佳脂肪量。ESPEN 和 NKF KDOQI 的指南分别推荐 CKD 成年患者总能量摄入量，与一般人群相似，即 146.4kJ/（kg·d）[35kcal/（kg·d）]，老年人（> 60 岁）125.5～146.4kJ/（kg·d）[30～35kcal/（kg·d）][100,109]。CKD 1～3 期患者能量需要量设定基于能量消耗并依据患者潜在营养状态决定。因此，低体重患者为增加体重需要比正常体重或超重的患者需要更高的能量摄入[109]。膳食脂肪不仅量重要，种类也很重要。在一项研究中，在血液透析患者中补充不饱和脂肪与改善血脂、减少全身炎症和改善营养状况相关[110]。

三、碳水化合物

没有证据表明 CKD 患者与正常人的能量需求有系统上的不同。虽然大多数研究证实 CKD 早期和晚期患者 REE 正常，但有一项研究报道非透析 CKD 患者 REE 降低[63,111]。因此目前推荐 CKD 患者

能量摄入至少为 146.4kJ/（kg•d）[35kcal/（kg•d）][29]。重要的是研究显示大多数 CKD 患者能量摄入低，这可能会导致 PEW[63]。在透析患者中，血液透析基本上不会对能量带来变化，而腹膜透析患者可能吸收透析液葡萄糖负荷约 60%（葡萄糖 100～200g/24h），这有助于能量摄入 [29,112]。

四、维生素

CKD 患者通常患有微量营养素缺乏 [8]。水溶性维生素研究已报道透析患者血清维生素 C、维生素 B_1、吡哆醇（B_6）和叶酸水平偏低 [113]。维生素 B_1 缺乏相关脑病在透析患者中已有报道，容易与其他神经系统疾病混淆。维生素 B_1 常用摄入量 0.5～1.5mg/d，可通过盐酸维生素 B_1 1～5mg/d 补充。维生素 B_6 辅酶在氨基酸利用的多个方面起重要作用。如果蛋白质和氨基酸摄入受限，维生素 B_6 的需求就特别重要 [114]。事实上，透析患者维生素 B_6 缺乏纠正后，空腹血浆氨基酸和血清高密度脂蛋白浓度的变化揭示维生素 B_6 在 CKD 氨基酸和脂代谢异常的发病机制中的重要作用 [115]。透析患者吡哆醇每日需要量可能高于正常人，透析患者每日应补充至少 10mg 维生素 B_6[116]。作为一种水溶性维生素，叶酸在透析液中丢失。已报道 CKD 患者血清叶酸水平降低，建议每天补充 1mg 叶酸。已证明高剂量的叶酸（5～10mg/d）可使透析患者升高的血浆同型半胱氨酸水平降低约 2/3，但该值仍高于正常范围 [117]。是否应给予高剂量的叶酸降低血浆同型半胱氨酸以降低 CKD 心血管发病率和死亡率的问题仍未解决，需要进行前瞻性研究。此外，虽然也推荐 CKD 患者补充维生素 C，但目前缺乏对照试验支持这一推荐，且大量摄入维生素 C 可能会加重透析患者的高草酸血症。与水溶性维生素不同，不建议 CKD 患者常规补充脂溶性维生素 A、D、E 和 K[113,118,119]。维生素 A 在 CKD 患者中有蓄积倾向，可能有潜在不良影响。维生素 D 在肾脏中从 25（OH）D 转化为其活性形式 1,25-（OH）$_2$D。大多数进展期 CKD 患者，特别是 4 期和 5 期，缺乏 1,25-（OH）$_2$D 和 25（OH）D。补充活性 1-25 维生素 D 通常需根据骨代谢状况，并需考虑高磷血症和高钙血症的风险 [120]。在大部分尿毒症患者的研究中已发现血液维生素 E 浓度是正常且稳定的 [121]。由于维生素 K 缺乏可能在 CKD 患者血管钙化发展中发挥作用，补充维生素

K 可能是有益的，但缺乏数据支持这一观点。维生素 E 是一种抗氧化化合物，它可以降低心血管疾病发生。在一项随机对照试验中，对具有高心血管风险的 CKD 患者给予高剂量维生素 E 补充剂，结果发现，与安慰剂组相比，心血管事件的发病率显著下降了 50%[122]。

五、微量元素

CKD 患者微量元素的膳食需要量还没有明确规定 [123]。CKD 中微量元素的代谢频繁变化。血液中浓度高归因于肾排出功能受损或透析液中的矿物质污染。微量元素低浓度可能是由于膳食摄入不足或蛋白质结合微量元素丢失至透析液中 [113]。据报道，缺锌在 CKD 中很常见。在一项研究中，服用锌可有效地治疗 CKD 患者的锌缺乏 [124]。上述结论尚未得到证实。CKD 患者额外补充锌预防锌缺乏仍有争议 [113]。

六、营养咨询

CKD 患者营养管理的目标是通过低蛋白饮食延缓透析，同时保持良好的营养素摄入和维持营养状况 [125]。因此，专业肾脏营养师在评估和治疗 CKD 患者中起主要作用。咨询是多学科诊疗方法的一部分 [50]。CKD 患者需要定期进行饮食咨询和蛋白质 - 能量状态评估。为了避免 CKD 进展过程中营养状态下降，推荐营养师和肾脏学家定期随访评估 [126]。根据 KDOQI 营养管理指南，成人患者应每 3～4 个月进行饮食访谈和咨询 [127]，应每月进行多学科诊疗和咨询 [54]。此外，成人血清白蛋白（尽管作为 CKD 营养生物标志物的价值存在疑问）、体重和 SGA 应每 1～3 个月监测 1 次，进展期 CKD 儿童患者应每月监测 1 次。监测蛋白质 - 能量状态的重要原因是根据患者的营养需求（包括优化儿童患者的生长发育）调整营养摄入、识别蛋白质能量营养不良症状及确定需要营养支持的患者。

七、透析相关营养支持

为了补偿与透析治疗相关的营养损失，并进一步改善透析患者的营养状态，与静脉（血液透析）和腹腔（腹膜透析）灌输形式的透析相关的营养支持可以作为营养治疗计划的一部分。透析相关肠外营养（intradialytic parenteral nutrition，IDPN）是血液透析患者补充蛋白质和能量的一种客观方

法。IDPN 通常由氨基酸、葡萄糖和脂类的混合物组成,已被证实能增加蛋白质的合成和减少蛋白质的降解,从而达到蛋白质较高水平的正平衡[128]。然而研究表明,与有效的口服营养支持相比,有效的 IDPN 并没有明显的益处[129]。指南推荐对口服营养支持改善营养状况无效的 PEW 的患者推荐应用 IDPN[125]。腹膜透析患者透析液中的蛋白质损失大于血液透析患者。因此,腹膜透析患者的蛋白质摄入量应增加。此外,已研制出以氨基酸为基础的腹膜透析液。在这种情况下,氨基酸也作为一种渗透因子,替代常见的渗透剂葡萄糖,可以改善蛋白质平衡。在接受腹膜透析治疗的营养不良患者中,应用以氨基酸为基础的透析液进行腹膜透析置换,通常足以补充腹膜透析患者 24 小时蛋白质和氨基酸的损失。

八、CKD/ESRD 儿童肾移植的准备

移植仍然是 CKD 儿童患者的目标。移植与增加生存率以及改善神经认知发育和生长有关[130-132]。在肾移植前,许多肾移植中心的目标是增加线性生长速度以及达到 15kg 的体重目标[133-135]。Ku 等证实肾移植机会减少与身高不理想和肥胖相关[136]。在我们中心,我们的目标是达到 10kg 的体重目标和 65cm 的身高目标。这些患者通常可在 1~2 年时间实现目标。Feltran 等最近发现,体重 7~15kg 与体重 >15kg 的儿童患者在准备肾移植的时间上没有显著差异(需要进行尿路畸形外科手术的儿童患者除外)[137]。因此未来可能会出现以较低体重阈值进行移植的转换趋势。

第 12 节 未来发展方向

目前已证实 PEW 对决定 CKD 患者的临床预后方面很重要。临床研究可聚焦于儿童和成人患者 PEW 的有效预防和治疗。满足营养需求至关重要,但这可能不足以预防和治疗 PEW。营养不良并不是导致 CKD 患者出现 PEW 的主要决定因素。这些患者还伴有许多其他代谢性疾病,如慢性全身性炎症和并发症等。这将导致通过其他机制促使 PEW 的发生并引发不良结局。在此研究领域,十分有力的随机对照试验数量非常有限。新的试验应当验证营养措施在 CKD 患者中的有效性。此类试验研究应针对评估特定营养干预措施的效果,

不仅包括对 CKD 患者营养指标的影响,还包括对死亡率的影响。PEW 是一个多因素过程,针对影响 PEW 相关因素的干预措施可能会对患者的预后产生重大影响。肾脏疾病患者营养评估的完善、理想的营养支持将促进其临床预后的改善。

致谢

本章是由 Erdman JW,Macdonald IA 和 Zeisel SH 编辑、Wiley-Blackwell©2012 国际生命科学学会出版的《现代营养学》第 10 版中由 Thiane G. Axelsson,Michal Chmielewski 和 Bengt Lindholm 编写的第 53 章《肾脏疾病》的更新。此次更新部分内容源自前版章节,感谢前版本作者的贡献。

(李丽 译)

参 考 文 献

1. Bikbov B, Perico N, Remuzzi G, on behalf of the, G.B.D Genitourinary Diseases Expert Group. Disparities in chronic kidney disease prevalence among males and females in 195 countries: analysis of the global burden of disease 2016 study. *Nephron*. 2018:1–6.
2. Group, K.D.I.G.O.K.C.W. KDIGO 2012 clinical practice guideline for the evaluation and management of chronic kidney disease. *Kidney Int Suppl*. 2013;3:1–150.
3. Levin A, Stevens PE. Summary of KDIGO 2012 CKD Guideline: behind the scenes, need for guidance, and a framework for moving forward. *Kidney Int*. 2014;85:49–61.
4. Iorember FM. Malnutrition in chronic kidney disease. *Front Pediatr*. 2018;6:161.
5. Ku E, Kopple JD, McCulloch CE, et al. Associations between weight loss, kidney function decline, and risk of ESRD in the chronic kidney disease in children (CKiD) cohort study. *Am J Kidney Dis*. 2018;71:648–656.
6. Patel HP, Saland JM, Ng DK, et al. Waist circumference and body mass index in children with chronic kidney disease and metabolic, cardiovascular, and renal outcomes. *J Pediatr*. 2017;191:133–139.
7. Oliveira EA, Cheung WW, Toma KG, Mak RH. Muscle wasting in chronic kidney disease. *Pediatr Nephrol*. 2018;33:789–798.
8. Kalantar-Zadeh K, Ikizler TA, Block G, Avram MM, Kopple JD. Malnutrition-inflammation complex syndrome in dialysis patients: causes and consequences. *Am J Kidney Dis*. 2003;42:864–881.
9. Fouque D, Kalantar-Zadeh K, Kopple J, et al. A proposed nomenclature and diagnostic criteria for protein-energy wasting in acute and chronic kidney disease. *Kidney Int*. 2008;73:391–398.
10. Obi Y, Qader H, Kovesdy CP, Kalantar-Zadeh K. Latest consensus and update on protein-energy wasting in chronic kidney disease. *Curr Opin Clin Nutr Metab Care*. 2015;18:254–262.
11. Nourbakhsh N, Rhee CM, Kalantar-Zadeh K. Protein-energy wasting and uremic failure to thrive in children with chronic kidney disease: they are not small adults. *Pediatr Nephrol*. 2014;29:2249–2252.
12. Monzani A, Perrone M, Prodam F, et al. Unacylated ghrelin and obestatin: promising biomarkers of protein energy wasting in children with chronic kidney disease. *Pediatr Nephrol*. 2018;33:661–672.
13. Fouque D, Laville M. Low protein diets for chronic kidney disease in non diabetic adults. *Cochrane Database Syst Rev*. 2009;(3). CD001892.
14. Carrero JJ, Yilmaz MI, Lindholm B, Stenvinkel P. Cytokine dysregulation in chronic kidney disease: how can we treat it? *Blood Purif*. 2008;26:291–299.

15. Stenvinkel P, Heimburger O, Lindholm B, Kaysen GA, Bergstrom J. Are there two types of malnutrition in chronic renal failure? Evidence for relationships between malnutrition, inflammation and atherosclerosis (MIA syndrome). *Nephrol Dial Transplant*. 2000;15:953−960.

16. Abraham AG, Mak RH, Mitsnefes M, et al. Protein energy wasting in children with chronic kidney disease. *Pediatr Nephrol*. 2014;29: 1231−1238.

17. Carrero JJ, Stenvinkel P, Cuppari L, et al. Etiology of the protein-energy wasting syndrome in chronic kidney disease: a consensus statement from the International Society of Renal Nutrition and Metabolism (ISRNM). *J Ren Nutr*. 2013;23:77−90.

18. de Mutsert R, Grootendorst DC, Indemans F, et al. Association between serum albumin and mortality in dialysis patients is partly explained by inflammation, and not by malnutrition. *J Ren Nutr*. 2009;19:127−135.

19. Ikizler TA, Wingard RL, Harvell J, Shyr Y, Hakim RM. Association of morbidity with markers of nutrition and inflammation in chronic hemodialysis patients: a prospective study. *Kidney Int*. 1999;55:1945−1951.

20. Stenvinkel P, Barany P, Chung SH, Lindholm B, Heimburger O. A comparative analysis of nutritional parameters as predictors of outcome in male and female ESRD patients. *Nephrol Dial Transplant*. 2002;17:1266−1274.

21. Naseeb U, Shafqat J, Jagerbrink T, et al. Proteome patterns in uremic plasma. *Blood Purif*. 2008;26:561−568.

22. Jeejeebhoy KN. Nutritional assessment. *Nutrition*. 2000;16: 585−590.

23. Klein S. The myth of serum albumin as a measure of nutritional status. *Gastroenterology*. 1990;99:1845−1846.

24. Mak RH, Cheung W. Energy homeostasis and cachexia in chronic kidney disease. *Pediatr Nephrol*. 2006;21:1807−1814.

25. Measurement of visceral protein status in assessing protein and energy malnutrition: standard of care. Prealbumin in Nutritional Care Consensus Group. *Nutrition*. 1995;11:169−171.

26. Chertow GM, Ackert K, Lew NL, Lazarus JM, Lowrie EG. Prealbumin is as important as albumin in the nutritional assessment of hemodialysis patients. *Kidney Int*. 2000;58:2512−2517.

27. Neyra NR, Hakim RM, Shyr Y, Ikizler TA. Serum transferrin and serum prealbumin are early predictors of serum albumin in chronic hemodialysis patients. *J Ren Nutr*. 2000;10:184−190.

28. Ingenbleek Y, De Visscher M, De Nayer P. Measurement of prealbumin as index of protein-calorie malnutrition. *Lancet*. 1972;2: 106−109.

29. Kopple JD, National Kidney Foundation, K.D.W.G. The National Kidney Foundation K/DOQI clinical practice guidelines for dietary protein intake for chronic dialysis patients. *Am J Kidney Dis*. 2001;38:S68−S73.

30. Ferrari P, Kulkarni H, Dheda S, et al. Serum iron markers are inadequate for guiding iron repletion in chronic kidney disease. *Clin J Am Soc Nephrol*. 2011;6:77−83.

31. Canpolat N, Sever L, Agbas A, et al. Leptin and ghrelin in chronic kidney disease: their associations with protein-energy wasting. *Pediatr Nephrol*. 2018;33:2113−2122.

32. Rebholz CM, Surapaneni A, Levey AS, et al. The serum metabolome identifies biomarkers of dietary acid load in 2 studies of adults with chronic kidney disease. *J Nutr*. 2019;149:578−585.

33. Kopple JD, Greene T, Chumlea WC, et al. Relationship between nutritional status and the glomerular filtration rate: results from the MDRD study. *Kidney Int*. 2000;57:1688−1703.

34. Zoccali C. The obesity epidemics in ESRD: from wasting to waist? *Nephrol Dial Transplant*. 2009;24:376−380.

35. Honda H, Qureshi AR, Axelsson J, et al. Obese sarcopenia in patients with end-stage renal disease is associated with inflammation and increased mortality. *Am J Clin Nutr*. 2007;86:633−638.

36. Kovesdy CP, Kalantar-Zadeh K. Why is protein-energy wasting associated with mortality in chronic kidney disease? *Semin Nephrol*. 2009;29:3−14.

37. de Boer IH, Zelnick L, Afkarian M, et al. Impaired glucose and insulin homeostasis in moderate-severe CKD. *J Am Soc Nephrol*. 2016;27:2861−2871.

38. Spoto B, Pisano A, Zoccali C. Insulin resistance in chronic kidney disease: a systematic review. *Am J Physiol Renal Physiol*. 2016;311: F1087−F1108.

39. Ferro CJ, Mark PB, Kanbay M, et al. Lipid management in patients with chronic kidney disease. *Nat Rev Nephrol*. 2018;14: 727−749.

40. Prinsen BH, de Sain-van der Velden MG, de Koning EJ, Koomans HA, Berger R, Rabelink TJ. Hypertriglyceridemia in patients with chronic renal failure: possible mechanisms. *Kidney Int Suppl*. 2003;84. S121-124.

41. Lamprea-Montealegre JA, McClelland RL, Astor BC, et al. Chronic kidney disease, plasma lipoproteins, and coronary artery calcium incidence: the Multi-Ethnic Study of Atherosclerosis. *Arterioscler Thromb Vasc Biol*. 2013;33:652−658.

42. Lamprea-Montealegre JA, Astor BC, McClelland RL, et al. CKD, plasma lipids, and common carotid intima-media thickness: results from the multi-ethnic study of atherosclerosis. *Clin J Am Soc Nephrol*. 2012;7:1777−1785.

43. Lamprea-Montealegre JA, McClelland RL, Grams M, Ouyang P, Szklo M, de Boer IH. Coronary heart disease risk associated with the dyslipidaemia of chronic kidney disease. *Heart*. 2018; 104:1455−1460.

44. Coyne D, Acharya M, Qiu P, et al. Paricalcitol capsule for the treatment of secondary hyperparathyroidism in stages 3 and 4 CKD. *Am J Kidney Dis*. 2006;47:263−276.

45. Spiegel DM, Brady K. Calcium balance in normal individuals and in patients with chronic kidney disease on low- and high-calcium diets. *Kidney Int*. 2012;81(11):1116−1122.

46. Hill KM, Martin BR, Wastney ME, et al. Oral calcium carbonate affects calcium but not phosphorus balance in stage 3-4 chronic kidney disease. *Kidney Int*. 2012;83(5):959−966.

47. Barreto DV, Barreto FC, Carvalho AB, Cuppari L, Draibe SA, Dalboni MA. Association of changes in bone remodeling and coronary calcification in hemodialysis patients: a prospective study. *Am J Kidney Dis*. 2008;52.

48. Komaba H, Wang M, Taniguchi M, et al. Initiation of sevelamer and mortality among hemodialysis patients treated with calcium-based phosphate binders. *Clin J Am Soc Nephrol*. 2017;12:1489−1497.

49. Isakova T, Gutierrez OM, Chang Y, et al. Phosphorus binders and survival on hemodialysis. *J Am Soc Nephrol*. 2009;20:388−396.

50. Locatelli F, Fouque D, Heimburger O, et al. Nutritional status in dialysis patients: a European consensus. *Nephrol Dial Transplant*. 2002;17:563−572.

51. Cannata-Andia JB, Fernandez-Martin JL, Locatelli F, et al. Use of phosphate-binding agents is associated with a lower risk of mortality. *Kidney Int*. 2013;84:998−1008.

52. Lopes AA, Tong L, Thumma J, et al. Phosphate binder use and mortality among hemodialysis patients in the Dialysis Outcomes and Practice Patterns Study (DOPPS): evaluation of possible confounding by nutritional status. *Am J Kidney Dis*. 2012;60:90−101.

53. LaClair RE, Hellman RN, Karp SL, et al. Prevalence of calcidiol deficiency in CKD: a cross-sectional study across latitudes in the United States. *Am J Kidney Dis*. 2005;45:1026−1033.

54. Isakova T, et al. Fibroblast growth factor 23 is elevated before parathyroid hormone and phosphate in chronic kidney disease. *Kidney Int*. 2011;79:1370−1378.

55. Group KW. KDOQI clinical practice guideline for nutrition in children with CKD: 2008 update. Executive summary. *Am J Kidney Dis*. 2009;53. S11-104.

56. Detsky AS, McLaughlin JR, Baker JP, et al. What is subjective global assessment of nutritional status? *J Parenter Enter Nutr*. 1987;11:8−13.

57. Toigo G, Aparicio M, Attman PO, et al. Expert Working Group report on nutrition in adult patients with renal insufficiency (part 1 of 2). *Clin Nutr*. 2000;19:197−207.

58. Cooper BA, Bartlett LH, Aslani A, Allen BJ, Ibels LS, Pollock CA. Validity of subjective global assessment as a nutritional marker in end-stage renal disease. *Am J Kidney Dis*. 2002;40:126−132.

59. Yang FL, Lee RP, Wang CH, Fang TC, Hsu BG. A cohort study of subjective global assessment and mortality in Taiwanese hemodialysis patients. *Ren Fail*. 2007;29:997−1001.

60. Campbell KL, Ash S, Bauer JD, Davies PS. Evaluation of nutrition assessment tools compared with body cell mass for the assessment of malnutrition in chronic kidney disease. *J Ren Nutr*. 2007; 17:189−195.

61. Steiber A, Leon JB, Secker D, et al. Multicenter study of the valid-

ity and reliability of subjective global assessment in the hemodialysis population. *J Ren Nutr*. 2007;17:336−342.

62. Chauveau P, Grigaut E, Kolko A, Wolff P, Combe C, Aparicio M. Evaluation of nutritional status in patients with kidney disease: usefulness of dietary recall. *J Ren Nutr*. 2007;17:88−92.

63. Avesani CM, Draibe SA, Kamimura MA, Colugnati FA, Cuppari L. Resting energy expenditure of chronic kidney disease patients: influence of renal function and subclinical inflammation. *Am J Kidney Dis*. 2004;44:1008−1016.

64. Leal VO, Stockler-Pinto MB, Farage NE, et al. Handgrip strength and its dialysis determinants in hemodialysis patients. *Nutrition*. 2011;27:1125−1129.

65. Wang AY, Sea MM, Ho ZS, Lui SF, Li PK, Woo J. Evaluation of handgrip strength as a nutritional marker and prognostic indicator in peritoneal dialysis patients. *Am J Clin Nutr*. 2005;81:79−86.

66. Amparo FC, Cordeiro AC, Carrero JJ, et al. Malnutrition-inflammation score is associated with handgrip strength in nondialysis-dependent chronic kidney disease patients. *J Ren Nutr*. 2013;23:283−287.

67. Vogt BP, Borges MCC, Goes CR, Caramori JCT. Handgrip strength is an independent predictor of all-cause mortality in maintenance dialysis patients. *Clin Nutr*. 2016;35:1429−1433.

68. Abd El Basset Bakr AM, Hasaneen BM, AbdelRasoul Helal Bassiouni D. Assessment of nutritional status in children with chronic kidney disease using hand grip strength tool. *J Ren Nutr*. 2018;28:265−269.

69. Wong Vega M, Srivaths PR. Air displacement plethysmography versus bioelectrical impedance to determine body composition in pediatric hemodialysis patients. *J Ren Nutr*. 2017;27:439−444.

70. Gotfredsen A, Jensen J, Borg J, Christiansen C. Measurement of lean body mass and total body fat using dual photon absorptiometry. *Metabolism*. 1986;35:88−93.

71. Bhatla B, Moore H, Emerson P, et al. Lean body mass estimation by creatinine kinetics, bioimpedance, and dual energy x-ray absorptiometry in patients on continuous ambulatory peritoneal dialysis. *Am Soc Artif Intern Organs J*. 1995;41:M442−M446.

72. Durnin JV, Womersley J. Body fat assessed from total body density and its estimation from skinfold thickness: measurements on 481 men and women aged from 16 to 72 years. *Br J Nutr*. 1974;32:77−97.

73. Postorino M, Marino C, Tripepi G, Zoccali C, Group CW. Abdominal obesity and all-cause and cardiovascular mortality in end-stage renal disease. *J Am Coll Cardiol*. 2009;53:1265−1272.

74. Osathanondh V, Potter EL. Development of human kidney as shown by microdissection. Iii. Formation and interrelationship of collecting tubules and nephrons. *Arch Pathol*. 1963;76:290−302.

75. Hoy WE, Douglas-Denton RN, Hughson MD, Cass A, Johnson K, Bertram JF. A stereological study of glomerular number and volume: preliminary findings in a multiracial study of kidneys at autopsy. *Kidney Int Suppl*. 2003:S31−S37.

76. Vanderheyden T, Kumar S, Fisk NM. Fetal renal impairment. *Semin Neonatol*. 2003;8:279−289.

77. Wong CS, Gipson DS, Gillen DL, et al. Anthropometric measures and risk of death in children with end-stage renal disease. *Am J Kidney Dis*. 2000;36:811−819.

78. Ayestaran FW, Schneider MF, Kaskel FJ, et al. Perceived appetite and clinical outcomes in children with chronic kidney disease. *Pediatr Nephrol*. 2016;31:1121−1127.

79. Sgambat K, Cheng YI, Charnaya O, Moudgil A. The prevalence and outcome of children with failure to thrive after pediatric kidney transplantation. *Pediatr Transplant*. 2019;23:e13321.

80. Karava V, Printza N, Dotis J, et al. Body composition and arterial stiffness in pediatric patients with chronic kidney disease. *Pediatr Nephrol*. 2019;34:1253−1260.

81. Kumar J, McDermott K, Abraham AG, et al. Prevalence and correlates of 25-hydroxyvitamin D deficiency in the chronic kidney disease in children (CKiD) cohort. *Pediatr Nephrol*. 2016;31:121−129.

82. Karlberg J. On the construction of the infancy-childhood-puberty growth standard. *Acta Paediatr Scand Suppl*. 1989;356:26−37.

83. Nelms CL. Optimizing enteral nutrition for growth in pediatric chronic kidney disease (CKD). *Front Pediatr*. 2018;6:214.

84. Akchurin OM. Chronic kidney disease and dietary measures to improve outcomes. *Pediatr Clin N Am*. 2019;66:247−267.

85. Amissah EA, Brown J, Harding JE. Fat supplementation of human milk for promoting growth in preterm infants. *Cochrane Database Syst Rev*. 2018;6. CD000341.

86. Le Palma K, Pavlick ER, Copelovitch L. Pretreatment of enteral nutrition with sodium polystyrene sulfonate: effective, but beware the high prevalence of electrolyte derangements in clinical practice. *Clin Kidney J*. 2018;11:166−171.

87. Coleman JE, Watson AR, Rance CH, Moore E. Gastrostomy buttons for nutritional support on chronic dialysis. *Nephrol Dial Transplant*. 1998;13:2041−2046.

88. Weaver Jr DJ, Somers MJG, Martz K, Mitsnefes MM. Clinical outcomes and survival in pediatric patients initiating chronic dialysis: a report of the NAPRTCS registry. *Pediatr Nephrol*. 2017;32:2319−2330.

89. Hobbs DJ, Bunchman TE, Weismantel DP, et al. Megestrol acetate improves weight gain in pediatric patients with chronic kidney disease. *J Ren Nutr*. 2010;20:408−413.

90. Zheng Z, Chen J, He D, Xu Y, Chen L, Zhang T. The effects of megestrol acetate on nutrition, inflammation and quality of life in elderly haemodialysis patients. *Int Urol Nephrol*. 2019;51:1631−1638.

91. Franke D, Winkel S, Gellermann J, et al. Growth and maturation improvement in children on renal replacement therapy over the past 20 years. *Pediatr Nephrol*. 2013;28:2043−2051.

92. Furth SL, Stablein D, Fine RN, Powe NR, Fivush BA. Adverse clinical outcomes associated with short stature at dialysis initiation: a report of the North American Pediatric Renal Transplant Cooperative Study. *Pediatrics*. 2002;109:909−913.

93. Fernandez-Iglesias A, Lopez JM, Santos F. Growth plate alterations in chronic kidney disease. *Pediatr Nephrol*. 2020;35(3):367−374.

94. Schaefer F, Chen Y, Tsao T, Nouri P, Rabkin R. Impaired JAK-STAT signal transduction contributes to growth hormone resistance in chronic uremia. *J Clin Investig*. 2001;108:467−475.

95. Rees L. Growth hormone therapy in children with CKD after more than two decades of practice. *Pediatr Nephrol*. 2016;31:1421−1435.

96. Drube J, Wan M, Bonthuis M, et al. Clinical practice recommendations for growth hormone treatment in children with chronic kidney disease. *Nat Rev Nephrol*. 2019;15:577−589.

97. Watkins SL. Does renal osteodystrophy develop and/or progress during the course of rhGH treatment? *Br J Clin Pract Suppl*. 1996;85:59−60.

98. Azar AT, Wahba K, Mohamed AS, Massoud WA. Association between dialysis dose improvement and nutritional status among hemodialysis patients. *Am J Nephrol*. 2007;27:113−119.

99. Ward HJ. Nutritional and metabolic issues in solid organ transplantation: targets for future research. *J Ren Nutr*. 2009;19:111−122.

100. Cano N, Fiaccadori E, Tesinsky P, et al. ESPEN guidelines on enteral nutrition: adult renal failure. *Clin Nutr*. 2006;25:295−310.

101. Fouque D, Laville M, Boissel JP, Chifflet R, Labeeuw M, Zech PY. Controlled low protein diets in chronic renal insufficiency: meta-analysis. *BMJ*. 1992;304:216−220.

102. Klahr S, Levey AS, Beck GJ, et al. The effects of dietary protein restriction and blood-pressure control on the progression of chronic renal disease. Modification of Diet in Renal Disease Study Group. *N Engl J Med*. 1994;330:877−884.

103. Levey AS, Adler S, Caggiula AW, et al. Effects of dietary protein restriction on the progression of advanced renal disease in the Modification of Diet in Renal Disease Study. *Am J Kidney Dis*. 1996;27:652−663.

104. Pedrini MT, Levey AS, Lau J, Chalmers TC, Wang PH. The effect of dietary protein restriction on the progression of diabetic and nondiabetic renal diseases: a meta-analysis. *Ann Intern Med*. 1996;124:627−632.

105. Mitch WE, Remuzzi G. Diets for patients with chronic kidney disease, still worth prescribing. *J Am Soc Nephrol*. 2004;15:234−237.

106. Bergstrom J, Lindholm B. Nutrition and adequacy of dialysis. How do hemodialysis and CAPD compare? *Kidney Int Suppl*. 1993;40:S39−S50.

107. Jiang N, Qian J, Sun W, et al. Better preservation of residual renal function in peritoneal dialysis patients treated with a low-protein diet supplemented with keto acids: a prospective, randomized trial. *Nephrol Dial Transplant*. 2009;24:2551−2558.

108. Kopple JD, Bernard D, Messana J, et al. Treatment of malnourished CAPD patients with an amino acid based dialysate. *Kidney Int.* 1995;47:1148−1157.

109. Kent PS. Integrating clinical nutrition practice guidelines in chronic kidney disease. *Nutr Clin Pract.* 2005;20:213−217.

110. Ewers B, Riserus U, Marckmann P. Effects of unsaturated fat dietary supplements on blood lipids, and on markers of malnutrition and inflammation in hemodialysis patients. *J Ren Nutr.* 2009;19: 401−411.

111. Monteon FJ, Laidlaw SA, Shaib JK, Kopple JD. Energy expenditure in patients with chronic renal failure. *Kidney Int.* 1986;30: 741−747.

112. Heimburger O, Waniewski J, Werynski A, Lindholm B. A quantitative description of solute and fluid transport during peritoneal dialysis. *Kidney Int.* 1992;41:1320−1332.

113. Gilmour ER, Hartley GH, Goodship THJ. Trace elements and vitamins in renal disease. In: Mitch WE, Klahr S, eds. *Nutrition and the Kidney.* Vol. 468. Boston, Little, Brown; 1993:114−127. pp xiii.

114. Kopple JD. Nutritional therapy in kidney failure. *Nutr Rev.* 1981; 39:193−206.

115. Frohling PT, Schmicker R, Vetter K, et al. Conservative treatment with ketoacid and amino acid supplemented low-protein diets in chronic renal failure. *Am J Clin Nutr.* 1980;33:1667−1672.

116. Kopple JD. Role of diet in the progression of chronic renal failure: experience with human studies and proposed mechanisms by which nutrients may retard progression. *J Nutr.* 1991;121:S124.

117. Arnadottir M, Brattstrom L, Simonsen O, et al. The effect of high-dose pyridoxine and folic acid supplementation on serum lipid and plasma homocysteine concentrations in dialysis patients. *Clin Nephrol.* 1993;40:236−240.

118. Booth ML. Introducing fluidics. *Eng Med.* 1976;5:3−5.

119. Canavese C, Petrarulo M, Massarenti P, et al. Long-term, low-dose, intravenous vitamin C leads to plasma calcium oxalate supersaturation in hemodialysis patients. *Am J Kidney Dis.* 2005;45: 540−549.

120. Jean G, Terrat JC, Vanel T, et al. Daily oral 25-hydroxycholecalciferol supplementation for vitamin D deficiency in haemodialysis patients: effects on mineral metabolism and bone markers. *Nephrol Dial Transplant.* 2008;23:3670−3676.

121. Clermont G, Lecour S, Lahet J, et al. Alteration in plasma antioxidant capacities in chronic renal failure and hemodialysis patients: a possible explanation for the increased cardiovascular risk in these patients. *Cardiovasc Res.* 2000;47:618−623.

122. Boaz M, Smetana S, Weinstein T, et al. Secondary prevention with antioxidants of cardiovascular disease in endstage renal disease (SPACE): randomised placebo-controlled trial. *Lancet.* 2000;356: 1213−1218.

123. Kalantar-Zadeh K, Kopple JD. Trace elements and vitamins in maintenance dialysis patients. *Adv Ren Replace Ther.* 2003;10: 170−182.

124. Rashidi AA, Salehi M, Piroozmand A, Sagheb MM. Effects of zinc supplementation on serum zinc and C-reactive protein concentrations in hemodialysis patients. *J Ren Nutr.* 2009;19:475−478.

125. Fouque D, Aparicio M. Eleven reasons to control the protein intake of patients with chronic kidney disease. *Nat Clin Pract Nephrol.* 2007;3:383−392.

126. Aparicio M, Chauveau P, Combe C. Low protein diets and outcome of renal patients. *J Nephrol.* 2001;14:433−439.

127. National Kidney Foundation K/DOQI clinical practice guidelines for nutrition in chronic renal failure. *Am J Kidney Dis.* 2000;35. S1-140.

128. Pupim LB, Flakoll PJ, Brouillette JR, Levenhagen DK, Hakim RM, Ikizler TA. Intradialytic parenteral nutrition improves protein and energy homeostasis in chronic hemodialysis patients. *J Clin Investig.* 2002;110:483−492.

129. Cano NJ, Fouque D, Roth H, et al. Intradialytic parenteral nutrition does not improve survival in malnourished hemodialysis patients: a 2-year multicenter, prospective, randomized study. *J Am Soc Nephrol.* 2007;18:2583−2591.

130. Rana A, Gruessner A, Agopian VG, et al. Survival benefit of solid-organ transplant in the United States. *J Am Med Assoc Surg.* 2015; 150:252−259.

131. Chen K, Didsbury M, van Zwieten A, et al. Neurocognitive and educational outcomes in children and adolescents with CKD: a systematic review and meta-analysis. *Clin J Am Soc Nephrol.* 2018;13:387−397.

132. Icard P, Hooper SR, Gipson DS, Ferris ME. Cognitive improvement in children with CKD after transplant. *Pediatr Transplant.* 2010;14:887−890.

133. Neipp M, Offner G, Luck R, et al. Kidney transplant in children weighing less than 15 kg: donor selection and technical considerations. *Transplantation.* 2002;73:409−416.

134. Mickelson JJ, MacNeily AE, Leblanc J, White C, Gourlay WA. Renal transplantation in children 15 kg or less: the British Columbia Children's Hospital experience. *J Urol.* 2006;176:1797−1800.

135. Vitola SP, Gnatta D, Garcia VD, et al. Kidney transplantation in children weighing less than 15 kg: extraperitoneal surgical access-experience with 62 cases. *Pediatr Transplant.* 2013;17:445−453.

136. Ku E, Glidden DV, Hsu CY, Portale AA, Grimes B, Johansen KL. Association of body mass index with patient-centered outcomes in children with ESRD. *J Am Soc Nephrol.* 2016;27:551−558.

137. Feltran LS, Cunha MF, Perentel SM, et al. Is preoperative preparation time a barrier to small children being ready for kidney transplantation? *Transplantation.* 2020;104(3):591−596.

第 25 章

乙醇：在营养和健康中的作用

Paolo M. Suter, MD, MS

Clinic and Policlinic of Internal Medicine, University Hospital, Zurich, Switzerland

【摘要】 乙醇是全球日常生活和营养的重要组成部分。目前，大约 61% 的美国成年人都是饮酒者。由于其代谢方面的特征，乙醇在绝对摄入量、摄入频率、遗传因素等方面的参数，能在很大程度上对多数代谢途径，以及包括所有宏量和微量营养素代谢和营养在内的细胞和器官的功能产生潜在影响。本文将对目前关于乙醇对特定营养素以及健康和疾病负担产生的影响进行综述。

【关键词】 乙醇；心血管疾病风险；疾病风险；乙醇；新陈代谢；营养；安全摄入水平；维生素。

第 1 节 引 言

乙醇是全球日常生活的一个主要组成部分，以其两面性的特性让人们在感知快乐的同时，也占了 5% 的全球疾病负担（global burden of disease, GBD）[1]。目前，大约 61% 的美国成年人（67% 的男性和 55% 的女性）是当下饮酒者，大约 14% 的成年人是曾经饮酒者，24% 的成年人是终身戒酒者，大约 5% 的成年人被归类为酗酒者[2,3]。根据一项模型研究，1990—2017 年间，全球每年人均乙醇摄入量（每名 ≥15 岁成年人的纯乙醇摄入量）从 5.9L（95%CI 5.8～6.1）增加到 6.5L（6.0～6.9），并将在 2030 年进一步增加到 7.6L（6.5～10.2）[4]。同样，几项具有代表性的美国调查报告称，在过去几十年中，乙醇摄入量有所增加[5]。2001 年 2 月至 2012 年 3 月年间，在美国的乙醇消费者中，根据《精神疾病诊断与统计手册》第四版（diagnostic and statistical manual of mental disorders, DSM-Ⅳ）诊断标准诊断的 12 个月酒精使用障碍（alcohol use disorder, AUD）的患病率由 12.9% 增加到 17.5%，这种增加主要见于女性、老年人和社会经济弱势群体[6]。目前，与乙醇相关的健康差异日益加剧，AUD 性别差距缩小，与乙醇相关的急诊就诊量增加[7]。尽管乙醇被广泛接受，但它仍然是导致疾病风险的原因和调控因素以及调整预期寿命的重要因素[8]：乙醇的有害使用，是导致全球约 300 万人（占总数的 5.3%）死亡[1] 和 1.326 亿（占总数的 5.2%）伤残调整生命年的 200 多种疾病的致病因

素[1]。乙醇消费模式在不同国家和地区之间存在很大差异，例如，在中国，由于亚洲人在乙醇代谢、生活方式和行为、消费模式以及尤为重要的营养方面的独有特性[9]，使酗酒在不到 20 年的时间里增加了 70 倍，带来了新的健康挑战。在 69 岁以下的成年人中，乙醇导致 7.2% 的人过早死亡，在年轻人群中影响更大[1]。每年约有 88 000 人死于酗酒，饮酒是继烟草、不良饮食和缺乏运动之后的第三大死因[10]。鉴于人口老龄化，乙醇作为痴呆症的危险因素也不可忽视，57% 诊断为精神分裂症的个体也患有 AUD[11]。

与其他食品相比，乙醇具有三个特征：根据绝对饮酒量和饮酒频率不同，乙醇可以被视为营养物质、毒素或精神活性药物。饮酒是一种非常复杂的行为，每个社会（包括政治决策者）和每个消费者都决定了乙醇哪一方面的特征将流行。

出于本文讨论的目的，一份"标准"饮料（或一种乙醇饮料等价物）相当于大约 14g（范围 12～15g）的纯乙醇，约等于 340g（350ml）啤酒（5% 乙醇度）、227～255g（235～260ml）麦芽酒（7%）、142g 葡萄酒（150ml）或佐餐酒（12%～13%）或 43g（45～50ml）蒸馏酒（40%）[12-13]（图 25-1）。标准饮料的定义变得越来越复杂，因为新设计的饮料含有不同量的乙醇，而且许多产品名称和设计（通常是有意为之）误导了大多数消费者[14]。目前，适度饮酒的定义是：女性每天最多饮用一杯，男性每天最多饮用两杯。以下是乙醇对特定营养素以及健康和疾病风险的影响的综述。

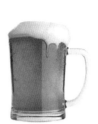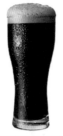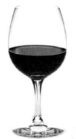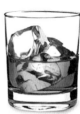

	啤酒	麦芽酒	葡萄酒	蒸馏酒
举例	普通啤酒	麦芽	餐酒	威士忌、伏特加、龙舌兰、朗姆酒、金酒、皮斯科等
乙醇百分比（重量/体积）	5%	7%	12%~13%	40%~45%
一个等量饮酒单位（14g纯乙醇）	350ml≈340g	235~260ml≈227~255g	150ml≈142g	45~50ml≈43g
普通容器的饮酒量	1罐（350ml/340g）=1个标准量 1品脱（475ml/454g）=1.5个标准量	1罐=1.5个标准量	1小玻璃杯（150ml/142g）=1个标准量 普通1瓶（750ml/709g）=5个标准量	1小杯（50ml/43g）=1个标准量 半品脱（235ml/227g）=4.5个标准量 1品脱（475ml/454g）=8.5个标准量 1/5（750ml/709g）=17个标准量

图 25-1　不同乙醇饮料、乙醇含量和每个普通容器饮酒量之间的等效值（From Arab et al.[38]）

第2节　乙醇代谢

乙醇在胃和空肠被迅速吸收，并分布在体内总水分中。乙醇可以通过三种不同的酶系统代谢（视摄入的剂量和频率而定）（图 25-2）。在轻中度饮酒者中，乙醇在胞质醇脱氢酶（alcohol dehydrogenase，ADH）的催化下在肝脏中代谢，也有少量可以在胃黏膜中代谢（即首关代谢）[15]或通过非氧化途径转化为脂肪酸乙酯（fatty acid ethyl esters，FAEE）、乙基葡萄糖醛酸苷（ethyl glucuronide，EtG）和磷脂酰乙醇胺[16]，也可将它们视作乙醇摄入的有效生物标志物[17]。过氧化物酶对乙醇的代谢仅起次要作用。胃中的首关代谢率男性高于女性，随着年龄的增长而下降，并且会因减重手术[18]和某些药物（如阿司匹林）的影响而降低。对于更高水平的摄入，乙醇主要在诱导型微粒体乙醇氧化系统（microsomal ethanol oxidizing system，MEOS）中代谢[19]，该系统受不同的细胞色素 P450 同工酶的影响[20]（图 25-2）。乙醇在 ADH 和 MEOS 途径中氧化生成乙醛，乙醛脱氢酶（acetaldehyde dehy-drogenase，ALDH）进一步将乙醛代谢为醋酸。醋酸被运送到外周组织，用作能量来源。

由于其潜在毒性，并且机体无法将其储存，因此必须尽快将其从体内清除。这种代谢上的绝对优势是乙醇能对几乎所有营养物质、代谢途径、所有器官系统以及最终对疾病风险产生代谢影响的主要原因。诸多因素，如社会、个人和遗传等因素决定了乙醇对健康和营养的影响[21-24]（图 25-3 和图 25-4）。乙醇代谢引起肝脏氧化还原电位的变化、活性氧和氮的种类改变、辅基耗竭（如 NAD+）、细胞能量稳态受损、膜流动性改变和乙醇毒性（图 25-2 和图 25-4）[24]。这些变化导致不同的代谢和临床后果以及功能异常，例如 Krebs 循环的抑制，丙酮酸向乳酸的转化增加，糖异生受损而导致低血糖，脂肪酸（fatty acid，FA）合成增多，尿酸盐排泄减少以及高尿酸血症[25]。乙醇会产生多种效应，如增加自由基的产生和脂质过氧化，抑制蛋白质合成和干扰维生素代谢等[26-27]，间接机制包括外泌体或微囊泡等胞外囊泡引起的病理改变[28]、甲基化改变[29]或线粒体功能紊乱等，本文提到的只是冰山一角[30]。

氧化途径
非氧化途径
循环
EtOH
CH_3CHO
H_2O_2 H_2O
NADPH+H$^+$+O$_2$
CYP2E1
NADP+2H$_2$O
脂肪酸
FAEE合成酶
FAEE
磷脂酰胆碱
磷脂酰乙醇胺
NADH
NAD$^+$
ADH
醋酸盐
AlDH2
胃
大肠
小肠
过氧化物酶
微粒体
线粒体
吸收
肝脏中的代谢
受影响的器官

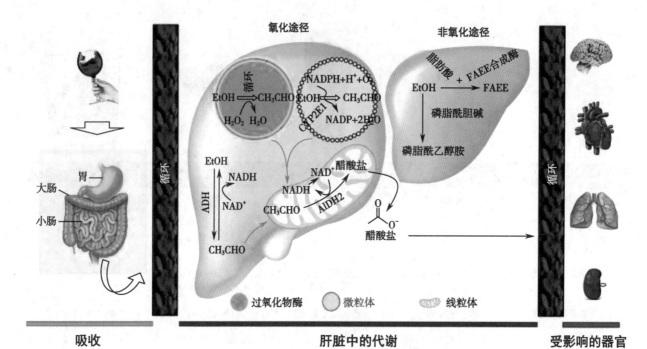

图 25-2 乙醇代谢（From Mandal et al.[493]）

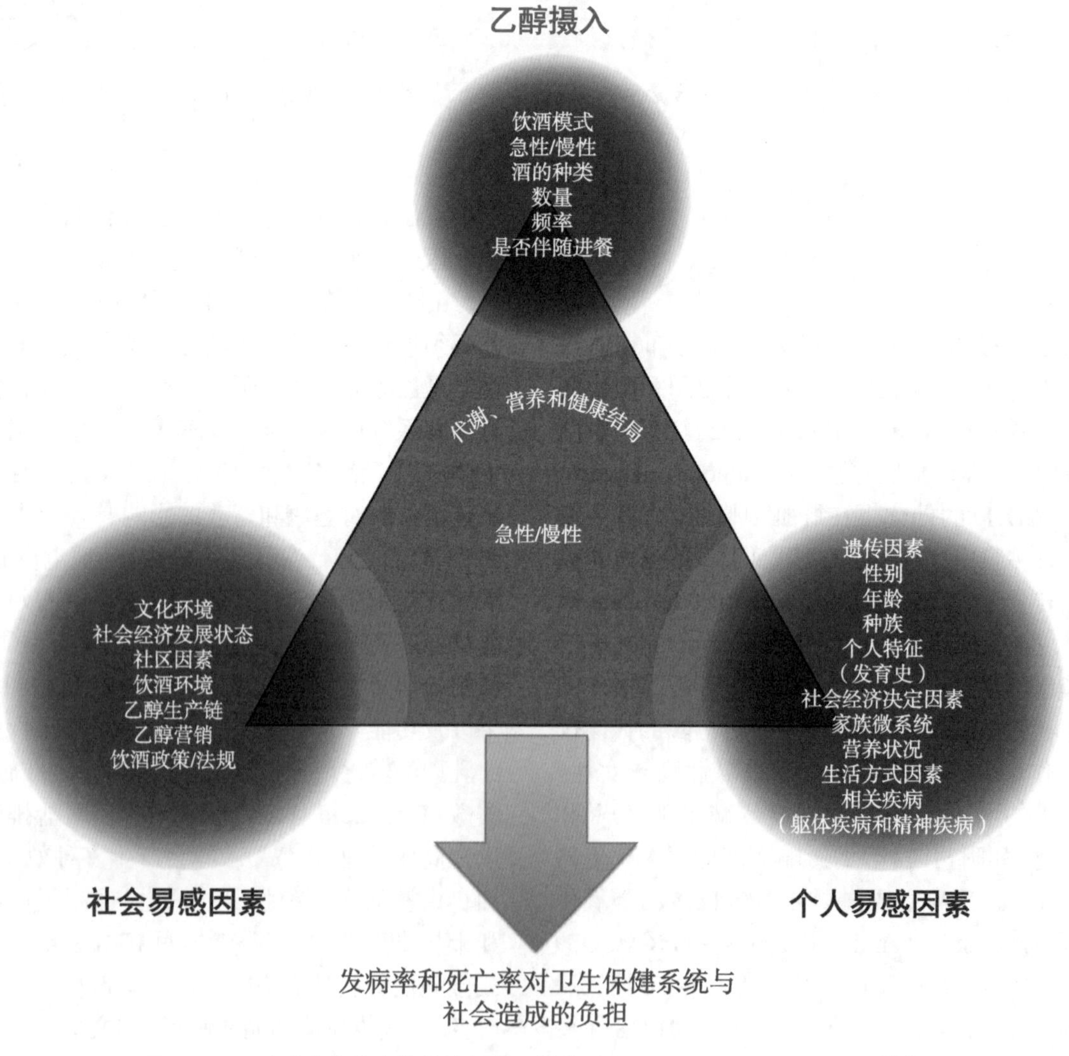

乙醇摄入
饮酒模式
急性/慢性
酒的种类
数量
频率
是否伴随进餐
代谢、营养和健康结局
急性/慢性
文化环境
社会经济发展状态
社区因素
饮酒环境
乙醇生产链
乙醇营销
饮酒政策/法规
遗传因素
性别
年龄
种族
个人特征
（发育史）
社会经济决定因素
家族微系统
营养状况
生活方式因素
相关疾病
（躯体疾病和精神疾病）
社会易感因素
个人易感因素
发病率和死亡率对卫生保健系统与
社会造成的负担

图 25-3 乙醇消费与健康结局的概念因果模型（Adapted from Gilmore et al.[494]）

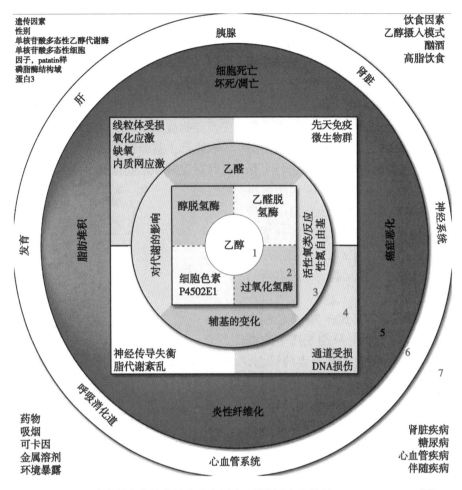

图 25-4　乙醇代谢和毒性作用的决定因素、调节因素和机制（From Rusyn et al.[24]）

受不同基因型的醇代谢酶 ADH 和 ALDH 的调控，乙醇代谢显示出广泛的个体差异性[22,31]（图 25-3）。ADH 基因型不同造成了饮酒量越大，乙醇浓度越高，乙醇清除速度越慢，这是一种可能导致乙醇毒性直接和间接增加的现象，从而导致不同的乙醇相关疾病模式。在许多亚裔人群中，ALDH 的活性可能较低，因此，即使摄入少量乙醇也会引起典型的面部潮红反应和头痛。

尽管乙醇的代谢能力千差万别，一个健康人仍然能够以平均 5～7g/h 的速率代谢乙醇。目前，还没有已知的、可增加乙醇降解速率的安全有效策略（除了高果糖摄入导致还原型烟酰胺腺嘌呤二核苷酸再氧化减少）。

第3节　酗酒患者的营养评估

酗酒患者的营养评估是一项具有挑战性的任务，存在乙醇摄入量报告过高和过低的风险[32]。

在（重度）饮酒者中，营养评估是常规医疗保健的强制性补充程序[33-35]；然而，理想的筛查工具是存在争议的[36]，因为受临床环境和不同酒精性肝病（alcoholic liver disease，ALD）指南的影响[35,37-39]。乙醇相关性营养不良的临床症状取决于酒精依赖的不同阶段、社会经济整合能力、社会和家庭关系网络、乙醇相关和非相关性疾病（尤其是肝病）以及伴随的药物摄入量[40]（图 25-3 和图 25-4）。没有临床躯体性疾病、社会经济整合能力较好的酗酒者很少表现出营养不良的迹象[41]，即使其饮食模式可能已经受到影响[42]。随着酒精中毒的进展，可能会出现不同的营养不良临床症状；例如，肌肉萎缩[43]和肌病[44-47]导致手臂和腿部瘦弱、水肿（蛋白质缺乏）、舌炎（B 族维生素缺乏）和鳞片状皮肤干燥（锌和必需脂肪酸缺乏）易擦伤导致蜘蛛痣和多发性血肿（维生素 C 和 K 缺乏）[48,49]，慢性腮腺炎导致腮腺持续性肿大。患者可能出现新发骨折和多处陈旧性肋骨骨折，以及晚期骨质疏松（尤其是男性）[50]。乙醇相关的内分泌疾病可能导致男性乳房发育症、睾丸萎缩和体毛脱落。神经系统体征可能仅限于周围神经病变（B 族维生素缺乏症）、不同的中枢神经系统损伤（参见第 9 节的"一、维生素 B_1"），或卒中或痴呆的完整临床表现。缺锌导致的暗适应下降也是相当普遍的，不应该将其归结为维生素 A 的缺乏。一般来说，酗酒患者的营养评估与其他患者的评估没有区别。生化评估包括测量常规乙醇标志物（即肝转氨酶水平和红细胞平均细胞体积）以及营养状况的生化标志物[34]。饮酒的其他生化标志物［缺糖转铁蛋白（carbohydrate-deficient transferrin，CDT）或 FAEE 或 EtG］、血液 / 尿液中的乙基硫酸盐可能会有所帮助[51-55]。通过测量头发中的 FAEE 或 EtG，可以评估长达 6 个月的乙醇摄入量[55]。50～70g/d 范围内的慢性乙醇摄入（> 7 天）会诱导肝细胞产生缺糖转铁蛋白分子。CDT 是饮酒过量和有害的标志，在停止饮酒后会缓慢恢复正常。排除其他原因的高密度脂蛋白（high-density lipoprotein，HDL）胆固醇、尿酸、空腹甘油三酯水平升高，都可能是饮酒过量的标志。

从人群或个体层面评估乙醇摄入量仍然非常困难。虽然酗酒通过典型的临床表现或实验室检查迟早都会被检测出来，但是目前仍无可靠的生化标志物和临床表现用于评估轻度至中度饮酒。有意或无意的少报和多报经常发生。评估中低度饮酒的困难可能是导致研究不一致的最重要原因之一。在不久的将来，诸如可穿戴电化学生物传感器[56,57]的新技术，可能是一种有前景且可靠的手段。

第 4 节 乙醇和营养

饮酒在饮酒量、摄入持续时间以及任何与之相关疾病和用药方面的因素，可对所有营养素的营养状况产生不利影响（图 25-3 和图 25-4）。乙醇相关营养不良包括原发性和继发性营养不良[58]。乙醇摄入量低时，食欲和食物摄入量会增加（"开胃效应"）[59,60]。在较高的饮酒水平下，由于乙醇对食物摄入调节产生的诸多直接影响和间接影响，它取代了其他能量来源以及饮食中的许多必需营养素，从而降低了大多数营养素的摄入量（原发性营养不良）。大量饮酒者的胃肠道并发症和代谢并发症（尤其是肝功能障碍）会导致所谓的继发性营养

不良。乙醇性胃炎引起的食欲缺乏和呕吐进一步导致食物摄入不足。黏膜功能障碍、肝功能不全和胰腺功能不全都可能导致几乎所有营养素的吸收不良[61]。乙醇性肝功能障碍会导致营养物质在血液中的转运能力下降，储存能力下降，以及维生素等营养物质的活化能力下降。此外，乙醇会增加尿液和胆汁中营养物质的排泄。在酗酒患者中，通常同时存在多种导致营养不良发生的机制（表 25-1）[61]。

表 25-1 乙醇和营养状态：乙醇介导的毒性对营养的可能机制

机制	可能的原因
进食减少	• 贫困 • 取代正常食物 • 直接乙醇中毒和继发性疾病引起的食欲缺乏（如酒精性胃炎） • 药物引起的厌食症
消化功能受损	• 酒精性胃炎 • 胆汁和胰酶分泌受损 • 直接黏膜损伤和黏膜酶损伤（如叶酸结合酶） • 胃肠道动力改变
吸收不良	• 直接黏膜损伤 • 间接损害（如由于叶酸缺乏） • 动力改变包括小肠蠕动加快和腹泻 • 胰腺功能不全 • 与药物的相互作用
循环运输功能受损	• 由于肝脏损伤导致的运载蛋白合成减少
激活能力下降	• 肝损伤 • 辅基供应不足 • 细胞功能障碍
储存能力下降	• 肝脏疾病 • 酒精性肌病 / 肌肉衰减症 / 恶病质
丢失增加	• 尿液和胆汁排泄增加 • 药物导致的经尿排出增加 • 粪便丢失增加
需求量增加	• 由于上述因素 • 代谢率增加

第 5 节 乙醇和能量代谢

与其他能量来源相比，乙醇的能量值相当高（1g 乙醇 = 7.1kcal = 29.7kJ），因此是重要的能量来

源，约占全人口总能量摄入量的 4.3%，具体取决于年龄、性别和社会经济地位，占饮酒者能量摄入的 17.2%[62]。在酗酒者中，乙醇可能高达每日能量摄入量的 50%，因此很有可能取代其他食物（图 25-5）。乙醇的能量不受调节，是空能量[63,64]。为了维持体重，必须维持能量平衡，据报道，乙醇会对能量平衡的所有组成部分产生负面影响，有利于正能量平衡[65]。

适度饮酒者通常会在日常饮食中摄入乙醇，这种正能量平衡会增加体重增长的风险，除非通过其他途径补偿，否则会导致肥胖。高脂肪饮食的结合增加了这种风险，甚至是由于乙醇导致的贪食现象发生在适度范围内也会增加这种风险[66]。乙醇替代（即通常的食物能源被乙醇替代）是酗酒者的典型特征，会导致营养不良和体重下降。

乙醇导致能量消耗增加。在一项针对年轻、适度饮酒者的间接热量测定研究中，额外 25% 乙醇添加和占每日总能量 25% 的乙醇替代［相当于（96±4）g 乙醇］，导致能量消耗分别增加了（7%±1%）和（4%±1%）[67]。能量消耗的增加，对应着所摄入乙醇所含能量 20%～25% 的热效应。另有研究[65,68]，报道了乙醇在健康、适度饮酒者中相似的热效应，范围在 15%～25% 内，远远高于其他能量来源（如混合膳食的热效应约为 12%）。

目前，尚不完全清楚乙醇能量的哪一部分可用于腺苷三磷酸（adenosine triphosphate，ATP）的生产。Atwater 和 Benedict[69] 在总结了近 120 年的经典研究后提出，乙醇能量与碳水化合物或脂肪的能量近乎相等。然而，随后的研究表明，乙醇

在其降解代谢（即 ADH 对比 MEOS）过程中产生的 ATP 低于理论计算的数值[70]。尽管存在部分浪费，乙醇的能量在适度的消费者中是重要的可用能量来源。

乙醇还通过对底物平衡的调节而影响能量平衡方程。不论是在日常饮食中添加乙醇或用乙醇替代，脂质氧化都会受到大约 1/3 的抑制[67]，产生脂肪正平衡。脂肪正平衡不是由乙醇重新生成脂肪引起的，而是由于外周器官将醋酸作为能量来源，脂肪氧化供能相应减少所造成的。稳定同位素质谱技术研究表明，中等乙醇负荷（25g）中大部分（98%）的碳以醋酸盐的形式运输到外周组织，仅有极少量的乙醇（<1%）用于合成新的脂肪[71]。

尽管乙醇对能量平衡存在上述影响，但一些流行病学和实验研究仍无法确定适度饮酒是肥胖的危险因素[72-76]。一些横断面研究描述了男性饮酒量与体重之间呈正相关或零相关，以及女性呈负相关或零相关。关于这种关联的前瞻性研究很少，且同样存在争议。关于妇女健康研究的 13 年随访数据发现[74]，与不饮酒的妇女相比，最初体重正常的轻中度饮酒妇女体重增加更少，超重和/或肥胖的风险更低。这些有争议的发现并不令人惊讶，因为饮酒量和其他生活方式参数难以评估，可能会掩盖乙醇的一些影响。此外，社会经济因素决定了乙醇消费模式和健康行为，包括应对影响体重变化的因素，这些因素解释了目前几乎所有研究结果中存在争议的原因[77]。由于抑制脂质氧化和由此产生的正能量平衡，如果体重无法以其他方法达到平衡时（即减少能量摄入和/或通过体力活动增加能量消耗），即使是适度饮酒，也被认为是体重增长和肥胖的危险因素。为了抵消乙醇对脂肪氧化的影响，脂肪的摄入量应尽可能低，每当摄入乙醇时，脂肪的摄入量必须与饮酒量成理想比例地减少才能保持底物平衡。与控制良好的代谢研究的数据一致，不同的干预研究（包括前瞻性试验）显示，饮酒与长期减重无效的结果有关[78]。年轻人频繁大量饮酒会导致体重增加的风险增高，并且更容易发展为超重/肥胖[79]。

乙醇能促进腹部脂肪沉积[80,81]，这是代谢综合征的一个典型特征，与高血压或血脂异常等多种不良的健康后果有关[82,83]。同样，流行病学调查结果表明，轻度至中度饮酒者代谢综合征典型特征的患病率较低[84,85]，使得这一关系变得更加复杂。

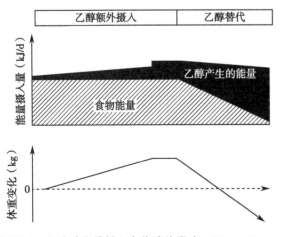

图 25-5　乙醇对能量摄入和体重的影响。（From Suter et al.[495]）

根据目前的证据，似乎有理由得出这样的结论：饮酒是导致许多人肥胖的危险因素[86]。

第6节　乙醇对脂质代谢的影响

乙醇作为消费量、饮酒频率、伴随疾病（尤其是肝脏疾病、超重和肥胖、2型糖尿病）以及消费者的其他特征（如性别、年龄、乙醇代谢酶的多态性、饮料的选择或总体生活方式等）[87,88]方面的参数，影响血液中所有脂蛋白组分[89-91]。酒精相关性脂肪肝（肝脂肪变性）是ALD的一个常见特征性早期症状，其发生是由多种机制引起的，这些机制影响肝脏脂质代谢的几乎所有途径和方面[92]，例如肝脏FA转运蛋白的表达增加、乙醇诱导的肝脏脂质氧化抑制、通过外周组织的脂肪流入增加[93]、乙醇诱导的脂质代谢转录控制的改变[93]、内质网应激、对脂肪生成酶的直接影响[92]、肝脏生物钟紊乱[94,95]，或肠道微生物群的改变[96]。乙醇会影响肝脏FA池，因此肝脏脂质组学研究可能有助于阐明乙醇相关的肝病途径[97]。已经证实肝功能的早期变化与典型的酒精性高脂血症相关，其中包括由载脂蛋白B合成上调介导，肝脏分泌的极低密度脂蛋白（very low-density lipoproteins，VLDL）增加引起血清甘油三酯水平升高[98]，以及乙醇介导的载脂蛋白酶活性降低[99]，脂质氧化抑制而导致的外周VLDL的清除能力下降。

乙醇引起的甘油三酯水平升高是通过高脂饮食增强的。在餐后阶段也可以观察到乙醇对甘油三酯水平的影响；然而，这些效应的一部分可以通过减少脂肪摄入量和/或餐前或餐后更多的体力活动抵消[100]。受遗传和/或环境因素的影响，某些人群对乙醇的反应可能会有所不同，据报道，乙醇摄入量与血浆甘油三酯水平之间甚至存在J型关系[101-102]，这种关系很难解释，可能与其他生活方式因素有关。大多数证据表明，甘油三酯升高的效应与酒水类型无关。

除严重肝病外，长期中度饮酒会导致HDL胆固醇呈剂量依赖性升高[103,104]，并且可使HDL胆固醇浓度小幅度纵向下降[103]。乙醇可以加速PPARγ和SR-B1对胆固醇的清除，增加胆固醇的反向转运[105]。然而，大量饮酒却会因肝功能受损导致HDL水平下降[106]。HDL的升高效应被认为是乙醇心脏保护作用的一个潜在机制[107,108]，尽管在这一

点上，高密度脂蛋白本身的作用可能比其绝对浓度的影响更为重要[109]。与乙醇相关的HDL胆固醇升高可能有多种原因，包括肝脏产生和分泌载脂蛋白AⅠ和AⅡ增加[110]，由于不同脂蛋白组分之间的脂质交换而导致的HDL外周生成增加，以及乙醇对参与脂质转移特定酶的影响或对餐后血脂的影响而导致高密度脂蛋白颗粒分解代谢减少[93,111]。乙醇的HDL升高效应是非线性的，表现出对HDL胆固醇的阈值效应[112]，并取决于不同的因素，如性别、体重指数（body mass index，BMI）、吸烟习惯和基因型（如ADH或载脂蛋白E基因型）[113]，还影响所有HDL亚组分。一项研究[113]报道，只有在携带载脂蛋白E基因型ε4/3的女性中，饮酒才能加剧低密度脂蛋白（low-density lipoprotein，LDL）胆固醇升高以及与体重指数增加相关的HDL降低。在这种情况下，应该记住肥胖（除缺乏运动、吸烟和遗传外）是导致HDL降低的主要原因之一。

乙醇对LDL的影响很小[110]，而且比对其他脂蛋白组分的影响要小得多。在动物研究中，乙醇使肝脏LDL受体表达减少，并且能对脂质代谢信号通路产生特异影响，导致LDL清除率降低[93]。乙醇可能会对脂蛋白颗粒的形态产生不利影响，尤其会导致促动脉粥样硬化的小而密的LDL颗粒数量增加[110,114]。葡萄酒中某些多酚类化合物在体内作为LDL氧化率调节剂的作用尚不确定[115]，特别是考虑到乙醇的强促氧化作用，以及这些化合物的极不稳定的生物利用度和生物功效[116,117]。乙醇对致动脉粥样硬化性脂蛋白（a）的影响尚存在争议[118]：适量饮酒会导致脂蛋白（a）降低，大量饮酒则没有影响；不同的酒水类型有何影响也尚不清楚。一小部分乙醇通过形成FAEE的方式进行代谢[119]，它们可能在乙醇相关疾病的发展中具有病理生理学意义[120]。合成的ω-3-脂肪酸乙酯可能对降低甘油三酯和控制心血管疾病风险有治疗作用[121,122]。

第7节　乙醇和碳水化合物代谢

乙醇对葡萄糖代谢的影响是多方面的，与剂量、乙醇摄入时间和总体营养状况有关[123,124]。在健康的饮食正常的中度饮酒者中，乙醇对碳水化合物代谢的影响几乎没有任何临床意义。相比之下，过量饮酒可能与典型的乙醇性胰腺炎有关[125]，

乙醇性胰腺炎会导致胰腺外分泌功能不全，并伴有消化不良和吸收不良。乙醇代谢过程中产生的还原型烟酰胺腺嘌呤二核苷酸（reduced nicotinamide adenine dinucleotide，NADH）和醋酸盐是葡萄糖代谢的主要调节剂。

由乙醇氧化引起的还原当量的增加导致糖异生减少[126]。这种下降可能增加临床风险，导致危及生命的低血糖症状，在饮酒全程饮食不足和碳水化合物摄取不足（从而导致糖原储存降低）的酗酒者中尤为明显[127]。在单独或联合应用口服降糖药、胰岛素的糖尿病患者[128]以及长时间禁食的情况下，这一效应也会加强。乙醇引起的糖异生减少在进食状态下也会发生，但通常会被摄入食物中的葡萄糖所补偿。低血糖的临床特征可能与酒精中毒的一些症状相同，因此可能被误诊为损害健康的单纯性酒精中毒。此外，乙醇会改变不同反向调节激素（如肾上腺素或生长激素）的分泌反应，从而导致低血糖潜在的临床警告信号的缺失[128]。乙醇还会抑制糖原的储存，进一步增加碳水化合物摄入不足时发生低血糖的可能性。轻到中度饮酒与空腹和餐后胰岛素水平呈负相关[129]。

第 8 节　乙醇对脂溶性维生素的影响

一、维生素 A

乙醇可能会干扰所有脂溶性维生素的代谢。视黄醇（维生素 A）也是一种醇，它与乙醇有共同的代谢途径，因此有很高的相互作用的潜力[130]。在轻到中度饮酒者中，维生素 A 代谢没有变化。酗酒者即使在维生素 A 摄入量很低的情况下，也很少出现明显的缺乏症状，可能是由于肝脏中这种维生素的储存量很大。而长期饮酒则有可能会导致血浆中维生素 A 水平降低，当 ALD 出现时，肝脏维生素 A 水平会降低。这是由于初始阶段肝脏维生素 A 储备被快速动员（导致肝外组织中维生素 A 的水平升高）的结果，随后由于微粒体酶的诱导[131,132]和乙醇诱导的视黄醇结合蛋白合成减少[133]导致维生素 A 的降解增加。这种情况可能会导致维生素 A 处方制剂使用；而大剂量维生素 A 摄入（与乙醇摄入量无关）与肝脏毒性增加相关[131]，乙醇是维生素 A 毒性的最重要调节因素之一，尤其是在有肝脏疾病的情况下。在长期饮酒的背景下，极性维生素 A 代谢物的产生增加可能是肝细胞损伤的核心机制[134]。组织特异性的内源性视黄酸的增加可能导致慢性酒精中毒[135,136]。此外，乙醇影响视黄酸受体的表达和激活，因而损害不同的信号通路[137]。乙醇刺激视黄酯水解，与最初的视黄酯合成增加有关，但也与肝脏视黄酯的成分改变有关[138]。

尽管维生素 A 前体 β- 胡萝卜素被认为对人类没有毒性，但一项流行病学研究报告称，补充 β- 胡萝卜素的吸烟者，特别是那些同时饮酒的吸烟者，患肺癌的概率增加，这很可能是由于乙醇诱导的 β- 胡萝卜素代谢的改变[139]。在这项研究中发现，在相当低的饮酒量水平中就能观察到乙醇的负面影响，从 12.9g/d 开始。尽管酗酒者（200g/d）的 β- 胡萝卜素血浆浓度低于对照组，但他们的 β- 胡萝卜素血清水平高于饮酒量较少的人[140]。这些可能是由于肝脏损伤导致 β- 胡萝卜素的利用或排泄受损，或者 β- 胡萝卜素的降解从中心裂解部分转移到偏心裂解造成的[131,141]。长期饮酒上调了肝脏类胡萝卜素裂解酶 [15,15′- 单加氧酶 1（15,15′-monooxygenase 1，CMO1）] 的表达，也在较小程度地上调了 CMO2 的表达[141]。尽管有一些相互矛盾的结果[142]，常规地给予（重度）饮酒者高剂量的 β- 胡萝卜素、其他类胡萝卜素（如番茄红素）[143,144]或维生素 A 补充剂处方仍是不可取的。视黄酸是膳食维生素 A 的代谢物，是不同核受体转录因子的配体。乙醇可能干扰这些信号通路，提示乙醛诱导的视黄酸信号通路改变可能与胎儿酒精综合征[145]和其他病理过程有关。

二、维生素 E

由于摄入量减少和需求增加，长期饮酒者的维生素 E 摄入量、血浆和肝脏的维生素 E 水平降低，这一现象与肝硬化无关[146,147]。在中度的饮酒水平上就能观察到乙醇降低抗氧化状态的作用[148,149]。补充维生素 E 可能会减少乙醇引起的脂质过氧化；然而，补充维生素 E 如何影响实验室或临床结局尚不清楚[150-152]，目前，维生素 E 疗法尚未纳入 ALD 指南[35,153][与非酒精性脂肪肝（non-alcoholic fatty liver disease，NASH）相反][37]。最近，有报道称 RRR-α- 维生素 E[154]能减少肝脏新生脂肪生成。生育三烯醇[155]是维生素 E 的一种异构体，据报道，它在大鼠模型中对酒精性神经病[156]、神经炎症[157]或乙醇引起的小肠损伤具有保护作用。

三、维生素 K

关于乙醇对维生素 K 营养状况影响的数据很少。据报道,急性和慢性饮酒会导致 γ- 羧化分子的改变,如骨钙素[158]或凝血酶原[159]。在 ALD 的背景下,维生素 K 可能对骨骼健康产生有利影响[160]。在接受维生素 K 拮抗剂治疗的患者中,饮酒是导致其出血的危险因素[161]。

四、维生素 D

酗酒者维生素 D 摄入量较低,吸收不良,日照率较低,肝脏和肾脏维生素 D 活性较低[162],降解率增加,导致血清 / 血浆维生素 D(代谢物)水平较低[163,164]。中度饮酒可能不会影响维生素 D 营养状况[165]。重度饮酒(有或没有肝脏疾病)可能会因乙醇对骨代谢和维生素 D 代谢产生间接和直接影响,导致骨折风险增加[166-168]。此外,由于乙醇对靶器官的影响,组织特异性维生素 D 的效应可能会受损。据报道,维生素 D 状态与酒精性脂肪性肝[169]或血管钙化[170]呈负相关。维生素 D 缺乏可能与酒精中毒性肌病有关[170-172]。

第 9 节　乙醇对水溶性维生素的影响

所有水溶性维生素都可能受到乙醇摄入的影响,乙醇对水溶性维生素代谢的影响具有剂量依赖性。对饮食均衡的健康个体来说,轻度到中度的乙醇摄入,通常不会产生不良影响。在酗酒的人中,通常会出现多种维生素的缺乏[173],因此不一定能观察到维生素缺乏的典型临床症状。

一、维生素 B_1

在美国人群中,酗酒是维生素 B_1 缺乏的主要原因和预测因子[174]。高达 80% 的酗酒者维生素 B_1 营养受损,与肝病无关。饮食摄入不足、吸收不良[175]、代谢需求增加、活化不足、肝脏储存减少以及尿液排泄增加是乙醇中维生素 B_1 缺乏的主要原因[176]。低剂量的维生素 B_1 由载体介导主动吸收,高浓度的维生素 B_1 由被动扩散吸收[177,178]。在长期饮酒者中,维生素 B_1 的摄入量一般较低,因此维生素 B_1 主要由活性限速、载体介导的过程吸收。维生素 B_1[179]的细胞转运(如进入大脑或任何其他

器官)是由两种特定的维生素 B_1 转运蛋白(THTR1 和 THTR2)介导的,这两种转运蛋白也会受到长期饮酒的负面影响[180,181]。即使在非饮酒受试者中,急性单剂量乙醇摄入也会抑制维生素 B_1 的主动吸收,戒酒则会改善吸收[182]。乙醇还会通过磷酸化诱导维生素 B_1 的活化减少,而磷酸化维生素 B_1 的去磷酸化增加;这些效应在合并肝病的情况下会增强。由于肾小管上皮细胞的转运能力下降和受损,乙醇摄入可能会增加尿液中维生素 B_1 的损失[180]。由于肝功能异常和肌肉量减少,维生素 B_1 的储备能力降低[183]。乙醇导致中枢神经系统维生素 B_1 代谢的特异性改变[184,185],从而产生典型的韦尼克 - 科尔萨科夫综合征的临床症状。韦尼克 - 科尔萨科夫综合征可能是唯一涉及维生素缺乏的急症:这种神经系统疾病必须立即应用肠外维生素 B_1 治疗[186]。它的临床特征包括脑病(意识改变、精神错乱)、眼球运动功能障碍(眼肌瘫痪)和步态共济失调[186-189]。妊娠期合并维生素 B_1 缺乏会协同增强乙醇对胎儿大脑发育的负面影响[190]。肥胖患者饮酒后维生素 B_1 缺乏症的风险增加[191-193]。其他高危人群是精神病患者[194]或休克(脓毒症)患者[195]。

尽管没有前瞻性证据支持酗酒患者常规预防性服用几种维生素,但有足够的证据证明补充 B 族维生素对这些患者是有益的[196]。研究表明,即使在亚临床维生素 B_1 缺乏的情况下,乙醇的神经毒性作用也可能会增强[197],而且已知对大脑的负面影响有很强的协同效应[198,199]。因此,如果乙醇滥用无法控制,建议预防性补充维生素 B_1 和其他 B 族维生素[11,196]。充足的镁供应对确保维生素 B_1 的最佳利用至关重要[200-203]。在酗酒患者中(即使在乙醇摄入量减少的情况下),维生素 B_1 缺乏可能是心力衰竭的重要原因,特别是在联合应用利尿剂导致维生素 B_1 丢失增加的情况下[204-205]。

二、维生素 B_2

高达 50% 的长期饮酒者存在维生素 B_2 缺乏,原因是摄入减少、因乙醇导致的食源性黄素腺嘌呤二核苷酸(flavin adenine dinucleotide,FAD)腔内水解受损而导致吸收减少[206]、特定载体介导的维生素 B_2 吸收抑制[207]和高维生素 B_2 尿。此外,乙醇可抑制维生素向辅酶形式的转化;抑制肠道和外周组织(如肾组织)对维生素的活化和吸收[207,208]。维生素 B_2 是维生素 B_6 和叶酸转化过程中的重要

辅因子，因此它是 B 族维生素总体营养状态的重要调节剂。通常，维生素 B_2 缺乏不是单独发生的，而是与其他 B 族复合维生素缺乏并存，导致非典型的临床症状。

三、烟酸

轻度到中度饮酒几乎不会影响烟酸的营养代谢。烟酸（维生素 B_3）的缺乏主要发生在长期过量饮酒和 AUD 的情况下[209]，通常伴随着其他复合 B 族维生素[210,211] 和其他营养素（如锌）的缺乏。烟酸缺乏症可能发生于贫困的 AUD 患者，但由于临床表现不典型，往往得不到诊断[209]。低血浆烟酸水平在长期饮酒者中的发病率差异很大，可能是因为烟酸可以预先从食物中获得，也可以在肝脏中由色氨酸合成。在慢性肝病以及存在特定营养缺乏（如维生素 B_1、B_2、B_6 或蛋白质营养不良）的情况下，烟酸合成途径会受到损害[212]。对于过量饮酒者，摄入不足、色氨酸合成减少、缺乏必要的辅助因子、尿液排泄增加以及需求增加，可能是导致烟酸缺乏的重要病理生理因素。这种维生素的辅酶形式（NAD 和 NADH）在乙醇代谢中起着重要作用[213]，NADH 的增加改变了肝脏中 NAD/NADH 的比率，这也可能是脂肪肝发病的一个关键因素[214]。在临床实践中，烟酸缺乏症状（腹泻、皮炎和痴呆症）可能与韦尼克 - 科尔萨科夫综合征[215] 以及其他严重的神经精神疾病[216,217]（单独或合并）混淆。补充烟酸可能导致肝脏转氨酶水平升高，这一状况易被误解为酒精引起的肝脏转氨酶升高。此外，补充药理剂量烟酸制剂可能会加重胃溃疡和痛风，这两种情况在长期饮酒者中十分常见。

四、维生素 B_6

低到中等的乙醇摄入可以改善维生素 B_6 状况，由于啤酒中的维生素 B_6 含量丰富，这一现象在啤酒饮用者中尤为明显[218]。在长期大量饮酒者中，根据其肝功能的不同，50%～90% 的人血清中吡哆醛 -5′- 磷酸（pyridoxal-5′-phosphate，PLP）水平降低和血清 α- 氨基丁酸：胱硫醚的比率也有所降低[219]。酗酒者肝组织中 PLP 含量降低，且与肝病无关。就大多数营养素而言，维生素 B_6 营养受损的发病机制是多重原因的。摄入乙醇会减少甚至完全阻止肝脏中活性维生素（PLP）的形成[220,221]。乙醛通过取代结合部位的维生素来加速维生素的

降解，进而导致游离维生素的分解代谢增加，继而增加尿液损失[206]。由于维生素必须在肝脏中被激活，如果酗酒者继续饮酒，补充这种维生素并不一定能改善他们体内的维生素 B_6 营养状况。维生素 B_6 可能在乙醇相关的周围神经病变中发挥作用[222]。

五、叶酸

叶酸缺乏症是饮酒者中最普遍的缺乏症之一。在谷物强化前，高达 80% 的酗酒者表现出低血清叶酸和 / 或低红细胞叶酸水平[223]。在采取叶酸食品强化措施后，患病率下降到 10%～25%[224]。由于啤酒的叶酸含量较高，啤酒饮用者的血浆叶酸水平可能会高于其他类型酒的饮用者。乙醇性叶酸缺乏的原因是叶酸摄入量低、吸收不良、肝胆代谢改变（包括肠肝循环异常）、肝脏摄取和储存减少、降解增加、尿液排泄量增加[223,225,226] 和需求量增加。叶酸缺乏的临床特征是细胞复制受损引起的巨幼细胞性贫血。叶酸缺乏存在于所有组织中，尤其是那些更新率高的组织，包括胃肠道黏膜[227]，会导致其功能异常和腹泻等临床症状，并由于叶酸转运体的干扰，导致叶酸本身以及其他营养素（如水溶性维生素）吸收不良。此外，由于肝功能改变、酒精中毒和乙醛对不同酶的影响，会导致肝脏对不同活性叶酸代谢物的代谢转换能力受损。

特定载体介导的叶酸在不同组织（如肠道吸收、肾脏、大脑）或器官中的摄取受到抑制[228,229]，部分是受转录水平的影响[229]。叶酸对于正常的大脑和脊髓发育是绝对必要的，饮酒母亲的胎儿叶酸代谢池也因叶酸通过胎盘的运输受损而部分减少；应完全避免孕期饮酒[230]。由于乙醇诱导的自由基生成增加，维生素的降解增加，可能会导致组织特异性缺乏症。饮酒是结直肠癌（colorectal cancer，CRC）的确定危险因素，其影响是由于乙醇的直接作用，以及与叶酸代谢的相关途径导致 DNA 低甲基化和 DNA 合成异常[231,232]。与乙醇相关的结直肠癌发生风险（以及其他癌症部位）随着叶酸位点特异性效应的变化而变化，部分取决于与 DNA 甲基化相关的 5,10- 亚甲基四氢叶酸还原酶（5,10-methylenetetrahydrofolate reductase，MTHFR）的遗传多态性[233]。由于乙醇对与同型半胱氨酸代谢相关的不同维生素的多重剂量有依赖效应，在长期饮酒者中，常出现同型半胱氨酸水平的升高[234,235]。

第10节　乙醇对矿物质和微量元素代谢的影响

一、镁

血清和组织镁水平降低是酗酒者的典型特征，这些改变在肝病的情况下更为普遍[236]。慢性酒精中毒所致的镁缺乏是由于摄入量减少、吸收不良、可交换镁减少（肌肉中镁含量减少）、因尿液丢失增加、继发性醛固酮增多症、低钙血症和腹泻引起的粪便丢失增加所致[237,238]。长期饮酒与其他电解质和矿物质紊乱有关，进一步加剧了镁的缺乏[239]。乙醇摄入量的减少与镁营养状况的改善有关。组织中镁含量的降低可能在乙醇相关病理的发生和发展中起作用[240,241]，包括肝脏损伤[242,243]。镁含量在易诱发心律失常（QT 间期延长）的心脏组织中减少尤为明显。由于镁在维持细胞膜方面的作用，缺乏镁可能会加剧器官损伤的程度，包括肝脏损伤。镁在 300 多个生化反应中起着核心作用，其中之一是维生素 B_1 磷酸化。尽管镁可以起到抑制或释放神经递质的作用，但目前还不清楚镁是否对乙醇戒断综合征的治疗有用[244]，但可能会降低乙醇戒断 1 年的死亡率[245]。

二、锌

大量饮酒与血清锌浓度和肝脏锌浓度降低有关[246]。锌缺乏的原因是摄入量降低、吸收减少、尿排泄增加、肝脏锌代谢改变和锌分布改变。锌吸收不良是由乙醇直接和间接作用引起的，如黏膜损伤[247]和锌配体（如金属硫蛋白）合成的改变，这是由于乙醇导致蛋白质合成受阻。胰腺外分泌功能不全的出现及功能不全程度是锌营养状态的一个额外调节因素。锌水平降低与乙醇性肝损伤的程度相关，但血清中的锌水平降低也可见于非进行性的肝病，如脂肪肝[246,248]。在 ALD 中，肝脏锌含量降低 50%[249] 以上，而肝脏疾病是锌营养代谢紊乱的主要预测因子之一[248]。长期饮酒改变肝脏锌转运体的表达，很可能是由于氧化应激[250]。尿锌增加与肝脏损害的程度相关[251]，是由于外周组织锌摄取减少和血清白蛋白水平降低所致。此外，血浆锌水平降低是肝移植无瘤存活的预后指标[252]；然而，这种相关性不应被夸大。戒酒后，在尿锌排泄量增加的情况下恢复正常[253]。然而，在肝硬化患者中，即使在停止饮酒后，尿锌增加的情况仍然存在。在慢性酒精中毒时，内质网和线粒体水平对锌的处理也受到干扰[254]。中度饮酒者的急性饮酒导致尿锌升高，这一结果表明，乙醇在肾脏水平上直接影响锌的动态平衡[251]。远端小肠上皮屏障的破坏在乙醇引起的肠漏以及伴随的乙醇性毒血症和肝炎中起着重要作用。缺锌可能通过直接作用于紧密连接蛋白或通过乙醇敏化作用[247,255]和酒精性脂肪样变[256]的方式来干扰肠屏障功能。在实验室，补锌减少了肠漏和毒血症的发生[257,258]。锌缺乏进一步与乙醇诱导的肺泡上皮和巨噬细胞功能障碍有关[259,260]，补锌可以纠正这种功能障碍[261]。

营养不良（如由于胰腺外分泌功能不全）加上乙醇会导致更高程度的锌耗损。有研究表明，乙醇引起的锌代谢改变可能会加强与乙醇相关的致癌作用[262,263]。鉴于锌的多重影响，临床上经常可以看到缺锌的迹象——味觉和嗅觉异常、性腺功能减退、不育和暗适应受损——这些都是酗酒者的常见症状。暗适应受损是饮酒者的特征表现，这通常不是由维生素 A 缺乏引起的，而是由锌缺乏引起的[264,265]。锌营养不良可能会增加乙醇毒性，因为限速酶 ADH 是一种含锌金属酶。

第11节　乙醇、死亡率和心血管疾病

在过去的几年里，人们对于乙醇相关疾病与死亡模式的认知进一步加强；然而，我们必须意识到，永远不会有一项理想的研究为该领域的所有参与者所接受[266,267]。早期关于男性和女性的研究中报告了乙醇对冠心病风险的保护作用[268-277]。在这些研究中，乙醇对发病率和死亡率的影响是双相的，呈现 J 型关系：中度饮酒被发现与保护作用有关，但禁酒和更高水平的饮酒会因不同的癌症、ALD 和心血管疾病（如心律失常、乙醇性心肌病、高血压和卒中）导致心血管和非心血管死亡的风险增加[268,270,272,274,276,278-281]。最低风险摄入量在不同的研究[282]中差别很大，也存在争议，但可能低于目前推荐的水平[283-285]。必须认识到，几项研究发现，保护作用主要发生在老年人和 / 或确实具有一种或多种典型心血管风险因素的人群中[269,271,273,286,287]，提示乙醇可能调节这些风险。低摄入量的死亡风险

降低的原因是冠状动脉疾病风险降低 [268,270,278,279,288] 以及缺血性脑卒中风险降低 [289]。然而，最近的几项研究 [283-285] 对中度饮酒对死亡风险和心血管健康存在潜在保护作用提出了一些质疑。在中国慢性病前瞻性研究 [283]（一项为期 10 年的前瞻性观察研究，n = 512 715）中，采用传统流行病学方法，显示自我报告的乙醇摄入量（主要是烈性酒）与缺血性卒中、脑出血和心肌梗死的发病率之间呈 J 型关系：与不饮酒者或酗酒者相比，每周饮酒量在 100g 左右的男性对所有这三种情况都有保护作用。然而，使用相同的数据集，应用遗传流行病学却没有发现与心肌梗死有显著关联 [283]，而且与卒中的保护性关联也不复存在。在全球疾病负担（global burden of disease，GBD）研究中 [290]，195 个国家评估了与乙醇相关的健康结果。在这项研究中，全因死亡率（特别是癌症死亡率）高于先前的研究，并且随着饮酒量的增加而上升，而且该研究无法确定安全的饮酒量水平 [290]。最小的健康风险是零摄入。这项研究发现，乙醇对于缺血性心脏病和糖尿病有轻微的保护作用，但考虑到总体风险，这种关联就消失了。对于所有其他疾病，即使在低摄入范围内，随着乙醇摄入量的增加，风险也几乎呈线性增加 [290]。GBD 研究认为的乙醇对血管的某些益处很难做出解释，因为该研究基于发达国家和发展中国家的数据（生活方式、营养习惯、环境因素、社会经济因素以及发病率和死亡率模式都受到乙醇摄入量的影响）。此类情形使得解释和归纳有关血管保护作用的数据更具挑战性。在另一项汇集英国数据的研究中 [285]，其中包括每周 599g 的纯乙醇摄入量。这种曲线关系是由于乙醇对心血管疾病本身的不同影响：对于心肌梗死以外的心血管疾病，没有明确的下限阈值，除心肌梗死、心力衰竭、致命性高血压和致命性主动脉瘤外，患冠心病的风险或多或少呈线性增加；然而，饮酒与较低的心肌梗死风险呈对数线性相关（HR = 0.94，95%CI：0.91～0.97）[285]。心肌梗死的潜在保护量被发现低于早期研究和目前推荐的水平。这些数据表明，一些饮酒者只要能够少量摄入（0～>100g/w），就心肌梗死风险而论可能最终受到保护作用。低或更低的摄入水平也可能有利于降低房颤（atrial fibrillation，AF）[291] 和其他情况的风险。乙醇潜在的心脏保护作用 [77,275,279,288,292-301]，已提出不同的机制（表 25-2）。根据这些新的数据，想要饮酒的人

不应该以中度饮酒为目标，而应该只针对"低"饮酒量，这可能与"冠状动脉血管保护"有关。与较早的数据一致，即偶尔饮酒和饮酒量低的人可能有机会降低心血管疾病风险。所有乙醇相关建议的问题在于，由于环境、社会、许多个人因素以及他们的基因型，许多饮酒者无法在风险和收益之间平衡他们的饮酒行为 [283]。从公共卫生和社会的角度来看，乙醇造成的疾病负担超过了某些潜在

表 25-2　酒精可能的心脏保护机制总结（因素顺序与任何理论相关性无关）和分类

类别	潜在机制
脂质效应	• HDL 胆固醇↑
	• LDL 颗粒数↓；LDL 颗粒化↑；LDL 胆固醇浓度↓
	• LDL 氧化↓
	• Lp（a）↓
	• LDL 受体效应
	• 变性脂肪酸
凝血功能	• 高凝状态↓
	• 血小板反应性↓
	• 纤维蛋白溶解↑
内分泌效应	• 改善胰岛素敏感性（胰岛素介导的葡萄糖摄取↑）
	• 雌激素代谢
	• 类固醇代谢
	• 脂联蛋白↓
非营养素化合物	• 葡萄酒中的生物活性成分 [黄酮类、非黄酮类；植物防御素（如白藜芦醇）]
混杂因素	• 内皮功能和血管反应性（NO 释放↑，冠脉流量↑）
	• 缺血预适应
	• 膜流动性
	• 肝脏结构（肝筛）
	• 对氧磷酶↑
	• 相关健康促进行为
	• 抗炎作用（CRP↓，白细胞黏附↓）
	• 抗氧化
心理效应	• A 型行为控制
	• 抗焦虑效果
	• 压力控制
	• 人格类型

HDL，高密度脂蛋白；LDL，低密度脂蛋白。

的健康益处。过量饮酒的标志是肝脏水平的代谢和结构改变，肝硬化是酗酒者死亡的主要原因，在美国，肝硬化和癌症的死亡率自 1999 年以来一直在上升[290,302]，特别是在年轻人中。此外，在美国，大约 1/3 的交通事故死亡与乙醇有关[10]。

乙醇和运动是否会对心血管死亡率产生更高的保护作用存在争议，据报道，每天偏离常规体力活动模式与每天饮酒总量有关[88,303,304]。在库珀中心的纵向研究中（观察期 17 年），乙醇并没有改变健康与全因死亡率和心血管死亡率之间的关系[305]，这表明如果希望保护心脏，应优先考虑锻炼而不是摄入乙醇[286]，这与一些较早的数据矛盾[304,306]。

尽管乙醇在冠心病风险方面有潜在的有利影响，但乙醇是高血压[307,308]、出血性脑卒中[309,310]、乙醇性心肌病、心功能不全和心律失常的重要原因[280,311]。

鉴于目前的研究证据，乙醇必须被视为对全身和心血管健康有危险的因素[277]，但对某些饮酒者来说，少量饮酒可能会对心血管产生保护作用。然而，目前还没有办法确定哪些人可能在没有风险的情况下能够受益。因此，不应出于任何健康原因鼓励不饮酒者饮酒。毫无疑问，高剂量饮酒对心血管和整体心脏健康有害。理论上的保护剂量很可能低于目前推荐的剂量。

一、乙醇与 2 型糖尿病

大多数（但不是全部）[312,313] 观察性研究[129,314-323] 报告说，轻度到中度饮酒者患 2 型糖尿病（type 2 diabetes mellitus，T2DM）的风险较低。这种保护作用在大约 60g/d[324] 的摄入量水平以下是明显的，可能取决于性别[312,325]、种族[323]、酒水类型[318] 和体重状况（BMI）[321,323-325]。性别差异可能是由于特定性别的饮酒模式造成的，也可能是由于不同的报告特征造成的。风险最低的是轻度到中度饮酒者，而重度饮酒和酗酒导致 2 型糖尿病的风险更高[129,314-316]。中国健康与营养调查显示，18 年饮酒消费轨迹的数据未能发现 T2DM 的风险降低[312]，但显示了成年早期大量饮酒与 T2DM 风险的增加显著相关，即使在晚年饮酒减少的情况下，T2DM 的风险仍然很高。随后一系列结论也出现在美国的研究[326] 中，鉴于年轻人饮酒量的增加，这一系列结论值得特别关注。使用孟德尔随机化方法评估乙醇摄入量和糖尿病风险之间的因果关系，发

现较高甚至中度的饮酒水平与糖尿病的发生与发展之间存在因果关系[313]。相反，一项为期 2 年的随机试验[319]（用水对照）表明，在控制良好的糖尿病患者中，适度饮用红酒可能对代谢综合征的不同方面产生有利影响。然而，只有携带 ADH 等位基因 ADH1B*1（乙醇代谢缓慢）的患者，葡萄酒才能对血糖控制产生有利影响（尽管不会影响降糖药物的数量，这会引发人们对真正益处的质疑）[319]。中度饮酒可能会导致非糖尿病个体的空腹胰岛素和糖化血红蛋白浓度下降[327]。此外，女性胰岛素的敏感性改善可能并不一致。乙醇引起的雌二醇水平升高可能会调节女性患糖尿病的风险[328]，并部分解释了性别差异。在接受磺酰脲类或胰岛素治疗的患者中，乙醇可能会增加低血糖的风险[329]。在芬兰最近的一项研究中，接受治疗的糖尿病患者（特别是那些使用胰岛素的患者）与乙醇相关的死亡风险增加[330]，而且始终存在乙醇所致的糖尿病并发症进展的风险[331]。乙醇和代谢综合征的产物在肝脏损伤和肝硬化的发病和促进中发挥协同作用[332]。

二、乙醇与高血压

1915 年，Lian 发表了第一个关于乙醇和酗酒者血压之间近似线性关系的描述。横断面、前瞻性和干预性研究报告称，随着乙醇摄入量的增加，收缩压和舒张压升高[333-337]；然而，一些研究报告称，少量饮酒（定义为 <20g/d）对血压没有影响，甚至有保护性降压效果[338]；然而，这种潜在的保护作用可能仅限于女性[337]。酗酒者停止饮酒会导致血压降低[339]，基线饮酒量与减少饮酒后血压连续下降之间似乎存在剂量依赖关系[336]。由于许多个体的内源性和外源性因素[341]、饮酒类型[342] 和性别不同，酗酒者停止大量饮酒后血压下降[340] 表现出很大的差异性。一项为期 10 年的跟踪研究对几个时间点的乙醇摄入量进行了评估，结果显示基线和长期饮酒量与基线饮酒量相关的高血压发病率之间存在线性关系[343]。此外，一项来自中国东南部地区的孟德尔随机化研究显示，与从不饮酒者相比，在当前和以前的饮酒者中，乙醇与血压间存在因果效应[75]；另一项中国孟德尔随机化研究[283] 报告了类似的结果，表明在各饮酒层次中存在强烈的正相关。对血压的影响在日常饮酒者和酗酒者中更为明显。同时进行降压药物治疗可能

会调节乙醇的降压效应[344]。饮酒后血压测量时间对血压变化幅度和方向的影响[345]可能会影响研究结果，这也可能是流行病学和一些实验研究中乙醇对血压影响不一致的另一个原因。此外，乙醇代谢酶的多态性改变了乙醇的升压作用，也改变了不健康饮食模式的影响[346,347]。乙醇升压作用的病理生理机制尚不完全清楚，乙醇直接和间接影响自主神经调节、神经体液调节、压力感受器功能改变、内皮功能障碍、一氧化氮可利用性、外周阻力影响、血管平滑肌细胞钙处理、氧化应激和应激感觉改变等多种机制已被提出。肝功能的改变可能会影响降压药的代谢。大量饮酒是导致高血压抵抗和难以治疗的最重要原因之一。

三、乙醇和卒中

乙醇已被确认为出血性卒中的独立危险因素[283,310,339,348]。卒中风险增加的部分原因是乙醇的压力效应以及对脑血管系统的影响[283,309,310,339]。一些较早和较新的研究报告称，由于具有共同的病理生理特征，乙醇对缺血性卒中具有保护作用[383,349,350]。与不饮酒者或酗酒者相比，每天喝 1～2 杯酒可能具有保护作用[283]。当使用遗传流行病学分析两种 ADH 变异的相同数据时[283]，发现基因型预测的平均饮酒量与卒中风险之间呈连续对数线性相关，出血性卒中的风险[相对危险度（relative risk，RR）每 280g/w 1.58，CI 1.36～1.84，$P<0.000\,1$]比缺血性卒中（RR 1.27，CI 1.13～1.43，$P=0.000\,1$）更高[283]。这项遗传流行病学研究表明，适量饮酒对卒中的明显保护很可能不是因果关系[283]，通常的血压与两种类型的卒中呈线性相关[351]。根据这项研究，即使少量饮酒也会增加卒中的风险，并且没有安全饮用阈值。同样，一项对 261 991 名欧洲血统的个体进行的孟德尔随机分析得出结论，减少饮酒可能有利于心血管风险，包括高血压，即使是中度或轻度的饮酒者也是如此[352]，这表明来自中国大型研究的数据很可能适用于所有种族。累积饮酒量已被确定为全脑卒中和缺血性卒中的独立危险因素[353]。此外，在饮酒后 1 小时内，缺血性卒中发作的风险会短暂升高[354]。乙醇作为卒中后功能的预后调节剂的作用尚不清楚[355]。乙醇对房颤的促进作用存在争议，房颤是缺血性卒中中的一个重要危险因素[356,357]；然而，根据流行病学数据和潜在的机制，较低的摄入量可能是有利的[291]。重要的是

要记住，适度饮酒（尤其是葡萄酒）与更健康的生活方式有关，如增加水果和蔬菜的摄入量[358-360]，增加水果和蔬菜的摄入量可以降低卒中的风险[361-364]，此外，还可以降低血压。

几项研究报告称，适量饮酒与更好的认知功能有关，并能降低随年龄增长而出现认知衰退的风险[365-368]。这些数据是有争议的，除了其他数据外，还会根据开始饮酒的时间点和基线认知功能而有所不同[366,369,370]。同样，目前还不完全清楚是轻度饮酒还是饮酒者的行为是保护原则。然而，大量饮酒是（过早）痴呆的一个危险因素[11,371]。

第 12 节　乙醇和肝病

ALD 的损伤范围很广，从脂肪变性、酒精性肝炎、肝硬化到肝癌。全世界每年约有 200 万人死于 ALD，肝硬化死亡率的 50% 是由乙醇引起的[372,373]，并且占肝细胞肝癌（hepatocellular carcinoma，HCC）病例和 HCC 特异性死亡率的 30%[374]。乙醇是导致肝病的主要原因，肝硬化死亡率与人均饮酒量直接相关[与饮料类型无关，而且已经处于中等摄入量（尤其是女性）][375,376]。除了遗传和表观遗传倾向性外，不同的可改变的个体因素可能会调节与乙醇相关的肝病风险（如 BMI 升高[372]、不进餐饮酒[375]或昼夜节律失调[377]）。例如，进餐时饮酒的女性患病风险降低了一半[375]。不管绝对饮酒量如何，饮酒频率是另一个风险决定因素：在英国百万女性研究中[375]，与非每日饮酒者相比，每日饮酒者患病风险显著增加（1.61，95%CI 1.40～1.85）[375]。非酒精性脂肪性肝病与酒精性肝病之间存在相加和 / 或协同作用[378-380]。酒精性肝损伤的机制复杂、多样且不完全清楚，包括肝脏脂质代谢改变和肝脏脂肪变性[381]、乙醛介导的毒性、氧化应激、氧化还原电位改变（NADH/NAD＋）、乙醇引起的肠道漏和微生物群落失调相关因子（肠 - 肝 - 脂肪组织轴）、脂肪组织与肝脏之间的相互作用、细胞因子和趋化因子诱导的肝脏炎症和免疫细胞介导的机制（如肥大细胞）、细胞外囊泡相关机制、内分泌和细胞因子相关机制、相关感染（如丙型肝炎），以及同样重要的是肝脏再生能力受损[382-385]，这些因素通常在女性中更为明显（图 25-6）。一个关键的机制（即使在非 ALD 中）是诱导 Cyp2E1，导致活性氧的产生[386-387]，从而促进生物转化[372]

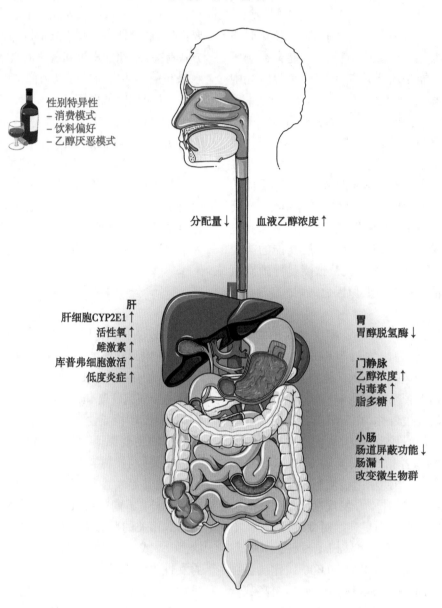

图 25-6　女性酒精性肝病易感性增加的机制（Adapted from Szabo et al.[403]）

并增加有毒代谢物的产生[388]。此外，乙醇还会促进炎症细胞因子（如 TNF-α、IL-1 或 IL-6）的生成，从而产生局部和全身影响[388,389]。

与其他乙醇相关疾病一样，酒精性肝硬化的易感性因人而异，与乙醇摄入量和持续时间、饮酒模式和饮料类型、性别、遗传易感性、年龄、种族 / 民族、乙醇代谢特征、既往乙型或丙型肝炎[390]、肥胖、吸烟、药物摄入和潜在营养因素[372,375,391,392]有关。饮酒量和饮酒频率是 ALD 最重要的危险因素[375,393]。重度偶发性饮酒（酗酒）是 ALD 的一个经常被遗忘的危险因素。考虑到调节风险的因素很多，关于的 ALD 风险很难定义一个的无风险饮酒水平[394,395]。尽管生态学研究存在种种局限[396]，

但与消费水平较低的国家相比，饮用超过 21g/d 纯乙醇（1.5 个标准饮酒单位）的人群的肝硬化死亡率明显更高[397]。对于女性来说，乙醇的阈剂量大约是男性阈剂量的一半，即她们对乙醇引起的肝毒性的敏感性是男性的两倍[375]。此外，女性易患上更严重的 ALD，而且接触乙醇的持续时间更短。本章所述的营养缺乏（包括蛋白质能量营养不良和多种微量营养素缺乏）在酗酒患者中普遍存在，应通过正常饮食、循证营养补充和戒酒等综合措施加以纠正[35]。ALD 的死亡率与营养不良程度成正比[398]。针对微生物群落的饮食策略（如益生元或益生菌）可能对 ALD 有治疗意义[96]。肌肉质量的维持是决定肝病病程的一个重要因素[399]。乙醇在

非酒精性肝病中的作用尚不清楚，一些研究发现中低度饮酒者的非酒精性脂肪肝的严重程度有所降低[400]。最近的一项孟德尔随机研究[401]表明，高 BMI 和乙醇摄入与肝损伤和肝病风险之间的关系需要同时控制 BMI 和乙醇摄入量。

第13节　乙醇和癌症

饮酒[402]与头颈部癌症（口咽癌[403,404]）、食管癌、肝癌[374]、结直肠癌[405]和女性乳腺癌（绝经前和绝经后）患病率的增加有关[406,407]。后几种癌症的证据是令人信服的。不太一致的证据表明乙醇在胃癌[408,409]和胰腺癌[410]的发病机制中起作用。乙醇及其第一代谢物乙醛被归类为致癌物[411,412]，尽管一些作者声称纯乙醇本身不是致癌物[413]。通常，可以发现乙醇摄入量和癌症风险之间存在剂量反应关系[414]；然而，对于某些癌症（如大肠癌），也描述了 J 型关系[405]。乙醇可能降低患肾癌[415]和非霍奇金淋巴瘤[416]的风险。目前无法解释这些潜在的保护作用，与乙醇有关的其他风险很可能超过了观察到的保护作用。乙醇诱发癌症的病理生理基础是多种多样的，可能因部位而异，吸烟可增强其作用，包括乙醛（如 DNA 损伤）[413,417]的影响和 / 或乙醇对甲基代谢[418]、视黄酸代谢的影响[406]、炎症现象、氧化损伤、激素（如雌激素）相关机制、对基因表达的影响、前致癌物激活增强 / 增加、膜效应、信号通路干扰等。乙醇摄入量增加，再加上微量营养素不足，会增加患癌症的风险。

饮酒会增加患乳腺癌风险（尤其是激素敏感型癌症），并且会因雌激素和孕激素受体状态以及乳腺癌亚型[419-422]和乳腺癌复发（尤其是绝经后和超重 / 肥胖患者）的不同而以复杂的方式发生变化[423]。大多数研究表明，在轻度饮酒水平内，乙醇与乳腺癌风险之间存在剂量反应关系[424]。乙醇具有很高的调节雌激素代谢的潜力，导致循环雌激素水平升高[425]，因此乙醇对雌激素敏感型癌症的潜在有害影响不足为奇。这些数据的一些争议可以用遗传因素和 / 或更年期状态或饮酒的生命周期来解释。人们对乙醇是乳腺癌的危险因素的认识很少[426-428]，甚至由于故意提供错误信息而经常被忽视[429]。数据表明，早年接触乙醇会增加患病风险，鉴于年轻女性饮酒量的增加，这是一个令人担忧的事实[430,431]。每天增加 10g 乙醇摄入量，即每天多喝一单位或一杯酒，患乳腺癌的风险就会增加7.1%（95%CI 5.5%～8.7%；$P < 0.000\ 01$）[432]。一项模拟研究表明，女性患乙醇相关癌症的绝对终身风险（主要由乳腺癌风险驱动）相当于每周吸 10 支烟的风险[433]。

乙醇饮料是一种复杂的多组分混合物，含有可能具有致癌特性的不同化学物质（如乙醛、黄曲霉毒素、砷、镉、苯等）[434]。根据目前的证据，致癌性是乙醇及其代谢物造成的，而不是这些致癌物。因此，人们不能将一种乙醇饮料归类为比另一种更具致癌性或更低致癌性的物质[434]。然而，在全球范围内，饮用的纯乙醇中，约有 25% 是未记录在案的乙醇，这些污染物可能会对健康造成威胁[435]。

乙醇与癌症之间的关系非常复杂，很多方面仍然是一个黑匣子。这种复杂性的其他原因是乙醇代谢酶中的基因变异，这种变异也因种族而异，通过复杂的基因 - 环境相互作用调节风险[436,437]。因此，很可能不能为所有饮酒者提供一种饮用建议。携带非活性乙醛脱氢酶 2*2（ALDH 2*2）等位基因的个体患乙醇相关食管癌的风险增加[438]。其他遗传变异 [如醇脱氢酶 1C*1（ADH1C*1）纯合子或 MTHFR 677CT 变异] 的携带者也有更高的乙醇相关癌症的风险[22,418,439]。也许，进一步阐明这些关联可能会产生更有针对性和更成功的预防策略。另外生活方式因素 [如吸烟、口腔卫生不良、体力活动模式、某些饮食缺乏（如叶酸、维生素 B6、甲基供体）] 或某些微量营养素（维生素 A/β- 胡萝卜素）过量也可能会增加患乙醇相关肿瘤的风险[406]。

从公共卫生和临床角度来看，"有节制的适度饮酒"是目前对所有饮酒者的最佳建议（特别是有既往个人病史或家族史的人，特别是有乳腺癌史的妇女）[402,440]，酗酒的饮酒模式应该被劝阻，尤其是在人们年轻的时候。

第14节　乙醇、骨骼和肌肉

酒精中毒性肌病是酗酒者最突出和最常见的临床并发症之一，易诊断为肌肉萎缩和无力[441]。饮酒和骨骼健康之间的关系是不一致的，一些研究报告了 J 型的关系[442,443]，而包括最近的荟萃分析在内的其他研究表明，即使在低至中度饮酒情况下，饮酒也与骨质疏松症风险呈正相关[444]。乙醇对骨骼和肌肉代谢的直接和间接的不同影响是非常复杂[445]和多重的,取决于饮酒量、饮酒时间、是否患有肝病[50]、性别、年龄、遗传因素和伴随因素(如吸烟、饮食因素,包括蛋白质摄入量或运动模式/阻力训练)以及许多其他因素。少量或适量饮酒可能对成年人的骨骼健康产生有利影响[445-449],从而提高骨密度,减少与年龄相关的骨质流失。过量饮酒则会产生相反效果,包括增加骨折的风险。重要的是要意识到乙醇对年轻人骨骼的影响可能是不同的。在青少年和年轻女性中[450],重度偶发性饮酒(酗酒)与整体骨骼健康状况较差有关,这种影响会持续终身。据报道,适量饮酒可以获得更高的保护作用,尽管数据有性别差异和争议性[443,449,451],但可能是由其他行为因素造成的[452]。

必须区分乙醇对骨骼的急性和慢性影响。长期饮酒会影响骨代谢的各个方面,从骨生长、骨转换、骨重塑到骨折后修复[453,454]。在酗酒者中,由于直接黏膜损伤、维生素 D 营养受损、尿钙流失增加[455]和肝脏疾病[50],钙摄入量低和钙吸收不良会对钙平衡产生负面影响。在重度饮酒者中,骨组织会发生不同的结构和功能变化。低至适量的乙醇对绝经后妇女的骨量没有不良影响[448],甚至有保护作用[449,456],这可能是因为乙醇对内源性(和外源性)雌激素的影响(见上文)以及其他骨骼保护因子(如啤酒中的硅)的存在。不同的研究报告称,轻至中度的饮酒与老年人较低的(伤害性)跌倒率[457]和较低的髋部骨折风险[443]有关,这可能只是反映了这些饮酒者较好的整体健康状况和社会经济地位,或者药物摄入量较低[458]。在临床上,任何原因不明的骨折、跌倒或骨质疏松症(尤其是男性)都可能与乙醇摄入有关。

饮酒会对骨骼肌产生剂量依赖性的负面影响,导致骨骼肌细胞功能和结构的进行性改变,并伴随瘦体重的下降[45,459,460]。乙醇通过不同的机制降低肌肉蛋白质量[如由于氧化应激和合成代谢信号增加而减少蛋白质合成,由于氧化应激和炎症而增加蛋白质分解(分解代谢),减少氨基酸摄入和其他协同底物;减少蛋白质合成的拉伸刺激][441,461-463]。酒精中毒性肌病是酗酒者的典型临床特征[460],快肌纤维和慢肌纤维均受到影响,并且似乎在女性慢性酗酒者中发生的时间要早于男性[47]。其发病机制涉及不同分子信号通路(如 IGF-1)的改变[47]。重要的是,这些影响也可见于以酒精性心肌病形式出现的心肌水平[464-466]。

第15节　胎儿酒精谱系障碍

妊娠期间饮酒会增加生长受损、死产和胎儿酒精谱系障碍(fetal alcohol spectrum disorder,FASD)的风险[467,468]。五十多年前,首次有报道称妊娠期间大量饮酒可能与胎儿酒精综合征有关,现在将其概括为 FASD 一词,包括以生长缺陷、面部形态异常、中枢神经系统功能障碍以及单独或合并的神经行为特征的不同临床症状[3,468-470]。妊娠期间接触乙醇是智力残疾最重要的非遗传原因,因此基本上是完全可以预防的[471]。孕期饮酒的最新趋势令人担忧[472,473]:在美国,11.5% 的孕妇表示在过去 30 天内经常饮酒,3.9% 的孕妇表示在过去 30 天内酗酒[474],与早期调查相比有所增加,尽管其他调查报告称至少在某些年龄段的孕妇中饮酒有所减少[475]。某些妇女亚群(如未婚妇女)可能面临更高的风险[476,477]。乙醇是一种致畸剂,其影响可能在女性知道自己怀孕之前就已经发生,且存在 FASD 的不同表型表达[3,478]。患有 FASD 的儿童表现为产前和产后生长发育迟缓、面部畸形和中枢神经系统功能障碍,可导致永久性认知障碍和学习障碍[476,479]。FASD 是子宫内乙醇暴露引起的一系列结构、行为和神经发育异常的严重终点。人们提出了不同的 FASD 发病模型,似乎乙醇代谢诱导的类维生素 A 信号转导改变可能是一个关键机制[480,481]。在妊娠期间饮酒,还会预先增加孕早期流产和 FASD 的风险[482]。鉴于妊娠期间饮酒对未出生的婴儿会产生终身不可逆转的影响,妊娠期间(最好包括孕前)应完全避免饮酒。在妊娠期间[467]和怀孕前(很可能这也适用于男性[483,484])没有安全的饮酒量。

第16节　乙醇和肥胖患者

袖状胃切除术或鲁氏 Y 形胃旁路手术后,乙醇相关营养问题[485,486]和 AUD 的风险增加。许多减重后的患者恢复了他们通常的(减重前)乙醇摄入量。然而,长期研究(13～15 年的随访)报告,术后高饮酒的风险增加,AUD 的风险也显著增加[193,487-489]。这种风险随着时间的推移和体重的减轻而增加。术后乙醇代谢随着手术作用的变化而改变(胃束带后无变化),以致"一杯变成两杯":

胃内的首关代谢减少，吸收速度加快，血液乙醇浓度峰值升高，排出速率较慢[490]，从而导致乙醇效应的增强。与乙醇有关的伤害、车祸和中毒的风险也相应增加。减重手术后，食欲和乙醇奖励信号也可能发生改变。尽管减重手术有许多好处，但会出现不同的新风险，包括 AUD 在内的不同新兴风险要求终身严格监测营养障碍和 AUD 风险。CAGE 测试和 AUDIT 问卷（以及其他工具，如患者健康问卷[491]）应包含在任何术前和术后评估 / 监测中[492]。避免这些难以控制的影响的最佳策略是在肥胖患者中完全戒酒，特别是在有饮酒风险和酒精中毒的其他危险因素的情况下。

第 17 节　结　　论

　　健康、营养和乙醇之间的关系非常复杂。作为饮酒模式（饮酒量 / 频率）和许多个体决定因素（遗传因素、行为决定因素、内源性和环境因素，包括生活方式和营养因素），乙醇对某些饮酒者的总体健康和营养影响可能是积极的，也可能是消极的（图 25-3）。最近的证据表明，任何潜在的健康保护作用都很可能被负面影响所抵消。在当今世界，任何关于饮酒的患者咨询和公共健康咨询的艺术都不是禁止饮酒，而是尝试制订策略和建议，以确保那些想要饮酒的人终身安全的饮酒水平——可能只是少量饮酒。无论如何，都不应该出于健康原因或保健目的而建议饮酒，特别是在缺乏对有害饮酒和酗酒进行具体和敏感预测的情况下。

　　有证据表明，安全饮酒量可能因人而异，即使对于饮酒量在轻度到中度范围内的人，其安全饮酒水平可能低于目前的建议水平，因此"适度饮酒"很可能是最佳策略。

研究空白

- 开发在流行病学和临床环境中可靠测量 / 评估乙醇摄入量的新工具（如乙醇皮肤生物传感器）。
- 通过使用最先进的遗传和分子流行病学以及实验室研究，解决与乙醇相关疾病负担的争议。
- 研究乙醇成瘾 / 依赖的神经生理学基础，制订行为和 / 或药物手段，以避免依赖并降低 AUD 风险。
- 围绕乙醇在健康和疾病中的作用，为开展循证公共健康教育制订简单的工具和战略，使各阶层人群都能理解和实施。
- 填补关于乙醇在特定条件下的作用的研究空白：如特定代谢途径，包括营养代谢、信号作用、乙醇和痴呆、（年轻）女性的代谢、特定种族和 / 或特定基因型、特定生活环境（如轮班工作），与包括补充剂在内的常用药物的相互作用、昼夜节律失调和睡眠障碍的作用以及 BMI 和体重状况。
- 阐明环境因素（如污染物、农药、纳米塑料等）与乙醇在健康和疾病风险方面的相互作用。营养模式和 / 或特定营养素的作用是什么？
- 确定现代世界乙醇消费的驱动因素，为每个人创造一种社会和生活方式，避免因乙醇渴求增加的风险和乙醇导致高疾病负担的风险。制订以疾病负担为导向的整个酒类供应链税费。

（翟一静　李增宁　译）

参 考 文 献

1. WHO (World-Health-Organization). *Global Status Report on Alcohol and Health 2018*. 2018.
2. Schoenborn CA, Adams PE. Health behaviors of adults: United States, 2005−2007. *Vital Health Stat*. 2010;245:1−132.
3. National Institute on Alcohol Abuse and Alcoholism (NIAAA). *Alcohol Across the Lifespan. Five Year Strategic Plan FY09-14*; 2009. http://pubsniaaanihgov/publications/strategicplan/niaaastrategicplanhtm (downloaded June 20th,2010).
4. Manthey J, Shield KD, Rylett M, Hasan OSM, Probst C, Rehm J. Global alcohol exposure between 1990 and 2017 and forecasts until 2030: a modelling study. *Lancet*. 2019;393(10190):2493−2502.
5. Dawson DA, Goldstein RB, Saha TD, Grant BF. Changes in alcohol consumption: United States, 2001−2002 to 2012−2013. *Drug Alcohol Depend*. 2015;148:56−61.
6. Grant BF, Chou SP, Saha TD, et al. Prevalence of 12-month alcohol use, high-risk drinking, and DSM-IV alcohol use disorder in the United States, 2001−2002 to 2012−2013: results from the national epidemiologic survey on alcohol and related conditions prevalence of alcohol use, high-risk drinking, and DSM-IV alcohol use disorder prevalence of alcohol use, high-risk drinking, and DSM-IV alcohol use disorder. *JAMA Psychiatry*. 2017;74:911−923.

7. Myran DT, Hsu AT, Smith G, Tanuseputro P. Rates of emergency department visits attributable to alcohol use in Ontario from 2003 to 2016: a retrospective population-level study. *Can Med Assoc J.* 2019;191:E804.

8. Trias-Llimós S, Kunst AE, Jasilionis D, Janssen F. The contribution of alcohol to the East-West life expectancy gap in Europe from 1990 onward. *Int J Epidemiol.* 2017;47:731−739.

9. Wang W-J, Xiao P, Xu H-Q, Niu J-Q, Gao Y-H. Growing burden of alcoholic liver disease in China: a review. *World J Gastroenterol.* 2019;25:1445−1456.

10. *Alcohol Facts and Statistics.* National Institute on Alcohol Abuse and Alcoholism (NIH); 2019. https://www.niaaa.nih.gov/alcohol-health/overview-alcohol-consumption/alcohol-facts-and-statistics.

11. Schwarzinger M, Pollock BG, Hasan OSM, et al. Contribution of alcohol use disorders to the burden of dementia in France 2008−13: a nationwide retrospective cohort study. *Lancet Public Health.* 2018;3:e124−e132.

12. *What is a Standard Drink?;* 2019. https://www.niaaa.nih.gov/alcohol-health/overview-alcohol-consumption/what-standard-drink.

13. Drinking patterns and their definitions. *Alcohol Res.* 2018;39:17−18.

14. Creating Alcohol Labelling Chaos. at https://www.eurocare.org/cares.php?sp=labeling&ssp=creating-alcohol-labelling-chaos.).

15. Paton A. Alcohol in the body. *Br Med J.* 2005;330:85−87.

16. Sonderberg BL, Sicinska ET, Blodget E, et al. Preanalytical variables affecting the quantification of fatty acid ethyl esters in plasma and serum samples. *Clin Chem.* 1999;45:2183−2190.

17. De Vos A, De Troyer R, Stove C. Chapter 57 − Biomarkers of alcohol misuse. In: Preedy VR, ed. *Neuroscience of Alcohol.* Academic Press; 2019:557−565.

18. Acevedo MB, Eagon JC, Bartholow BD, Klein S, Bucholz KK, Pepino MY. Sleeve gastrectomy surgery: when 2 alcoholic drinks are converted to 4. *Surg Obes Relat Dis.* 2018;14:277−283.

19. Lieber CS, DeCarli LM. Hepatic microsomal ethanol-oxidizing system: in vitro characteristics and adaptive properties in vivo. *J Biol Chem.* 1970;245:2505−2512.

20. Teschke R. Microsomal ethanol-oxidizing system: success over 50 years and an encouraging future. *Alcohol Clin Exp Res.* 2019;43:386−400.

21. Higuchi S, Matsushita S, Masaki T, et al. Influence of genetic variations of ethanol-metabolizing enzymes on phenotypes of alcohol-related disorders. *Ann N Y Acad Sci.* 2004;1025:472−480.

22. Druesne-Pecollo N, Tehard B, Mallet Y, et al. Alcohol and genetic polymorphisms: effect on risk of alcohol-related cancer. *Lancet Oncol.* 2009;10:173−180.

23. Wall TL, Luczak SE, Hiller-Sturmhöfel S. Biology, genetics, and environment: underlying factors influencing alcohol metabolism. *Alcohol Res.* 2016;38:59−68.

24. Rusyn I, Bataller R. Alcohol and toxicity. *J Hepatol.* 2013;59:387−388.

25. Watson RR, Preedy VR. *Nutrition and Alcohol: Linking Nutrient Interactions and Dietary Intake.* Boca Raton, FL: CRC Press; 2003.

26. Guo R, Ren J. Alcohol and acetaldehyde in public health: from marvel to menace. *Int J Environ Res Public Health.* 2010;7:1285−1301.

27. Niemelä O. Acetaldehyde adducts in circulation. *Novartis Found Symp.* 2007;285:183−192.

28. Rahman MA, Patters BJ, Kodidela S, Kumar S. Extracellular vesicles: intercellular mediators in alcohol-induced pathologies. *J Neuroimmune Pharmacol.* 2019. https://doi.org/10.1007/s11481-019-09848-z.

29. Kruman II, Fowler AK. Impaired one carbon metabolism and DNA methylation in alcohol toxicity. *J Neurochem.* 2014;129:770−780.

30. Ratna A, Mandrekar P. Alcohol and cancer: mechanisms and therapies. *Biomolecules.* 2017;7:61. https://doi.org/10.3390/biom7030061.

31. Li TK. Pharmacogenetics of responses to alcohol and genes that influence alcohol drinking. *J Stud Alcohol.* 2000;61:5−12.

32. Ratteree K, Yang S, Courville AB, et al. Adults with alcohol use disorder may overreport dietary intake using the 1-year Diet History Questionnaire II. *Nutr Res.* 2019;67:53−59.

33. Teixeira J, Mota T, Fernandes JC. Nutritional evaluation of alcoholic inpatients admitted for alcohol detoxification. *Alcohol Alcohol.* 2011;46:558−560.

34. Chao A, Waitzberg D, de Jesus RP, et al. Malnutrition and nutritional support in alcoholic liver disease: a review. *Curr Gastroenterol Rep.* 2016;18:65.

35. European-Association for the Study of the Liver. EASL Clinical Practice Guidelines on nutrition in chronic liver disease. *J Hepatol.* 2019;70:172−193.

36. McFarlane M, Hammond C, Roper T, et al. Comparing assessment tools for detecting undernutrition in patients with liver cirrhosis. *Clin Nutr ESPEN.* 2018;23:156−161.

37. Plauth M, Bernal W, Dasarathy S, et al. ESPEN guideline on clinical nutrition in liver disease. *Clin Nutr.* 2019;38:485−521.

38. Arab JP, Roblero JP, Altamirano J, et al. Alcohol-related liver disease: clinical practice guidelines by the Latin American Association for the Study of the Liver (ALEH). *Ann Hepatol.* 2019;18:518−535.

39. Singal AK, Bataller R, Ahn J, Kamath PS, Shah VH. ACG clinical guideline: alcoholic liver disease. *Am J Gastroenterol.* 2018;113:175−194.

40. Santolaria-Fernandez FJ, Gomez-Sirvent JL, Gonzalez-Reimers CE, et al. Nutritional assessment of drug addicts. *Drug Alcohol Depend.* 1995;38:11−18.

41. Salaspuro M. Nutrient intake and nutritional status in alcoholics. *Alcohol Alcohol.* 1993;28:85−88.

42. Fawehinmi TO, Ilomäki J, Voutilainen S, Kauhanen J. Alcohol consumption and dietary patterns: the FinDrink study. *PLoS One.* 2012;7:e38607.

43. Dasarathy J, McCullough AJ, Dasarathy S. Sarcopenia in alcoholic liver disease: clinical and molecular advances. *Alcohol Clin Exp Res.* 2017;41:1419−1431.

44. Urbano-Marquez A, Fernandez-Sola J. Effects of alcohol on skeletal and cardiac muscle. *Muscle Nerve.* 2004;30:689−707.

45. Fernandez-Solà J, Preedy VR, Lang CH, et al. Molecular and cellular events in alcohol-induced muscle disease. *Alcohol Clin Exp Res.* 2007;31:1953−1962.

46. González-Reimers E, Quintero-Platt G, González-Arnay E, Martín-González C, Romero-Acevedo L, Santolaria-Fernández F. Chapter 31 − Alcoholic myopathy. In: Walrand S, ed. *Nutrition and Skeletal Muscle.* Academic Press; 2019:529−547.

47. Shenkman BS, Zinovyeva OE, Belova SP, et al. Cellular and molecular signatures of alcohol-induced myopathy in women. *Am J Physiol Endocrinol Metab.* 2019;316:E967−E976.

48. Smith KE, Fenske NA. Cutaneous manifestations of alcohol abuse. *J Am Acad Dermatol.* 2000;43:1−18.

49. Dogra S, Jindal R. Cutaneous manifestations of common liver diseases. *J Clin Exp Hepatol.* 2011;1:177−184.

50. González-Reimers E, Quintero-Platt G, Rodríguez-Rodríguez E, Martínez-Riera A, Alvisa-Negrín J, Santolaria-Fernández F. Bone changes in alcoholic liver disease. *World J Hepatol.* 2015;7:1258−1264.

51. Mancinelli R, Ceccanti M. Biomarkers in alcohol misuse: their role in the prevention and detection of thiamine deficiency. *Alcohol Alcohol.* 2009;44:177−182.

52. Delanghe JR, De Buyzere ML. Carbohydrate deficient transferrin and forensic medicine. *Clin Chim Acta.* 2009;406:1−7.

53. Das SK, Dhanya L, Vasudevan DM. Biomarkers of alcoholism: an updated review. *Scand J Clin Lab Investig.* 2008;68:81−92.

54. Borucki K, Schreiner R, Dierkes J, et al. Detection of recent ethanol intake with new markers: comparison of fatty acid ethyl esters in serum and of ethyl glucuronide and the ratio of 5-hydroxytryptophol to 5-hydroxyindole acetic acid in urine. *Alcohol Clin Exp Res.* 2005;29:781−787.

55. Staufer K, Yegles M. Biomarkers for detection of alcohol consumption in liver transplantation. *World J Gastroenterol.* 2016;22:3725−3734.

56. Wang Y, Fridberg DJ, Leeman RF, Cook RL, Porges EC. Wrist-worn alcohol biosensors: strengths, limitations, and future directions. *Alcohol.* 2020;81:83−92.

57. Campbell AS, Kim J, Wang J. Wearable electrochemical alcohol biosensors. *Current Opin Electrochemistry.* 2018;10:126−135.

58. Vizzini A, Aranda-Michel J. Malnutrition in patients with cirrhosis. In: Keaveny AP, Cárdenas A, eds. *Complications of Cirrhosis: Evaluation and Management.* Cham: Springer Interna-

tional Publishing; 2015:289–294.

59. Poppitt SD, Eckhardt JW, McGonagle J, Murgatroyd PR, Prentice AM. Short-term effects of alcohol consumption on appetite and energy intake. *Physiol Behav.* 1996;60:1063–1070.

60. Caton SJ, Ball M, Ahern A, Hetherington MM. Dose-dependent effects of alcohol on appetite and food intake. *Physiol Behav.* 2004;81: 51–58.

61. Seitz HK, Suter PM. Ethanol toxicity and the nutritional status. In: Kotsonis FN, Mackey M, Hjelle J, eds. *Nutritional Toxicology.* New York, N.Y.: Raven Press; 1994:95–116.

62. Butler L, Poti JM, Popkin BM. Trends in energy intake from alcoholic beverages among US adults by sociodemographic characteristics, 1989–2012. *J Acad Nutr Diet.* 2016;116, 1087-100.e6.

63. Westerterp-Plantenga MS, Verwegen CRT. The appetizing effect of an apéritif in overweight and normal-weight humans. *Am J Clin Nutr.* 1999;69:205–212.

64. Caton SJ, Bate L, Hetherington MM. Acute effects of an alcoholic drink on food intake: aperitif versus co-ingestion. *Physiol Behav.* 2007;90:368–375.

65. Suter PM. Is alcohol consumption a risk factor for weight gain and obesity? *Crit Rev Clin Lab Sci.* 2005;42:1–31.

66. Yeomans MR, Hails NJ, Nesic JS. Alcohol and the appetizer effect. *Behav Pharmacol.* 1999;10:151–161.

67. Suter PM, Schutz Y, Jéquier E. The effect of ethanol on fat storage in healthy subjects. *N Engl J Med.* 1992;326:983–987.

68. Suter PM, Jéquier E, Schutz Y. The effect of ethanol on energy expenditure. *Am J Physiol.* 1994;266:R1204–R1212.

69. Atwater WD, Benedict FG. An experimental inquiry regarding the nutritive value of alcohol. *Mem Natl Acad Sci.* 1902;8: 235–272.

70. Lieber C. Perspectives: do alcohol calories count? *Am J Clin Nutr.* 1991;54:976–982.

71. Siler SQ, Neese RA, Hellerstein MK. De novo lipogenesis, lipid kinetics, and whole-body lipid balances in humans after acute alcohol consumption. *Am J Clin Nutr.* 1999;70:928–936.

72. Liu S, Serdula MK, Williamson DF, Mokad AH, Byers T. A prospective study of alcohol intake and change in body weight among US adults. *Am J Epidemiol.* 1994;140:912–920.

73. Rohrer JE, Rohland BM, Denison A, Way A. Frequency of alcohol use and obesity in community medicine patients. *BMC Fam Pract.* 2005;6:17.

74. Wang L, Lee I-M, Manson JE, Buring JE, Sesso HD. Alcohol consumption, weight gain, and risk of becoming overweight in middle-aged and older women. *Arch Intern Med.* 2010;170:453–461.

75. Zhao P-P, Xu L-W, Sun T, et al. Relationship between alcohol use, blood pressure and hypertension: an association study and a Mendelian randomisation study. *J Epidemiol Community Health.* 2019;73(9):796–801. jech-2018-211185.

76. O'Donovan G, Stamatakis E, Hamer M. Associations between alcohol and obesity in more than 100 000 adults in England and Scotland. *Br J Nutr.* 2018;119:222–227.

77. Britton A, Marmot MG, Shipley M. Who benefits most from the cardioprotective properties of alcohol consumption—health freaks or couch potatoes? *J Epidemiol Community Health.* 2008;62:905–908.

78. Chao AM, Wadden TA, Tronieri JS, Berkowitz RI. Alcohol intake and weight loss during intensive lifestyle intervention for adults with overweight or obesity and diabetes. *Obesity.* 2019; 27:30–40.

79. Fazzino TL, Fleming K, Sher KJ, Sullivan DK, Befort C. Heavy drinking in young adulthood increases risk of transitioning to obesity. *Am J Prev Med.* 2017;53:169–175.

80. Dallongeville J, Marécaux N, Ducimetière P, et al. Influence of alcohol consumption and various beverages on waist girth and waist-to-hip ratio in a sample of French men and women. *Int J Obes Relat Metab Disord.* 1998;22:1778–1783.

81. Bendsen NT, Christensen R, Bartels EM, et al. Is beer consumption related to measures of abdominal and general obesity? a systematic review and meta-analysis. *Nutr Rev.* 2013;71:67–87.

82. Sakurai Y, Umeda T, Shinchi K, et al. Relation of total and beverage-specific alcohol intake to body mass index and waist-to-hip ratio: a study of self-defense officials in Japan. *Eur J Epidemiol.* 1997;13:893–898.

83. Suter PM, Maire R, Vetter W. Is an increased waist:hip ratio the cause of alcohol-induced hypertension. The AIR94 study.

J Hypertens. 1995;13:1857–1862.

84. Alkerwi A, Boutsen M, Vaillant M, et al. Alcohol consumption and the prevalence of metabolic syndrome: a meta-analysis of observational studies. *Atherosclerosis.* 2009;204:624–635.

85. Freiberg MS, Cabral HJ, Heeren TC, Vasan RS, Curtis Ellison R. Alcohol consumption and the prevalence of the metabolic syndrome in the U.S.: a cross-sectional analysis of data from the third national health and nutrition examination. *Survey Diabetes Care.* 2004;27:2954–2959.

86. Traversy G, Chaput J-P. Alcohol consumption and obesity: an update. *Curr Obes Rep.* 2015;4:122–130.

87. Sasakabe T, Wakai K, Kawai S, et al. Modification of the associations of alcohol intake with serum low-density lipoprotein cholesterol and triglycerides by ALDH2 and ADH1B polymorphisms in Japanese men. *J Epidemiol.* 2018;28:185–193.

88. Soedamah-Muthu SS, De Neve M, Shelton NJ, Tielemans SM, Stamatakis E. Joint associations of alcohol consumption and physical activity with all-cause and cardiovascular mortality. *Am J Cardiol.* 2013;112:380–386.

89. Vu KN, Ballantyne CM, Hoogeveen RC, et al. Causal role of alcohol consumption in an improved lipid profile: the atherosclerosis risk in communities (ARIC) study. *PLoS One.* 2016;11:e0148765.

90. Barona E, Lieber CS. Alcohol and lipids. In: Galanter M, ed. *Recent Developments in Alcoholism.* New York (N.Y.): Plenum Press; 1998: 97–134. Consequences of Alcoholism; vol. 14.

91. Brinton EA. Effects of ethanol intake on lipoproteins and atherosclerosis. *Curr Opin Lipidol.* 2010;21:346–351. https:// doi.org/10.1097/MOL.0b013e32833c1f41.

92. You M, Arteel GE. Effect of ethanol on lipid metabolism. *J Hepatol.* 2019;70:237–248.

93. Sozio M, Crabb DW. Alcohol and lipid metabolism. *Am J Physiol Endocrinol Metab.* 2008;295:E10–E16.

94. Zhou P, Ross RA, Pywell CM, Liangpunsakul S, Duffield GE. Disturbances in the murine hepatic circadian clock in alcohol-induced hepatic steatosis. *Sci Rep.* 2014;4:3725.

95. Udoh SU, Valcin AJ, Gamble LK, Bailey MS. The molecular circadian clock and alcohol-induced liver injury. *Biomolecules.* 2015;5.

96. Sarin SK, Pande A, Schnabl B. Microbiome as a therapeutic target in alcohol-related liver disease. *J Hepatol.* 2019;70:260–272.

97. Clugston RD, Gao MA, Blaner WS. The hepatic lipidome: a gateway to understanding the pathogenes is of alcohol-induced fatty liver. *Curr Mol Pharmacol.* 2017;10:195–206.

98. Kaibori M, Kwon AH, Oda M, Kamiyama Y, Kitamura N, Okumura T. Hepatocyte growth factor stimulates synthesis of lipids and secretion of lipoproteins in rat hepatocytes. *Hepatology.* 1998;27:1354–1361.

99. Zemánková K, Makoveichuk E, Vlasáková Z, Olivecrona G, Kovář J. Acute alcohol consumption downregulates lipoprotein lipase activity in vivo. *Metabolism.* 2015;64:1592–1596.

100. Suter PM, Gerritsen-Zehnder M, Häsler E, et al. Effect of alcohol on postprandial lipemia with and without preprandial exercise. *J Am Coll Nutr.* 2001;20:58–64.

101. Tolstrup J, Grønbaek M, Nordestgaard BG. Alcohol intake, myocardial infarction, biochemical risk factors, and alcohol dehydrogenase genotypes. *Circ Cardiovasc Genet.* 2009;2009:507–514.

102. Klop B, Rego ATd, Cabezas MC. Alcohol and plasma triglycerides. *Curr Opin Lipidol.* 2013;24:321–326.

103. Huang S, Li J, Shearer GC, et al. Longitudinal study of alcohol consumption and HDL concentrations: a community-based study. *Am J Clin Nutr.* 2017;105:905–912.

104. Wakabayashi I. Relationships between alcohol intake and cardiovascular risk factors in middle-aged men with hypo-HDL cholesterolemia. *Clin Chim Acta.* 2019;495:94–99.

105. Li M, Diao Y, Liu Y, et al. Chronic moderate alcohol intakes accelerate SR-B1 mediated reverse cholesterol transport. *Sci Rep.* 2016; 6:33032.

106. Devenyi P, Robinson GM, Kapur BM, Roncari DAK. High-density lipoprotein cholesterol in male alcoholics with and without severe liver disease. *Am J Med.* 1981;71:589–594.

107. Manttari M, Tenkanen L, Alikoski T, Manninen V. Alcohol and coronary heart disease: the roles of HDL-cholesterol and smoking. *J Intern Med.* 1997;214:157–163.

108. Muth ND, Laughlin GA, von Mühlen D, Smith SC, Barrett-

Connor E. High-density lipoprotein subclasses are a potential intermediary between alcohol intake and reduced risk of cardiovascular disease: The Rancho Bernardo Study. *Br J Nutr.* 2010; 104:1034−1042.

109. Chiesa ST, Charakida M. High-density lipoprotein function and dysfunction in health and disease. *Cardiovasc Drugs Ther.* 2019; 33:207−219.

110. Tabara Y, Arai H, Hirao Y, et al. The causal effects of alcohol on lipoprotein subfraction and triglyceride levels using a Mendelian randomization analysis: the Nagahama study. *Atherosclerosis.* 2017;257:22−28.

111. Rye K-A, Barter PJ. Regulation of high-density lipoprotein metabolism. *Circ Res.* 2014;114:143−156.

112. Johansen D, Andersen PK, Jensen MK, Schnohr P, Gronbaek M. Nonlinear relation between alcohol intake and high-density lipoprotein cholesterol level: results from the Copenhagen city heart study. *Alcohol Clin Exp Res.* 2003;27:1305−1309.

113. Lussier-Cacan S, Bolduc A, Xhignesse M, Niyonsenga T, Sing CF. Impact of alcohol intake on measures of lipid metabolism depends on context defined by gender, body mass index, cigarette smoking, and apolipoprotein E genotype. *Arterioscler Thromb Vasc Biol.* 2002;22:824−831.

114. Ayaori M, Ishikawa T, Yoshida H, et al. Beneficial effects of alcohol withdrawal on LDL particle size distribution and oxidative susceptibility in subjects with alcohol induced hypertriglyceridemia. *Arterioscler Thromb Vasc Biol.* 1997;17:2540−2547.

115. Fuhrman B, Lavy A, Aviram M. Consumption of red wine with meals reduces the susceptibility of human plasma and low-density-lipoprotein to lipid peroxidation. *Am J Clin Nutr.* 1995; 61:549−554.

116. Ajmo JM, Liang X, Rogers CQ, Pennock B, You M. Resveratrol alleviates alcoholic fatty liver in mice. *Am J Physiol Gastrointest Liver Physiol.* 2008;295:G833−G842.

117. Manach C, Williamson G, Morand C, Scalbert A, Remesy C. Bioavailability and bioefficacy of polyphenols in humans. I. Review of 97 bioavailability studies. *Am J Clin Nutr.* 2005;81, 230S-42.

118. Enkhmaa B, Anuurad E, Berglund L. Lipoprotein (a): impact by ethnicity and environmental and medical conditions. *J Lipid Res.* 2016;57:1111−1125.

119. Lange LG. Nonoxidative ethanol metabolism: formation of fatty acid ethyl esters by cholesterol esterase. *Proc Natl Acad Sci USA.* 1982;79:3954−3957.

120. Petersen OH, Tepikin AV, Gerasimenko JV, Gerasimenko OV, Sutton R, Criddle DN. Fatty acids, alcohol and fatty acid ethyl esters: toxic Ca^{2+} signal generation and pancreatitis. *Cell Calcium.* 2009;45:634−642.

121. Bhatt DL, Steg PG, Miller M, et al. Cardiovascular risk reduction with icosapent ethyl for hypertriglyceridemia. *N Engl J Med.* 2018; 380:11−22.

122. Jia X, Koh S, Al Rifai M, Blumenthal RS, Virani SS. Spotlight on Icosapent Ethyl for cardiovascular risk reduction: evidence to date. *Vasc Health Risk Manag.* 2020;16:1−10.

123. Steiner LJ, Crowell TK, Lang HC. Impact of alcohol on glycemic control and insulin action. *Biomolecules.* 2015;5.

124. Rachdaoui N, Sarkar DK. Effects of alcohol on the endocrine system. *Endocrinol Metabol Clin.* 2013;42:593−615.

125. Apte M, Pirola R, Wilson J. New insights into alcoholic pancreatitis and pancreatic cancer. *J Gastroenterol Hepatol.* 2009;24:S51−S56.

126. Siler SQ, Neese RA, Chrstiansen MP, Hellerstein MK. The inhibition of gluconeogenesis following alcohol in humans. *Am J Physiol.* 1998;275:E897−E907.

127. Flanagan D, Wood P, Sherwin R, Debrah K, Kerr D. Gin and tonic and reactive hypoglycemia: what is important − the gin, the tonic, or both? *J Clin Endocrinol Metab.* 1998;83(3):796−800.

128. Pedersen-Bjergaard U, Reubsaet JL, Nielsen SL, et al. Psychoactive drugs, alcohol, and severe hypoglycemia in insulin-treated diabetes: analysis of 141 cases. *Am J Med Sci.* 2005; 118:307−310.

129. Crandall JP, Polsky S, Howard AA, et al. Alcohol consumption and diabetes risk in the diabetes prevention program. *Am J Clin Nutr.* 2009;90:595−601.

130. Blomhoff R, Blomhoff HK. Overview of retinoid metabolism and function. *J Neurobiol.* 2006;66:606−630.

131. Leo MA, Lieber CS. Alcohol, vitamin A, and beta-carotene: adverse interactions, including hepatotoxicity and carcinogenicity. *Am J Clin Nutr.* 1999;69:1071−1085.

132. Clugston RD, Huang L-S, Blaner WS. Chronic alcohol consumption has a biphasic effect on hepatic retinoid loss. *FASEB J.* 2015; 29:3654−3667.

133. Haaker MW, Vaandrager AB, Helms JB. Retinoids in health and disease: a role for hepatic stellate cells in affecting retinoid level. *BBA - Mol Cell Biol L.* 2020;1865:158674.

134. Dan Z, Popov Y, Patsenker E, et al. Hepatotoxicity of alcohol-induced polar retinol metabolites involves apoptosis via loss of mitochondrial membrane potential. *FASEB J.* 2005;19(7): 845−847.

135. Kane MA, Folias AE, Wang C, Napoli JL. Ethanol elevates physiological all-trans-retinoic acid levels in select loci through altering retinoid metabolism in multiple loci: a potential mechanism of ethanol toxicity. *FASEB J.* 2010;24:823−832.

136. Wolf G. Tissue-specific increases in endogenous all-trans retinoic acid: possible contributing factor in ethanol toxicity. *Nutr Rev.* 2010;68:689−692.

137. Kumar A, Singh CK, DiPette DD, Singh US. Ethanol impairs activation of retinoic acid receptors in cerebellar granule cells in a rodent model of fetal alcohol spectrum disorders. *Alcohol Clin Exp Res.* 2010;34:928−937.

138. Clugston RD, Jiang H, Lee MX, et al. Altered hepatic retinyl ester concentration and acyl composition in response to alcohol consumption. *Biochim Biophys Acta Mol Cell Biol Lipids.* 2013; 1831:1276−1286.

139. Albanes D, Heinonen OP, Taylor PR, et al. α-tocopherol and bcarotene supplements and lung cancer incidence in the alpha-tocopherol, beta-carotene cancer prevention study: effects of base-line characteristics and study compliance. *J Natl Cancer Inst.* 1996;88:1560−1570.

140. Ahmed S, Leo MA, Lieber CS. Interactions between alcohol and bcarotene in patients with alcoholic liver disease. *Am J Clin Nutr.* 1994;60:430−436.

141. Luvizotto RAM, Nascimento AF, Veeramachaneni S, Liu C, Wang X-D. Chronic alcohol intake upregulates hepatic expression of carotenoid cleavage enzymes and PPAR in rats. *J Nutr.* 2010; 140:1808−1814.

142. Stice CP, Wang X-D. Carotenoids and alcoholic liver disease. *Hepatobiliary Surg Nutr.* 2013;2:244−247.

143. Veeramachaneni S, Ausman LM, Choi SW, Russell RM, Wang X-D. High dose lycopene supplementation increases hepatic cytochrome P4502E1 protein and inflammation in alcohol-fed rats. *J Nutr.* 2008;138:1329−1335.

144. Stice CP, Xia H, Wang X-D. Tomato lycopene prevention of alcoholic fatty liver disease and hepatocellular carcinoma development. *Chronic Dis Transl Med.* 2018;4:211−224.

145. Shabtai Y, Fainsod A. Competition between ethanol clearance and retinoic acid biosynthesis in the induction of fetal alcohol syndrome. *Biochem Cell Biol.* 2017;96:148−160.

146. Bell H, Bjorneboe A, Eidsvoll B, et al. Reduced concentration of hepatic α-tocopherol in patients with alcoholic liver cirrhosis. *Alcohol Alcohol.* 1992;27:39−46.

147. Tanner AR, Bantock I, Hinks L, Lloyd B, Turner NR, Wright R. Depressed selenium and vitamin E levels in an alcoholic population. *Dig Dis Sci.* 1986;31:1307−1312.

148. Hartman TJ, Baer DJ, Graham LB, et al. Moderate alcohol consumption and levels of antioxidant vitamins and isoprostanes in postmenopausal women. *Eur J Clin Nutr.* 2005;59:161−168.

149. González-Reimers E, Fernández-Rodríguez CM, Candelaria Martín-González M, et al. Antioxidant vitamins and brain dysfunction in alcoholics. *Alcohol Alcohol.* 2013;49:45−50.

150. de-la-Maza MP, Petermann M, Bunout D, Hirsch S. Effects of long-term vitamin E supplementation in alcoholic cirrhotics. *J Am Coll Nutr.* 1995;14:192−196.

151. Sario AD, Candelaresi C, Omenetti A, Benedetti A. Vitamin E in chronic liver diseases and liver fibrosis. In: Gerald L, ed. *Vitamins & Hormones.* Academic Press; 2007:551−573.

152. Kolasani B, Sasidharan P, Kumar A. Efficacy of vitamin E supplementation in patients with alcoholic liver disease: an open-label, prospective, randomized comparative study. *Int J Nutr, Pharmacol, Neurol Dis.* 2016;6:101−110.

153. Perumpail JB, Li AA, John N, et al. The role of vitamin E in the treatment of NAFLD. *Diseases*. 2018;6.

154. Podszun MC, Rolt A, Garaffo M, et al. 22 — Vitamin E (RRR-α-tocopherol) decreases hepatic de novo lipogenesis. *Free Radic Biol Med*. 2017;112:30−31.

155. Shirpoor A, Barmaki H, Khadem Ansari M, lkhanizadeh B, Barmaki H. Protective effect of vitamin E against ethanol-induced small intestine damage in rats. *Biomed Pharmacother*. 2016;78:150−155.

156. Tiwari V, Kuhad A, Chopra K. Tocotrienol ameliorates behavioral and biochemical alterations in the rat model of alcoholic neuropathy. *Pain*. 2009;145:129−135.

157. Tiwari V, Kuhad A, Chopra K. Suppression of neuro-inflammatory signaling cascade by tocotrienol can prevent chronic alcohol-induced cognitive dysfunction in rats. *Behav Brain Res*. 2009;203:296−303.

158. Nyquist F, Ljunghall S, Berglund M, Oberant K. Biochemical markers of bone metabolism after short and long time ethanol withdrawal in alcoholics. *Bone*. 1996;19:51−54.

159. Iber FL, Shamszad M, Miller PA, Jacob R. Vitamin K deficiency in chronic alcoholic males. *Alcohol Clin Exp Res*. 1986;10: 679−681.

160. Shiomi S, Nishiguchi S, Kubo S, et al. Vitamin K2 (menatetrenone) for bone loss in patients with cirrhosis of the liver. *Am J Gastroenterol*. 2002;97:978−981.

161. Liabeuf S, Scaltieux L-M, Masmoudi K, et al. Risk factors for bleeding in hospitalized at risk patients with an INR of 5 or more treated with vitamin K antagonists. *Medicine*. 2015;94:e2366.

162. Laitinen K, Valimaki M, Lamberg-Allardt C, et al. Deranged vitamin D metabolism but normal bone mineral density in Finnish noncirrhotic male alcoholics. *Alcohol Clin Exp Res*. 1990; 14:551−556.

163. Ogunsakin O, Hottor T, Mehta A, Lichtveld M, McCaskill M. Chronic ethanol exposure effects on vitamin D levels among subjects with alcohol use disorder. *Environ Health Insights*. 2016;10: 191−199.

164. Tardelli VS, Lago MPPD, Silveira DXD, Fidalgo TM. Vitamin D and alcohol: a review of the current literature. *Psychiatry Res*. 2017;248:83−86.

165. Touvier M, Deschasaux M, Montourcy M, et al. Determinants of vitamin D status in Caucasian adults: influence of sun exposure, dietary intake, sociodemographic, lifestyle, anthropometric, and genetic factors. *J Investig Dermatol*. 2015;135:378−388.

166. Alvisa-Negrín J, González-Reimer sE, Santolaria-Fernández F, et al. Osteopenia in alcoholics: effect of alcohol abstinence. *Alcohol Alcohol*. 2009;44(5):468−475.

167. Nyquist F, Karlsson MK, Obrant KJ, Nilsson JA. Osteopenia in alcoholics after tibia shaft fractures. *Alcohol Alcohol*. 1997;32: 599−604.

168. Guañabens N, Parés A. Liver and bone. *Arch Biochem Biophys*. 2010;503:84−94.

169. Anty R, Canivet CM, Patouraux S, et al. Severe vitamin D deficiency may be an additional cofactor for the occurrence of alcoholic steatohepatitis. *Alcohol Clin Exp Res*. 2015;39: 1027−1033.

170. Quintero-Platt G, González-Reimers E, Martín-González MC, et al. Vitamin D, vascular calcification and mortality among alcoholics. *Alcohol Alcohol*. 2014;50:18−23.

171. González-Reimers E, Durán-Castellón MC, López-Lirola A, et al. Alcoholic myopathy: vitamin D deficiency is related to muscle fibre atrophy in a murine model. *Alcohol Alcohol*. 2010;45: 223−230.

172. Wijnia JW, Wielders JP, Lips P, van de Wiel A, Mulder CL, Nieuwenhuis KG. Is vitamin D deficiency a confounder in alcoholic skeletal muscle myopathy? *Alcohol Clin Exp Res*. 2013;37: E209−E215.

173. Jamieson CP, Obeid OA, Powell-Tuck J. The thiamin, riboflavin and pyridoxine status of patients on emergency admission to hospital. *Clin Nutr*. 1999;18:87−91.

174. Whitfield KC, Bourassa MW, Adamolekun B, et al. Thiamine deficiency disorders: diagnosis, prevalence, and a roadmap for global control programs. *Ann N Y Acad Sci*. 2018;1430:3−43.

175. Tomasulo PA, Kater RM, Iber FL. Impairment of thiamine absorption in alcoholism. *Am J Clin Nutr*. 1968;21:1341−1344.

176. Hoyumpa Jr AM. Mechanisms of thiamin deficiency in chronic alcoholism. *Am J Clin Nutr*. 1980;33:2750−2761.

177. Said HM, Nexo E. Gastrointestinal handling of water-soluble vitamins. *Comp Physiol*. 2018;8:1291−1311. https://doiorg/ 101002/cphyc1700542018.

178. Said Hamid M. Intestinal absorption of water-soluble vitamins in health and disease. *Biochem J*. 2011;437:357.

179. Srinivasan P, Subramanian VS, Said HM. Mechanisms involved in the inhibitory effect of chronic alcohol exposure on pancreatic acinar thiamin uptake. *Am J Physiol Gastrointest Liver Physiol*. 2014;306:G631−G639.

180. Subramanian VS, Subramanya SB, Tsukamoto H, Said HM. Effect of chronic alcohol feeding on physiological and molecular parameters of renal thiamin transport. *Am J Physiol Renal Physiol*. 2010; 299:F28−F34.

181. Subramanya SB, Subramanian VS, Said HM. Chronic alcohol consumption and intestinal thiamin absorption: effects on physiological and molecular parameters of the uptake process. *Am J Physiol Gastrointest Liver Physiol*. 2010;299:G23−G31.

182. Holzbach E. Thiamin absorption in alcoholic delirium patients. *J Stud Alcohol*. 1996;57:581−584.

183. Preedy V, Reilly ME, Patel VB, Richardson PJ, Peters TJ. Protein metabolism in alcoholism: effects on specific tissues and the whole body. *Nutrition*. 1999;15:604−608.

184. Ke ZJ, Wang X, Fan Z, Luo J. Ethanol promotes thiamine deficiency-induced neuronal death: involvement of double-stranded RNA-activated protein kinase. *Alcohol Clin Exp Res*. 2009;33:1097−1103.

185. Hazell AS. Astrocytes are a major target in thiamine deficiency and Wernicke's encephalopathy. *Neurochem Int*. 2009;55: 129−135.

186. Sinha S, Kataria A, Kolla BP, Thusius N, Loukianova LL. Wernicke encephalopathy—clinical pearls. *Mayo Clin Proc*. 2019;94: 1065−1072.

187. Martin PR, Singleton CK, Hiller-Sturmhofel S. The role of thiamine deficiency in alcoholic brain disease. *Alcohol Res Health*. 2003;27:134−142.

188. Harper C. The neuropathology of alcohol-related brain damage. *Alcohol Alcohol*. 2009;44:136−140.

189. Polegato BF, Pereira AG, Azevedo PS, et al. Role of thiamin in health and disease. *Nutr Clin Pract*. 2019;0.

190. Kloss O, Eskin NAM, Suh M. Thiamin deficiency on fetal brain development with and without prenatal alcohol exposure. *Biochem Cell Biol*. 2017;96:169−177.

191. Tang L, Alsulaim HA, Canner JK, Prokopowicz GP, Steele KE. Prevalence and predictors of postoperative thiamine deficiency after vertical sleeve gastrectomy. *Surg Obes Relat Dis*. 2018;14: 943−950.

192. Oudman E, Wijnia JW, van Dam M, Biter LU, Postma A. Preventing Wernicke encephalopathy after bariatric surgery. *Obes Surg*. 2018;28:2060−2068.

193. King WC, Chen J-Y, Courcoulas AP, et al. Alcohol and other substance use after bariatric surgery: prospective evidence from a U.S. multicenter cohort study. *Surg Obes Relat Dis*. 2017;13: 1392−1402.

194. Linder LM, Robert S, Mullinax K, Hayes G. Thiamine prescribing and Wernicke's encephalopathy risk factors in patients with alcohol use disorders at a psychiatric hospital. *J Psychiatr Pract*. 2018;24:317−322.

195. Holmberg MJ, Moskowitz A, Patel PV, et al. Thiamine in septic shock patients with alcohol use disorders: an observational pilot study. *J Crit Care*. 2018;43:61−64.

196. Chou W-P, Chang Y-H, Lin H-C, Chang Y-H, Chen Y-Y, Ko C-H. Thiamine for preventing dementia development among patients with alcohol use disorder: a nationwide population-based cohort study. *Clin Nutr*. 2019;38:1269−1273.

197. Crowe SF, Kempton S. Both ethanol toxicity and thiamine deficiency are necessary to produce long-term memory deficits in the young chick. *Pharmacol Biochem Behav*. 1997;58:461−470.

198. Gong Y-S, Hu K, Yang L-Q, et al. Comparative effects of EtOH consumption and thiamine deficiency on cognitive impairment, oxidative damage, and β-amyloid peptide overproduction in the brain. *Free Radic Biol Med*. 2017;108:163−173.

199. Toledo Nunes P, Vedder LC, Deak T, Savage LM. A pivotal role for

thiamine deficiency in the expression of neuroinflammation markers in models of alcohol-related brain damage. *Alcohol Clin Exp Res.* 2019;43:425−438.

200. McLean J, Manchip S. Wernicke's encephalopathy induced by magnesium depletion. *Lancet.* 1999;353:1768.
201. Sharain K, May AM, Gersh BJ. Chronic alcoholism and the danger of profound hypomagnesemia. *Am J Med.* 2015;128:e17−e18.
202. Baroncini D, Annovazzi P, Minonzio G, Franzetti I, Zaffaroni M. Hypomagnesaemia as a trigger of relapsing non-alcoholic Wernicke encephalopathy: a case report. *Neurol Sci.* 2017;38:2069−2071.
203. Dingwall KM, Delima JF, Gent D, Batey RG. Hypomagnesaemia and its potential impact on thiamine utilisation in patients with alcohol misuse at the Alice Springs Hospital. *Drug Alcohol Rev.* 2015;34:323−328.
204. Suter PM, Vetter W. Diuretics and vitamin B1: are diuretics a risk factor for thiamin malnutrition? *Nutr Rev.* 2000;58:319−323.
205. Keith ME, Walsh NA, Darling PB, et al. B-vitamin deficiency in hospitalized patients with heart failure. *J Am Diet Assoc.* 2009; 109:1406−1410.
206. Pinto J, Huang YP, Rivlin RS. Mechanisms underlying the differential effects of ethanol on the bioavailability of riboflavin and flavin adenine dinucleotide. *J Clin Investig.* 1987;79: 1343−1348.
207. Subramanian VS, Subramanya SB, Ghosal A, Said HM. Chronic alcohol feeding inhibits physiological and molecular parameters of intestinal and renal riboflavin transport. *Am J Physiol Cell Physiol.* 2013;305:C539−C546.
208. Ono S, Takahashi H, Hirano H. Ethanol enhances the esterification of riboflavin in rat organ tissue. *Int J Vitam Nutr Res.* 1987;57:335.
209. Narasimha VL, Ganesh S, Reddy S, et al. Pellagra and alcohol dependence syndrome: findings from a tertiary care addiction treatment centre in India. *Alcohol Alcohol.* 2019;54:148−151.
210. Dastur DK, Santhadevi Q, Quadros EV. The B-vitamins in malnutrition with alcoholism. *Br J Nutr.* 1976;36:143−159.
211. Terada N, Kinoshita K, Taguchi S, Tokuda Y. Wernicke encephalopathy and pellagra in an alcoholic and malnourished patient. *BMJ Case Rep.* 2015;2015. bcr2015209412.
212. Badawy AA. Pellagra and alcoholism: a biochemical perspective. *Alcohol Alcohol.* 2014;49:238−250.
213. Hardman MJ, Page RA, Wiseman MS, Crow KE. Regulation of rates of ethanol metabolism and liver [NAD$^+$]/[NADH] ratio. In: Palmer NT, ed. *Alcoholism a Molecular Perspective.* New York, N.Y.: Plenum Press; 1991:27−33.
214. Masia R, McCarty WJ, Lahmann C, et al. Live cell imaging of cytosolic NADH/NAD$^+$ratio in hepatocytes and liver slices. *Am J Physiol Gastrointest Liver Physiol.* 2018;314:G97−G108.
215. Cook CCH, Hallwood PM, Thomson AD. B-Vitamin deficiency and neuropsychiatric syndromes in alcohol misuse. *Alcohol Alcohol.* 1998;33:317−336.
216. López M, Olivares JM, Berrios GE. Pellagra encephalopathy in the context of alcoholism: review and case report. *Alcohol Alcohol.* 2013;49:38−41.
217. Luthe SK, Sato R. Alcoholic pellagra as a cause of altered mental status in the emergency department. *J Emerg Med.* 2017;53: 554−557.
218. Ueland PM, Ulvik A, Rios-Avila L, Midttun Ø, Gregory JF. Direct and functional biomarkers of vitamin B6 status. *Annu Rev Nutr.* 2015;35:33−70.
219. Medici V, Peerson JM, Stabler SP, et al. Impaired homocysteine transsulfuration is an indicator of alcoholic liver disease. *J Hepatol.* 2010;53:551−557.
220. Walsh MP, Howorth PJN, Marks V. Pyridoxine deficiency and tryptophan metabolism in chronic alcoholics. *Am J Clin Nutr.* 1966;19:379−383.
221. Mitchell D, Wagner C, Stone WJ, Wilkinson GR, Schenker S. Abnormal regulation of plasma pyridoxal-5'-phosphate in patients with liver disease. *Gastroenterology.* 1976;71:1043−1049.
222. Julian T, Glascow N, Syeed R, Zis P. Alcohol-related peripheral neuropathy: a systematic review and meta-analysis. *J Neurol.* 2018;266: 2907−2919.
223. Medici V, Halsted CH. Folate, alcohol, and liver disease. *Mol Nutr Food Res.* 2013;57:596−606.
224. Sanvisens A, Zuluaga P, Pineda M, et al. Folate deficiency in patients seeking treatment of alcohol use disorder. *Drug Alcohol Depend.* 2017;180:417−422.
225. Hamid A, Wani NA, Kaur J. New perspectives on folate transport in relation to alcoholism-induced folate malabsorption − association with epigenome stability and cancer development. *FEBS J.* 2009;276:2175−2191.
226. Wani NA, Hamid A, Khanduja KL, Kaur J. Folate malabsorption is associated with down-regulation of folate transporter expression and function at colon basolateral membrane in rats. *Br J Nutr.* 2012;107:800−808.
227. Halsted CH. Alcohol and folate interactions: clinical implications. In: Bailey LB, ed. *Folate in Health and Disease.* New York (N.Y): Marcel Dekker Inc.; 1995:313−327.
228. Ross DM, McMartin KE. Effect of ethanol on folate binding by isolated rat renal brush border membranes. *Alcohol.* 1996;13:449−454.
229. Biswas A, Senthilkumar SR, Said HM. Effect of chronic alcohol exposure on folate uptake by liver mitochondria. *Am J Physiol Cell Physiol.* 2011;302:C203−C209.
230. Kapur BM, Baber M. FASD: folic acid and formic acid — an unholy alliance in the alcohol abusing mother. *Biochem Cell Biol.* 2017;96:189−197.
231. Svensson T, Yamaji T, Budhathoki S, et al. Alcohol consumption, genetic variants in the alcohol- and folate metabolic pathways and colorectal cancer risk: the JPHC Study. *Sci Rep.* 2016;6:36607.
232. Dumitrescu RG. Alcohol-induced epigenetic changes in cancer. In: Dumitrescu RG, Verma M, eds. *Cancer Epigenetics for Precision Medicine: Methods and Protocols.* New York, NY: Springer New York; 2018:157−172.
233. Mason JB, Tang SY. Folate status and colorectal cancer risk: a 2016 update. *Mol Asp Med.* 2017;53:73−79.
234. Chien Y-W, Chen Y-L, Peng H-C, Hu J-T, Yang S-S, Yang S-C. Impaired homocysteine metabolism in patients with alcoholic liver disease in Taiwan. *Alcohol.* 2016;54:33−37.
235. van der Gaag MS, Ubbink JB, Sillanaukee P, Nikkari S, Hendriks HF. Effect of consumption of red wine, spirits, and beer on serum homocysteine. *Lancet.* 2000;355:1522.
236. Kisters K, Schodjaian K, Nguyen SQ, et al. Effect of alcohol on plasma and intracellular magnesium status in patients with steatosis or cirrhosis of the liver. *Med Sci Res.* 1997;25:805−806.
237. Romani AM. Magnesium homeostasis and alcohol consumption. *Magnes Res.* 2008;21:197−204.
238. Rink EB. Magnesium deficiency in alcoholism. *Alcohol Clin Exp Res.* 1986;10:590−594.
239. de Baaij JH, Hoenderop JG, Bindels RJ. Magnesium in man: implications for health and disease. *Physiol Rev.* 2015;95:1−46.
240. Cheungpasitporn W, Thongprayoon C, Qian Q. Dysmagnesemia in hospitalized patients: prevalence and prognostic importance. *Mayo Clin Proc.* 2015;90:1001−1010.
241. Workinger LJ, Doyle PR, Bortz J. Challenges in the diagnosis of magnesium status. *Nutrients.* 2018;10.
242. Wu L, Zhu X, Fan L, et al. Magnesium intake and mortality due to liver diseases: results from the third national health and nutrition examination survey cohort. *Sci Rep.* 2017;7:17913.
243. Poikolainen K, Alho H. Magnesium treatment in alcoholics: a randomized clinical trial. *Subst Abus Treat Prev Policy.* 2008;3:1.
244. Sarai M, Tejani AM, Chan AHW, Kuo IF, Li J. Magnesium for alcohol withdrawal. *Cochrane Database Syst Rev.* 2013;(Issue 6), CD008358. https://doi.org/10.1002/14651858.CD008358.pub2.
245. Maguire D, Ross DP, Talwar D, et al. Low serum magnesium and 1-year mortality in alcohol withdrawal syndrome. *Eur J Clin Investig.* 2019;0:e13152.
246. Bode JC, Hanisch P, Henning H, Koenig W, Richter FW, Bode C. Hepatic zinc content in patients with various stages of alcoholic liver disease and in patients with chronic active and chronic persistent hepatitis. *Hepatology.* 1988;8:1605−1609.
247. Zhong W, McClain CJ, Cave M, Kang YJ, Zhou Z. The role of zinc deficiency in alcohol-induced intestinal barrier dysfunction. *Am J Physiol Gastrointest Liver Physiol.* 2010;298:G625−G633.
248. Stamoulis I, Kouraklis G, Theocharis S. Zinc and the liver: an active interaction. *Dig Dis Sci.* 2007;52:1595−1612.
249. Skalny AV, Skalnaya MG, Grabeklis AR, Skalnaya AA, Tinkov AA. Zinc deficiency as a mediator of toxic effects of alcohol abuse. *Eur J Nutr.* 2018;57:2313−2322.
250. Sun Q, Li Q, Zhong W, et al. Dysregulation of hepatic zinc transporters in a mouse model of alcoholic liver disease. *Am J Physiol*

Gastrointest Liver Physiol. 2014;307:G313—G322.

251. Rodriguez MF, Gonzalez RE, Santolaria FF, et al. Zinc, copper, manganese, and iron in chronic alcoholic liver disease. *Alcohol.* 1997;14:39—44.

252. Sengupta S, Wroblewski K, Aronsohn A, et al. Screening for zinc deficiency in patients with cirrhosis: when should we start? *Dig Dis Sci.* 2015;60:3130—3135.

253. Sullivan JF, Lankford HG. Zinc metabolism and chronic alcoholism. *Am J Clin Nutr.* 1965;17:57—63.

254. Sun Q, Zhong W, Zhang W, et al. Zinc deficiency mediates alcohol-induced apoptotic cell death in the liver of rats through activating ER and mitochondrial cell death pathways. *Am J Physiol Gastrointest Liver Physiol.* 2015;308:G757—G766.

255. Zhong W, Zhao Y, McClain CJ, Kang YJ, Zhou Z. Inactivation of hepatocyte nuclear factor-4{alpha} mediates alcohol-induced downregulation of intestinal tight junction proteins. *Am J Physiol Gastrointest Liver Physiol.* 2010;299:G643—G651.

256. Kang X, Zhong W, Liu J, et al. Zinc supplementation reverses alcohol-induced steatosis in mice through reactivating hepatocyte nuclear factor-4α and peroxisome proliferator-activated receptor-α. *Hepatology.* 2009;50:1241—1250.

257. McClain C, Vatsalya V, Cave M. Role of zinc in the development/progression of alcoholic liver disease. *Curr Treat Options Gastroenterol.* 2017;15:285—295.

258. Zhong W, Zhou Z. Chapter 8 — Sealing the leaky gut represents a beneficial mechanism of zinc intervention for alcoholic liver disease. In: Watson RR, Preedy VR, eds. *Dietary Interventions in Gastrointestinal Diseases.* Academic Press; 2019:91—106.

259. Joshi PC, Guidot DM. The alcoholic lung: epidemiology, pathophysiology, and potential therapies. *Am J Physiol Lung Cell Mol Physiol.* 2007;292:L813—L823.

260. Mehta AJ, Yeligar SM, Elon L, Brown LA, Guidot DM. Alcoholism causes alveolar macrophage dysfunction and immune dysfunction. *Am J Respir Crit Care Med.* 2013;188:716—723.

261. Joshi PC, Mehta A, Jabber WS, Fan X, Guidot DM. Zinc deficiency mediates alcohol-induced alveolar epithelial and macrophage dysfunction in rats. *Am J Respir Cell Mol Biol.* 2009;41:207—216.

262. Prasad AS, Beck FW, Snell DC, Kucuk O. Zinc in cancer prevention. *Nutr Cancer.* 2009;61:879—887.

263. Seitz HK, Pöschl G, Simanowski UA. Alcohol and cancer. In: Galanter M, ed. *Recent Advances in Alcoholism.* New York (NY): Plenum Press; 1998:67—134.

264. McClain CJ, van Thiel DH, Parker S, Badzin LK, Gilbert H. Alterations in zinc, vitamin A, and retinol-binding protein in chronic alcoholics: a possible mechanism for night blindness and hypogonadism. *Alcohol Clin Exp Res.* 1979;3:135—141.

265. Morrison SA, Russell RM, Carney EA, Oaks EV. Zinc deficiency: a cause of abnormal dark adaptation in cirrhotics. *Am J Clin Nutr.* 1978;31:276—281.

266. Stockwell T, Zhao J, Panwar S, Roemer A, Naimi T, Chikritzhs T. Do "moderate" drinkers have reduced mortality risk? A systematic review and meta-analysis of alcohol consumption and all-cause mortality. *J Stud Alcohol Drugs.* 2016;77:185—198.

267. Zeisser C, Stockwell TR, Chikritzhs T. Methodological biases in estimating the relationship between alcohol consumption and breast cancer: the role of drinker misclassification errors in meta-analytic results. *Alcohol Clin Exp Res.* 2014;38:2297—2306.

268. Hill JA. In vino veritas: alcohol and heart disease. *Am J Med Sci.* 2005;329:124—135.

269. Thun MJ, Peto R, Lopez AD, et al. Alcohol consumption and mortality among middle aged and elderly U.S. adults. *N Engl J Med.* 1997;337:1705—1714.

270. Mukamal KJ, Chen CM, Rao SR, Breslow RA. Alcohol consumption and cardiovascular mortality among U.S. Adults, 1987 to 2002. *J Am Coll Cardiol.* 2010;55:1328—1335.

271. Hvidtfeldt UA, Tolstrup JS, Jakobsen MU, et al. Alcohol intake and risk of coronary heart disease in younger, middle-aged, and older adults. *Circulation.* 2010;121:1589—1597.

272. Costanzo S, Di Castelnuovo A, Donati MB, Iacoviello L, de Gaetano G. Alcohol consumption and mortality in patients with cardiovascular disease: a meta-analysis. *J Am Coll Cardiol.* 2010; 55:1339—1347.

273. Sun W, Schooling CM, Chan WM, Ho KS, Lam TH, Leung GM.

Moderate alcohol use, health status, and mortality in a prospective Chinese elderly cohort. *Ann Epidemiol.* 2009;19:396—403.

274. Sadakane A, Gotoh T, Ishikawa S, Nakamura Y, Kayaba K. Amount and frequency of alcohol consumption and all-cause mortality in a Japanese population: the JMS cohort study. *J Epidemiol Community Health.* 2009;19:107—115.

275. Rimm EB, Williams P, Fosher K, Criqui M, Stampfer MJ. Moderate alcohol intake and lower risk of coronary artery disease: meta-analysis of effects on lipids and haemostatic factors. *Br Med J.* 1999;319:1523—1528.

276. Kloner RA, Rezkalla SH. To drink or not to drink? That is the question. *Circulation.* 2007;116:1306—1317.

277. Fernández-Solà J. Cardiovascular risks and benefits of moderate and heavy alcohol consumption. *Nat Rev Cardiol.* 2015;12: 576.

278. Gaziano JM, Gaziano TA, Glynn RJ, et al. Light-to-moderate alcohol consumption and mortality in the physicians' health study enrollment cohort. *J Am Coll Cardiol.* 2000;35:96—105.

279. Djousse L, Lee I-M, Buring JE, Gaziano JM. Alcohol consumption and risk of cardiovascular disease and death in women: potential mediating mechanisms. *Circulation.* 2009;120:237—244.

280. Klatsky AL. Alcohol and cardiovascular health. *Physiol Behav.* 2010;100:76—81.

281. Kunzmann AT, Coleman HG, Huang W-Y, Berndt SI. The association of lifetime alcohol use with mortality and cancer risk in older adults: a cohort study. *PLoS Med.* 2018;15:e1002585.

282. White IR. The level of alcohol consumption at which all-cause mortality is least. *J Clin Epidemiol.* 1999;52:967—975.

283. Millwood IY, Walters RG, Mei XW, et al. Conventional and genetic evidence on alcohol and vascular disease aetiology: a prospective study of 500 000 men and women in China. *Lancet.* 2019;393: 1831—1842.

284. Janis IL. *Air War and Emotional Stress.* Westport (CT, USA): Greenwood Press Publishers; 1951.

285. Wood AM, Kaptoge S, Butterworth AS, et al. Risk thresholds for alcohol consumption: combined analysis of individual-participant data for 599 912 current drinkers in 83 prospective studies. *Lancet.* 2018;391:1513—1523.

286. Martin J, Barry J, Goggin D, Morgan K, Ward M, O'Suilleabhain T. Alcohol-attributable mortality in Ireland. *Alcohol Alcohol.* 2010;45: 379—386.

287. Snow WM, Murray R, Ekuma O, Tyas SL, Barnes GE. Alcohol use and cardiovascular health outcomes: a comparison across age and gender in the Winnipeg Health and Drinking Survey Cohort. *Age Ageing.* 2009;38:206—212.

288. Rimm EB, Klatsky A, Grobbee D, Stampfer MJ. Review of moderate alcohol consumption and reduced risk of coronary heart disease: is the effect due to beer, wine, or spirits? *Br Med J.* 1996; 312:731—736.

289. Reynolds K, Lewis LB, Nolen JDL, Kinney GL, Sathya B, He J. Alcohol consumption and risk of stroke: a meta-analysis. *J Am Med Assoc.* 2003;289:579—588.

290. Griswold MG, Fullman N, Hawley C, et al. Alcohol use and burden for 195 countries and territories, 1990—2016: a systematic analysis for the Global Burden of Disease Study 2016. *Lancet.* 2018; 392:1015—1035.

291. Voskoboinik A, Wong G, Lee G, et al. Moderate alcohol consumption is associated with atrial electrical and structural changes: insights from high-density left atrial electroanatomic mapping. *Heart Rhythm.* 2019;16:251—259.

292. Pagel PS, Kersten JR, Warltier DC. Mechanisms of myocardial protection produced by chronic ethanol consumption. *Pathophysiology.* 2004;10:121—129.

293. Collins MA, Neafsey EJ, Mukamal KJ, et al. Alcohol in moderation, cardioprotection, and neuroprotection: epidemiological considerations and mechanistic studies. *Alcohol Clin Exp Res.* 2009;33: 206—219.

294. Zheng J-P, Ju D, Jiang H, Shen J, Yang M, Li L. Resveratrol induces p53 and suppresses myocardin-mediated vascular smooth muscle cell differentiation. *Toxicol Lett.* 2010;199:115—122.

295. Bertelli AA, Das DK. Grapes, wines, resveratrol, and heart health. *J Cardiovasc Pharmacol.* 2009;54:468—476.

296. Brown L, Kroon PA, Das DK, et al. The biological responses to resveratrol and other polyphenols from alcoholic beverages.

Alcohol Clin Exp Res. 2009;33:1513−1523.

297. Spaak J, Merlocco AC, Soleas GJ, et al. Dose-related effects of red wine and alcohol on hemodynamics, sympathetic nerve activity, and arterial diameter. *Am J Physiol Heart Circ Physiol.* 2008;294: H605−H612.

298. Spaak J, Tomlinson G, McGowan CL, et al. Dose-related effects of red wine and alcohol on heart rate variability. *Am J Physiol Heart Circ Physiol.* 2010;298:H2226−H2231.

299. Hansel B, Thomas F, Pannier B, et al. Relationship between alcohol intake, health and social status and cardiovascular risk factors in the urban Paris-Ile-De-France Cohort: is the cardioprotective action of alcohol a myth[quest]. *Eur J Clin Nutr.* 2010;64: 561−568.

300. Mortensen EL, Jensen HH, Sanders SA, Reinisch JM. Better psychological functioning and higher social status may largely explain the apparent health benefits of wine: a study of wine and beer drinking in young Danish adults. *Arch Intern Med.* 2001;161: 1844−1848.

301. Trevisan M, Krogh V, Farinaro E. Alcohol consumption, drinking pattern and blood pressure: analysis of data from the Italian National Research Council Study. *Int J Epidemiol.* 1987;16: 520−527.

302. Tapper EB, Parikh ND. Mortality due to cirrhosis and liver cancer in the United States, 1999−2016: observational study. *Br Med J.* 2018;362:k2817.

303. Conroy DE, Ram N, Pincus AL, et al. Daily physical activity and alcohol use across the adult lifespan. *Health Psychol.* 2015;34: 653−660.

304. Kopp M, Burtscher M, Kopp-Wilfling P, et al. Is there a link between physical activity and alcohol use? *Subst Use Misuse.* 2015; 50:546−551.

305. Shuval K, Barlow CE, Chartier KG, Gabriel KP. Cardiorespiratory fitness, alcohol, and mortality in men: the Cooper Center longitudinal study. *Am J Prev Med.* 2012;42:460−467.

306. Leasure JL, Neighbors C, Henderson CE, Young CM. Exercise and alcohol consumption: what we know, what we need to know, and why it is important. *Front Psychiatry.* 2015;6:156.

307. Taylor B, Irving HM, Baliunas D, et al. Alcohol and hypertension: gender differences in dose−response relationships determined through systematic review and meta-analysis. *Addiction.* 2009; 104:1981−1990.

308. Suter PM, Vetter W. The effect of alcohol on blood pressure. *Nutr Clin Care.* 2000;3:24−34.

309. Hillbom M, Numminen H. Alcohol and stroke: pathophysiologic mechanisms. *Neuroepidemiology.* 1998;17:281−287.

310. Patra J, Taylor B, Irving H, et al. Alcohol consumption and the risk of morbidity and mortality for different stroke types − a systematic review and meta-analysis. *BMC Public Health.* 2010;10:258.

311. Fogle RL, Lynch CJ, Palopoli M, Deiter G, Stanley BA, Vary TC. Impact of chronic alcohol ingestion on cardiac muscle protein expression. *Alcohol Clin Exp Res.* 2010;34:1226−1234.

312. Han T, Zhang S, Duan W, et al. Eighteen-year alcohol consumption trajectories and their association with risk of type 2 diabetes and its related factors: the China Health and Nutrition Survey. *Diabetologia.* 2019;62:970−980.

313. Peng M, Zhang J, Zeng T, et al. Alcohol consumption and diabetes risk in a Chinese population: a Mendelian randomization analysis. *Addiction.* 2019;114:436−449.

314. Joosten MM, Chiuve SE, Mukamal K, Hu FB, Hendriks HF, Rimm EB. Changes in alcohol consumption and subsequent risk of type 2 diabetes in men. *Diabetes.* 2011;60:74−79.

315. Bantle AE, Thomas W, Bantle JP. Metabolic effects of alcohol in the form of wine in persons with type 2 diabetes mellitus. *Metabolism.* 2008;57:241−245.

316. Pietraszek A, Gregersen S, Hermansen K. Alcohol and type 2 diabetes. a review. *Nutr, Metab Cardiovas Dis.* 2010;20:366−375.

317. Li X-H, Yu F-f, Zhou Y-H, He J. Association between alcohol consumption and the risk of incident type 2 diabetes: a systematic review and dose-response meta-analysis. *Am J Clin Nutr.* 2016;103: 818−829.

318. Koloverou E, Panagiotakos DB, Pitsavos C, et al. Effects of alcohol consumption and the metabolic syndrome on 10-year incidence of diabetes: the ATTICA study. *Diabetes Metab.* 2015; 41:152−159.

319. Gepner Y, Golan R, Harman-Boehm I, et al. Effects of initiating moderate alcohol intake on cardiometabolic risk in adults with type 2 diabetes: a 2-year randomized, controlled trial two-year moderate alcohol intervention in adults with type 2 diabetes. *Ann Intern Med.* 2015;163:569−579.

320. Lai Y-J, Hu H-Y, Lee Y-L, et al. Frequency of alcohol consumption and risk of type 2 diabetes mellitus: a nationwide cohort study. *Clin Nutr.* 2019;38:1368−1372.

321. Kerr WC, Ye Y, Williams E, Lui CK, Greenfield TK, Lown EA. Lifetime alcohol use patterns and risk of diabetes onset in the national alcohol survey. *Alcohol Clin Exp Res.* 2019;43:262−269.

322. Holst C, Becker U, Jørgensen ME, Grønbæk M, Tolstrup JS. Alcohol drinking patterns and risk of diabetes: a cohort study of 70,551 men and women from the general Danish population. *Diabetologia.* 2017;60:1941−1950.

323. Kerr WC, Williams E, Li L, et al. Alcohol use patterns and risk of diabetes onset in the 1979 national longitudinal survey of youth cohort. *Prev Med.* 2018;109:22−27.

324. Knott C, Bell S, Britton A. Alcohol consumption and the risk of type 2 diabetes: a systematic review and dose-response meta-analysis of more than 1.9 million individuals from 38 observational studies. *Diabetes Care.* 2015;38:1804.

325. He X, Rebholz CM, Daya N, Lazo M, Selvin E. Alcohol consumption and incident diabetes: The Atherosclerosis Risk in Communities (ARIC) study. *Diabetologia.* 2019;62:770−778.

326. Liang W, Chikritzhs T. Alcohol consumption during adolescence and risk of diabetes in young adulthood. *BioMed Res Int.* 2014;2014:6.

327. Schrieks IC, Heil AL, Hendriks HF, Mukamal KJ, Beulens JW. The effect of alcohol consumption on insulin sensitivity and glycemic status: a systematic review and meta-analysis of intervention studies. *Diabetes Care.* 2015;38:723−732.

328. Rohwer RD, Liu S, You N-C, Buring JE, Manson JE, Song Y. Interrelationship between alcohol intake and endogenous sex-steroid hormones on diabetes risk in postmenopausal women. *J Am Coll Nutr.* 2015;34:273−280.

329. Srinivasan MP, Shawky NM, Kaphalia BS, Thangaraju M, Segar L. Alcohol-induced ketonemia is associated with lowering of blood glucose, downregulation of gluconeogenic genes, and depletion of hepatic glycogen in type 2 diabetic db/db mice. *Biochem Pharmacol.* 2019;160:46−61.

330. Niskanen L, Partonen T, Auvinen A, Haukka J. Excess mortality in Finnish diabetic subjects due to alcohol, accidents and suicide: a nationwide study. *Eur J Endocrinol.* 2018;179:299.

331. Munukutla S, Pan G, Deshpande M, Thandavarayan RA, Krishnamurthy P, Palaniyandi SS. Alcohol toxicity in diabetes and its complications: a double trouble? *Alcohol Clin Exp Res.* 2016;40:686−697.

332. Boyle M, Masson S, Anstee QM. The bidirectional impacts of alcohol consumption and the metabolic syndrome: cofactors for progressive fatty liver disease. *J Hepatol.* 2018;68:251−267.

333. Sesso HD, Cook NR, Buring JE, Manson JE, Gaziano JM. Alcohol consumption and the risk of hypertension in women and men. *Hypertension.* 2008;51:1080−1087.

334. Klatsky AL, Friedman GD, Siegelaub AB, Gérard MJ. Alcohol consumption and blood pressure: Kaiser-Permanente multiphasic health examination data. *N Engl J Med.* 1977;296:1194−1200.

335. Huntgeburth M, Ten-Freyhaus H, Rosenkranz S. Alcohol consumption and hypertension. *Curr Hypertens Rep.* 2005;7:180−185.

336. Roerecke M, Kaczorowski J, Tobe SW, Gmel G, Hasan OSM, Rehm J. The effect of a reduction in alcohol consumption on blood pressure: a systematic review and meta-analysis. *Lancet Public Health.* 2017;2:e108−e120.

337. Roerecke M, Tobe Sheldon W, Kaczorowski J, et al. Sex-specific associations between alcohol consumption and incidence of hypertension: a systematic review and meta-analysis of cohort studies. *J Am Heart Assoc.* 2018;7:e008202.

338. Briasoulis A, Agarwal V, Messerli FH. Alcohol consumption and the risk of hypertension in men and women: a systematic review and meta-analysis. *J Clin Hypertens.* 2012;14:792−798.

339. Grobbee DE, Rimm EB, Keil U, Renauld S. Alcohol and the cardiovascular system. In: Macdonald I, ed. *Health Issues Related to Alcohol Consumption.* Washington D.C: ILSI; 1999.

340. Xin X, He J, Frontini MG, Ogden LG, Motsamai OI, Whelton PK. Effects of alcohol reduction on blood pressure. *Hypertension.* 2001;

38:1112−1117.

341. Bell S, Daskalopoulou M, Rapsomaniki E, et al. Association between clinically recorded alcohol consumption and initial presentation of 12 cardiovascular diseases: population based cohort study using linked health records. *Br Med J*. 2017;356:j909.

342. Piano Mariann R, Burke L, Kang M, Phillips Shane A. Effects of repeated binge drinking on blood pressure levels and other cardiovascular health metrics in young adults: national health and nutrition examination survey, 2011−2014. *J Am Heart Assoc*. 2018;7:e008733.

343. Yoo M-G, Park KJ, Kim H-J, Jang HB, Lee H-J, Park SI. Association between alcohol intake and incident hypertension in the Korean population. *Alcohol*. 2019;77:19−25.

344. Wakabayashi I. History of antihypertensive therapy influences the relationships of alcohol with blood pressure and pulse pressure in older men. *Am J Hypertens*. 2010;23:633−638.

345. McFadden CB, Brensinger CM, Berlin JA, Townsend RR. Systematic review of the effect of daily alcohol intake on blood pressure. *Am J Hypertens*. 2005;18:276−286.

346. Ma C, Yu B, Zhang W, Wang W, Zhang L, Zeng Q. Associations between aldehyde dehydrogenase 2 (ALDH2) rs671 genetic polymorphisms, lifestyles and hypertension risk in Chinese Han people. *Sci Rep*. 2017;7:11136.

347. Ota M, Hisada A, Lu X, Nakashita C, Masuda S, Katoh T. Associations between aldehyde dehydrogenase 2 (ALDH2) genetic polymorphisms, drinking status, and hypertension risk in Japanese adult male workers: a case-control study. *Environ Health Prev Med*. 2016;21:1−8.

348. Singer J, Gustafson D, Cummings C, et al. Independent ischemic stroke risk factors in older Americans: a systematic review. *Aging*. 2019;11:3392−3407.

349. Sacco RL, Elkind M, Boden-Albala B, et al. The protective effect of moderate alcohol consumption on ischemic stroke. *J Am Med Assoc*. 1999;281:53−60.

350. Larsson SC, Wallin A, Wolk A, Markus HS. Differing association of alcohol consumption with different stroke types: a systematic review and meta-analysis. *BMC Med*. 2016;14:178.

351. Lacey B, Lewington S, Clarke R, et al. Age-specific association between blood pressure and vascular and non-vascular chronic diseases in 0·5 million adults in China: a prospective cohort study. *Lancet Global Health*. 2018;6:e641−e649.

352. Holmes MV, Dale CE, Zuccolo L, et al. Association between alcohol and cardiovascular disease: Mendelian randomisation analysis based on individual participant data. *Br Med J*. 2014;349:g4164.

353. Duan Y, Wang A, Wang Y, et al. Cumulative alcohol consumption and stroke risk in men. *J Neurol*. 2019;266(9):2112−2119.

354. Mostofsky E, Burger MR, Schlaug G, Mukamal KJ, Rosamond WD, Mittleman MA. Alcohol and acute ischemic stroke onset: the stroke onset study. *Stroke*. 2010;41:1845−1849.

355. Shiotsuki H, Saijo Y, Ogushi Y, Kobayashi S. Relationships between alcohol intake and ischemic stroke severity in sex stratified analysis for Japanese acute stroke patients. *J Stroke Cerebrovasc Dis*. 2019;28:1604−1617.

356. Bazal P, Gea A, Martínez-González MA, et al. Mediterranean alcohol-drinking pattern, low to moderate alcohol intake and risk of atrial fibrillation in the PREDIMED study. *Nutr Metab Cardiovasc Dis*. 2019;29:676−683.

357. Conen D, Tedrow UB, Cook NR, Moorthy MV, Buring JE, Albert CM. Alcohol consumption and risk of incident atrial fibrillation in women. *J Am Med Assoc*. 2008;300:2489−2496.

358. Klatsky AL, Armstrong MA, Kipp H. Correlates of alcoholic beverage preference: traits of persons who choose wine, liquor or beer. *Br J Addict*. 1990;85:1279−1289.

359. Tjonneland A, Gronbæk M, Stripp C, Overvad K. Wine intake and diet in a random sample of 48763 Danish men and women. *Am J Clin Nutr*. 1999;69:49−54.

360. Rouillier P, Boutron-Ruault MC, Bertrais S, et al. Drinking patterns in French adult men—a cluster analysis of alcoholic beverages and relationship with lifestyle. *Eur J Nutr*. 2004;43:69−76.

361. Mizrahi A, Knekt P, Montonen J, Laaksonen MA, Heliövaara M, Järvine R. Plant foods and the risk of cerebrovascular diseases:

a potential protection of fruit consumption. *Br J Nutr*. 2009;102:1075−1083.

362. Lock K, Pomerleau J, Causer L, Altmann DR, McKee M. The global burden of disease attributable to low consumption of fruit and vegetables: implications for the global strategy on diet. *Bull World Health Organ*. 2005;83:100−108.

363. Du H, Li L, Bennett D, et al. Fresh fruit consumption and major cardiovascular disease in China. *N Engl J Med*. 2016;374:1332−1343.

364. Aune D, Giovannucci E, Boffetta P, et al. Fruit and vegetable intake and the risk of cardiovascular disease, total cancer and all-cause mortality-a systematic review and dose-response meta-analysis of prospective studies. *Int J Epidemiol*. 2017;46:1029−1056.

365. Stampfer MJ, Kang JH, Chen J, Cherry R, Grodstein F. Effects of moderate alcohol consumption on cognitive function in women. *N Engl J Med*. 2005;352:245−253.

366. Brust JCM. Ethanol and cognition: indirect effects, neurotoxicity and neuroprotection: a review. *Int J Environ Res Public Health*. 2010;7:1540−1557.

367. Mende MA. Alcohol in the aging brain − the interplay between alcohol consumption, cognitive decline and the cardiovascular system. *Front Neurosci*. 2019;13.

368. Liu Y, Mitsuhashi T, Yamakawa M, et al. Alcohol consumption and incident dementia in older Japanese adults: the Okayama study. *Geriatr Gerontol Int*. 2019;19:740−746.

369. Gross AL, Rebok GW, Ford DE, et al. Alcohol consumption and domain-specific cognitive function in older adults: longitudinal data from the Johns Hopkins precursors study. *J Gerontol Psychol Sci*. 2010;66B(1):39−47. https://doi.org/10.1093/geronb/gbq062.

370. Panza F, Capurso C, D'Introno A, et al. Alcohol drinking, cognitive functions in older age, predementia, and dementia syndromes. *J Alzheimer's Dis*. 2009;17:7−31.

371. Rehm J, Hasan OSM, Black SE, Shield KD, Schwarzinger M. Alcohol use and dementia: a systematic scoping review. *Alzheimer's Res Ther*. 2019;11:1.

372. Thursz M, Kamath PS, Mathurin P, Szabo G, Shah VH. Alcohol-related liver disease: areas of consensus, unmet needs and opportunities for further study. *J Hepatol*. 2019;70:521−530.

373. Hydes T, Gilmore W, Sheron N, Gilmore I. Treating alcohol-related liver disease from a public health perspective. *J Hepatol*. 2019;70:223−236.

374. Ganne-Carrié N, Nahon P. Hepatocellular carcinoma in the setting of alcohol-related liver disease. *J Hepatol*. 2019;70:284−293.

375. Simpson RF, Hermon C, Liu B, et al. Alcohol drinking patterns and liver cirrhosis risk: analysis of the prospective UK Million Women Study. *Lancet Public Health*. 2019;4:e41−e48.

376. Britton A, Mehta G, O'Neill D, Bell S. Association of thirty-year alcohol consumption typologies and fatty liver: findings from a large population cohort study. *Drug Alcohol Depend*. 2019;194:225−229.

377. Mukherji A, Bailey SM, Staels B, Baumert TF. The circadian clock and liver function in health and disease. *J Hepatol*. 2019;71:200−211.

378. Greuter T, Malhi H, Gores GJ, Shah VH. Therapeutic opportunities for alcoholic steatohepatitis and nonalcoholic steatohepatitis: exploiting similarities and differences in pathogenesis. *JCI Insight*. 2017;2:e95354.

379. Brar G, Tsukamoto H. Alcoholic and non-alcoholic steatohepatitis: global perspective and emerging science. *J Gastroenterol*. 2019;54:218−225.

380. Parker R, Kim S-J, Gao B. Alcohol, adipose tissue and liver disease: mechanistic links and clinical considerations. *Nat Rev Gastro Hepat*. 2017;15:50.

381. Louvet A, Mathurin P. Alcoholic liver disease: mechanisms of injury and targeted treatment. *Nat Rev Gastro Hepat*. 2015;12:231.

382. Ohashi K, Pimienta M, Seki E. Alcoholic liver disease: a current molecular and clinical perspective. *Liver Res*. 2018;2:161−172.

383. Tolefree JA, Garcia AJ, Farrell J, et al. Alcoholic liver disease and mast cells: what's your gut got to do with it? *Liver Res*. 2019;3:46−54.

384. Yang Z, Kusumanchi P, Ross RA, et al. Serum metabolomic profiling identifies key metabolic signatures associated with pathogenesis of alcoholic liver disease in humans. *Hepatol Commun*. 2019;3:542−557.

385. Seitz HK, Bataller R, Cortez-Pinto H, et al. Alcoholic liver disease. *Nat Rev Dis Primer*. 2018;4:16.

386. Aljomah G, Baker SS, Liu W, et al. Induction of CYP2E1 in non-alcoholic fatty liver diseases. *Exp Mol Pathol*. 2015;99:677−681.

387. Osna NA, Donohue Jr TM, Kharbanda KK. Alcoholic liver disease: pathogenesis and current management. *Alcohol Res*. 2017; 38:147−161.

388. Malhi H, Guicciardi ME, Gores GJ. Hepatocyte death: a clear and present danger. *Physiol Rev*. 2010;90:1165−1194.

389. Neuman GM, Maor Y, Nanau MR, et al. Alcoholic liver disease: role of cytokines. *Biomolecules*. 2015;5.

390. Diehl AM. Recent events in alcoholic liver disease V. Effects of ethanol on liver regeneration. *Am J Physiol Gastrointest Liver Physiol*. 2005;288:G1−G6.

391. O'Shea RS, Dasarathy S, McCullough AJ. Alcoholic liver disease. *Hepatology*. 2010;51:307−328.

392. Halsted CH. Nutrition and alcoholic liver disease. *Semin Liver Dis*. 2004;24:289−304.

393. Askgaard G, Grønbæk M, Kjær MS, Tjønneland A, Tolstrup JS. Alcohol drinking pattern and risk of alcoholic liver cirrhosis: a prospective cohort study. *J Hepatol*. 2015;62:1061−1067.

394. Sheron N. Alcohol and liver disease in Europe − simple measures have the potential to prevent tens of thousands of premature deaths. *J Hepatol*. 2016;64:957−967.

395. Joshi K, Kohli A, Manch R, Gish R. Alcoholic liver disease: high risk or low risk for developing hepatocellular carcinoma? *Clin Liver Dis*. 2016;20:563−580.

396. Ayubi E, Safiri S, Sani M, Khazaei S, Mansori K. Heavy daily alcohol intake at the population level predicts the weight of alcohol in cirrhosis burden worldwide: methodological issues of confounding and prediction models. *J Hepatol*. 2017;66:864−865.

397. Stein E, Cruz-Lemini M, Altamirano J, et al. Heavy daily alcohol intake at the population level predicts the weight of alcohol in cirrhosis burden worldwide. *J Hepatol*. 2016;65:998−1005.

398. Mendenhall C, Roselle GA, Gartside P, Moritz T. The veterans administration cooperative study G. Relationship of protein calorie malnutrition to alcoholic liver disease: a reexamination of data from two veterans administration cooperative studies. *Alcohol Clin Exp Res*. 1995;19:635−641.

399. Kallwitz ER. Sarcopenia and liver transplant: the relevance of too little muscle mass. *World J Gastroenterol*. 2015;21:10982−10993.

400. Ajmera VH, Terrault NA, Harrison SA. Is moderate alcohol use in nonalcoholic fatty liver disease good or bad? A critical review. *Hepatology*. 2017;65:2090−2099.

401. Carter AR, Borges M-C, Benn M, et al. Combined association of body mass index and alcohol consumption with biomarkers for liver injury and incidence of liver disease: a mendelian randomization study association of BMI and alcohol with biomarkers for liver injury and incidence of liver disease association of BMI and alcohol with biomarkers for liver injury and incidence of liver disease. *JAMA Netw Open*. 2019;2. e190305-(e).

402. World Cancer Research Fund/American Institute for Cancer Research. Continuous Update Project Expert Report 2018. Alcoholic drinks and the risk of cancer. Available at dietandcancerreport.org

403. Szabo G. Women and alcoholic liver disease — warning of a silent danger. *Nat Rev Gastro Hepat*. 2018;15:253.

404. Kawakita D, Matsuo K. Alcohol and head and neck cancer. *Cancer Metastasis Rev*. 2017;36:425−434.

405. McNabb S, Harrison TA, Albanes D, et al. Meta-analysis of 16 studies of the association of alcohol with colorectal cancer. *Int J Cancer*. 2019;0.

406. Seitz HK, Stickel F. Molecular mechanisms of alcohol-mediated carcinogenesis. *Nat Rev Cancer*. 2007;7:599−612.

407. Scoccianti C, Cecchini M, Anderson AS, et al. European code against cancer 4th edition: alcohol drinking and cancer. *Cancer Epidemiol*. 2015;39:S67−S74.

408. Ma K, Baloch Z, He T-T, Xia X. Alcohol consumption and gastric cancer risk: a meta-analysis. *Med Sci Monit*. 2017;23:238−246.

409. Ferro A, Morais S, Rota M, et al. Alcohol intake and gastric cancer: meta-analyses of published data versus individual participant data pooled analyses (StoP Project). *Cancer Epidemiol*. 2018;54: 125−132.

410. Bagnardi V, Rota M, Botteri E, et al. Alcohol consumption and site-specific cancer risk: a comprehensive dose−response meta-analysis. *Br J Canc*. 2014;112:580.

411. National Toxicology Program (NTP). Report on Carcinogens. 14th ed. Research Triangle Park, NC: U.S. Department of Health and Human Services, Public Health Service. https://ntp.niehs.nih.gov/go/roc14 2016.

412. Seitz HK, Stickel F. Acetaldehyde as an underestimated risk factor for cancer development: role of genetics in ethanol metabolism. *Genes Nutr*. 2010;5:121−128.

413. Nieminen MT, Salaspuro M. Local acetaldehyde—an essential role in alcohol-related upper gastrointestinal tract carcinogenesis. *Cancers*. 2018;10:11.

414. Bradbury KE, Murphy N, Key TJ. Diet and colorectal cancer in UK Biobank: a prospective study. *Int J Epidemiol*. 2019:1−13.

415. Cheng G, Xie L. Alcohol intake and risk of renal cell carcinoma: a meta-analysis of published case-control studies. *Arch Med Sci*. 2011;7:648−657.

416. Tramacere I, Pelucchi C, Bonifazi M, et al. Alcohol drinking and non-Hodgkin lymphoma risk: a systematic review and a meta-analysis. *Ann Oncol*. 2012;23:2791−2798.

417. Mizumoto A, Ohashi S, Hirohashi K, Amanuma Y, Matsuda T, Muto M. Molecular mechanisms of acetaldehyde-mediated carcinogenesis in squamous epithelium. *Int J Mol Sci*. 2017;18.

418. Yang S, Lee J, Park Y, et al. Interaction between alcohol consumption and methylenetetrahydrofolate reductase polymorphisms in thyroid cancer risk: national cancer center cohort in Korea. *Sci Rep*. 2018;8:4077.

419. Li CI, Chlebowski RT, Freiberg M, et al. Alcohol consumption and risk of postmenopausal breast cancer by subtype: the women's health initiative observational study. *J Natl Cancer Inst*. 2010;102: 1422−1431.

420. Zhang SM, Lee IM, Manson JE, Cook NR, Willett WC, Buring JE. Alcohol consumption and breast cancer risk in the women's health study. *Am J Epidemiol*. 2007;165:667−676.

421. Jung S, Wang M, Anderson K, et al. Alcohol consumption and breast cancer risk by estrogen receptor status: in a pooled analysis of 20 studies. *Int J Epidemiol*. 2015;45:916−928.

422. Baglia ML, Cook LS, Mei-Tzu C, et al. Alcohol, smoking, and risk of Her2-overexpressing and triple-negative breast cancer relative to estrogen receptor-positive breast cancer. *Int J Cancer*. 2018;143: 1849−1857.

423. Kwan ML, Kushi LH, Weltzien E, et al. Alcohol consumption and breast cancer recurrence and survival among women with early-stage breast cancer: the life after cancer epidemiology study. *J Clin Oncol*. 2010;28:4410−4416.

424. Shield KD, Soerjomataram I, Rehm J. Alcohol use and breast cancer: a critical review. *Alcohol Clin Exp Res*. 2016;40:1166−1181.

425. Onland-Moret NC, Peeters PH, van der Schouw YT, Grobbee DE, van Gils CH. Alcohol and endogenous sex steroid levels in postmenopausal women: a cross-sectional study. *J Clin Endocrinol Metab*. 2005;90:1414−1419.

426. Scheideler JK, Klein WMP. Awareness of the link between alcohol consumption and cancer across the world: a review. *Cancer Epidem Biomar & Prev*. 2018;27:429.

427. Lizama N, Rogers P, Thomson A, et al. Women's beliefs about breast cancer causation in a breast cancer case−control study. *Psycho Oncol*. 2016;25:36−42.

428. Sinclair J, McCann M, Sheldon E, Gordon I, Brierley-Jones L, Copson E. The acceptability of addressing alcohol consumption as a modifiable risk factor for breast cancer: a mixed method study within breast screening services and symptomatic breast clinics. *BMJ Open*. 2019;9:e027371.

429. Petticrew M, Maani Hessari N, Knai C, Weiderpass E. How alcohol industry organisations mislead the public about alcohol and cancer. *Drug Alcohol Rev*. 2018;37:293−303.

430. Liu Y, Nguyen N, Colditz GA. Links between alcohol consumption and breast cancer: a look at the evidence. *Women's Health*. 2015;11:65−77.

431. Thibaut F. Alert out on tobacco and alcohol consumption in young European women. *Eur Arch Psychiatry Clin Neurosci*. 2018;268:317−319.

432. Hamajima N, Hirose K, Tajima K, et al. Alcohol, tobacco and breast cancer − collaborative reanalysis of individual data from 53 epidemiological studies, including 58 515 women with breast

cancer and 95 067 women without the disease. *Br J Canc*. 2002; 87:1234−1245.

433. Hydes TJ, Burton R, Inskip H, Bellis MA, Sheron N. A comparison of gender-linked population cancer risks between alcohol and tobacco: how many cigarettes are there in a bottle of wine? *BMC Public Health*. 2019;19:316.

434. Pflaum T, Hausler T, Baumung C, et al. Carcinogenic compounds in alcoholic beverages: an update. *Arch Toxicol*. 2016;90:2349−2367.

435. Okaru AO, Rehm J, Sommerfeld K, Kuballa T, Walch SG, Lachenmeier DW. 1 − The threat to quality of alcoholic beverages by unrecorded consumption. In: Grumezescu AM, Holban AM, eds. *Alcoholic Beverages*. Woodhead Publishing; 2019:1−34.

436. Masaoka H, Ito H, Soga N, et al. Aldehyde dehydrogenase 2 (ALDH2) and alcohol dehydrogenase 1B (ADH1B) polymorphisms exacerbate bladder cancer risk associated with alcohol drinking: gene−environment interaction. *Carcinogenesis*. 2016;37: 583−588.

437. Ishioka K, Masaoka H, Ito H, et al. Association between ALDH2 and ADH1B polymorphisms, alcohol drinking and gastric cancer: a replication and mediation analysis. *Gastric Cancer*. 2018;21: 936−945.

438. Suo C, Yang Y, Yuan Z, et al. Alcohol intake interacts with functional genetic polymorphisms of aldehyde dehydrogenase (ALDH2) and alcohol dehydrogenase (ADH) to increase esophageal squamous cell cancer risk. *J Thorac Oncol*. 2019;14:712−725.

439. Zhuo X, Song J, Li D, Wu Y, Zhou Q. MTHFR C677T polymorphism interaction with heavy alcohol consumption increases head and neck carcinoma risk. *Sci Rep*. 2015;5:10671.

440. Kim HJ, Jung S, Eliassen AH, Chen WY, Willett WC, Cho E. Alcohol consumption and breast cancer risk in younger women according to family history of breast cancer and folate intake. *Am J Epidemiol*. 2017;186:524−531.

441. Simon L, Jolley SE, Molina PE. Alcoholic myopathy: pathophysiologic mechanisms and clinical implications. *Alcohol Res*. 2017;38: 207−217.

442. Sahni S, Mangano KM, McLean RR, Hannan MT, Kiel DP. Dietary approaches for bone health: lessons from the Framingham osteoporosis study. *Curr Osteoporos Rep*. 2015;13:245−255.

443. Fung TT, Mukamal KJ, Rimm EB, Meyer HE, Willett WC, Feskanich D. Alcohol intake, specific alcoholic beverages, and risk of hip fractures in postmenopausal women and men age 50 and older. *Am J Clin Nutr*. 2019;110(3):691−700.

444. Cheraghi Z, Doosti-Irani A, Almasi-Hashiani A, et al. The effect of alcohol on osteoporosis: a systematic review and meta-analysis. *Drug Alcohol Depend*. 2019;197:197−202.

445. Gaddini GW, Turner RT, Grant KA, Iwaniec UT. Alcohol: a simple nutrient with complex actions on bone in the adult skeleton. *Alcohol Clin Exp Res*. 2016;40:657−671.

446. Venkat KK, Arora MM, Singh P, Desai M, Khatkhatay I. Effect of alcohol consumption on bone mineral density and hormonal parameters in physically active male soldiers. *Bone*. 2009;45: 449−454.

447. L.H. Jin, S.J. Chang, S.B. Koh and et al., Association between Alcohol Consumption and Bone Strength in Korean Adults: The Korean Genomic Rural Cohort Study, Metabolism 60, 351−358.

448. Feskanich D, Korrick SA, Greenspan SL, Rosen NH, Colditz GA. Moderate alcohol consumption and bone density among postmenopausal women. *J Women's Health*. 1999;8:65−73.

449. Tucker KL, Jugdaohsingh R, Powell JJ, et al. Effects of beer, wine, and liquor intakes on bone mineral density in older men and women. *Am J Clin Nutr*. 2009;89:1188−1196.

450. LaBrie JW, Boyle S, Earle A, Almstedt HC. Heavy episodic drinking is associated with poorer bone health in adolescent and young adult women. *J Stud Alcohol Drugs*. 2018;79:391−398.

451. Luo Z, Liu Y, Liu Y, Chen H, Shi S, Liu Y. Cellular and molecular mechanisms of alcohol-induced osteopenia. *Cell Mol Life Sci*. 2017; 74:4443−4453.

452. Noble N, Paul C, Turon H, Oldmeadow C. Which modifiable health risk behaviours are related? A systematic review of the clustering of Smoking, Nutrition, Alcohol and Physical activity ('SNAP') health risk factors. *Prev Med*. 2015;81:16−41.

453. Cruel M, Granke M, Bosser C, Audran M, Hoc T. Chronic alcohol abuse in men alters bone mechanical properties by affecting both

454. Maurel DB, Boisseau N, Benhamou CL, Jaffre C. Alcohol and bone: review of dose effects and mechanisms. *Osteoporos Int*. 2012;23:1−16.

455. Laitinen K, Valimaki M. Bone and the 'comforts of life'. *Ann Med*. 1993;25:413−425.

456. Jang H-D, Hong J-Y, Han K, et al. Relationship between bone mineral density and alcohol intake: a nationwide health survey analysis of postmenopausal women. *PLoS One*. 2017;12. e0180132-(e).

457. Ortolá R, García-Esquinas E, Galán I, et al. Patterns of alcohol consumption and risk of falls in older adults: a prospective cohort study. *Osteoporos Int*. 2017;28:3143−3152.

458. Chang VC, Do MT. Risk factors for falls among seniors: implications of gender. *Am J Epidemiol*. 2015;181:521−531.

459. Nakahara T, Hashimoto K, Hirano M, Koll M, Martin CR, Preedy VR. Acute and chronic effects of alcohol exposure on skeletal muscle c-myc, p53, and Bcl-2 mRNA expression. *Am J Physiol Endocrinol Metab*. 2003;285:E1273−E1281.

460. Preedy VR, Ohlendieck K, Adachi J, et al. The importance of alcohol-induced muscle disease. *J Muscle Res Motil*. 2003;24:55−63.

461. Steiner JL, Lang CH. Dysregulation of skeletal muscle protein metabolism by alcohol. *Am J Physiol Endocrinol Metab*. 2015;308: E699−E712.

462. Steiner JL, Kimball SR, Lang CH. Acute alcohol-induced decrease in muscle protein synthesis in female mice is REDD-1 and mTOR-independent. *Alcohol Alcohol*. 2016;51:242−250.

463. Vary TC, Frost RA, Lang CH. Acute alcohol intoxication increases atrogin-1 and MuRF1 mRNA without increasing proteolysis in skeletal muscle. *Am J Physiol Regul Integr Comp Physiol*. 2008;294: R1777−R1789.

464. Laonigro I, Correale M, Di Biase M, Altomare E. Alcohol abuse and heart failure. *Eur J Heart Fail*. 2009;11:453−462.

465. Piano MR. Alcoholic cardiomyopathy. *J Am Coll Cardiol*. 2018;71: 2303.

466. Steiner JL, Lang CH. Etiology of alcoholic cardiomyopathy: mitochondria, oxidative stress and apoptosis. *Int J Biochem Cell Biol*. 2017;89:125−135.

467. Dejong K, Olyaei A, Lo JO. Alcohol use in pregnancy. *Clin Obstet Gynecol*. 2019;62:142−155.

468. Denny L, Coles S, Blitz R. Fetal alcohol syndrome and fetal alcohol spectrum disorders. *Am Fam Physician*. 2017;96:515−522.

469. Calhoun F, Warren K. Fetal alcohol syndrome: historical perspectives. *Neurosci Biobehav Rev*. 2007;31:168−171.

470. Plant ML, Abel EL, Guerri C. Alcohol and pregnancy. In: Macdonald I, ed. *Health Issues Related to Alcohol Consumption*. Washington D.C: ILSI; 1999:182−213.

471. Georgieff MK, Tran PV, Carlson ES. Atypical fetal development: fetal alcohol syndrome, nutritional deprivation, teratogens, and risk for neurodevelopmental disorders and psychopathology. *Dev Psychopathol*. 2018;30:1063−1086.

472. Popova S, Lange S, Shield K, et al. Comorbidity of fetal alcohol spectrum disorder: a systematic review and meta-analysis. *Lancet*. 2016;387:978−987.

473. Popova S, Lange S, Probst C, Gmel G, Rehm J. Estimation of national, regional, and global prevalence of alcohol use during pregnancy and fetal alcohol syndrome: a systematic review and meta-analysis. *Lancet Global Health*. 2017;5:e290−e299.

474. Denny CH, Acero CS, Naimi TS, Kim SY. Consumption of alcohol beverages and binge drinking among pregnant women aged 18−44 years − United States, 2015−2017. *Morb Mortal Wkly Rep*. 2019;68:365−368.

475. Agrawal A, Rogers CE, Lessov-Schlaggar CN, Carter EB, Lenze SN, Grucza RA. Alcohol, cigarette, and cannabis use between 2002 and 2016 in pregnant women from a nationally representative sample evaluation of alcohol, cigarette, and cannabis use between 2002 and 2016 in pregnant women letters. *JAMA Pediatrics*. 2019;173:95−96.

476. Friedrich MJ. Subpopulations are vulnerable to fetal alcohol spectrum disorder subpopulations are vulnerable to fetal alcohol spectrum disorder global health. *J Am Med Assoc*. 2019; 321:2273.

477. Symons M, Pedruzzi RA, Bruce K, Milne E. A systematic review of prevention interventions to reduce prenatal alcohol exposure

and fetal alcohol spectrum disorder in indigenous communities. *BMC Public Health*. 2018;18:1227.

478. O'Leary CM, Nassar N, Kurinczuk JJ, et al. Prenatal alcohol exposure and risk of birth defects. *Pediatrics*. 2010;126: e843–e850.

479. Hofer R, Burd L. Review of published studies of kidney, liver, and gastrointestinal birth defects in fetal alcohol spectrum disorders. *Birth Defects Res Part A Clin Mol Teratol*. 2009;85:179–183.

480. Petrelli B, Bendelac L, Hicks GG, Fainsod A. Insights into retinoic acid deficiency and the induction of craniofacial malformations and microcephaly in fetal alcohol spectrum disorder. *Genesis*. 2019;57:e23278.

481. Shukrun N, Shabtai Y, Pillemer G, Fainsod A. Retinoic acid signaling reduction recapitulates the effects of alcohol on embryo size. *Genesis*. 2019;57:e23284.

482. Zuccolo L, DeRoo LA, Wills AK, et al. Pre-conception and prenatal alcohol exposure from mothers and fathers drinking and head circumference: results from the Norwegian Mother-Child Study (MoBa). *Sci Rep*. 2016;6:39535.

483. Chang RC, Wang H, Bedi Y, Golding MC. Preconception paternal alcohol exposure exerts sex-specific effects on offspring growth and long-term metabolic programming. *Epigenet Chromatin*. 2019;12:9.

484. Rompala GR, Homanics GE. Intergenerational effects of alcohol: a review of paternal preconception ethanol exposure studies and epigenetic mechanisms in the male germline. *Alcohol Clin Exp Res*. 2019;43:1032–1045.

485. Maluenda F, Csendes A, De Aretxabala X, et al. Alcohol absorption modification after a laparoscopic sleeve gastrectomy due to obesity. *Obes Surg*. 2010;20:744–748.

486. Bal B, Koch TR, Finelli FC, Sarr MG. Managing medical and surgical disorders after divided Roux-en-Y gastric bypass surgery. *Nat Rev Gastro Hepat*. 2010;7(6):320–324 (advance online publication).

487. Mitchell JE, Lancaster KL, Burgard MA, et al. Long-term follow-up of patients' status after gastric bypass. *Obes Surg*. 2001;11:464–468.

488. Blackburn AN, Hajnal A, Leggio L. The gut in the brain: the effects of bariatric surgery on alcohol consumption. *Addict Biol*. 2017;22:1540–1553.

489. Ibrahim N, Alameddine M, Brennan J, Sessine M, Holliday C, Ghaferi AA. New onset alcohol use disorder following bariatric surgery. *Surg Endosc*. 2018;33:2521–2530.

490. Parikh M, Johnson JM, Ballem N. ASMBS position statement on alcohol use before and after bariatric surgery. *Surg Obes Relat Dis*. 2016;12:225–230.

491. Alizai PH, Akkerman MK, Kaemmer D, et al. Presurgical assessment of bariatric patients with the Patient Health Questionnaire (PHQ)—a screening of the prevalence of psychosocial comorbidity. *Health Qual Life Outcomes*. 2015;13:80.

492. Testino G, Fagoonee S. Alcohol use disorders and bariatric surgery. *Obes Surg*. 2018;28:3304–3305.

493. Mandal C, Halder D, Jung KH, Chai YG. In utero alcohol exposure and the alteration of histone marks in the developing fetus: an epigenetic phenomenon of maternal drinking. *Int J Biol Sci*. 2017;13:1100–1108.

494. Gilmore W, Chikritzhs T, Stockwell T, Jernigan D, Naimi T, Gilmore I. Alcohol: taking a population perspective. *Nat Rev Gastro Hepat*. 2016;13:426.

495. Suter PM, Häsler E, Vetter W. Effects of alcohol on energy metabolism and body weight regulation: is alcohol a risk factor for obesity? *Nutr Rev*. 1997;55:157–171.

第 26 章

肝　病

Craig James McClain[1,2,3,4], MD

Laura Smart[1], MD

Sarah Safadi[1], MD

Irina Kirpich[1,3], PhD

[1]Division of Gastroenterology, Hepatology and Nutrition, Department of Medicine,
University of Louisville, Louisville, KY, United States

[2]Robley Rex VA Medical Center, Louisville, KY, United States

[3]University of Louisville Alcohol Research Center, Louisville, KY, United States

[4]Department of Pharmacology & Toxicology, University of Louisville, Louisville, KY, United States

【摘要】　肝脏是人体中最大、最复杂的代谢器官。肝脏在合成代谢、解毒、免疫调节 / 耐受和保护机体免受肠源性毒素侵袭等方面具有至关重要的作用。晚期肝病与营养不良密切相关，营养不良的严重程度与肝病并发症的发展以及肝移植术后的死亡率和不良预后相关。适宜的营养支持可以改善肝病患者的营养不良，并可能减少感染性并发症，改善认知功能，在某些情况下，甚至降低死亡率。伴有"胰岛素抵抗"的肥胖也是一个广泛存在的问题，经常导致非酒精性脂肪性肝病（nonalcoholic fatty liver disease，NAFLD），在某些情况下，还会导致非酒精性脂肪性肝炎（nonalcoholic steatohepatitis，NASH）和肝硬化。改变饮食方式、补充维生素 E、调整生活方式和减重手术均被证明可以改善非酒精性脂肪性肝炎患者的肝脏脂肪变性 / 肝脏组织学。在本章中，我们回顾了营养和不同类型 / 阶段的肝病之间的重要相互作用。

【关键词】　肝病；营养不良；微生物组学；营养评估。

第 1 节　正常的功能和生理学

肝脏是人体最大的器官，成人的肝脏重量约 1.5kg，从代谢的角度来说肝脏也许是最复杂的器官。它具有独特的双重血供，由门静脉和肝动脉同时灌注，并由多种独特的细胞类型组成，具有不同功能，如下所述。

肝细胞占肝脏总质量的 80% 以上，占肝脏总细胞数量的 65%。肝细胞具有多种关键功能，包括氨基酸和氨的代谢、生化氧化反应、各种药物的解毒、胆汁酸的代谢、糖原和某些维生素（如维生素 B_{12}）的储存，以及激素的产生 / 代谢等。肝细胞可以通过合成某些蛋白质如白蛋白和甲胎蛋白识别。

肝巨噬细胞（又称库普弗细胞：Kupffer cell）是体内最大的固定巨噬细胞的储存库。它们构成了体内 80% 以上的组织巨噬细胞和约 15% 的肝细胞。

肝巨噬细胞能发挥保护作用，以防止肠源性毒素逃脱免疫监视进入到门脉循环中。它们也是细胞因子的主要生产者，这可以显著影响营养状况。

星状细胞是主要的脂肪储存细胞，是体内维生素 A 的储存库。肝损伤时它们在胶原形成中起着重要作用。当星状细胞被各种因子激活时，如细胞因子（如转化生长因子 β），伴随着维生素 A 流失以及负责胶原蛋白产生和肝纤维化的基因表达增加，它们转化为肌成纤维细胞。

特殊的肝内皮细胞排列在肝窦中。这些细胞是有孔的，以便脂蛋白等大分子通过。在晚期肝病中，胶原蛋白的内皮下沉积和"肝窦的毛细血管化"可能会减少营养物质通过窦的运输。窦状内皮细胞不同于连续内皮细胞所表达的蛋白，包括较高水平的 CD32、脂多糖结合蛋白受体（CD14）和 CD36 等。这些细胞也具有内吞作用。内皮细胞极易受到内毒素血症和低血压等因素的损伤。

胆管细胞是位于胆管内的上皮细胞，在溶质

运输和胆汁酸形成 / 代谢中发挥重要作用。当被激活时，它们会分泌细胞因子，将先天免疫系统和适应性免疫系统联系在一起。胆管细胞也能参与肝再生。

肝脏是营养和新陈代谢的中心。肝脏在蛋白质、碳水化合物和脂肪代谢以及微量营养素代谢方面起着至关重要的作用。它合成血浆蛋白质、非必需氨基酸、尿素（用于氨的排泄）、糖原和关键激素，如合成代谢分子、胰岛素样生长因子 1（insulin-like growth factor Ⅰ, IGF-1）。肝脏是脂肪酸代谢的主要部位，肝脏合成的胆汁是肠道吸收脂肪所必需的。因此，正常的肝功能对维持营养状态很重要。

晚期肝病和营养不良之间存在着很强的联系。然而，肝病患者的营养不良并不容易被识别出来，部分原因是这些患者的体重减轻可能被液体潴留所掩盖。糖原储备的丢失使晚期肝病患者容易在禁食后的几个小时内进入饥饿状态，从而导致进一步的蛋白质分解代谢和功能丧失。因此，早期认识到这些患者的营养不良并开始提供营养支持是很重要的。此外，肥胖和代谢综合征越来越被认为是导致肝酶异常和一系列非酒精性脂肪性肝病的主要原因。因此，营养不良和肥胖在肝脏疾病中都起到重要的作用。

本章回顾了营养与肝病之间的相互作用，以及营养干预在肝病中的作用。我们首先讨论肝病的病理生理（集中在营养方面）。我们概述了肝脏疾病中营养不良的患病率、原因和评估，以及饮食在肝脏疾病发病中的作用。接着，我们回顾了主要治疗方式，重点是营养支持，包括与肥胖和肝移植相关的特殊肝脏问题。最后，我们讨论选定的药物 / 营养相互作用以及我们的知识空白。

第 2 节　病理生理学

一、异常的生理和功能

（一）肝病概述

肝病在美国和全世界范围内都是一个日益严重的问题。事实上，大约 25% 的美国和世界人口患有非酒精性脂肪性肝病。而在美国，非酒精性脂肪性肝病是引起肝酶异常的最主要原因。酒精性肝病（alcoholic liver disease, ALD）在美国仍然是主要的健康问题，并且正在增加。病毒性肝病是肝病的第三大原因，现在已有有效的治疗方法。新的直接抗病毒药物（direct-acting antiviral agents, DAA）可以治愈大多数丙型肝炎，有多种药物可以治疗但通常不能治愈乙型肝炎。重要的是，大量因乙型 / 丙型肝炎导致的肝硬化患者仍面临罹患肝功能衰竭和肝细胞肝癌（hepatocellular carcinoma, HCC）的风险。一些环境暴露直接导致肝脏疾病（可在组织学上与非酒精性脂肪性肝炎和酒精性脂肪性肝炎相同），并可与上述其他形式的肝病相互作用。肝硬化是大多数慢性肝病的终末阶段，其特征是肝脏纤维化、肝结构扭曲以及再生结节的形成。它可能因肝性脑病（hepatic encephalopathy, HE）、胃肠道出血、肾衰竭和感染等混杂因素和病态问题而复杂化。在过去大约 15 年里，每年死于肝硬化的人数增加了 65%，死于肝细胞肝癌的人数增加了一倍[1]。下面，我们将讨论营养不良的患病率、评估和原因，以及与营养有重要联系的肝损伤机制。

（二）肝病中营养不良的患病率及评估

关于肝病患者营养状况的最广泛的研究是针对酒精性肝病患者的。退伍军人健康管理局（Veterans Health Administration, VA）合作研究项目中的两项早期大型研究评估了酒精性肝炎（alcoholic hepatitis, AH）患者[2-5]。第一项研究表明，几乎每个酒精性肝炎患者都有某种程度的营养不良[4]。患者（284例进行了完整的营养评估）根据临床和生化参数被分为轻度、中度和重度酒精性肝炎组。患者的平均饮酒量为 228g/d（乙醇几乎占能量摄入量的50%）。肝脏疾病的严重程度通常与营养不良的严重程度相关。在 1993 年的退伍军人健康管理局随访研究中也得到了相似的结论[5]。

在这两项研究中，患者均摄入 10.5MJ/d（2 500kcal/d）的均衡医院膳食，由营养师仔细监测，并鼓励患者摄入研究膳食。在第二项研究中，该方案治疗组的患者还接受了高支链氨基酸（BCAA）配方的肠内营养支持产品，以及合成代谢类固醇氧雄龙（80mg/d）。住院期间的自主经口食物摄入量与 6 个月的死亡率数据呈阶梯式相关。因此，自主摄入超过 12.6MJ/d（3 000kcal/d）的患者死亡率几乎为 0，而摄入低于 4.2MJ/d（1 000kcal/d）的患者 6个月死亡率超过 80%（图 26-1）[2]。

这些退伍军人健康管理局的研究项目对因严重急性酒精性肝炎住院的患者进行了评估。无酒精性肝炎所伴有严重炎症反应的稳定型酒精性肝病患者的营养状况也得到了确定。在腹水诊所随访的稳定型肝硬化患者中,这些人不主动饮酒,无酒精性肝炎,胆红素水平低于 51mmol/L(3mg/dl)。他们的营养不良指标几乎与酒精性肝炎患者一样严重(如肌酐身高指数为 71%)[6]。

可以认为,乙醇才是肝脏疾病中营养不良的关键变量,而不是潜在的肝脏病理。有几项研究评估了同时患有酒精性肝病和非酒精性(特别是病毒性)肝病的患者[7-11]。很显然,非酒精相关的肝病也伴有营养不良。然而,重度酒精性肝炎和肝硬化的患者可能出现最严重的营养不良[12]。

评估肝病患者的营养不良(在临床护理和临床研究环境中)往往是困难的。表 26-1 中显示了一些最常用的评估技术,并在本书的其他地方有更详细的描述。不过,几乎所有这些检测都可能受到潜在

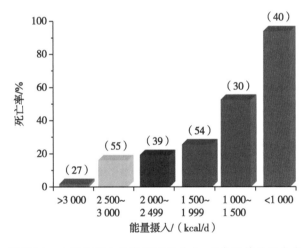

图 26-1　在退伍军人健康管理局对中、重度酒精性肝炎患者的研究中发现,死亡率和自主能量摄入之间存在直接关系。目前尚不清楚为能量摄入不足的患者提供肠内营养是否会改善死亡率。引自 Mendenhall et al.[2]

表 26-1　评估营养不良的方法

- 人体测量学(三头肌皮褶厚度)
- 生物参数(内脏蛋白)
- 肌力评估
- 生物电阻抗
- 双能 X 线吸收计量法,CT
- 主观全面评定
- 能量平衡
- 24 小时尿肌酐身高指数
- 代谢物组学

的肝病或导致肝脏疾病因素的影响,如饮酒或病毒感染。内脏蛋白质被许多临床医生常用;然而,这些蛋白质都在肝脏产生,如白蛋白、前白蛋白和视黄醇结合蛋白,在这些患者中,与营养不良相比,基础肝病的严重程度和这些蛋白的相关性更好。它们是营养不良风险的良好预测因子,但不能定量评估营养状况。人体测量也经常使用,但可能受到肝脏疾病常见因素如水肿和腹水的影响。我们通常使用主观全面评定(SGA)[13,14]。图 26-2 显示了一例经主观全面评估诊断为严重酒精性肝硬化和营养不良的患者,经过 2 年的戒酒和适当的营养支持后病情明显好转。

多种成像方式越来越多地用于评估肝硬化患者的肌肉质量和身体组成[15-17]。单个横断面计算机断层扫描(CT)切片(通常在第三腰椎 -L3)已被验证是评估健康受试者全身骨骼肌和脂肪质量的准确方法,并已用于多个患者群体[17]。由于肝硬化患者经常进行 CT 扫描,包括肝细胞肝癌监测,CT 扫描可用于身体成分分析。

生物电阻抗分析(bioelectrical impedance analysis, BIA)被越来越多地用于人体成分分析。早期 BIA 技术无法用于肝病患者,特别是水肿或腹水患者。然而,BIA 对于非酒精性脂肪性肝炎患者、移植后患者、肝硬化和无腹水的营养不良患者等患者越来越有用。事实上,在一项对 41 名受试者的研究中,Pirlich 和同事发现了 BIA 与评估营养不良的身体成分和全身钾含量的金标准之间有很强的相关性[18]。

(三)肝病中营养不良的原因

在肝脏疾病,特别是晚期肝病中,营养不良的原因是多重的,而且往往是相互关联的。我们将在下文重点介绍这类人群营养不良的重要原因。

1. 食物供应、饮食质量、不良饮食　肝硬化伴有液体潴留的患者通常会采用口味较差的低钠饮食[19]。此外,某些营养补充剂也有适口性问题。一些肝硬化患者(有或没有脑病)不适当地采用低蛋白饮食。酒精性和非酒精性脂肪性肝炎相关肝硬化患者通常饮食习惯不良,摄入较多的低营养密度的食物和饮料,包括含乙醇或含糖饮料。这些累积效应可导致能量或蛋白质消耗和 / 或食物质量的整体下降,从而导致营养不良[20]。例如,我们之前提到了早期酒精性肝病患者经常有 50% 的能量摄入来源于乙醇,而且常有血清锌缺乏[21]。

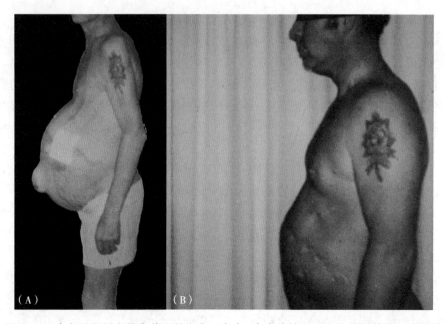

图 26-2　在与退伍军人健康管理局合作研究中，失代偿性肝硬化合并酒精性肝炎的患者表现为严重腹水、肌肉萎缩、凝血功能障碍和脑病。第二组研究结果显示，同一患者在戒酒 2 年后，腹水消失，肌力、肌肉质量和功能均有显著改善。这凸显了晚期酒精性肝病的潜在可逆性，以及戒酒和适当营养的重要性

2. 厌食症、味觉和嗅觉改变　厌食症是与肝硬化相关的主要症状，它会导致食物摄入量的减少。退伍军人医院 60% 以上的酒精性肝炎患者患有厌食症，肝病的严重程度与厌食症的严重程度相关 [2-5,22]。在一项对来自印度东部的 200 名患者进行的门诊研究中，100% 的酒精性肝硬化患者报告有厌食症 [23]。一项来自中国的研究报道称，约 1/3 的肝硬化患者患有厌食症，这与抑郁症的存在有关 [24]。因此，厌食症在世界各地不同的肝脏疾病中是一致的。厌食症也随着年龄的增长而增多，许多营养不良的晚期肝病患者年龄较大。最后，膳食摄入量和诸如锌等个别营养物质血液浓度的降低，可能在一些肝硬化患者的厌食症、嗅觉丧失或味觉障碍中起一定作用。

3. 恶心和胃轻瘫　恶心、呕吐和腹胀是晚期肝病患者的常见主诉。在重度酒精性肝炎患者中，约 50% 出现恶心 [5]。在一大组不符合移植条件的肝硬化患者中，58% 出现恶心 [25]。自主神经功能障碍和胃轻瘫在这一患者群体中很常见，但往往诊断不足 [26-27]。事实上，一份报告揭示了 95% 的肝硬化患者患有胃轻瘫，这与自主神经功能障碍的严重程度相关 [26]。

4. 细菌过度生长和腹泻　小肠细菌过度生长（small intestinal bacterial overgrowth，SIBO）在肝硬化患者中很常见 [28]，可能与潜在肝病的严重程度相关 [29]。小肠细菌过度生长易导致恶心和腹胀，再加上厌食症和腹水引起的胃压迫，可对肝硬化患者的食物摄入产生负面影响。腹泻在晚期肝病患者中也很常见 [5]。大多数情况下，这是医源性的，并继发于使用不可吸收的双糖（如乳果糖）来治疗和预防肝性脑病。随着晚期肝病和肝脏合成功能的进一步下降，低白蛋白血症可引起小肠肠壁水肿，成为营养吸收的机械屏障。

5. 激素和细胞因子的作用　促炎细胞因子，如肿瘤坏死因子（tumor necrosis factor，TNF），在肝脏疾病中经常增加，并可通过增加蛋白质降解和减少蛋白质合成来介导肌肉萎缩 [30]。儿茶酚胺和交感神经系统的过度活动已被认为在慢性肝病的肌少症中发挥作用 [30]。合成代谢激素水平的下降也可能在肝病中的肌少症（骨骼肌质量的损失）和营养不良中发挥作用。睾酮水平在男性肝硬化患者中通常降低，并随着肝脏疾病的严重程度进展而下降 [31]。胰岛素样生长因子 -1（IGF-1）在肝脏中产生，并介导生长激素的许多作用。IGF-1 水平在慢性肝病患者中较低，并随着肝病和肌少症的严重程度的增加而降低 [32]。

6. 肝病并发症　有肝病并发症的患者，如腹水或肝性脑病，更有可能出现肌少症和营养不良。肝性脑病患者，即使是轻微脑病患者，也可能存在认知障碍和不适当进食。此外，一些营养师和医生不恰当地给肝性脑病患者开出低蛋白饮食的处方。腹水患者可能有腹胀、食欲缺乏、恶心和能量消耗增加，通过穿刺清除多余的腹水可以改善[33]。最后，因肝病并发症住院的患者经常因内科和外科手术程序禁食而中断用餐。因此，营养支持的目标往往无法实现。

（四）肝病的营养机制

肝脏疾病（特别是酒精性肝病和非酒精性脂肪性肝炎）的发病机制高度复杂，涉及多种因素，而且往往是相互作用的。酒精性肝病或非酒精性脂肪性肝炎患者最初发展为脂肪肝，随后的损害（"二次打击"），导致一些患者从脂肪肝发展为脂肪性肝炎和/或肝硬化（图26-3）。在此，我们详细回顾了肠道屏障功能障碍和肠肝轴在肝脏疾病的发展和进展中的重要营养相关机制。在接下来的部分中，我们将详细讨论营养和新陈代谢。

肠道屏障功能障碍、脂多糖（LPS）和肠肝轴

1. 肝病中的营养学和微生物群学　人类的肠道中有数万亿的微生物细胞和数千种被称为微生物群的细菌。总的来说，肠道微生物群中的主要细菌群是革兰氏阳性厚壁菌门和革兰氏阴性拟杆菌门[34]。肠道微生物群在宿主健康中起着重要作用，并与包括肝病在内的多种疾病的病理发展有关。在啮齿动物和人类中的酒精性肝病和非酒精性脂肪性肝病已经被广泛研究，但其他肝脏疾病，包括病毒性和自身免疫性肝病，也已经在微生物组的背景下进行了评估。与此同时，令人信服的证据支持了饮食在塑造微生物群中起着重要作用的观点[35-37]，为通过饮食干预改变肠道微生物群和预防或治疗肝脏疾病的一种有前途的治疗策略提供了理论基础。

2. 肝脏疾病中的膳食因素和微生物代谢物　饮食是宿主和宿主常驻微生物群落相互关系的关键组成部分。此外，饮食是调节肠道微生物群组成、结构和功能的主要因素。营养因素，如膳食中碳水化合物、蛋白质和脂肪，改变肠道微生物群，这些饮食诱导的变化，无论对宿主有益或有害，都影响着宿主的生理和病理。

肠道微生物从膳食中产生代谢物，作为肠道和远端器官之间的信号分子，在宿主健康和肝脏疾病中发挥作用[38]。例如，短链脂肪酸是膳食纤维细菌发酵的主要最终产物，在能量稳态中，脂质及碳水化合物在代谢和抑制炎症信号中起着重要作用[39]。色氨酸的微生物代谢产物吲哚丙酸和吲哚-3-醋酸可维持肠道稳态[40]和减少肝细胞和巨噬细胞炎症[41]。三甲胺是胆碱的微生物代谢物，被氧化为三甲胺n-氧化物（TMAO），与心血管风险相关[42]，并与脂肪肝的发展有关[43,44]。

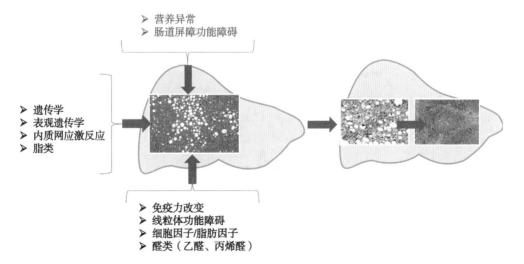

图 26-3　脂肪肝可由多种原因引起，如饮食、乙醇或环境毒素，并受到从营养到表观遗传学或细胞因子等多种因素的不利影响。这些因素或"二次打击"可导致从单纯性脂肪肝发展为脂肪性肝炎和肝硬化。这些相同的代谢因素在大多数肝脏疾病中起作用，从病毒性肝脏疾病到自身免疫性肝损伤。

ER＝endoplasmic reticulum，内质网

3. 生态失调和酒精性肝病　过度饮酒是肝病的主要危险因素之一，表现为脂肪变性、脂肪性肝炎、急性酒精性肝炎、纤维化和肝硬化。急性和慢性酒精摄入都与肠道通透性增加和肠道微生物群、宏基因组和代谢物组的改变有关，所有这些都可能导致肠肝轴异常，从而加剧乙醇诱导的肝损伤和炎症。酒精性肝病患者出现生态失调和肠道屏障功能改变；允许细菌产物如脂多糖进入门脉循环，刺激肝脏产生促炎细胞因子（如 TNF），随后引发肝损伤（图 26-4）。我们的研究小组首次证明，慢性饮酒改变了肠道微生物群的组成，而益生菌治疗改善了人类酗酒者的中度脂肪性肝炎[45]。在小鼠中，乙醇和高玉米油的饮食（60% 亚油酸，ω-6 脂肪酸）降低了拟杆菌门和厚壁菌门，革兰氏阴性变形菌门和革兰氏阳性放线菌门成比例增加；这些事件与肠道屏障的破坏、内毒素血症、肝脂肪变性、炎症和损伤有关[46]。Chen 等人的研究表明，膳食中补充饱和长链脂肪酸可以纠正细菌的生态失调，主要是通过增加乳酸菌水平和降低乙醇诱导的肠道通透性和肝损伤[47]。

肠道微生物群可影响酒精性肝炎的严重程度。一项来自法国的研究[48]报告了具有不同严重程度的乙醇诱导肝损伤的患者肠道微生物群的差异。因此，与无酒精性肝炎（noAH）的患者相比，重度酒精性肝炎患者的双歧杆菌和链球菌丰度升高，而阿托波菌较少。链球菌和肠杆菌与酒精性肝炎的严重程度呈正相关。在肠道中具有抗炎作用的阿托波菌和瘦梭菌分别与血液胆红素和肝纤维化评分呈负相关。本研究还证明了肠道菌群有助于对酒精性肝病的易感性，易感性的程度可从患者传播给小鼠，并且这种易感性可以随着肠道微生物群的正常化逆转[48]。在这个实验中，与接受来自无酒精性肝炎的患者微生物群的小鼠相比，接受来自重度酒精性肝炎患者微生物群的小鼠出现了更严重的酒精性肝损伤、炎症、更大的肠道通透性和更高的细菌易位。无酒精性肝炎小鼠肝损伤减轻与粪杆菌属（一种已知的抗炎细菌）有关，以及与已知具有保护肝脏特性的初级胆汁酸（鹅脱氧胆酸）和次级胆汁酸（熊脱氧胆酸）水平升高有关。与重度酒精性肝炎表型相关的特定转移菌、产生的代谢物或这些因素的组合可能是导致酒精性肝病易感性的传播因素。从"酒精抵抗"小鼠的粪便移植或用益生元治疗逆转乙醇喂养小鼠的肠道失调，防止肝脏的脂肪变性和肝脏炎症[49]。

4. 生态失调和非酒精性脂肪肝　动物模型的研究表明，肠道微生物群和肝脏脂肪变性之间存在直接联系[50]。利用无菌动物模型，几个研究小组证明，缺乏肠道微生物群的小鼠对饮食诱导的肥胖、肝脏脂肪变性和胰岛素抵抗具有抵抗力[51,52]。肠道细菌对非酒精性脂肪性肝病的贡献是多因素的，并且可能通过如下过程：调节能量稳态[50]、胆碱[53]和胆汁酸代谢[54]、导致肝脏脂肪变性的细菌

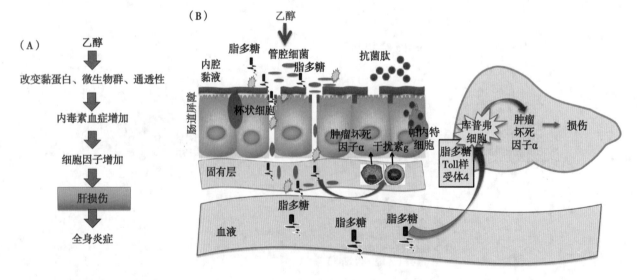

图 26-4　酒精性肝病中的肠道屏障功能障碍。饮酒可能会导致菌群失调和细菌过度生长。肠道细菌的改变导致肠道屏障完整性的破坏，随后增加了肠道对细菌来源的病原体的渗透性，包括脂多糖。在肝脏中，脂多糖刺激肝巨噬细胞通过 TLR-4 介导的机制释放促炎细胞因子导致肝细胞损伤，导致肝细胞炎症。高脂肪或高碳水化合物或果糖饮食可能通过非常相似的途径发挥作用。EtOH，乙醇；IFN-γ，干扰素 γ；LPS，脂多糖；TLR-4，Toll 样受体 4

代谢物（如 TMAO）的产生[44]以及产生细菌衍生毒素（如脂多糖）的能力而发生[55]。小肠细菌的过度生长也与非酒精性脂肪性肝炎的发病机制有关[56]。埃希菌是一种产生乙醇的细菌，在非酒精性脂肪性肝炎患者中与血液乙醇的增加相平行，提示了非酒精性脂肪性肝炎发病的一种新的发病机制：富含产乙醇细菌（如大肠埃希菌）的肠道微生物群不断产生更多的乙醇，这在破坏肠道紧密连接、肝脏氧化应激和肝脏炎症中发挥作用[57]。

微生物群可能是非酒精性脂肪性肝病发展为更严重的肝病形式的一个因素，如非酒精性脂肪性肝炎和肝脏纤维化。最近在一个特征明确的成年非酒精性脂肪性肝病患者群体中进行的研究显示，拟杆菌属和瘤胃球菌两种菌属显著升高，而明显肝脏纤维化患者的普雷沃菌丰度低于无或轻度肝脏纤维化患者[58]。拟杆菌属丰度的增加与非酒精性脂肪性肝炎独立且呈正相关，瘤胃球菌属与肝脏纤维化相关。在非酒精性脂肪性肝炎和显著肝脏纤维化患者中观察到肠道微生物群代谢功能的显著变化，特别是影响碳水化合物、脂质和氨基酸的代谢[59]。

该领域的一个令人兴奋的进展是，观察到来自非酒精性脂肪性肝病供体小鼠的肠道微生物群移植在野生型受体中复制了该表型，这表明非酒精性脂肪性肝病是一个潜在的传播过程[60]。肠道微生物组移植已成为一种新的干预措施来管理肥胖和相关的代谢并发症患者，包括脂肪肝[61]。从内源性 ω-3 脂肪酸富集的小鼠的粪便微生物群移植改善了代谢改变，包括肝脂肪变性，并减弱了高脂肪 / 高蔗糖饮食引起的小鼠肠道通透性增加[62]。本研究提供了证据，表明 ω-3 脂肪酸对微生物群的调节可能对肥胖个体和非酒精性脂肪性肝病患者有益，并支持了微生物群是一种可对宿主有益的传播因素的概念。

5. 新的治疗策略：肠道微生物群的营养调节　肝病的治疗可能具有挑战性。非酒精性脂肪性肝病和酒精性肝病的治疗更是如此，因为这两种疾病尚无美国食品及药物管理局批准的疗法。越来越多的数据表明在非酒精性脂肪性肝病和酒精性肝病中益生元（不可消化的促进有益细菌生长的食物物质）和益生菌（对宿主有利的活微生物）的有益作用[63]。鉴于饮食可改变微生物群，个性化饮食治疗可能成为治疗非酒精性脂肪性肝病和酒精性

肝病的一种方法。表 26-2 中列出了可用于调节肠道微生物群和治疗各种肝病的方法。

表 26-2　**调节微生物群以治疗肝病**

1. 饮食 / 营养
2. 益生元
3. 益生菌
4. 粪菌移植
5. 遗传工程细菌
6. 抗生素
7. 药物

二、饮食在肝病发生和发展中的作用

（一）蛋白质

蛋白质营养不良在肝硬化患者中很常见。多项研究表明，这些患者摄入的蛋白质量不足。早期的退伍军人健康管理局合作研究表明，患者每天需要 85g 或更多的蛋白质来维持氮平衡，但酒精性肝炎患者（住院和门诊）的摄入量始终比这个目标低约 20g/d[5]。这些研究还表明，通过综合营养不良评分评估得出的蛋白质能量营养不良，与 30 天、6 个月和 12 个月的死亡率显著升高相关。在最近的一项研究中，Moreno 等人进行了一项随机试验，对比了住院酒精性肝炎患者的强化肠内营养（EN）和常规的营养支持[64]。每天摄入能量 <89.9kJ/kg（21.5kcal/kg）治疗的患者在 6 个月时的生存率明显低于摄入更高能量的患者。蛋白质摄入量 <77.6g/d 的患者 6 个月生存率也下降[64]。因此，在肝硬化患者中经常存在蛋白质摄入不足，特别是合并酒精性肝炎患者。

蛋白质摄入不足会导致肌肉质量的减少或肌少症[65]。据报道，有 40%～60% 的肝硬化患者存在肌少症。患者可能会有肌肉质量的损失和肌力的受损。肌肉质量的减少是由于肌肉组织的分解增加和肝硬化导致的合成受损。肌少症与肝硬化患者的多种不良预后相关，包括疲劳、虚弱、肝性脑病和高死亡率[58]。肝硬化患者被认为处于合成代谢抵抗状态，对营养补充反应不足，营养治疗往往无效。多种因素在肝硬化的肌少症中发挥作用，血清氨浓度升高是一个中心介质。氨引起肌生成抑制素的上调，后者通过损害 mTOR 信号通路来抑制肌肉蛋白的合成[65]。其他因素包括具有血液

内毒素升高和分解代谢细胞因子的作用，以及睾酮和 IGF-1 水平低。最后，肝硬化是一种加速饥饿状态，在吸收后状态下能量的利用从葡萄糖向脂质早期转变[66]。因此，肝硬化患者在夜间禁食期间会进入新陈代谢饥饿模式，这种病理状态为宵夜阻止这种夜间代谢转变提供了根据。

（二）脂肪

众所周知，膳食脂肪的数量和组成对人类健康和许多慢性疾病有影响，包括酒精性肝病[67,68]和非酒精性肝病[69]。饮食脂肪、酒精摄入和酒精性肝病之间存在联系的证据来自早期的流行病学研究，这些研究表明酒精性肝硬化死亡率与食用动物脂肪和酒精的产品之间存在显著相关性[67,70]。随后的动物实验研究表明，膳食饱和脂肪酸，特别是富含中链脂肪酸，可以减轻肝脏损伤；而膳食不饱和脂肪酸，特别是富含玉米油和 56% 的亚油酸，已被证明能促进酒精诱导的肝损伤[71,72]。此外，膳食中亚油酸，一种 ω-6 脂肪酸，是实验性酒精诱导肝损伤所必需的，酒精性肝病的严重程度与饮食中亚油酸的含量相关[73]。鉴于亚油酸是西式饮食中主要的一种不饱和脂肪酸[74]，并且亚油酸的消费在 20 世纪则急剧增长[75]这一观察结果具有重要的公共卫生意义。与膳食饱和脂肪酸的保护作用相比，膳食不饱和脂肪酸的有害作用部分是通过诱导脂质过氧化和氧化应激来介导的[72,76-78]，血液内毒素水平升高，肠道屏障完整性的破坏，以及相关的促炎细胞因子的产生增加[78-80]。虽然膳食中 ω-6 脂肪酸，特别是亚油酸，对酒精性肝病的破坏性影响有充分的记录（见[68]），但研究膳食中 ω-3 脂肪酸的影响存在争议。有报道称，补充 ω-3 脂肪酸对乙醇诱导的肝脂肪变性和/或肝损伤有保护作用[81-83]、加重作用[84-85]或无影响[86]。利用转基因脂肪 -1 小鼠的内源性 ω-6 转化为 ω-3 脂肪酸是研究 ω-3 脂肪酸在不同病理中作用的一种创新方法。研究表明，内源性 ω-3 脂肪酸富集的脂肪 -1 小鼠以及野生型小鼠在膳食中补充 DHA 和 EPA 都减轻了乙醇诱导的肝脂肪变性、肝损伤和炎症[87,88]。

非酒精性脂肪性肝病的标志是肝脂肪变性，这是肝脂质代谢改变的结果，即脂肪酸的摄取和新生脂肪生成速度超过了脂肪酸氧化和输出的速率。有充分的文献表明，膳食脂肪在非酒精性脂肪性肝病发病机制中起着重要作用；膳食脂肪酸参与肝脏脂肪生成，并可能防止逆转或加剧肝脏

脂肪积累[89,90]。循环脂肪酸也可能通过多种分子机制（如棕榈酸通过诱导细胞凋亡）对肝细胞产生毒性[91]。来自临床和实验研究的证据表明，不同的膳食脂肪酸对肝脏脂肪的积累有不同的影响。食用富含饱和脂肪酸的食物会促进肝脏和内脏脂肪的储存。另一方面，ω-6 脂肪酸和胆固醇联合诱导小鼠肝脏脂肪变性、炎症和纤维化，并伴有肝脂质过氧化和氧化应激，与代谢综合征患者的非酒精性脂肪性肝炎的临床特征非常相似[92]。在一项临床前动物研究中，与棕榈酸酯相比，食用膳食单不饱和脂肪酸油酸酯，油酸酯会导致更严重的肝脏脂肪变性和脂肪组织炎症，模拟人类西方饮食的影响[93]。调查非酒精性脂肪性肝病患者与健康个体的饮食模式的研究表明，非酒精性脂肪性肝病患者的 ω-3 脂肪酸摄入量较低，而 ω-6/ω-3 脂肪酸摄入量比例较高[94]。一项评估 ω-3 脂肪酸补充效果的荟萃分析表明，ω-3 脂肪酸可能会降低非酒精性脂肪性肝病/非酒精性脂肪性肝炎患者的肝脏脂肪和血液 γ- 谷氨酰转移酶、甘油三酯和高密度脂蛋白[95]。

鉴于不同的膳食脂肪酸对肝脏健康和疾病的复杂性和不同的影响，有必要进一步研究来阐明膳食总脂肪和特定脂肪酸在预防和治疗酒精性肝硬化和非酒精性肝硬化患者的营养策略中的作用。

（三）碳水化合物

全球饮食习惯的变化导致富含简单碳水化合物的加工食品消费量增加[96]。所有过量摄入的碳水化合物都会导致肥胖和脂肪肝，但果糖受到了特别关注。美国果糖摄入量的增加与肥胖和非酒精性脂肪性肝病发病率的增加相平行。高果糖摄入可以在实验动物和人类中引起一系列代谢变化，包括非酒精性脂肪性肝病[97-100]。据报道，非酒精性脂肪性肝病患者的果糖摄入量明显高于无肝脂肪变性的患者或健康对照组[96,101]。此外，果糖摄入量的增加与成年非酒精性脂肪性肝病患者更严重的肝脏纤维化相关[102,103]。综上所述，膳食果糖可能是非酒精性脂肪性肝病发病和疾病进展的重要危险因素。

果糖诱导非酒精性脂肪性肝病的作用机制是多因素的。肠道对果糖的吸收在较低水平即达饱和[104,105]，过量的饮食摄入很容易超过吸收能力，导致果糖吸收不良。未被吸收的果糖可能导致肠道菌群失调和肠道屏障功能障碍[97,106]。饮食中的

果糖可能至少通过两种方式促使非酒精性脂肪性肝病的发展。首先是它独特的代谢过程,有助于加速脂肪的启动合成[107]。其次发生在未被吸收的果糖进入远端肠道,导致肠道细菌生态失调和肠道屏障功能障碍。与高果糖消耗相关的肠道通透性增加可导致内毒素血症和肝巨噬细胞活化。这增加了炎症细胞因子的分泌,随后导致胰岛素抵抗和脂肪肝[97,106,108]。

对儿童的研究为评估过量的膳食碳水化合物和果糖在非酒精性脂肪性肝病发展中的作用提供了独特的机会。儿童经常是含糖饮料的消费者,而很少患有多种其他复杂的代谢性疾病。最近的一项临床试验招募了组织学诊断为非酒精性脂肪性肝病的青春期男孩,并将他们随机分配到干预饮食组或典型饮食组中[109]。饮食干预包括个体化的膳食计划和向整个家庭提供研究膳食,以限制每日糖的摄入量低于全天总能量的 3%,持续 8 周。低糖摄入量组的肝脂肪变性显著减少,血液中的谷丙转氨酶也显著降低[109]。这种经过良好控制的研究证明了饮食干预对非酒精性脂肪性肝病的潜在可逆性。

(四) 微量营养素

慢性膳食微量营养素摄入量减少和不良状态可导致肝脏疾病的各种并发症,缺乏可能促进肝脏疾病的发展或进展。表 26-3 列出了肝脏疾病中出现的微量营养素缺乏症。一些缺陷会加速肝脏疾病或导致危及生命的并发症。

锌通过调控基因的金属结合转录因子和调控基因启动子区域的金属响应元件调节基因的表达。锌指基序对正常的肝脏代谢很重要,如肝细胞核因子 4-α 和过氧化物酶体增殖物激活受体 -α[110,111]。肝硬化患者,特别是酒精性肝硬化,通常是缺锌的。我们最近发现,锌缺乏症发生在酒精性肝病发展的早期。在过去的二十年里,Zhou 和他的同事在实验动物和体外实验中进行了一系列的研究,已经加深了对锌缺乏加剧酒精性肝损伤的机制的理解,以及补充锌治疗如何预防或治疗酒精性肝损伤的机制。这些因素包括肠道通透性增加、炎症伴细胞因子和氧化应激增加、线粒体功能障碍和肝细胞凋亡[110]。

铜是一种必需的微量元素,可参与肝脏的生物过程,包括正常的线粒体呼吸、铁和脂质代谢、自由基的解毒和结缔组织的交联。膳食中铜缺乏可诱导大鼠(尤其是雄性大鼠)的肝脏脂肪变性和胰岛素抵抗,提示铜有可能参与了非酒精性脂肪性肝病的发生发展。有证据表明,非酒精性脂肪性肝病患者的肝脏铜浓度较低,而肝铜含量与肝脏脂肪变性呈负相关。西式饮食中铜含量通常很低。膳食中的果糖和铜与高果糖的消耗相互作用,加剧铜缺乏引起的脂肪肝。摄入高含糖饮料的非酒精性脂肪性肝病患者并不少见,他们有轻度低血铜蓝蛋白,停止果糖摄入后可恢复正常。肥胖患者的胃分流术后可发生严重的铜缺乏症,并表现为巨细胞性贫血和周围神经病变[112]。在肝豆状核变性和胆汁淤积性肝病(包括原发性胆汁性胆管炎)中,有充分证据表明过量摄入铜导致后续的肝毒性和肝脏纤维化[113]。铜的毒性通过多种机制发生,包括氧化应激反应。

其他与肝脏疾病特别相关的矿物质包括硒(潜在的抗氧化功能)、铬(葡萄糖耐量)、镁(肌肉痉挛、胰岛素抵抗)和锰。锰通过胆道途径排出,并可沉积在脑内,导致脑病[114]。

表 26-3　矿物质和维生素缺乏在肝病患者中的临床体征和症状

矿物质 / 维生素	并发症
铁	贫血、疲劳
镁	肌肉痉挛、身体虚弱、胰岛素抵抗、骨密度下降
钙	骨密度降低、手足搐搦
锌	皮肤损伤、厌食症、生长迟缓、伤口愈合减慢、性腺功能减退、免疫功能下降、腹泻、精神功能下降
铜	贫血、中性粒细胞减少、神经病变
铬	葡萄糖耐量异常
硒	肌病、心肌病
维生素 B_{12}	巨细胞性贫血、神经病变
叶酸	巨细胞性贫血、癌症风险增加、同型半胱氨酸增加
维生素 B_1	共济失调、脑病
烟酸	皮炎、腹泻、痴呆
维生素 A	夜视能力下降、皮肤损伤
维生素 D	骨病、免疫功能障碍和肠道屏障功能障碍
维生素 E	氧化应激
维生素 K	瘀伤、凝血功能受损

终末期慢性肝病可导致维生素 B_1 缺乏，主要是由肝脏储存的维生素 B_1 消耗引起的。维生素 B_1 缺乏在酒精性肝硬化患者中特别普遍，酒精对膳食维生素 B_1 吸收有直接影响。维生素 B_1 缺乏可导致韦尼克脑病，这是一种代谢性脑病，以眼肌麻痹、共济失调、意识混乱和记忆丧失为特征。重要的是，胃旁路术后也会发生神经系统并发症，特别是患者出现恶心和呕吐。韦尼克脑病是一种神经急症，需要立即静脉注射维生素 B_1[115]。

在晚期胆汁淤积性肝病患者中，脂溶性维生素 A、D、E 和 K 的吸收不良已被充分描述[116]。维生素 A 在从视觉功能到基因转录的多种代谢途径中起着关键作用。肝脏是维生素 A 的主要储存部位（>90%），大多数存在于肝星状细胞中。研究表明，超过 60% 的肝硬化患者的血清维生素 A 水平较低，在一项研究中，40% 的患者的黑暗适应能力受损，但患者并没有发现[117,118]。由于维生素 A 的潜在毒性，包括肝毒性，给肝病患者给予更高剂量的维生素 A 补充剂时必须谨慎[119]。维生素 E 是一种脂溶性抗氧化剂，可防止自由基的增殖。在非酒精性脂肪性肝炎和酒精性肝病患者以及其他形式的肝硬化患者中都发现了血液中维生素 E 浓度降低。维生素 E 被用于治疗早期的非酒精性脂肪性肝炎。维生素 D 对骨骼健康很重要，并在免疫调节和肠道屏障功能中起着重要作用。维生素 K 在凝血过程中起着重要的作用。

第 3 节 肝病的主要治疗方式

一、内科和外科治疗

在世界上三种主要的肝病（病毒性、酒精性和肥胖相关性）中，只有病毒诱发的肝病有美国食品及药物管理局批准的治疗方法。慢性病毒性肝病的主要类型是丙型肝炎和乙型肝炎。丙型肝炎通过抗体试验诊断，并通过丙型肝炎 RNA 定量确认。丙型肝炎是一种单链 RNA 病毒，没有潜伏的宿主库，因此，患者能够被治愈。1991 年，启用 α-干扰素治疗，2011 年启用直接作用抗病毒药物。目前直接作用抗病毒药物治疗在大多数患者群体中提供了超过 90% 的治愈率，在美国丙型肝炎死亡人数有所下降[120]。乙型肝炎的诊断是依据存在乙型肝炎表面抗原。如果患者患有乙型肝炎持续

6 个月，则认为患者患有慢性乙型肝炎。乙型肝炎可通过经皮和性接触或人际接触传播[121]。乙型肝炎不同于大多数其他形式的肝病，乙型肝炎患者不一定患有肝硬化，会有终身患肝癌的风险，并需要进行终身癌症监测。世界许多地区乙型肝炎正在减少，得益于乙型肝炎疫苗接种和干扰素模拟治疗。这些药物在抑制病毒方面非常有效，但不能治愈乙型肝炎。虽然酒精性肝病和非酒精性脂肪性肝炎还没有美国食品及药物管理局批准的治疗方法，但预计一种针对非酒精性脂肪性肝炎药物可能会在不久的将来获得批准。

对于某些类型肝病，有两种治疗方法：针对非酒精性脂肪性肝炎的减重手术和肝移植。减重手术适合快速和永久的减肥。目前适用于体质指数（BMI）>40kg/m^2 的严重肥胖患者或 BMI≥35kg/m^2 并伴有肥胖相关并发症的患者。减重手术有可能改善非酒精性脂肪性肝病患者的代谢综合征、糖尿病，甚至肝脏组织学。减重手术有可能逆转非酒精性脂肪性肝病的危险因素，包括胰岛素抵抗、血脂异常和炎症[122,123]。非酒精性脂肪性肝病最常用的研究方法是腹腔镜或开放的鲁氏 Y 形胃旁路术，以及其他方法，如腹腔镜可调胃束带术、袖状胃切除术、胃成形术、胆肠旁路术和胆胰分流术。同样，胃球囊等内镜下肥胖治疗方法也得到了评估。对 15 个队列研究的荟萃分析发现，减重手术后改善或缓解了 91.6% 的患者脂肪变性、81.3% 的患者脂肪性肝炎、65.5% 的患者纤维化[124]。一项对 381 例患者进行的前瞻性队列研究也显示了类似的结果，其中脂肪变性、肝脏变大和总体非酒精性脂肪性肝炎活动评分均有所改善，较术前相比，术后 5 年发生非酒精性脂肪性肝炎患者的百分比显著降低[125]。然而，术后 5 年，19.8% 的患者因不明原因导致肝脏纤维化明显恶化。

一项包括 32 项研究、2 649 项活检、中位随访期为 15 个月的荟萃分析显示：66% 的患者脂肪变性、50% 的患者炎症、76% 的患者气球样变性，以及 40% 的患者纤维化的症状完全消退[126]。12% 的患者在接受减重手术后肝脏纤维化恶化或发展。这些发现与减肥手术的类型或对严重肥胖的减肥手术可能导致的营养不良和吸收不良有关[127]。

我们研究了肥胖合并非酒精性脂肪性肝病患者在减重手术后的死亡率。在一项研究中，没有观察到减肥手术后全因死亡率的增加；然而，胃肠道和

肝脏疾病的死亡率增加，包括腹膜炎和肠梗阻[128]。总的来说，没有关于减肥手术后肝脏相关死亡率显著增加的报道，但还需要更大规模的研究[129]。

荟萃分析中没有纳入随机临床试验，因为所有研究都是单侧手术检查减重手术前后对非酒精性脂肪性肝病的影响，没有对照组。虽然还需要随机临床试验，但目前的文献支持肥胖合并非酒精性脂肪性肝病患者通过减重手术改善或解决肝脏纤维化，这应该被考虑作为一种治疗选择。

二、营养疗法

（一）门诊患者

当 Patek 等人证明与典型不足饮食的类似患者相比，营养饮食可以改善肝硬化患者的 5 年预后时，对门诊肝硬化患者营养治疗的兴趣首次被激发了[130]。其他研究进一步支持了肝硬化患者通过营养支持改善预后的概念。Hirsch 等[131] 研究表明，一组门诊患者补充肠内产品 [4.2MJ/d（1 000kcal/d），34g 蛋白质] 显著改善了蛋白质摄入量，住院次数减少。这些相同的研究人员为患有酒精性肝硬化的门诊患者提供肠内补充剂，并观察到营养状况和免疫功能的改善[132]。日本的一项研究评估了200 多名肝硬化（不同病因的）患者，他们在营养评估或标准护理后接受了营养师的营养咨询。对患者进行了大约 5 年的随访，接受营养咨询的患者生存率有所提高。Child A 型肝硬化患者的益处最大。该研究强调了最初的营养评估、后来的饮食咨询、随后的营养治疗和后续评估的重要性。

当首次评估门诊肝硬化患者时，需要对液体和电解质状态进行初步评估，并使用主观全面评定或其他评估方法进行营养状况评估。进一步的营养评估和治疗可以通过更详细的评估实施，包括身体成分分析和营养咨询，以记录当前的摄入量和最初的饮食管理计划。立即评估液体和电解质状态是至关重要的，因为诸如脱水和肾功能不全或高钾血症等因素可能导致危及生命的后果。钠是细胞外体液（血液、血清、血浆）中的主要电解质，只有 5% 的全身钠存在于细胞内。钠和钾一起，有助于维持身体的电解质和水的平衡。低钠血症（低血清钠）是肝病的常见并发症[133]，通常发生于典型的或增加的钠摄入量被全身水容量的增加所抵消。水和钠含量的增加表现为水肿或腹水。游离水清除率受损和利尿剂的使用会导致钠浓度

的降低。对于失代偿性肝病患者，治疗低钠血症的主要方法是限制液体量。高钠血症在肝病中较少发生，这通常是由于使用利尿剂或乳果糖治疗进行医疗干预所致。低钾血症在肝病患者中很常见[133]。与钠不同，钾主要是细胞内的电解质。低钾血症可能是由于饮食摄入不足；因恶心、呕吐或腹泻而损失；或使用利尿剂药物控制水肿或腹水造成的。各种代谢因素（如胰岛素水平升高和呼吸性碱中毒）可能会将钾从细胞外液转移到细胞中，从而降低血清钾浓度。低钾血症可产生一系列的后果，从肌无力到心律失常，甚至心搏骤停。高钾血症在肝病中较少见，通常伴有肾衰竭和使用保钾利尿剂。至关重要的是，患者服用保钾利尿剂时不要使用含钾的盐替代品，因为可能会发生严重的高钾血症。低磷血症可能发生在严重营养不良的肝病患者中，这可通过再喂养而加重。因此，需要监测这些电解质的血清水平，特别是在营养不良患者的再喂养期间。

在肝病治疗过程中，饮食限制有时是必要的，但往往不利于维持足够的营养摄入。限制钠可能是失代偿性肝硬化患者饮食中最重要的改变，1～2g 钠的摄入量通常耐受性良好，依从性良好的患者可以遵从。总液体量有时对纠正低钠血症是必要的[134]。

限制蛋白质摄入量在过去被用作肝性脑病治疗的一部分。目前的证据并不支持蛋白质限制，并将在本章中进行解释[135,136]。肝性脑病可以通过干预措施来改善：优化足够的肠道转运时间；通过减少门脉高压和使用抗生素、乳果糖和益生菌来防止小肠和大肠细菌过度生长；维持电解质、维生素和矿物质状态；可以通过在饮食中补充酪蛋白或植物蛋白。肝性脑病更常发生在肌衰竭的患者中。由于肝硬化尿素合成能力的降低，骨骼肌参与氨解毒。在营养不良的肝硬化和肝性脑病患者中，改善营养状况和肌肉质量可以是一个潜在的治疗目标[137]。早点进食早餐可改善轻微肝性脑病患者的认知功能，在进食后，警觉性可在一段时间内提高，支持在晚期肝病患者中少食多餐[138]。

大量证据表明支链氨基酸制剂在显性肝性脑病管理中的使用的有效性和安全性。高支链氨基酸也被认为可用于治疗营养不良的肝硬化患者，以改善营养状况。然而，一项系统综述发现，造成研究的异质性是由于高支链氨基酸剂量的可变

性（总剂量、相对比例）、持续时间、疾病严重程度的可变性以及评估患者预后总体证据和结论的标准化工具的缺乏统一性。进一步研究补充高支链氨基酸作为慢性肝病营养不良的治疗方法是有必要的[139]。

肌少症是一种骨骼肌质量、力量和功能的进行性和广泛性丧失，是慢性肝病营养不良患者的一个重要特征。优化睡前营养摄入量可以尽量减少甚至逆转肌肉质量的损失[140]。我们强烈鼓励肝硬化患者在睡前吃夜餐。当不能维持足够的口服摄入时，营养摄入应通过鼻肠管夜间肠内喂养补充。当肠内支持失败或是有禁忌证者，应考虑全肠外营养（PN）。最后，缺乏体力活动会导致肌少症。建议可以参加活动的患者进行适度的运动。运动可以帮助维持肌肉质量和功能，以及改善生活质量和缓解疲劳[141-143]。

生活方式的改变对肝病患者很重要，特别是酒精性肝病或非酒精性脂肪性肝炎患者。酒精性肝病患者应被转介到酒精治疗计划中，以减少酒精摄入量。目前对非酒精性脂肪性肝病患者的治疗建议包括饮食和体育活动以减重，以及极端肥胖的减重手术。对 2 型糖尿病患者进行一年的强化生活方式干预，结果显示可以减少脂肪变性和非酒精性脂肪性肝病的发生[144]。研究饮食干预效果的研究表明，能量限制可以在几天内导致肝脏脂肪和体积的显著变化[145]。在非酒精性脂肪性肝病中使用低碳水化合物饮食是一个越来越令人感兴趣的领域。非酒精性脂肪性肝炎患者的低碳水化合物、生酮饮食可在 6 个月时显著减轻体重和改善脂肪肝的组织学[146]。建议饮食中避免含脂肪和单糖，特别是果糖[147]。减少含糖饮料的摄入可以促使体重减轻，因为总能量摄入减少[148]。关于运动，剧烈运动可能是最有益的，因为在肝脏疾病中，运动强度可能比持续时间或总量更重要[149]。通过减重手术减轻体重可以减轻脂肪变性和脂肪性肝炎，但支持肝脏纤维化改善的证据有限。咖啡是世界上最受欢迎的饮料，最近它已被证明对肝病患者的健康有益处。来自世界不同地区的几项研究表明，咖啡摄入与较低的肝酶水平（AST、ALT 和 γ- 谷氨酰转肽酶）有关[151]。咖啡的摄入也显著减少了肝纤维化和肝硬化的风险[152]。一项对非酒精性脂肪性肝病患者咖啡摄入量的荟萃分析显示，咖啡摄入量与肝纤维化的严重程度呈

负相关[153]。咖啡摄入与肝细胞肝癌之间的关系也已经被充分研究过。2013 年发表的一项荟萃分析报告称，饮用咖啡对肝细胞肝癌的发展有 40% 的保护作用（$RR = 0.60$）[154]。高消耗量（3 杯 / 天，$RR = 0.44$）的保护作用高于低消耗量（1～2 杯 / 天，$RR = 0.72$）。咖啡的有益作用的确切机制尚不清楚，但潜在的机制包括这些生物活性化合物的作用，以及咖啡的抗氧化特性[155]。咖啡还具有抗炎特性：一项研究显示，与不喝咖啡的人相比，喝咖啡的人炎症标志物水平明显较低[156]。

目前还没有美国食品及药物管理局批准的非酒精性脂肪性肝病治疗方法。药物治疗主要针对与非酒精性脂肪性肝炎发病机制相关的代谢综合征或氧化应激的组成部分[150]。在对脂肪肝（非酒精性脂肪性肝炎）患者进行的一些研究中，维生素 E 最初被认为具有有益作用，但并非所有研究都证实了这一点[157]。最重要和引人注目的维生素 E 数据来自 NIH 资助的一个大型多中心试验，该试验分配 247 名非酒精性脂肪性肝炎成人（无糖尿病）接受每日 30mg 的吡格列酮（80 名受试者），每日 800 国际单位的维生素 E，或安慰剂，持续 96 周[158]。与安慰剂相比，维生素 E 治疗与非酒精性脂肪性肝炎的改善率显著提高相关（43% 对比 19%，$P = 0.001$）。与安慰剂相比，维生素 E 和吡格列酮降低了血清丙氨酸和天冬氨酸氨基转移酶（两种比较均 $P < 0.001$）。没有任何治疗方法与肝纤维化的改善相关。接受吡格列酮治疗的受试者比接受维生素 E 或安慰剂治疗的受试者体重增加更多。总之，维生素 E 改善了肝脏组织学和肝酶，而与吡格列酮所见的体重增加无关。我们认为 800 国际单位的维生素 E 是无肝硬化的非酒精性脂肪性肝炎的首选治疗方法。AASLD 指南建议，这类患者不应有糖尿病，而应具有活检记录的非酒精性脂肪性肝炎[157]。

（二）住院治疗

肝病患者，特别是肝硬化患者，在住院期间存在营养不良的高风险，特别是在重症监护病房（ICU）住院时。因此，应使用表 26-1 中描述的工具来监测住院患者的营养不良情况。快速诊断代谢紊乱，包括钠、钾和磷的改变是很重要的。监测患者的食物消耗量，并使用口服营养补充剂，包括夜间零食，以通过口服途径确保最佳的蛋白质 / 能量需求。高蛋白摄入量是至关重要的，通常在 1.2～2.0g/（kg·d）的范围内（表 26-4）。

表 26-4　住院肝病患者的营养支持目标

- 早期营养评估和血清电解质评价
- 根据个人的需要、肾功能、利尿剂的敏感性制订水和电解质的摄入量
- 总能量摄入目标：1～1.4 静息能量消耗或 25～40kcal/（kg·d）
- 蛋白质：每天 1.2～2.0/（g/kg）（医院范围上限）
- 脂肪：30%～40% 的非蛋白质能量
- 根据指示补充维生素和微量元素，避免过量补充铁、铜和维生素 A
- 如果口服摄入不足，每日口服补充肠内营养（如果肠道条件允许，否则禁忌肠内营养）
- 针对肥胖受试者的低能量、高蛋白饮食
- 营养师进行营养教育，包括实施夜间零食

对于口服摄入量不足的患者，早期肠内营养支持尤其重要，因为它有可能减少并发症和住院时间，并对患者的预后产生积极影响。肠内营养比肠外营养更受青睐，因为成本、中枢神经系感染和肠外营养合并脓毒症的风险以及肠道屏障功能的维持。肥胖、重症肝病患者面临营养方面的一大挑战。目前的指南建议使用低热量、高蛋白营养疗法，以保持瘦体重、调动脂肪储存，并尽量减少这些高危肥胖肝病患者的过度喂养并发症[159]。BMI 为 30～50kg/m² 的患者的能量目标较低，通常是间接测热法测量需求的 65%～70%，或每天实际体重 46.0～59.5kJ/kg（11～14kcal/kg）。然而，蛋白质需求很高，通常预计为每天理想体重 2.0～2.5g/kg[159]。如何制订和实施一项既含有高蛋白质又限制能量和钠含量的适当饮食计划是一项挑战。

急性肝功能衰竭患者在发病时往往没有营养不良；然而，疾病的剧烈性和严重程度使患者的高分解代谢过度，这就要求对患者进行仔细的营养评估和支持。急性肝功能衰竭的一个严重并发症是低血糖，在 ICU 高达 45% 的患者出现低血糖。建议静脉注射葡萄糖 1.5～4g/（kg·d），以预防低血糖，每 2 小时密切监测血糖。对于接受足够 EN 或 PN 的患者，可能不需要静脉注射葡萄糖。因为尽量减少脑水肿的风险是很重要的，所以经常实施限制游离水。建议在 0.9% 的钠溶液中加入葡萄糖静脉注射，并选择一个高能量密度的肠内配方，以限制液体量。

对于急性肝功能衰竭患者的营养支持没有共识，指导主要是经验性的。能量和蛋白质的需求被认为与其他危重症患者相似。早期肠内喂养将保持肠道的完整性，减少肌肉损失，并减少胃肠道出血的风险。如果肠内营养禁忌，应考虑基于基础营养状况和低能量摄入持续时间使用全肠外营养。

（三）移植

营养不良是术后一般发病率（如伤口愈合不良、感染）和死亡率的危险因素，这也适用于肝移植。在一项研究中，营养不良是 6 项研究中唯一一个显著影响结果的变量，它可能是可改变的，而且并不完全依赖于潜在的肝功能[160]。中度至重度营养不良患者呼吸机时间延长、ICU 住院时间延长、总住院时间延长，住院费用增加，研究结果与另一项研究相似[161]。当术前体重显著下降时，死亡率增加了 3.2 倍[162]。Pikul 等人使用改良的营养不良主观全面评定，发现 68 名成人肝移植受者营养不良发生率为 79%；在中度和重度营养不良的患者中，他们发现需要通气的天数、在 ICU 和住院的天数显著增加，气管切开术的发生率更高。在这项研究中，中度和重度营养不良患者的死亡率明显高于营养状态好或轻度营养不良的患者。慢性肝病的一个普遍改变是肌肉质量和力量的丧失，这些缺陷与健康相关的生活质量受损有关，在肝移植后持续存在但程度较小[163,164]。

儿科文献中也有类似的信息。等待肝移植的儿童有高达 60%～80% 出现营养不良，而营养不良的患者在肝移植前后都有更高的发病率和死亡率。每个门诊患者都应评估营养状况，包括进行详细的病史、体格检查、实验室检测和人体测量。不同患者的营养需求各不相同，但增加能量摄入、补充中链脂肪酸以及预防必需脂肪酸和脂溶性维生素缺乏症是这一人群中常见的饮食干预措施[165]。

超重和肥胖也会使慢性肝病患者的护理复杂化，特别是如果需要肝移植的患者。一项对 18 172 名肝移植受者的分析显示，病态肥胖患者（BMI>40kg/m²）的原发性肝无功能和 1 年和 2 年死亡率明显显著更高。BMI>35kg/m² 患者的 5 年死亡率较高，主要是由于心血管事件[166]。然而，一项类似的研究，校正了腹水对 BMI 的影响，发现不同 BMI 的生存率没有差异[167]。在另一项研究中，BMI 较低（<18.5kg/m²）的肝移植受者被发现有更高的 1 年移植物丢失和死亡率，而肥胖患者则没有[168]。

　　肝移植后的营养摄入和状况通常会得到改善，因为导致肝硬化患者营养不良的许多代谢改变会通过健康、功能良好的肝脏得到改善。饮食摄入问题有望随着患者术后病情的改善而得到改善，但这是可变的。肝移植后，应在12～24小时内开始进行营养支持。如果患者不能耐受足够的口服摄入量，则通过鼻肠管给予营养补充剂，这比肠外营养更可取。一般来说，营养目标包括120%～130%估计静息能量消耗的能量和1.2～1.5g/（kg·d）的蛋白质，因为一些高代谢在术后立即存在，可持续到肝移植后6个月[169]。移植后的其他营养挑战包括教育患者食物与免疫抑制药物的相互作用（如葡萄柚产品增加他克莫司的血药浓度）和其他潜在风险，如生的和未煮熟的海鲜，可能传播细菌并导致免疫抑制个体的感染。

　　移植后几周至几个月，患者容易出现高血糖、高血压和血脂异常等免疫抑制剂药物相关的副作用。患者通常有渐进式的体重增加，主要是脂肪质量而不是瘦体重，以及持续的骨骼肌缺乏。一项对接受肝移植的患者进行的回顾性研究发现，44%的患者在移植1年后仍有残余的营养不良[170]。在另一项研究中，只有6%的患者在肝移植后出现肌肉衰竭症逆转，70%的移植前未出现肌肉衰竭症的患者在移植后出现肌肉衰竭症[171]。在几项研究中，对移植后1～4年的患者进行评估后发现，肥胖率为21%～31%，并随着时间的推移而增加[170,172]。体重的增加和脂肪量的增加可导致代谢综合征，这是肝移植术后患者长期发病率和死亡率的不断增加的一个原因。

　　在肝移植后的过渡阶段，由于糖皮质激素治疗和患者活动能力和体力活动减少，骨密度加速下降。在加速骨丢失后，移植后骨密度会增加一段时间，可持续数年[173]。在骨形成增加期间，补充钙是很重要的。建议对肝移植受者进行骨密度监测，特别是在移植后的5年内[174]。

第4节　药物与营养素在肝病中的相互作用

　　食物、营养补充剂和药物营养素的相互作用，以及潜在的肝毒性已经证实[175]。膳食补充剂在美国不受监管，可能被毒素或药物污染。例如，补充剂被少量的处方药污染，如抗生素或重金属，包括铅或汞。营养补充剂和药物相互作用的一个例子是圣约翰草[175]。当心脏移植后患者在服用圣约翰草后出现排斥反应时，这种相互作用被强调，可能是由于圣约翰草诱导的细胞色素P4503A4[176]。葡萄柚汁可以降低80多种药物的代谢[176]。因此，药物代谢的增加和减少都会发生。肠道微生物群对一些肝病所用药物的代谢、疗效和毒性都有影响。例如，对用于癌症治疗的PDE-1检查点抑制剂有反应的患者与那些没有积极反应的患者相比，这些患者的肠道微生物群中存在某些细菌种类[177]。将这些微生物转移到无菌小鼠中，提高了免疫治疗的疗效。在另一个例子中，尿液中细菌产物对甲酚的浓度与对乙酰氨基酚的代谢速率相关。这是因为对甲酚在对乙酰氨基酚代谢中与磺化步骤竞争，从而在对乙酰氨基酚解毒中竞争。还有天然的营养素和营养素的相互作用，如锌与铜的相互作用。因此，补充锌可能会损害铜的吸收，并可能导致缺铜。事实上，高剂量的锌用于治疗肝豆状核变性，这是由于产生铜缺乏的"副作用"[111]。

研究空白

　　我们需要更好地了解肝脏和其他器官和组织（如肠肝轴和肝脏‐脂肪组织轴）之间的相互作用和影响。肠道微生物群在肝脏疾病的发生和进展中的作用，以及在肥胖和全身炎症中的作用，可能是治疗干预的一个目标。肝脏疾病如何改变肠道微生物群，以及用益生菌/益生元改变肠道微生物群是否会减弱或预防人类的肝脏疾病，这些都是未来研究的重要领域。同样，我们在肝脏疾病中药物营养素相互作用的知识上也有很大的空白。需要进行临床试验，包括剂量发现研究和寻找适当的生物标志物，以研究营养支持和干预措施对肝脏预后的有效性。在对肌少症、合成代谢抵抗和营养干预的理解方面存在很大的空白。营养物质影响基因表达，而关于营养相关表观遗传学在肝病中的作用存在重要的知识空白。对上述领域的研究将显著扩大我们对肝病机制和预防或治疗肝病的潜在营养干预措施的理解。

致谢

这一章是对 Wiley-Blackwell©2012 年国际生命科学研究所出版的由 Erdman JW、Macdon IA 和 Zeisel SH 编辑的《现代营养学》第十版中由 Craig J. McClain、Daniell B. Hill 和 Luis Marsano 撰写的"第54 章肝病"的更新。本更新的部分内容摘自以前发表的章节，并感谢之前作者的贡献。

（李旭　译）

参 考 文 献

1. Tapper EB, Parikh ND. Mortality due to cirrhosis and liver cancer in the United States, 1999—2016: observational study. *BMJ*. 2018; 362. k2817.

2. Mendenhall C, Roselle GA, Gartside P, Moritz T. Relationship of protein calorie malnutrition to alcoholic liver disease: a reexamination of data from two Veterans Administration Cooperative Studies. *Alcohol Clin Exp Res*. 1995;19(3):635—641.

3. Mendenhall CL, Tosch T, Weesner RE, et al. VA cooperative study on alcoholic hepatitis. II: prognostic significance of protein-calorie malnutrition. *Am J Clin Nutr*. 1986;43(2):213—218.

4. Mendenhall CL, Anderson S, Weesner RE, Goldberg SJ, Crolic KA. Protein-calorie malnutrition associated with alcoholic hepatitis. Veterans administration cooperative study group on alcoholic hepatitis. *Am J Med*. 1984;76(2):211—222.

5. Mendenhall CL, Moritz TE, Roselle GA, et al. A study of oral nutritional support with oxandrolone in malnourished patients with alcoholic hepatitis: results of a Department of Veterans Affairs cooperative study. *Hepatology*. 1993;17(4):564—576.

6. Antonow DR, McClain C. Nutrition and alcoholism. In: Tarter RE, Van Thiel DH, eds. *Alcohol and the Brain: Chronic Effects*. New York: Plenum Publishing; 1985:81—120.

7. Sarin SK, Dhingra N, Bansal A, Malhotra S, Guptan RC. Dietary and nutritional abnormalities in alcoholic liver disease: a comparison with chronic alcoholics without liver disease. *Am J Gastroenterol*. 1997;92(5):777—783.

8. Caregaro L, Alberino F, Amodio P, et al. Malnutrition in alcoholic and virus-related cirrhosis. *Am J Clin Nutr*. 1996;63(4):602—609.

9. Lolli R, Marchesini G, Bianchi G, et al. Anthropometric assessment of the nutritional status of patients with liver cirrhosis in an Italian population. *Ital J Gastroenterol*. 1992;24(8):429—435.

10. Thuluvath PJ, Triger DR. Evaluation of nutritional status by using anthropometry in adults with alcoholic and nonalcoholic liver disease. *Am J Clin Nutr*. 1994;60(2):269—273.

11. DiCecco SR, Wieners EJ, Wiesner RH, Southorn PA, Plevak DJ, Krom RA. Assessment of nutritional status of patients with end-stage liver disease undergoing liver transplantation. *Mayo Clin Proc*. 1989;64(1):95—102.

12. Peng S, Plank LD, McCall JL, Gillanders LK, McIlroy K, Gane EJ. Body composition, muscle function, and energy expenditure in patients with liver cirrhosis: a comprehensive study. *Am J Clin Nutr*. 2007;85(5):1257—1266.

13. Makhija S, Baker J. The subjective global assessment: a review of its use in clinical practice. *Nutr Clin Pract*. 2008;23(4):405—409.

14. Zambrano DN, Xiao J, Prado CM, Gonzalez MC. Patient-generated subjective global assessment and computed tomography in the assessment of malnutrition and sarcopenia in patients with cirrhosis: is there any association? *Clin Nutr*. 2019;0(0). pii: S0261-5614(19)30274-2.

15. Durand F, Buyse S, Francoz C, et al. Prognostic value of muscle atrophy in cirrhosis using psoas muscle thickness on computed tomography. *J Hepatol*. 2014;60(6):1151—1157.

16. Mourtzakis M, Wischmeyer P. Bedside ultrasound measurement of skeletal muscle. *Curr Opin Clin Nutr Metab Care*. 2014;17(5): 389—395.

17. Paris M, Mourtzakis M. Assessment of skeletal muscle mass in critically ill patients: considerations for the utility of computed tomography imaging and ultrasonography. *Curr Opin Clin Nutr Metab Care*. 2016;19(2):125—130.

18. Pirlich M, Schutz T, Spachos T, et al. Bioelectrical impedance analysis is a useful bedside technique to assess malnutrition in cirrhotic patients with and without ascites. *Hepatology*. 2000; 32(6):1208—1215.

19. Moore KP, Aithal GP. Guidelines on the management of ascites in cirrhosis. *Gut*. 2006;55(suppl 6):vi1—12.

20. Ney M, Abraldes JG, Ma M, et al. Insufficient protein intake is associated with increased mortality in 630 patients with cirrhosis awaiting liver transplantation. *Nutr Clin Pract*. 2015;30(4): 530—536.

21. Vatsalya V, Kong M, Cave MC, et al. Association of serum zinc with markers of liver injury in very heavy drinking alcohol-dependent patients. *J Nutr Biochem*. 2018;59:49—55.

22. Mendenhall CL, Moritz TE, Roselle GA, et al. Protein energy malnutrition in severe alcoholic hepatitis: diagnosis and response to treatment. The VA Cooperative Study Group #275. *JPEN J Parenter Enteral Nutr*. 1995;19(4):258—265.

23. Ray S, Khanra D, Sonthalia N, et al. Clinico-biochemical correlation to histological findings in alcoholic liver disease: a single centre study from eastern India. *J Clin Diagn Res*. 2014;8(10): MC01—05.

24. Xu H, Zhou Y, Ko F, et al. Female gender and gastrointestinal symptoms, not brain-derived neurotrophic factor, are associated with depression and anxiety in cirrhosis. *Hepatol Res*. 2017;47(3): E64—E73.

25. Poonja Z, Brisebois A, van Zanten SV, Tandon P, Meeberg G, Karvellas CJ. Patients with cirrhosis and denied liver transplants rarely receive adequate palliative care or appropriate management. *Clin Gastroenterol Hepatol*. 2014;12(4):692—698.

26. Verne GN, Soldevia-Pico C, Robinson ME, Spicer KM, Reuben A. Autonomic dysfunction and gastroparesis in cirrhosis. *J Clin Gastroenterol*. 2004;38(1):72—76.

27. Aslam N, Kedar A, Nagarajarao HS, et al. Serum catecholamines and dysautonomia in diabetic gastroparesis and liver cirrhosis. *Am J Med Sci*. 2015;350(2):81—86.

28. Chesta J, Silva M, Thompson L, del Canto E, Defilippi C. Bacterial overgrowth in small intestine in patients with liver cirrhosis. *Rev Med Chile*. 1991;119(6):626—632.

29. Pande C, Kumar A, Sarin SK. Small-intestinal bacterial overgrowth in cirrhosis is related to the severity of liver disease. *Aliment Pharmacol Ther*. 2009;29(12):1273—1281.

30. Jeejeebhoy KN. Malnutrition, fatigue, frailty, vulnerability, sarcopenia and cachexia: overlap of clinical features. *Curr Opin Clin Nutr Metab Care*. 2012;15(3):213—219.

31. Sinclair M, Grossmann M, Gow PJ, Angus PW. Testosterone in men with advanced liver disease: abnormalities and implications. *J Gastroenterol Hepatol*. 2015;30(2):244—251.

32. Bonefeld K, Moller S. Insulin-like growth factor-I and the liver. *Liver Int*. 2011;31(7):911—919.

33. Knudsen AW, Krag A, Nordgaard-Lassen I, et al. Effect of paracentesis on metabolic activity in patients with advanced cirrhosis and ascites. *Scand J Gastroenterol*. 2016;51(5):601—609.

34. Ley RE, Turnbaugh PJ, Klein S, Gordon JI. Microbial ecology: human gut microbes associated with obesity. *Nature*. 2006;444(7122): 1022—1023.

35. Singh RK, Chang HW, Yan D, et al. Influence of diet on the gut microbiome and implications for human health. *J Transl Med*. 2017;15(1):73.

36. Willson K, Situ C. Systematic review on effects of diet on gut microbiota in relation to metabolic syndromes. *J Clin Nutr Metab*. 2017;1(2).

37. Gentile CL, Weir TL. The gut microbiota at the intersection of diet and human health. *Science*. 2018;362(6416):776—780.

38. Houghton D, Stewart CJ, Day CP, Trenell M. Gut microbiota and lifestyle interventions in NAFLD. *Int J Mol Sci*. 2016;17(4):447.

39. Tan J, McKenzie C, Potamitis M, Thorburn AN, Mackay CR, Macia L. The role of short-chain fatty acids in health and disease. *Adv Immunol*. 2014;121:91—119.

40. Alexeev EE, Lanis JM, Kao DJ, et al. Microbiota-derived Indole metabolites promote human and murine intestinal homeostasis

through regulation of interleukin-10 receptor. *Am J Pathol.* 2018; 188(5):1183−1194.

41. Krishnan S, Ding Y, Saedi N, et al. Gut microbiota-derived tryptophan metabolites modulate inflammatory response in hepatocytes and macrophages. *Cell Rep.* 2018;23(4):1099−1111.

42. Heianza Y, Ma W, Manson JE, Rexrode KM, Qi L. Gut microbiota metabolites and risk of major adverse cardiovascular disease events and death: a systematic review and meta-analysis of prospective studies. *J Am Heart Assoc.* 2017;6(7).

43. Dumas ME, Barton RH, Toye A, et al. Metabolic profiling reveals a contribution of gut microbiota to fatty liver phenotype in insulin-resistant mice. *Proc Natl Acad Sci USA.* 2006;103(33):12511−12516.

44. Tan X, Liu Y, Long J, et al. Trimethylamine N-oxide aggravates liver steatosis through modulation of bile acid metabolism and inhibition of farnesoid X receptor signaling in nonalcoholic fatty liver disease. *Mol Nutr Food Res.* 2019:e1900257.

45. Kirpich IA, Solovieva NV, Leikhter SN, et al. Probiotics restore bowel flora and improve liver enzymes in human alcohol-induced liver injury: a pilot study. *Alcohol.* 2008;42(8):675−682.

46. Bull-Otterson L, Feng W, Kirpich I, et al. Metagenomic analyses of alcohol induced pathogenic alterations in the intestinal microbiome and the effect of *Lactobacillus rhamnosus* GG treatment. *PLoS One.* 2013;8(1):e53028.

47. Chen P, Torralba M, Tan J, et al. Supplementation of saturated long-chain fatty acids maintains intestinal eubiosis and reduces ethanol-induced liver injury in mice. *Gastroenterology.* 2015; 148(1), 203−214.e216.

48. Llopis M, Cassard AM, Wrzosek L, et al. Intestinal microbiota contributes to individual susceptibility to alcoholic liver disease. *Gut.* 2016;65(5):830−839.

49. Ferrere G, Wrzosek L, Cailleux F, et al. Fecal microbiota manipulation prevents dysbiosis and alcohol-induced liver injury in mice. *J Hepatol.* 2017;66(4):806−815.

50. Backhed F, Ding H, Wang T, et al. The gut microbiota as an environmental factor that regulates fat storage. *Proc Natl Acad Sci USA.* 2004;101(44):15718−15723.

51. Backhed F, Manchester JK, Semenkovich CF, Gordon JI. Mechanisms underlying the resistance to diet-induced obesity in germ-free mice. *Proc Natl Acad Sci USA.* 2007;104(3):979−984.

52. Rabot S, Membrez M, Bruneau A, et al. Germ-free C57BL/6J mice are resistant to high-fat-diet-induced insulin resistance and have altered cholesterol metabolism. *FASEB J.* 2010;24(12): 4948−4959.

53. Wang Z, Klipfell E, Bennett BJ, et al. Gut flora metabolism of phosphatidylcholine promotes cardiovascular disease. *Nature.* 2011; 472(7341):57−63.

54. Swann JR, Want EJ, Geier FM, et al. Systemic gut microbial modulation of bile acid metabolism in host tissue compartments. *Proc Natl Acad Sci USA.* 2011;108(Suppl 1):4523−4530.

55. Cani PD, Neyrinck AM, Fava F, et al. Selective increases of bifidobacteria in gut microflora improve high-fat-diet-induced diabetes in mice through a mechanism associated with endotoxaemia. *Diabetologia.* 2007;50(11):2374−2383.

56. Ferolla SM, Armiliato GN, Couto CA, Ferrari TC. The role of intestinal bacteria overgrowth in obesity-related nonalcoholic fatty liver disease. *Nutrients.* 2014;6(12):5583−5599.

57. Zhu L, Baker SS, Gill C, et al. Characterization of gut microbiomes in nonalcoholic steatohepatitis (NASH) patients: a connection between endogenous alcohol and NASH. *Hepatology.* 2013;57(2): 601−609.

58. Boursier J, Mueller O, Barret M, et al. The severity of nonalcoholic fatty liver disease is associated with gut dysbiosis and shift in the metabolic function of the gut microbiota. *Hepatology.* 2016;63(3): 764−775.

59. Miura K, Ohnishi H. Role of gut microbiota and Toll-like receptors in nonalcoholic fatty liver disease. *World J Gastroenterol.* 2014; 20(23):7381−7391.

60. Le Roy T, Llopis M, Lepage P, et al. Intestinal microbiota determines development of non-alcoholic fatty liver disease in mice. *Gut.* 2013;62(12):1787−1794.

61. Zhou Y, Zheng T, Chen H, et al. Microbial intervention as a novel target in treatment of non-alcoholic fatty liver disease progression. *Cell Physiol Biochem.* 2018;51(5):2123−2135.

62. Bidu C, Escoula Q, Bellenger S, et al. The transplantation of omega3 PUFA-altered gut microbiota of fat-1 mice to wild-type littermates prevents obesity and associated metabolic disorders. *Diabetes.* 2018;67(8):1512−1523.

63. Koopman N, Molinaro A, Nieuwdorp M, Holleboom AG. Review article: can bugs be drugs? The potential of probiotics and prebiotics as treatment for non-alcoholic fatty liver disease. *Aliment Pharmacol Ther.* 2019;50(6):628−639.

64. Moreno C, Deltenre P, Senterre C, et al. Intensive enteral nutrition is ineffective for patients with severe alcoholic hepatitis treated with corticosteroids. *Gastroenterology.* 2016;150(4), 903−910.e908.

65. Dasarathy S, Merli M. Sarcopenia from mechanism to diagnosis and treatment in liver disease. *J Hepatol.* 2016;65(6):1232−1244.

66. Owen OE, Reichle FA, Mozzoli MA, et al. Hepatic, gut, and renal substrate flux rates in patients with hepatic cirrhosis. *J Clin Investig.* 1981;68(1):240−252.

67. Nanji AA, French SW. Dietary factors and alcoholic cirrhosis. *Alcohol Clin Exp Res.* 1986;10(3):271−273.

68. Kirpich IA, Miller ME, Cave MC, Joshi-Barve S, McClain CJ. Alcoholic liver disease: update on the role of dietary fat. *Biomolecules.* 2016;6(1):1.

69. Hodson L, Rosqvist F, Parry SA. The influence of dietary fatty acids on liver fat content and metabolism. *Proc Nutr Soc.* 2019: 1−12.

70. Bridges FS. Relationship between dietary beef, fat, and pork and alcoholic cirrhosis. *Int J Environ Res Public Health.* 2009;6(9): 2417−2425.

71. Nanji AA, Mendenhall CL, French SW. Beef fat prevents alcoholic liver disease in the rat. *Alcohol Clin Exp Res.* 1989;13(1):15−19.

72. Nanji AA, Griniuviene B, Sadrzadeh SM, Levitsky S, McCully JD. Effect of type of dietary fat and ethanol on antioxidant enzyme mRNA induction in rat liver. *J Lipid Res.* 1995;36(4):736−744.

73. Nanji AA, French SW. Dietary linoleic acid is required for development of experimentally induced alcoholic liver injury. *Life Sci.* 1989;44(3):223−227.

74. *Dietary Reference Intakes for Energy, Carbohydrate, Fiber, Fat, Fatty Acids, Cholesterol, Protein, and Amino Acids.* Washington, DC: Institute of Medicine of the National Academy of Sciences. Standing Committee on the Scientific Evaluation of Dietary Reference Intakes, National Academy Press; 2005.

75. Blasbalg TL, Hibbeln JR, Ramsden CE, Majchrzak SF, Rawlings RR. Changes in consumption of omega-3 and omega-6 fatty acids in the United States during the 20th century. *Am J Clin Nutr.* 2011;93(5):950−962.

76. Nanji AA, Zhao S, Lamb RG, Dannenberg AJ, Sadrzadeh SM, Waxman DJ. Changes in cytochromes P-450, 2E1, 2B1, and 4A, and phospholipases A and C in the intragastric feeding rat model for alcoholic liver disease: relationship to dietary fats and pathologic liver injury. *Alcohol Clin Exp Res.* 1994;18(4):902−908.

77. Polavarapu R, Spitz DR, Sim JE, et al. Increased lipid peroxidation and impaired antioxidant enzyme function is associated with pathological liver injury in experimental alcoholic liver disease in rats fed diets high in corn oil and fish oil. *Hepatology.* 1998; 27(5):1317−1323.

78. Kono H, Enomoto N, Connor HD, et al. Medium-chain triglycerides inhibit free radical formation and TNF-alpha production in rats given enteral ethanol. *Am J Physiol Gastrointest Liver Physiol.* 2000;278(3):G467−G476.

79. Kirpich IA, Feng W, Wang Y, et al. The type of dietary fat modulates intestinal tight junction integrity, gut permeability, and hepatic toll-like receptor expression in a mouse model of alcoholic liver disease. *Alcohol Clin Exp Res.* 2012;36(5):835−846.

80. Zhong W, Li Q, Xie G, et al. Dietary fat sources differentially modulate intestinal barrier and hepatic inflammation in alcohol-induced liver injury in rats. *Am J Physiol Gastrointest Liver Physiol.* 2013;305(12). G919−932.

81. Song BJ, Moon KH, Olsson NU, Salem Jr N. Prevention of alcoholic fatty liver and mitochondrial dysfunction in the rat by long-chain polyunsaturated fatty acids. *J Hepatol.* 2008;49(2):262−273.

82. Wada S, Yamazaki T, Kawano Y, Miura S, Ezaki O. Fish oil fed prior to ethanol administration prevents acute ethanol-induced fatty liver in mice. *J Hepatol.* 2008;49(3):441−450.

83. Huang LL, Wan JB, Wang B, et al. Suppression of acute ethanol-induced hepatic steatosis by docosahexaenoic acid is associated

with downregulation of stearoyl-CoA desaturase 1 and inflammatory cytokines. *Prostaglandins Leukot Essent Fatty Acids*. 2013;88(5): 347−353.

84. Nanji AA, Zhao S, Sadrzadeh SM, Dannenberg AJ, Tahan SR, Waxman DJ. Markedly enhanced cytochrome P450 2E1 induction and lipid peroxidation is associated with severe liver injury in fish oil-ethanol-fed rats. *Alcohol Clin Exp Res*. 1994;18(5): 1280−1285.

85. Morimoto M, Zern MA, Hagbjork AL, Ingelman-Sundberg M, French SW. Fish oil, alcohol, and liver pathology: role of cytochrome P450 2E1. *Proc Soc Exp Biol Med*. 1994;207(2):197−205.

86. Wang Y, Zhao Y, Li M, Wang Y, Yu S, Zeng T. Docosahexaenoic acid supplementation failed to attenuate chronic alcoholic fatty liver in mice. *Acta Biochim Biophys Sin (Shanghai)*. 2016;48(5): 482−484.

87. Wang M, Zhang X, Ma LJ, et al. Omega-3 polyunsaturated fatty acids ameliorate ethanol-induced adipose hyperlipolysis: a mechanism for hepatoprotective effect against alcoholic liver disease. *Biochim Biophys Acta Mol Basis Dis*. 2017;1863(12):3190−3201.

88. Huang W, Wang B, Li X, Kang JX. Endogenously elevated n-3 polyunsaturated fatty acids alleviate acute ethanol-induced liver steatosis. *Biofactors*. 2015;41(6):453−462.

89. Ferramosca A, Zara V. Modulation of hepatic steatosis by dietary fatty acids. *World J Gastroenterol*. 2014;20(7):1746−1755.

90. Juarez-Hernandez E, Chavez-Tapia NC, Uribe M, Barbero-Becerra VJ. Role of bioactive fatty acids in nonalcoholic fatty liver disease. *Nutr J*. 2016;15(1):72.

91. Malhi H, Gores GJ. Molecular mechanisms of lipotoxicity in nonalcoholic fatty liver disease. *Semin Liver Dis*. 2008;28(4): 360−369.

92. Henkel J, Coleman CD, Schraplau A, et al. Induction of steatohepatitis (NASH) with insulin resistance in wildtype B6 mice by a western-type diet containing soybean oil and cholesterol. *Mol Med*. 2017;23:70−82.

93. Duwaerts CC, Amin AM, Siao K, et al. Specific macronutrients exert unique influences on the adipose-liver Axis to promote hepatic steatosis in mice. *Cell Mol Gastroenterol Hepatol*. 2017;4(2): 223−236.

94. Araya J, Rodrigo R, Videla LA, et al. Increase in long-chain polyunsaturated fatty acid n‑6/n‑3 ratio in relation to hepatic steatosis in patients with non-alcoholic fatty liver disease. *Clin Sci (Lond)*. 2004;106(6):635−643.

95. Lu W, Li S, Li J, et al. Effects of omega-3 fatty acid in nonalcoholic fatty liver disease: a meta-analysis. *Gastroenterol Res Pract*. 2016; 2016:1459790.

96. Assy N, Nasser G, Kamayse I, et al. Soft drink consumption linked with fatty liver in the absence of traditional risk factors. *Can J Gastroenterol*. 2008;22(10):811−816.

97. Spruss A, Kanuri G, Wagnerberger S, Haub S, Bischoff SC, Bergheim I. Toll-like receptor 4 is involved in the development of fructose-induced hepatic steatosis in mice. *Hepatology*. 2009; 50(4):1094−1104.

98. Wada T, Kenmochi H, Miyashita Y, et al. Spironolactone improves glucose and lipid metabolism by ameliorating hepatic steatosis and inflammation and suppressing enhanced gluconeogenesis induced by high-fat and high-fructose diet. *Endocrinology*. 2010; 151(5):2040−2049.

99. Kelley GL, Allan G, Azhar S. High dietary fructose induces a hepatic stress response resulting in cholesterol and lipid dysregulation. *Endocrinology*. 2004;145(2):548−555.

100. Park OJ, Cesar D, Faix D, Wu K, Shackleton CH, Hellerstein MK. Mechanisms of fructose-induced hypertriglyceridaemia in the rat. Activation of hepatic pyruvate dehydrogenase through inhibition of pyruvate dehydrogenase kinase. *Biochem J*. 1992;282(Pt 3): 753−757.

101. Ouyang X, Cirillo P, Sautin Y, et al. Fructose consumption as a risk factor for non-alcoholic fatty liver disease. *J Hepatol*. 2008;48(6): 993−999.

102. Abdelmalek MF, Lazo M, Horska A, et al. Higher dietary fructose is associated with impaired hepatic adenosine triphosphate homeostasis in obese individuals with type 2 diabetes. *Hepatology*. 2012;56(3):952−960.

103. Abdelmalek MF, Suzuki A, Guy C, et al. Increased fructose consumption is associated with fibrosis severity in patients with nonalcoholic fatty liver disease. *Hepatology*. 2010;51(6): 1961−1971.

104. Fujisawa T, Riby J, Kretchmer N. Intestinal absorption of fructose in the rat. *Gastroenterology*. 1991;101(2):360−367.

105. Riby JE, Fujisawa T, Kretchmer N. Fructose absorption. *Am J Clin Nutr*. 1993;58(5 suppl):748S−753S.

106. Bergheim I, Weber S, Vos M, et al. Antibiotics protect against fructose-induced hepatic lipid accumulation in mice: role of endotoxin. *J Hepatol*. 2008;48(6):983−992.

107. Elliott SS, Keim NL, Stern JS, Teff K, Havel PJ. Fructose, weight gain, and the insulin resistance syndrome. *Am J Clin Nutr*. 2002; 76(5):911−922.

108. Spruss A, Bergheim I. Dietary fructose and intestinal barrier: potential risk factor in the pathogenesis of nonalcoholic fatty liver disease. *J Nutr Biochem*. 2009;20(9):657−662.

109. Schwimmer JB, Ugalde-Nicalo P, Welsh JA, et al. Effect of a low free sugar diet vs usual diet on nonalcoholic fatty liver disease in adolescent boys: a randomized clinical trial. *J Am Med Assoc*. 2019;321(3):256−265.

110. McClain C, Vatsalya V, Cave M. Role of zinc in the development/ progression of alcoholic liver disease. *Curr Treat Options Gastroenterol*. 2017;15(2):285−295.

111. Mohammad MK, Zhou Z, Cave M, Barve A, McClain CJ. Zinc and liver disease. *Nutr Clin Pract*. 2012;27(1):8−20.

112. Coyle L, Entezaralmahdi M, Adeola M, De Hoyos P, Mehed A, Varon J. The perfect storm: copper deficiency presenting as progressive peripheral neuropathy. *Am J Emerg Med*. 2016;34(2), 340.e345−346.

113. Song M, Schuschke DA, Zhou Z, et al. Modest fructose beverage intake causes liver injury and fat accumulation in marginal copper deficient rats. *Obesity (Silver Spring)*. 2013; 21(8):1669−1675.

114. McClain CJ, Marsano L, Burk RF, Bacon B. Trace metals in liver disease. *Semin Liver Dis*. 1991;11(4):321−339.

115. Butterworth RF. Thiamine deficiency-related brain dysfunction in chronic liver failure. *Metab Brain Dis*. 2009;24(1):189−196.

116. Sokol RJ. Fat-soluble vitamins and their importance in patients with cholestatic liver diseases. *Gastroenterol Clin N Am*. 1994; 23(4):673−705.

117. Chaves GV, Peres WA, Goncalves JC, Ramalho A. Vitamin A and retinol-binding protein deficiency among chronic liver disease patients. *Nutrition*. 2015;31(5):664−668.

118. Abbott-Johnson WJ, Kerlin P, Abiad G, Clague AE, Cuneo RC. Dark adaptation in vitamin A-deficient adults awaiting liver transplantation: improvement with intramuscular vitamin A treatment. *Br J Ophthalmol*. 2011;95(4):544−548.

119. Leo MA, Lieber CS. Alcohol, vitamin A, and beta-carotene: adverse interactions, including hepatotoxicity and carcinogenicity. *Am J Clin Nutr*. 1999;69(6):1071−1085.

120. Panel A-IHG. Hepatitis C guidance 2018 update: AASLD-IDSA recommendations for testing, managing, and treating hepatitis C virus infection. *Clin Infect Dis*. 2018;67(10):1477−1492.

121. Terrault NA, Lok ASF, McMahon BJ, et al. Update on prevention, diagnosis, and treatment of chronic hepatitis B: AASLD 2018 hepatitis B guidance. *Hepatology*. 2018;67(4):1560−1599.

122. Armstrong MJ, Gaunt P, Aithal GP, et al. Liraglutide safety and efficacy in patients with non-alcoholic steatohepatitis (LEAN): a multicentre, double-blind, randomised, placebo-controlled phase 2 study. *Lancet*. 2016;387(10019):679−690.

123. Mattar SG, Velcu LM, Rabinovitz M, et al. Surgically-induced weight loss significantly improves nonalcoholic fatty liver disease and the metabolic syndrome. *Ann Surg*. 2005;242(4):610−617. Discussion 618−620.

124. Mummadi RR, Kasturi KS, Chennareddygari S, Sood GK. Effect of bariatric surgery on nonalcoholic fatty liver disease: systematic review and meta-analysis. *Clin Gastroenterol Hepatol*. 2008;6(12): 1396−1402.

125. Mathurin P, Hollebecque A, Arnalsteen L, et al. Prospective study of the long-term effects of bariatric surgery on liver injury in patients without advanced disease. *Gastroenterology*. 2009;137(2): 532−540.

126. Lee Y, Doumouras AG, Yu J, et al. Complete resolution of nonalcoholic fatty liver disease after bariatric surgery: a systematic review and meta-analysis. *Clin Gastroenterol Hepatol*. 2019;17(6),

1040−1060.e1011.

127. Verna EC, Berk PD. Role of fatty acids in the pathogenesis of obesity and fatty liver: impact of bariatric surgery. *Semin Liver Dis*. 2008;28(04):407−426.

128. Gribsholt SB, Thomsen RW, Svensson E, Richelsen B. Overall and cause-specific mortality after Roux-en-Y gastric bypass surgery: a nationwide cohort study. *Surg Obes Relat Dis*. 2017;13(4):581−587.

129. Laursen TL, Hagemann CA, Wei C, et al. Bariatric surgery in patients with non-alcoholic fatty liver disease - from pathophysiology to clinical effects. *World J Hepatol*. 2019;11(2):138−149.

130. Patek Jr AJ, Post J, Ratnoff OD, et al. Dietary treatment of cirrhosis of the liver; results in 124 patients observed during a 10 year period, *J Am Med Assoc*. 138(8), 1948, 543-549

131. Hirsch S, Bunout D, de la Maza P, et al. Controlled trial on nutrition supplementation in outpatients with symptomatic alcoholic cirrhosis. *JPEN J Parenter Enteral Nutr*. 1993;17(2):119−124.

132. Hirsch S, de la Maza MP, Gattas V, et al. Nutritional support in alcoholic cirrhotic patients improves host defenses. *J Am Coll Nutr*. 1999;18(5):434−441.

133. Marsano LS, McClain C. Effects of alcohol on electrolytes and minerals. *Alcohol Health Res World*. 1989;13:255−260.

134. Lowell JA. Nutritional assessment and therapy in patients requiring liver transplantation. *Liver Transplant Surg*. 1996;2(5 suppl 1):79−88.

135. Cordoba J, Lopez-Hellin J, Planas M, et al. Normal protein diet for episodic hepatic encephalopathy: results of a randomized study. *J Hepatol*. 2004;41(1):38−43.

136. Gheorghe L, Iacob R, Vadan R, Iacob S, Gheorghe C. Improvement of hepatic encephalopathy using a modified high-calorie high-protein diet. *Rom J Gastroenterol*. 2005;14(3):231−238.

137. Nardelli S, Lattanzi B, Merli M, et al. Muscle alterations are associated with minimal and overt hepatic encephalopathy in patients with liver cirrhosis. *Hepatology*. 2019;70(5):1704−1713.

138. Vaisman N, Katzman H, Carmiel-Haggai M, Lusthaus M, Niv E. Breakfast improves cognitive function in cirrhotic patients with cognitive impairment. *Am J Clin Nutr*. 2010;92(1):137−140.

139. Ooi PH, Gilmour SM, Yap J, Mager DR. Effects of branched chain amino acid supplementation on patient care outcomes in adults and children with liver cirrhosis: a systematic review. *Clin Nutr ESPEN*. 2018;28:41−51.

140. Plank LD, Gane EJ, Peng S, et al. Nocturnal nutritional supplementation improves total body protein status of patients with liver cirrhosis: a randomized 12-month trial. *Hepatology*. 2008; 48(2):557−566.

141. Roman E, Garcia-Galceran C, Torrades T, et al. Effects of an exercise programme on functional capacity, body composition and risk of falls in patients with cirrhosis: a randomized clinical trial. *PLoS One*. 2016;11(3):e0151652.

142. Toshikuni N, Arisawa T, Tsutsumi M. Nutrition and exercise in the management of liver cirrhosis. *World J Gastroenterol*. 2014; 20(23):7286−7297.

143. Wu LJ, Wu MS, Lien GS, Chen FC, Tsai JC. Fatigue and physical activity levels in patients with liver cirrhosis. *J Clin Nurs*. 2012; 21(1−2):129−138.

144. Lazo M, Solga SF, Horska A, et al. Effect of a 12-month intensive lifestyle intervention on hepatic steatosis in adults with type 2 diabetes. *Diabetes Care*. 2010;33(10):2156−2163.

145. Yki-Jarvinen H. Nutritional modulation of nonalcoholic fatty liver disease and insulin resistance: human data. *Curr Opin Clin Nutr Metab Care*. 2010;13(6):709−714.

146. Tendler D, Lin S, Yancy Jr WS, et al. The effect of a low-carbohydrate, ketogenic diet on nonalcoholic fatty liver disease: a pilot study. *Dig Dis Sci*. 2007;52(2):589−593.

147. Lim JS, Mietus-Snyder M, Valente A, Schwarz JM, Lustig RH. The role of fructose in the pathogenesis of NAFLD and the metabolic syndrome. *Nat Rev Gastroenterol Hepatol*. 2010;7(5):251−264.

148. Zivkovic AM, German JB, Sanyal AJ. Comparative review of diets for the metabolic syndrome: implications for nonalcoholic fatty liver disease. *Am J Clin Nutr*. 2007;86(2):285−300.

149. Kistler KD, Brunt EM, Clark JM, et al. Physical activity recommendations, exercise intensity, and histological severity of nonalcoholic fatty liver disease. *Am J Gastroenterol*. 2011;106(3):460−468. Quiz 469.

150. Rafiq N, Younossi ZM. Effects of weight loss on nonalcoholic fatty liver disease. *Semin Liver Dis*. 2008;28(4):427−433.

151. Wadhawan M, Anand AC. Coffee and liver disease. *J Clin Exp Hepatol*. 2016;6(1):40−46.

152. Liu F, Wang X, Wu G, et al. Coffee consumption decreases risks for hepatic fibrosis and cirrhosis: a meta-analysis. *PLoS One*. 2015; 10(11):e0142457.

153. Marventano S, Salomone F, Godos J, et al. Coffee and tea consumption in relation with non-alcoholic fatty liver and metabolic syndrome: a systematic review and meta-analysis of observational studies. *Clin Nutr*. 2016;35(6):1269−1281.

154. Bravi F, Bosetti C, Tavani A, Gallus S, La Vecchia C. Coffee reduces risk for hepatocellular carcinoma: an updated meta-analysis. *Clin Gastroenterol Hepatol*. 2013;11(11), 1413−1421.e1411.

155. Inoue M, Tsugane S. Coffee drinking and reduced risk of liver cancer: update on epidemiological findings and potential mechanisms. *Curr Nutr Rep*. 2019;8(3):182−186.

156. Loftfield E, Shiels MS, Graubard BI, et al. Associations of coffee drinking with systemic immune and inflammatory markers. *Cancer Epidemiol Biomark Prev*. 2015;24(7):1052−1060.

157. Chalasani N, Younossi Z, Lavine JE, et al. The diagnosis and management of nonalcoholic fatty liver disease: practice guidance from the American Association for the Study of Liver Diseases. *Hepatology*. 2018;67(1):328−357.

158. Sanyal AJ, Chalasani N, Kowdley KV, et al. Pioglitazone, vitamin E, or placebo for nonalcoholic steatohepatitis. *N Engl J Med*. 2010; 362(18):1675−1685.

159. McClave SA, Taylor BE, Martindale RG, et al. Guidelines for the provision and assessment of nutrition support therapy in the adult critically ill patient: society of critical care medicine (SCCM) and American Society for parenteral and enteral nutrition (A.S.P.E.N.). *JPEN J Parenter Enteral Nutr*. 2016;40(2):159−211.

160. Shaw Jr BW, Wood RP, Gordon RD, Iwatsuki S, Gillquist WP, Starzl TE. Influence of selected patient variables and operative blood loss on six-month survival following liver transplantation. *Semin Liver Dis*. 1985;5(4):385−393.

161. Pikul J, Sharpe MD, Lowndes R, Ghent CN. Degree of preoperative malnutrition is predictive of postoperative morbidity and mortality in liver transplant recipients. *Transplantation*. 1994;57(3):469−472.

162. Muller MJ, Lautz HU, Plogmann B, Burger M, Korber J, Schmidt FW. Energy expenditure and substrate oxidation in patients with cirrhosis: the impact of cause, clinical staging and nutritional state. *Hepatology*. 1992;15(5):782−794.

163. Abbott WJ, Thomson A, Steadman C, et al. Child-Pugh class, nutritional indicators and early liver transplant outcomes. *Hepatogastroenterology*. 2001;48(39):823−827.

164. Pieber K, Crevenna R, Nuhr MJ, et al. Aerobic capacity, muscle strength and health-related quality of life before and after orthotopic liver transplantation: preliminary data of an Austrian transplantation centre. *J Rehabil Med*. 2006;38(5):322−328.

165. Normatov I, Kaplan S, Azzam RK. Nutrition in pediatric chronic liver disease. *Pediatr Ann*. 2018;47(11):e445−e451.

166. Nair S, Verma S, Thuluvath PJ. Obesity and its effect on survival in patients undergoing orthotopic liver transplantation in the United States. *Hepatology*. 2002;35(1):105−109.

167. Leonard J, Heimbach JK, Malinchoc M, Watt K, Charlton M. The impact of obesity on long-term outcomes in liver transplant recipients-results of the NIDDK liver transplant database. *Am J Transplant*. 2008;8(3):667−672.

168. Bambha KM, Dodge JL, Gralla J, Sprague D, Biggins SW. Low, rather than high, body mass index confers increased risk for post-liver transplant death and graft loss: risk modulated by model for end-stage liver disease. *Liver Transplant*. 2015;21(10): 1286−1294.

169. Plank LD, Metzger DJ, McCall JL, et al. Sequential changes in the metabolic response to orthotopic liver transplantation during the first year after surgery. *Ann Surg*. 2001;234(2):245−255.

170. de Carvalho L, Parise ER, Samuel D. Factors associated with nutritional status in liver transplant patients who survived the first year after transplantation. *J Gastroenterol Hepatol*. 2010;25(2): 391−396.

171. Tsien C, Garber A, Narayanan A, et al. Post-liver transplantation sarcopenia in cirrhosis: a prospective evaluation. *J Gastroenterol Hepatol*. 2014;29(6):1250−1257.

172. Ferreira LG, Santos LF, Anastacio LR, Lima AS, Correia MI.

Resting energy expenditure, body composition, and dietary intake: a longitudinal study before and after liver transplantation. *Transplantation*. 2013;96(6):579—585.

173. Porayko MK, Wiesner RH, Hay JE, et al. Bone disease in liver transplant recipients: incidence, timing, and risk factors. *Transplant Proc*. 1991;23(1 Pt 2):1462—1465.

174. Lucey MR, Terrault N, Ojo L, et al. Long-term management of the successful adult liver transplant: 2012 practice guideline by the American Association for the Study of Liver Diseases and the American Society of Transplantation. *Liver Transplant*. 2013; 19(1):3—26.

175. Hanje AJ, Fortune B, Song M, Hill D, McClain C. The use of selected nutrition supplements and complementary and alternative medicine in liver disease. *Nutr Clin Pract*. 2006;21(3): 255—272.

176. Mouly S, Lloret-Linares C, Sellier PO, Sene D, Bergmann JF. Is the clinical relevance of drug-food and drug-herb interactions limited to grapefruit juice and Saint-John's Wort? *Pharmacol Res*. 2017;118: 82—92.

177. Williams S. How the microbiome influences drug action. In: *The Scientist. Ontario*. Canada: LabX Media Group; 2019:38—45.

第 27 章

营养性贫血

Ajibola Ibraheem Abioye[1], MD

Wafaie W. Fawzi[1,2,3], MBBS, MPH, MS, DrPH

[1]Department of Nutrition, Harvard T.H. Chan School of Public Health, Boston, MA, United States

[2]Department of Global Health & Population, and Harvard T.H. Chan School of Public Health, Boston, MA, United States

[3]Department of Epidemiology, Harvard T.H. Chan School of Public Health, Boston MA, United States

【摘要】 贫血是全球最常见的营养问题,而营养不良是最主要的原因。尽管导致贫血问题的原因可能有很多,但是仅缺铁就占所有贫血病例的 50% 左右。贫血会增加死亡风险,特别是在弱势群体中,贫血会增加不良妊娠结局、不良认知发育、医疗负担,以及降低劳动力的生产效率。

理解铁代谢能使我们设计出预防和治疗贫血的方案。膳食中的铁会在十二指肠部位被吸收,其吸收率会通过其他食物得到促进或抑制。铁蛋白和转铁蛋白分别储存和运输铁。铁调素会影响肠中铁的吸收率以及铁从网状内皮系统释放到血液中的速率。

补充铁可以避免妊娠期贫血,从而减少不良妊娠结局的发生。世界卫生组织建议将"补铁"作为孕妇标准护理的一部分,然而在很多情况下,只有不到 10% 的孕妇能够获得充足的铁源。含铁元素的强化食品性价比高,很多国家已经制订了相应的营养强化计划。

其他微量营养素缺乏也会导致贫血。本章将讨论叶酸、维生素 B_{12} 和维生素 A 的缺乏。与单纯补充铁和叶酸相比,补充多种微量营养素可以更好地预防贫血以及进一步降低早产儿、小于胎龄儿和低出生体重儿等不良妊娠结局的风险。除此之外,还可以通过出生时延迟使用脐带钳夹、控制感染及最重要的是摄入高质量、多样化的饮食来预防贫血。

【关键词】 贫血;儿童;强化剂;铁;妊娠;补充剂

第1节 正常功能和生理学

一、引言

贫血是全球范围内最常见的营养性疾病之一。它是指单位体积内的血红蛋白浓度低于正常水平以及血液的携氧能力减退。其中,贫血患者常表现为脸色苍白、虚弱且容易疲倦。当出现严重贫血时,机体无法把足够的氧气输送到各组织器官中,患者就会出现呼吸短促和心悸问题。据报道贫血是全球死亡和残疾的主要原因,仅在 2017 年由贫血导致的残疾人数占全因致残人数的 3.5%[1]。2012 年,第 65 届世界卫生大会制订了一项全球营养目标,即到 2025 年将育龄妇女贫血率降低 50%[2]。

二、流行病学

贫血对中低收入国家(lowand middle-income countries,LMIC)居民的影响尤为严重,其中西非和南亚地区的负担最重[3-4]。除此之外,贫血的患病率也会因年龄、性别、社会经济地位和地区不同而表现出显著差异。贫血患病率对国家公共卫生影响的分级:患病率 > 5%,为轻度;患病率 20%~40%,为中度;患病率 ≥40%,为重度[5]。5 岁以下儿童(43.6%)和孕妇(38.2%)是最容易受到贫血影响的两个群体[2]。在马里和塞拉利昂,儿童贫血患病率高达 80% 以上[6-7]。与男性相比,贫血在女性中更常见,导致贫血的主要原因也因性别而异。孕期新陈代谢增加以及胎儿发育需要吸取大量养分,这是造成女性贫血的主要原因。不同国家的感染程度不同,患病率也不同。高感染负担国家贫血患病率为 40%,而中等和低感染负担国家贫血患病率分别为12%和7%[8]。

在高收入国家，贫血仍然是一个重要的挑战。特定人群的贫血负担更重，如儿童、孕妇、老年人和少数族裔（特别是非拉丁美洲裔的黑人和拉丁美洲裔）[9,10]。在高收入国家中，孕妇贫血率约为22%。在这些国家中，贫血患病率也呈上升趋势，如，在2002—2013年间，美国和意大利的贫血患病率增加了50%以上[9,10]。尽管按照各国收入存在一定的差异，但国家经济增长对贫血患病率的影响较为轻微。人均收入每增加10%，5岁以下儿童的贫血患病率就会降低2.5%[11]。即使是同一个国家，收入增加五倍才会使个体血红蛋白浓度上升1g/dl[12]。

铁缺乏（iron deficiency，ID）是全球贫血最常见的原因，约占所有病例的一半。用纠正炎症的铁蛋白估算值做的调查显示，在大多数国家[3]中，因ID引起的贫血比例在19%到38%之间[3]。除此之外，钩虫、疟疾和血吸虫病（泌尿系和肠道）感染、镰状细胞贫血、珠蛋白生成障碍性贫血、慢性肾脏疾病和癌症也是导致贫血发生的重要原因。

此外，贫血的其他常见营养学原因包括维生素A、叶酸、核黄素（维生素B_2）和钴胺素（维生素B_{12}）缺乏。在资源匮乏的地区，这些营养素缺乏问题往往与ID问题同时存在，因此病因归属更具挑战性[8]。需要指出的是孕期膳食铁摄入量不足以及生产过程中出血都能够增加患者产后贫血的风险。

在许多国家，儿童贫血患病率都大于60%。年龄<2岁、社会经济地位低、饮食质量差、营养不良、母乳喂养时间<6个月，这些都是重要的预测指标[13-15]。此外，贫血也常见于尚未完全接种疫苗以及最近出现过发烧的儿童[16]。疟疾是LMIC中导致贫血发生的一个最重要的原因，并且在没有蚊帐的儿童中，贫血更为常见。反复发生疟疾的儿童患严重贫血的风险可能是相应正常儿童的四倍[15]。由于母亲孕期出现贫血，母体向胎儿的铁转移不良，婴儿断奶后的饮食质量差以及其他环境因素，也使得贫血在婴儿中常见[13,17]。

青春期是因生长发育而需要增加营养的关键时期，由于经常伴随着行为挑战以及膳食摄入量和质量的降低，因此，有必要小心应对[18]。青春期的激素和生殖特性（包括月经异常和雌激素对重组人促红素的抑制）也会增加青春期女性贫血的风险[18]。并且与其他青春期女性和成年女性相比，处于妊娠期的青春期女性患贫血的风险会更大[19]。

除此之外，在老年群体中，贫血的患病率也非常高。在美国，50~59岁群体中的贫血患病率为4%，60~69岁群体患病率为7%，70~79岁群体患病率为12%，80~85岁群体患病率为19%。与女性不同，老年男性更容易出现贫血问题；与其他族裔的个体相比，非拉丁美洲裔黑人贫血更为常见[9]。约1/3的老年贫血患者的发病源于饮食质量差。其中由ID导致的贫血就占了一半。而炎症性贫血（anemia of inflammation）占比超过20%，通常与肾脏疾病、癌症和心脏疾病有关。对于老年群体而言，贫血的严重程度与生活质量、身体功能和肌力均呈显著负相关关系。[20]

三、结局和经济负担

（一）死亡率

贫血问题严重时会严重阻碍把氧运送到组织，导致死亡。这种情况更可能发生在老年人[20]、5岁以下儿童、孕妇（特别是产科出血过多）以及晚期肺结核或艾滋病患者[21]。对患有贫血的孕妇而言，即使在生产过程中出血量不大，也有可能出现包括死亡在内的严重妊娠结局[22]。在成人HIV携带者中，通过研究贫血基线数据与全因死亡率的相关性，一致指出贫血程度加重时死亡风险会增加[23-25]。

当个体出现急性失血时，机体不仅会出现严重贫血，还可能伴随着低血容量性休克、血流动力学不稳定以及器官损害，严重时会导致个体死亡[26]。如果慢性严重性贫血，阻碍把氧传输给组织会导致心脏负荷代偿性增加，最终导致患者发生心力衰竭和死亡。贫血还可能增加感染的风险，严重时可能会导致个体死亡。

（二）不良妊娠结局

由于组织氧合不良造成的妊娠期贫血会降低工作能力和运动耐力、使血容量扩张，使胎儿和胎盘生长紊乱，以及在婴儿出生时养分损耗。妊娠期贫血与不良妊娠结局风险增加有关，包括早产（63%）、低出生体重（31%）、围生期死亡率（51%）、新生儿死亡率（2.72倍）[4]。在LMIC相关研究中显示，12%的低出生体重儿、19%的早产儿和18%的围生期死亡婴儿都可以归因于产妇贫血[4]。如果孕妇在孕早期和孕中期出现贫血[4]，上述不良事件就更容易发生。

（三）认知发育缺陷

强有力的证据显示，贫血与认知能力低下有关。贫血对认知功能的影响源于组织氧合功能降低，并且对大脑来说重要铁元素被转用于维持红细胞生成[27]。铁是体内很多金属酶的重要组成部分。并且铁对于维持胎儿在子宫内的生长和分化至关重要，尤其是在孕早期、孕中期和婴儿期[28-29]。

母体的铁状况也会影响婴儿的神经认知发育[30]，影响可能要持续至婴儿期和儿童早期[31]。在孕期足够早地提供母体微量营养素补充（maternal micronutrient supplementation，MMS），有助于避免不良结局。由于 ID 对胎儿大脑功能的影响是不可逆的，因此需要在孕晚期之前解决孕妇存在的 ID 问题[32]。当评估铁缺乏的儿童的语言、易养性和精细运动技能时，他们得分不佳的可能性要高出 1.9～4.8 倍[33]。ID 问题对认知发展的影响会一直持续到青春期后期，且早期的干预措施可能无法预防其导致的长期后果[34]。

铁对于大脑的发育和功能起着多重作用。在正常的认知发育过程中，充足的铁供应可以确保神经元和少突胶质细胞能够顺利到达目标位置[35]。铁对于神经系统的轴突髓鞘的形成至关重要，这对神经间脉冲的快速传导是必不可少的[36]。神经轴突髓鞘形成是从妊娠 12～14 周开始，一直持续到 2 岁[37]。缺铁影响海马区的 ATP 和乳酸代谢的磷利用，因此，铁是能量代谢和神经功能正常化的关键[38,39]。此外，铁在神经递质（包括多巴胺、血清素和去甲肾上腺素）的新陈代谢中也很重要[38,40]。最后，铁在控制相关基因的功能和生成中也很重要，如髓鞘质、突触和生长因子[41-42]。

（四）营养性贫血产生的经济负担

由营养性贫血导致的经济影响包括：死亡率增加、贫血并发症护理成本升高、运动不耐受所致生产力下降、认知发育不良所致收入能力下降以及其可能产生的代际影响[12]。例如，美国贫血患者的年度医疗费用是非贫血患者的两倍多[43]。这些费用主要源于患者接受门诊治疗、急诊治疗、住院治疗、实验室检查和包括输血在内的治疗频率的增加[43]。

儿童时期贫血所致的认知发育不良也会对经济产生相当大的影响。患有中度缺铁性贫血（IDA）的婴儿的测试成绩往往比他们的同龄人低 0.5～1.5 个标准差[44]，并且患儿的智商会降低 0.5 个标准差，根据不同国家和工资的测定方法，这会导致其未来工资下降 5%～12%[12]。

由于贫血患者很容易发生疲劳，因此其生产力就会不可避免地下降，进而导致国民收入受到影响。在 1998 年[44]，因贫血导致的生产力损失（中位数）估计约为 0.9%，如今有必要更新这个估计。南亚地区具有较大的贫血负担以及从事体力劳动人口比例，这就意味着贫血对其 GDP 的影响最大[44]。例如，血红蛋白浓度每下降 1%，从事农业活动的工人的生产力就会下降 1.5%[45]。补铁[45]则可以有效提高劳动生产率 5%～17%[12]，在劳动密集型经济体中，这可以联动提高收入能力。

关于营养性贫血干预的耗费和效益已经有了研究，研究的方法是通过了解营养性贫血带来的经济负担来评估解决该干预所涉及的成本和效益[45]。这些将在相应章节中进行探讨。

第 2 节　病理生理学

一、营养性贫血：ID

如上所述，ID 是导致全球贫血患者发病的最重要原因。据 WHO 估计，全球 50% 的妇女贫血和 42% 的儿童贫血均可以通过补铁得到有效治疗[2]。

（一）铁代谢

铁是生命的基本元素，这是因为铁元素是以下的组成元素：①血红蛋白和肌红蛋白中的血红素；②细胞中含铁金属酶。就像血红蛋白一样，肌红蛋白也是一种携氧蛋白质分子，主要存在于心脏和骨骼之中，并能够在确保氧气稳定地进入肌细胞的线粒体中[46]。细胞增长时铁需求随之变化，因此机体对铁的需求也随着个体年龄和性别的变化而变化[2]，其中妊娠期、儿童期和青春期个体对铁的需求量最高。人体，通过两个途径获得新陈代谢的铁，其一是回收衰老红细胞（red blood cells，RBC）的循环（22mg/d），其二就是膳食摄入（2～4mg/d）[47]。

来自红细胞循环的铁元素对血浆铁元素贡献最大。在人体中，绝大多数衰老红细胞以及红细胞前体会被脾脏、肝脏以及骨髓中的巨噬细胞所分解。铁从网状内皮系统释放的程度取决于体内储存铁的水平以及是否存在感染或炎症。

生物可利用铁的饮食来源包括①血红素铁：

红肉；②非血红素铁：主要来自植物，如豆类、坚果和绿叶蔬菜；以及③铁蛋白铁：主要来自肝脏，也有部分来自豆类。人体对不同膳食中铁元素的吸收能力会存在显著差异。其中人体对血红素铁具有很好的吸收性（吸收率为 15%～35%），而人体对非血红素铁的吸收能力则存在很大的波动性，其范围在 <1% 到 >90% 之间，具体要取决于同时摄入的膳食中铁吸收抑制剂或促进剂的含量以及个体对铁元素的需求量。"铁吸收抑制剂"的例子包括茶和咖啡等，而"铁吸收促进剂"则包括富含维生素 C 的水果和蔬菜。人体对铁蛋白铁的吸收能力也较高，其效果与机体对通过补充剂获得的硫酸亚铁的吸收能力相当[47]。

膳食中的铁主要在十二指肠和空肠内被吸收。机体的血浆和细胞外液中的铁水平主要受全身铁离子动态平衡调控的影响，通过这一调控机制，可以确保血浆和细胞外液中的铁元素水平稳定在一个非常窄的范围内。影响胃肠道中铁吸收能力的因素主要包括个体的铁状态、炎症和个体饮食性质。当体内的铁水平偏低时，胃肠道对铁的吸收能力就会增强；而当身体出现炎症时，机体对铁的吸收能力就会变弱，这样可以有助于抵抗铁依赖性入侵的微生物。

在亚铁离子进入人体后，其首先会被巨噬细胞、肝细胞、十二指肠肠细胞和胎盘细胞中的铁氧化酶和铜蓝蛋白酶等氧化，然后与膜铁转运蛋白发生螯合。膜铁转运蛋白是目前唯一已知的调控铁转出的蛋白，在所有与铁输出的相关细胞表面上都有表达。这种位于十二指肠肠上皮细胞和网状内皮系统的巨噬细胞的膜蛋白负责对铁元素进行跨膜转运，从而实现铁元素的体循环。这样，通过十二指肠吸收或通过脾脏、肝脏或骨髓循环的铁由转铁蛋白带到机体循环中。转铁蛋白是血浆中的一种糖蛋白，负责将铁转运到细胞内，并且转铁蛋白饱和度随昼夜变化[48]。被肠细胞吸收但未转移到循环中的铁会经过粪便排出人体。

转铁蛋白受体 1（transferrin receptor 1，TfR1）通过结合和内化转铁蛋白将铁摄取到细胞内。铁以铁蛋白的形式储存在细胞中，而血清铁蛋白只占总铁蛋白的一小部分。总铁蛋白应与铁状态处于平衡，因此在 ID 情况下，总铁蛋白就会很低。二价金属离子转运体 1（divalent metal-ion transporter 1，DMT1）是一种可以促进铁进入细胞质的

跨膜蛋白，同时也可以将非血红素铁通过十二指肠肠上皮细胞膜转运到循环系统中。

铁调素是全身铁稳态的主要调节激素。其由肝细胞产生后进入血液系统，并由肾脏清除。铁调节激素能够在身体的多个部位与膜铁转运蛋白相结合，包括胃肠道中的肠上皮细胞的表面和网状内皮系统中的巨噬细胞的表面，以确定需要的膜铁转运蛋白的量使其通过质膜转运铁以使铁与铁蛋白结合[49,50]。铁调素与膜铁转运蛋白螯合形成的复合物会被降解，从而限制了铁的吸收。并且当体内铁浓度升高时，铁调素的浓度也会增加，防止机体出现铁过载[51]。

影响铁调素浓度的因素有很多，包括：①红细胞生成率——红细胞生成率越高，铁调素浓度就会越低；②肝铁储存量——随着肝铁贮量的增加，铁调素水平也会增加，从而限制生物有效铁的合成；③低氧——通过缺氧诱导因子以抑制铁调素的合成；④循环铁；⑤炎性细胞因子——IL-2 和 IL-6；⑥其他途径——营养代谢、生长因子和细胞增殖。红细胞生成率超过了铁状态，对铁调素浓度的影响最大。

对于处于妊娠期的女性而言，其体内的储存铁是胎儿所需铁的一个主要来源。其中涉及的胎盘铁转运机制大体上与上述胃肠道以及巨噬细胞对铁的摄取相同。转铁蛋白、亚铁离子、转铁蛋白受体（transferrin receptor，TfR）和膜铁转运蛋白具有与上述相同的作用。[52]胎盘 DMT1 和 TfR 能够促进胎盘母体侧对铁的摄取。胎盘 TfR1 受体的表达水平与母体铁状况密切相关，并且，当母体出现 ID 时，TfR1 受体的表达水平就会发生上调以促进铁的转运。三价铁（Fe^{3+}）被铁氧化酶还原为二价铁（Fe^{2+}）[53]，从而也会使其能与膜铁转运蛋白进行结合。

当母体铁储备处于耗竭状态时，胎盘铁转运过程就会受到影响。与铁状态充足的母体所诞下的新生儿相比，存在 ID 问题的母体所诞下的新生儿体内以及脐带血中的铁蛋白水平均较低[54,55]。在一项对 41 名秘鲁孕妇进行的同位素研究中[54-55]，O'Brien 等发现母体的铁吸收与铁和新生儿体循环之间存在直接相关[56-57]。

在促进胎盘铁转运中，母体与胎儿的铁调素的作用很有趣。在妊娠期间，母体循环中的铁调素水平会逐步下降，以促进母体对铁的吸收能力，

从而确保为胎儿的铁吸收。不过人们尚不清楚胎儿体内铁调素的作用。但在母体出现 ID 问题时，胎儿体内的铁调素水平会发生下降，这会提高胎儿对铁的摄取能力[57,58]。胎儿铁转运是母体铁状态决定胎盘铁摄取和胎儿铁状态决定胎盘铁外流之间平衡的结果[58-60]。事实上，在母体出现 ID 问题时，胎儿铁需求要优先于母体铁需求[61]。

ID 的常见原因（图 27-1）：

● 摄入量不足——饮食多样性差；

● 铁吸收不良——长期摄入铁吸收抑制剂、乳糜泻、慢性胃炎、难治性 IDA（iron refractory IDA）

● 膳食铁未满足生理需求的增加——孕妇、早产儿、幼儿、青春期生长激增的个体。例如，在怀孕期间，孕妇的铁水平随着孕龄的变化而变化，从怀孕的第一个月到第三个月，随着胎儿和胎盘对铁的需求增加，母体的铁储存会逐渐减少；

● 失血——月经、胃肠道或泌尿系病理性出血、蠕虫感染（钩虫病、血吸虫病）；

● 血管内溶血——血管内 RBC 分解加速，速度快于红细胞生成速度（镰状细胞贫血、乳糜泻、珠蛋白生成障碍性贫血）。

（二）ID 分期

Bothwell 提出了缺铁性贫血的三个阶段[62]，包括：①缺铁期；②缺铁性红细胞生成期；③缺铁性贫血期。铁枯竭是 ID 的第一阶段，指体内总贮存铁被耗竭[47]。通常表现为血清铁蛋白浓度下降以及骨髓小粒可染铁消失。在这一阶段，由于红细胞生成尚未受到影响，因此不太可能会出现贫血，并且其他铁状态生物标志物也处于正常水平。

如果储存的铁得不到补充，在形成红细胞的过程中，就没有足够的铁融入血红蛋白中，这就代表 ID 到了第二个阶段，即"缺铁性红细胞生成期"。由于机体存在保护血红蛋白合成的代偿机制，因此患者在这一阶段也不会出现贫血。具体来说，锌代替铁被融入血红蛋白分子中。这个阶段可由血清锌原卟啉（zinc protoporphyrin，ZPP）水平升高来确定。可溶性 TfR 水平也会升高。血清铁蛋白水平保持低位，并且骨髓小粒可染铁消失。

第三阶段就是 IDA。当维持血红蛋白和红细胞生成的代偿机制失效时，个体就会出现贫血。红细胞状态呈现为"小细胞低色素"（体积小，颜色浅）。

（三）铁和其他微量营养素

如前所述，铁和微量营养素缺乏一般会同时

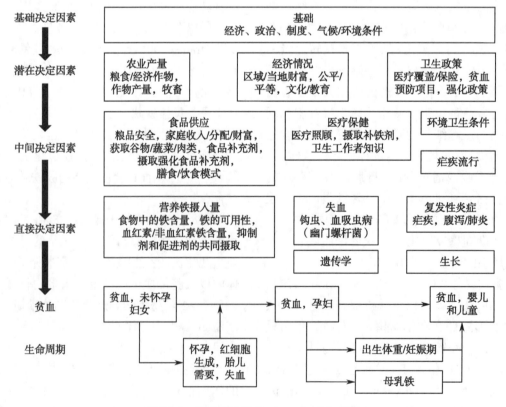

图 27-1　缺铁的原因（Source: Pasricha.[162]）

出现。截至目前为止，研究人员已经探索了食用一种铁补充剂或将铁和其他微量营养素混合使用对铁吸收的影响（表 27-1）。

1. 碘 机体的铁水平与甲状腺功能相关，并且 ID 能预测妊娠期的甲状腺功能[63]。对有甲状腺肿的患者进行 ID 治疗能提高甲状腺治疗的有效性[63,64]。ID 能够通过改变甲状腺素反馈系统和降低甲状腺素活性形式的水平来调节甲状腺功能[47]。并且将补充铁与促进碘盐摄入等改善甲状腺功能的措施相结合也可能会对治疗有所帮助。

2. 钙 WHO 所推荐的常规补铁和补钙方案适用于世界大部分地区。需要注意的是铁离子和钙离子同为二价离子，因此钙和铁的吸收可能存在拮抗作用。例如，肠道内的钙离子会导致 DMT1 受体内化，进而会抑制肠上皮细胞对铁离子的吸收[65]。不过相关人口学研究并没有得到一致性的结果[66]。

补钙有助于预防妊娠高血压的发生，但是同时补钙也可能会增加孕妇发生贫血的风险，因此在制订补充方案时应作好权衡。安全起见，WHO 建议，孕妇在使用钙补充剂以及铁补充剂时要错开两种补充剂的摄入时间。这就使偏补其中之一都会造成不良的后果。最近的一项随机试验和病例交叉研究的荟萃分析结果表明，同时摄入钙与铁时，机体对铁的吸收能力会变差，且血清铁蛋白水平也会降低，不过这并不会影响血红蛋白的浓度[67]。在坦桑尼亚和印度正在进行一项大型的随机试验，旨在验证替代剂量使孕妇可以在常规补铁的情况下安全地使用钙补充剂[68]。

3. 锌 由于锌的化学性质以及新陈代谢特点与铁类似，同时服用锌和铁补充剂时，两者会竞争吸收[69]。当机体内的储存铁耗竭后，二价锌离子会取代血红蛋白中血红素部分的卟啉环结构中的二价铁离子。相关动物和人体研究表明（一项涉

及 2 500 名孕妇的大型 RCT 研究），摄入过多的锌会导致血红蛋白和铁蛋白浓度降低，进而铁吸收减少[70,71]。

在研究背景下，研究锌和铁共同补充可能存在的相互作用具有十分重要的意义。已有研究表明补锌可有效降低孕妇胎盘疟疾的风险[72]和儿童中的肺炎、腹泻及腹泻特异性死亡的发生率[73]。在相关的母体微量营养素补充（MMS）中，澄清这种相互作用同样也具有重要的意义。未来有必要对其进行进一步的研究。

二、营养性贫血：其他微量营养素

（一）叶酸

叶酸是人一生中必需的营养物质。它是合成嘌呤和胸腺嘧啶核苷酸的辅因子。它也是同型半胱氨酸重新甲基化为蛋氨酸的辅助因子，并且同型半胱氨酸的堆积是确诊叶酸缺乏的基础。由于叶酸在细胞生长和分化过程中扮演着重要角色，因此在怀孕期间需要更多的叶酸来促进胎儿和胎盘发育[74]。WHO 建议所有育龄妇女每日摄入 400mg 叶酸[75]。叶酸缺乏会增加神经管发育缺陷和先天性心脏病发生的风险，同时还容易导致胎儿生长受限、低出生体重和早产等问题[74]。慢性酒精中毒以及使用苯妥英钠、二甲双胍、柳氮磺吡啶和其他一些常见的治疗药物也可能会导致叶酸缺乏问题[76]。

维生素 B_{12} 与叶酸缺乏会引起个体出现巨幼红细胞性贫血，其特点为细胞体积大、RBC 数量少，并伴随中性粒细胞高度分裂。ID 和叶酸缺乏症可能会同时发生，通常在解决其中的一个缺乏症后另一种缺乏症才会暴露出来。并且叶酸缺乏症是由于摄入低质量的富含叶酸的食物（如深绿色叶蔬菜、豆类和坚果）造成的。叶酸（folate）天然存在于食物当中，而叶酸（folic acid）是一种人工合

表 27-1 微量营养素与铁的相互作用

微量营养素	影响	机制	证据等级
维生素 A	积极	维生素 A 能够增强铁进入红细胞	
碘	积极	ID 改变甲状腺功能	
钙	消极	钙摄入会在短期内减少对非血红素铁的吸收和铁的储存	随机试验和病例交叉研究
锌	消极	血红蛋白合成过程中，锌和铁竞争进入血红素部分的卟啉环	随机试验
铜	消极	铜和铁在胃肠道竞争吸收	观察性研究

成的补充制剂。

成熟 RBC 在发育过程中会积累叶酸(盐),因此是衡量机体长期叶酸状态的最佳指标。但是需要注意的是目前为止,几乎没有全国性调查和流行病学研究使用 RBC 叶酸生物标记物,反而使用血清叶酸。WHO 指南显示,如果 RBC 叶酸 <400mg/L,则被视为叶酸不足。当血清叶酸 <10nmol/L 或同型半胱氨酸≥30mmol/L 时。使用叶酸强化制剂可有效提高血清叶酸浓度[77]。

(二)维生素 B_{12}

维生素 B_{12} 是一种能够贮藏在肝脏中的微量元素,其衰减期很长。当维生素 B_{12} 缺乏时会导致巨幼红细胞性贫血。如果不进行治疗的话,会发生神经系统的脱髓鞘症状。这类患者会表现出感觉异常、周围神经病变、易怒、抑郁、记忆障碍、痴呆症和精神病等神经和精神学异常特征。维生素 B_{12} 是红细胞成熟必需的辅助因子,并且也在保持 RBC 中的叶酸和参与叶酸代谢中起着重要作用。

对于无法长期摄入足够的动物源性食物的个体,更容易出现维生素 B_{12} 缺乏症,例如素食者和发展中国家的低收入个体。在欧洲和美国,少于 10% 的个体没有足够的维生素 B_{12} 摄入[78,79]。由于在中低收入国家(LMIC)中仅有 5%~10% 的饮食来自肉类,维生素 B_{12} 缺乏可能与 ID 并存。富含维生素 B_{12} 的饮食包括蛤蜊、肝脏和强化早餐谷类食品、肉类和乳制品。

维生素 B_{12} 的内因子复合体能够在回肠末端通过特定受体进行吸收[80]。因此如果个体存在吸收不良综合征或自身免疫性萎缩性胃炎,那么其更容易出现维生素 B_{12} 缺乏症,因为上述疾病都会在胃中导致内因子产生受阻。

维生素 B_{12} 缺乏症可以通过"血清维生素 B_{12} < 200pg/ml"和"血清 / 血浆总同型半胱氨酸 >21mmol/L 或血清甲基丙二酸"进行筛查和可确诊[81]。这些筛查可能需要考虑专门的年龄分组[80,82]。在临床环境中可能还要对患者进行额外检查以排除恶性贫血或萎缩性胃炎。每日大剂量口服维生素 B_{12}(1 000~2 000μg)的治疗和每月肌内注射维生素 B_{12} 的治疗相似,可在数月内解决 B_{12} 缺乏[83]。

(三)维生素 A

维生素 A 缺乏症普遍存在于社会经济地位低以及膳食质量差的群体中,特别是在 LMIC 地区。维生素 A 的膳食来源多种多样。其中动物膳食来源包括肝脏、鱼肝油、乳制品和蛋黄。植物膳食来源包括深绿色叶类蔬菜、黄色和橙色蔬菜以及水果(如胡萝卜)。在一些发展中国家,人们也可以通过使用维生素 A 强化食品(如糖、谷物粉、食用油、人造黄油和面条)来补充维生素 A[76-84]。

由于红细胞生成过程中铁与红细胞结合减少[85] 或由于个体免疫力低下以及感染性风险增加的原因[86],维生素 A 缺乏会引起贫血。此外其他的机制包括,RBC 的形成和分化异常[86]、畸形红细胞的分解增加及网状内皮系统中的铁动员受损[47]。给鼠长期喂食缺乏维生素 A 的饲料会出现贫血[85]。而恢复饲料中的维生素 A 则可以有效缓解贫血。在孕妇和 5 岁以下的儿童群体中,补充维生素 A 也可以将贫血风险降低≥14%[87-88]。

维生素 A 在肠腔内可与铁形成复合物,以保持其在肠腔内的可溶性,这可以促进铁的吸收以及防止植酸盐、多酚等抑制剂铁吸收。我们有理由期待同时补充维生素 A 与铁能提高铁的补充效果。尽管一些研究发现与单独补充微量营养素相比,补充多种微量营养素可以获得更好的血红蛋白和血清铁蛋白反应[89-90],但是一项在印度尼西亚孕妇群体中进行的 RCT 研究发现,维生素 A 缺乏并不会对贫血和 ID 风险产生显著影响[91];并且根据最近在坦桑尼亚孕妇中进行的一项 RCT 研究结果显示,维生素 A 缺乏可以增强铁蛋白反应以及严重贫血发生的风险,但是对于发生轻度到中度贫血的风险没有影响[70]。在坦桑尼亚进行的试验中,研究者选择招募了孕早期的妇女,而在其他研究中研究者选择招募了孕中期或孕晚期的孕妇[89,90] 或未怀孕的妇女[90]。因此澄清维生素 A 缺乏与铁吸收之间的相互作用具有至关重要的意义。

三、蛋白质 - 能量营养不良中的贫血

由于蛋白质 - 能量营养不良(protein-energy malnutrition,PEM)问题会导致更高的死亡风险,所以当考虑贫血时蛋白质 - 能量营养不良(PEM)值得单独列出。当个体因为长期劣质饮食,或由疾病如严重腹泻、肾脏疾病或者癌症等导致额外的营养流失时,就会发生 PEM[92]。其结果是源于不良的蛋白质和 / 或能量摄入与疾病状态下需要或增长的量不匹配。无论 PEM 的病因如何,大部分 PEM 患者都会存在贫血,并且这类患者也存在更大的死亡和神经认知并发症风险[92-93]。

PEM 会伴随有普遍较低的内脏和血液蛋白质的生成。血清转铁蛋白生成减少是血浆蛋白整体减少的一部分。如前所述，转铁蛋白对体循环内的铁转运是必要的，并且低转铁蛋白破坏红细胞的生成，也破坏其他铁依赖的生物学过程。然而，由于低质量饮食，ID 通常会发生在 PEM 人群中[94]。已经证明了在多数的 PEM 患者中缺乏骨髓小粒可染铁，通常他们是铁缺乏的[95]。尽管这类患者也可能出现叶酸、维生素 B_{12} 和维生素 A 缺乏症，但并不多见[94-95]。

在 PEM 患者中，血祖细胞的生成减少[96]。这是由于骨髓萎缩和血细胞增殖、分化和成熟所必需的营养不足[95-97]。对重组人促红素的反应性降低，重组人促红素是一种激素，它能刺激从干细胞前体细胞生成红细胞[95-97]。因此，网织红细胞减少症（低网织红细胞计数）是 PEM 的一个始终一致的症状，其白细胞计数也低。

RBC 膜功能障碍是由于肝脏脂蛋白生成受到抑制以及质膜胆固醇 - 磷脂失衡造成[98]。这会导致溶血和贫血。

如果个体出现严重贫血，输注 RBC 可以有效降低患者死亡率[99]。但是在接受强化治疗后，患者需要每日补充微量营养素。

四、慢性炎症和感染引起的贫血

当患者存在慢性炎症或急性慢性感染时，经常会发生贫血。贫血的发生因素包括慢性失血、饮食摄入减少、劣质饮食、溶血和炎症等。其中钩虫和血吸虫病等寄生虫病是患者出现慢性胃肠道失血的常见原因。而对于慢性感染性和非感染性疾病的患者通常会产生食欲缺乏问题，进而导致严重的体重减轻。

由慢性感染病和非感染性疾病导致的炎症问题也会导致炎症性贫血或慢性疾病贫血的发生。炎症性贫血是指伴有慢性炎症的贫血，大多为轻度或中度贫血，会进一步导致十二指肠上皮细胞和网状内皮系统内的巨噬细胞对铁的吸收发生紊乱[51]。作为免疫反应的一部分，它会限制循环中的铁浓度。巨噬细胞内的铁蛋白浓度增加，生物过程中可利用总铁量就会减少。见图 27-2 和图 27-3。大约 50% 的 HIV 患者和 30% 的结核病患者都存在贫血，其中炎症性贫血最为多见[21]。

铁调素水平升高是炎症性贫血病理学的核心。铁调素通过与膜铁转运蛋白结合以确定胃肠道吸收多少铁或从巨噬细胞释放的铁量。对于炎症性贫血患者而言，除了血清铁含量较低以外，总铁结合能力也是很低的。红细胞存活也稍有减少。受影响的 RBC 在病理形态上趋向于与正常红细胞相似，且 RBC 分布宽度也不会发生增加。由于炎症性贫血会导致生物过程所需的铁减少，所以它可能会导致与 IDA 相同的后果，并因炎症而引起附加的后果。

目前尚无有关炎症性贫血的标准定义。Weiss 和 Goodnough 提出了一种方法，该方法是可以将炎症性贫血患者与 IDA 和炎症性贫血共存的患者区分开[100]。简而言之，当存在贫血时，如果该个体

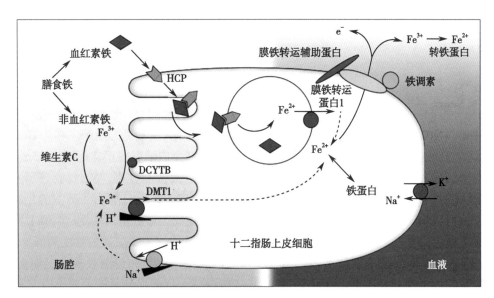

图 27-2　肠道铁吸收的调节过程（摘自 Zimmerman and Hurrell[163]）

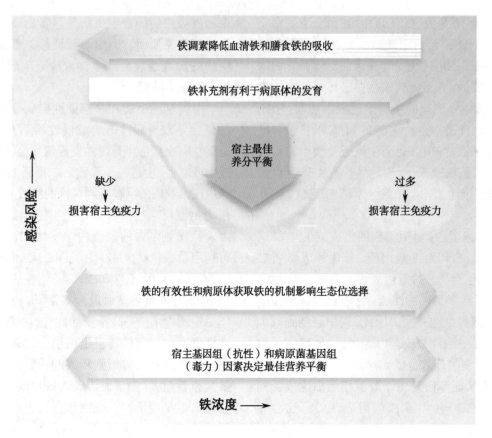

图 27-3　与缺铁和铁过量有关的感染风险（摘自 Drakesmith and Prentice[164]）

的"铁蛋白＞100mg/L"或"铁蛋白为 30～100mg/L 且 sTfR- 铁蛋白比值＜1"，则被认为属于单纯性炎症性贫血病例。如果铁蛋白为 30～100mg/L 且 sTfR/ 铁蛋白＞2，则代表该患者可能同时存在炎症性贫血和 IDA。如果铁蛋白＜30mg/L，则患者可能存在单纯性 IDA。也可以使用铁调素水平对这些铁蛋白浓度为 30～100mg/L 和 sTfR/ 铁蛋白为 1～2 的贫血患者进行分型。显而易见，这个方法较为繁杂，因此需要一种更简单的方法来帮助人们诊断炎症性贫血。

由于大多数贫血引起的炎症性贫血并不是源于 ID，所以一些研究转向考虑非缺铁性贫血（noniron deficiency anemia，NIDA）代替炎症性贫血。这些研究结果显示，NIDA 可能与成人艾滋病毒患者的全因死亡率增加[101]、成人结核病患者的治疗失败[21]以及大龄儿童的认知障碍有关[102]。

尽管研究人员认为对潜在的感染或疾病进行针对性的治疗可能会给炎症性贫血患者带来一定的积极影响，但是目前依旧缺乏能够有效治疗炎症性贫血的方案。由于现有证据并不能很好地支持上述论述，因此在未来有必要对这一问题进行

进一步的研究。例如，对怀孕 16 周的菲律宾孕妇使用吡喹酮来治疗日本血吸虫感染，其怀孕 32 周时的贫血问题并没有得到明显改善[59]；而在对 400 名乌干达 HIV 感染的成年个体进行 18 个月的随访研究中，人们发现与基线相比，使用抗反转录病毒疗法（antiretroviral therapy，ART）治疗可以有效降低炎症性贫血患病率[103]。对于炎症性贫血患者而言，仅仅使用铁补充剂不太可能解决贫血问题。

五、诊断——临床和现场

确诊贫血是通过测定血红蛋白浓度，经常包括部分或全部的血液计数或者使用护理点测试如血红蛋白计（更常见的品牌名称为 HomoCue）。

血红蛋白浓度的正常范围为 25～200g/L[2]。针对不同年龄段和性别，WHO 制订了《贫血诊断指南》[104]。其中在孕妇和年龄＜5 岁的儿童群体[104]中，贫血被定义为血红蛋白浓度＜110g/L（或＜11g/dl）。表 27-2 显示了有关贫血的诊断阈值。依照常规，一般需要按照海拔和当前吸烟状况对血红蛋白浓度进行校正，以确保与其他人群类似。其中当海拔在 1 000m 到 4 500m 的范围内时，可以根据海拔高度

表 27-2 **贫血诊断阈值**

	贫血	轻度贫血	中度贫血	重度贫血
儿童				
6～59 个月	<110g/L	100～109g/L	70～99g/L	<70g/L
5～11 岁	<115g/L	110～114g/L	80～109g/L	<80g/L
12～14 岁	<120g/L	110～119g/L	80～109g/L	<80g/L
成人				
女性（怀孕）	<110g/L	100～109g/L	70～99g/L	<70g/L
女性（未怀孕）	<120g/L	110～119g/L	80～109g/L	<80g/L
男性	<130g/L	110～129g/L	80～109g/L	<80g/L

摘自 World Health Organization（WHO）. Haemoglobin concentration for the diagnosis of anaemia and assessment of severity. Vitamin and Mineral Nutrition Information System. Geneva: WHO; 2011。

的不同从测量的血红蛋白浓度中减去 2～45g/L[104]。而在当前吸烟状况方面，根据每天吸烟的数量，从测量的血红蛋白浓度中减去 0.3～0.6g/L[104]。

下一个确诊步骤通常是确定贫血类型或病因。通过血细胞比容除以红细胞计数得到的平均红细胞体积（mean corpuscular volume，MCV），通常其正常范围在 80～100fl 之间。对于小细胞性贫血，MCV<70fl，而对于巨幼细胞贫血，MCV>100fl。在诊断贫血类型时，血涂片显微镜检查可用于检查红细胞形态。如果红细胞形态为"小细胞低色素性"，那么则说明贫血处于缺铁性红细胞生成期；而如果红细胞形态为"小细胞和多节核"，则贫血类型为由维生素 B_{12} 和叶酸缺乏引起的巨幼细胞贫血。除此之外，利用一些具有鲜明特点的畸形红细胞也可以诊断镰状细胞贫血、遗传性球形红细胞增多症、椭圆形红细胞增多症和骨髓增生异常综合征。

当前在诊断体内铁状况方面人们可选的方法有很多种（表 27-3）。骨髓小粒可染铁检查是诊断铁缺乏的黄金标准。但是由于这种诊断方法是一种侵入性方法，所以在临床检查中很少使用。而人们最常使用的评估方法是血清铁蛋白水平。低血清铁蛋白水平（<10～12mg/L）通常代表患者存在铁缺乏问题。由于发炎反应也会导致铁蛋白水平增加近 30 倍，所以较高的铁蛋白浓度并不一定意味着患者不存在缺铁问题[105]。WHO 建议使用血清铁蛋白临界值 <15mg/L 来判断个体是否存在铁缺乏问题[5]。

根据患者的炎症情况对其血清铁蛋白浓度进行校正可能会提高该指标在诊断 ID 方面的有效性。其中炎症情况可通过急性期反应物，如 C 反应蛋白（CRP，>5mg/L）或 α1 酸性糖蛋白（AGP，>1g/L），来进行检测。目前，人们已经提出了多种针对炎症校正血清铁蛋白的方法。第一，高铁蛋白临界值的方法需要在患者存在炎症的情况下使用更高的铁蛋白临界值（<30μg/L）[106]。第二，可以根据患者的 CRP 或 AGP 升高或两者均升高，将个体分为四组。估计每组铁蛋白浓度的中位数，估算校正因子作为参考，校正因子是各组的铁蛋白中位数与其中一组铁蛋白的比率[107]。第三，从铁蛋白的 CRP 和 / 或 AGP 统计回归模型中得到的回归系数来校正铁蛋白浓度[108]。

ID 问题会导致可溶性转铁蛋白受体（soluble transferrin receptor，sTfR）水平增加，sTfR 是转铁蛋白受体（TfR）没有螯合铁的截短型[109]。由于 sTfR 受骨髓中红细胞生成活性的影响，因此也可以利用这一指标来评估患者对铁补充剂的反应[109]。但是当患者同时存在红细胞生成改变和 ID 问题时（如妊娠和溶血性贫血），其就不再适合作为一种可以衡量铁状态的生物标志物[109]。sTfR 的水平也会受炎症的影响，但这种影响与血清铁蛋白的影响相比并不大。铁蛋白的 sTfR 与 $\log_{10}$ 的比，即 sTfR- 铁蛋白指数，经常被用作克服其中一些挑战的替代方法。上述三种常用化验的结果往往存在显著差异[111-112]。因此，sTfR 检测需要标准化。

随着 ID 加重，红细胞生成过程中铁浓度将不能维持足够的血红素蛋白产生。锌就会与血红素发生结合形成 ZPP。ZPP 的水平可以通过血液荧

表 27-3 铁状况评估

生物标志物	相关性	方法	有效性	阈值/解释
血清铁蛋白	铁蛋白是胞内铁的主要储存库	ELISA 或使用床边快速试剂盒	敏感而具有特异性，会因炎症而改变	当铁储备增加时，水平会较高，反之亦然，<15mg/L 用于诊断缺铁
可溶性运铁蛋白受体（sTfR）	ID 或缺铁性红细胞生成的一个指标，指的是无结合铁的可溶性运铁蛋白受体	ELISA	受炎症影响较小，可能会因溶血性贫血、重组人促红素治疗、重型珠蛋白生成障碍性贫血或严重巨幼细胞性贫血升高	当铁储备耗尽时，水平会较高；贫血时 sTfR 升高更可能是由于缺铁性贫血而不是炎症性贫血
sTfR-铁蛋白指数或比率	当 sTfR（mg/L）和铁蛋白 mg/L 的测定可能因炎症或感染而改变时很有用	估计为 sTfR 和 $\log_{10}$ 铁蛋白浓度的比率		当铁储备耗尽时，水平会较高；>1.5 被认为属于 ID
锌卟啉	缺铁性红细胞生成的一个很好的标志物	血液荧光检测仪	然而，与铁蛋白和 sTfR 不同，ZPP 是一个来自全血测量的结果，这极大地限制了其在资源有限的环境中的应用	
铁调素	铁调素是一种抗菌肽，由肝脏产生，能够对红细胞生成、肝脏中铁储存增加、循环铁、缺氧和炎症作出反应	ELISA		

光检查进行测定。与其他铁状态生物标志物相比，ZPP 检测成本低、操作简单，且受炎症影响较小。关于培训和供给的考虑也需要解决[113]。珠蛋白生成障碍性贫血和镰状细胞贫血可能会导致 ZPP 的浓度升高，而这两种疾病主要见于非洲和亚洲的部分地区[110]。

铁调素对于维持系统铁稳态而言具有至关重要的作用。由于铁调素血清浓度与体内铁贮存量成正比关系，因此它可以作为一种合适的铁状态生物标志物。最近，针对冈比亚和菲律宾地区的孕妇群体进行的研究发现，与血红蛋白、sTfR 和 ZPP 相比，铁调素水平更适合用于 ID 的诊断[59,114]。铁调素水平也会受到炎症的影响。当低浓度铁调素（≤1mg/L）可能提示患者存在 ID 问题时，对于孕妇而言，铁调素水平会随着妊娠进展而不断发生下降。红细胞生成驱动是铁调素水平最重要的决定因素[47]。铁调素也可以有效区分炎症性贫血和IDA[47]。当前，人们常用的铁调素 ELISA 检测方法主要有两种，Wray 及其同事最近给出了这两种

方法之间的换算因子[115]。尿铁调素水平也可以替代血液检测，但需要通过肌酐检测来评估患者的肾功能。

在个体被确诊为贫血并且确定了贫血类型后，经常下一步工作就是确定病因。为确定不明原因的失血相关的病理，可以采用检验来确定，如 HIV 检验、血涂片检测疟疾、便检及尿检。贫血也可能是未确诊疾病的早期征兆，如结直肠癌，或者疾病恶化的迹象，如慢性肾病。详细的临床病史和体检以及额外的检查均有助于确定患者病因。

第 3 节　首选的治疗和控制方式

一、膳食多样性

优化饮食结构以及摄取富含铁的食物可以有效预防贫血的发生[2]。摄入多样化的饮食可以为机体提供足够数量和种类的能量、宏量营养素和微量营养素[2]。因此，饮食多样性主要体现在三个

方面，分别为食品保障、营养充足和饮食质量[116]。而成功的膳食多样性计划需要营养方案的加持。相应的农业和粮食保障方案通过增加农产品多样性、作物营养多样性、市场准入和农业生产力从而能够提高饮食多样性[117-118]。赋予妇女权利对改善家庭饮食多样性产生积极作用，因为在进行家庭资源分配时，妇女更加关注果蔬配比，并优先考虑饮食质量[119]。

膳食多样性还可以有效改善血液状况，这一点对于儿童、老年人和患者群体尤为重要。一项于布隆迪进行的组群随机试验研究发现，通过增加饮食多样性和食用富含铁的食物，2 岁以下儿童及其母亲的血红蛋白水平均得到了有效提高[120]。在对乌干达初次感染 HIV 携带者进行抗反转录病毒疗法（ART）的随访中，发现摄入营养丰富的食物不仅可以降低患者中度贫血发生的风险，还会有效降低其全因死亡率[121]。

二、补铁

严格实施的系统综述和荟萃分析表明通过每日补铁（单独或作为复合维生素补充剂的一部分）可有效预防孕妇、经期妇女和学龄儿童的贫血问题[122-124]。自 20 世纪 60 年代以来，WHO 就一直将补铁作为标准护理的一部分。对于在孕早期未产生 ID 问题的孕妇也需要补充铁，如果不及时补充可能在孕晚期出现 ID 问题[125]。补铁性价比高，并且在怀孕期间和哺乳期通过公共健康计划只需要花费 2～5 美元[12]。

一项荟萃分析结果显示，怀孕期间坚持补铁的孕妇在孕晚期或分娩时血红蛋白平均浓度增高 4.59g/L，贫血风险降低 50%，且 ID 降低 40%[122]。在另一项荟萃分析中，研究人员发现虽然补铁能够增加高出生体重（41.2g）和降低低出生体重的风险（19%），但是并不会对早产、SGA、妊娠时间以及出生身长产生显著影响[122]。对于婴儿而言，补铁可以促进其运动神经系统的发育[126]。然而，婴儿补铁不一定会对这些关于非血液病的临床结果产生积极结果，因此相比之下母体补铁更为必要[127-128]。

补铁的效果会受到多因素影响。血液铁状况较差的孕妇补铁更有效，如果使用补铁剂 90 天或更长时间补铁效果更好[129]。在许多撒哈拉以南的非洲国家，能够充分使用补铁剂的孕妇比例只有 10%[130]。导致这一问题出现的主要原因是这些孕妇通常会很晚才接受产前护理。其他原因还包括补铁剂供应不足或不一致、需要定期到诊所补充药物、交通成本以及孕妇的依从性差等。在疟疾流行国家，由于机体内存在炎症，因此补铁可能也难以获得有效结果[122]。

如果个体无法或不希望每日使用补铁剂，也可以采取间歇性补铁方案，即每周或每 3 天补充一次。相关研究显示这种补铁方案可以有效预防孕妇和 15 岁以下儿童群体的贫血问题[131,132]。但是孕妇对间歇性补铁方案的依从性往往较差。

与铁盐相比，亚铁盐具有更好的生物利用度、有效性和成本效益，所以 WHO 建议使用亚铁盐作为常规补铁剂[133]。尽管葡萄糖酸亚铁和富马酸亚铁也可以作为补铁剂，但人们最常用的亚铁盐补铁剂为"硫酸亚铁"。需要考虑的是，这种补铁剂可能会导致个体出现恶心、呕吐和便秘等不良反应[134]。

补铁剂剂量也会对贫血治疗或铁储备恢复速度产生显著影响。WHO 建议对于贫血患病率>40% 的地区，孕妇每日铁摄入量应为 60mg（相当于 200mg 硫酸亚铁），贫血患病率 <40% 的地区，孕妇每日铁摄入量应为 30mg。一项有关每日铁摄入量≤66mg 的研究发现，每天每多补充 10mg 铁，母亲的贫血风险就会降低 12%。并且该研究建议补铁应尽早进行，最好是在受孕之前就开始补铁[135]。

铁浓度升高也可能对孕妇和儿童造成不良影响。研究发现血红蛋白浓度和铁状态过度增高会导致血液黏度增大、胎盘内血运情况劣化、机体对炎症和感染的反应能力变差以及餐后非转铁蛋白结合铁、脂质过氧化和胎盘细胞 DNA 损伤的氧化应激增加，进而会导致不良妊娠结局[136]。相关研究一致证实，血清铁蛋白升高会导致妊娠期糖尿病和早产风险增加[137]。对于发达国家而言，由于孕妇和儿童一般不存在 ID 问题，所以继续对其使用补铁剂就可能对胎儿和儿童发育产生负面影响[137,138]。一些研究显示，认知障碍、腹泻和肠道微生物群变化与铁状态升高相关，但是并没有获得一致性的证据[137,139]。

在疟疾区域流行率很高的情况下，向不存在 ID 问题的孕妇和儿童提供常规补铁剂可能会对他们造成一些不利的影响。例如在对坦桑尼亚和冈比亚的孕妇和儿童进行的补铁试验结果显示，补铁可能与恶性疟疾所致住院率以及死亡率增加有关[140-142]。并且不存在 ID 问题以及年龄在 2 岁以下的儿童群体更容易出现补铁相关的不良事件[142]。如果没有有效控制疟疾，补铁就会导致疟原虫大量增殖，这不仅不会改善患者血红蛋白水平，而且还会进一步加剧溶血问题。不过，自从进行这些研究以来，全球范围内的疟疾已经得到了有效控制，并且在最近的孕妇和儿童中进行的补铁试验显示并没有任何不良的风险增加[143-145]。

尽管缺乏足够的证据，在对患有艾滋病或结核病等慢性感染的个体使用补铁剂时，也应有类似的考量，因为可能会导致其疾病发生恶化。对于感染 HIV 的孕妇，WHO 建议在不存在有害证据的情况下，应普遍补充铁剂[146]。所有 HIV 携带者都应该尽可能采取多样化饮食策略。

三、多种微量营养素补充剂

除铁缺乏以外，其他微量营养素缺乏也会单独或者同时导致贫血。在尼泊尔地区的孕妇群体中，超过 50% 的个体在怀孕期间都存在多种微量营养素缺乏问题[147]。大多数微量营养素的血液浓度会在怀孕前后三个月之间下降 20%～50%[148]。使用 MMS 可以有效预防和治疗这些缺乏症。

MMS 的成分一般包含铁、叶酸、维生素 A、维生素 B$_{12}$ 等（表 27-4）。相关研究显示与单独使用补铁剂和叶酸相比，MMS 可以更大程度地降低不良妊娠结局（如早产、SGA 和低出生体重）的风险[149]。与非贫血孕妇相比，MMS 可以更有效地预防贫血孕妇死产、低出生体重、SGA 和 6 个月内婴儿死亡率的发生风险[150]。使用 MMS 还可以使女婴出生后第一年的死亡风险降低 15%。

与单独的标准补铁剂和叶酸相比，MMS 对产妇贫血风险的影响并不存在明显差异[149]。尽管 WHO 建议每日铁的补充量为 60mg，但常见的 MMS 中仅含有 30mg 的铁。与单纯补铁剂相比，在接受 MMS 治疗的孕妇中新生婴儿的死亡率略高，这可能是 MMS 中的铁含量较低的原因[151]。根据最近更新的指南，个体每日使用含 60mg 铁的 MMS 是安全的。

四、强化剂

全球共有 87 个国家强制施行了至少一种谷物的食品强化政策，其实施的成功率各不相同[152]。最近一项涉及 19 个针对妇女和儿童研究的荟萃分析显示，微量营养素强化计划的大规模实施可以将

表 27-4   原型多种微量营养素补充剂的成分（UNIMMAP）

营养素	剂量
维生素 A	800μg
维生素 D	5μg
维生素 E	10mg
维生素 C	70mg
维生素 B$_1$	1.4mg
维生素 B$_2$	1.4mg
烟酸	18mg
维生素 B$_6$	1.9mg
维生素 B$_{12}$	2.6μg
叶酸	400μg
铁	30mg
锌	15mg
铜	2mg
硒	65μg
碘	150μg

UNIMMAP，是指联合国国际多重微量营养素的制备工作。

贫血率降低 34%[153]。微量营养素强化计划可以将 ID 患病率降低 58%。在哥斯达黎加实行小麦粉、玉米粉和牛奶强化政策 7 年后，其贫血患病率从 19% 下降到了 4%[154]。在中国，实行食品强化政策 6 个月后，尽管平均血红蛋白增加 <10g/L，但是酱油中的铁强化剂可以达到减少贫血的效果[155]。在巴西，饮用水中的铁以及坏血酸强化已有效地降低了日托中心学龄前儿童的贫血患病率[156]。

经常食用的主食被要求作为强化剂的载体[76]。常用的有麦/谷，如小麦、玉米和大米，以及主食调味块。这些强化剂应该是一种高度生物利用度的营养素来源，不会改变食品原本的味道和气味[76]。可以用作铁强化剂的化合物主要包括硫酸亚铁、富马酸亚铁、电解铁/焦磷酸铁、乙二胺四乙酸（ethylenediaminetetraacetic acid，EDTA）铁钠和氨基酸螯合物铁（如甘氨酸铁螯合物），按照生物利用度和偏好降序排列[47]。遗憾的是，生物可利用度不高的强化剂更常被使用。碾磨、发酵和添加维生素 C、植酸酶或 EDTA 等食品加工工艺也可以减弱铁吸收抑制剂的影响，并且提高铁的生物利用度[157]。

添加有强化剂的食品并不能很好地针对个人或群体，并且需要注意的是铁强化可能对一些人是有害的，至少是无益的。大量吸收不良的铁强

化剂会进入结肠，进而导致患者结肠炎以及微生物群落失调等问题[158]。例如，摄入铁强化饼干会增加肠道细菌等潜在致病微生物的生长[158]。

强化的人均成本为 0.06～0.13 美元，其中非洲最高，东南亚最低[159]。不过这些成本会由基于市场的强化项目的客户、政府或其他中央出资人承担。从终身影响、依从性和地理覆盖率来看，在覆盖率为 95% 的情况下，铁强化剂要比补铁剂更具成本效益[159]。与补充剂相比，强化食品在 95% 的覆盖率下避免每一失能调整生命年（disability-adjusted life year, DALY）的成本更低，但是在 50% 的覆盖率下会更高。因此，铁强化剂和补铁剂干预措施最好同时进行。

五、延迟使用脐带钳夹

当新生儿出生时，延迟使用脐带钳夹 1～5 分钟可以使一些来自母体的关键营养物质通过脐带转运到新生儿体内。这一措施产生的积极影响可以在新生儿出生 6 小时后测定的血细胞比容和铁含量数据中得以显现，并且这种积极影响会一直持续到出生后的第二个月[160,161]。这种措施并不会使母体遭受伤害[161]。遗憾的是，血细胞比容的改善并不能防止新生儿免于早期死亡或出生窒息。输血过程还可以增加新生儿黄疸风险，并会使其出生体重增加约 100g[161]。

研究空白

疾病负担

- 分别对不同的贫血类型所造成的负担进行全面和最新的评估，特别是对于儿童、孕妇和 HIV 或 TB 感染患者；
- 贫血对高、中、低收入国家和地区医疗保健机构所造成的经济负担；
- 按国家收入分类划分，贫血对国家医疗预算的影响；
- 鉴于劳动密集型职业参与率下降和女性就业率增加，贫血对工人生产力的影响。

正常功能

- 确定不受炎症影响的营养性贫血病因的合适功能生物标志物；
- 人体微生物群与营养性贫血、铁状态、维生素 B_{12} 代谢的相互作用。

病理生理学

- 人群研究中维生素 A、钙和锌对铁吸收、红细胞生成、血红蛋白浓度和贫血风险的影响；
- 炎症性贫血的标准化定义；
- 炎症性贫血对 HIV 和 TB 患者不良妊娠结局、母婴存活率和临床疾病进展的影响；
- 药剂对营养生物标志物的影响。

预防和治疗

- 在实现最佳补铁方面存在的障碍；
- 母体孕前铁的作用及如何更好地进行补铁；
- 慢性感染治疗对贫血类型的影响；
- 慢性病贫血的适宜治疗方式、铁的作用及用法；
- 补铁在 HIV、TB、癌症、慢性肾病患者中的作用；
- 发展中国家儿童、孕妇和 HIV 患者静脉补铁的可行性和耐受性；
- 铁的剂量对 MMS 效果的影响；
- 非洲国家铁强化策略的有效性和安全性；
- 对贫血治疗 / 预防方式的成本和成本效益进行全面的最新评价。

（李爽　译）

参 考 文 献

1. *GBD Results Tool*. University of Washington; 2017 [cited Aug 4, 2019].

2. World Health Organization (WHO). *The Global Prevalence of Anaemia in 2011*. 2015.

3. Petry N, Olofin I, Hurrell RF, et al. The proportion of anemia associated with iron deficiency in low, medium, and high human development index countries: a systematic analysis of national surveys. *Nutrients*. 2016;8(11).

4. Rahman MM, Abe SK, Rahman MS, et al. Maternal anemia and risk of adverse birth and health outcomes in low-and middle-income countries: systematic review and meta-analysis, 2. *Am J Clin Nutr*. 2016;103(2):495—504.

5. UNICEF/WHO. *Iron Deficiency Anaemia: Assessment, Prevention and Control, a Guide for Programme Managers*. 2001.

6. *Cellule de Planification et de Statistique - CPS/SSDSPF/Mali, Institut National de la Statistique - INSTAT/Mali, Centre d'Études et d'Information Statistiques - INFO-STAT/Mali, ICF International. Mali Enquête Démographique et de Santé (EDSM V) 2012—2013*. Rockville, Maryland, USA: CPS, INSTAT, INFO-STAT and ICF International; 2014.

7. Statistics Sierra Leone - SSL, ICF International. *Sierra Leone Demographic and Health Survey 2013*. Freetown, Sierra Leone: SSL and ICF International; 2014.

8. Wirth JP, Woodruff BA, Engle-Stone R, et al. Predictors of anemia in women of reproductive age: biomarkers reflecting inflammation and nutritional determinants of anemia (BRINDA) project. *Am J Clin Nutr*. 2017;106(suppl 1), 416s-27s.

9. Le CH. The prevalence of anemia and moderate-severe anemia in the US population (NHANES 2003-2012). *PLoS One*. 2016;11(11). e0166635.

10. Levi M, Rosselli M, Simonetti M, et al. Epidemiology of iron deficiency anaemia in four European countries: a population-based study in primary care. *Eur J Haematol*. 2016;97(6):583—593.

11. Mason J, Bailes A, Beda-Andourou M, et al. Recent trends in malnutrition in developing regions: vitamin A deficiency, anemia, iodine deficiency, and child underweight. *Food Nutr Bull*. 2005; 26(1):59—108.

12. Alderman H, Horton S. The economics of addressing nutritional anemia. *Nutritional anemia*. 2007;19:35.

13. Habib MA, Black K, Soofi SB, et al. Prevalence and predictors of iron deficiency anemia in children under five years of age in Pakistan, a secondary analysis of national nutrition survey data 2011—2012. *PLoS One*. 2016;11(5). e0155051.

14. Chandyo RK, Henjum S, Ulak M, et al. The prevalence of anemia and iron deficiency is more common in breastfed infants than their mothers in Bhaktapur, Nepal. *Eur J Clin Nutr*. 2016;70(4): 456—462.

15. Villamor E, Mbise R, Spiegelman D, Ndossi G, Fawzi WW. Vitamin A supplementation and other predictors of anemia among children from Dar Es Salaam, Tanzania. *Am J Trop Med Hyg*. 2000;62(5):590—597.

16. Ngnie-Teta I, Receveur O, Kuate-Defo B. Risk factors for moderate to severe anemia among children in Benin and Mali: insights from a multilevel analysis. *Food Nutr Bull*. 2007;28(1):76—89.

17. Abioye AI, McDonald EA, Park S, et al. Maternal anemia type during pregnancy is associated with anemia risk among offspring during infancy. *Pediatr Res*. 2019:1.

18. De Andrade Cairo RC, Rodrigues Silva L, Carneiro Bustani N, Ferreira Marques CD. Iron deficiency anemia in adolescents; a literature review. *Nutr Hosp*. 2014;29(6):1240—1249.

19. Weze K, Abioye AI, Obiajunwa C, Omotayo MO. *Spatial and Temporal Patterns and Determinants of Anemia Among Pregnant Women, Adolescents and Children in Sub-saharan Africa*. Unpublished. 2019.

20. Bianchi VE. Role of nutrition on anemia in elderly. *Clin Nutr ESPEN*. 2016;11:e1—e11.

21. Isanaka S, Mugusi F, Urassa W, et al. Iron deficiency and anemia predict mortality in patients with tuberculosis. *J Nutr*. 2012;142(2): 350—357.

22. Sheldon W, Blum J, Vogel J, et al. Postpartum haemorrhage management, risks, and maternal outcomes: findings from the World Health Organization multicountry survey on maternal and newborn health. *BJOG An Int J Obstet Gynaecol*. 2014;121:5—13.

23. McDermid JM, Jaye A, Schim van der Loeff MF, et al. Elevated iron status strongly predicts mortality in West African adults with HIV infection. *J Acquir Immune Defic Syndr*. 2007;46(4):498—507.

24. O'Brien ME, Kupka R, Msamanga GI, Saathoff E, Hunter DJ, Fawzi WW. Anemia is an independent predictor of mortality and immunologic progression of disease among women with HIV in Tanzania. *J Acquir Immune Defic Syndr*. 2005;40(2):219—225.

25. Haider BA, Spiegelman D, Hertzmark E, et al. Anemia, iron deficiency, and iron supplementation in relation 1 to mortality among HIV-infected patients receiving highly active antiretroviral therapy in Tanzania. *AJTM&H*. 2019;100(6):1512—1520.

26. Gutierrez G, Reines H, Wulf-Gutierrez ME. Clinical review: hemorrhagic shock. *Crit Care*. 2004;8(5):373.

27. Georgieff MK, Schmidt RL, Mills MM, Radmer WJ, Widness JA. Fetal iron and cytochrome c status after intrauterine hypoxemia and erythropoietin administration. *Am J Physiol*. 1992;262(3 Pt 2):R485—R491.

28. Anderson GJ, Frazer DM. Current understanding of iron homeostasis. *Am J Clin Nutr*. 2017;106(suppl 6):1559s—1566s.

29. Andersen HS, Gambling L, Holtrop G, McArdle HJ. Maternal iron deficiency identifies critical windows for growth and cardiovascular development in the rat postimplantation embryo. *J Nutr*. 2006;136(5):1171—1177.

30. Park S, Bellinger DC, Adamo M, et al. Mechanistic pathways from early gestation through infancy and neurodevelopment. *Pediatrics*. 2016;138(6). e20161843.

31. Abioye AI, McDonald EA, Park S, et al. Maternal anemia type during pregnancy is associated with anemia risk among offspring during infancy. *Pediatr Res*. 2019:1.

32. Burke R, Leon J, Suchdev P. Identification, prevention and treatment of iron deficiency during the first 1000 days. *Nutrients*. 2014;6(10):4093—4114.

33. Tamura T, Goldenberg RL, Hou J, et al. Cord serum ferritin concentrations and mental and psychomotor development of children at five years of age. *J Pediatr*. 2002;140(2):165—170.

34. Lozoff B, Beard J, Connor J, Barbara F, Georgieff M, Schallert T. Long-lasting neural and behavioral effects of iron deficiency in infancy. *Nutr Rev*. 2006;64(5 Pt 2):S34—S43. discussion S72-91.

35. Morath DJ, Mayer-Proschel M. Iron deficiency during embryogenesis and consequences for oligodendrocyte generation in vivo. *Dev Neurosci*. 2002;24(2—3):197—207.

36. Todorich B, Pasquini JM, Garcia CI, Paez PM, Connor JR. Oligodendrocytes and myelination: the role of iron. *Glia*. 2009;57(5): 467—478.

37. Prado EL, Dewey KG. Nutrition and brain development in early life. *Nutr Rev*. 2014;72(4):267—284.

38. Rao R, Tkac I, Townsend EL, Gruetter R, Georgieff MK. Perinatal iron deficiency alters the neurochemical profile of the developing rat hippocampus. *J Nutr*. 2003;133(10):3215—3221.

39. Dallman PR. Biochemical basis for the manifestations of iron deficiency. *Annu Rev Nutr*. 1986;6(1):13—40.

40. Rao R, Tkac I, Schmidt AT, Georgieff MK. Fetal and neonatal iron deficiency causes volume loss and alters the neurochemical profile of the adult rat hippocampus. *Nutr Neurosci*. 2011;14(2):59—65.

41. Clardy SL, Wang X, Zhao W, et al. Acute and chronic effects of developmental iron deficiency on mRNA expression patterns in the brain. *J Neural Transm Suppl*. 2006;(71):173—196.

42. Carlson ES, Stead JD, Neal CR, Petryk A, Georgieff MK. Perinatal iron deficiency results in altered developmental expression of genes mediating energy metabolism and neuronal morphogenesis in hippocampus. *Hippocampus*. 2007;17(8):679—691.

43. Nissenson AR, Wade S, Goodnough T, Knight K, Dubois RW. Economic burden of anemia in an insured population. *J Manag Care Pharm*. 2005;11(7):565—574.

44. Ross J, Horton S, Initiative M. *Economic Consequences of Iron Deficiency: Micronutrient Initiative*. Ottawa, ON, CA: IDRC; 1998.

45. Darnton-Hill I, Webb P, Harvey PW, et al. Micronutrient deficiencies and gender: social and economic costs. *Am J Clin Nutr*. 2005;81(5):1198S—1205S.

46. Wittenberg JB, Wittenberg BA. Myoglobin function reassessed. *J Exp Biol*. 2003;206(12):2011—2020.

47. Lynch S, Pfeiffer CM, Georgieff MK, et al. Biomarkers of nutrition for development (BOND)-Iron review. *J Nutr*. 2018;148(suppl l_1):

1001s−1067s.

48. Hamilton LD, Gubler CJ, Cartwright GE, Wintrobe MM. Diurnal variation in the plasma iron level of man. *Proc Soc Exp Biol Med.* 1950;75(1):65−68.

49. Kroot JJ, Tjalsma H, Fleming RE, Swinkels DW. Hepcidin in human iron disorders: diagnostic implications. *Clin Chem.* 2011; 57(12):1650−1669.

50. Nemeth E, Tuttle MS, Powelson J, et al. Hepcidin regulates cellular iron efflux by binding to ferroportin and inducing its internalization. *Science.* 2004;306(5704):2090−2093.

51. Nemeth E, Ganz T. Anemia of inflammation. *Hematol Oncol Clin N Am.* 2014;28(4):671−vi.

52. Young MF, Pressman E, Foehr ML, et al. Impact of maternal and neonatal iron status on placental transferrin receptor expression in pregnant adolescents. *Placenta.* 2010;31(11):1010−1014.

53. Best CM, Pressman EK, Cao C, et al. Maternal iron status during pregnancy compared with neonatal iron status better predicts placental iron transporter expression in humans. *FASEB J.* 2016; 30(10):3541−3550.

54. Lee S, Guillet R, Cooper EM, et al. Prevalence of anemia and associations between neonatal iron status, hepcidin, and maternal iron status among neonates born to pregnant adolescents. *Pediatr Res.* 2016;79(1−1):42−48.

55. Shao J, Lou J, Rao R, et al. Maternal serum ferritin concentration is positively associated with newborn iron stores in women with low ferritin status in late pregnancy. *J Nutr.* 2012;142(11): 2004−2009.

56. O'Brien KO, Zavaleta N, Abrams SA, Caulfield LE. Maternal iron status influences iron transfer to the fetus during the third trimester of pregnancy. *Am J Clin Nutr.* 2003;77(4):924−930.

57. Brickley EB, Spottiswoode N, Kabyemela E, et al. Cord blood hepcidin: cross-sectional correlates and associations with anemia, malaria, and mortality in a Tanzanian birth cohort study. *Am J Trop Med Hyg.* 2016:16−0218.

58. Gambling L, Czopek A, Andersen HS, et al. Fetal iron status regulates maternal iron metabolism during pregnancy in the rat. *Am J Physiol Regul Integr Comp Physiol.* 2009;296(4):R1063−R1070.

59. Abioye AI, Park S, Ripp K, et al. Anemia of inflammation during human pregnancy does not affect newborn iron endowment. *J Nutr.* 2018;148(3):427−436.

60. Finkelstein JL, O'Brien KO, Abrams SA, Zavaleta N. Infant iron status affects iron absorption in Peruvian breastfed infants at 2 and 5 mo of age. *Am J Clin Nutr.* 2013;98(6):1475−1484.

61. O'Brien KO, Zavaleta N, Abrams SA, Caulfield LE. Maternal iron status influences iron transfer to the fetus during the third trimester of pregnancy. *Am J Clin Nutr.* 2003;77(4):924−930.

62. Bothwell TH, Charlton R, Cook J, Finch CA. *Iron Metabolism in Man. Iron Metabolism in Man.* 1979.

63. Zimmermann M, Adou P, Torresani T, Zeder C, Hurrell R. Iron supplementation in goitrous, iron-deficient children improves their response to oral iodized oil. *Eur J Endocrinol.* 2000;142(3): 217−223.

64. Hess SY, Zimmermann MB, Adou P, Torresani T, Hurrell RF. Treatment of iron deficiency in goitrous children improves the efficacy of iodized salt in Cote d'Ivoire. *Am J Clin Nutr.* 2002;75(4): 743−748.

65. Shawki A, Mackenzie B. Interaction of calcium with the human divalent metal-ion transporter-1. *Biochem Biophys Res Commun.* 2010;393(3):471−475.

66. Omotayo M, Dickin K, Stolzfus R. Perinatal mortality due to preeclampsia in Africa: a comprehensive and integrated approach is needed. *Glob Health Sci Pract.* 2016.

67. Abioye AI, Okuneye TA, O AO, et al. *Effect of Calcium Intake on Iron Absorption and Hematologic Status: A Systematic Review and Dose-Response Meta-Analysis of Randomized Trials and Case-Cross-Over Studies.* 2019.

68. *Non-inferiority of Lower Dose Calcium Supplementation during Pregnancy.* US National Library of Medicine; 2017 [cited August 4, 2019]. Available from: https://clinicaltrials.gov/ct2/show/ NCT03350516.

69. Solomons NW, Ruz M. Zinc and iron interaction: concepts and perspectives in the developing world. *Nutr Res.* 1997;17(1): 177−185.

70. Noor RA. *Effect of Prenatal Zinc, Vitamin A and Iron Supplementation on Maternal Hematological Outcomes at Delivery in Tanzania.* Boston, MA: Harvard University; 2019.

71. Olivares M, Pizarro F, Ruz M. Zinc inhibits nonheme iron bioavailability in humans. *Biol Trace Elem Res.* 2007;117(1−3):7−14.

72. Darling AM, Mugusi FM, Etheredge AJ, et al. Vitamin A and zinc supplementation among pregnant women to prevent placental malaria: a randomized, double-blind, placebo-controlled trial in Tanzania. *Am J Trop Med Hyg.* 2017;96(4):826−834.

73. Yakoob MY, Theodoratou E, Jabeen A, et al. Preventive zinc supplementation in developing countries: impact on mortality and morbidity due to diarrhea, pneumonia and malaria. *BMC Public Health.* 2011;11(3):S23.

74. Tamura T, Picciano MF, McGuire MK. Folate in pregnancy and lactation. In: Bailey LB, ed. *Folate in Health and Disease.* 2nd ed. Boca Raton (FL): CRC Press, Taylor and Francis Group; 2010:1−24.

75. Bailey LB, Stover PJ, McNulty H, et al. Biomarkers of nutrition for development—folate review. *J Nutr.* 2015;145(7):1636S−1680S.

76. Tanumihardjo SA, Russell RM, Stephensen CB, et al. Biomarkers of nutrition for development (BOND)-Vitamin A review. *J Nutr.* 2016;146(9):1816s−1848s.

77. Noor RA, Abioye AI, Ulenga N, et al. Large−scale wheat flour folic acid fortification program increases plasma folate levels among women of reproductive age in urban Tanzania. *PLoS One.* 2017;12(8):e0182099.

78. Bailey RL, Fulgoni 3rd VL, Keast DR, Dwyer JT. Examination of vitamin intakes among US adults by dietary supplement use. *J Acad Nutr Diet.* 2012;112(5):657−663. e4.

79. Roman Vinas B, Ribas Barba L, Ngo J, et al. Projected prevalence of inadequate nutrient intakes in Europe. *Ann Nutr Metab.* 2011; 59(2−4):84−95.

80. Allen LH, Miller JW, de Groot L, et al. Biomarkers of nutrition for development (BOND): vitamin B-12 review. *J Nutr.* 2018; 148(suppl_4):1995s−2027s.

81. Stabler SP. Vitamin B12 deficiency. *N Engl J Med.* 2013;368(2): 149−160.

82. Fedosov SN. Biochemical markers of vitamin B12 deficiency combined in one diagnostic parameter: the age-dependence and association with cognitive function and blood hemoglobin. *Clin Chim Acta.* 2013;422:47−53.

83. Vidal-Alaball J, Butler C, Cannings-John R, et al. Oral vitamin B12 versus intramuscular vitamin B12 for vitamin B12 deficiency. *Cochrane Database Syst Rev.* 2005;(3).

84. Joint FAO/WHO Expert Consultation. Vitamin A. In: *Vitamin and Mineral Requirements in Human Nutrition.* 2nd ed. 2004. Geneva, Switzerland.

85. Roodenburg A, West C, Beguin Y, et al. Indicators of erythrocyte formation and degradation in rats with either vitamin A or iron deficiency. *J Nutr Biochem.* 2000;11(4):223−230.

86. Thorne-Lyman AL, Fawzi WW. Vitamin A and carotenoids during pregnancy and maternal, neonatal and infant health outcomes: a systematic review and meta-analysis. *Paediatr Perinat Epidemiol.* 2012;26(Suppl 1):36−54.

87. da Cunha MSB, Campos Hankins NA, Arruda SF. Effect of vitamin A supplementation on iron status in humans: a systematic review and meta-analysis. *Crit Rev Food Sci Nutr.* 2018:1−15.

88. Fawzi WW, Villamor E, Msamanga GI, et al. Trial of zinc supplements in relation to pregnancy outcomes, hematologic indicators, and T cell counts among HIV-1-infected women in Tanzania. *Am J Clin Nutr.* 2005;81(1):161−167.

89. Suharno D, West CE, Muhilal, Karyadi D, Hautvast JG. Supplementation with vitamin A and iron for nutritional anaemia in pregnant women in West Java, Indonesia. *Lancet.* 1993;342(8883): 1325−1328.

90. Ahmed F, Khan MR, Jackson AA. Concomitant supplemental vitamin A enhances the response to weekly supplemental iron and folic acid in anemic teenagers in urban Bangladesh. *Am J Clin Nutr.* 2001;74(1):108−115.

91. Schmidt MK, Muslimatun S, West CE, Schultink W, Hautvast JG. Mental and psychomotor development in Indonesian infants of mothers supplemented with vitamin A in addition to iron during pregnancy. *Br J Nutr.* 2004;91(2):279−286.

92. Kovesdy CP, Kalantar-Zadeh K. Why is protein-energy wasting associated with mortality in chronic kidney disease? *Semin Nephrol.* 2009;29(1):3−14.

93. Kamel TB, Deraz TE, Elkabarity RH, Ahmed RK. Protein energy malnutrition associates with different types of hearing impairments in toddlers: anemia increases cochlear dysfunction. *Int J Pediatr Otorhinolaryngol.* 2016;85:27−31.

94. Thakur N, Chandra J, Pemde H, Singh V. Anemia in severe acute malnutrition. *Nutrition.* 2014;30(4):440−442.

95. Ozkale M, Sipahi T. Hematologic and bone marrow changes in children with protein-energy malnutrition. *Pediatr Hematol Oncol.* 2014;31(4):349−358.

96. Borelli P, Blatt S, Pereira J, et al. Reduction of erythroid progenitors in protein-energy malnutrition. *Br J Nutr.* 2007;97(2):307−314.

97. Cunha MC, Lima Fda S, Vinolo MA, et al. Protein malnutrition induces bone marrow mesenchymal stem cells commitment to adipogenic differentiation leading to hematopoietic failure. *PLoS One.* 2013;8(3). e58872.

98. Fondu P, Mozes N, Neve P, Sohet-Robazza L, Mandelbaum I. The erythrocyte membrane disturbances in protein-energy malnutrition: nature and mechanisms. *Br J Haematol.* 1980;44(4):605−618.

99. Schofield C, Ashworth A. Why have mortality rates for severe malnutrition remained so high? *Bull World Health Organ.* 1996; 74(2):223.

100. Weiss G, Goodnough LT. Anemia of chronic disease. *N Engl J Med.* 2005;352(10):1011−1023.

101. Isanaka S, Mugusi F, Hawkins C, et al. Effect of high-dose vs standard-dose multivitamin supplementation at the initiation of HAART on HIV disease progression and mortality in Tanzania: a randomized controlled trial. *Jama.* 2012;308(15):1535−1544.

102. Olson CL, Acosta LP, Hochberg NS, et al. Anemia of inflammation is related to cognitive impairment among children in leyte, the Philippines. *PLoS Neglected Trop Dis.* 2009;3(10):e533.

103. Ezeamama AE, Sikorskii A, Bajwa RK, et al. Evolution of anemia types during antiretroviral therapy-implications for treatment outcomes and quality of life among HIV-infected adults. *Nutrients.* 2019;11(4).

104. World Health Organization (WHO). *Haemoglobin Concentration for the Diagnosis of Anaemia and Assessment of Severity.* Geneva: WHO; 2011. Contract No.: WHO/NMH/NHD/MNM/11.1.

105. Thurnham DI, Northrop-Clewes CA. Inflammation and biomarkers of micronutrient status. *Curr Opin Clin Nutr Metab Care.* 2016;19(6):458−463.

106. Namaste SM, Rohner F, Huang J, et al. Adjusting ferritin concentrations for inflammation: biomarkers reflecting inflammation and nutritional determinants of anemia (BRINDA) project. *Am J Clin Nutr.* 2017;106(suppl 1_1):359S−357lS.

107. Thurnham DI, McCabe LD, Haldar S, Wieringa FT, Northrop-Clewes CA, McCabe GP. Adjusting plasma ferritin concentrations to remove the effects of subclinical inflammation in the assessment of iron deficiency: a meta-analysis. *Am J Clin Nutr.* 2010; 92(3):546−555.

108. Namaste SM, Rohner F, Huang J, et al. Adjusting ferritin concentrations for inflammation: biomarkers reflecting inflammation and nutritional determinants of anemia (BRINDA) project. *Am J Clin Nutr.* 2017;106(suppl 1):359s−371s.

109. Beguin Y. Soluble transferrin receptor for the evaluation of erythropoiesis and iron status. *Clin Chim Acta.* 2003;329(1):9−22.

110. Drakesmith H. Next-Generation biomarkers for iron status. In: Baetge EE, Dhawan A, Prentice A, eds. *Nestlé Nutr Inst Workshop Series.* 2016:59−69.

111. Wians FH, Urban JE, Kroft SH, Keffer JH. Soluble transferrin receptor (sTfR) concentration quantified using two sTfR kits: analytical and clinical performance characteristics. *Clin Chim Acta.* 2001; 303(1):75−81.

112. Pfeiffer CM, Cook JD, Mei Z, Cogswell ME, Looker AC, Lacher DA. Evaluation of an automated soluble transferrin receptor (sTfR) assay on the Roche Hitachi analyzer and its comparison to two ELISA assays. *Clin Chim Acta.* 2007;382(1):112−116.

113. Lamola AA, Yamane T. Zinc protoporphyrin (ZPP): a simple, sensitive, fluorometric screening test for lead poisioning. *Clin Chem.* 1975;21(1):93−97.

114. Bah A, Pasricha S-R, Jallow MW, et al. Serum hepcidin concentrations decline during pregnancy and may identify iron deficiency: analysis of a longitudinal pregnancy cohort in the Gambia. *J Nutr.* 2017;147(6):1131−1137.

115. Wray K, Allen A, Evans E, et al. Hepcidin detects iron deficiency in Sri Lankan adolescents with a high burden of hemoglobinopathy: a diagnostic test accuracy study. *Am J Hematol.* 2017;92(2): 196−203.

116. Kennedy G, Berardo A, Papavero C, et al. Proxy measures of household food consumption for food security assessment and surveillance: comparison of the household dietary diversity and food consumption scores. *Public Health Nutrition.* 2010;13(12).

117. Koppmair S, Kassie M, Qaim M. Farm production, market access and dietary diversity in Malawi. *Public Health Nutrition.* 2017; 20(2):325−335.

118. Bellon MR, Ntandou-Bouzitou GD, Caracciolo F. On-farm diversity and market participation are positively associated with dietary diversity of rural mothers in Southern Benin, West Africa. *PLoS One.* 2016;11(9). e0162535.

119. Ruel MT, Minot N, Smith L. *Patterns and Determinants of Fruit and Vegetable Consumption in Sub-saharan Africa: A Multicountry Comparison.* Geneva: WHO; 2005.

120. Leroy JL, Olney D, Ruel M. Tubaramure, a food-assisted integrated health and nutrition program in Burundi, increases maternal and child hemoglobin concentrations and reduces anemia: a theory-based cluster-randomized controlled intervention trial. *J Nutr.* 2016;146(8):1601−1608.

121. Rawat R, McCoy SI, Kadiyala S. Poor diet quality is associated with low CD4 count and anemia and predicts mortality among antiretroviral therapy-naive HIV-positive adults in Uganda. *J Acquir Immune Defic Syndr.* 2013;62(2):246−253.

122. Haider BA, Olofin I, Wang M, Spiegelman D, Ezzati M, Fawzi WW. Anaemia, prenatal iron use, and risk of adverse pregnancy outcomes: systematic review and meta-analysis. *Br Med J.* 2013;346:f3443.

123. Low MS, Speedy J, Styles CE, De-Regil LM, Pasricha SR. Daily iron supplementation for improving anaemia, iron status and health in menstruating women. *Cochrane Database Syst Rev.* 2016; 4. Cd009747.

124. Low M, Farrell A, Biggs BA, Pasricha SR. Effects of daily iron supplementation in primary-school-aged children: systematic review and meta-analysis of randomized controlled trials. *CMAJ.* 2013; 185(17):E791−E802.

125. Milman N, Paszkowski T, Cetin I, Castelo-Branco C. Supplementation during pregnancy: beliefs and science. *Gynecol Endocrinol.* 2016;32(7):509−516.

126. Szajewska H, Ruszczynski M, Chmielewska A. Effects of iron supplementation in nonanemic pregnant women, infants, and young children on the mental performance and psychomotor development of children: a systematic review of randomized controlled trials. *Am J Clin Nutr.* 2010;91(6):1684−1690.

127. Lozoff B, Georgieff MK. Iron deficiency and brain development. *Semin Pediatr Neurol.* 2006;13.

128. Vucic V, Berti C, Vollhardt C, et al. Effect of iron intervention on growth during gestation, infancy, childhood, and adolescence: a systematic review with meta-analysis. *Nutr Rev.* 2013;71(6): 386−401.

129. Abioye AI, Aboud S, Premji Z, et al. Iron supplementation affects hematologic biomarker concentrations and pregnancy outcomes among iron-deficient Tanzanian women. *J Nutr.* 2016;146(6): 1162−1171.

130. Haddad L, Achadi E, Bendech MA, et al. The global nutrition report 2014: actions and accountability to accelerate the world's progress on nutrition−. *J Nutr.* 2015;145(4):663−671.

131. Pena-Rosas JP, De-Regil LM, Gomez Malave H, Flores-Urrutia MC, Dowswell T. Intermittent oral iron supplementation during pregnancy. *Cochrane Database Syst Rev.* 2015;(10):Cd009997.

132. De-Regil LM, Jefferds ME, Sylvetsky AC, Dowswell T. Intermittent iron supplementation for improving nutrition and development in children under 12 years of age. *Cochrane Database Syst Rev.* 2011;(12):Cd009085.

133. Cancelo-Hidalgo MJ, Castelo-Branco C, Palacios S, et al. Tolerability of different oral iron supplements: a systematic review. *Curr Med Res Opin.* 2013;29(4):291−303.

134. Ortiz R, Toblli JE, Romero JD, et al. Efficacy and safety of oral iron (III) polymaltose complex versus ferrous sulfate in pregnant women with iron-deficiency anemia: a multicenter, randomized, controlled study. *J Matern Fetal Neonatal Med.* 2011;24(11): 1347−1352.

135. Gunaratna NS, Masanja H, Mrema S, et al. Multivitamin and iron

supplementation to prevent periconceptional anemia in rural Tanzanian women: a randomized, controlled trial. *PLoS One.* 2015;10(4):e0121552.

136. Dewey KG, Oaks BM. U-shaped curve for risk associated with maternal hemoglobin, iron status, or iron supplementation. *Am J Clin Nutr.* 2017;106(suppl 1_6):1694S—1702S.

137. Brannon PM, Stover PJ, Taylor CL. Integrating themes, evidence gaps, and research needs identified by workshop on iron screening and supplementation in iron-replete pregnant women and young children. *Am J Clin Nutr.* 2017;106(suppl 1_6): 1703S—1712S.

138. Lönnerdal B. Excess iron intake as a factor in growth, infections, and development of infants and young children. *Am J Clin Nutr.* 2017;106(suppl 1_6):1681S—1687S.

139. Paganini D, Zimmermann MB. The effects of iron fortification and supplementation on the gut microbiome and diarrhea in infants and children: a review. *Am J Clin Nutr.* 2017;106(suppl 1_6): 1688S—1693S.

140. Sazawal S, Black RE, Ramsan M, et al. Effects of routine prophylactic supplementation with iron and folic acid on admission to hospital and mortality in preschool children in a high malaria transmission setting: community-based, randomised, placebo-controlled trial. *Lancet.* 2006;367(9505):133—143.

141. Mwangi MN, Prentice AM, Verhoef H. Safety and benefits of antenatal oral iron supplementation in low-income countries: a review. *Br J Haematol.* 2017;177(6):884—895.

142. Veenemans J, Milligan P, Prentice AM, et al. Effect of supplementation with zinc and other micronutrients on malaria in Tanzanian children: a randomised trial. *PLoS Med.* 2011;8(11):e1001125.

143. Etheredge AJ, Premji Z, Gunaratna NS, et al. Iron supplementation in iron-replete and nonanemic pregnant women in Tanzania: a randomized clinical trial. *JAMA Pediatr.* 2015; 169(10):947—955.

144. Mwangi MN, Roth JM, Smit MR, et al. Effect of daily antenatal iron supplementation on Plasmodium infection in Kenyan women: a randomized clinical trial. *Jama.* 2015;314(10):1009—1020.

145. Neuberger A, Okebe J, Yahav D, Paul M. Oral iron supplements for children in malaria-endemic areas. *Cochrane Database Syst Rev.* 2016;(2).

146. World Health Organization. *Nutrient Requirements for People Living with HIV.* 2004.

147. Jiang T, Christian P, Khatry SK, Wu L, West Jr KP. Micronutrient deficiencies in early pregnancy are common, concurrent, and vary by season among rural Nepali pregnant women. *J Nutr.* 2005;135(5):1106—1112.

148. Christian P, Jiang T, Khatry SK, LeClerq SC, Shrestha SR, West Jr KP. Antenatal supplementation with micronutrients and biochemical indicators of status and subclinical infection in rural Nepal. *Am J Clin Nutr.* 2006;83(4):788—794.

149. Keats EC, Haider BA, Tam E, Bhutta ZA. Multiple-micronutrient supplementation for women during pregnancy. *Cochrane Database Syst Rev.* 2019;(3).

150. Smith ER, Shankar AH, Wu LS, et al. Modifiers of the effect of maternal multiple micronutrient supplementation on stillbirth, birth outcomes, and infant mortality: a meta-analysis of individual patient data from 17 randomised trials in low-income and middle-income countries. *The Lancet Global Health.* 2017;5(11):e1090—e1100.

151. Sudfeld CR, Smith ER. New evidence should inform WHO guidelines on multiple micronutrient supplementation in pregnancy. *J Nutr.* 2019;149(3):359—361.

152. Marks KJ, Luthringer CL, Ruth LJ, et al. Review of grain fortification legislation, standards, and monitoring documents. *Glob Health Sci Pract.* 2018;6(2):356—371.

153. Keats EC, Neufeld LM, Garrett GS, Mbuya MNN, Bhutta ZA. Improved micronutrient status and health outcomes in low- and middle-income countries following large-scale fortification: evidence from a systematic review and meta-analysis. *Am J Clin Nutr.* 2019;109(6):1696—1708.

154. Martorell R, Ascencio M, Tacsan L, et al. Effectiveness evaluation of the food fortification program of Costa Rica: impact on anemia prevalence and hemoglobin concentrations in women and children. *Am J Clin Nutr.* 2015;101(1):210—217.

155. Chen J, Zhao X, Zhang X, et al. Studies on the effectiveness of NaFeEDTA-fortified soy sauce in controlling iron deficiency: a population-based intervention trial. *Food Nutr Bull.* 2005;26(2): 177—186.

156. Rocha Dda S, Capanema FD, Netto MP, de Almeida CA, Franceschini Sdo C, Lamounier JA. Effectiveness of fortification of drinking water with iron and vitamin C in the reduction of anemia and improvement of nutritional status in children attending day-care centers in Belo Horizonte, Brazil. *Food Nutr Bull.* 2011;32(4): 340—346.

157. Hurrell R, Ranum P, de Pee S, et al. Revised recommendations for iron fortification of wheat flour and an evaluation of the expected impact of current national wheat flour fortification programs. *Food Nutr Bull.* 2010;31(1_suppl1):S7—S21.

158. Zimmermann MB, Chassard C, Rohner F, et al. The effects of iron fortification on the gut microbiota in African children: a randomized controlled trial in Cote d'Ivoire. *Am J Clin Nutr.* 2010;92(6): 1406—1415.

159. Baltussen R, Knai C, Sharan M. Iron fortification and iron supplementation are cost-effective interventions to reduce iron deficiency in four subregions of the world. *J Nutr.* 2004;134(10):2678—2684.

160. Hutton EK, Hassan ES. Late vs early clamping of the umbilical cord in full-term neonates: systematic review and meta-analysis of controlled trials. *JAMA.* 2007;297(11):1241—1252.

161. McDonald SJ, Middleton P, Dowswell T, Morris PS. Effect of timing of umbilical cord clamping of term infants on maternal and neonatal outcomes. *Evid Based Child Health Cochrane Rev J.* 2014;9(2):303—397.

162. Pasricha S-R, Drakesmith H, Black J, Hipgrave D, Biggs B-A. Control of iron deficiency anemia in low-and middle-income countries. *Blood.* 2013;121(14):2607—2617.

163. Zimmermann MB, Hurrell RF. Nutritional iron deficiency. *Lancet.* 2007;370(9586):511—520.

164. Drakesmith H, Prentice AM. Hepcidin and the iron-infection axis. *Science.* 2012;338(6108):768—772.

第28章

营养与骨病

René Rizzoli, MD

Geneva University Hospitals and Faculty of Medicine, Geneva, Switzerland

【摘要】 骨质疏松症增加了骨折风险,这和生活质量受损以及死亡率增加有关。常见性骨折患者再发生骨折的风险很高。最佳蛋白质、钙摄入和维生素 D 的补充,以及规律的负重体育锻炼是预防脆性骨折的基石。坚持地中海式饮食或谨慎饮食模式与降低髋部骨折风险相关。对于高龄老人,膳食蛋白质摄入不足比蛋白质过剩可能会造成更严重的问题。

【关键词】 膳食钙;膳食蛋白质;骨折;胰岛素样生长因子 -1;骨质疏松症;峰值骨量。

第1节 引 言

骨质疏松症(osteoporosis)是一种全身性骨骼疾病,以骨量降低和骨组织显微结构破坏为特征,继而引起骨脆性增加,易发生骨折[1]。对这种疾病的诊断依赖于使用双能量 X 线吸收仪定量评估髋部或脊柱区域骨密度(areal bone mineral density, aBMD)。这是骨骼强度和骨折风险的一个重要决定因素。根据世界卫生组织文件的定义,骨质疏松症的可操作定义是基于 aBMD 低于年轻健康女性的正常范围下限[2]。基于骨密度测定诊断的骨质疏松症合并常见脆性骨折定义为严重骨质疏松症。治疗指征取决于骨折风险的评估,这个评估还整合了密度测量诊断骨质疏松症之外的临床危险因素[1]。

第2节 骨量积累

在特定年龄,骨量是在骨骼生长结束时由所积累骨量(即所谓的峰值骨量)决定的,它也决定了在余生中流失骨量[3](图 28-1)。据估计,增加10% 的峰值骨量可以在成年期减少 50% 的骨质疏松(性)骨折风险,或相当于推迟了 13 年后才出现更年期,更年期后骨质流失加速[4]。在 20 岁前,绝大部分部位的骨骼都达到了峰值骨量[3]。在青春期,身体的矿物质含量因骨骼的增长几乎翻倍,而体积骨密度即骨骼中的骨量几乎没有变化[3]。随后,一小部分的骨巩固可能发生在 20～30 岁之间,

特别是男性。青春期是成年人骨量性别差异得到充分表现的时期。骨量重要的性别差异似乎是青春期发育成熟期间骨骼尺寸增大的结果。在成熟期结束时,即在 30 岁的健康成年人中,测定体积骨小梁密度没有性别差异。年轻健康成年男性在腰椎和股骨干或桡骨骨干水平上的平均 aBMD 值比女性更大,这似乎是由于青春期成熟时间更长,而不是最大骨增长速度更大[5]。

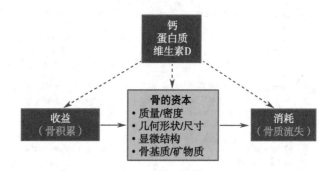

图 28-1 膳食摄入量对骨积累和骨流失的影响在"骨库"管理中的作用

第3节 骨量流失和骨折风险

随着年龄的增长,骨量减少,且绝经后骨量流失加速,骨质疏松性骨折的风险增加。随着人口年龄的增长,大多数个体不可避免地面临骨骼脆性以及脆性骨折风险增加的问题。50 岁时,女性终身发生骨质疏松性骨折的风险约为 50%,男性为 20%[1,6]。骨质疏松性骨折主要发生在脊柱、髋关节、前臂远端和肱骨近端。

绝大多数伴有骨质疏松症的髋部骨折是由站立高度跌倒所致,这是脆性骨折的定义。跌倒的老年人大约有 2% 会导致骨折。住院的髋部骨折患者中 50% 以上年龄超过 80 岁[7]。只有有限数量的 X 线确定的椎体骨折得到临床关注和诊断[8]。骨质疏松性骨折在不同地区的发病率不同。高达 40% 的髋部骨折发生在住在养老院的人中[9]。这可能与高龄、需要长期机构护理的并发症的高患病率以及反复跌倒的高风险有关。所有这些因素都可能与高龄老年人群的营养不良有关。

尽管老年受试者的数量不断增加,髋部骨折的绝对数量和发病率有所增加,但在一些国家已经观察到年龄校正后的发病率有所下降,这可能预示着一种长期趋势的逆转[7]。然而,非髋骨质疏松性骨折的发生率持续增加,骨科和康复病房因多发性骨折及并发症住院的总天数也在增加[10]。

有大量证据将营养摄入与骨骼生长和后期骨量流失联系起来,特别是钙和蛋白质,两者都会影响骨折风险[11](图 28-1)。

第4节 营养与骨骼生长
(图 28-2)

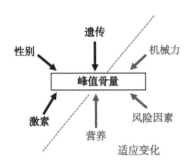

图 28-2 峰值骨量的影响因素,即骨骼生长结束时累积的骨量。其中一些因素可以改变

一、钙

钙在调节各种细胞功能、中枢和外周神经系统、肌肉以及外分泌 / 内分泌腺功能方面发挥着重要作用[12]。此外,这种阳离子通过形成羟基磷灰石晶体参与骨矿化过程。

在儿童和青少年中进行的为期 1~3 年的研究表明,与未补充钙或补充安慰剂的对照组相比,补充钙或乳制品可增加骨骼矿物质的获得率。一项荟萃分析回顾了 19 项钙干预研究,涉及 2 859 名

儿童[13],伴随钙补充剂量在每天 300~1 200mg 之间变化,包括枸橼酸苹果酸钙、碳酸钙、磷酸钙、乳酸葡萄糖酸钙、磷酸钙乳提取物或乳矿物质。补钙对全身骨矿物质含量(bone mineral content,BMC)和上肢骨密度(bone mineral density,BMD)均有积极影响,两者的标准化均数差(效应量)为 0.14。在停止补钙后,上肢的变化持续了 18 个月。在同一研究中,补充钙对体重、身高或体脂没有显著影响。

在随机、双盲、安慰剂对照干预试验中得出的结论是,补充钙增加骨矿物质量的获得,钙的影响程度似乎因所检查的骨骼部位、干预时的青春期成熟阶段以及日常饮食中钙的持续摄入而变化[13-16]。补钙的效果基本上被归因于减少骨重塑。在上一项研究中,补充钙的儿童的血浆骨钙素浓度显著降低,骨钙素是成人骨重塑的一种生化标志物[14]。然而,在一项双盲安慰剂对照研究中,青春期前期女孩补钙的影响,以投影扫描骨面积和站立高度的变化来确定,表明补充钙除了影响骨重塑外,还可能影响骨建模[15]。在青少年补钙结束后的 7.5 年测量骨密度时,在年轻成年女性中,补钙组的初潮出现得更早,而在青春期提前的受试者中,大多可以检测到钙的持续影响[17]。

二、蛋白质

在一项对 9~19 岁男性和女性受试者进行的前瞻性调查中发现,腰椎和股骨年获得的骨量年增量与蛋白质摄入量呈正相关[18]。这种相关性主要在青春期前的儿童中检测到,但在达到青春期前后的儿童中没有观察到。在校正自发钙摄入量后,它仍然具有统计学意义。青春期前男孩特定骨骼部位的 BMD/BMC 与自发蛋白质摄入量呈正相关[19]。在一项前瞻性纵向研究中,研究对象为 6~18 岁的健康儿童和青少年,男女均有,采用每年 3 天日记的方式记录了超过 4 年的膳食摄入量[20],发现骨膜周长、皮质面积、BMC、估算强度应变指数和长期蛋白质摄入量之间呈正相关。在这个采用西方饮食的队列中,青春期前儿童的蛋白质摄入量约为 2g/(kg·d),而青春期后儿童的蛋白质摄入量约为 1.5g/(kg·d)。骨骼变量与富含硫氨基酸或钙营养素的摄入量之间没有关联。总的来说,蛋白质摄入量占骨参数变化的 3%~4%。

蛋白质的摄入量在很大程度上与儿童和青少年的生长需要有关。只有干预研究才能可靠地解

决这个问题。据我们所知,除了那些使用牛奶或乳制品提供蛋白质、磷、能量和维生素以及钙外,还没有大型随机对照试验专门测试膳食蛋白质补充剂对骨量积累的影响[21]。1L 牛奶不仅提供 32～35g 蛋白质,主要是酪蛋白,也有乳清蛋白,还含有许多促进生长的元素。成长中的儿童,长期不喝牛奶与身高较矮小和骨矿物质量较低有关[22]。儿童和 / 或青少年时期牛奶摄入量低会增加青春期前骨折的风险(有报道称其风险高出 2.6 倍)[23,24]。在一项为期 7 年的观察性研究中,食用乳制品对青少年脊柱、髋部和前臂的 BMD 有正向影响,从而获得更高的峰值骨量[25]。在这项研究中,钙补充剂并不影响脊柱骨密度,但是乳制品摄入量较大与较大的桡骨近端皮质横截面积总和有关。与这一研究结果一致的是,全国健康和营养调查(NHANES)1999—2002 年的研究,表明 5～12 岁和 13～17 岁青少年的牛奶摄入频率和每日摄入总量是预测 12～18 岁青少年身高的重要因子[26]。

许多干预试验已经证明了乳制品对儿童和青少年骨骼健康的有利影响[3,21,27,28]。在一项开放的随机干预对照试验中,给 12 岁女孩补充牛奶 568ml/d,补充 18 个月,额外钙摄入 420mg/d 和蛋白质 14g/d,直至研究结束。与对照组相比,干预组全身 BMD 和 BMC 有较大增加。在补充牛奶组,血清胰岛素样生长因子 1(insulin-like growth factor Ⅰ,IGF-1)水平提高了 17%。另一项研究中显示,补充奶酪似乎比同等剂量的钙片更有利于骨皮质的增长[28]。牛奶对骨皮质厚度的有益影响可能与其对建模过程的影响有关,因为在补充牛奶的中国儿童中,掌骨骨膜直径显著增加。

基于这些研究结果,我们认为,虽然钙补充剂可以影响体积 BMD,从而影响重塑过程,但乳制品可能对骨生长和骨膜扩张有额外的影响,即影响建模[26]。

第 5 节 骨流失的病理生理学

女性在 50 岁以后,骨质流失加速,表现为骨皮质变薄,皮质孔隙增加,以及骨小梁变薄和穿孔而被破坏[29]。骨流失不会随着年龄的增长而减弱,而且会持续在整个生命过程中,至少在外周骨骼部位如此。多种因素可导致年龄相关的骨量减少和显微结构改变。

一、雌激素

雌激素不足会增加骨代谢,出现骨形成和骨吸收之间的不平衡,这似乎是女性 50 岁后骨质疏松的主要原因[30]。雌激素不足时骨髓环境中多种细胞因子的释放增加,这些细胞因子通过增加骨吸收细胞即破骨细胞的数量和 / 或活性来刺激骨吸收。粒细胞 - 巨噬细胞集落刺激因子(granulocyte-macrophage colony-stimulating factor,GM-CSF)、肿瘤坏死因子 -α、白介素 -1、白介素 -6 和核因子 kappa-b 受体活化因子配体(receptor activator nuclear kappa-b ligand,RANKL)是激素缺乏时致使骨丢失的细胞因子。GM-CSF 和 RANKL 是破骨细胞生成所必需的[31]。

二、内分泌紊乱

原发甲状旁腺功能亢进增加骨代谢,并与某些骨流失有关[32]。过量的甲状腺素也会增加骨代谢的速度。因此,在甲状腺功能亢进和长期服用治疗剂量的甲状腺素以降低 TSH 的患者中会发生骨丢失。过量糖皮质激素的主要净效应是减少骨形成、使骨丢失提前和增加骨折风险[33]。此外,过量的糖皮质激素会导致肌肉消耗。

三、营养

营养不足和营养不良在老年人中很常见,在最近髋部骨折的患者中尤其普遍。营养缺乏在老年人骨质疏松症中起着重要的作用[11](图 28-3)。随着年龄的增长,钙的摄入量、肠道对钙的吸收、肠道上皮细胞适应低钙摄入量的吸收能力、暴露在阳光下的时间及皮肤产生维生素 D 的能力都会下降。维生素 D 在维持骨骼强度和肌肉功能方面起着至关重要的作用[34]。维生素 D 作为营养 / 辅助因子参与肠道对钙和磷的吸收,参与了骨骼的矿化和肌肉质量的维持,以及参与了对其他器官系统的各种潜在有益的作用。维生素 D 在阳光照射下经皮肤合成或作为均衡饮食的一部分而摄入。许多老年人患有维生素 D 缺乏症,尤其是髋部骨折患者[35]。由钙和维生素 D 缺乏而导致的慢性继发性甲状旁腺功能亢进会加快骨转换,促使骨骼负平衡,从而导致骨质疏松症。

居家生活的老年人,蛋白质 - 能量营养不良的患病率为 4%～10%,护理机构的老年人为 15%～38%,

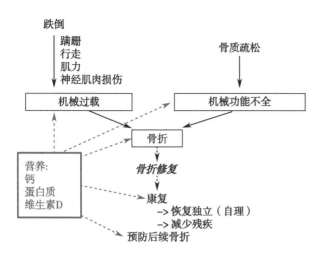

图 28-3 营养在脆性骨折发病机制中的多位点作用

住院的老年患者为 30%～70%[36]。入院时的营养不良状态会对临床结局产生不利影响 (图 28-4)。使用补充剂,甚至控制口服蛋白质摄入量进行干预研究,可改善髋部骨折后的临床结局,降低如压力性溃疡、严重贫血、并发肺或肾感染等并发症的发生率[11],并缩短康复病房的住院时间。营养不良,特别是蛋白质 - 能量营养不良是骨质疏松、肌少症和虚弱的危险因素[11,37]。各种研究发现蛋白质摄入量与磷酸钙或骨新陈代谢之间的关系,并得出结论,蛋白质的供给无论是缺乏或者过量都可能对钙的平衡产生负面影响[38]。然而,老年人摄入不足的风险比摄入过量的风险要高得多。充足的蛋白质摄入是骨骼健康的主要贡献者,尤其是对老年人而言[11,38,39]。

蛋白质摄入量会影响 IGF-1 的产生,IGF-1 是一种重要的促激素,几乎对人体的每一个细胞都

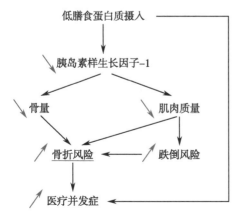

图 28-4 低蛋白饮食对肌肉骨骼健康的影响

IGF-1:胰岛素样生长因子 -1;红色箭头表示增加或减少

有促进生长的作用,尤其是骨骼肌、软骨和骨骼 (图 28-5)。此外,它还调节肾脏中磷酸盐的重吸收,并通过肾脏合成的骨化三醇对肠道内钙和磷酸盐的主动摄取起到刺激作用[40]。IGF-1 作为一种营养生物标志物,其血浆浓度的测定具有实用价值。类似于微型营养评定 (mini nutritional assessment, MNA) 或 SNAQ65 + 这样的问卷已经得到验证,在老年人评估营养状况方面是有价值的。

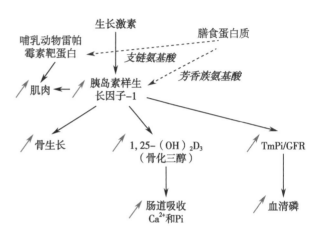

图 28-5 膳食蛋白质对生长激素 -IGF-I 轴的调节。AA:氨基酸;Ca ++:钙;GH:生长激素;IGF-I:胰岛素样生长因子 -1;mTOR:哺乳动物雷帕霉素靶蛋白;1,25-$(OH)_2D_3$:骨化三醇;Pi:无机磷酸盐;红色箭头:增加;TmPi/GFR:肾小管对磷酸盐的最大重吸收量

第 6 节 预防跌倒的策略

虽然一些导致摔倒的风险因素不可改变,比如年龄,但其他的因素是可以改变的,比如视力下降、服用会降低意识和 / 或平衡能力的药物、家庭环境 (湿滑地板和垫子、昏暗的光线) 和营养不良[41]。在一项对照荟萃分析中,观察到当补充钙和维生素 D 并结合质量改善策略及多因素评估和治疗时,伤害性跌倒的相对风险最低。关注步态、协调和功能任务的锻炼计划,以及除了走路以外的肌肉增强运动,似乎可以改善老年人的临床平衡结局[42]。以音乐为基础的多任务训练,如雅克 - 达尔克罗兹 (Jacques-Dalcroze) 的韵律锻炼,可以减少步态和平衡的变化,降低摔倒的风险[43,44]。减少摔倒与降低骨折风险相关[42-45]。

补充蛋白质或选择性氨基酸对肌肉质量和功能的试验得出了不一致结果[46,47],甚至在一项研究

中还发现了预防跌倒的作用[48]。然而，最近在老年男性中进行的一项试验显示，膳食蛋白质含量为1.3g/(kg·d)与0.8g/(kg·d)（成人膳食营养素推荐供给量）相比，未能发现肌肉功能和性能的任何差异[49]。蛋白质补充剂似乎夸大了抗阻训练对肌肉质量和功能的影响[50,51]。蛋白质摄入量在日常膳食中平均分布的模式与身体活动的某些时间上的联系是最佳肌肉蛋白质合成的重要因素[52]。

第7节　营养补充与骨健康

一、维生素 D

儿童佝偻病或成人骨软化症与维生素 D 缺乏之间的联系以及用维生素 D 进行有效治疗，早在几个世纪前就已得到认可[53]。许多临床研究已经测试了维生素 D 补充（通常与钙结合）对老年和/或骨质疏松受试者骨折风险的影响。数个试验的荟萃分析得出了模棱两可的结果[54]。例如，在 11 个试验（N＝31 000）的汇总分析中，较低的骨折风险与受试者血浆中 25-羟基维生素 D[25-(OH)D]浓度有关，基线浓度至少为 60nmol/L 比低于 30nmol/L 的受试者骨折风险较低[55]。相反，在其他研究中，骨折风险似乎并不仅仅受维生素 D 的影响[54]。补充维生素 D 不仅对骨骼健康有好处。提高 25-(OH)D 水平可能会减少老年人跌倒的发生率，特别是维生素 D 不足的受试者。其他研究和荟萃分析已经得出结论，维生素 D 与钙一起补充与降低全因死亡率有关[56]。

足够浓度的维生素 D 是抗骨质疏松药物疗效的先决条件，因为所有使用这些药物的研究都是在使用钙和维生素补充剂患者中进行的。维生素 D 补充应该在任何抗骨质疏松治疗之前进行。对老年人（＞70 岁）的推荐剂量为每天 800IU（20mg/d），这已被大多数欧洲指南所采用，还有国际骨质疏松基金会、医学研究所和欧洲骨质疏松的临床和经济方面、骨关节炎和肌肉骨骼疾病的共识文件也采用了这个推荐[37,57,58]。对于怀疑有高骨折风险的老年患者，系统测量循环 25-(OH)D 并没有很强的指示性，因为检测的价格远远超过补充的成本。高钙血症/高钙尿症和肾结石的不良反应多与血清 25-(OH)D（＞125nmol/L）高有关，这已被定为潜在的安全上限。研究表明，每年服用大剂量的维生素 D 会增加摔倒和髋部骨折的风险[59]。因此，应每天或每周低剂量补充，避免每年的高剂量给药方案。

二、钙

通过均衡饮食保证充足的钙摄入是很重要的。补充钙和维生素 D 可以减少继发性甲状旁腺功能亢进，降低股骨近端骨折的风险，特别是对于住在养老院的老年人[60]。在骨质疏松症患者的一般治疗中，推荐至少摄入 800～1 000mg/d 的钙以及 800IU 的维生素 D[1,58]。

一项荟萃分析得出结论，在不同时服用维生素 D 的情况下补充钙剂可能与心肌梗死风险增加有关[61]。当钙来自饮食时，风险没有增加。大型的长期观察研究还没有证实这一假设[62,63]。总之，可以得出以下结论：①补充钙和维生素 D 可适度降低骨折风险；②单独补钙不能降低骨折风险；③补钙副作用可能包括肾结石和胃肠道症状；④补充维生素 D，而不是补钙，可以降低摔倒的风险；⑤目前没有令人信服的证据支持补钙增加心血管风险；⑥钙和维生素 D 缺乏风险较高的患者和正在接受骨质疏松药物治疗的患者建议补充钙和维生素 D[64]。

第8节　膳食蛋白质

在体弱的老年人和近期髋部骨折患者中，蛋白质不足的纠正可导致 IGF-1 水平的快速恢复[65]。鉴于老年人蛋白质吸收能力受损，建议将老年组 RDA（0.8g/kg）提高到 1.0～1.2g/(kg·d)，严重疾病者甚至更高[39,65]。更多内容见参考文献 38。

一、膳食蛋白质和骨密度

最近的四个系统综述和荟萃分析研究了 BMD 和膳食蛋白质摄入量之间的关系[66-69]。蛋白质摄入量高于 RDA，在 0.8～1.2g/(kg·d)之间变化，可引起成人骨密度 2%～4%的变化[66]。在 5 项以腰椎 BMD 为结果的 RCT 的荟萃分析中，较高的蛋白质摄入与＋0.52%的变化差异相关（95%CI：0.06～0.97）[67]。

关于蛋白质摄入量高于当前 RDA 的干预试验，三项研究评估了腰椎蛋白质补充剂量，其中一项研究显示，26 周内蛋白质摄入量达到 RDA

的 163%，骨密度得到改善。对于股骨颈骨密度变化的 2 个评估试验中，有 1 个试验显示蛋白质为 RDA 的 150% 时，使用 104 周后有所改善[68]。

在一项随机安慰剂对照试验中，对近期髋部骨折的维生素 D 和钙充足的受试者进行了研究，每天补充 20g 蛋白质，持续 6 个月，1 年后[70] 近端骨密度下降 50%，并缩短了在康复病房的住院时间。利用有限元分析对周围骨骼部位的骨强度进行估计，结果显示，预测的失效负荷与动物及乳制品蛋白质总摄入量之间存在正相关关系[71]。

二、膳食蛋白质和骨折风险

目前还没有随机对照试验研究过膳食蛋白质对骨折风险的影响[38]。自 2009 年以来，已有五项系统评价和荟萃分析对这一问题进行了评估。Darling 等人在四项队列研究中发现，膳食蛋白质摄入量最高组和最低组相比，髋部骨折风险没有显著降低（RR：0.75；95%CI：0.47～1.20）[66]。Wu 等人汇集了 5 个队列的髋部骨折风险数据，发现膳食蛋白质摄入量的最高和最低四分位 / 五分位相比，相对风险为 0.89（0.82～0.97）[72]。在 2017 年的一项系统综述和荟萃分析中，结论是高蛋白质摄入对骨骼没有不利影响[67]。在另一项系统综述和荟萃分析中，与低膳食蛋白质摄入相比，高膳食蛋白质摄入与髋部骨折风险降低 16% 相关，相对风险为 0.84（0.73～0.95）[68]。结论是，膳食蛋白质达到或高于目前的 RDA 可能有利于降低髋部骨折的风险。在最新的荟萃分析中，Darling 等人得出结论，增加蛋白质摄入量对健康成年人的骨骼健康几乎没有好处，但没有明确的迹象表明有任何不利影响[69]。

三、膳食蛋白质 - 钙相互作用

荟萃分析结论的微小差异可能存在于纳入不同的研究中[38]。此外，一些研究发现，当钙摄入量较低时，膳食蛋白质与骨折风险有关，这表明蛋白质和钙之间存在某种相互作用。在钙 - 维生素 D 的干预试验中发现了显著的相互作用[73]。只有在钙 - 维生素 D 的补充组，较高的蛋白质摄入量与股骨颈和全身骨密度结果有较大相关性。反之，钙 - 维生素 D 补充对股骨颈 BMD 的积极影响在膳食蛋白质水平较高的百分位点更为明显[73]。

乳制品是蛋白质和钙的来源，因为 1L 牛奶可提供 32g 蛋白质和 1 200mg 钙。在一些国家，酸奶中添加了奶粉，与用普通牛奶制备的酸奶相比，这些营养成分的含量相当于增加了 50%。瑞士奶酪的蛋白质和钙含量分别为 26g/100g 和 890mg/100g[21]。

在随机对照试验中，大量研究通过乳制品的摄入测试了蛋白质和钙补充剂对骨骼健康变量的影响（见参考文献 21，38）。这些试验规模相对较小，包括 11～408 名受试者，因此排除了骨折风险的评估。随访时间在 1 周到 2.5 年之间，研究人群和结果各不相同。总之，乳制品（其中一些添加了钙或维生素 D）始终与循环甲状旁腺激素的减少、IGF-1 的增加和骨吸收标志物的减少相关。在 13 项研究中，有 10 项研究发现，在乳制品的作用下，BMD 的下降减弱，甚至增加，这取决于受试者的年龄[21]。乳制品与更高的估算骨强度有关[71]。

通过队列研究和病例对照研究的荟萃分析，Bian 等人已经表明，食用乳制品的人髋部骨折的风险较低[74]。这与最近一份关于美国老年男性和女性的报告一致，喝牛奶越多，髋部骨折的风险就越低[75]。发酵乳制品中含有的益生菌可以提供额外的好处。在一组健康绝经后女性的前瞻性队列中，酸奶消费者的非承重骨部位与年龄相关的皮质骨丢失减弱，牛奶或成熟奶酪的消费者则没有，该对照研究不依赖于总能量、钙或蛋白质的摄入量[76]。最近曾对由发酵化合物引起的乳制品的特殊作用进行了研究，并与其他乳制品摄入相关研究的结果一致[77]。与此相反，最近的一项荟萃分析显示，不吃乳制品的饮食，如严格素食饮食，与较低的 BMD 和较高的骨折风险有关[78]。综合 29 项前瞻性队列研究数据的荟萃分析表明，乳制品具有心血管安全性，得出乳制品与心血管和全因死亡率之间中性关联的结论[79]。对发酵乳制品如奶酪和酸奶的具体分析显示，即使摄入 10g/d 含有奶酪的饮食也可降低 2% 的 CVD 风险（RR 0.98，95%CI 0.95～1.00）。在一项来自五大洲 21 个国家，招募年龄为 35～70 岁的大型跨国队列研究中，乳制品消费与较低的死亡率和主要心血管疾病事件风险相关[80]。有趣的是，与低脂饮食相比，在 8 周的时间里，采用地中海饮食和额外的乳制品来满足钙摄入量的建议，可以改善心血管风险指标[81]。事实上，饱和脂肪（不论脂肪酸类型和食物来源）对心血管系统可能并不像之前认为的那样有害，建议避免这些食物可能会影响对营养密集食物的摄入,而这些食物会降低营养不良和各种慢性疾病包括骨质疏松症的风险[82]。

从健康经济学的角度来看,增加乳制品的摄入量对骨质疏松性骨折的影响和健康成本可能是一个好的成本效益措施[83,84]。事实上,维生素D强化乳制品有可能降低骨质疏松性骨折的负担,特别是在70岁以上的普通人群中。

第9节 膳食模式

在几项队列研究中,坚持地中海饮食与较低的髋部骨折风险相关[85-87]。在对这些数据的荟萃分析中,坚持地中海饮食可使骨折风险降低21%[88]。地中海饮食得分每增加一个单位,髋部骨折风险降低5%(RR 0.95,95%CI 0.92～0.98)。同样,在一项荟萃分析中,与最低类别的谨慎/健康饮食模式相比,摄入最高类别的饮食模式的骨折风险更低(OR 0.81;95%CI 0.69～0.95)[89],并在另一项荟萃分析中得到证实[90]。

第10节 膳食对肠道菌群组成和/或代谢的调节

肠道菌群与包括骨骼疾病在内的一系列疾病的发病机制有关[91]。日常饮食是决定肠道菌群中微生物种类和比例的主要因素。相反,微生物群也会影响食物的营养价值。骨量积累、骨平衡和预防性激素缺乏引起的骨丢失可能受益于摄入益生菌前或摄入益生菌,益生菌可改善肠道菌群组成和代谢[91]。膳食纤维含量以其益生元特性显著影响肠道菌群组成[92],摄入含有益生菌的食物也是如此[93]。肠道菌群能够调节和刺激宿主合成IGF-1。据报道,地中海饮食会导致肠道菌群的变化,地中海饮食提供纤维、发酵乳制品和生物活性食物化合物(如多酚)。遗传背景、性别、免疫状态、年龄、膳食摄入、生活条件、地理位置和药物治疗可能是评估肠道菌群对骨骼健康影响时必须考虑的重要混杂因素。然而,通过营养干预改变肠道菌群组成和/或功能[96],并能够预防骨质流失和/或减少骨折风险的长期随机对照试验尚不存在[94,95]。

第11节 结　论

骨质疏松性骨折的风险是一个重大的医疗问题。严重的骨折对患者的生活影响巨大。无论是即时护理和康复,还是丧失独立性和生活质量,社会所承担的成本也很高。许多老年人营养不良,缺乏维生素D。这些都是临床问题,应该通过膳食摄入足够的维生素D、钙、蛋白质和能量来识别和治疗。高龄老人膳食蛋白质摄入不足的问题可能比蛋白质过量更为严重。

预防骨折营养方法的实践要点
- 纠正或预防维生素D不足(≥800IU/d)
- 确保膳食钙摄入量≥1 000mg/d
- 确保充足的膳食蛋白质摄入量≥1g/(kg·d)
- 提倡负重体育锻炼
- 治疗任何可能导致骨质流失的疾病
- 降低摔倒风险
- 随访患者以鼓励患者遵守骨折预防建议

研究空白

- 验证管理模型,优化营养方法,作为骨骼疾病的预防策略
- 证明营养干预的抗骨折效果,并确定其效应量
- 评估饮食介导的肠道菌群变化是否与骨折风险降低相关
- 进一步评估营养干预预防骨折的获益风险比和成本效益
- 确定预防骨折的营养状况干预阈值
- 进一步估计食物对骨骼健康的有益风险比,而不是单一营养素摄入
- 探索膳食摄入量变化的生物学反应的新途径
- 重新检查潜在的不利影响,如心血管系统的不利影响阻碍了充分使用有利于骨骼健康的食物

(周芸 译)

参 考 文 献

1. Kanis JA, Cooper C, Rizzoli R, Reginster JY. European guidance for the diagnosis and management of osteoporosis in postmenopausal women. *Osteoporos Int.* 2019;30:3−44.
2. Assessment of fracture risk and its application to screening for postmenopausal osteoporosis: report of a WHO Study Group. *World Health Organ Tech Rep Ser.* 1994;843:1−129.
3. Rizzoli R, Bianchi ML, Garabedian M, McKay HA, Moreno LA. Maximizing bone mineral mass gain during growth for the prevention of fractures in the adolescents and the elderly. *Bone.* 2010;46: 294−305.
4. Hernandez CJ, Beaupre GS, Carter DR. A theoretical analysis of the relative influences of peak BMD, age-related bone loss and menopause on the development of osteoporosis. *Osteoporos Int.* 2003;14: 843−847.
5. Theintz G, Buchs B, Rizzoli R, et al. Longitudinal monitoring of bone mass accumulation in healthy adolescents: evidence for a marked reduction after 16 years of age at the levels of lumbar spine and femoral neck in female subjects. *J Clin Endocrinol Metab.* 1992;75:1060−1065.
6. Lippuner K, Johansson H, Kanis JA, Rizzoli R. Remaining lifetime and absolute 10-year probabilities of osteoporotic fracture in Swiss men and women. *Osteoporos Int.* 2009;20:1131−1140.
7. Chevalley T, Guilley E, Herrmann FR, Hoffmeyer P, Rapin CH, Rizzoli R. Incidence of hip fracture over a 10-year period (1991−2000): reversal of a secular trend. *Bone.* 2007;40: 1284−1289.
8. Casez P, Uebelhart B, Gaspoz JM, Ferrari S, Louis-Simonet M, Rizzoli R. Targeted education improves the very low recognition of vertebral fractures and osteoporosis management by general internists. *Osteoporos Int.* 2006;17:965−970.
9. Schurch MA, Rizzoli R, Mermillod B, Vasey H, Michel JP, Bonjour JP. A prospective study on socioeconomic aspects of fracture of the proximal femur. *J Bone Miner Res.* 1996;11: 1935−1942.
10. Lippuner K, Popp AW, Schwab P, et al. Fracture hospitalizations between years 2000 and 2007 in Switzerland: a trend analysis. *Osteoporos Int.* 2011;22:2487−2497.
11. Rizzoli R. Nutritional aspects of bone health. *Best Pract Res Clin Endocrinol Metabol.* 2014;28:795−808.
12. Rizzoli R, Bonjour JP. Physiology of calcium and phosphate homeostases. In: Seibel MJ, Robins SP, Bilezikian JP, eds. *Dynamics of Bone and Cartilage Metabolism.* 2nd ed. San Diego: Academic Press; 2006:345−360.
13. Winzenberg T, Shaw K, Fryer J, Jones G. Effects of calcium supplementation on bone density in healthy children: meta-analysis of randomised controlled trials. *Br Med J.* 2006;333:775−778.
14. Johnston CC, Miller JZ, Slemenda CW, et al. Calcium supplementation and increases in bone mineral density in children. *N Engl J Med.* 1992;327:82−87.
15. Bonjour JP, Carrie AL, Ferrari S, et al. Calcium-enriched foods and bone mass growth in prepubertal girls: a randomized, double-blind, placebo-controlled trial. *J Clin Investig.* 1997;99:1287−1294.
16. Chevalley T, Bonjour JP, Ferrari S, Hans D, Rizzoli R. Skeletal site selectivity in the effects of calcium supplementation on areal bone mineral density gain: a randomized, double-blind, placebo-controlled trial in prepubertal boys. *J Clin Endocrinol Metab.* 2005; 90:3342−3349.
17. Chevalley T, Rizzoli R, Hans D, Ferrari S, Bonjour JP. Interaction between calcium intake and menarcheal age on bone mass gain: an eight-year follow-up study from prepuberty to postmenarche. *J Clin Endocrinol Metab.* 2005;90:44−51.
18. Bonjour JP, Ammann P, Chevalley T, Rizzoli R. Protein intake and bone growth. *Can J Appl Physiol.* 2001;26(Suppl):S153−S166.
19. Chevalley T, Bonjour JP, Ferrari S, Rizzoli R. High-protein intake enhances the positive impact of physical activity on BMC in prepubertal boys. *J Bone Miner Res.* 2008;23:131−142.
20. Alexy U, Remer T, Manz F, Neu CM, Schoenau E. Long-term protein intake and dietary potential renal acid load are associated with bone modeling and remodeling at the proximal radius in healthy children. *Am J Clin Nutr.* 2005;82:1107−1114.
21. Rizzoli R. Dairy products, yogurts, and bone health. *Am J Clin Nutr.* 2014;99:1256s−1262s.
22. Opotowsky AR, Bilezikian JP. Racial differences in the effect of

23. Goulding A, Rockell JE, Black RE, Grant AM, Jones IE, Williams SM. Children who avoid drinking cow's milk are at increased risk for prepubertal bone fractures. *J Am Diet Assoc.* 2004;104:250−253.
24. Konstantynowicz J, Nguyen TV, Kaczmarski M, Jamiolkowski J, Piotrowska-Jastrzebska J, Seeman E. Fractures during growth: potential role of a milk-free diet. *Osteoporos Int.* 2007;18:1601−1607.
25. Matkovic V, Landoll JD, Badenhop-Stevens NE, et al. Nutrition influences skeletal development from childhood to adulthood: a study of hip, spine, and forearm in adolescent females. *J Nutr.* 2004;134:701S−705S.
26. Wiley AS. Does milk make children grow? Relationships between milk consumption and height in NHANES 1999−2002. *Am J Hum Biol.* 2005;17:425−441.
27. Cadogan J, Eastell R, Jones N, Barker ME. Milk intake and bone mineral acquisition in adolescent girls: randomised, controlled intervention trial. *Br Med J.* 1997;315:1255−1260.
28. Cheng S, Lyytikainen A, Kroger H, et al. Effects of calcium, dairy product, and vitamin D supplementation on bone mass accrual and body composition in 10-12-y-old girls: a 2-y randomized trial. *Am J Clin Nutr.* 2005;82:1115−1126. quiz 1147-1118.
29. Seeman E. Age- and menopause-related bone loss compromise cortical and trabecular microstructure. *J Gerontol A Biol Sci Med Sci.* 2013;68:1218−1225.
30. Almeida M, Laurent MR, Dubois V, et al. Estrogens and androgens in skeletal physiology and pathophysiology. *Physiol Rev.* 2017;97: 135−187.
31. Rao S, Cronin SJF, Sigl V, Penninger JM. RANKL and RANK: from mammalian physiology to cancer treatment. *Trends Cell Biol.* 2018; 28:213−223.
32. Khan AA, Hanley DA, Rizzoli R, et al. Primary hyperparathyroidism: review and recommendations on evaluation, diagnosis, and management. A Canadian and international consensus. *Osteoporos Int.* 2017;28:1−19.
33. Rizzoli R, Biver E. Glucocorticoid-induced osteoporosis: who to treat with what agent? *Nat Rev Rheumatol.* 2015;11:98−109.
34. Rizzoli R, Boonen S, Brandi ML, et al. Vitamin D supplementation in elderly or postmenopausal women: a 2013 update of the 2008 recommendations from the European Society for Clinical and Economic Aspects of Osteoporosis and Osteoarthritis (ESCEO). *Curr Med Res Opin.* 2013;29:305−313.
35. Bischoff-Ferrari HA, Can U, Staehelin HB, et al. Severe vitamin D deficiency in Swiss hip fracture patients. *Bone.* 2008;42:597−602.
36. Trombetti A, Cheseaux J, Herrmann FR, Rizzoli R. A critical pathway for the management of elderly inpatients with malnutrition: effects on serum insulin-like growth factor-I. *Eur J Clin Nutr.* 2013;67:1175−1181.
37. Gaffney-Stomberg E, Insogna KL, Rodriguez NR, Kerstetter JE. Increasing dietary protein requirements in elderly people for optimal muscle and bone health. *J Am Geriatr Soc.* 2009;57: 1073−1079.
38. Rizzoli R, Biver E, Bonjour JP, et al. Benefits and safety of dietary protein for bone health-an expert consensus paper endorsed by the European Society for Clinical and Economical Aspects of Osteopororosis, Osteoarthritis, and Musculoskeletal Diseases and by the International Osteoporosis Foundation. *Osteoporos Int.* 2018;29:1933−1948.
39. Bauer J, Biolo G, Cederholm T, et al. Evidence-based recommendations for optimal dietary protein intake in older people: a position paper from the PROT-AGE Study Group. *J Am Med Dir Assoc.* 2013; 14:542−559.
40. Dawson-Hughes B, Harris SS, Rasmussen HM, Dallal GE. Comparative effects of oral aromatic and branched-chain amino acids on urine calcium excretion in humans. *Osteoporos Int.* 2007;18: 955−961.
41. Tricco AC, Thomas SM, Veroniki AA, et al. Comparisons of interventions for preventing falls in older adults: a systematic review and meta-analysis. *J Am Med Assoc.* 2017;318:1687−1699.
42. de Souto Barreto P, Rolland Y, Vellas B, Maltais M. Association of long-term exercise training with risk of falls, fractures, hospitalizations, and mortality in older adults: a systematic review and meta-analysis. *JAMA Intern Med.* 2018;179(9).
43. Trombetti A, Hars M, Herrmann FR, Kressig RW, Ferrari S,

Rizzoli R. Effect of music-based multitask training on gait, balance, and fall risk in elderly people: a randomized controlled trial. *Arch Intern Med.* 2011;171:525−533.

44. Hars M, Herrmann FR, Fielding RA, Reid KF, Rizzoli R, Trombetti A. Long-term exercise in older adults: 4-year outcomes of music-based multitask training. *Calcif Tissue Int.* 2014;95: 393−404.

45. El-Khoury F, Cassou B, Charles MA, Dargent-Molina P. The effect of fall prevention exercise programmes on fall induced injuries in community dwelling older adults: systematic review and meta-analysis of randomised controlled trials. *Br Med J.* 2013;347:f6234.

46. Bauer JM, Verlaan S, Bautmans I, et al. Effects of a vitamin D and leucine-enriched whey protein nutritional supplement on measures of sarcopenia in older adults, the PROVIDE study: a randomized, double-blind, placebo-controlled trial. *J Am Med Dir Assoc.* 2015;16:740−747.

47. Tieland M, Franssen R, Dullemeijer C, et al. The impact of dietary protein or amino acid supplementation on muscle mass and strength in elderly people: individual participant data and meta-analysis of RCT's. *J Nutr Health Aging.* 2017;21:994−1001.

48. Neelemaat F, Lips P, Bosmans JE, Thijs A, Seidell JC, van Bokhorst-de van der Schueren MA. Short-term oral nutritional intervention with protein and vitamin D decreases falls in malnourished older adults. *J Am Geriatr Soc.* 2012;60:691−699.

49. Bhasin S, Apovian CM, Travison TG, et al. Effect of protein intake on lean body mass in functionally limited older men: a randomized clinical trial. *JAMA Intern Med.* 2018;178:530−541.

50. Fiatarone MA, O'Neill EF, Ryan ND, et al. Exercise training and nutritional supplementation for physical frailty in very elderly people. *N Engl J Med.* 1994;330:1769−1775.

51. Cermak NM, Res PT, de Groot LC, Saris WH, van Loon LJ. Protein supplementation augments the adaptive response of skeletal muscle to resistance-type exercise training: a meta-analysis. *Am J Clin Nutr.* 2012;96:1454−1464.

52. Paddon-Jones D, Campbell WW, Jacques PF, et al. Protein and healthy aging. *Am J Clin Nutr.* 2015;101:1339s−1345s.

53. Ebeling PR, Adler RA, Jones G, et al. Management of endocrine disease: therapeutics of vitamin D. *Eur J Endocrinol.* 2018;179: R239−r259.

54. Bolland MJ, Grey A, Avenell A. Effects of vitamin D supplementation on musculoskeletal health: a systematic review, meta-analysis, and trial sequential analysis. *Lancet Diabetes Endocrinol.* 2018;6: 847−858.

55. Bischoff-Ferrari HA, Willett WC, Orav EJ, et al. A pooled analysis of vitamin D dose requirements for fracture prevention. *N Engl J Med.* 2012;367:40−49.

56. Rejnmark L, Avenell A, Masud T, et al. Vitamin D with calcium reduces mortality: patient level pooled analysis of 70,528 patients from eight major vitamin D trials. *J Clin Endocrinol Metab.* 2012; 97:2670−2681.

57. Dawson-Hughes B, Mithal A, Bonjour JP, et al. IOF position statement: vitamin D recommendations for older adults. *Osteoporos Int.* 2010;21:1151−1154.

58. Ross AC, Manson JE, Abrams SA, et al. The 2011 report on dietary reference intakes for calcium and vitamin D from the Institute of Medicine: what clinicians need to know. *J Clin Endocrinol Metab.* 2011;96:53−58.

59. Sanders KM, Stuart AL, Williamson EJ, et al. Annual high-dose oral vitamin D and falls and fractures in older women: a randomized controlled trial. *J Am Med Assoc.* 2010;303:1815−1822.

60. Tang BM, Eslick GD, Nowson C, Smith C, Bensoussan A. Use of calcium or calcium in combination with vitamin D supplementation to prevent fractures and bone loss in people aged 50 years and older: a meta-analysis. *Lancet.* 2007;370:657−666.

61. Bolland MJ, Avenell A, Baron JA, et al. Effect of calcium supplements on risk of myocardial infarction and cardiovascular events: meta-analysis. *Br Med J.* 2010;341:c3691.

62. Prentice RL, Pettinger MB, Jackson RD, et al. Health risks and benefits from calcium and vitamin D supplementation: women's Health Initiative clinical trial and cohort study. *Osteoporos Int.* 2013;24:567−580.

63. Paik JM, Curhan GC, Sun Q, et al. Calcium supplement intake and risk of cardiovascular disease in women. *Osteoporos Int.* 2014;25: 2047−2056.

64. Harvey NC, Biver E, Kaufman JM, et al. The role of calcium supplementation in healthy musculoskeletal ageing : an expert consensus meeting of the European Society for Clinical and Economic Aspects of Osteoporosis, Osteoarthritis and Musculoskeletal Diseases (ESCEO) and the International Foundation for Osteoporosis (IOF). *Osteoporos Int.* 2017;28:447−462.

65. Rizzoli R, Stevenson JC, Bauer JM, et al. The role of dietary protein and vitamin D in maintaining musculoskeletal health in postmenopausal women: a consensus statement from the European Society for Clinical and Economic Aspects of Osteoporosis and Osteoarthritis (ESCEO). *Maturitas.* 2014;79:122−132.

66. Darling AL, Millward DJ, Torgerson DJ, Hewitt CE, Lanham-New SA. Dietary protein and bone health: a systematic review and meta-analysis. *Am J Clin Nutr.* 2009;90:1674−1692.

67. Shams-White MM, Chung M, Du M, et al. Dietary protein and bone health: a systematic review and meta-analysis from the National Osteoporosis Foundation. *Am J Clin Nutr.* 2017;105: 1528−1543.

68. Wallace TC, Frankenfeld CL. Dietary protein intake above the current RDA and bone health: a systematic review and meta-analysis. *J Am Coll Nutr.* 2017;36:481−496.

69. Darling AL, Manders RJF, Sahni S, et al. Dietary protein and bone health across the life-course: an updated systematic review and meta-analysis over 40 years. *Osteoporos Int.* 2019;30:741−761.

70. Schurch MA, Rizzoli R, Slosman D, Vadas L, Vergnaud P, Bonjour JP. Protein supplements increase serum insulin-like growth factor-I levels and attenuate proximal femur bone loss in patients with recent hip fracture. A randomized, double-blind, placebo-controlled trial. *Ann Intern Med.* 1998;128:801−809.

71. Durosier-Izart C, Biver E, Merminod F, et al. Peripheral skeleton bone strength is positively correlated with total and dairy protein intakes in healthy postmenopausal women. *Am J Clin Nutr.* 2017; 105:513−525.

72. Wu AM, Sun XL, Lv QB, et al. The relationship between dietary protein consumption and risk of fracture: a subgroup and dose-response meta-analysis of prospective cohort studies. *Sci Rep.* 2015;5:9151.

73. Dawson-Hughes B, Harris SS. Calcium intake influences the association of protein intake with rates of bone loss in elderly men and women. *Am J Clin Nutr.* 2002;75:773−779.

74. Bian S, Hu J, Zhang K, Wang Y, Yu M, Ma J. Dairy product consumption and risk of hip fracture: a systematic review and meta-analysis. *BMC Public Health.* 2018;18:165.

75. Feskanich D, Meyer HE, Fung TT, Bischoff-Ferrari HA, Willett WC. Milk and other dairy foods and risk of hip fracture in men and women. *Osteoporos Int.* 2018;29:385−396.

76. Biver E, Durosier-Izart C, Merminod F, et al. Fermented dairy products consumption is associated with attenuated cortical bone loss independently of total calcium, protein, and energy intakes in healthy postmenopausal women. *Osteoporos Int.* 2018;29:1771−1782.

77. Rizzoli R, Biver E. Effects of fermented milk products on bone. *Calcif Tissue Int.* 2018;102:489−500.

78. Iguacel I, Miguel-Berges ML, Gomez-Bruton A, Moreno LA, Julian C. Veganism, vegetarianism, bone mineral density, and fracture risk: a systematic review and meta-analysis. *Nutr Rev.* 2019;77:1−18.

79. Guo J, Astrup A, Lovegrove JA, Gijsbers L, Givens DI, Soedamah-Muthu SS. Milk and dairy consumption and risk of cardiovascular diseases and all-cause mortality: dose-response meta-analysis of prospective cohort studies. *Eur J Epidemiol.* 2017;32:269−287.

80. Dehghan M, Mente A, Rangarajan S, et al. Association of dairy intake with cardiovascular disease and mortality in 21 countries from five continents (PURE): a prospective cohort study. *Lancet.* 2018;392:2288−2297.

81. Wade AT, Davis CR, Dyer KA, Hodgson JM, Woodman RJ, Murphy KJ. A Mediterranean diet supplemented with dairy foods improves markers of cardiovascular risk: results from the Med-Dairy randomized controlled trial. *Am J Clin Nutr.* 2018;108: 1166−1182.

82. Astrup A, Bertram HC, Bonjour JP, et al. WHO draft guidelines on dietary saturated and trans fatty acids: time for a new approach? *Br Med J.* 2019;366:l4137.

83. Lotters FJ, Lenoir-Wijnkoop I, Fardellone P, Rizzoli R, Rocher E, Poley MJ. Dairy foods and osteoporosis: an example of assessing the health-economic impact of food products. *Osteoporos Int.* 2013;24:139−150.

84. Hiligsmann M, Burlet N, Fardellone P, Al-Daghri N, Reginster JY. Public health impact and economic evaluation of vitamin D-fortified dairy products for fracture prevention in France. *Osteoporos Int.* 2017;28:833−840.

85. Byberg L, Bellavia A, Larsson SC, Orsini N, Wolk A, Michaelsson K. Mediterranean diet and hip fracture in Swedish men and women. *J Bone Miner Res.* 2016;31:2098−2105.

86. Haring B, Crandall CJ, Wu C, et al. Dietary patterns and fractures in postmenopausal women: results from the women's health initiative. *JAMA Intern Med.* 2016;176:645−652.

87. Benetou V, Orfanos P, Feskanich D, et al. Mediterranean diet and hip fracture incidence among older adults: the CHANCES project. *Osteoporos Int.* 2018;29:1591−1599.

88. Malmir H, Saneei P, Larijani B, Esmaillzadeh A. Adherence to Mediterranean diet in relation to bone mineral density and risk of fracture: a systematic review and meta-analysis of observational studies. *Eur J Nutr.* 2018;57:2147−2160.

89. Denova-Gutierrez E, Mendez-Sanchez L, Munoz-Aguirre P, Tucker KL, Clark P. Dietary patterns, bone mineral density, and risk of fractures: a systematic review and meta-analysis. *Nutrients.* 2018;10.

90. Fabiani R, Naldini G, Chiavarini M. Dietary patterns in relation to low bone mineral density and fracture risk: a systematic review and meta-analysis. *Adv Nutr.* 2019;10:219−236.

91. Rizzoli R. Nutritional influence on bone: role of gut microbiota. *Aging Clin Exp Res.* 2019;31:743−751.

92. Whisner CM, Weaver CM. Prebiotics and bone. *Adv Exp Med Biol.* 2017;1033:201−224.

93. Druart C, Alligier M, Salazar N, Neyrinck AM, Delzenne NM. Modulation of the gut microbiota by nutrients with prebiotic and probiotic properties. *Adv Nutr.* 2014;5:624s−633s.

94. Mitsou EK, Kakali A, Antonopoulou S, et al. Adherence to the Mediterranean diet is associated with the gut microbiota pattern and gastrointestinal characteristics in an adult population. *Br J Nutr.* 2017;117:1645−1655.

95. Tosti V, Bertozzi B, Fontana L. Health benefits of the Mediterranean diet: metabolic and molecular mechanisms. *J Gerontol A Biol Sci Med Sci.* 2018;73:318−326.

96. Nilsson AG, Sundh D, Backhed F, Lorentzon M. Lactobacillus reuteri reduces bone loss in older women with low bone mineral density: a randomized, placebo-controlled, double-blind, clinical trial. *J Intern Med.* 2018;284:307−317.

第29章

食物过敏、食物敏感和不耐受

Steve L. Taylor, PhD

Joseph L. Baumert, MS, PhD

University of Nebraska–Lincoln, Food Allergy Research & Resource Program,

Department of Food Science & Technology, Lincoln, NE, United States

【摘要】 食物过敏、食物敏感和不耐受仅影响一小部分人，但也很重要。其症状从轻微扰人到严重并可危及生命。由于引起过敏反应的食物阈值剂量非常低而有时候症状可能很重，所以食物过敏展现了极大的风险。真正的食物过敏越来越普遍，在婴儿时期进行饮食管理可能是一种预防策略。一般来说，食物敏感的定义很模糊，也很难诊断。食物不耐受一般表现为中度症状，受影响的个体往往可以耐受小剂量的致敏食物。患有食物过敏、食物敏感和食物不耐受的个体必须避免致敏食物。对于真正食物过敏的人来说，部分原因是过敏食物的致敏阈值剂量很低，因此制订安全有效的回避饮食相当困难。

【关键词】 回避饮食；乳糜泻；嗜酸细胞性食管炎；食物过敏；食物不耐受；食物蛋白诱导性小肠结肠炎；麸质；乳糖不耐受；IgE；亚硫酸盐。

第1节 正常功能和生理功能

几个世纪前，Lucretius 说过：彼之蜜糖，汝之砒霜。食物过敏、食物敏感和食物不耐受可统称为"个体对食物的不良反应"，这只影响到某些特定人群。在不受影响的个体中，食物成分通过正常的生理机制消化、吸收和/或代谢。不受影响的个体可以进食所有食物而不受伤害。对于食物过敏的个体，天生会发生膳食蛋白质引起的异常免疫反应；而不受影响的个体，对于所有来源的膳食蛋白质都能以相同的方式安全地消化并利用相应的氨基酸（参见第2章）。已认识到食物敏感和不耐受的个体在某些条件下可能使代谢改变，但其他条件下有关的代谢机制仍不清楚。

第2节 疾 病

虽然食物过敏、食物敏感和食物不耐受通常被统称为"食物过敏"，但其包括了各种不同类型的疾病。部分医生或营养专家尚未认识到，食物不良反应存在几种不同症状、严重程度、流行程度和致病因素的类型。消费者更有可能对食物不良反应的定义和分类感到困惑。消费者认为"食物过敏"很常见[1]，但许多自我诊断的"食物过敏"错误地将食物与某种特定的疾病联系在一起，或者将各种轻微的餐后不适归于这类疾病。在本章中，我们将分别描述这些病症，以增加清晰度。

第3节 异常的生理或功能

表29-1是已知与食物摄入有关的不同类型疾病的分类方案，这些疾病通常仅涉及特定人群。个体对食物的不良反应主要有三类：食物过敏、食物敏感和食物不耐受。食物过敏涉及异常的免疫机制，而食物敏感和不耐受则不涉及。了解认识免疫性食物过敏与非免疫性食物敏感和不耐受之间的区别至关重要。在某些情况下，低剂量的致敏食物可以引发食物过敏，而那些对食物敏感和不耐受的人在症状出现之前可以耐受大剂量的致敏食物。

食物过敏是对食物或食物成分的一种异常免疫反应，这里的食物或食物成分通常是天然存在的蛋白质[2]。已知存在两种不同类型的异常免疫反应：抗体介导的速发型超敏反应和细胞介导的迟发型超敏反应。此外，在一些情况下涉及抗体和免疫细胞的混合反应。最后，还有一些疾病看起来似乎像是食物过敏，但机制不明。

表 29-1　个人对食物不良反应的分类

真正的食物过敏
　抗体介导的食物过敏
　　IgE 介导的食物过敏（花生、牛奶等）
　　运动相关的食物过敏
　细胞介导的食物过敏
　　乳糜泻
　　其他类型的延迟性超敏反应
食物不耐受
　过敏性反应
　食物代谢性障碍
　　乳糖不耐受
　特异质反应
　　亚硫酸盐诱导的哮喘

相反，食物敏感和不耐受并不涉及免疫系统的异常反应[2]。食物不耐受也被称为代谢性食物失调，因为它们是由代谢功能异常引起的，只有在食用某些食物时才会显现出来。食物敏感是特殊的，表现为对某些食物成分的敏感性提高，发生机制不明。

第 4 节　IgE 介导的食物过敏

速发型超敏反应是由过敏原特异性 IgE 抗体介导的（图 29-1）。在 IgE 介导的食物过敏中，过敏原特异性 IgE 抗体由 B 细胞产生，是过敏原暴露于免疫系统诱发免疫刺激所产生的反应[3]。食物过敏原通常是食物中天然存在的蛋白质[4]。在过敏反应的致敏阶段，过敏原特异性 IgE 抗体结合到组织中的肥大细胞和血液中的嗜碱性粒细胞表面。致敏阶段是无症状的。随后在接触特定的致敏性食物时，过敏原交联两个或多个附着在肥大细胞或嗜碱性粒细胞表面的 IgE 抗体。这种相互作用会触发肥大细胞或嗜碱性粒细胞脱颗粒，并释放各种强效的生理活性介质进入血流和组织。肥大细胞和嗜碱性粒细胞内的颗粒含有许多重要的过敏反应介质。这些强效介质实际上是导致速发型过敏反应症状的直接原因。组胺可能是过敏反应中肥大细胞和嗜碱性粒细胞释放的最重要的介质。组胺可引起炎症、瘙痒、血管、胃肠道和呼吸道平滑肌收缩。其他重要的介质包括各种白三烯和前列腺素。白三烯与一些 IgE 介导的食物过敏中进展较慢的症状有关，如迟发型哮喘反应。其他环境物质如花粉、霉菌孢子、动物皮屑和蜜蜂毒液引发的过敏反应，也属同类型 IgE 介导的反应，只是过敏原的来源不同而已。

在致敏阶段，个体在接触特定食物蛋白后会产生过敏原特异性 IgE 抗体。不过，即使在易过敏的个体中，接触食物蛋白通常也不会导致 IgE 抗体的形成。通常情况下，即使在易患食物过敏的个体中，接触胃肠道中的食物蛋白质也会产生口服耐受，或者通过形成蛋白质特异性 IgG、IgM 或 IgA 抗体，或者通过其他机制如克隆无能（无任何免疫反应）、抗原特异性 T 细胞凋亡、主动免疫抑制或旁观者抑制[5]。对于易患食物过敏的个体，遗传和其他生理因素在 IgE 介导的过敏反应（包括食物过敏）中发挥重要作用[6]。对同卵和异卵双胞胎的研究表明，遗传学是一个极其重要的因素，同卵双胞胎甚至可能遗传对同一过敏原食物（如花生）产生的相似反应[7]。在临床记录的过敏患者中，约 65% 的患者的一级亲属患有过敏性疾病[8]。导致小肠黏膜对蛋白质的渗透性增高的因素可能增加食物过敏的风险。囊性纤维化患者的食物过敏风险增加可能是由于肠道通透性增加[9]，但在肠道通透性增加的早产儿中，食物过敏的风险并没有增加[10]。

进食致敏食物后，IgE 介导的食物过敏反应的发生时间从几分钟到几小时不等。IgE 介导的食物过敏涉及许多症状，轻者让人烦躁，重者危及生命（表 29-2）。没有 IgE 介导的食物过敏个体出现表 29-2 中所列的所有症状。此外，同一个体在不同次的食物过敏事件中表现的症状不一定相同。

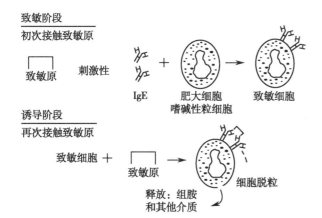

致敏阶段
初次接触致敏原

致敏原　刺激性

IgE　肥大细胞嗜碱性粒细胞　致敏细胞

诱导阶段
再次接触致敏原

致敏细胞 +　致敏原

释放：组胺和其他介质　细胞脱粒

图 29-1　IgE 介导的食物过敏机制

表 29-2　　IgE 介导的食物过敏相关症状

胃肠道：恶心	
呕吐	
腹泻	
腹部绞痛	
皮肤：荨麻疹	
皮炎或湿疹	
血管性水肿	
瘙痒	
呼吸：鼻炎	
哮喘	
喉水肿	
广义：过敏性休克	

症状的性质和严重程度也可能因摄入的致敏食物的量和上次接触后的时间长短而有所不同。进食特定食物仅发生如口腔瘙痒等轻微食物过敏症状者，如不按规范回避致敏食物则可能进展为更严重的症状。

　　胃肠道症状和皮肤症状是 IgE 介导的食物过敏最常见的表现。呼吸道症状不常见但可能很严重，甚至危及生命。如鼻炎和鼻结膜炎等轻微的呼吸道症状，更有可能因接触环境过敏原所致，比如直接吸入空气中的花粉或动物皮屑。然而，与食物过敏相关的呼吸道反应有时会很严重（如哮喘和喉部水肿）。那些无意中摄入了致敏食物而经历过严重呼吸道反应的少数食物过敏者，最有可能面临生命危险[11]。在 IgE 介导的食物过敏的症状中，全身性过敏反应是最严重的表现[12]。全身性过敏反应，有时也称为过敏性休克，涉及多个器官系统和许多症状。症状可累及胃肠道、呼吸道、皮肤和心血管系统。严重的低血压合并呼吸和心血管并发症可导致死亡。过敏性休克是 IgE 介导的食物过敏相关的偶然死亡中最常见的原因[11,13-16]。在大多数国家，IgE 介导的食物过敏导致的死亡人数没有记录。在美国，致命的食物过敏反应可能被低估了；估计每年有 10 人到 100 人死亡[16,17]。

　　食物过敏通常并不严重。事实上，IgE 介导的食物过敏最常见的表现是口腔过敏综合征，它通常会引起相当轻微的口咽症状：瘙痒、荨麻疹和血管性水肿，与摄入新鲜水果和蔬菜有关[18]。新鲜水果和蔬菜中蛋白质过敏原的含量相对较低，但

口腔过敏综合征是一种 IgE 介导的对某些特定蛋白质的反应[18]。显然，这些新鲜果蔬中的过敏原被胃肠道蛋白酶快速消化[19]，很少出现全身反应。这些过敏原也明显是热不稳定的[19]，因为热处理能消除它们的影响。口腔过敏综合征患者最初对一种或多种环境花粉敏感，通常是桦树花粉或艾蒿花粉[18]。一旦对花粉过敏原过敏，这些个体就会对食物中与这些过敏原交叉反应的蛋白质产生反应。

　　一些环境因素会加重 IgE 介导的食物过敏。其中研究最明确的是食物依赖性、运动诱发的过敏反应。运动诱发的食物过敏是食物速发型超敏反应的一种类型，这种过敏涉及过敏原特异性 IgE 抗体，但只有在运动的同时进食才会发生。许多食物都与之有关，包括贝类、小麦、芹菜和桃子。与其他类型的食物过敏一样，其症状也是因人而异的。即使没有食物摄入参与，运动诱发的过敏也可能发生[20]。除明确 IgE 抗体参与外，这种疾病的机制尚不清楚。随着最近国家对增加体育锻炼的重视，运动诱发过敏的报告可能会增加。

　　在美国，全年龄组 IgE 介导的食物过敏总体患病率可能高达 8%～10%[21,22]。然而，食物过敏的流行病学数据分析显示，证据基础非常薄弱[23]。例如，很少有涉及 IgE 介导的食物过敏临床确认的调查是通过具有代表性的人群进行的；美国最大的研究仅依赖于调查数据[21,22]。流行病学数据中存在选择偏倚，因为许多临床患病率调查都针对在过敏诊所就诊的患者。这些被选定的群体不太可能代表整体人群，而且这些群体的患病率可能高于普通人群。在荷兰，对 IgE 介导的食物过敏进行了大规模的流行病学调查[24]。这项调查研究显示，尽管超过 10% 的荷兰成年人认为他们对食物有不良反应，但当通过盲法食物挑战证实病史时，这些不良反应的发生率小于 2%[24]。在婴儿和幼儿中，IgE 介导的食物过敏患病率比成人更易明确[25]。在未选择的婴儿群体中进行的临床试验表明，IgE 介导的食物过敏患病率在 4%～8% 之间[26,27]。在美国、加拿大和英国的调查表明，在所有年龄组中自我感觉花生过敏患病率仅 0.5%～0.8%[28-30]，尽管 Gupta 等人[21]的调查显示，美国儿童花生过敏的患病率是 2.0%，成年人是 1.8%。美国一项关于对树坚果、鱼类和甲壳类贝类过敏的自我感觉调查表明，分别有 0.5%、0.4% 和 1.9% 的人认为他们

对这些特定的食物过敏[30,31]。最近的一项调查显示[22]，在美国成年人中，该病患病率更高，树坚果为 1.2%，鱼类为 0.9%，甲壳类贝类为 2.9%。这些调查都没有通过临床调查来证实这些人是否存在花生、树坚果、鱼或甲壳类贝类过敏。

许多食物过敏的婴儿在过敏发生后的几个月到几年内就能摆脱对食物的过敏[32]。对某些食物（如牛奶）的过敏比对某些其他食物（如花生）的过敏更常见。对花生过敏一直被认为是终身的折磨，直到临床研究人员证明，尽管并不常见，但花生过敏也可以脱敏[33]，尤其是在生命早期获得的花生过敏。虽然对牛奶和鸡蛋脱敏比对花生更容易，但几项研究表明，在牛奶和鸡蛋过敏的亚组患者中，这些过敏越来越持久[34,35]。而牛奶和鸡蛋经过烘焙加工后，对其耐受性可能提高[36,37]。对特定食物脱敏涉及的机制尚不明确，但肯定涉及免疫耐受的发展[5]。热稳定性更强的过敏原表位可导致更持久的致敏性[38]。

在全球范围内，八种食物包括牛奶、鸡蛋、鱼、甲壳类（虾、螃蟹、龙虾等）、花生、大豆、树坚果（核桃、杏仁、榛子等）和小麦是绝大多数 IgE 介导的食物过敏的原因[39]，但存在地区差异。在世界某些地区，食物过敏比其他地区发生得更频繁，包括欧洲的芹菜过敏[40]、以色列[41] 的芝麻过敏，以及日本的荞麦过敏[42]。地区间的差异可能与食物偏好有关，有时也可能与同时存在的花粉过敏有关（如对艾蒿花粉敏感的个体对芹菜也过敏）。除了这八种主要的食物或食物组，还有其他超过 160 种食物也会引起 IgE 介导的食物过敏[43]。因为食物中的过敏原是蛋白质，所以任何含有蛋白质的食物都可能在极少数情况下引起过敏。这八种最常见的致敏食物或食物组含有相对较高的蛋白质，也常出现在饮食中。然而，其他一些常见的高蛋白食物，如牛肉、猪肉、鸡肉和火鸡肉，却很少引起过敏。

食物过敏原几乎都来源于天然存在的蛋白质[4]。食物中含有成千上万种不同的蛋白质，只有一小部分是已知的过敏原。大多数常见致敏食物中主要的过敏原已被鉴定、提纯并归纳特征[4]。在一些常见的致敏食物中存在多种致敏蛋白。食物可能同时含有主要和次要过敏原。主要过敏原是指与特定食物过敏患者的血清 IgE 抗体结合率超过 50% 的蛋白质。例如，牛奶含有三种主要过敏原：酪蛋白、β- 乳球蛋白和 α- 乳蛋白[44]。它们也是牛奶中的主要蛋白质。牛奶也可能含有一些次要过敏原，例如牛血清白蛋白和乳铁蛋白，尽管这些次要过敏原的临床相关性证据水平不那么令人信服[45]。花生含有多种过敏原，包括四种主要过敏原 Ara h1、Ara h2、Ara h3 和 Ara h6[46]，而花生中所有少量次要的 IgE 结合蛋白是否具有临床意义尚不确定。相比之下，鳕鱼（Gad c1）和巴西坚果（Ber e1）基本上只含有一种主要的致敏蛋白[4]。

对于某些食物，关联密切的食物之间会发生交叉反应。例如，对虾过敏的人通常也会对其他甲壳类动物敏感，包括螃蟹和龙虾[47]。类似地，不同的鱼类[47]、不同禽类的蛋[48]、奶牛和山羊的奶[49] 之间也经常发生交叉反应。相比之下，一些花生过敏的个体对其他豆类如大豆过敏[50]，但这并不常见。对一种豆科植物（如花生或大豆）的临床过敏，并不意味着要将整个豆科植物家族从饮食中排除，除非临床挑战试验证实了对每种豆科植物都过敏[51]。然而，在一些情况下，豆科植物之间的交叉反应更为严重，最好的例子就是羽扇豆面粉和花生之间的交叉反应[52,53]。

交叉反应也发生在某些类型的花粉和食物之间。这些反应通常与之前描述的口腔过敏综合征有关。例如豚草花粉和甜瓜、艾蒿花粉和芹菜、艾蒿花粉和榛子，以及桦树花粉和胡萝卜、苹果、榛子、土豆等多种食物[54]。

交叉反应也会发生在对天然胶乳和香蕉、栗子、鳄梨、猕猴桃等过敏原之间[55]。

第 5 节　迟发型 IgE 介导的超敏反应

如前所述，IgE 介导的超敏反应通常为速发型。但一种由 IgE 抗体介导的迟发性超敏反应已被证实，即所谓的 α- 半乳糖综合征[56]。α- 半乳糖综合征由摄入哺乳动物肉类引发，摄入肉类 3～6 小时后出现症状。通过寡糖半乳糖 -1,3- 半乳糖（α- 半乳糖）特异性 IgE 抗体升高来诊断。受到几种蜱虫咬伤后也可致敏[57]。随后，受咬伤的个体因摄入明显含有 α- 半乳糖糖蛋白的肉制品而出现不良反应。IgE 介导的食物过敏症状通常立即出现，α- 半乳糖综合征延迟发生的原因尚不清楚。另外，大多数过敏原是蛋白质，但在这种特殊情况下，抗体是针对碳水化合物结构的。

第6节 细胞介导的超敏反应

某些形式的迟发型超敏反应是由免疫细胞介导的,免疫细胞涉及组织结合的 T 淋巴细胞,这些 T 淋巴细胞对引发反应的特定食源性物质敏感[2]。这些反应常常导致局部的组织炎症,在这种反应中,往往进食致敏食物 6~24 小时后开始出现症状。

这种迟发型超敏反应的主要病例是乳糜泻(也称为腹腔腹泻、非热带腹泻或麸质敏感肠病),这是一种吸收不良综合征,发生在对小麦、黑麦、大麦、小黑麦、斯佩尔特小麦、卡姆特小麦和其他含有醇溶蛋白的谷物敏感个体中[2,58]。乳糜泻是一种免疫介导的慢性肠病,由于食用了致敏谷物或从这些谷物提取的含有相应蛋白质的产品引起[58,59]。组织学检查显示特征性绒毛萎缩、隐窝增生和上皮内淋巴细胞增多[59]。虽然炎症过程特异性地攻击小肠,但整个肠道和肠外都可能出现症状[60]。黏膜损伤,尤其是绒毛萎缩,导致营养物质吸收不良。体重减轻、贫血和骨痛等症状与活动性乳糜泻相关的营养缺乏有关。在乳糜泻患者(包括易患乳糜泻的婴儿)中发现,存在对麦胶蛋白(来自小麦的醇溶谷蛋白)有反应的肠道 T 细胞[61]。乳糜泻是一种遗传性疾病,发生在乳糜泻患者一级亲属中的比例为 5%,发生在单卵双胞胎中的比例为 75%[62]。组织相容性位点抗原(histocompatibility locus antigen,HLA)Ⅱ类基因(DQ8 和 DQ2)是与乳糜泻相关的主要基因,但在一个或两个 HLA 单倍型相同的兄弟姐妹中,乳糜泻的一致性仅为 25%~40%[63]。因此,HLA 位点以外的基因可能在疾病易感性中有一些尚未明确的作用。

在美国,乳糜泻的患病率在 0.5% 到 1.0% 之间[64,65]。来自世界不同地区的发病率估测存在一定差异,其复杂性可能源于使用的诊断方法不同[60]。对于偶尔出现症状的个体,乳糜泻似乎是潜在的或无症状的[58]。在美国,乳糜泻的流行率在过去几十年里不断增加,原因不明[66]。

乳糜泻与小麦中的醇溶蛋白和其他谷物中的醇溶谷蛋白有关[2]。小麦的脯蛋白被称为醇溶蛋白。小麦中醇溶蛋白和更加难溶的麦谷蛋白结合形成麦谷蛋白复合体。因此,乳糜泻有时被称为谷蛋白敏感性肠病。乳糜泻患者肠道黏膜对醇溶蛋白的吸收障碍导致毒性肽产生,引发 T 细胞异

常反应和随后的炎症反应[61]。乳糜泻直接导致死亡的风险很低[67],但长期患有乳糜泻的个体患 T 细胞淋巴瘤的风险增加[68]。这些个体还可能患有其他自身免疫性疾病,包括疱疹样皮炎、甲状腺疾病、爱迪森病(艾迪生病:Addison disease)、恶性贫血、自身免疫性血小板减少性紫癜、结节病、胰岛素依赖型糖尿病(1 型糖尿病)和 IgA 肾病[58,69]。

第7节 IgE 和细胞介导的混合超敏反应

嗜酸细胞性食管炎(eosinophilic esophagitis,EoE)是这类免疫介导的最常见的疾病。在过去的 10 年里,EoE 迅速成为一种日益重要的疾病。EoE 的典型特征是食管功能障碍[70]。食管环和狭窄可导致食物嵌塞和吞咽困难[71],或发生呕吐。食物过敏通常与牛奶、小麦、鸡蛋、牛肉、大豆和鸡肉有关[72]。EoE 的发病率正在增加,在成人和儿童中可能高达 1/1 000[73]。

其他几种胃肠道嗜酸性粒细胞相关疾病也属于这一大类,包括嗜酸细胞性结肠炎(eosinophilic colitis,EC)、嗜酸细胞性胃炎(eosinophilic gastritis,EG)和嗜酸细胞性胃肠炎(eosinophilic gastroenteritis,EGE)[72]。与 EoE 相比,这些疾病相当罕见。EC 主要影响婴儿,致病食物似乎仅限于牛奶和大豆。EG 在成人中比儿童更常见,可能与小麦、大豆、鸡蛋和坚果有关。EGE 几乎只在成人中被发现,与海产品和肉类有关。

第8节 其他非 IgE 介导的食物过敏

本节讨论几种疾病,包括食物蛋白诱导的小肠结肠炎综合征(food protein-induced enterocolitis syndrome,FPIES)、食物蛋白诱导的过敏性直肠结肠炎(food protein-induced allergic proctocolitis,FPIP)和食物蛋白肠病(food protein enteropathy,FPE)[72]。所有这些疾病都被认为是食物过敏,尽管免疫系统直接参与这些疾病还需要进一步阐明。FPIES 最近已被临床确认为是婴幼儿的一种重要疾病[74]。FPIES 表现为反复大量呕吐、面色苍白、嗜睡,并常伴有腹泻甚至导致急性脱水[74,75]。长期而言,FPIES 会导致婴儿体重下降和发育不良[75]。在某些情况下,急性脱水会导致严重的低血压[74]。

FPIES 通常与牛奶有关，但也可能由大豆、大米、燕麦和鸡蛋引发[72]。在一项涉及 13 000 多名以色列婴儿的大型研究中，0.34% 的婴儿患上 FPIES 并与牛奶有关，但其中 90% 的病例在 3 岁前已经缓解[76]。在纯母乳喂养的婴儿中 FPIES 很少发生[75]。相比之下，FPIP 是一种良性疾病，发生在其他健康的婴儿身上，会产生血便[75]。FPIP 最常发生在母乳喂养的婴儿身上，当哺乳期的母亲将牛奶和大豆从饮食中去除时可恢复[75]。FPIP 通常会在婴儿出生后第一年结束时缓解[75]。FPE 通常出现在婴儿期，伴有反复腹痛和慢性吸收不良性腹泻[77]。乳糜泻就是 FPE 的一个例子。然而，已有案例报道儿童对含谷蛋白谷物以外的食物有类似过敏反应，特别是牛奶[77]。甚至有些乳糜泻的患者也会对第二种食物（通常是牛奶）产生反应[77]。

第9节　食物敏感

一些人对某些机制未知的食物成分更敏感。由于这些成分通常不是蛋白质，因而不太可能涉及免疫系统。虽然此类疾病众多，涉及许多食品成分（特别是添加剂），但在许多情况下因果关系尚未明确。心身疾病亦属于此类。在本节中，我们将讨论两种疾病，它们的因果关系很清楚，但其作用机制仍然未知。第一种是可能与某些谷物的谷蛋白成分有关的非乳糜泻麸质敏感。第二种是食物添加剂中的亚硫酸盐诱发的哮喘。

非乳糜泻麸质敏感可通过排除法诊断。没有乳糜泻或小麦过敏的患者（诊断试验阴性），但在摄入含有麸质的谷物（如小麦、大麦或黑麦）后出现肠道或肠外症状，或两者兼有[60]。其症状与乳糜泻相似，因此不能仅凭病史来诊断。从饮食中去除含谷蛋白的谷物和其他成分后症状有所改善并且其成了诊断标准之一。由于没有可用的生物标记物且诊断困难，尚缺乏非乳糜泻麸质敏感的发病率估计值。由于这种疾病与含谷蛋白的谷物有关，人们通常认为它与谷蛋白或其他来自小麦和相关谷物的蛋白质有关[63]，但这种关联缺乏明确的证据。虽然非乳糜泻麸质敏感的机制尚未阐明，但这种疾病患者外周血单核细胞产生与促炎趋化因子 CXCL10 过度激活有关[78]。

亚硫酸盐是常见的食品添加剂，也自然存在于某些食品中，尤其是发酵食品，通常含量很少[79]。虽然哮喘是唯一公认的与亚硫酸盐敏感性相关的症状，但只有一小部分哮喘患者对亚硫酸盐敏感[79]。需要类固醇来控制症状的严重哮喘患者是亚硫酸盐敏感的主要危险群体，但其中只有约 5% 的人对亚硫酸盐敏感[79]。亚硫酸盐诱发的哮喘相当严重，已经有死亡病例记录[79]。尽管已提出一些假说，但亚硫酸盐诱发哮喘的机制尚不清楚[79]，可能不涉及免疫机制。

第10节　食物不耐受

食物不耐受也被称为代谢性食物失调，是由遗传决定的代谢缺陷引起的，它要么影响食物中某种特定物质的代谢能力，要么导致对某种特定食源性化学物质的敏感性增高。乳糖不耐症是代谢性食物障碍的一个例子。如苯丙酮尿症等先天性代谢障碍，可以在该部分讨论，因为饮食限制确实对其中一些人有作用。诸如苯丙酮尿症等情况比乳糖不耐症严重得多，需要特别的临床监督。本章将不再讨论。

乳糖不耐症与肠道中 β- 半乳糖苷酶（乳糖酶）的缺乏有关，这导致牛奶和其他乳制品中的乳糖无法代谢[80]。乳糖不耐受症状较轻，局限于胃肠道，包括腹部不适、胀气和泡性腹泻[80]。乳糖不耐症影响着世界上许多人，在非洲人、印第安人、西班牙人、亚洲人、犹太人和阿拉伯人后裔中发生率高达 60%～90%[2]。相比之下，北美白种人的患病率仅约为 6%～12%[2]。

第11节　饮食在发病中的作用

饮食成分显然会引发食物过敏、食物敏感和食物不耐受，但在大多数情况下，饮食并不会在发病中发挥任何作用。在特定疾病中饮食因素可能会发挥一些作用，但需要更多的研究来了解这些关系。例外的是 IgE 介导的食物过敏和乳糜泻，饮食和与饮食相关的表观遗传因素似乎在此类疾病的发病中发挥了关键作用。

对于 IgE 介导的食物过敏，遗传显然很重要，因为 IgE 介导的食物过敏最有可能发生在父母有任何类型的过敏疾病史（花粉、真菌孢子、动物皮屑、蜜蜂毒液、食物等）的高危婴儿身上。预防这类婴儿食物过敏发生一直是非常有意义的课题，但直到最近才取得了有限的进展。在怀孕期间限制母亲的饮食(不包括常见的过敏食物,如花生)似乎并不能帮助预防婴儿过敏[81],这表明子宫内不会发生过敏。延长母乳喂养时间似乎可以延缓但不能阻止 IgE 介导的食物过敏的发展[82]。在哺乳期间,通常建议从母亲的饮食中排除某些常见的过敏食物,如花生。哺乳期间使用益生菌也有助于减少过敏的可能性[83]。低过敏原婴儿配方奶粉也可以预防高危婴儿的食物过敏[84],尽管这些配方奶粉更多用于抑制过敏反应发生后的症状。提倡使用部分水解乳清配方,因为其比全奶配方更利于防止过敏[85]。一旦饮食中加入固体食物,高危婴儿仍可能出现食物过敏[82]。

由于近几十年 IgE 介导的食物过敏发病率持续快速增长,研究人员不断探索更有效的预防措施。在某种程度上多种因素可能产生影响[86],但似乎重要的是断奶期。花生过敏早期学习(Learning Early About Peanut, LEAP)研究表明,在高危婴儿(有鸡蛋过敏史和皮炎病史)4~6 月龄时开始给他们喂食花生,可显著降低他们 5 岁时花生过敏的患病率[87]。这一发现证实了一项早期观察结果,即特拉维夫的犹太儿童比伦敦基因相似的犹太儿童花生过敏的患病率低得多,这是因为他们在以色列流行食用一种挤压花生零食[88]。在 LEAP 试验之前,儿科协会曾建议在断奶后推迟摄入花生,直到 3 岁或 3 岁以上。该建议现已改变[89]。在断奶初期,及早摄入其他常见的致敏食物也可能是有益的[90],但需要进一步研究加以充分探索。母乳喂养仍然是高度推荐的,但早期摄入常见的过敏食物可能有助于预防食物过敏的发生。

除断奶外的表观遗传因素越来越多地被认为是导致食物过敏的因素[86]。可能涉及饮食因素,包括维生素 A、维生素 D、长链 ω-3 脂肪酸和抗氧化剂。众所周知,维生素 A 通过促进 Treg 细胞的产生来刺激黏膜组织内的抗炎微环境。因此,维生素 A 似乎能刺激口腔耐受性的形成[5]。然而,维生素 A 在食物过敏发展中的特殊作用仍有待确定[91]。维生素 D 预防食物过敏的作用还不明确[92]。维生素 D 对免疫功能存在确切的潜在有益作用[86]。然而,一项病例对照研究表明,6 月龄内婴儿维生素 D 摄入不足与 1 岁时鸡蛋过敏风险增高无关[93]。有证据表明,维生素 D 对食物过敏的积极作用与某些遗传变异有关[86]。目前尚未研究孕期补充维生

素 D 的作用。摄入长链 ω-3 脂肪酸似乎可以预防 IgE 介导的过敏发生[94]。这些 ω-3 脂肪酸可能通过诱导前列腺素和影响 T 细胞类别的细胞因子的良好平衡来发挥预防作用[86]。其他膳食抗氧化剂如维生素 E、维生素 C 和 β- 胡萝卜素在食物过敏发展中的作用尚不清楚,也没有得到很好的研究[86]。

胃肠道微生态可能影响食物过敏的发展[95],但影响的程度尚不清楚。剖宫产出生的婴儿在出生时肠道是无菌的,没有继承母亲的保护性微生物群。剖宫产的婴儿患食物过敏的风险增加[96,97]。益生元(如寡糖,特别是母乳寡糖)可以改变肠道微生物群,从而防止食物过敏的发生[98]。在婴儿配方奶粉中添加益生元寡糖是预防早期食物过敏的一种潜在策略[98]。

对于乳糜泻,遗传似乎是主要影响因素。由于并非所有乳糜泻遗传易感性的人都会发病,故可能有其他因素参与其中。两项随机对照试验表明,延迟摄入谷蛋白或遗传易感婴儿进行母乳喂养都不会影响乳糜泻的发病风险[59]。宿主微生物之间的相互作用也可能在预防婴儿乳糜泻中发挥作用[59]。在婴儿饮食中添加益生菌的研究尚在探索中。

第12节 医 学 治 疗

尽管乳糜泻的新疗法也在探索中,但目前主要是针对 IgE 介导的食物过敏进行医学治疗。目前还没有针对 α- 半乳糖综合征、混合 IgE 和细胞介导的超敏反应、非 IgE 介导的食物过敏、食物敏感或食物不耐受的医学治疗方法。

药物处理(肾上腺素和抗组胺药)可用于治疗 IgE 介导的过敏反应症状[99]。抗组胺药常用于治疗轻度到中度食物过敏反应症状。然而,肾上腺素是治疗严重食物过敏反应的首选药物。

目前已有几种免疫治疗方法用于治疗 IgE 介导的食物过敏。第一个免疫治疗方法涉及使用抗 IgE 抗体[100]。虽然这种方法还没有获得批准,但它似乎能有效地提高人们对致敏食物的耐受性[101]。后期研究中,口服、舌下和皮肤免疫疗法已显示出希望[102]。这些方法不能使个体保持对致敏食物无反应或耐受,但确实增加了个体的阈值剂量,因而降低了在社区中发生意外反应的风险[103]。通过免疫疗法达到一定程度脱敏的个体必须持续摄入维持

剂量的食物，否则有可能恢复到较低的阈值剂量。其他新疗法正在积极探索中，以期实现持续的口服耐受性[104]。

一些新的治疗乳糜泻的方法正在开发阶段，包括药理学和耐受性方法。药理学方法包括口服内肽酶、紧密连接调节剂、谷氨酰胺转氨酶抑制剂、炎症蛋白酶抑制剂、HLA-DQ2 阻断剂和谷蛋白结合剂等，均处于开发的早期阶段[59]。耐受性治疗方法包括肽基疫苗、寄生虫免疫调节和纳米颗粒治疗，目前尚未获 FDA 批准用于临床[59]。此外，正在寻求植物育种和农业生物技术方法，来开发低醇溶蛋白含量的小麦品种[105]。

第 13 节　膳 食 管 理

目前，饮食忌口仍然是预防食物过敏、食物敏感和食物不耐受的主要方法[63,106,107]。例如，如果对花生过敏，就避免吃任何形式的花生。正确地诊断和找出导致这些情况的食物或食物成分，是任何关于适当饮食忌口建议的前提。

对于 IgE 介导的食物过敏，仔细记录个体对各种食物和口腔刺激反应的病史，通常足以确定引起过敏的食物[108]。通过血清试验或皮肤点刺试验确定食物特异性 IgE 抗体存在，不足以证实临床反应性。因此，咨询知识渊博的营养学家，对于为儿童和成人构建安全且营养充足的饮食忌口方案至关重要。越来越多的人被诊断出患有多种食物过敏，这增加了营养咨询的重要性。营养不足的饮食忌口方案可导致微量元素缺乏[109]。

在 IgE 介导的食物过敏中，个体最小激发剂量（阈值）是高度可变的。在易感个体中，接触到微量的致敏食物会引起不良反应。坊间报道称，可能会通过使用公用的器皿或容器、和吃了致敏食品的人接吻、打开致敏食品的包装或吸入致敏食品的蒸汽等途径接触少量致敏食品而发生反应。虽然这些情况未有详细记录，但从这些途径中摄入致敏食物的量是相当低的。坊间关于食物中"隐藏的"过敏原（并不总是小剂量的）[110]反应的逸事和报道使人们普遍相信，非常小剂量的过敏食物会引起严重的过敏反应。因此，对于 IgE 介导的食物过敏，最常推荐的方法是完全饮食忌口。实际上，阈值剂量确实存在，过敏个体摄入食物量低于阈值将不会发生不良反应[111]。所有致敏性食物的阈值剂量似乎并不一致[111]。由于大多数食物过敏的人不知道他们的个人阈值剂量，因此必须谨慎，才能安全有效地避免致敏饮食。对于包装食品，食物过敏者可通过成分标签来识别必须避免的过敏原，包括美国在内的几个国家颁布标签法，使其便于识别[39]。对食物过敏的消费者应避免使用来自引起过敏的食物的所有成分[106]。然而，食物中各种致敏蛋白的含量可能从微量到大量不等，从而使饮食忌口复杂化[112]。食物过敏者经常担心公共设备和公共设施会导致食品加工过程中的交叉污染。由于公共卫生机构尚未确定致敏性食品的阈值水平，很难评估此类问题的重要性。因此，过敏原标签预警（如"可能含有 X"和类似标签）大量出现在包装食品上，给遵循饮食忌口的消费者增加了压力[113,114]。对于 IgE 介导的食物过敏患者来说，饮食忌口是一种实用的管理方法，但这种方法近年来变得越来越复杂。

α- 半乳糖综合征也可以通过饮食忌口来治疗，需避免所有类型的红肉[56]。但没有相关阈值剂量信息。

饮食忌口也是治疗乳糜泻的主要方法，主要是避免谷蛋白的摄入[63]。通常建议完全避免摄入谷蛋白，与前述 IgE 介导的食物过敏的许多挑战相同。谷蛋白浓度 <20ppm 被定义为全球无谷蛋白食品的共识水平[115]。乳糜泻患者对谷蛋白的耐受性可能各不相同。临床研究表明，每天 10mg 的谷蛋白摄入量是安全的[116]，这支持了无谷蛋白定义的建立。乳糜泻患者避免所有含麸质的谷物，包括小麦、大麦、黑麦、斯佩尔特小麦和卡穆特小麦。尽管燕麦在引发乳糜泻中的作用已被驳倒，但大多数乳糜泻患者也一直避免食用燕麦[117]。因为在商业生产中燕麦经常受到小麦和 / 或大麦的污染，所以仍需谨慎。目前，市场上已有销售为去除小麦或大麦污染而种植或加工的无谷蛋白燕麦产品。无谷蛋白燕麦和许多其他无谷蛋白食物在美国已经非常流行。因此，维持无谷蛋白饮食变得更加容易。

饮食忌口被应用于嗜酸细胞性食管炎（EoE）的管理中，尽管在临床上很难确定具体的致病食物[118,119]。虽然引发 EoE 的阈剂量尚不清楚，但一些证据表明，低剂量暴露可能对一些易感个体造成影响[118]。饮食忌口也用于其他嗜酸性粒细胞紊乱[72]的管理，但通常涉及有限数量的食物。

对于其他非 IgE 介导的食物过敏（FIES、FPIP 和 FPE），在大多数情况下，只需要短期的饮食忌口，因为这些疾病影响婴儿，随着孩子年龄的增长，问题会自动解决[72]。虽然没有对这些疾病的阈值剂量进行过研究，但在 FPIES 的情况下，可能没有必要严格避免低剂量[118]。

食物敏感通过特定的饮食忌口来治疗。对于非乳糜泻麸质敏感，建议患者遵循与乳糜泻患者相同的无麸质饮食[60]。然而，非乳糜泻谷蛋白敏感性被认为是暂时性的，所以通常采用 12～24 个月的回避期。

食品中添加的亚硫酸盐必须在产品标签上注明，便于进行饮食忌口[79]。对亚硫酸盐敏感的哮喘患者可以耐受摄入少量亚硫酸盐，特别是当亚硫酸盐与其他食物成分混合添加到某些食物中，如虾或脱水的土豆[120]。尽管亚硫酸盐诱发的哮喘对敏感人群构成相当大的威胁，但一旦诊断，这种疾病是可以被控制的。

乳糖不耐受的通常治疗方法是避免食用含有乳糖的乳制品，但乳糖不耐症患者可以在他们的饮食中耐受一些乳糖[2]，而且大多数个体在饮用 235ml（1 杯）含乳糖牛奶后几乎没有任何症状[2]。此外，一些乳制品（如酸奶、嗜酸乳）比其他的乳制品耐受性更好，这显然是因为它们含有 β- 半乳糖苷酶的细菌[2]。乳糖酶（β- 半乳糖苷酶）片已市售，可帮助受易感个体耐受适当剂量的乳糖。因此，乳糖不耐症是一个可控制的情况。

第 14 节　总　结

近年来，一些包括 IgE 介导的食物过敏、乳糜泻和 EoE 在内的与食物过敏、食物敏感和食物不耐受有关的重要临床病症的知识大幅增加。与此同时，包括非乳糜泻谷蛋白敏感性和 FPIES 在内的其他一些疾病最近才被认识。有关食物敏感和食物不耐受的知识有限，这主要是关于乳糖不耐受和亚硫酸盐敏感性。长期以来，营养专家一直在为个体提供安全有效的饮食忌口方案建议方面发挥着重要作用。然而最近，人们也关注营养在预防食物过敏、食物敏感和食物不耐受方面的作用。研究框概括了近期相关的主要营养研究列表。表 29-3（研究框）提供了许多需要营养专业人员获得知识以向客户提供最佳建议的新兴领域。

表 29-3　营养专业重要的新兴领域知识

- 早期摄入常见的致敏性食物，以预防食物过敏的发展，对高危家庭和所有婴儿有益
- 对致敏性食物脱敏的食物过敏原免疫疗法（口服和皮肤），需要持续的维持剂量
- 建议多种食物过敏的儿童饮食回避
- 各种食物过敏的存在或自然史
- 食品加工对某些食品过敏的作用，如烤牛奶或鸡蛋
- 常见过敏食物的阈值剂量
- IgE 介导的食物过敏的剂量与严重程度
- 了解饮食在新出现疾病中的作用，如嗜酸性粒细胞紊乱，食物蛋白诱导的小肠结肠炎等

研究空白
关于食物过敏、食物敏感和食物不耐受的营养研究不足

- 确定食物过敏风险不高的婴儿饮食中及早摄入花生是否有益
- 确定高风险及非高风险的婴儿饮食中及早摄入其他致敏食物，是否对预防食物过敏发展有益
- 进一步评估预防食物过敏发展的潜在营养表观遗传因素
- 确定在母乳喂养早期摄入或不摄入过敏食物，对预防食物过敏的发展是否有作用
- 评估通过食物过敏原免疫治疗实现部分脱敏的患者的饮食行为
- 探索肠道微生物群在预防食物过敏和持续之间的关系
- 确定早期摄入谷蛋白是否对预防乳糜泻有影响
- 探索肠道微生物群与乳糜泻和其他细胞介导或非 IgE 介导的食物过敏的关系
- 评估营养表观遗传因素对预防乳糜泻和其他细胞介导或非 IgE 介导的食物过敏的潜在影响
- 确定非乳糜泻谷蛋白敏感性的持续存在

（陈钊　译）

参 考 文 献

1. Sloan AE, Powers ME. A perspective on popular perceptions of adverse reactions to foods. *J Allergy Clin Immunol*. 1986;78:127—133.

2. Taylor SL, Hefle SL. Food allergies and other food sensitivities. *Food Technol*. 2001;55(9):68—83.

3. Sampath V, Tupa D, Graham MT, et al. Deciphering the black box of food allergy mechanisms. *Ann Allerg Asthma Immunol*. 2017;118:21—27.

4. Breiteneder H, Mills ENC. Food allergens: molecular and immunological characteristics. In: Metcalfe DD, Sampson HA, Simon RA, eds. *Food Allergy: Adverse Reactions to Foods and Food Additives*. 4th ed. Malden MA: Blackwell Publishing; 2008:43—61.

5. Sricharunrat T, Pumirat P, Leaungwutiwong. Oral tolerance: recent advances on mechanisms and potential applications. *Asian Pac J Allergy Immunol*. 2018;36:207—216.

6. Tsai H-J, Kumar R, Pongracic J, et al. Familial aggregation of food allergy and sensitization to food allergens: a family-based study. *Clin Exp Allergy*. 2009;39:101—109.

7. Sicherer SH, Furlong TJ, Maes HH, et al. Genetics of peanut allergy: twin study. *J Allergy Clin Immunol*. 2000;106:53—56.

8. Hourihane JO'B, Dean TP, Warner JO. Peanut allergy in relation to heredity, maternal diet, and other atopic diseases: results of a questionnaire survey, skin prick testing, and food challenge. *Br Med J*. 1996;313:518—521.

9. Lucarelli S, Quattrucci S, Zingoni AM, et al. Food allergy in cystic fibrosis. *Minerva Pediatr*. 1994;46:543—548.

10. Liem JJ, Kozyrskyj AL, Hug SI, et al. The risk of developing food allergy in premature or low-birth-weight children. *J Allergy Clin Immunol*. 2007;119:1203—1209.

11. Sampson HA, Mendelson L, Rosen J. Fatal and near-fatal anaphylactic reactions to foods in children and adolescents. *N Engl J Med*. 1992;327:380—384.

12. Greenhawt M, Gupta RS, Meadows JA, et al. Guiding principles for the recognition, diagnosis, and management of infants with anaphylaxis: an expert panel consensus. *J Allergy Clin Immunol Pract*. 2019;7:1148—1156.

13. Yunginger JW, Sweeney KG, Sturner WQ, et al. Fatal food-induced anaphylaxis. *J Am Med Assoc*. 1988;260:1450—1452.

14. Bock SA, Munoz-Furlong A, Sampson HA. Further fatalities caused by anaphylactic shock, 2001-2006. *J Allergy Clin Immunol*. 2007;119:1016—1018.

15. Pumphrey RSH, Gowland H. Further fatal allergic reactions to foods in the United Kingdom, 1999—2006. *J Allergy Clin Immunol*. 2007;119:1018—1019.

16. Turner PJ, Jerschow E, Umasunthar T, et al. Fatal anaphylaxis: mortality and risk factors. *J Allergy Clin Immunol Pract*. 2017;5:1169—1175.

17. Sampson HA. Anaphylaxis and emergency treatment. *Pediatrics*. 2003;111:1601—1608.

18. Wang J. Oral allergy syndrome. In: Metcalfe DD, Sampson HA, Simon RA, eds. *Food Allergy: Adverse Reactions to Foods and Food Additives*. 4th ed. Malden MA: Blackwell Publishing; 2008:133—143.

19. Taylor SL, Lehrer SB. Principles and characteristics of food allergens. *Crit Rev Food Sci Nutr*. 1996;36:S91—S118.

20. Foong R-X, Giovannini M, du Toit G. Food-dependent exercise-induced anaphylaxis. *Curr Opin Allergy Clin Immunol*. 2019;19:224—228.

21. Gupta RS, Springston EE, Warrier MR, et al. The prevalence, severity, and distribution of childhood food allergy in the United States. *Pediatrics*. 2011;128:e9—e16.

22. Gupta RS, Warren CM, Smith BM, et al. Prevalence and severity of food allergy among U.S. adults. *JAMA Netw Open*. 2019;2.e185630, 14 pp.

23. Rona RJ, Keil T, Summers C, et al. The prevalence of food allergy: a meta analysis. *J Allergy Clin Immunol*. 2007;120:638—646.

24. Neistijl Jansen JJ, Kardinaal AFM, Huijbers G, et al. Prevalence of food allergy and intolerance in the adult Dutch population. *J Allergy Clin Immunol*. 1994;93:446—456.

25. Sampson HA. Food allergy. *Curr Opin Immunol*. 1990;2:542—547.

26. Bock SA, Lee WY, Remigio LK, May CD. Studies of hypersensitivity reactions to foods in infants and children. *J Allergy Clin Immunol*. 1978;62:327—334.

27. Sampson HA. Update on food allergy. *J Allergy Clin Immunol*. 2004;113:805—819.

28. Emmett SE, Angus FJ, Fry JS, et al. Perceived prevalence of peanut allergy in Great Britain and its association with other atopic conditions and with peanut allergy in other household members. *Allergy*. 1999;54:380—385.

29. Ben-Shoshan M, Harrington DW, Soller L, et al. A population-based study on peanut, tree nut, fish, shellfish, and sesame allergy prevalence in Canada. *J Allergy Clin Immunol*. 2010;125:1327—1335.

30. Sicherer SH, Munoz-Furlong A, Godbold JH, et al. US prevalence of self- reported peant, tree nut, and sesame allergy: 11-year follow-up. *J Allergy Clin Immunol*. 2010;125:1322—1326.

31. Sicherer SH, Munoz-Furlong A, Sampson HA. Prevalence of seafood allergy in the United States by a random telephone survey. *J Allergy Clin Immunol*. 2004;114:159—165.

32. Savage J, Sicherer S, Wood R. The natural history of food allergy. *J Allergy Clin Immunol Pract*. 20, 1916;4:196—203.

33. Skolnick H, Conover Walker MK, Barnes-Koerner C, et al. The natural history of peanut allergy. *J Allergy Clin Immunol*. 2001;107:367—374.

34. Savage JH, Matsui EC, Skripak JM, et al. The natural history of egg allergy. *J Allergy Clin Immunol*. 2007;120:1413—1417.

35. Skripak JM, Matsui EC, Mudd K, et al. The natural history of IgE-mediated cow's milk allergy. *J Allergy Clin Immunol*. 2007;120:1172—1177.

36. Leonard SA, Caubet J-C, Kim JS, et al. Baked milk- and egg-containing diet in the management of milk and egg allergy. *J Allergy Clin Immunol Pract*. 2015;1:13l—23.

37. Nowak-Wegrzyn A, Lawson K, Musilamani M, et al. Heat-denatured (baked) milk products in milk-allergicv children. *J Allergy Clin Immunol Pract*. 2018;6:486—495.

38. Bloom KA, Huang FR, Bencharitiwong R, et al. Effect of heat treatment on milk and egg proteins allergenicity. *Pediatr Allergy Immunol*. 2015;25:740—746.

39. Taylor SL, Baumert JL. Worldwide food allergy labeling and detection of allergens in processed foods. In: Ebisawa M, Ballmer-Weber B, Vieths S, Wood R, Karger S, eds. *Food Allergy: Molecular Basis and Clinical Practice, Chemical Immunology & Allergy Series*. Vol. 101. 2015:227—234. Basel, Switzerland.

40. Woods RK, Abramson M, Bailey M, et al. International prevalence of reported food allergies and intolerances. Comparisons arising from the European Community Respiratory Health Survey (ECRHS) 1991—1994. *Eur J Clin Nutr*. 2001;55:298—304.

41. Dalal I, Goldberg M, Katz Y. Sesame seed food allergy. *Curr Allergy Asthma Rep*. 2012;12:339—345.

42. Ebisawa M, Nishima S, Ohnishi H, et al. Pediatric allergy and immunology in Japan. *Pediatr Allergy Immunol*. 2013;24:704—714.

43. Hefle SL, Nordlee JA, Taylor SL. Allergenic foods. *Crit Rev Food Sci Nutr*. 1996;36:S69—S89.

44. Tsabouri S, Douras K, Priftis KN. Cow's milk allergenicity. *Endocr Metab Immune Disord Drug Targets*. 2014;14:16—26.

45. Hochwallner H, Schulmeister U, Swoboda I, et al. Cow's milk allergy: from allergens to new forms of diagnosis, therapy, and prevention. *Methods*. 2014;66:22—33.

46. Palladino C, Breiteneder H. Peanut allergens. *Mol Immunol*. 2018;100:58—70.

47. Leung NYH, Wai CYY, Shu S, et al. Current immunological and molecular biological perspectives on seafood allergy: a comprehensive review. *Clin Rev Allergy Immunol*. 2014;46:180—197.

48. Langeland T. A clinical and immunological study of allergy to hen's egg white. VI. Occurrence of proteins cross-reacting with allergens in hen's egg white as studied in egg white from Turkey, duck,goose, seagull, and in hen egg yolk, and hen and chicken sera and flesh. *Allergy*. 1983;39:339—412.

49. Pham MN, Wang J. Mammalian milk allergy: a case presentation and review of prevalence, diagnosis, and treatment. *Ann Allerg Asthma Immunol*. 2017;118:406—410.

50. Herian AM, Taylor SL, Bush RK. Identification of soybean allergens by immunoblotting with sera from soy-allergic adults. *Int Arch Allergy Appl Immunol*. 1990;92:193—198.

51. Bernhisel-Broadbent J, Sampson HA. Cross-allergenicity in the legume botanical family in children with food hypersensitivity. *J Allergy Clin Immunol*. 1989;83:435–440.

52. Moneret-Vautrin DA, Guerin L, Kanny G, et al. Cross-allergenicity of peanut and lupine: the risk of lupine allergy in patients allergic to peanut. *J Allergy Clin Immunol*. 1999;104:883–888.

53. Bingemann TA, Santos CB, Russell AF, et al. Lupin — an emerging food allergen in the United States. *Ann Allerg Asthma Immunol*. 2019;122:8–10.

54. Van Ree R. Clinical importance of cross-reactivity in food allergy. *Curr Opin Allergy Clin Immunol*. 2004;4:235–240.

55. Blanco C. Latex — fruit syndrome. *Curr Allergy Asthma Rep*. 2003;3: 47–53.

56. Commins SP, Platts-Mills TA. Delayed anaphylaxis to red meat in patients with IgE specific to galactoseo-alpha-1,3-galactose (alpha-gal). *Curr Allergy Asthma Rep*. 2013;13:72–77.

57. Crispell G, Commins SP, Archer-Hartman SA, et al. Discovery of alpha-gal-containing antigens in North American tick species believed to induce red meat allergy. *Front Immunol*. 2019;10. Article 1056, 16 pp.

58. Rubio-Tapia A, Murray JA. Gluten-sensitive enteropathy. In: Metcalfe DD, Sampson HA, Simon RA, eds. *Food Allergy: Adverse Reactions To Foods And Food Additives*. 4th ed. Malden MA: Blackwell Publishing; 2008:211–222.

59. Tye-Din JA, Galipeau HJ, Agardh D. Celiac disease: a review of current concepts in pathogenesis, prevention, and movel therapies. *Front Pediatr*. 2018;6(350), 19 pp.

60. Leonard MM, Sapone A, Catassi C, et al. Celiac disease and non-celiac gluten sensitivity — a review. *J Am Med Assoc*. 2017;318: 647–658.

61. Camarca A, Auricchio R, Picascia S, et al. Gliadin-reactive T cells in Italian children from preventCD cohort at high risk of celiac disease. *Pediatr Allergy Immunol*. 2017;28:362–369.

62. Holtmeier W, Rowell DL, Nyberg A, et al. Distinct δ T cell receptor repertoires in monozygotic twins concordant for coeliac disease. *Clin Exp Immunol*. 1997;107:148–157.

63. Green PHR, Lebwohl B, Greywoode R. Celiac disease. *J Allergy Clin Immunol*. 2015;135:1099–1106.

64. Fasano A, Berti I, Gerarduzzi T, et al. Prevalence of celiac disease in at-risk and not-at-risk groups in the United States. *Arch Intern Med*. 2001;163:286–292.

65. Rubio-Tapia A, Ludvigsson JF, Branter T, et al. The prevalence of celiac disease in the United States. *Am J Gastroenterol*. 2012;107: 1538–1544.

66. Ludvigsson JF, Murray JA. Epidemiology of celiac disease. *Gastroenterol Clin N Am*. 2019;48:11–18.

67. Biagi F, Corazzo GR. Mortality in celiac disease. *Nat Rev Gastroenterol Hepatol*. 2010;7:158–162.

68. Meijer JW, Mulder CJ, Goerres MG, et al. Coeliac disease and (extra)intestinal T-cell lymphomas: definition, diagnosis, and treatment. *Scand J Gastroenterol Suppl*. 2004;241:78–84.

69. McGough N, Cummings JH. Coeliac disease: a diverse clinical syndrome caused by intolerance to wheat, barley, and rye. *Proc Nutr Soc*. 2005;64:434–450.

70. Bochner BS, Book W, Busse WW, et al. Workshop report from the National Institute of Health Task Force on the research needs of eosinophil-associated diseases (TREAD). *J Allergy Clin Immunol*. 2012;130:587–596.

71. Chehade M, Jones SM, Pesek RD, et al. Phenotypic characterization of eosinophilic esophagitis in a large multicenter patient population from the Consortium for Food Allergy Research. *J Allergy Clin Immunol Pract*. 2018;6:1534–1544.

72. Yu W, Freedland DM, Nadeau KC. Food allergy: immune mechanisms, diagnosis and immunotherapy. *Nat Rev Immunol*. 2016;16: 751–765.

73. Dellon ES. Epidemiology of eosinophilic esophagitis. *Gastroenterol Clin N Am*. 2014;43:201–218.

74. Sopo SM, Green M, Monaco S, et al. Food protein-induced enterocolitis syndrome, from practice to theory. *Expert Rev Clin Immunol*. 2013;9:707–715.

75. Nowak-Wegrzyn A. Food protein-induced enterocolitis syndrome and allergic proctocolitis. *Allergy Asthma Proc*. 2015;3:172–184.

76. Katz Y, Goldberg MR, Rajuan N, et al. The prevalence and natural course of food protein-induced enterocolitis syndrome to cow's

milk: a large-scale, prospective population study. *J Allergy Clin Immunol*. 2011;127:647–653.

77. Ruffner MA, Spergel JM. Non-IgE-mediated food allergy syndromes. *Ann Allerg Asthma Immunol*. 2016;117:452–454.

78. Valerii MC, Ricci C, Spisni E, et al. Responses of peripheral blood mononucleated cells from non-celiac gluten sensitivity patients to various cereal sources. *Food Chem*. 2015;176:167–174.

79. Taylor SL, Bush RK, Nordlee JA. Sulfites. In: Metcalfe DD, Sampson HA, Simon RA, eds. *Food Allergy: Adverse Reactions to Foods and Food Additives*. 4th ed. Malden MA: Blackwell Publishing; 2008:353–368.

80. Suarez FL, Savaiano DA. Diet, genetics, and lactose intolerance. *Food Technol*. 1997;51(3):74–76.

81. Lack G, Du Toit G. Prevention of food allergy. In: Metcalfe DD, Sampson HA, Simon RA, eds. *Food Allergy: Adverse Reactions to Foods and Food Additives*. 4th ed. Malden MA: Blackwell Publishing; 2008:470–481.

82. Zeiger RS, Heller S. The development and prediction of atopy in high-risk children: follow-up at seven years in a prospective randomized study of combined maternal and infant food allergy avoidance. *J Allergy Clin Immunol*. 1995;95:1179–1190.

83. Kirjavainen PV, Apostolou E, Salminen SJ, et al. New aspects of probiotics — a novel approach in the management of food allergy. *Allergy*. 1999;54:909–915.

84. Businco L, Dreborg S, Einarsson R, et al. Hydrolysed cow's milk formulae. Allergenicity and use in treatment and prevention. An ESPACI position paper. *Pediatr Allergy Immunol*. 1993;4:101–111.

85. Vandenplas Y, Hauser B, Van den Borre C, et al. The long-term effect of a partial whey hydrolysate formula on the prophylaxis of atopic disease. *Eur J Pediatr*. 1995;154:488–494.

86. Hong X, Wang X. Early life precursors, epigenetics, and the development of food allergy. *Semin Immunopathol*. 2012;34:655–669.

87. Du Toit G, Roberts G, Sayre PH, et al. Randomized trial of peanut consumption in infants at risk for peanut allergy. *N Engl J Med*. 2015;372:803–813.

88. Du Toit G, Katz Y, Sasieni P, et al. Early consumption of peanuts in infancy is associated with a low prevalence of peanut allergy. *J Allergy Clin Immunol*. 2008;122:984–991.

89. Fleischer DM, Sicherer S, Greenhawt M, et al. Consensus communication on early peanut introduction and the prevention of peanut allergy in high-risk infants. *J Allergy Clin Immunol*. 2015;136: 258–261.

90. Fisher HR, Du Toit G, Bahnson HT, et al. The challenges of preventing food allergy. Lessons from LEAP and EAT. *Ann Allerg Asthma Immunol*. 2018;121:313–319.

91. Berin MC, Sampson HA. Food allergy: an enigmatic epidemic. *Trends Immunol*. 2013;34:390–397.

92. Koplin JJ, Allen KJ, Tang MLK. Important risk factors for the development of food allergy and potential options for prevention. *Expert Rev Clin Immunol*. 2019;15:147–152.

93. Molloy J, Koplin JJ, Allen KJ, et al. Vitamin D insufficiency in the first 6 months of infancy and challenge-proven IgE-mediated food allergy at 1 year of age: a case-control study. *Allergy*. 2017;72:1222–1231.

94. Venter C, Brown KR, Maslin K, et al. Maternal dietary intake in pregnancy and lactation and allergic disease outcomes in offspring. *Pediatr Allergy Immunol*. 2017;28:135–143.

95. Zhao W, Ho H, Bunyavanich S. The gut microbiome in food allergy. *Ann Allerg Asthma Immunol*. 2019;122:276–282.

96. Papathoma E, Triga M, Fouzas S, et al. Cesarean section delivery and development of food allergy and atopic dermatitis in early childhood. *Pediatr Allergy Immunol*. 2016;27:419–424.

97. Mitselou N, Hallberg J, Stephansson O, et al. Cesarean delivery, preterm birth, and risk of food allergy: a nationwide Swedish cohort study of more than 1 million children. *J Allergy Clin Immunol*. 2018;142:1510–1514.

98. Jeurink PV, van Esch BCAM, Rijnierse A, et al. Mechanisms underlying immune effects of dietary oligosaccharides. *Am J Clin Nutr*. 2013;98:572S–577S.

99. Wang J, Sampson HA. Food anaphylaxis. *Clin Exp Allergy*. 2007;37: 651–660.

100. Leung DYM, Sampson HA, Yunginger JW, et al. Effect of anti-IgE therapy in patients with peanut allergy. *N Engl J Med*. 2003;348: 986–993.

101. Fiocchi A, Artesani MC, Riccardi C, et al. Impact of omalizumab

on food allergy in patients treated for asthma: a real-life study. *J Aller Cl Imm-Pract*. 2019;7:1901—1909.

102. Nurmatov U, Dhami S, Arasi S, et al. Allergen immunotherapies for IgE-mediated food allergy: a systematic review and meta-analysis. *Allergy*. 2017;72:1133—1147.

103. Baumert JL, Taylor SL, Koppelman SJ. Quantitative assessment of the safety benefits associated with increasing clinical peanut thresholds through immunotherapy. *J Allergy Clin Immunol Pract*. 2018;6:457—465.

104. Keet CA, Wood RA. Emerging therapies for food allergy. *J Clin Investig*. 2014;124:1880—1886.

105. Garcia-Molina MD, Gimenez MJ, Sanchez-Leon S, et al. Gluten-free wheat: are we there? *Nutrients*. 2019;11:487, 13 pp.

106. Taylor SL, Hefle SL, Munoz-Furlong A. Food allergies and avoidance diets. *Nutr Today*. 1999;34:15—22.

107. Stear GIJ, Horsburgh K, Steinman HA. Lactose intolerance: a review. *Curr Opin Allergy Clin Immunol*. 2005;18:114—119.

108. Stukus DR, Mikhail I. Pearls and pitfalls in diagnosing IgE-mediated food allergy. *Curr Allergy Asthma Rep*. 2016;16(34), 10 pp.

109. Meyer R, De Koker C, Dzubiak R, et al. Malnutrition in children with food allergies in the U.K. *J Hum Nutr Diet*. 2014;27: 227—235.

110. Crevel RWR, Taylor SL, Pfaff S, et al. Managing food allergens: case histories and how they are handled. In: Madsen CB, Crevel RWR, Mills C, Taylor SL, eds. *Risk Management of Food Allergy*. Oxford, U.K: Elsevier; 2014:167—187.

111. Taylor SL, Baumert JL, Kruizinga AG, et al. Establishment of refer-ence doses for residues of allergenic foods: report of the VITAL expert panel. *Food Chem Toxicol*. 2014;63:7—17.

112. Taylor SL, Hefle SL. Ingredient and labeling issues associated with allergenic foods. *Allergy*. 2001;56(Suppl. 67):64—69.

113. Allen KJ, Taylor SL. The consequences of precautionary allergen labeling: safe haven or unjustifiable burden? *J Allergy Clin Immunol Pract*. 2018;6:400—407.

114. DunnGalvin A, Chan CH, Crevel R, et al. Precautionary allergen labeling: perspectives from key stakeholder groups. *Allergy*. 2015;70:1039—1051.

115. Thompson T. The gluten-free labeling rule: what registered dietitian professionals need to know to help clients with gluten-related disorders. *J Acad Nutr Diet*. 2015;115:13—16.

116. Catassi C, Fabiani E, Iacono G, et al. A prospective, double-blind, placebo-controlled trial to establish a safe gluten threshold for patients with celiac disease. *Am J Clin Nutr*. 2007;85:160—166.

117. Janatuinen EK, Pikkarainen PH, Kemppainen TA, et al. A comparison of diets with and without oats in adults with celiac disease. *N Engl J Med*. 1995;333:1033—1037.

118. Venter C, Fleischer DM. Diets for diagnosis and management of food allergy. The role of the dietitian in eosinophilic esophagitis in adults and children. *Ann Allerg Asthma Immunol*. 2013;117:468—471.

119. Molina-Infante J, Lucendo AT. Dietary therapy for eosinophilic esophagitis. *J Allergy Clin Immunol*. 2018;142:42—47.

120. Taylor SL, Bush RK, Selner JC, et al. Sensitivity to sulfited foods among sulfite-sensitive asthmatics. *J Allergy Clin Immunol*. 1988; 81:1159—1167.

第 30 章

营养和自身免疫病

Simin Nikbin Meydani[1,*], DVM, PhD

Weimin Guo[1], PhD

Sung Nim Han[2], PhD, RD

Dayong Wu[1,*], MD, PhD

[1]Nutritional Immunology Laboratory, Jean Mayer USDA Human Nutrition Research Center

on Aging at Tufts University, Boston, MA, United States

[2]Department of Food and Nutrition, College of Human Ecology, Seoul National University, Seoul, Korea

【摘要】 自身免疫疾病是一系列以机体正常组织发生异常免疫反应为特征的疾病的宿主。目前大约有 100 种自身免疫病,据估计,至少影响了全球 3%～5% 的人口。虽然病因仍不清楚,但遗传和环境因素在疾病发展中起关键作用。药物治疗大大改善了疾病的控制和预后。然而,药物的副作用和高成本限制了它们的使用。在许多自身免疫病中,人们越来越感兴趣的是通过替代和补充手段来改善传统疗法的效果。饮食作为一种可改变的因素,有可能改善几种主要的自身免疫病的临床结果。本章对观察性和实验性研究进行了总结和分析,并对营养在预防和治疗一些最突出的自身免疫疾病中的作用进行了展望。

【关键词】 自身免疫病;炎症性肠病;炎症细胞因子;多发性硬化;营养;植物化学物;多不饱和脂肪酸;类风湿关节炎;维生素。

第 1 节 引 言

食物不仅提供维持个体正常发育、生长和生理功能的营养物质,而且对包括传染病和非传染病在内的各种疾病的风险和预后有显著影响。在本章中,我们将讨论饮食作为一种可改变的环境因素在自身免疫性疾病的病因学和治疗中的作用。

众所周知,某些饮食成分,包括营养素和非营养素植物化学物,可以调节多种免疫和炎症事件,其中许多是自身免疫病发病机制的关键因素。因此,营养干预可能是预防和减轻自身免疫病的一种有前途的方法。虽然自身免疫病有很多种,但大多数是罕见的和 / 或我们对其免疫病理学的了解有限。本章将回顾三种最常见的典型自身免疫病,即炎症性肠病(inflammatory bowel disease,IBD)、类风湿关节炎(rheumatoid arthritis,RA)和多发性硬化(multiple sclerosis,MS),以了解其患病率、病因、发病机制以及饮食因素对疾病发展和治疗的影响。我们没有讨论其他常见的自身免疫病,例如格雷夫斯病(Graves disease)、1 型糖尿病、

系统性红斑狼疮和干燥综合征,因为目前关于营养因素对这些疾病的影响的信息有限。图 30-1 概述了自身免疫病。

第 2 节 自身免疫病

一、定义

免疫系统的作用是保护身体免受病原微生物的感染,清除受损组织和监测恶性细胞。免疫系统维持最佳功能需要先天免疫系统和适应性免疫系统中各种免疫细胞的协调活动。由于免疫系统的"自我耐受"机制,正常运转的免疫系统能够区分"非己"和"自己"。当这种自我耐受机制失效时,在没有外部攻击或内部威胁的情况下,免疫系统可以因对自身抗原响应而被激活。这种对自身的免疫反应称为自身免疫,它可引起各种组织器官的损伤和功能障碍,导致相应的临床表现统称为自身免疫病。值得指出的是,自身免疫病通常被定义为以自身反应性 T 细胞或 B 细胞(抗体)为致病因素或主要驱动因素的疾病,不包括那些没有明确自身

抗原靶点的先天免疫细胞激活的过度炎症反应。

二、类型和流行情况

由于缺乏明确的发病机制，自身免疫病目前还没有被广泛接受和 / 或标准的分类。然而，在临床上，根据自身免疫是针对某一特定器官 / 组织还是针对多个器官或组织，将其分为器官特异性自身免疫病和系统性自身免疫病两大类是有帮助的。这种分类主要是基于临床表现，而不是组织自身抗原的表达。事实上，一些自身抗原可能在全身广泛表达，但临床影响可能只在一个器官可见。因此，并不是所有的自身免疫病都可以通过这个分类系统明确地分类。

自身免疫病的发病率相对较低。不过，它们往往会导致身体残疾或产生病态体征。此外，它们是中青年妇女发病和死亡的主要原因之一，因此对健康和经济产生重大影响。迄今为止，尚无关于自身免疫病总数或群体 / 个体疾病的发病率和流行率的可靠估计。普遍认为，有超过 80 [1] 或近 100 [2] 种不同的自身免疫病。总的患病率估计为 3%～5%，该结论主要基于在美国（包括 24 种自身免疫病）[3] 以及丹麦（包括 31 种自身免疫病）[4] 进行的两项大型流行病学调查结果。这一估计后来得到最新的全面审查的支持 [1]。个别疾病的患病率差异很大，从罕见到常见不等。鉴于许多不太常见的疾病缺乏信息，这一估计被认为是保守的。在疾病负担方面存在明显的性别差异，总体而言，对于大多数自身免疫病，女性获得自身免疫病的风险是男性的 2.7 倍 [1,3,5,6]。

三、病因

自身免疫病的确切病因尚不清楚。目前的观点认为是，疾病进展涉及多种因素，包括遗传易感性和环境因素（图 30-1）。遗传因素作用的证据来自流行病学研究，数据表明与普通人群中大多数自身免疫病的低发病率（0.0%～1.0%）相比，患者一级亲属的患病率约为普通人群的 5 倍。在同卵双胞胎中，自身免疫病的一致性可高达 20%～30% [7]。虽然存在一些罕见的单基因遗传性自身免疫病，但多数自身免疫病的发生与多种遗传因素有关 [2]，包括多态性、单核苷酸多态性和表观遗传修饰 [7]。尽管基因易感是关键因素，但即使是同卵双胞胎也只表现出部分的一致性，这一事实凸显

了外部因素的重要性，如环境、生活方式、饮食和感染。因此，这些可改变的外部因素已成为开发针对自身免疫病的预防和治疗策略的目标。在本章中，我们将讨论营养干预措施在预防和治疗自身免疫病中的作用，包括使用营养素、非营养植物化学物和其他膳食成分。

四、免疫病理

自身免疫病是自身免疫的临床表现；然而，自身免疫并非一定会发展成自身免疫病。尽管发展迅速并取得了重大进展，但自身免疫病的发生和发展所涉及的复杂的免疫病理学仍未被完全了解。虽然不同疾病的自身免疫机制存在异质性，但主要归因于获得性免疫应答的紊乱。接下来，我们简要描述当前关于自身免疫病的免疫发病机制的观点，以帮助读者更好地理解营养干预研究的结果和潜在机制。既往相关文献对这一主题进行了全面回顾 [7-10]。

从免疫学的角度来看，自身免疫病的根本原因是自我耐受性的丧失。为此，自身反应性淋巴细胞必须逃脱机体中枢耐受机制（主要在胸腺）的清除，并迁移到细胞遇到特定自身抗原的周围。此外，外周耐受机制（在次级淋巴器官和 / 或炎症部位）也不能阻止自身反应性淋巴细胞的活化和它们对自身抗原携带细胞的特异性反应，从而导致组织损伤。

大多数自身免疫病的临床症状是由于自身抗体和自身反应效应 T 细胞对自身抗原的反应所致。激活的效应 T 细胞释放促炎细胞因子，进而激活固有免疫细胞（如巨噬细胞和中性粒细胞）以及非造血细胞（如内皮细胞和成纤维细胞）以诱导产生更多的细胞因子。自身反应性 CD4+ 细胞或辅助 T（helper T，Th）细胞也有助于自身反应性 B 细胞产生自身抗体。此外，这些 Th 细胞可以激活自身反应性 CD8+ 细胞毒性 T（cytotoxic T，Tc）细胞。自身抗体和自身反应性效应 T 细胞以及释放的细胞因子都会攻击表达自身抗原的细胞，导致炎症以及靶标和周围细胞的损伤。只有当 T 细胞通过抗原递呈细胞（antigen-presenting cells，APC），主要是树突状细胞（dendritic cells，DC）表面表达的抗原与 APC 形成免疫突触时，才会发生抗原特异性淋巴细胞活化。因此，APC 的反应性在自身免疫发展中也起着重要作用。

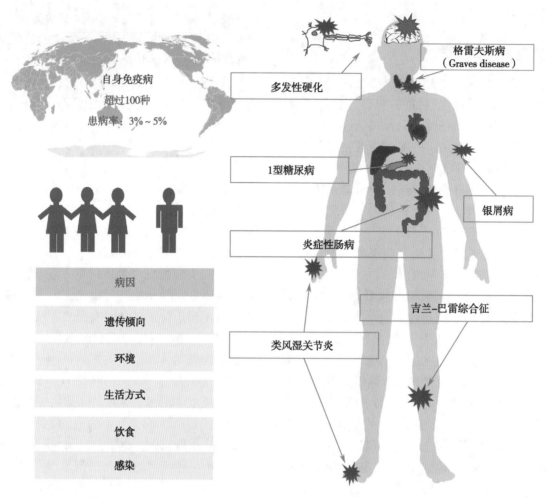

图 30-1　自身免疫病概述。目前约有 100 种自身免疫病，而这些疾病影响了全世界至少约 3%～5% 的人口。女性患自身免疫病的风险是男性的 2.7 倍，其中原因尚未明确，遗传和环境因素都被认为在疾病发展中起关键作用。最常见的自身免疫病包括炎症性肠病（IBD）、类风湿关节炎（RA）、多发性硬化（MS）

　　CD4$^+$T 细胞是自身免疫疾病发生和发展的主要参与者。特别是几个不同的 Th 细胞亚群被认为在自身免疫中发挥特定作用（图 30-2）。这些 CD4$^+$T 细胞主要通过激活 B 细胞和先天免疫系统中的细胞，进而在宿主防御多种（细胞内的和细胞外的）病原体的过程中扮演重要角色。然而，CD4$^+$T 细胞也可以推动主要 T 细胞介导的自身免疫病的发展。Th1［产生干扰素 -γ（interferon-γ，IFN-γ）、肿瘤坏死因子 -α（tumor necrosis factor-α，TNF-α）、白介素（interleukin，IL）-2］和 Th17（产生 IL-17、IL-21、IL-22）细胞是主要的促炎 CD4$^+$T 细胞，被认为是自身免疫病的主要驱动因素。Th9 细胞（产生 IL-9）也可能起到类似的作用。另一方面，一种被称为调节性 T 细胞（regulatory T cell，T-reg）

的独特 Th 亚群有助于维持自我耐受和控制自身免疫反应。T-reg 被鉴定为 CD4$^+$CD25$^+$T 细胞，表达转录因子 Foxp3 并产生抗炎细胞因子 IL-10 和转化生长因子 β（transforming growth factor beta，TGF-β）。虽然 Th2 在自身免疫中的作用还不清楚，但它们被证明能拮抗 Th1 分化，并能改善一些自身免疫病。正如本章后面将要讨论的，营养干预可以通过调节这些 T 细胞亚群的分化和效应功能来改善自身免疫病。图 30-2 显示了 CD4T 细胞的主要亚型、调节蛋白和驱动它们分化的转录因子、它们产生的关键细胞因子以及它们在免疫中的主要作用。细胞因子参与自身免疫的主要功能见表 30-1。

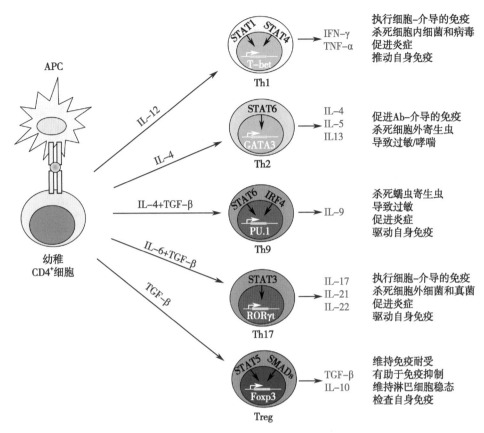

图 30-2　CD4⁺T 细胞亚群分化和效应器功能。在与抗原呈递细胞（APC）呈递的特定抗原结合后，幼稚 CD4⁺T 细胞被激活并在适当的细胞因子环境下分化为包括 Th1、Th2、Th9、Th17 和 Treg 细胞的亚群（以蓝色字体显示）。分化过程由相应的调节网络控制，该网络主要由特定的信号转导分子（细胞内黑色字体显示）和下游转录因子（细胞核中白色字体显示）组成。这些 CD4⁺T 细胞亚群产生不同的细胞因子（以红色字体显示），有助于获得性免疫，包括病原体清除、炎症发展、自身免疫调节、免疫稳态维持以及对肿瘤的免疫反应。CD4⁺T 细胞亚群在其分化阶段以及功能阶段相互作用。Foxp3，叉头盒蛋白 3；IFN，干扰素；IL，白介素；IRF4，干扰素调节因子 4；PU.1，转录因子 PU.1；RORγt，视黄酸受体相关孤儿受体 γt；STAT，信号转导和转录激活剂；T-bet，T 细胞中表达的 T-box 蛋白；TGF，转化生长因子 β；Th，辅助 T 细胞；TNF，肿瘤坏死因子；Treg，调节性 T 细胞

表 30-1　细胞因子参与自身免疫的主要功能

细胞因子	主要功能
IL-1β	通过诱导促炎分子和促进 Th1/Th17 细胞的扩增来促进自身免疫性疾病的进展
IL-2	通过抑制 CD4⁺T 细胞向 Th17 淋巴细胞分化和促进某些未成熟 T 细胞向 Treg 细胞分化，部分预防自身免疫性疾病
IL-4	诱发 Th2 细胞分化；抑制 IL-1 和 TNF 的产生
IL-5	刺激 B 细胞生长，增加免疫球蛋白分泌（主要是 IgA）；激活嗜酸性粒细胞
IL-6	刺激炎症和自身免疫过程；抑制 TGF-β 诱导的 Treg 分化，促进 Th17 细胞分化；刺激活化的 B 细胞分化为产生免疫球蛋白的浆细胞
IL-8	招募中性粒细胞、NK 细胞、T 细胞、嗜碱性粒细胞、嗜酸性粒细胞到病变部位；刺激中性粒细胞达到更高的激活状态
IL-9	促进 CD8⁺T 细胞和肥大细胞的增殖；促进 Th2 细胞分化，提高 Th17 细胞存活
IL-10	诱导耐受和维持免疫稳态；抑制 IFN-γ 分泌和单核/巨噬细胞激活
IL-12	促进 Th1 细胞分化；激活 NK 细胞；支持 DC 成熟；刺激 IFN-γ 和 TNF-α 的产生

续表

细胞因子	主要功能
IL-17	诱导促炎细胞因子、趋化因子和金属蛋白酶
IL-18	IL-12诱导IFN-γ；增强NK细胞的细胞毒性
IL-21	促进Th2、Th17细胞分化，抑制Th1、Treg细胞发育；诱导CD8$^+$T细胞和NK细胞成熟，增强细胞毒性；刺激B细胞向浆细胞分化和免疫球蛋白的产生
IL-22	促进炎症组织病理；调节细胞再生、组织重塑和伤口愈合
IL-23	刺激IL-17生产；增强T细胞增殖；激活NK细胞
TGF-β	抑制免疫反应和Treg分化
IFN-γ	激活巨噬细胞；促进炎症；诱发Th1分化
TNF-α	促进炎症组织病理；诱导其他促炎细胞因子、金属蛋白酶和自由基

注：IL，白介素；TGF-β，转化生长因子-β；IFN-γ，干扰素-γ；TNF-α，肿瘤坏死因子-α；Treg，调节性T细胞。

第3节　主要自身免疫病的营养干预

自身免疫病药物的发展提供了特异性的免疫抑制合成药物或生物制剂，从而改善疾病的预后。然而，这些药物的不良反应和昂贵的价格超出了许多患者的承受能力。因此，人们对与传统疗法相结合的替代和补充手段越来越感兴趣。根据观察性和实验性研究的结果，饮食作为一种可改变的因素受到了关注。关于饮食模式/营养摄入与某些自身免疫病患病率之间关系的流行病学研究揭示了一些有趣的关联。实验研究表明，多种饮食成分对自身免疫病发病机制中涉及的免疫和炎症反应有良好的调节作用（营养干预对MS、RA和IBD的影响见表30-2）。此外，在各种动物模型和有限的临床试验中发现，其中一些营养制剂可在一定程度上改善疾病症状和组织病理。下面详细讨论的结果表明，饮食干预可能有助于预防和治疗自身免疫病。

一、多发性硬化

（一）MS的基本信息

MS是一种慢性自身免疫性神经炎症性中枢神经系统（central nervous system，CNS）疾病。据估计，MS在美国的患病人数超过40万[11]，全球超过250万，而且这一发病率预计还会继续增加[12]。MS在欧洲、北美、澳大利亚和新西兰比其他国家更常见，在亚洲很少见[13]。MS主要影响年龄在20~40岁之间的人群，女性患病率较高[14]，它是年轻人残疾的主要原因之一[15]。MS的临床表现差异很大，但通常包括疲劳、抑郁和焦虑、痉挛和运动失调、慢性疼痛、认知障碍、膀胱和肠道功能障碍、视觉和语言障碍、感觉障碍、性功能障碍和行动障碍。MS的病理生理特征是脱髓鞘、轴突/神经元损伤以及脑和脊髓胶质细胞增生[16-18]。MS的临床症状和病程是异质性的，并被认为与病变部位的病理学相关[19]。大约85%的患者最初表现为复发-缓解模式，但最终80%的患者会发展为继发性进行性MS；少数患者被诊断为原发性进行性MS[14]。

MS的病因仍不清楚。与许多其他自身免疫性疾病一样，它被认为是多因素所致。它可能涉及受遗传、环境和行为因素影响和相互作用的失调免疫反应。MS病例似乎出现家族内聚集，MS患者一级亲属中发生MS的风险是普通人群的10~50倍[20]。一项对MS患者与健康对照者的全基因组关联分析已经确定48个风险变异[21]，编码免疫相关分子或控制神经生物学通路的基因被证明与发病率相关[22]。然而，遗传因素据估计仅占MS终身发病风险的25%[12]，流行病学研究表明，各种环境因素对该病的易感性有很大的影响。例如，病毒感染包括EB病毒（Epstein-Barr virus）、人类内源性反转录病毒、麻疹和相关犬瘟热病毒、人类疱疹病毒[23]、吸烟[24]以及包括维生素D缺乏[25,26]、盐摄入量增加[27]、肥胖[28]在内的营养因素都与MS的流行有关。

遗传和环境因素的相互作用在影响MS易感性方面也很重要。环境信号可能通过诱导表观遗传变化来影响基因表达[29]；DNA甲基化修饰[30]

表30-2 营养干预对多发性硬化、类风湿关节炎和炎症性肠病的影响

		多发性硬化		类风湿关节炎		炎症性肠病	
		人类	动物	人类	动物	人类	动物
饮食	地中海饮食	数据有限	N/A	减少疾病活动	N/A	无数据可用	N/A
	绿茶	无数据可用	延迟疾病发病 症状改善	数据有限	数据有限	数据有限	数据有限
	ω-3 脂肪酸	证据不足	延迟疾病发病 减少疾病的分数	症状改善	数据有限	证据不足	改善 IBD 的症状
维生素	维生素 D	结果不一致	症状改善	减少疾病活动	改善临床指标	证据不足	改善 IBD 的症状
	维生素 E	数据有限	数据有限	症状改善	防止关节破坏	无数据可用	无数据可用
	维生素 K	无数据可用	无数据可用	减少疾病活动	数据有限	无数据可用	无数据可用
矿物质	钙	数据有限	数据有限	数据有限	数据有限	无数据可用	数据有限
	锌	无数据可用	无数据可用	证据不足	无数据可用	数据有限	无数据可用
	硒	无数据可用	无数据可用	数据有限	数据有限	无数据可用	无数据可用
植物化学物质	儿茶素	无数据可用	延迟疾病发病 改善症状	无数据可用	无数据可用	数据有限	改善 IBD 的症状
	姜黄素	数据有限	改善 EAE 症状	结果不一致	数据有限	证据不足	数据有限
	白藜芦醇	无数据可用	延迟疾病发病	症状改善	数据有限	数据有限	数据有限
	橙皮苷 橙皮素	无数据可用	减少发病率 延迟疾病发病 症状改善	无数据可用	改善临床指标	无数据可用	无数据可用
	单宁	无数据可用	无数据可用	无数据可用	延迟 RA 发展	无数据可用	无数据可用
	槲皮素	无数据可用	无数据可用	改善症状	数据有限	无数据可用	改善 IBD 的症状

注：MS，多发性硬化；RA，类风湿关节炎；IBD，炎症性肠病；N/A，不适用。

与 MS 发病机制和 T 细胞谱[31]有关。研究也表明 microRNA 参与 MS 的发病机制[32]。例如，与缓解组和对照组相比，miR-141 和 miR-200a 在复发期上调[33]。活动期患者大脑中 miR-34a、miR-155 和 miR-326 上调，这可能介导巨噬细胞活化导致活动性病变[34]。

MS 的发病机制涉及自身反应性髓鞘特异性 T 细胞与 B 细胞和先天性免疫细胞协同作用，导致 CNS 的脱髓鞘化和随之而来的神经退化。我们对该病的免疫病理机制的认识主要是通过对动物模型的研究建立的，特别是实验性自身免疫性脑脊髓炎（experimental autoimmune encephalomyelitis，EAE），它是人类 MS 的最佳定义和高度可重复性的啮齿动物模型。EAE 通常是通过乳化的 CNS 抗原（髓鞘磷脂成分）免疫动物来诱导的。引流淋巴结中产生的抗原特异性 T 细胞（主要是 Th1 和 Th17）

进入循环，最终穿过血—脑脊液屏障，在 CNS 中引起炎症损害。Th1 和 Th17 细胞是主要的驱动力，而 Treg 细胞为控制细胞；巨噬细胞、中性粒细胞和小胶质细胞是主要的先天免疫细胞；许多细胞因子起调节或效应因子的作用。尽管 EAE 和 MS 之间存在差异，但在 EAE 小鼠中观察到的许多 CNS 病理现象与 MS 患者 CNS 中的发现相似[35,36]。

MS 不能被治愈，疾病治疗主要依赖于基于动物模型研究开发的免疫调节药物疗法。这些疗法通常被设计为广泛抑制免疫反应或选择性地针对免疫系统中的单一分子或通路。尽管这些药物疗法改善了疾病的治疗，但它们的疗效有限，尤其是在进展期，而且常常带来明显的副作用。

（二）营养和饮食因素的作用及潜在机制

1. 来自观察性研究的证据 早期的流行病学研究表明，饮食是 MS 预防和管理的一个可改变的

环境因素[37]。与饮食有关的 MS 风险因素包括低维生素 D、高脂肪 / 饱和脂肪酸、儿童肥胖以及与饮食相关的菌群失调。

自从 45 年前首次提出维生素 D 和 MS 之间的联系以来[38]，低维生素 D 摄入量和低阳光照射（维生素 D 合成的主要来源）已被证明与 MS 的高风险和疾病活动有关[39]。MS 患者的血清维生素 D 水平通常低于健康对照组[40,41]，而且血清维生素 D 水平的季节变化与多发性硬化患者的临床疾病活动度呈负相关[42]。此外，儿童时期甚至在胚胎早期[44,45]暴露于低维生素 D 状态[43]可能会增加日后患 MS 的风险。

总脂肪和脂肪类型的摄入量早已被认为是影响 MS 发展的一个因素。Swank 等人的早期研究显示，MS 的发病率可能与食用动物来源的饱和脂肪（如奶制品和肉类）有关[37,46]。Arganoff 和 Goldberg 也提及了类似的观察结果，他们认为蔬菜、坚果和鱼的摄入量与 MS 的风险降低有关[47]。来自脂肪的高能量摄入，特别是饱和脂肪，增加了 MS 的风险，而水果和蔬菜的摄入对成人[48]和儿童[49]患者都有保护作用。多不饱和脂肪酸（polyunsaturated fatty acid, PUFA）的摄入对 MS 发病率的影响尚不清楚。护士健康研究 I（92 422 名妇女，1980—1994）和护士健康研究 II（95 389 名妇女，1991—1995）记录了 195 例新发病例，除了 α- 亚麻酸（α-linolenic acid, ALA）摄入量与 MS 的风险之间呈负相关趋势之外，总脂肪或其余特定类型的脂肪摄入量与 MS 症的风险之间没有明显的关系[50]。对这些研究中的 479 个病例的扩展随访（研究 I 为 1980—2004 年，研究 II 为 1991—2009 年）发现，患病风险与总的 PUFA 和 ALA 摄入量呈负相关，但与其他特定类型的 PUFA 无关[51]。

研究人员还进行了与 MS 有关的饮食模式分析，包括评估地中海饮食[52]、旧石器时代饮食（无乳制品和谷物）[53]和 McDougall 饮食（低脂肪素食）[54]，除此之外，他们也分析了与传统"西式"饮食相比对食物摄入要求更严格的各种饮食指数，如替代健康饮食指数 -2010、替代地中海饮食和阻止高血压的饮食[55-57]。然而，这方面的信息很有限，并且结论并不一致，没有特定的饮食模式被证实对预防或改善 MS 有明显益处。

2. 来自干预研究的证据 基于流行病学的研究结果，以及在更大程度上基于已知具有免疫调节、抗炎、神经保护和抗氧化特性的营养素和食物成分的信息，已经在动物模型和 MS 患者中使用各种营养素进行了营养干预试验。

鉴于流行病学研究中报告的维生素 D 含量与 MS 风险之间呈负相关，以及维生素 D 的免疫调节功能，特别是对适应性免疫反应和抗原呈递过程的抑制作用，强烈建议 MS 患者补充维生素 D。事实上，一些使用 EAE（一种 MS 的啮齿动物模型）的研究显示，饮食中的维生素 D 可以改善疾病症状和组织病理，这种保护作用与致病性 Th1[58,59]和 Th17[60,61]细胞的发展减少、T-reg 分化受到抑制[60]以及调节 T 细胞活化和分化的细胞因子和转录因子的适当变化有关。维生素 D 对效应性 CD4$^+$T 细胞有调节作用，进而引发对 EAE 的保护，可能是由于其对 DC 的作用介导的[62]。然而，这些结果的转化价值值得怀疑。迄今为止，单独使用维生素 D 或与其他药物一起使用的临床试验还没有提供一致的证据来支持动物模型的发现[63,64]。这种不确定性需要进一步完善研究设计方案，特别是考虑使用的剂量范围，营养和维生素 D 状态等基线条件，以及遗传和表观遗传的异质性。值得注意的是，在使用更高剂量的维生素 D 时应谨慎，新近的病例报告显示，一名 MS 患者在几个月（<6）内每天服用 50 000IU 的维生素 D，并且血清 25- 羟基维生素 D$_3$ 高于常规实验室检测的检测上限（>160ng/ml 或 400nmol/L），反而预后更差[65]。

西方饮食中典型的高饱和脂肪和高 ω-6/ω-3 脂肪酸比值的摄入被认为是 MS 的危险因素，这在一定程度上解释了西方国家高 MS 发病率的原因。ω-3 脂肪酸［ALA、二十碳五烯酸（eicosapentaenoic acid, EPA）、二十二碳六烯酸（docosahexaenoic acid, DHA）］和一些 ω-6 脂肪酸（γ- 亚麻酸、二高 γ- 亚麻酸）具有抗炎作用，因此，理论上可能在 MS 中发挥保护作用。据报道，在接受 1 年低脂肪饮食并增加鱼类摄入量或仅接受橄榄油的患者中，患者的症状有适度改善[66]。一项动物研究显示，在 EAE 诱导前喂食 4 周 DHA 的小鼠延迟了 EAE 的发生，并降低了疾病评分[67]。然而，迄今为止，临床试验的总体结果不足以表明改变 ω-3 或 ω-6 脂肪酸的摄入量对 MS 患者有显著影响[68]。

已经研究了多种植物来源的非营养性生物活性膳食成分（植物化学物）对 MS 发病机制的免疫和炎症反应有良好的影响。经口给予（饮食或饮水）绿茶及其儿茶素，特别是表没食子儿茶素 -3-没食子酸酯（epigallocatechin-3-gallate，EGCG）已被证明对 EAE 小鼠模型有保护作用，表现为延迟发病、改善症状，减弱大脑和脊髓的病理变化。这些作用伴随着抑制病理 T 细胞的反应和促炎细胞因子的产生[69-71]。机制研究表明，EGCG 对 EAE 的作用主要涉及其免疫调节和抗炎作用，如通过各自的调节网络抑制新生 CD4$^+$T 细胞分化为 Th1、Th9 和 Th17 亚群，通过抑制 IL-6 信号和炎症细胞因子的产生促进 Treg 的发展并使 Th17/Treg 平衡向有利于 Treg 的方向发展[71,72]。

EGCG 在 MS 患者中的应用信息目前相对有限（只有两项研究确定）。在一项交叉设计的随机对照试验（randomized-controlled trial，RCT）中，18 名复发 - 缓解型 MS 患者接受了 EGCG（600mg/d）和安慰剂治疗 12 周，中间有 4 周洗脱期。研究者报告，EGCG 改善了适度运动中的肌肉代谢，但没有报告神经和免疫方面的结果[73]。另一项研究是一项 I 期（单组）和 II 期（跑步、安慰剂对照）的联合试验，以确定含有 50%EGCG 的绿茶提取物的安全性和神经保护作用[74]。在这项研究中，患者每天服用 EGCG 800mg，为期 6 个月。在 I 期研究中，有 10 名参与者完成了所有的评估，没有出现严重的副作用；由于未知原因导致的高频率血清肝酶浓度升高（5/7），使用新批次但相同来源的 EGCG 补充剂对 12 名患者进行的 II 期研究被暂停。这两项人体研究的结果不能验证或质疑使用 EAE 模型的动物研究报告的结果，因此，在 MS 患者中使用 EGCG 的好处还有待确定。然而，未来的试验应特别注意可能出现的副作用。

姜黄素是饮食香料姜黄的主要成分，被认为对包括 MS 在内的几种自身免疫性疾病有保护作用。研究表明姜黄素在 EAE 治疗中具有疗效，这被认为是通过其调节先天性和获得性免疫细胞功能以及连接先天性和获得性免疫的 APC 功能来介导的[75-78]。与 EGCG 一样，姜黄素已经进行的人体临床试验很少。在一项安慰剂对照试验中，接受纳米姜黄素 6 个月的 MS 患者的外周血单核细胞（peripheral blood mononuclear cell，PBMC）炎症细胞因子和趋化因子、转录因子[核因子 -κB（nuclear factor-kB，NF-κB）、激活蛋白 1（activator protein，AP-1）、STAT1、STAT5]、炎症性 miRNA（miR-145、miR-132、miR-16）的 mRNA 表达降低，并

通过扩展的残疾状态量表确定临床状态的改善[79]。在这些姜黄素治疗的患者中还观察到 Th17 细胞的频率和 IL-17 的表达水平降低[80]。

白藜芦醇是一种多酚类化合物，至少在 70 多种植物中发现；它在新鲜葡萄皮中的含量尤其丰富。揭示白藜芦醇潜在保护作用的第一个证据来自一项使用 EAE 模型的动物研究，该研究显示灌胃给予小鼠白藜芦醇可以减轻临床症状和脊髓的炎症，降低血清中促炎症细胞因子和趋化因子的水平[81]。在一项使用缓解 - 复发 EAE 模型的研究中，从免疫后第 8 天或第 10 天（发病前或后 1 天）到第 14 天（发病高峰期），灌胃给予 SRT501（一种药物级的白藜芦醇制剂），可以减轻脊髓中的神经元损伤，但到第 14 天对 EAE 的发病和症状没有影响；SRT501 在缓解后期（第 20~25 天）减轻症状，但不能阻止随后（第 30 天）的缓解发病[82]。使用渐进式 EAE 模型，同一小组发现白藜芦醇和 SRT501 都能将 EAE 的发病时间推迟几天，阻止神经元损失，并推迟 EAE 小鼠的视觉衰退，但不影响脊髓炎症、外围和中枢神经系统的 T 细胞数量，以及脊髓和脾脏中 CD4$^+$ 和 CD8$^+$T 细胞的百分比[83]。相反，Imler 和 Petro 使用相同的 EAE 模型表明，膳食白藜芦醇改善了 EAE 症状，也不同程度地影响了脾脏细胞 IL-17、IFN-γ 和 TNF-α 的产生[84]。这些矛盾的结果可能与这两项研究中使用的不同实验方案有关。与 Fonseca-Kelly 等人的研究相比，Imler 和 Pedro 在饲料中使用了纯化的白藜芦醇，更早开始喂食（在免疫后立即开始），并且持续时间更长（到免疫后第 56 天）。除了免疫调节和神经保护作用可能参与了白藜芦醇对 EAE 的影响外，已经证实白藜芦醇腹腔注射 EAE 小鼠可以通过保护血脑屏障的完整性来缓解疾病，而这反过来与保持紧密连接蛋白的表达和减少黏附分子的表达有关[85]。Ghaiad 等人使用一种不太常见的铜螯合剂 cuprizone 诱导 EAE 小鼠模型，发现白藜芦醇减轻了平衡和运动协调能力方面的损害，逆转了 cuprizone 诱导的脱髓鞘，改善了大脑线粒体功能，并减少了 cuprizone 诱导的氧化应激和炎症[86]。到目前为止，还没有单独使用白藜芦醇的人体研究报告。

几种柑橘衍生的黄酮类化合物（柚皮苷 / 柚皮素、橙皮苷 / 橙皮素、芹菜素、薯蓣皂苷、川桂皮素、橙皮油素）已被证明对炎症和炎症性疾病

有益处[87-90]。小鼠口服或皮下注射橙皮苷可抑制 EAE 的发展和中枢神经系统的炎症，增加 IL-10 和 TGF-β，减少 IL-1β、IL-6、TNF-α 和 IL-17 的产生，并减少 Th17 细胞，但脾脏和淋巴结的 Treg 细胞增加[91,92]。饮食中的柚皮苷可以减少 EAE 的发病率，推迟发病时间，并减轻其症状，同时减少脊髓的免疫细胞浸润和脱髓鞘现象。在 EAE 小鼠的 CNS 和淋巴结中，促炎性 Th1、Th9 和 Th17 细胞以及它们各自的转录因子都有所减少[93]。进一步的机制研究表明，柚皮苷通过改变各自的调节蛋白的表达，抑制了 CD4$^+$T 细胞的增殖和向 Th1 和 Th17 的分化[94]。

上述研究表明，EGCG、白藜芦醇、姜黄素和橙皮苷对缓解 EAE 症状和病理有疗效。这与它们对参与 EAE 发展的免疫和炎症过程的有利调节作用是一致的，并且可以解释。这些植物化学物质的另一个重要的好处是它们的神经保护作用，这很重要，因为目前的 MS 药物针对的是免疫和炎症失调，但对防止永久性的神经损伤作用不大。然而，动物研究的结果还没有在人类身上得到证实。有几个原因导致了这种差异。首先，动物和人类有不同的遗传背景。此外，这些植物化学物质的生物利用度、代谢和剂量反应模式在动物和人类中是不一样的。更重要的是，尽管几个 EAE 模型模拟了 MS 发病的各个方面和免疫机制，但没有一个模型完全表现出人类 MS 的病理和临床特征谱。这可能解释了虽然一些药物在动物身上显示出疗效，但很少有药物被开发为人类使用。植物化学物相对安全，容易获得，而且价格低廉，因此应进一步研究其在人类中的应用，或作为常规疗法的补充。

二、类风湿关节炎

（一）RA 的基本信息

RA 是最常见的慢性自身免疫性疾病之一，在普通人群中估计患病率为 0.5%～1%，女性比男性更常发生（2～3∶1）[95,96]。虽然 RA 主要累及关节，但实际上它被认为是一种系统性的自身免疫性疾病，或者说是一种综合征，因为它在各种组织和器官系统（如皮肤、眼睛、肺部、心脏、血管和肾脏）都有关节外的表现[96,97]。RA 是一种使人衰弱的疾病，严重影响生活质量，对个人和护理人员来说都造成负担[98]。

RA 被认为是在具有高风险遗传背景的个体中发展，并与某些环境因素相结合，导致了有利于 RA 发病的表观基因组修饰。12%～15% 的同卵双胞胎均患有 RA，RA 患者一级亲属的患病风险比普通人高数倍[99]。RA 最关键的遗传风险因素是由特定的Ⅱ类人类白细胞抗原（也称为 MHC-Ⅱ）位点编码的共同易感性表征[100]。全基因组关联研究已经确定了 100 多个与 RA 风险相关的位点，其中大多数涉及免疫机制[101]。RA 涉及的表观遗传机制包括 DNA 甲基化、组蛋白修饰和 microRNA 表达[102]。RA 风险的环境因素包括吸烟、吸入灰尘、黏膜微生物、高盐摄入、血清维生素 D 浓度低和肥胖[95,103]。越来越多的证据表明，肠道微生物群的改变或失调参与了 RA 的发病和发展[104,105]。

与上述的研究结果一致，RA 的发病机制主要由免疫失调驱动，其特征性表现是包括巨噬细胞样滑膜成纤维细胞（滑膜细胞）的激活，以及 T 细胞、B 细胞、巨噬细胞、中性粒细胞和肥大细胞对滑膜区的浸润在内的滑膜持续炎症（滑膜炎）。这些细胞产生可溶性介质 / 效应分子，如细胞因子、趋化因子、基质金属蛋白酶、类花生酸和自身抗体。在 80%～90% RA 患者的血液中发现了抗 IgG 的 Fc 部分（类风湿因子）和瓜氨酸肽（citrullinated peptides，ACPA）的抗体，这些抗体是 RA 的标志[102]。这些自身抗体在血液中的存在（血清阳性）与症状的严重程度、关节损伤和死亡率有关，并且它们的浓度随着有效治疗而降低[96]。这些发现强调了产生自身抗体的 B 细胞在 RA 发病机制中的关键作用。相比之下，T 细胞在 RA 中的作用一直存在争议。CD4$^+$T 细胞在 RA 中的分化状态并不明确。Th17 细胞的作用在动物 RA 模型中得到了强有力的支持，但在临床研究中并未得到与之一致的结论，这也解释了为什么 IL-17 靶向治疗效果一直令人失望。

与其他许多自身免疫性疾病一样，目前 RA 无法治愈；然而，通过过去 20 年诊疗策略的不断发展进步，许多患者有可能达到缓解或低疾病活动度的目标以避免关节损伤。目前 RA 的治疗主要包括使用常规的免疫抑制剂、细胞因子及其受体的抑制剂（特别是 IL-6 和 TNF-α），以及特定信号通路的抑制剂（如 Janus 激酶）。这些药物有明显的副作用且价格昂贵，这限制了它们在 RA 患者中的广泛使用。

（二）营养和饮食因素的作用及潜在机制

1. 来自观察性研究的证据 饮食和营养长期以来被认为会影响 RA 的发生和进展。研究表明，RA 进展的严重程度对营养状况有不利影响，患者的营养状况也影响疾病的严重性。例如，营养不良的 RA 患者比没有营养不良的患者疾病活动性强[106]。早期的观察性研究报告显示，RA 患者血清白蛋白、前白蛋白、转铁蛋白、锌和叶酸的浓度较低[107-109]。微量元素如锌和硒可能对 RA 有保护作用，因为 RA 患者头发的平均锌含量[110] 和血清硒水平[111,112] 明显低于健康对照组[111,112]。此外，横断面和纵向研究显示，RA 患者的硒水平较低与临床疾病活动有关[113]。建议 RA 患者接受饮食教育，摄入足够的钙、叶酸、维生素 E、锌和硒[114]。

饮食模式和某些食物被认为可能会影响 RA。食用水果、蔬菜、橄榄油和富含油脂的鱼类与降低 RA 发病的风险有关[115]。一项基于庞大人口基数的病例对照研究报告显示，地中海饮食与男性患 RA 风险呈负相关[116]，但这种相关性在女性中并未发现[117]。在已确诊的患者中，疾病的严重程度与"鱼类、贝类、全谷物、水果和蔬菜的高摄入，香肠和甜食的低摄入"此种高膳食质量之间没有关联。然而，高膳食质量与炎症生物标志物 C 反应蛋白（C-reactive protein，CRP）的血浆水平下降显著相关[118]。一项对前瞻性人类研究的系统回顾表明，地中海饮食对 RA 患者有益处，包括减轻疼痛和增加身体功能[119]。地中海饮食中的单不饱和脂肪酸被认为是促使 RA 患者疾病活动减少的关键因素[120]。总的来说，饮食模式在 RA 发展中作用的证据有限，只有少数的观察性研究支持。

ω-3 脂肪酸具有抗炎和免疫调节特性，这可能是它们对 RA 有益的原因[121-123]。与健康对照组相比，RA 患者血清和红细胞中的 EPA 水平明显降低[124,125]。富含脂肪的鱼类是人类饮食中 ω-3 脂肪酸的主要来源，与适度降低患 RA 的风险有关[126]。一项基于人群前瞻性研究的瑞典乳腺 X 线队列研究发现，每日摄入超过 0.21g ω-3 脂肪酸与中老年妇女罹患 RA 的风险降低 35% 相关[127]。另有一项横断面分析显示，与从未吃过鱼或每月吃鱼少于 1 次的 RA 患者相比，每周吃鱼 2 次的 RA 患者的疾病活动评分明显降低[128]。除此之外，在一项针对 727 名早期 RA 患者的前瞻性研究中，在开始常规药物治疗的前 1 年，饮食中摄入更多维生素 D 和

ω-3 脂肪酸通常与更好的治疗效果相关[129]，而在接受甲氨蝶呤治疗的早期 RA 患者中，ω-3 脂肪酸的膳食摄入量与不可接受的疼痛呈负相关[130]。

越来越多的证据表明，维生素 D 是一种能够调节钙 / 磷酸盐代谢和免疫功能的脂溶性维生素，可能会影响 RA 的发病机制。50 名印度 RA 患者的血清维生素 D 水平相对于健康对照组较低，显示与疾病活动相关[131]。在新确诊的、未接受任何药物治疗的 RA 患者的低维生素 D 水平与治疗反应降低和疾病活动增加有关[132]。几项荟萃分析研究一致报告了 RA 患者的低血清维生素 D 水平及其与疾病活动度呈负相关[133-135]。评估一项来自 15 个国家的 1 413 名 RA 患者的维生素 D 状况的研究显示，低血清维生素 D 水平在不同国家和不同纬度的 RA 患者中很常见[136]。另外一项涉及三个队列研究的荟萃分析结论提示，低维生素 D 摄入量与 RA 风险升高有关，这项研究有 215 757 名参与者，其中 874 例 RA，随访期分别为 11、12 和 22 年[134]。然而，应该指出的是，目前尚不清楚 RA 患者血清维生素 D 水平低是 RA 的原因还是后果。因此，在确认 RA 患者额外摄入维生素 D 的益处之前，需要进一步大样本临床试验研究完善结论。

其他维生素也被认为会影响 RA 的风险。一项对 29 368 名 55～69 岁妇女的前瞻性队列研究发现，较高的维生素 C、维生素 E 和锌的摄入量与 RA 的发展呈负相关[137]。这些研究表明，摄入抗氧化的微量营养素可能对 RA 有防护作用。

2. 来自干预研究的证据 研究者们已经进行了前瞻性研究，以确定营养素、食物种类、食物成分和饮食模式在 RA 预防和管理中的作用。研究表明，饮食干预可有效缓解 RA 患者的症状和减轻疾病的发展[138-141]。在瑞典的一项小型队列研究中，与持续常规饮食的患者相比，行地中海饮食 3 个月的稳定性或轻度活动性 RA 患者，疾病活动程度与血清 CRP 水平明显下降[142]。

ω-3 脂肪酸对 RA 疾病活动的有益影响已在一些临床试验中得到研究。例如，在一项 RCT 中，活动性 RA 患者每天接受含有 1 000mg EPA 和 1 500mg DHA 的鱼油，持续 12 周，结果显示疾病症状有了相应的缓解，血液 CRP 水平也出现了一定程度的降低[143]。在一项 10 周干预 /10 周洗脱期的交叉 RCT 中，每天接受 2.1g DHA 补充的 RA 患者，其关节压痛程度和肿胀数量明显下降[144]。在

另一项 RCT 中,新近发病的 RA 患者在接受每天 5.5g EPA 和 DHA 的鱼油治疗 1 年后,常规治疗 (抗风湿药物联合治疗)的失败率下降,疾病缓解率增加[145]。

水果和蔬菜含有大量的植物化学物,具有抗炎特性[146]。最近的一项 RCT 报告说,女性 RA 患者每天饮用 500ml 含有 150mg 维生素 C、131.92mg 原花青素、258.75mg 总酚和 0.30mg 叶酸的低热量的蔓越莓汁,持续 90 天,与没有饮用的患者相比,疾病活动减少[147]。在一项动物研究中,口服从苹果中制备的单宁酸可以延迟 RA 在模型小鼠中的发展[148]。

膳食多酚具有抗炎和抗氧化的特性。在体外细胞培养和动物模型中,通过减少细胞因子、趋化因子和破骨细胞生成因子的产生以及抑制转录因子如 MAP 激酶、c-Fos 和 NF-κB 的激活,显示出抗 RA 的活性[149]。

成纤维细胞样滑膜细胞(fibroblast-like synoviocyte,FLS)是构成健康人类滑膜内膜结构的主要细胞类型。在有炎症的类风湿滑膜中,活化的 FLS 通过产生细胞因子使炎症持续存在,并产生蛋白酶,降解软骨基质促进关节破坏,在 RA 的发病机制中起着关键作用。滑膜增生是 RA 中 FLS 增殖和凋亡受损的结果。体外研究表明,白藜芦醇可能对 RA 有好处,因为它已被证明可以诱导从 RA 患者和 MH7A 细胞(一种人类 RA 滑膜细胞系)中分离出的 FLS 的凋亡[150,151]。最近的一项 RCT 报告显示,与单独接受常规治疗的 RA 患者相比,每天食用 1g 白藜芦醇并进行常规治疗 3 个月的患者,疾病活动明显减少,生化指标显著改善[152]。

IL-17 是具有破骨活性的 Th17 细胞的主要细胞因子,可诱导产生破坏性细胞因子(如 MIF、TNF-α 和 RANKL)的产生。在 RA 的发病机制中,TNF-α 通过刺激前列腺素 E2(prostaglandin E$_2$,PGE$_2$)和 IL-1β 等促炎症介质的产生,促进滑膜炎并刺激软骨和骨质的破坏。槲皮素是一种在蔬菜和水果(如洋葱、甘蓝、苹果和浆果)中发现的膳食多酚,可抑制 LPS 诱导的巨噬细胞系 RAW 264.7 细胞分泌 TNF-α[153]。槲皮素还可抑制培养的 PBMC 中的 Th17 分化和 IL-17 的产生,并抑制在 RA 患者培养的 FLS 中 IL-17 诱导的 RANKL mRNA 和蛋白表达[154]。在一项针对女性 RA 患者的 RCT 研究中,补充槲皮素(500mg/d)持续 8 周可明显缓解临床

症状,包括晨僵、晨起疼痛和活动后疼痛[155]。

由于维生素 D 缺乏(定义为血浆 25-羟基维生素 D<75nmol/L)在 RA 患者中很常见,因此有研究专门调查了纠正维生素 D 缺乏是否会改善 RA。一项研究表明,单次口服高剂量(30 万 IU)的维生素 D$_3$,随后的 6 个月每天服用 800~1 000IU,可以有效纠正 RA 患者的低维生素 D 状态[156]。在一项随机的开放试验中,连续 6 周服用 6 万 IU 的维生素 D,随后 3 个月每月服用一次 6 万 IU 的维生素 D,可显著提高血清维生素 D 水平并减少疾病活动[157]。值得注意的是,补充维生素 D 不一定能防止维生素 D 缺乏,在经常补充维生素 D 的 RA 患者中仍可能发现维生素 D 的缺乏。一项研究报告说,在 318 名每天补充 800IU 维生素 D 的患者中,28% 的患者没有达到足够的维生素 D 水平。此外,维生素 D 的补充对有较严重疾病的 RA 患者往往无效[158]。一项来自意大利 22 个风湿病中心的 1 191 名 RA 患者和 1 019 名对照组(未服用维生素 D 补充剂)的研究表明,在接受维生素 D 补充剂的 557 名 RA 患者中,有 1/3 的人仍然缺乏维生素 D[159]。这些研究表明,除了优化维生素 D 补充剂的剂量外,在纠正 RA 患者的维生素 D 缺乏状态时亦应考虑诸如光照和 BMI 等同样被公认为维生素 D 缺乏的风险因素的其他因素。

尽管一些研究表明维生素 D 对 RA 的有益影响,但补充维生素 D 在预防 RA 或作为 RA 治疗的一个组成部分的潜在作用是有争议的。在一项包括 32 435 名绝经后妇女的 RCT 中,每天补充 1 000mg 的钙加每天低剂量的维生素 D$_3$,为期 5.1 年,对降低 RA 的发病风险没有效果。此外,太阳辐射和饮食中的维生素 D 摄入量都可能与 RA 的发病率增加有关[160]。这些结果强调了进一步研究的必要性,以确定维生素 D 在 RA 中的作用,以及优化和个性化的补充策略。

疼痛是 RA 患者常见的症状,它是由炎症或非炎症因素引起的。在一项非盲随机试验中,新近被诊断为 RA 的患者在接受常规治疗药物的情况下,补充 1,25-(OH)$_2$D$_3$ 8 周,可进一步缓解疼痛[161]。在另一项研究中,只有在补充前血清维生素 D 水平较低的 RA 患者中才观察到维生素 D 的疼痛缓解作用[162];同样,只有在补充前血清维生素 D 水平较低(<20ng/ml)的 RA 患者中才观察到健康评估问卷得分的明显降低[163]。

维生素 E 是一种有效的抗氧化剂，具有抗炎特性，目前广泛认为其具有抗 RA 的潜力。在一些基础研究中，口服维生素 E 6 周的实验性 RA 大鼠，其血清中的 PGE_2 和一氧化氮[164] 水平明显低于未接受治疗大鼠。此外，补充葡萄糖胺和维生素 E 对大鼠的 RA 症状有协同作用[165]。在转基因 RA 小鼠模型中，其自发的多关节炎与人类 RA 相似，应用维生素 E 治疗可防止关节破坏[166]。与单独使用鱼油相比，在 RA 小鼠模型中补充维生素 E 和鱼油，可显著降低 IL-6、IL-10、IL-12 和 TNF-α 的水平[167]。在临床中，RA 患者服用维生素 E 600mg，每日两次，持续 12 周，可以减轻疼痛[168]。此外，活动性 RA 患者在联合补充亚油酸和维生素 E 后炎症反应较轻[169,170]。

维生素 K 被认为具有抗炎活性，其对 RA 的潜在益处在既往研究中已被证明。维生素 K_1（叶绿醌）治疗对改善 RA 患者的临床症状和生化指标无效[171-173]。然而，据报道，维生素 K_2（甲萘醌 -4，MK-4）可抑制 FLS 的增殖并诱导细胞凋亡[174]，这说明维生素 K_2 有可能用于 RA 的治疗。在一项横断面研究中，用 MK-7（一种比 MK-4 具有更高生物利用度的 MK）治疗的 RA 患者，其血清炎症标志物和疾病活动评分明显下降[175]。这些研究表明，维生素 K 的治疗潜力值需要进一步研究。

三、炎症性肠病

（一）IBD 的基本信息

IBD 主要包括克罗恩病（Crohn disease，CD）和溃疡性结肠炎（ulcerative colitis，UC），是一种胃肠道受累的慢性复发性的炎症性疾病。IBD 的患病率在西方发达国家最高，包括北美、欧洲和澳大利亚。美国约有 160 万 IBD 患者，包括 78.5 万 CD 患者和 91 万 UC 患者[176]。2010—2015 年，美国、欧洲和澳大利亚的 IBD 平均住院率分别为 33.9/10 万人、72.9/10 万人和 31.5/10 万人[177]。在亚洲，IBD 的发病率正在上升。在韩国的一项基于人群的研究中，1986—1990 年 CD 的年发病率为 0.05 例 /10 万人年，在 2001—2005 年增加到 1.34 例 /10 万人每年。在 ACCESS 队列中，印度的 IBD 发病率最高，为 9.3 例 /10 万人年，中国的 IBD 发病率为 0.05～3.14 例 /10 万人年[178]。

CD 和 UC 有一些相似之处，也有不同的临床和病理特征。在 CD 中，炎症是不连续的，影响到肠壁全层，而 UC 涉及大肠，从直肠开始，影响到肠壁的黏膜层及黏膜下层[179]。尽管 IBD 不仅仅是一种自身免疫性疾病，但一些自身抗体在 IBD 患者中是很常见的。在以色列，与非 IBD 对照组相比，除甲状腺炎外，所有自身免疫性疾病在 IBD 患者中的发病率更高。对于 IBD 和自身免疫性疾病之间的联系，可能的解释是潜在的遗传因素使患者容易患 IBD 和自身免疫性疾病，IBD 相关炎症和通透性增加以及免疫调节药物引发的自身免疫。[180]

IBD 的病因尚不清楚，但遗传易感性和环境因素在该疾病的发展和发病机制中都起到一定作用。IBD 似乎是由遗传易感个体对宿主肠道微生物群的不适当的免疫反应导致的。因此，效应细胞和调节细胞之间的平衡、微生物组的组成、肠道屏障的完整性以及影响微生物组和免疫反应的环境因素在 IBD 的发病机制中起着重要作用[181]。对 CD 易感的遗传因素包括先天免疫系统模式识别受体、Th17 细胞的分化、自噬、上皮屏障完整性的维持以及次级免疫反应的协调有关的因素[182]。

环境因素被认为对 IBD 的发展有重要影响。吸烟可能通过影响肠道菌群而增加患 CD 的风险。膳食因素与 IBD 有关联，并且高动物脂肪、低水果和蔬菜的膳食模式与 IBD 的风险增加有关。低血清维生素 D 水平似乎也是 IBD 的一个风险因素。除此之外，使用药物如抗生素、口服避孕药和非甾体抗炎药与 IBD 风险增加有关[176,183]。

先天性和获得性免疫系统在 IBD 中都发挥着重要作用。先天免疫系统的缺陷、效应性淋巴细胞和促炎细胞因子的过度攻击性活动以及调节机制的失败都有可能是 IBD 的发病机制。不能识别细菌产物导致肠道先天免疫反应的缺陷，可能导致 CD 发展的风险增加。NOD2 基因的突变就是 CD 的一个危险因素；一个病理等位基因的 CD 风险增加 2～4 倍，两个病理等位基因的风险增加 15～40 倍。研究表明 NOD2 还能识别细菌肽聚糖的溶酶体分解产物，进而激活先天免疫系统并诱导自噬[179,184]。CD 和 UC 中都可以看到过度的 T 细胞反应；然而，两者的 T 细胞反应模式并不同。在 CD 中，由于 APC 和巨噬细胞产生 IL-12、IL-18、IL-23 和 TGF-β，可以观察到过度的 Th1 和 Th17 反应。事实上，缺乏 IL-12p40 亚基和 IL-23 的动物对结肠炎的诱导有抵抗性。在 UC 中，炎症是继发于 Th2 细胞因子谱，同时可以观察到 IL-5

增加。另外，T-reg 可以抑制由 Th17 细胞驱动的炎症，并控制先天性炎症机制[181]。

（二）营养和饮食因素在 IBD 中的作用及潜在机制

1. 来自观察性研究的证据　维生素 D 水平显示与 IBD 风险和疾病活动性密切相关。在护士健康研究中，从 1986 年到 2008 年对 72 719 名妇女进行了随访，期间诊断出 122 例 CD 和 123 例 UC。根据饮食和生活方式评估制订维生素 D 预测分数，较高分数与 CD 风险的降低有关，并根据循环的 25（OH）D 进行验证。预测 25（OH）D 水平中位数在最低四分位为 22.3ng/ml，最高四分位为 32.2ng/ml，与最低四分位相比，维生素 D 最高四分位相关的多变量调整风险比为 0.54（95%CI：0.30～0.99）[185]。在一项包括 504 名 IBD 患者（403 名 CD 患者和 101 名 UC 患者）的回顾性研究中，49.8% 的患者缺乏维生素 D，缺乏维生素 D 与更强的疾病活动和更低的健康生活质量相关[186]。

在 Mozaffari 等人的一项荟萃分析中[187]，使用 10 项观察性研究（4 项前瞻性研究和 6 项病例对照研究）调查了鱼类食用和含 ω-3 脂肪酸膳食摄入与 IBD 风险的关系。总样本量为 282 610 人，包括 2 002 例 IBD（1 061 例 CD 和 937 例 UC）。研究发现，鱼类食用量与 CD 风险之间存在负相关（集合效应大小：0.54，95%CI：0.31～0.96，P=0.03）。除此之外，研究还发现饮食中的 ω-3 脂肪酸与 UC 风险之间也存在显著的负相关（集合效应大小：0.75，95%CI：0.57～0.98，P=0.03）。然而，总的膳食 ω-3 脂肪酸或 ALA 摄入量与 IBD 之间没有发现关联。

2. 来自干预研究的证据　通过饮食干预减少 IBD 患者复发和疾病活动采用了包括促进有利的肠道微生物群增殖、减少肠道渗透性和肠道上皮损伤以及减少炎症在内的不同策略／目标。对 IBD 疗效进行测试的饮食干预措施包括特定碳水化合物饮食、低 FODMAP（可发酵寡糖、双糖、单糖和多元醇）饮食、无麸质饮食、抗炎饮食、免疫球蛋白 -G4 引导的排除饮食、高纤维饮食、低残留饮食、半素食饮食、地中海饮食和旧石器时代饮食。经调查对 IBD 患者有益的膳食补充剂有姜黄素、谷氨酰胺、ω-3 脂肪酸、维生素 D、益生元和益生菌。这些饮食干预和营养补充对 IBD 发病机制和治疗的影响已经在最近的几篇文章中进行了综述[183,188-190]。

维生素 D 对免疫系统有多种影响。它通过诱导单核细胞增殖以及巨噬细胞表达 IL-1 和抗菌肽来激活先天免疫系统，还减少 DC 的成熟和 IL-12 的产生，同时诱导 IL-10 的产生。此外，维生素 D 减少了 IL-2、IL-17 和 IFN-γ 的产生，抑制了 CD4+ 和 CD8+T 细胞的增殖，并促进了 Treg 细胞和产生 IL-10 的 1 型 Treg 细胞的发育[191]。所有这些维生素 D 诱导的变化都有可能影响 IBD 的发展和发病机制。在人类单核细胞和上皮细胞中，维生素 D 刺激了 NOD2/CARD15/IBD1 基因和蛋白的表达，为维生素 D 缺乏在 CD 发病机制中的作用提供了分子基础[192]。在小鼠模型中，适当的维生素 D 受体（vitamin D-receptor，VDR）信号通路对实验性 IBD 和维生素改善结肠炎期间的先天免疫反应至关重要[193,194]。当敲除 IL-10 基因的小鼠被喂食缺乏维生素 D 的饮食时，它们迅速出现腹泻和消耗性疾病，并表现出 58% 的死亡率。另一方面，含有充足维生素 D 饮食或提供 1,25（OH）$_2$D$_3$ 补充剂的小鼠 IBD 症状明显改善，并且没有观察到死亡[193]。在硫酸葡聚糖钠诱导的 IBD 模型中，与野生型小鼠相比，VDR 基因敲除小鼠的结肠长度更短，体重减轻更多，组织学评分和死亡率更高[194]。VDR 似乎通过保持细胞间连接的完整性和维持结肠上皮的愈合能力进而在黏膜屏障稳态中起关键作用[195]。T-reg 和 Th17 细胞之间的适当平衡对控制 IBD 的炎症很重要。结肠 CD4+T 细胞 IL-15 的输送受损，降低了 Foxp3 的表达，增强了 RORγt 的表达，这导致了 IBD 的快速诱发，其特点是促炎症细胞因子（IFN-γ 和 IL-6）的产生增强和 Th1/Th17 细胞积累增多[196]。Foxp3 基因表达由维生素 D 在从人 PBMC 分离的 CD4+T 细胞中通过直接 VDR 与 Foxp3 基因内的维生素 D 反应元件结合和增强 Foxp3 启动子活性来促进[197]。

然而，很少有 RCT 证明维生素 D 的临床益处。在一项 RCT 中，94 名 CD 患者每天接受安慰剂或 1 200IU 维生素 D，为期 12 个月。补充维生素 D 后，血清维生素 D 水平明显提高，与接受安慰剂治疗的患者相比，接受维生素 D$_3$ 治疗的患者的复发率趋于降低（P=0.06）（6/46 或 13%）[198]。在一项针对 18 名轻度至中度 CD 患者的小型研究中，24 周补充高达 5 000IU/d 的维生素 D$_3$ 可有效提高血清 25（OH）D$_3$ 水平，并降低未经调整的 CD 活动指数平均得分。补充维生素 D 后，生活质量评分也得到改善[199]。

ω-3 脂肪酸可以通过多种机制发挥抗炎作用，包括抑制白细胞的趋化作用，产生生物效力较低的脂质介质，抑制炎症细胞因子的产生，改变转录因子的激活（PPAR-γ 的激活和 NF-κB 的激活减少），以及降低 T 细胞的反应性（抑制 T 细胞增殖和减少 IL-2 的产生）[200]。尽管有包括抗炎特性和流行病学数据在内的强大的机制关联，但在 IBD 患者中进行的 ω-3 脂肪酸的临床试验产生了混合的结果，显示了一些有益的影响，但未能证明在预防临床复发方面有保护作用。这些试验已被一些研究者综述[201,202]。Cabre[202] 等人从总共 19 个 RCT 中评估了 ω-3PUFA 作为 IBD 患者的治疗剂。他们得出结论，现有的数据不允许推荐使用 ω-3PUFA 补充剂来治疗活动性或非活动性 IBD。然而，作者指出了几个可能影响 RCT 结果的问题：①所使用的 ω-3PUFA 的剂量太低，无法产生治疗效果；②没有监测饮食中 ω-6 和 ω-3 脂肪酸的比例，以及血浆、红细胞或肠道黏膜的脂肪酸谱；③不同的 ω-3 制剂有不同的药代动力学特征；④安慰剂的选择不是最佳的。在一些研究中使用了橄榄油、油酸或中链甘油三酯，据报道这些都能减轻肠道炎症。

第4节 结论和展望

一个正常运作的免疫系统可以区分"非己"和"自己"。"自我耐受"阻止个体的免疫系统攻击身体的正常组织。当这种自我耐受机制失效时，在没有外部攻击或内部威胁的情况下，免疫系统可以激活对自我抗原的反应。这种由宿主引导的免疫反应被称为自身免疫，它可以引起各种组织和器官的损伤和功能障碍，导致相应的临床表现，统称为自身免疫性疾病。

自身免疫性疾病的发病率相对较低。然而，它们常常导致残疾和病态。此外，它们是青年和中年妇女死亡的主要原因之一，因此对健康和经济有重大影响。目前被明确的自身免疫性疾病大约有 100 种，只是并不是所有的疾病都符合自身免疫性疾病的所有标准。

营养可以影响免疫系统的调节，从而影响自身免疫性疾病的患病率和发病机制。与营养对自身免疫性疾病的影响有关的信息仍有限。无论是临床前还是临床的营养干预试验，都只集中在 100 种不同的自身免疫性疾病中的少数。迄今为止，

结果是令人鼓舞的，其显示了特定营养素或饮食模式对减少一些自身免疫性疾病的发病机制和临床症状的功效，如维生素 D 与 IBD，绿茶儿茶素与 MS，或 ω-3 脂肪酸与 RA。到目前为止，大部分证据是通过实验动物模型获得的。后续还需要进行包括足够规模和持续时间更长的临床试验，以确定营养干预在减少这些自身免疫性疾病的风险和发病机制中的价值。此外，还需要探索营养在更多自身免疫性疾病发病机制中的作用。这项工作的一个障碍是对这些自身免疫性疾病的病因和基本发病机制缺乏完整的了解，这使得选择适当的营养干预措施变得困难。因此，在尝试营养干预之前，需要进行更多的研究以更好地了解几种自身免疫性疾病的病因和发病机制。最后，需要了解已经成功的营养干预措施的机制。这些信息将有助于确定对特定自身免疫性疾病最有效的预防和治疗的营养方法。

（邱勋 译）

参 考 文 献

1. Hayter SM, Cook MC. Updated assessment of the prevalence, spectrum and case definition of autoimmune disease. *Autoimmun Rev.* 2012;11(10):754−765.
2. Wang L, Wang FS, Gershwin ME. Human autoimmune diseases: a comprehensive update. *J Intern Med.* 2015;278(4):369−395.
3. Jacobson DL, Gange SJ, Rose NR, Graham NM. Epidemiology and estimated population burden of selected autoimmune diseases in the United States. *Clin Immunol Immunopathol.* 1997;84(3):223−243.
4. Eaton WW, Rose NR, Kalaydjian A, Pedersen MG, Mortensen PB. Epidemiology of autoimmune diseases in Denmark. *J Autoimmun.* 2007;29(1):1−9.
5. Youinou P, Pers JO, Gershwin ME, Shoenfeld Y. Geo-epidemiology and autoimmunity. *J Autoimmun.* 2010;34(3):J163−J167.
6. Cooper GS, Stroehla BC. The epidemiology of autoimmune diseases. *Autoimmun Rev.* 2003;2(3):119−125.
7. Wahren-Herlenius M, Dorner T. Immunopathogenic mechanisms of systemic autoimmune disease. *Lancet.* 2013;382(9894):819−831.
8. Cho JH, Gregersen PK. Genomics and the multifactorial nature of human autoimmune disease. *N Engl J Med.* 2011;365(17):1612−1623.
9. Davidson A, Diamond B. Autoimmune diseases. *N Engl J Med.* 2001;345(5):340−350.
10. Goodnow CC. Multistep pathogenesis of autoimmune disease. *Cell.* 2007;130(1):25−35.
11. Dilokthornsakul P, Valuck RJ, Nair KV, Corboy JR, Allen RR, Campbell JD. Multiple sclerosis prevalence in the United States commercially insured population. *Neurology.* 2016;86(11):1014−1021.
12. Hemmer B, Kerschensteiner M, Korn T. Role of the innate and adaptive immune responses in the course of multiple sclerosis. *Lancet Neurol.* 2015;14(4):406−419.
13. Ascherio A, Munger KL. Epidemiology of multiple sclerosis: from risk factors to prevention-an update. *Semin Neurol.* 2016;36(2):103−114.
14. Filippi M, Bar-Or A, Piehl F, et al. Multiple sclerosis. *Nat Rev Dis Primers.* 2018;4(1):43.

15. Kister I, Chamot E, Salter AR, Cutter GR, Bacon TE, Herbert J. Disability in multiple sclerosis: a reference for patients and clinicians. *Neurology.* 2013;80(11):1018−1024.

16. Compston A, Coles A. Multiple sclerosis. *Lancet.* 2002;359(9313): 1221−1231.

17. Sospedra M, Martin R. Immunology of multiple sclerosis. *Annu Rev Immunol.* 2005;23:683−747.

18. Ciccarelli O, Barkhof F, Bodini B, et al. Pathogenesis of multiple sclerosis: insights from molecular and metabolic imaging. *Lancet Neurol.* 2014;13(8):807−822.

19. Dendrou CA, Fugger L, Friese MA. Immunopathology of multiple sclerosis. *Nat Rev Immunol.* 2015;15(9):545−558.

20. Garg N, Smith TW. An update on immunopathogenesis, diagnosis, and treatment of multiple sclerosis. *Brain Behav.* 2015;5(9): e00362.

21. International Multiple Sclerosis Genetics C, Beecham AH, Patsopoulos NA, et al. Analysis of immune-related loci identifies 48 new susceptibility variants for multiple sclerosis. *Nat Genet.* 2013;45(11):1353−1360.

22. Mechelli R, Annibali V, Ristori G, Vittori D, Coarelli G, Salvetti M. Multiple sclerosis etiology: beyond genes and environment. *Expert Rev Clin Immunol.* 2010;6(3):481−490.

23. Ascherio A, Munger KL. Environmental risk factors for multiple sclerosis. Part I: the role of infection. *Ann Neurol.* 2007;61(4): 288−299.

24. Wingerchuk DM. Smoking: effects on multiple sclerosis susceptibility and disease progression. *Ther Adv Neurol Disord.* 2012;5(1): 13−22.

25. Ascherio A, Munger KL, Simon KC. Vitamin D and multiple sclerosis. *Lancet Neurol.* 2010;9(6):599−612.

26. Correale J, Ysrraelit MC, Gaitan MI. Immunomodulatory effects of Vitamin D in multiple sclerosis. *Brain.* 2009;132(Pt 5): 1146−1160.

27. Kleinewietfeld M, Manzel A, Titze J, et al. Sodium chloride drives autoimmune disease by the induction of pathogenic TH17 cells. *Nature.* 2013;496(7446):518−522.

28. Hedstrom AK, Olsson T, Alfredsson L. High body mass index before age 20 is associated with increased risk for multiple sclerosis in both men and women. *Mult Scler.* 2012;18(9):1334−1336.

29. Aslani S, Jafari N, Javan MR, Karami J, Ahmadi M, Jafarnejad M. Epigenetic modifications and therapy in multiple sclerosis. *Neuromolecular Med.* 2017;19(1):11−23.

30. Li X, Xiao B, Chen XS. DNA methylation: a new player in multiple sclerosis. *Mol Neurobiol.* 2017;54(6):4049−4059.

31. Maltby VE, Graves MC, Lea RA, et al. Genome-wide DNA methylation profiling of CD8+ T cells shows a distinct epigenetic signature to CD4+ T cells in multiple sclerosis patients. *Clin Epigenet.* 2015;7:118.

32. Huang Q, Xiao B, Ma X, et al. MicroRNAs associated with the pathogenesis of multiple sclerosis. *J Neuroimmunol.* 2016; 295−296:148−161.

33. Naghavian R, Ghaedi K, Kiani-Esfahani A, Ganjalikhani-Hakemi M, Etemadifar M, Nasr-Esfahani MH. miR-141 and miR-200a, revelation of new possible players in modulation of Th17/treg differentiation and pathogenesis of multiple sclerosis. *PLoS One.* 2015;10(5):e0124555.

34. Junker A, Krumbholz M, Eisele S, et al. MicroRNA profiling of multiple sclerosis lesions identifies modulators of the regulatory protein CD47. *Brain.* 2009;132(Pt 12):3342−3352.

35. Procaccini C, De Rosa V, Pucino V, Formisano L, Matarese G. Animal models of multiple sclerosis. *Eur J Pharmacol.* 2015;759: 182−191.

36. Robinson AP, Harp CT, Noronha A, Miller SD. The experimental autoimmune encephalomyelitis (EAE) model of MS: utility for understanding disease pathophysiology and treatment. *Handb Clin Neurol.* 2014;122:173−189.

37. Swank RL, Lerstad O, Strom A, Backer J. Multiple sclerosis in rural Norway its geographic and occupational incidence in relation to nutrition. *N Engl J Med.* 1952;246(19):722−728.

38. Goldberg P. Multiple sclerosis: vitamin D and calcium as environmental determinants of prevalence (A viewpoint) part 1: sunlight, dietary factors and epidemiology. *Int J Environ Stud.* 1974;6(1): 19−27.

39. Lucas RM, Byrne SN, Correale J, Ilschner S, Hart PH. Ultraviolet radiation, vitamin D and multiple sclerosis. *Neurodegener Dis Manag.* 2015;5(5):413−424.

40. Mazdeh M, Seifirad S, Kazemi N, Seifrabie MA, Dehghan A, Abbasi H. Comparison of vitamin D3 serum levels in new diagnosed patients with multiple sclerosis versus their healthy relatives. *Acta Med Iran.* 2013;51(5):289−292.

41. Munger KL, Levin LI, Hollis BW, Howard NS, Ascherio A. Serum 25-hydroxyvitamin D levels and risk of multiple sclerosis. *J Am Med Assoc.* 2006;296(23):2832−2838.

42. Hartl C, Obermeier V, Gerdes LA, Brugel M, von Kries R, Kumpfel T. Seasonal variations of 25-OH vitamin D serum levels are associated with clinical disease activity in multiple sclerosis patients. *J Neurol Sci.* 2017;375:160−164.

43. Munger KL, Chitnis T, Frazier AL, Giovannucci E, Spiegelman D, Ascherio A. Dietary intake of vitamin D during adolescence and risk of multiple sclerosis. *J Neurol.* 2011;258(3):479−485.

44. Mirzaei F, Michels KB, Munger K, et al. Gestational vitamin D and the risk of multiple sclerosis in offspring. *Ann Neurol.* 2011;70(1): 30−40.

45. Munger KL, Aivo J, Hongell K, Soilu-Hanninen M, Surcel HM, Ascherio A. Vitamin D status during pregnancy and risk of multiple sclerosis in offspring of women in the finnish maternity cohort. *JAMA Neurol.* 2016;73(5):515−519.

46. Swank RL. Multiple sclerosis; a correlation of its incidence with dietary fat. *Am J Med Sci.* 1950;220(4):421−430.

47. Agranoff BW, Goldberg D. Diet and the geographical distribution of multiple sclerosis. *Lancet.* 1974;2(7888):1061−1066.

48. Bagheri M, Maghsoudi Z, Fayazi S, Elahi N, Tabesh H, Majdinasab N. Several food items and multiple sclerosis: a case-control study in Ahvaz (Iran). *Iran J Nurs Midwifery Res.* 2014; 19(6):659−665.

49. Azary S, Schreiner T, Graves J, et al. Contribution of dietary intake to relapse rate in early paediatric multiple sclerosis. *J Neurol Neurosurg Psychiatry.* 2018;89(1):28−33.

50. Zhang SM, Willett WC, Hernan MA, Olek MJ, Ascherio A. Dietary fat in relation to risk of multiple sclerosis among two large cohorts of women. *Am J Epidemiol.* 2000;152(11):1056−1064.

51. Bjornevik K, Chitnis T, Ascherio A, Munger KL. Polyunsaturated fatty acids and the risk of multiple sclerosis. *Mult Scler.* 2017; 23(14):1830−1838.

52. Katz Sand I, Benn EKT, Fabian M, et al. Randomized-controlled trial of a modified Mediterranean dietary program for multiple sclerosis: a pilot study. *Mult Scler Relat Disord.* 2019;36:101403.

53. Wahls TL, Chenard CA, Snetselaar LG. Review of two popular eating plans within the multiple sclerosis community: low saturated fat and modified paleolithic. *Nutrients.* 2019;11(2).

54. Yadav V, Marracci G, Kim E, et al. Low-fat, plant-based diet in multiple sclerosis: a randomized controlled trial. *Mult Scler Relat Disord.* 2016;9:80−90.

55. Black LJ, Rowley C, Sherriff J, et al. A healthy dietary pattern associates with a lower risk of a first clinical diagnosis of central nervous system demyelination. *Mult Scler.* 2019;25(11):1514−1525.

56. Katz Sand I. The role of diet in multiple sclerosis: mechanistic connections and current evidence. *Curr Nutr Rep.* 2018;7(3):150−160.

57. Rotstein DL, Cortese M, Fung TT, Chitnis T, Ascherio A, Munger KL. Diet quality and risk of multiple sclerosis in two cohorts of US women. *Mult Scler.* 2019;25(13):1773−1780.

58. Muthian G, Raikwar HP, Rajasingh J, Bright JJ. 1,25 Dihydroxyvitamin-D3 modulates JAK-STAT pathway in IL-12/ IFNgamma axis leading to Th1 response in experimental allergic encephalomyelitis. *J Neurosci Res.* 2006;83(7):1299−1309.

59. Nashold FE, Hoag KA, Goverman J, Hayes CE. Rag-1-dependent cells are necessary for 1,25-dihydroxyvitamin D(3) prevention of experimental autoimmune encephalomyelitis. *J Neuroimmunol.* 2001;119(1):16−29.

60. Chang JH, Cha HR, Lee DS, Seo KY, Kweon MN. 1,25-Dihydroxyvitamin D3 inhibits the differentiation and migration of T(H)17 cells to protect against experimental autoimmune encephalomyelitis. *PLoS One.* 2010;5(9):e12925.

61. Joshi S, Pantalena LC, Liu XK, et al. 1,25-dihydroxyvitamin D(3) ameliorates Th17 autoimmunity via transcriptional modulation of interleukin-17A. *Mol Cell Biol.* 2011;31(17):3653−3669.

62. Xie Z, Chen J, Zheng C, et al. 1,25-dihydroxyvitamin D3 -induced dendritic cells suppress experimental autoimmune encephalomy-

elitis by increasing proportions of the regulatory lymphocytes and reducing T helper type 1 and type 17 cells. *Immunology.* 2017; 152(3):414–424.

63. McLaughlin L, Clarke L, Khalilidehkordi E, Butzkueven H, Taylor B, Broadley SA. Vitamin D for the treatment of multiple sclerosis: a meta-analysis. *J Neurol.* 2018;265(12):2893–2905.

64. Sintzel MB, Rametta M, Reder AT. Vitamin D and multiple sclerosis: a comprehensive review. *Neurol Ther.* 2018;7(1):59–85.

65. Feige J, Salmhofer H, Hecker C, et al. Life-threatening vitamin D intoxication due to intake of ultra-high doses in multiple sclerosis: a note of caution. *Mult Scler.* 2019;25(9):1326–1328.

66. Weinstock-Guttman B, Baier M, Park Y, et al. Low fat dietary intervention with omega-3 fatty acid supplementation in multiple sclerosis patients. *Prostaglandins Leukot Essent Fatty Acids.* 2005;73(5): 397–404.

67. Adkins Y, Soulika AM, Mackey B, Kelley DS. Docosahexaenoic acid (22:6n-3) ameliorated the onset and severity of experimental autoimmune encephalomyelitis in mice. *Lipids.* 2019; 54(1):13–23.

68. Farinotti M, Vacchi L, Simi S, Di Pietrantonj C, Brait L, Filippini G. Dietary interventions for multiple sclerosis. *Cochrane Database Syst Rev.* 2012;12:CD004192.

69. Aktas O, Prozorovski T, Smorodchenko A, et al. Green tea epigallocatechin-3-gallate mediates T cellular NF-kappa B inhibition and exerts neuroprotection in autoimmune encephalomyelitis. *J Immunol.* 2004;173(9):5794–5800.

70. Herges K, Millward JM, Hentschel N, Infante-Duarte C, Aktas O, Zipp F. Neuroprotective effect of combination therapy of glatiramer acetate and epigallocatechin-3-gallate in neuroinflammation. *PLoS One.* 2011;6(10):e25456.

71. Wang J, Ren Z, Xu Y, Xiao S, Meydani SN, Wu D. Epigallocatechin-3-gallate ameliorates experimental autoimmune encephalomyelitis by altering balance among CD4+ T-cell subsets. *Am J Pathol.* 2012;180(1):221–234.

72. Wang J, Pae M, Meydani SN, Wu D. Green tea epigallocatechin-3-gallate modulates differentiation of naive CD4(+) T cells into specific lineage effector cells. *J Mol Med.* 2013;91(4): 485–495.

73. Mahler A, Steiniger J, Bock M, et al. Metabolic response to epigallocatechin-3-gallate in relapsing-remitting multiple sclerosis: a randomized clinical trial. *Am J Clin Nutr.* 2015;101(3): 487–495.

74. Lovera J, Ramos A, Devier D, et al. Polyphenon E, non-futile at neuroprotection in multiple sclerosis but unpredictably hepatotoxic: phase I single group and phase II randomized placebo-controlled studies. *J Neurol Sci.* 2015;358(1–2):46–52.

75. Bruck J, Holstein J, Glocova I, et al. Nutritional control of IL-23/ Th17-mediated autoimmune disease through HO-1/STAT3 activation. *Sci Rep.* 2017;7:44482.

76. Chearwae W, Bright JJ. 15-deoxy-Delta(12,14)-prostaglandin J(2) and curcumin modulate the expression of toll-like receptors 4 and 9 in autoimmune T lymphocyte. *J Clin Immunol.* 2008;28(5): 558–570.

77. Kanakasabai S, Casalini E, Walline CC, Mo C, Chearwae W, Bright JJ. Differential regulation of CD4(+) T helper cell responses by curcumin in experimental autoimmune encephalomyelitis. *J Nutr Biochem.* 2012;23(11):1498–1507.

78. Xie L, Li XK, Funeshima-Fuji N, et al. Amelioration of experimental autoimmune encephalomyelitis by curcumin treatment through inhibition of IL-17 production. *Int Immunopharmacol.* 2009;9(5):575–581.

79. Dolati S, Ahmadi M, Aghebti-Maleki L, et al. Nanocurcumin is a potential novel therapy for multiple sclerosis by influencing inflammatory mediators. *Pharmacol Rep.* 2018;70(6):1158–1167.

80. Dolati S, Ahmadi M, Rikhtegar R, et al. Changes in Th17 cells function after nanocurcumin use to treat multiple sclerosis. *Int Immunopharmacol.* 2018;61:74–81.

81. Singh NP, Hegde VL, Hofseth LJ, Nagarkatti M, Nagarkatti P. Resveratrol (trans-3,5,4'-trihydroxystilbene) ameliorates experimental allergic encephalomyelitis, primarily via induction of apoptosis in T cells involving activation of aryl hydrocarbon receptor and estrogen receptor. *Mol Pharmacol.* 2007;72(6): 1508–1521.

82. Shindler KS, Ventura E, Dutt M, Elliott P, Fitzgerald DC,

Rostami A. Oral resveratrol reduces neuronal damage in a model of multiple sclerosis. *J Neuro Ophthalmol.* 2010;30(4):328–339.

83. Fonseca-Kelly Z, Nassrallah M, Uribe J, et al. Resveratrol neuroprotection in a chronic mouse model of multiple sclerosis. *Front Neurol.* 2012;3:84.

84. Imler Jr TJ, Petro TM. Decreased severity of experimental autoimmune encephalomyelitis during resveratrol administration is associated with increased IL-17+IL-10+ T cells, CD4(-) IFN-gamma+ cells, and decreased macrophage IL-6 expression. *Int Immunopharmacol.* 2009;9(1):134–143.

85. Wang D, Li SP, Fu JS, Zhang S, Bai L, Guo L. Resveratrol defends blood-brain barrier integrity in experimental autoimmune encephalomyelitis mice. *J Neurophysiol.* 2016;116(5):2173–2179.

86. Ghaiad HR, Nooh MM, El-Sawalhi MM, Shaheen AA. Resveratrol promotes remyelination in cuprizone model of multiple sclerosis: biochemical and histological study. *Mol Neurobiol.* 2017;54(5): 3219–3229.

87. Ahmad SF, Zoheir KM, Abdel-Hamied HE, et al. Amelioration of autoimmune arthritis by naringin through modulation of T regulatory cells and Th1/Th2 cytokines. *Cell Immunol.* 2014;287(2):112–120.

88. Azuma T, Shigeshiro M, Kodama M, Tanabe S, Suzuki T. Supplemental naringenin prevents intestinal barrier defects and inflammation in colitic mice. *J Nutr.* 2013;143(6):827–834.

89. Cui Y, Wu J, Jung SC, et al. Anti-neuroinflammatory activity of nobiletin on suppression of microglial activation. *Biol Pharm Bull.* 2010;33(11):1814–1821.

90. Okuyama S, Minami S, Shimada N, Makihata N, Nakajima M, Furukawa Y. Anti-inflammatory and neuroprotective effects of auraptene, a citrus coumarin, following cerebral global ischemia in mice. *Eur J Pharmacol.* 2013;699(1–3):118–123.

91. Ciftci O, Ozcan C, Kamisli O, Cetin A, Basak N, Aytac B. Hesperidin, a citrus flavonoid, has the ameliorative effects against experimental autoimmune encephalomyelitis (EAE) in a C57BL/J6 mouse model. *Neurochem Res.* 2015;40(6):1111–1120.

92. Haghmorad D, Mahmoudi MB, Salehipour Z, et al. Hesperidin ameliorates immunological outcome and reduces neuroinflammation in the mouse model of multiple sclerosis. *J Neuroimmunol.* 2017;302:23–33.

93. Wang J, Qi Y, Niu X, Tang H, Meydani SN, Wu D. Dietary naringenin supplementation attenuates experimental autoimmune encephalomyelitis by modulating autoimmune inflammatory responses in mice. *J Nutr Biochem.* 2018;54:130–139.

94. Wang J, Niu X, Wu C, Wu D. Naringenin modifies the development of lineage-specific effector CD4(+) T cells. *Front Immunol.* 2018;9:2267.

95. Smolen JS, Aletaha D, Barton A, et al. Rheumatoid arthritis. *Nat Rev Dis Primers.* 2018;4:18001.

96. Smolen JS, Aletaha D, McInnes IB. Rheumatoid arthritis. *Lancet.* 2016;388(10055):2023–2038.

97. Prete M, Racanelli V, Digiglio L, Vacca A, Dammacco F, Perosa F. Extra-articular manifestations of rheumatoid arthritis: an update. *Autoimmun Rev.* 2011;11(2):123–131.

98. Cross M, Smith E, Hoy D, et al. The global burden of rheumatoid arthritis: estimates from the global burden of disease 2010 study. *Ann Rheum Dis.* 2014;73(7):1316–1322.

99. Frisell T, Saevarsdottir S, Askling J. Family history of rheumatoid arthritis: an old concept with new developments. *Nat Rev Rheumatol.* 2016;12(6):335–343.

100. Gregersen PK, Silver J, Winchester RJ. The shared epitope hypothesis. An approach to understanding the molecular genetics of susceptibility to rheumatoid arthritis. *Arthritis Rheum.* 1987;30(11): 1205–1213.

101. Okada Y, Wu D, Trynka G, et al. Genetics of rheumatoid arthritis contributes to biology and drug discovery. *Nature.* 2014;506(7488): 376–381.

102. Firestein GS, McInnes IB. Immunopathogenesis of rheumatoid arthritis. *Immunity.* 2017;46(2):183–196.

103. Deane KD, Demoruelle MK, Kelmenson LB, Kuhn KA, Norris JM, Holers VM. Genetic and environmental risk factors for rheumatoid arthritis. *Best Pract Res Clin Rheumatol.* 2017;31(1):3–18.

104. Maeda Y, Takeda K. Role of gut microbiota in rheumatoid arthritis. *J Clin Med.* 2017;6(6).

105. Zhong D, Wu C, Zeng X, Wang Q. The role of gut microbiota in the pathogenesis of rheumatic diseases. *Clin Rheumatol.* 2018;37(1):

25—34.

106. Helliwell M, Coombes EJ, Moody BJ, Batstone GF, Robertson JC. Nutritional status in patients with rheumatoid arthritis. *Ann Rheum Dis.* 1984;43(3):386—390.

107. Helliwell M, Batstone GF, Coombes EJ, Moody BJ. Nutritional status in rheumatoid arthritis. *Arthritis Rheum.* 1983;26(12):1532—1533.

108. Burnham R, Russell AS. Nutritional status in patients with rheumatoid arthritis. *Ann Rheum Dis.* 1986;45(9):788—789.

109. Gomez-Vaquero C, Nolla JM, Fiter J, et al. Nutritional status in patients with rheumatoid arthritis. *Jt Bone Spine.* 2001;68(5):403—409.

110. Mierzecki A, Strecker D, Radomska K. A pilot study on zinc levels in patients with rheumatoid arthritis. *Biol Trace Elem Res.* 2011;143(2):854—862.

111. Yu N, Han F, Lin X, Tang C, Ye J, Cai X. The association between serum selenium levels with rheumatoid arthritis. *Biol Trace Elem Res.* 2016;172(1):46—52.

112. Xin L, Yang X, Cai G, et al. Serum levels of copper and zinc in patients with rheumatoid arthritis: a meta-analysis. *Biol Trace Elem Res.* 2015;168(1):1—10.

113. Tarp U. Selenium and the selenium-dependent glutathione peroxidase in rheumatoid arthritis. *Dan Med Bull.* 1994;41(3):264—274.

114. Stone J, Doube A, Dudson D, Wallace J. Inadequate calcium, folic acid, vitamin E, zinc, and selenium intake in rheumatoid arthritis patients: results of a dietary survey. *Semin Arthritis Rheum.* 1997;27(3):180—185.

115. Pattison DJ, Harrison RA, Symmons DP. The role of diet in susceptibility to rheumatoid arthritis: a systematic review. *J Rheumatol.* 2004;31(7):1310—1319.

116. Johansson K, Askling J, Alfredsson L, Di Giuseppe D, group Es. Mediterranean diet and risk of rheumatoid arthritis: a population-based case-control study. *Arthritis Res Ther.* 2018;20(1):175.

117. Hu Y, Costenbader KH, Gao X, Hu FB, Karlson EW, Lu B. Mediterranean diet and incidence of rheumatoid arthritis in women. *Arthritis Care Res.* 2015;67(5):597—606.

118. Barebring L, Winkvist A, Gjertsson I, Lindqvist HM. Poor dietary quality is associated with increased inflammation in Swedish patients with rheumatoid arthritis. *Nutrients.* 2018;10(10).

119. Forsyth C, Kouvari M, D'Cunha NM, et al. The effects of the Mediterranean diet on rheumatoid arthritis prevention and treatment: a systematic review of human prospective studies. *Rheumatol Int.* 2018;38(5):737—747.

120. Matsumoto Y, Sugioka Y, Tada M, et al. Monounsaturated fatty acids might be key factors in the Mediterranean diet that suppress rheumatoid arthritis disease activity: the TOMORROW study. *Clin Nutr.* 2018;37(2):675—680.

121. Miles EA, Calder PC. Influence of marine n-3 polyunsaturated fatty acids on immune function and a systematic review of their effects on clinical outcomes in rheumatoid arthritis. *Br J Nutr.* 2012;107(Suppl 2):S171—S184.

122. Calder PC. n-3 fatty acids, inflammation and immunity: new mechanisms to explain old actions. *Proc Nutr Soc.* 2013;72(3):326—336.

123. Abdulrazaq M, Innes JK, Calder PC. Effect of omega-3 polyunsaturated fatty acids on arthritic pain: a systematic review. *Nutrition.* 2017;39—40:57—66.

124. Rodriguez-Carrio J, Alperi-Lopez M, Lopez P, Ballina-Garcia FJ, Suarez A. Non-esterified fatty acids profiling in rheumatoid arthritis: associations with clinical features and Th1 response. *PLoS One.* 2016;11(8):e0159573.

125. Lee AL, Park Y. The association between n-3 polyunsaturated fatty acid levels in erythrocytes and the risk of rheumatoid arthritis in Korean women. *Ann Nutr Metab.* 2013;63(1—2):88—95.

126. Rosell M, Wesley AM, Rydin K, Klareskog L, Alfredsson L, group Es. Dietary fish and fish oil and the risk of rheumatoid arthritis. *Epidemiology.* 2009;20(6):896—901.

127. Di Giuseppe D, Wallin A, Bottai M, Askling J, Wolk A. Long-term intake of dietary long-chain n-3 polyunsaturated fatty acids and risk of rheumatoid arthritis: a prospective cohort study of women. *Ann Rheum Dis.* 2014;73(11):1949—1953.

128. Tedeschi SK, Bathon JM, Giles JT, Lin TC, Yoshida K, Solomon DH. Relationship between fish consumption and disease activity in rheumatoid arthritis. *Arthritis Care Res.* 2018;70(3):327—332.

129. Lourdudoss C, Wolk A, Nise L, Alfredsson L, Vollenhoven RV. Are dietary vitamin D, omega-3 fatty acids and folate associated with treatment results in patients with early rheumatoid arthritis? data from a Swedish population-based prospective study. *BMJ Open.* 2017;7(6):e016154.

130. Lourdudoss C, Di Giuseppe D, Wolk A, et al. Dietary intake of polyunsaturated fatty acids and pain in spite of inflammatory control among methotrexate-treated early rheumatoid arthritis patients. *Arthritis Care Res.* 2018;70(2):205—212.

131. Meena N, Singh Chawla SP, Garg R, Batta A, Kaur S. Assessment of vitamin D in rheumatoid arthritis and its correlation with disease activity. *J Nat Sci Biol Med.* 2018;9(1):54—58.

132. Di Franco M, Barchetta I, Iannuccelli C, et al. Hypovitaminosis D in recent onset rheumatoid arthritis is predictive of reduced response to treatment and increased disease activity: a 12 month follow-up study. *BMC Muscoskelet Disord.* 2015;16:53.

133. Lee YH, Bae SC. Vitamin D level in rheumatoid arthritis and its correlation with the disease activity: a meta-analysis. *Clin Exp Rheumatol.* 2016;34(5):827—833.

134. Song GG, Bae SC, Lee YH. Association between vitamin D intake and the risk of rheumatoid arthritis: a meta-analysis. *Clin Rheumatol.* 2012;31(12):1733—1739.

135. Lin J, Liu J, Davies ML, Chen W. Serum vitamin D level and rheumatoid arthritis disease activity: review and meta-analysis. *PLoS One.* 2016;11(1):e0146351.

136. Hajjaj-Hassouni N, Mawani N, Allali F, et al. Evaluation of vitamin D status in rheumatoid arthritis and its association with disease activity across 15 countries: "the COMORA study. *Internet J Rheumatol.* 2017;2017:5491676.

137. Cerhan JR, Saag KG, Merlino LA, Mikuls TR, Criswell LA. Antioxidant micronutrients and risk of rheumatoid arthritis in a cohort of older women. *Am J Epidemiol.* 2003;157(4):345—354.

138. Khanna S, Jaiswal KS, Gupta B. Managing rheumatoid arthritis with dietary interventions. *Front Nutr.* 2017;4:52.

139. Stamp LK, James MJ, Cleland LG. Diet and rheumatoid arthritis: a review of the literature. *Semin Arthritis Rheum.* 2005;35(2):77—94.

140. Li S, Micheletti R. Role of diet in rheumatic disease. *Rheum Dis Clin N Am.* 2011;37(1):119—133.

141. Badsha H. Role of diet in influencing rheumatoid arthritis disease activity. *Open Rheumatol J.* 2018;12:19—28.

142. Skoldstam L, Hagfors L, Johansson G. An experimental study of a Mediterranean diet intervention for patients with rheumatoid arthritis. *Ann Rheum Dis.* 2003;62(3):208—214.

143. Veselinovic M, Vasiljevic D, Vucic V, et al. Clinical benefits of n-3 PUFA and -linolenic acid in patients with rheumatoid arthritis. *Nutrients.* 2017;9(4).

144. Dawczynski C, Dittrich M, Neumann T, et al. Docosahexaenoic acid in the treatment of rheumatoid arthritis: a double-blind, placebo-controlled, randomized cross-over study with microalgae vs. sunflower oil. *Clin Nutr.* 2018;37(2):494—504.

145. Proudman SM, James MJ, Spargo LD, et al. Fish oil in recent onset rheumatoid arthritis: a randomised, double-blind controlled trial within algorithm-based drug use. *Ann Rheum Dis.* 2015;74(1):89—95.

146. Zhu F, Du B, Xu B. Anti-inflammatory effects of phytochemicals from fruits, vegetables, and food legumes: a review. *Crit Rev Food Sci Nutr.* 2018;58(8):1260—1270.

147. Thimoteo NSB, Iryioda TMV, Alfieri DF, et al. Cranberry juice decreases disease activity in women with rheumatoid arthritis. *Nutrition.* 2019;60:112—117.

148. Nakamura K, Matsuoka H, Nakashima S, Kanda T, Nishimaki-Mogami T, Akiyama H. Oral administration of apple condensed tannins delays rheumatoid arthritis development in mice via downregulation of T helper 17 (Th17) cell responses. *Mol Nutr Food Res.* 2015;59(7):1406—1410.

149. Sung S, Kwon D, Um E, Kim B. Could polyphenols help in the control of rheumatoid arthritis? *Molecules.* 2019;24(8).

150. Nakayama H, Yaguchi T, Yoshiya S, Nishizaki T. Resveratrol induces apoptosis MH7A human rheumatoid arthritis synovial cells in a sirtuin 1-dependent manner. *Rheumatol Int.* 2012;32(1):151—157.

151. Byun HS, Song JK, Kim YR, et al. Caspase-8 has an essential role in resveratrol-induced apoptosis of rheumatoid fibroblast-like

synoviocytes. *Rheumatology*. 2008;47(3):301—308.

152. Khojah HM, Ahmed S, Abdel-Rahman MS, Elhakeim EH. Resveratrol as an effective adjuvant therapy in the management of rheumatoid arthritis: a clinical study. *Clin Rheumatol*. 2018;37(8):2035—2042.

153. Gokhale JP, Mahajan HS, Surana SJ. Quercetin loaded nanoemulsion-based gel for rheumatoid arthritis: in vivo and in vitro studies. *Biomed Pharmacother*. 2019;112:108622.

154. Kim HR, Kim BM, Won JY, et al. Quercetin, a plant polyphenol, has potential for the prevention of bone destruction in rheumatoid arthritis. *J Med Food*. 2019;22(2):152—161.

155. Javadi F, Ahmadzadeh A, Eghtesadi S, et al. The effect of quercetin on inflammatory factors and clinical symptoms in women with rheumatoid arthritis: a double-blind, randomized controlled trial. *J Am Coll Nutr*. 2017;36(1):9—15.

156. Sainaghi PP, Bellan M, Nerviani A, et al. Superiority of a high loading dose of cholecalciferol to correct hypovitaminosis d in patients with inflammatory/autoimmune rheumatic diseases. *J Rheumatol*. 2013;40(2):166—172.

157. Chandrashekara S, Patted A. Role of vitamin D supplementation in improving disease activity in rheumatoid arthritis: an exploratory study. *Int J Rheum Dis*. 2017;20(7):825—831.

158. Varenna M, Manara M, Cantatore FP, et al. Determinants and effects of vitamin D supplementation on serum 25-hydroxy-vitamin D levels in patients with rheumatoid arthritis. *Clin Exp Rheumatol*. 2012;30(5):714—719.

159. Rossini M, Maddali Bongi S, La Montagna G, et al. Vitamin D deficiency in rheumatoid arthritis: prevalence, determinants and associations with disease activity and disability. *Arthritis Res Ther*. 2010;12(6):R216.

160. Racovan M, Walitt B, Collins CE, et al. Calcium and vitamin D supplementation and incident rheumatoid arthritis: the women's health initiative calcium plus vitamin D trial. *Rheumatol Int*. 2012; 32(12):3823—3830.

161. Mukherjee D, Lahiry S, Thakur S, Chakraborty DS. Effect of 1,25 dihydroxy vitamin D3 supplementation on pain relief in early rheumatoid arthritis. *J Fam Med Prim Care*. 2019;8(2):517—522.

162. Adami G, Rossini M, Bogliolo L, et al. An exploratory study on the role of vitamin D supplementation in improving pain and disease activity in rheumatoid arthritis. *Mod Rheumatol*. 2018:1—8.

163. Soubrier M, Lambert C, Combe B, et al. A randomised, double-blind, placebo-controlled study assessing the efficacy of high doses of vitamin D on functional disability in patients with rheumatoid arthritis. *Clin Exp Rheumatol*. 2018;36(6):1056—1060.

164. Alorainy M. Effect of allopurinol and vitamin e on rat model of rheumatoid arthritis. *Int J Health Sci*. 2008;2(1):59—67.

165. Dai W, Qi C, Wang S. Synergistic effect of glucosamine and vitamin E against experimental rheumatoid arthritis in neonatal rats. *Biomed Pharmacother*. 2018;105:835—840.

166. De Bandt M, Grossin M, Driss F, Pincemail J, Babin-Chevaye C, Pasquier C. Vitamin E uncouples joint destruction and clinical inflammation in a transgenic mouse model of rheumatoid arthritis. *Arthritis Rheum*. 2002;46(2):522—532.

167. Venkatraman JT, Chu WC. Effects of dietary omega-3 and omega-6 lipids and vitamin E on serum cytokines, lipid mediators and anti-DNA antibodies in a mouse model for rheumatoid arthritis. *J Am Coll Nutr*. 1999;18(6):602—613.

168. Edmonds SE, Winyard PG, Guo R, et al. Putative analgesic activity of repeated oral doses of vitamin E in the treatment of rheumatoid arthritis. Results of a prospective placebo controlled double blind trial. *Ann Rheum Dis*. 1997;56(11):649—655.

169. Aryaeian N, Djalali M, Shahram F, Djazayery A, Eshragian MR. Effect of conjugated linoleic Acid, vitamin e, alone or combined on immunity and inflammatory parameters in adults with active rheumatoid arthritis: a randomized controlled trial. *Int J Prev Med*. 2014;5(12):1567—1577.

170. Aryaeian N, Shahram F, Djalali M, et al. Effect of conjugated linoleic acid, vitamin E and their combination on lipid profiles and blood pressure of Iranian adults with active rheumatoid arthritis. *Vasc Health Risk Manag*. 2008;4(6):1423—1432.

171. Shishavan NG, Gargari BP, Kolahi S, Hajialilo M, Jafarabadi MA, Javadzadeh Y. Effects of vitamin K on matrix metalloproteinase-3 and rheumatoid factor in women with rheumatoid arthritis: a randomized, double-blind, placebo-controlled trial. *J Am Coll Nutr*. 2016;35(5):392—398.

172. Kolahi S, Pourghassem Gargari B, Mesgari Abbasi M, Asghari Jafarabadi M, Ghamarzad Shishavan N. Effects of phylloquinone supplementation on lipid profile in women with rheumatoid arthritis: a double blind placebo controlled study. *Nutr Res Pract*. 2015;9(2):186—191.

173. Ghamarzad Shishavan N, Pourghassem Gargari B, Asghari Jafarabadi M, Kolahi S, Haggifar S, Noroozi S. Vitamin K1 supplementation did not alter inflammatory markers and clinical status in patients with rheumatoid arthritis. *Int J Vitam Nutr Res*. 2019: 1—7.

174. Okamoto H, Shidara K, Hoshi D, Kamatani N. Anti-arthritis effects of vitamin K(2) (menaquinone-4)—a new potential therapeutic strategy for rheumatoid arthritis. *FEBS J*. 2007;274(17): 4588—4594.

175. Abdel-Rahman MS, Alkady EA, Ahmed S. Menaquinone-7 as a novel pharmacological therapy in the treatment of rheumatoid arthritis: a clinical study. *Eur J Pharmacol*. 2015;761:273—278.

176. Shivashankar R, Tremaine WJ, Harmsen WS, Loftus Jr EV. Incidence and prevalence of Crohn's disease and ulcerative colitis in Olmsted county, Minnesota from 1970 through 2010. *Clin Gastroenterol Hepatol*. 2017;15(6):857—863.

177. King JA, Underwood FE, Panaccione N, et al. Trends in hospitalisation rates for inflammatory bowel disease in western versus newly industrialised countries: a population-based study of countries in the Organisation for Economic Cooperation and Development. *Lancet Gastroenterol Hepatol*. 2019;4(4):287—295.

178. Aniwan S, Park SH, Loftus Jr EV. Epidemiology, natural history, and risk stratification of Crohn's disease. *Gastroenterol Clin N Am*. 2017;46(3):463—480.

179. Bamias G, Nyce MR, De La Rue SA, Cominelli F, American College of P, American Physiological S. New concepts in the pathophysiology of inflammatory bowel disease. *Ann Intern Med*. 2005;143(12):895—904.

180. Bar Yehuda S, Axlerod R, Toker O, et al. The association of inflammatory bowel diseases with autoimmune disorders: a report from the epi-IIRN. *J Crohns Colitis*. 2019;13(3):324—329.

181. Ramos GP, Papadakis KA. Mechanisms of disease: inflammatory bowel diseases. *Mayo Clin Proc*. 2019;94(1):155—165.

182. Van Limbergen J, Wilson DC, Satsangi J. The genetics of Crohn's disease. *Annu Rev Genom Hum Genet*. 2009;10:89—116.

183. Lewis JD, Abreu MT. Diet as a trigger or therapy for inflammatory bowel diseases. *Gastroenterology*. 2017;152(2), 398—414 e396.

184. Verway M, Behr MA, White JH. Vitamin D, NOD2, autophagy and Crohn's disease. *Expert Rev Clin Immunol*. 2010;6(4):505—508.

185. Ananthakrishnan AN, Khalili H, Higuchi LM, et al. Higher predicted vitamin D status is associated with reduced risk of Crohn's disease. *Gastroenterology*. 2012;142(3):482—489.

186. Ulitsky A, Ananthakrishnan AN, Naik A, et al. Vitamin D deficiency in patients with inflammatory bowel disease: association with disease activity and quality of life. *J Parenter Enter Nutr*. 2011;35(3):308—316.

187. Mozaffari H, Daneshzad E, Larijani B, Bellissimo N, Azadbakht L. Dietary intake of fish, n-3 polyunsaturated fatty acids, and risk of inflammatory bowel disease: a systematic review and meta-analysis of observational studies. *Eur J Nutr*. 2020;59(1):1—17.

188. Limketkai BN, Wolf A, Parian AM. Nutritional interventions in the patient with inflammatory bowel disease. *Gastroenterol Clin N Am*. 2018;47(1):155—177.

189. Levine A, Sigall Boneh R, Wine E. Evolving role of diet in the pathogenesis and treatment of inflammatory bowel diseases. *Gut*. 2018;67(9):1726—1738.

190. Fletcher J, Cooper SC, Ghosh S, Hewison M. The role of vitamin D in inflammatory bowel disease: mechanism to management. *Nutrients*. 2019;11(5).

191. Mora JR, Iwata M, von Andrian UH. Vitamin effects on the immune system: vitamins A and D take centre stage. *Nat Rev Immunol*. 2008;8(9):685—698.

192. Wang TT, Dabbas B, Laperriere D, et al. Direct and indirect induction by 1,25-dihydroxyvitamin D3 of the NOD2/CARD15-defensin beta2 innate immune pathway defective in Crohn disease. *J Biol Chem*. 2010;285(4):2227—2231.

193. Cantorna MT, Munsick C, Bemiss C, Mahon BD. 1,25-Dihydroxycholecalciferol prevents and ameliorates symptoms

of experimental murine inflammatory bowel disease. *J Nutr.* 2000;130(11):2648−2652.

194. Froicu M, Cantorna MT. Vitamin D and the vitamin D receptor are critical for control of the innate immune response to colonic injury. *BMC Immunol.* 2007;8:5.

195. Kong J, Zhang Z, Musch MW, et al. Novel role of the vitamin D receptor in maintaining the integrity of the intestinal mucosal barrier. *Am J Physiol Gastrointest Liver Physiol.* 2008;294(1): G208−G216.

196. Tosiek MJ, Fiette L, El Daker S, Eberl G, Freitas AA. IL-15-dependent balance between Foxp3 and RORgammat expression impacts inflammatory bowel disease. *Nat Commun.* 2016;7:10888.

197. Kang SW, Kim SH, Lee N, et al. 1,25-Dihyroxyvitamin D3 promotes FOXP3 expression via binding to vitamin D response elements in its conserved noncoding sequence region. *J Immunol.* 2012;188(11):5276−5282.

198. Jorgensen SP, Agnholt J, Glerup H, et al. Clinical trial: vitamin D3 treatment in Crohn's disease − a randomized double-blind placebo-controlled study. *Aliment Pharmacol Ther.* 2010;32(3): 377−383.

199. Yang L, Weaver V, Smith JP, Bingaman S, Hartman TJ, Cantorna MT. Therapeutic effect of vitamin d supplementation in a pilot study of Crohn's patients. *Clin Transl Gastroenterol.* 2013;4:e33.

200. Calder PC. Marine omega-3 fatty acids and inflammatory processes: effects, mechanisms and clinical relevance. *Biochim Biophys Acta.* 2015;1851(4):469−484.

201. Scaioli E, Liverani E, Belluzzi A. The imbalance between n-6/n-3 polyunsaturated fatty acids and inflammatory bowel disease: a comprehensive review and future therapeutic perspectives. *Int J Mol Sci.* 2017;18(12).

202. Cabre E, Manosa M, Gassull MA. Omega-3 fatty acids and inflammatory bowel diseases - a systematic review. *Br J Nutr.* 2012; 107(Suppl 2):S240−S252.

第31章

专业营养支持

Vivian M. Zhao[1], PharmD

Thomas R. Ziegler[1,2], MD

[1]Emory University Hospital Nutrition and Metabolic Support Service, Atlanta, GA, United State

[2]Division of Endocrinology, Metabolism and Lipids, Department of Medicine, Emory University School of Medicine,

Atlanta, GA, United States

【摘要】 营养不良在住院患者中很常见，并且与不良的临床结局有关。住院患者中普遍存在多种导致蛋白质-能量营养不良，以及必需维生素、矿物质和电解质损失的因素。营养状态评估，需要综合评估和整合内外科既往病史、目前的临床状态和液体状况、膳食摄入模式、体重变化、胃肠道（gastrointestinal tract, GIT）症状、体格检查和特定的生化检查。目前的指南建议，大多数成年住院患者目标能量摄入量为83.6~104.6kJ/(kg·d)[20~25kcal/(kg·d)]，蛋白质/氨基酸目标摄入量为1.2~2.0g/(kg·d)。必须根据健康人的建议摄入量提供足够的维生素、矿物质、电解质、必需氨基酸和必需脂肪酸；然而，住院患者的真实需要量尚不清楚。胃肠道（gastrointestinal tract, GIT）途径应该是医院下首选的营养支持方式，通过外周或中心静脉注射肠外营养，为无法获得充足肠内营养的患者提供营养支持。肠内和肠外营养均可发生代谢、感染和机械并发症，可通过认真监测和执行现行操作标准来预防或减少疾病发生。在医院内的专业营养支持领域进行的相对严格的随机对照临床试验较少，许多方面仍存在不确定性。

【关键词】 肠内营养；营养不良；营养评估；肠外营养。

第1节 引 言

在住院患者中，营养不良的发生率和患病率相当高，其中包括显著的瘦体重损失和/或必需维生素和矿物质的消耗[1-7]。根据对住院总人数和重症监护室（ICU）环境的各种观察研究，20%~60%的患者可能出现营养不良（必需微量营养素的消耗和/或显著瘦体重或体重的减少）[4,8-12]。此外，在需要长期住院治疗的患者中，营养不良的发生率随着时间的推移而恶化，部分原因是随意进食的不足和反复的分解代谢损伤[9,13-15]。住院前蛋白质-能量营养不良和住院期间营养摄入不足均与发病率和死亡率升高相关[12,15-18]。本书其他部分概述了充足的宏量营养素和微量营养素摄入对细胞、免疫和器官功能的重要性。在高分解代谢状态的ICU患者中，蛋白质能量消耗与医院感染率升高、伤口愈合不良和骨骼肌无力有关[3,6,12,16,18]。住院患者中常见的多种病理生理因素使这些患者面临全身性蛋白质能量营养不良和/或微量营养素缺乏的风险[19]（框31-1）。目前可用的专业肠内和肠外营养（parenteral nutrition, PN）支持模式是本章的主题，用于支持重要细胞和器官功能、肌肉能力和伤口愈合。肠内营养（enteral nutrition, EN）和PN配方均提供液体、能量（各种碳水化合物、蛋白质/氨基酸和脂肪来源）、必需氨基酸和脂肪、电解质、维生素和矿物质，如下所述。

第2节 营 养 评 估

框31-2概述了涉及多种因素的综合营养评估的重要方面[19]。目前住院患者的营养评估没有"金标准"。例如，可用于门诊或流行病学环境的血白蛋白和前白蛋白的浓度可因炎症、感染、肝脏合成减少和/或医院环境中血液清除率增加而显著降低。血浆中这些蛋白质的水平也可以在液体耗损期间增加或随着液体超负荷降低。与血液电解质一样，特定维生素和矿物质的血液浓度对于某些高危患者是有用的，但是由于液体状态和器官间转移，它们可能发生变化，因此需要连续监测以

框 31-1

导致住院患者营养不良的主要病理生理因素

- 住院前或住院期间自发进食量减少［如由于食欲缺乏、疲劳、胃肠道症状、NPO 状态］。
- 分解代谢激素和细胞因子（如皮质醇、儿茶酚胺、肿瘤坏死因子 α、白介素）浓度增加。
- 合成代谢激素（如胰岛素样生长因子 I、睾酮）血液浓度降低。
- 对合成代谢激素的抵抗导致底物利用率降低（如胰岛素抵抗）。
- 异常营养流失（如伤口、引流管、肾脏替代疗法、腹泻、呕吐、多尿）。
- 由于缺乏体力活动（如卧床休息、药物性麻痹）导致蛋白质合成减少。
- 药物营养相互作用（如利尿剂、升压作用、糖皮质激素）。
- 能量、蛋白质和 / 或特定微量营养素需求增加（如感染、创伤、氧化应激）。
- 出于代谢需求的与长期肠内或肠外营养供应不足相关的医学因素。

NPO：无口服（由于诊断测试或治疗程序导致的肠内食物限制）。

指导补充策略。由于体液状态的改变，体重经常发生显著变化。一种被称为"主观全面评估"（subjective global assessment，SGA）的评估营养状态的方法已被验证在无明显液体移位的稳定期患者中能够评估营养状态和预测临床结果[20,21]。主观全面评估根据患者病史中体重减轻、常规食物的摄入量、功能状态、胃肠道症状和体格检查中关于营养不良（肌肉或脂肪量减少，出现水肿）的证据，将患者分为营养良好、中度或疑似营养不良、严重营养不良[20,21]。在欧洲，营养风险筛查（nutritional risk screening，NRS）方法通常用于医院环境，包括根据体重指数、常规食物摄入量百分比的减少、体重变化、年龄以及患者是否患有严重疾病来对风险进行评分[22,23]。然而，营养风险筛查方法尚未验证能够用于 ICU 患者[3]。危重症营养风险（nutrition risk in critically ill，NUTRIC）和改良 NUTRIC 评分是专门为 ICU 患者开发和证实的营养风险评估工具；根据现有数据，得分高的患者可能从高级营养支持中获益最多[24-26]。NUTRIC 评分和改良的 NUTRIC 评分以疾病严重程度、年龄和并发症，

框 31-2

住院患者营养评估的重要步骤

- 回顾既往的内外科病史、当前疾病的进程，以及预期的住院过程。
- 确定饮食摄入模式，了解专业营养支持的使用史。
- 获取既往体重数据。
- 进行体格检查，注意与体液状态、器官功能及与维生素和 / 或矿物质缺乏相一致的蛋白质 - 能量营养不良或病变的依据。
- 评估胃肠道功能，以评估肠内营养的耐受能力。
- 确定活动能力和精神状态。
- 测量或评估标准血液检查指标（器官功能指数、电解质、pH、甘油三酯，如果有损耗风险，应测定特定的维生素和矿物质）。
- 评估当前的能量和蛋白质需求。
- 评估提供营养供给的肠内和肠外途径。

在过去几周或几个月内，不自主体重减轻 > 正常体重的 5%～10%，体重低于理想体重 90% 的患者或 BMI 低于 18.5kg/m² 的患者应该仔细评估是否存在营养不良。

参考或者不参考血液中白介素 -6 浓度作为评分参数,快速评估营养状态 [24,25]。美国肠外和肠内营养学会(American Society for Parenteral and Enteral Nutrition,ASPEN)以及营养与饮食学会也建议使用标准化的病因学诊断标准用以常规临床实践中成人营养不良识别和记录 [26]。当满足以下六项标准中的至少两项时,患者可被诊断为营养不良:饮食摄入不足;近期体重下降;肌肉减少;皮下脂肪减少;存在局部或全身水肿;握力减弱。

近年来,已经有各种新技术出现用于身体成分评估,通过提供营养干预措施是否充分的实时信息,为描述现有的营养状况提供了独特的方法 [26-28]。用于评估身体成分的最常用临床技术包括生物电阻抗分析、计算机断层扫描、双能 X 线吸收测定法和肌肉骨骼超声。遗憾的是,这些工具的使用因成本和可用性以及结果解释标准化方法的原因受到限制。随着技术的不断发展,需要更多的临床研究来验证其在住院患者中的应用。关于以医院为基础的综合营养评估方法的更多详细信息可供查阅 [19]。

第 3 节　营养摄入目标

营养相关专业协会概述了成年住院患者的能量和蛋白质 / 氨基酸摄入量指南 [3,6,27-29]。儿科患者的具体方法超出了本章的范围,但最近已经发表 [30,31]。重要的是要注意住院患者,特别是重症患者的能量需求可能因临床状态的连续变化而出现很大差异 [3,6,29-31]。由于相对缺乏严格的随机对照临床试验,住院患者的最佳能量和蛋白质 / 氨基酸需求尚不清楚,必须使用临床判断和临床实践指南来制订 [3,6,30-32]。

可以使用床旁代谢车测量(间接量热法)估算静息能量消耗(resting energy expenditure,REE),但因技术原因可能导致测量不准确 [6,33]。REE 可以使用标准预测方程估算,最常见的是 Harris-Benedict 方程,包含患者的年龄、性别、体重和身高 [6,19,33,34]。遗憾的是,当临床状态发生变化和 / 或因体液状态的变化导致体重变化时,这种方法可能会过高或过低评估某些患者的 REE[19,33]。最近公布的欧洲和美国临床实践指南表明,大多数患者的适宜能量目标可估计为 83.6~104.6kJ/(kg·d)[20~25kcal/(kg·d)](使用最新的院前临床体重),大约

相当于测量或估计的 REE×1.0~1.2。正在进行的随机对照试验(RCT)为更好地确定 ICU 患者的能量供给指南而设计,因为在这种临床护理环境中数据特别矛盾。应使用院前和术前体重对能量摄入估算,是因为医院(特别是 ICU)测量的体重可能反映液体状态,并且通常远高于最近的"干"体重。另一种方法是如果最近的干重不可用,则使用从常规表格或方程式中得出的理想体重。在肥胖受试者中,Harris-Benedict 方程应使用调整后的体重。已公布的 ASPEN 指南建议,在肥胖患者中,能量目标应从低能量食物开始,估计 REE 的 50%~70%[或 <58.5kJ/kg(14kcal/kg)实际重量],推荐的蛋白质 / 氨基酸剂量可从 1.2g/kg 实际体重或 2~2.5g/kg 理想体重开始 [31]。

20 世纪 80 年代在 ICU 患者中进行的研究表明,蛋白质摄入量超过 2.0g/(kg·d)不能有效地用于蛋白质合成,多余的蛋白会被氧化并导致氮质血症 [35,36]。对于大多数肾功能和肝功能正常的人[推荐每日膳食供给量高于 0.8g/(kg·d)的 50%~100%],通常推荐的蛋白质 / 氨基酸剂量范围为 1.2~1.5g/(kg·d);尽管如此,一些指南建议在特定情况下(如烧伤)和需要肾脏替代治疗的患者使用更高剂量[至 2.0~2.5g/(kg·d)][3,6,19,30]。使用的蛋白质 / 氨基酸剂量应根据氮质血症的程度和速度向下调整(在没有肾脏替代疗法的情况下)。有急性肝功能衰竭和肝性脑病迹象的患者中使用存在氨基酸诱导的动脉血氨浓度升高的风险。在这些患者中,根据肝功能不全的程度,可能需要谨慎地提供较低剂量的 EN/PN 的蛋白质 / 氨基酸[0.6~1.2g/(kg·d)]。目前不建议稳定的慢性肝功能衰竭患者限制饮食中的蛋白质。

第 4 节　肠内营养支持

在可能的情况下,住院患者的 EN 应该包括口服饮食,包括可耐受的常规食物,并根据需要补充各种市售的调味口服液体制剂或富含营养的固体产品。尽管没有证据支持,大多数住院患者还应该接受完整的复合维生素矿物质产品以满足需求。对于胃肠道有功能但不能通过自主经口摄入足够营养素的患者,肠内管喂养是营养输送的首选途径。目前的重症监护医学会(Society for Critical Care Medicine,SCCM)和 ASPEN 指南建议在不

能耐受充足经口摄入的 ICU 患者中尽早开始 EN（24～48 小时内）[6]。

EN 更符合生理需求，与较轻的感染性、代谢性和机械性并发症相关，并且成本低于 PN[6,15,37]。临床实践指南中描述了成人和儿童 EN 的具体适应证[15,19,26-30]。虽然没有循证支持，但 EN 常见禁忌证包括无法置喂养管、肠梗阻、顽固性呕吐、严重腹泻、弥漫性腹膜炎、麻痹性肠梗阻、肠缺血和需要中高剂量血管加压药的血流动力学不稳定情况[3,15,16,19]。

EN 必须根据患者的具体需求进行个体化实施。为了选择适当的 EN 实施途径，必须在管饲开始之前和之后对胃肠道完整性和功能状态、营养不良是否存在及其程度、潜在的疾病状态和患者耐受性进行评估。肠内管饲期间可发生胃肠道、机械、代谢并发症和吸入性肺炎。因此，必须密切监测肠内喂养的患者，以便及时发现并发症[38]。

一、肠内营养途径

成功的肠内管喂养在一定程度上取决于选择合适的肠内通路装置和放置技术。了解每种不同的肠内喂养接入装置的适应证、禁忌证、优点和缺点将帮助临床医生为患者选择最佳的营养输送方法。商用喂养管的材料和直径各不相同（直径 1.667～8mm）。小口径管（直径 1.667～4mm）通常由聚氨酯、聚硅氧烷或两者的混合物制成，而大口径管（直径≥4.667mm）通常由聚乙烯制成，这是一种更硬的材料[39,40]。与小口径管相比，大口径管对患者来说更不舒服，但不易堵塞[41]。此外，由于直径较大，大口径管比小口径管更容易用来抽吸胃内容物。导管通常根据插入部位（鼻、口、经皮）和肠内装置末端（胃、十二指肠、近端小肠）的位置进行分类（表 31-1）。口胃管和鼻胃管是大口径管，通常在床旁放置。口肠管和鼻肠管可由经验丰富的人员在床旁盲插，或在内镜检查、荧光检查、放射学或床边设备（如超声波、二氧化碳传感器和电磁设备）的协助下插入[40]。胃造口管和空肠造口管可以经内镜，荧光透视镜，腹腔镜和经皮放置。当患者先前存在中度或重度营养不良和 / 或预期术后需要长期支持时，外科医生也可以在术中放置饲管[39]。在喂食和给药之前，必须对盲插的小口径或大口径饲管的正确位置进行影像学检查[39,41-43]。鼻管或口管通常用于短期（<4～6 周）使用，而肠造口管通常用于长期（≥4 周）EN 支持[27,39-43]。

肠内通路的选择取决于患者的具体因素，包括并发症、胃肠道解剖、术前考虑、胃肠动力和功能、误吸风险和预期的治疗时间[27,39-44]。虽然一些研究表明，幽门后喂养比胃内喂养具有更低的肺炎风险和更多的营养供给，但大多数研究表明，在临床结局方面，包括死亡率、ICU 住院时间、肺炎发生率和 / 或人工通气时间，没有显著差异[6]。目前的指南就胃与幽门后的首选途径尚未提供一致建议，因此饲管的选择基于临床医生和实践偏好[3,6]。胃喂养通常要求胃功能正常，无胃排空延迟、梗阻或瘘。小肠喂养最适合患有胃轻瘫、胃出口梗阻、既往胰腺炎、已知存在食管反流和高吸入风险的患者。除非患者有胃喂养不耐受，否则不需要鼻空肠喂养，但在某些（但不是全部）研究中，小肠喂养与呼吸机相关性肺炎的显著减少有关[38]。当患者需要胃减压时，需要联合胃空肠管，但胃动力受损而小肠运动和吸收功能正常的患者，可以进行空肠喂养[38,44]。

二、肠内营养配方选择

一旦建立了开始管饲的肠内途径，必须选择合适的配方。有许多市售产品，包括以下类别：标准的或聚合物、水解、高能量密度、高纤维、脂肪改良、特定疾病、免疫调节和粉末状的配方，以满足大多数患者的各种需求（表 31-2）[45]。EN 配方在能量密度、宏量营养素组成、宏量营养素消化率、黏度、渗透压和成本方面各不相同。聚合物配方含有完整的蛋白质、复合碳水化合物、长链和中链甘油三酯、维生素、矿物质和微量元素。所有制剂均不含乳糖和麸质，大多数为低渣、等渗或轻度高渗，能量密度范围为 4.2～8.4kJ/ml（1～2kcal/ml）。

由于肠内营养配方之间的差异，可以使用患者特定指标和营养需求与可用配方的特征进行系统比较，选择最接近个体估计需求的合适配方。患者特定指标包括临床状态、营养状态和需求、代谢异常情况、胃肠道的消化和吸收能力、疾病状态、预期结局以及可能的营养给予途径。只简单地考虑医疗诊断结果就使用专门销售的配方可能会导致营养支持产品的使用不当，并增加营养供应成本。

大多数住院患者可以安全地使用标准、廉价、聚合的肠内营养配方（表 31-2）。更高能量密度的混合物可用于需要液体限制的患者。在肠内营养

表 31-1　不同肠内营养途径的优缺点

方式	适应证	优点	缺点
鼻肠（NE）管饲（短期，< 4 周）			
口胃（OG）	插管和镇静 化学性麻醉	易于置管	患者不适
鼻胃（NG）	正常胃排空 无食管反流 胃肠减压 给药	易于置管； 胃储存量大	高误吸风险 管道移位
鼻十二指肠（ND）	胃轻瘫 胃排空障碍 食管反流（见下文 NJ）	误吸风险低于 NG	可能需要内镜放置 管道移位 潜在误吸风险
鼻空肠（NJ）	胃功能障碍	可以在损伤或手术后立即开始喂养	潜在胃肠道不耐受（腹胀、胃痉挛、腹泻）
	胰腺炎	部分患者的误吸风险可能低于 NG	潜在误吸风险
肠造口管饲（需要长期喂养）			
胃造口术	同 NG	可以在胃肠道手术期间放置	外科胃造口术需要手术 管道位移
经皮 [a] 胃造口术（PEG）	没有可用的 NE 路径 持续性吞咽困难	PEG 不需手术置管 PEG 较外科胃造口术更加经济	需要黏膜护理
腹腔镜 [b] 胃造口术	患者已经在手术室接受另一个外科手术治疗	管口径大因此堵塞风险较低	潜在的并发症： ● 误吸风险 ● 造口部位皮肤感染 ● 造口部位皮肤脱落 ● 拔管后瘘
空肠造口术	同 NJ	误吸风险较低	需要造口护理
经皮 [a] 内镜空肠吻合术（PEJ）	高误吸风险 食管反流 胃饲不耐受	可以在胃肠道手术期间放置 PEJ 不需要手术	小口径管或针式导管导致管道堵塞风险
针导管空肠造口术（NCJ）	无法进入上胃肠道（食管、胃、十二指肠）	PEJ 比空肠造口术成本低	需手术
腹腔镜空肠造口术		可以在手术后立即开始喂养	潜在的并发症： ● 胃肠道不耐受 ● 造口部位感染 ● 造口部位皮肤脱落 ● 拔管后瘘

[a] 经皮放置的管避免了手术和全身麻醉的风险；然而可能需要内镜，腹部超声或造影检查。在存在肿瘤或狭窄、解剖结构改变或严重肥胖的情况下，内镜检查可能是困难的。

[b] 腹腔镜或手术放置的管需要全身麻醉；然而患者能够在手术当天回家。

产品中添加可溶性纤维在商业配方中越来越常见，可以预防便秘或控制腹泻。然而，现有研究中关于富含纤维的配方在腹泻管理中的有益作用尚未得到证实，可能是因为多种因素可导致住院患者腹泻（如抗生素）[46]。聚合物配方通常的耐受性与更昂贵的水解配方相同，或优于后者 [47,48]。水解配方含有水解酪蛋白或乳清作为蛋白质来源（也称为寡聚蛋白、半元素或肽基），是专为吸收不良和胰腺功能不全患者设计的。有关肽基配方常规使用优点的临床数据有限；然而，一项研究中显示，与聚合物配方相比，肽基配方在急性胰腺炎患者中的使用会使其住院时间显著缩短[49]。

商业肠内营养已被开发用于特异性疾病，例如糖尿病、肾衰竭和肺病。糖尿病专用配方采用较低量碳水化合物和较高量脂肪作为能量来源，以改善血糖控制；一些研究表明，在住院糖尿病患者中使用可以改善血糖控制并降低胰岛素需求量[50-52]。肾病专用配方可用于不同程度肾衰竭（有无肾脏替代治疗）的患者（表 31-2）。一些 RCT 表明，与成人急性呼吸窘迫综合征（acute respiratory distress syndrome，ARDS）患者的标准 EN 配方相比，含有大量抗氧化营养素（如维生素 C 和 E）和抗炎脂质（如二十碳五烯酸、亚麻油酸）的配方可改善临床结局[30,53]，然而最近一项富含 ω-3 脂肪酸的 EN 的Ⅱ期试验结果显示没有益处[54]。各种所谓的"免疫调节"EN 制剂可商购获得，并且通常补充谷氨酰胺、精氨酸、ω-3 脂肪酸、益生菌和 / 或抗氧化剂的组合[38,45]。最近，基于植物的 EN 配方已经面世，它含有可溶性纤维，不含乳制品、大豆、麸质、玉米、坚果、人工甜味剂或添加剂，并且逐渐引起人们的关注，然而，可用于评估益处的数据有限[55,56]。对标准 EN 配方中的特定成分过敏的个体可能从这些新的基于植物的 EN 配方中受益。常规使用 EN"免疫调节"配方因为研究结果不一致（尤其是

表 31-2　美国市售肠内营养配方的实例

类别	适用人群	能量 /（kcal/ml）	蛋白质 /（g/L）	脂质 /（g/L）	碳水化合物 /（g/L）	水 /%	渗透压（mOsm/kg H₂O）
聚合物配方							
标准配方	大部分患者	1.0	44	35	144	84	300
		1.2	56	39	158	82	360
		1.5	63	49	204	76	525
能量密度	限制液体的患者	2.0	84	90	218	70	725
富含纤维配方	腹泻患者	1.0	44	35	155	84	300
		1.2	56	39	169	82	450
		1.5	63	49	216	76	525
水解配方							
半元素 / 肽基配方	胰腺炎；吸收功能不良患者	1.0	40～51	28～39	127～138	83～85	300～585
疾病导向型配方							
免疫调节配方（如加入谷氨酰胺）	免疫抑制，有严重疾病的患者	1.3	78	43	150	81	630
oxepa	成人急性呼吸窘迫综合征的患者	1.5	63	94	105	79	535
nepro	肾衰竭，正在透析的患者	1.8	81	96	167	73	600
suplena	肾衰竭，透析前患者	1.8	45	96	202	73	600
glucerna	糖尿病患者	1.0	42	54	95.6	85	355
		1.2	60	60	114.5	81	720
		1.5	82	75	133.1	76	875
promote	伤口愈合期患者	1.0	62	26～28	130.0～130	84	340～380

本表不包括所有配方，本表信息由制造商提供。

在 ICU 患者中),并因缺乏对死亡率影响的数据而仍然存在争议 [57,58]。

然而,胃肠外科手术患者的荟萃分析表明,与标准 EN 产品相比,使用某些"免疫调节"配方可以使住院总并发症和感染率降低,住院时间缩短 [59]。

三、肠内营养给予方法

在管饲的首次给予过程中,不需要稀释肠内营养制剂。与全浓度制剂相比,稀释制剂更有可能促进微生物生长,并增加因微生物污染引起的腹泻而导致的不耐受风险 [38]。关于肠内喂养的最佳起始速率的建议数据有限,应基于临床医生的判断和患者的临床状态做出判断。EN 可以基于速率(ml/hr)的连续 24 小时喂养、推注喂养或在临床稳定的患者中以 12～16 小时的"循环"喂养的方式进行给药(表 31-3)。

通过重力滴注或借助肠内输注装置(电子输注泵)在 24 小时内连续喂养。输注泵比重力滴注更具优势,因为它能维持恒定的输注速率并且意外输注的发生率很小,以此来提高输注的安全性和准确性。当以 10～30ml/h 输注到胃或小肠中时,大多数市售配方在全浓度下具有良好的耐受性。输注速率通常可以每 8～12 小时以 10～20ml/h 的增量递增,直至达到目标速率 [38]。病情稳定的患者可以耐受快速输注速率,并在开始后 24～48 小时内达到目标速率。也有证据支持在病情稳定的成年患者中可以以目标速率开始 EN [60,61]。在医院环境下,持续给予营养液通常比推注给予耐受性更好,胃肠道不耐受发生率和吸入风险更低。幽门后喂养可能需要连续输注,因为小肠不能在短时间内作为大量喂养的储库。住院患者最初可以从连续输注中受益以建立耐受性,随后过渡为间歇推注或循环输注计划。

推注和循环输注是最符合生理的喂养技术,因为它们能模仿正常的饮食习惯,利用生理性胃排空,并允许患者在喂养之间休息 [38](表 31-3)。这些技术是最容易递送肠内营养的,可以在短时间内通过注射器推注或通过重力滴注喂养容器或肠内输注泵进行 [62]。推注喂养通常在不到 15 分钟的时间内提供营养制剂,而间歇喂养则超过 30～45 分钟。每日给予 3～8 次全浓度配方,每 8～12 小时增加 60～120ml,耐受后每次喂养目标量增加至 250～500ml,每日 4～6 次。推注和间歇方法主要用于具有胃管的稳定患者,因为胃充当了在短时间内处理相对大量制剂的储库。这种方法提供的喂养可能会因为突然输送大量高渗性的肠内营养而导致不良的胃肠道效应(腹痛、腹泻)[38,62]。

循环喂养被定义为以间歇方式持续输注,也就是营养制剂在设定的小时数(即 8～16 小时)内连续输注。对于十二指肠或空肠喂养管的患者、

表 31-3 肠内管喂养的给药方法

方法	适用人群	优点	缺点
连续喂养	起始喂养 危重患者 小肠喂养 间歇或推注喂养不耐受	泵辅助 增强耐受性 最大限度地降低胃残留、误吸、代谢异常的风险	限制活动 设备和耗材增加成本
推注 - 间断喂养	非危重患者 家庭 TF 喂养 康复患者 胃饲	易于给药 不需要泵 喂养时间短 更符合生理	最高的误吸风险 胃肠道可能不耐受(恶心,呕吐,腹痛,腹泻)
循环 - 间断喂养	非危重患者 家庭 TF 喂养 康复患者 小肠喂养	符合生理和心理预期 无泵 有益于将 TF 转化为经口进食	需要在短时间内(8～16h)的高输注速率 可能需要更高能量和蛋白质密度的配方来满足需求 胃肠道可能不耐受
基于容量喂养	危重患者	缓解喂养不足 快速达到营养目标	需要编写完善的护士遵循的公式 / 计划

TF,管饲。

从管饲过渡到口服喂养的患者(在这种情况下,循环喂养可能刺激食欲),或最终需要家庭 EN 的患者,可以循环喂养。循环喂养计划允许肠道休息、拥有无泵时间以及灵活地给予肠内营养过夜并在白天停止,从而为患者提供更大的活动能力和口服食物的机会。

由于各种原因(如进行诊断检验、手术、给药等)导致的频繁中断,使用传统基于速率给予方法的 EN 普遍存在着喂养不足的问题。最近开发的一种给予方法中的基于容量的喂养(VBF)可用于改善营养缺陷。无论是否需要在一日结束时使用推注来补偿不足的喂养量,VBF 都是用 24 小时的总容量(如 1 000ml/d)来规定的,其最大喂养速率为 150ml/h。通常的速率和体积是因人而异的,以满足患者的营养需求,护士遵循公式/计划来调整给药速率以应对喂养中断问题。近年来,一些研究比较和评估了广泛使用的基于速率的喂养方式与 VBF 之间的有效性和临床结局[6,62,63]。VBF 已被证明是安全的,并且可以更好地满足能量需求,而不会增加并发症,如喂养不耐受、死亡率、ICU 住院时间、通气天数或高血糖[63,64]。然而,需要进行大型多中心的随机对照研究,以确定与改善营养供应相关的循证医学结果。

值得注意的是,最近在 46 个澳大利亚和新西兰 ICU 进行的一项研究比较了接受高能量密度 [6.3kJ/ml(1.5kcal/ml)]EN[该 EN 每天提供(1 863±478)kcal]和接受常规 EN[4.2kJ/ml(1.0kcal/ml)]的患者[该 EN 每天提供(1 262±313)kcal][64]。结果显示两组之间的主要终点(90 天存活率)或任何其他预定义的临床结局没有差异。此外,最近在七个学术中心对 894 例临床上相似的有内科或外科问题的危重症成人进行的随机研究中,将患者分为允许性低喂养量组(计算能量需求的 40%~60%)和标准 EN 组(计算能量的 70%~100%),每日蛋白质摄入量相似(约 60g/d)[65]。在干预期间,低喂养量组接受了(3 492±1 242)kJ/d[(835±297)kcal/d],标准组接受了(5 432±1 953)kJ/d[(1 299±467)kcal/d];死亡率或其他临床结果均无差异[65]。

无论供给技术如何,大多数采用 EN 的患者都需要额外补充液体来满足最低的液体需求(通常为 30~40ml/kg 体重)。补充液(即无菌水或生理盐水)在一天中以冲洗的方式间歇给予(即每 8 小时至少用 30ml 冲洗管)。计算额外的液体需求,首先

要确定患者的总液体需求。然后,通过将游离水含量百分比乘以每日给予的营养制剂的总体积来确定管饲配方提供的游离水量(表 31-2)。从计算的总自由水需水量中减去公式提供的自由水量等于剩余的自由水需水量。剩余的量每天分为三到四次推注[66-69]。

四、肠内营养并发症

虽然与 PN 相比,EN 的给予可能看起来不那么复杂,但它并非没有潜在的并发症。因下医嘱、给予和监护过程中发生的问题,可能导致严重的伤害和死亡。并发症包括胃肠道不耐受、机械性并发症、支气管肺吸入、肠内通路装置错位和移位、代谢异常和药物-营养素相互作用[38,70,71]。近年来,人们重新评估了降低管饲率的胃残余容量(gastric residual volumes,GRV)的可接受范围,并根据现有数据提出了比以前常规更高的值[72]。许多临床医生认为,如果在连续两次检查后 GRV≥250ml,应考虑在成年患者中使用促动力药。然而,迄今为止没有充分有力的研究表明,GRV 的升高是吸入性肺炎风险增加的可靠标志[72]。SCCM/ASPEN 目前关于危重病营养支持指南不建议将 GRV 检查作为胃肠道不耐受的标志[6]。尽管如此,在临床实践中,当首次开始胃内喂养时,更频繁地检查胃残留物(即在前 48 小时每 4~6 小时检查一次),进行临床诊断和检测 GRV 决定了 EN 管饲速率的变化(通常由责任护士进行)。在确定所需的胃饲速率后,非重症患者的胃残留监测可降至每 6~12 小时一次[72]。患者体位、使用幽门后连续喂养以及合理地使用促动力药(如甲氧氯普胺或红霉素)对于防止患者因不耐受(如呕吐,胃胀)而导致管饲肺吸入非常重要[44,73]。应经常监测患者是否出现 EN 支持中的并发症。表 31-4 列出了管饲的常见潜在并发症和建议的干预措施。

饲管容易因各种原因而堵塞,包括使用小口径喂养管、给予不当以及制剂沉淀物在喂养管下段积聚,特别是在缓慢给予高能量或富含纤维的配方期间[43,62]。通过使用清洁技术可以防止大多数堵塞,以最大限度地减少营养制剂的污染,并遵守在每次给予前后正确冲洗饲管的方案。在连续喂养期间、间歇喂养前后或成年患者的残余容量测量后,水是首选冲洗液(如每 4 小时一次)[43,62]。建议免疫功能受损或危重患者使用无菌水冲洗导

表 31-4　**管饲并发症**

并发症	可能的原因	可行的管理方法
胃肠性		
腹泻(每天排便 > 4 次或大量稀便)	药物(如抗生素) 配方不耐受 细菌过度生长 渗透性超负荷 体积减小 存在艰难梭菌	药物调整: ● 去除抗生素、抗酸剂、含有山梨糖醇的液体制剂 ● 进一步稀释高渗药物 ● 通过静脉途径给药 ● 给予增容剂(如洋车前子) ● 给予益生菌 ● 给予止泻剂 [a] 粪便培养病原体 喂养调整: ● 改为低脂、高纤维或等渗配方 ● 降低配方的浓度或速率
恶心或呕吐	患者体位 容积超负荷 胃排空延迟 营养剂不耐受 胃肠道梗阻 高血糖	将床头抬高至 35～45°;患者右侧卧位以促进胃内容物通过幽门 药物调整: ● 考虑减少麻醉品的使用 ● 给予促动力药(即甲氧氯普胺) ● 考虑使用止吐药 喂养调整: ● 减少总体积或滴(推)注速率 ● 在 12～24 小时内缓慢增加滴(推)注速率 ● 停止喂养 2 小时并检查残留物 ● 改为不含乳糖或低脂配方
便秘	脱水 纤维减少导致胃肠道梗阻	改为含纤维的配方 给予增容剂 用水冲洗饲管 暂时停止喂养
机械性		
肺吸入	仰卧位 呕吐反射受损 反流 管错位或移位 精神状态异常	将床头抬高 30°～45° 将肠内营养注入十二指肠或空肠 改为小口径管 饲管插入后以及严重咳嗽,呕吐或癫痫发作后进行影像学检查来确认管的位置是否合适 将管固定到位,并在出口处用不可擦除的墨水标记以供参考 每次喂养之前通过检查残留物、墨水标记,重新确认管的放置
饲管堵塞	配方的酸性沉降 冲管不足 药物作用	每次给药前后冲洗管,残留检查、推注喂养、连续喂养期间每 8 小时或停止喂养时冲洗一次 将肠内营养注入十二指肠或空肠 不要将药物与肠内营养混合使用 压碎药物并将粉末与水充分混合 尽可能使用液体药物或通过其他途径给药 避免通过小口径管施用体积较大的药品

[a] 只有在排除传染性和炎性病因、粪便嵌塞以及能导致高渗的药物(如对乙酰氨基酚酏剂)已经改用或停用时才开始使用止泻剂。

管,尤其是在无法保证自来水安全的情况下[62]。EN管疏通的一线建议方法是使用轻微的手动压力注入温水。用胰蛋白酶和碳酸氢钠溶液或碳酸苏打饮料的组合冲洗可以溶解堵塞物[62]。

EN的代谢并发症与PN期间发生的相似,尽管发生率和严重程度可能较低。正如下文所述的PN一样,预防再喂养综合征和监测患者对EN的耐受性对于EN的安全喂养至关重要[74]。在开始肠内喂养之前和肠内治疗期间定期监测代谢参数应基于方案和患者潜在的疾病状态以及治疗时间。应识别有发生再喂养综合征风险的患者,并在开始营养支持前纠正严重的电解质异常。

第5节　肠外营养支持

与EN支持一样,在医院环境中,关于PN疗效的设计良好、充分有力的RCT相对较少[75-80]。因此,在住院患者中使用PN的实践主要基于专业协会的指南,而这些指南又主要来自观察性研究、小型临床试验和专家意见[3,6,15,28-30]。因为没有未喂养或最低限度喂养的对照组,所以还没有关于PN疗效的严格的RCT。这样的研究难以进行,特别是因为在现代ICU和其他医院环境中,不同持续时间的最低限度或不喂养的临床效果是未知的[80]。此外,与目前的做法相比,许多早期营养支持的RCT提供了过多的PN能量剂量和较不严格的血糖控制策略。尽管如此,现有数据表明,当不能进行EN时,中度至重度全身性营养不良患者在总体发病率和可能死亡率方面受益于PN[19]。

一、肠外营养适应证

虽然不是循证的,但当EN不合适或不能耐受时(特别是对于已存在营养不良的患者),住院患者普遍接受的PN指征如下:①大面积小肠±结肠切除术后;②小肠穿孔或近端高流量瘘;③与EN长期不耐受相关的其他情况(如严重腹泻或呕吐、严重腹胀、部分或完全肠梗阻、急性胃肠道出血、严重血流动力学不稳定),导致>3～7天内无法进行充足的EN[3,6,19]。对于不能耐受EN的已存在蛋白质能量营养不良的患者,没有数据支持拒绝PN。然而,来自比利时的一项大型RCT(4 640名患者)探讨了早期肠内喂养量不足的成人ICU患者PN起始时间的影响[79]。根据2009年欧洲临床实践指南,早期启动组在ICU第2天开始补充PN,以达到104.6～125.5kJ/(kg·d)[25～30kcal/(kg·d)]的能量目标[3]。根据2009年美国临床实践指南,晚期启动组在ICU第7天开始补充PN,以达到104.6～125.5kJ/(kg·d)[25～30kcal/(kg·d)]的能量目标[6]。早期开始PN与轻度增加ICU和住院时间、感染性并发症、器官功能障碍指数和总住院费用有关[79,80]。

在同一个比利时研究组最近对危重患儿进行的一项研究中,早期开始PN(入住ICU后24小时内)比入住ICU后第8天开始PN组的住院发病率更高[81]。有趣的是,在一项实用性随机试验中,对33个英国ICU中的1个ICU收治的2 388名危重病成人进行了研究,将患者随机分为EN组或PN组[82]。结果显示EN组和PN组在能量摄入或临床结局方面没有差异;这项研究表明,在ICU患者中如果正确给予,使用PN是安全的[82]。

PN的禁忌证(大部分没有证据支持)包括:①当胃肠道功能正常,可以进行肠内喂养;②患者不能耐受PN所需的静脉液体负荷,或在计划开始PN的当天出现严重高血糖或严重电解质异常;③PN支持可能不超过5～7天时;④仅用于PN而新放置的静脉输液管会带来不必要的风险时(Singer等人,2009年[3,6,19])。

二、肠外营养管理

可以通过外周或中心静脉供给PN的所有溶液。表31-5列出了标准液体的宏量营养素和微量营养素含量以及外周和中心静脉PN特征的比较。由于存在静脉炎的风险,外周静脉PN提供的葡萄糖[5%;葡萄糖=14.2kJ/g(3.4kcal/g)]和氨基酸[≤3.5%;16.7kJ/g(4kcal/g)]含量较低,并且大部分能量以脂肪乳剂的形式提供(占总能量的50%～60%)[15]。心、肝和/或肾功能不全引起的液体限制可能是PN使用较大液体量的禁忌证;因此,ICU患者通常不需要外周静脉PN,因为需要更大的容量来满足能量和氨基酸目标。中心静脉PN允许通过上腔静脉输送浓缩葡萄糖和氨基酸。因此,在中心静脉容积为1～1.5L/d的情况下,绝大多数成年人都可以获得足够的能量和氨基酸(表31-5)。根据液体状态,输注PN时,非PN水合液速率应成比例降低[6,15]。

根据指示调整PN的电解质,以便将连续测量

表 31-5　标准的肠外营养制剂的组成

组成	外周静脉 PN	中心静脉 PN
液量 /(L/d)	2～3	1～1.5
葡萄糖 /%	5	10～25
氨基酸 /%	2.5～3.5	3～8
脂质 /%	3.5～5.0	2.5～5.0
钠 /(mmol/L)	50～150	50～150
钾 /(mmol/L)	20～35	30～50
磷 /(mmol/L)	5～10	10～30
镁 /(mmol/L)	2～2.5	2.5～5
钙 /(mmol/L)	0.625～1.25	0.625～1.25
维生素 [a]		
微量元素 / 矿物质 [b]		

[a] 通常每天添加到外周静脉和中心静脉肠外营养的维生素由维生素 A、B_1（硫胺素）、B_2（核黄素）、B_3（烟酰胺）、B_6（吡哆醇）、B_{12}、C、D、E、生物素、叶酸和泛酸组成。维生素 K 是单独添加的（如在肝硬化患者中）。特定的维生素也可以单独补充。

[b] 通常每天添加到外周静脉和中心静脉 PN 的微量元素 / 矿物质由铬、铜、锰、硒和锌的混合物组成。矿物质也可以单独补充。

的血清水平维持在正常范围内。在血液浓度升高的情况下，与表 31-5 中概述的正常范围相比，可减少（或去除）特定电解质的剂量，直到血液指标回到正常范围内。中心静脉 PN 中葡萄糖浓度较高可能会增加钾、镁和磷的需求。增加氯化物形式的钠盐和钾盐的相对百分比以纠正代谢性碱中毒、增加醋酸盐形式的这些盐的百分比以纠正代谢性酸中毒。ICU 和其他住院患者更严格的血糖控制现已成为护理标准（<180mg/dl）[83-85]。为了实现这些目标，可以在 PN 中添加常规胰岛素和 / 或根据需要减少葡萄糖负荷（ICU 环境中高血糖状态通常需要单独静脉注射胰岛素）[19,86]。

常规 PN 提供九种必需氨基酸和几种非必需氨基酸，具体取决于所使用的商业氨基酸配方 [32,87]。尽管存在争议，但一些作者建议在一些 ICU 患者中添加谷氨酰胺作为条件必需氨基酸，因为有证据表明这种氨基酸在某些分解代谢状态患者中可能成为条件必需氨基酸 [3,32,87,88]。根据急性肾衰竭和肝功能衰竭患者氮质血症或高胆红素血症的程度，氨基酸的剂量分别根据目标量向下或向上调整。对于肾衰竭患者，可使用主要或仅含有必需氨基酸的特殊氨基酸制剂。对于肝衰竭患者，临床医生可以使用支链氨基酸含量增加、蛋氨酸、苯丙氨酸和色氨酸含量减少的专用氨基酸混合物 [87]。

完全 PN 利用静脉注射脂肪乳剂（IVF）作为能量和必需亚油酸和亚麻酸的来源。过去美国市售的脂肪乳剂是以大豆油（soybean oil，SO）为基础的；现在，静脉注射 SO/ 橄榄油乳剂、静脉注射 SO/ 中链甘油三酯混合物、鱼油 / 中链甘油三酯 / 橄榄油 /SO 和鱼油基乳剂已被批准用于 PN。不同配方的脂肪酸含量、乳剂组成和剂量不同 [89]。SO 基乳剂的使用与某些患者血清胆红素水平升高、肠衰竭相关肝病和胆汁淤积有关，尤其是慢性剂量超过 1.0g/（kg•d）时 [89]。人们认为，替代产品中含有的多不饱和脂肪酸、α- 维生素 E 和植物固醇可能会减轻或减少对肝脏的影响 [89-91]。最近的综述表明，含有鱼油的 IVF 降低了 ICU 患者的炎症标志物，改善了甘油三酯水平和肝酶，降低了感染并发症、发病率和死亡率 [92-94]。与 SO 基的 IVF 相比，橄榄油基的 IVF 是一种安全的选择，但这两种 IVF 之间的临床和代谢差异无统计学意义 [92,93,95]。

脂质通常与葡萄糖和氨基酸混合在同一 PN 输液袋中（"全合一"溶液），并在 16～24 小时内与 PN 一起给予。脂质乳剂也可在 10～12 小时内与主要 PN 袋分开输注。成人脂质乳剂输液的最大推荐剂量为 1.0～1.3g/（kg•d），监测血甘油三酯的基线水平，大约每周监测一次，以评估静脉脂肪清除率 [15,19,28]。甘油三酯水平应保持在 400～500mg/dl 以下，以此通过减少输注脂质的量来降低严重慢性阻塞性肺疾病患者的胰腺炎风险和肺扩散能力的下降（框 31-3）。在中心静脉 PN 中，合理的初始指南是葡萄糖提供 60%～70% 的非蛋白质热卡，脂肪乳剂提供 30%～40% 的非蛋白质热卡 [6,15,19,28]。

对住院患者静脉注射维生素和矿物质的具体要求尚未严格规定 [3,6,14,19,80]。因此，对于大多数使用市售维生素和矿物质复合静脉制剂的患者，治疗时应遵循已公布的推荐剂量，使血液浓度保持在正常范围内（表 31-5）。然而，一些研究表明，接受常规 PN 或 EN 营养支持的 ICU 患者中有相当一部分表现出不同程度的血锌、铜、硒、维生素 C、维生素 E 和维生素 D 浓度低 [1,2,7]。这可能是由于患者在入住 ICU 前，营养物质耗尽、在 ICU 期间需求增加（可能继发于氧化应激）、排泄增加和 / 或组织重新分布所致。必需营养素的消耗可能损害抗氧化能力、免疫力、伤口愈合和其他重要的营养相关

框 31-3

接受 PN 的患者过度喂养和再喂养综合征的特征

- 由于过量的葡萄糖输注和再喂养高胰岛素血症导致镁、磷和 / 或钾从细胞外向细胞内转移。
- 免疫细胞功能障碍和感染（高血糖）。
- 心力衰竭或心律失常（过量液体、过量钠和其他电解质、再喂养引起的电解质移位）。
- 神经肌肉功能障碍（维生素 B_1 耗竭、再喂养引起的电解质移位）。
- 氮质血症（过量氨基酸、与氨基酸剂量有关的 PN 供应的总能量不足）。
- 液体潴留（过量液体、钠、再喂养高胰岛素血症）。
- 肝功能指标升高和 / 或肝脂肪变性（过量能量、葡萄糖或脂肪）。
- 血氨水平升高（伴随肝功能衰竭时的过量氨基酸）。
- 高碳酸血症（过量总能量）。
- 呼吸功能不全（再喂养引起的低磷血症、过量液体、能量、碳水化合物或脂肪）。
- 高甘油三酯血症（过量碳水化合物或脂肪）。

身体功能。因此，与电解质一样，治疗旨在维持正常的血液状态，并按照临床和生化指标对血液进行连续监测。

PN 制剂可以由经过培训的医院药剂师在无菌罩下制备，但也可以使用商业制备的制剂。PN 由输液泵给药以控制输送速率，输液导管包含管道过滤器以防止微生物污染。

三、肠外营养的临床监测

在医院环境中监测 PN 治疗需要对框 31-1 和框 31-2 中概述的多个因素进行日常评估。应每天监测血糖数次，以及每天测定血电解质和检查肾功能。应测定血液甘油三酯基线水平，然后每周测量一次直至稳定。虽然指南很少，但一些中心定期监测血液中铜、硒、锌、全血硫胺素（维生素 B_1）、维生素 B_6、维生素 C、维生素 A 和 25- 羟基维生素 D 的水平 [7,19]。肝功能检查每周至少应进行几次。当动脉血气 pH 测量可用时，通常应每天监测通气患者的 pH；血液二氧化碳（CO_2）浓度是酸碱状态的替代指标（低 CO_2 水平＝酸中毒；高 CO_2 水平＝碱中毒）[19]。经常监测血糖、电解质和器官功能是 ICU 的常规。

四、肠外营养的不良反应

PN 可能发生代谢、感染和机械并发症 [19,28,96-101]。机械并发症，尤其是中心静脉导管的机械并发症，包括气胸、血胸、血栓形成和穿刺部位出血。在 PN

支持的患者中，导管相关的血流感染并不少见，而且他们通常有其他感染风险因素。例如，最近一项针对三级医院在 12 年内接受 PN 的 1 325 名患者的研究中，根据使用的标准，导管相关血流感染率为（10～13）/1 000 中心静脉导管日 [99]。正确和安全地管理外周静脉和中心静脉 PN 需要严格的导管护理准则，包括使用专用导管端口进行 PN 给药和锁骨下静脉置管进行中心静脉 PN[15,19,28]。

危重患者中心静脉 PN 期间，过度喂养和再喂养综合征的潜在代谢和临床后果如框 31-3 所示。高能量、葡萄糖、氨基酸和脂肪剂（"高营养"）易于通过中心静脉给药。虽然不是基于现行指南的护理标准，但在一些地方，给予过量葡萄糖、脂肪和总能量仍然是常见的做法 [15,28]。PN 相关高血糖的危险因素包括：①用于肥胖、糖尿病和 / 或脓毒症患者；② PN 开始时血糖控制不佳；③最初使用高葡萄糖浓度（＞10%）或葡萄糖负荷（＞150g/d）；④胰岛素给药不足和 / 或血糖监测不足；⑤合用糖皮质激素和升压药 [6,28]。

电解质管理需要仔细监测和日常调整 PN，以维持正常血液水平。过度喂养可导致不同严重程度的代谢并发症，影响多个器官系统（框 31-3）。一项大型研究发现，PN 使用本身、过度喂养和脓毒症是危重患者肝功能不全的主要危险因素 [97]。PN 给药时转氨酶升高和最终 PN 诱导的肝功能障碍可能导致肝功能衰竭，特别是在接受慢性 PN 治疗的个体中 [28]。PN 诱导肝功能障碍的机制尚不清楚，但可能是多因素的[28]。有趣的是，一些研究表明，在接受慢性 PN 的儿童中，从传统的大豆油基脂质乳剂转变为鱼油基脂质乳剂与 PN 相关肝衰竭减少有关，但机制仍然不清楚[98]。应每日密切监测代谢和临床结果，并根据结果酌情调整 PN 成分，谨慎地提高速率直至达到目标速率。非 PN 的静脉输液中的葡萄糖、丙泊酚 SO 基脂质乳剂载体（一种常用的 ICU 静脉镇静药）和静脉钙通道阻滞剂氯维地平提供的能量，以及任何已经给予的 EN 中提供的营养素，必须在 PN 处方中予以考虑，以避免能量或电解质过量摄入。

再喂养综合征在高危患者中较为常见（酒精依赖、先前存在的营养不良或电解质缺乏、近期体重显著减轻、长时间的静脉补液治疗或在再喂养前服用胰岛素或利尿剂）[96,100-103]。在一项对接受 EN、PN 或两者兼有的高危住院患者的研究中，92 名患者中有 25% 出现了再喂养引起的低磷血症[101]。在最近一次涉及 6 608 名患者的系统回顾中，基于不同的定义，再喂养综合征的发生率高达 80%[102]。通过静脉注射过量的葡萄糖（> 150～250g 或 1L 含有 15%～25% 葡萄糖的 PN）影响了再喂养综合征。由于代谢途径中的细胞内转移和利用，显著刺激了胰岛素释放，使血钾、镁，尤其是磷浓度迅速降低[96,100-103]。高剂量的碳水化合物会增加维生素 B_1 的利用率，并可能加剧维生素 B_1 缺乏症的症状。高胰岛素血症可能导致肾脏钠和液体潴留。这与血液电解质浓度降低（可引起心律失常）一起可导致心力衰竭，特别是在先前患有心脏病的人中[96,100-103]。预防再喂养综合征需要确定高危患者，在 PN 初始阶段少量使用葡萄糖（如 1L/d PN 加 10% 葡萄糖），结合经验，并根据血液水平和肾功能，在 PN 治疗中提供更高剂量的钾、镁和磷，以及肠外补充维生素 B_1（如 100mg/d，持续 3～5 天）[19,74,101]。

如果有这样的患者，最好咨询经验丰富的多学科营养支持团队，以获得有关 PN 处方的建议。营养支持团队每日监测已被证明可以减少并发症和成本，并减少 PN 的不当使用[104-106]。

第 6 节　未来发展方向

尽管 EN 和 PN 在医院和其他环境中常规使用，但在其专业管理方面仍存在许多不确定的领域。例如，住院患者 EN 和 PN 开始的最佳时机仍然存在不确定性。很少有关于一段时间内（如 > 7 天）少量或不喂养的临床效果的前瞻性可用数据，并且此类数据不太可能被提供。需要严格的 RCT 来确定 ICU 和非 ICU 患者亚组的最佳能量和蛋白质 / 氨基酸剂量方案。一些研究表明，较大剂量的标准大豆油基静脉内脂肪乳剂可诱导促炎和促氧化作用，并可能产生免疫抑制。然而，在比较大豆油基脂肪乳剂和其他类型脂肪乳剂的小规模 RCT 中，呈现相互矛盾的结果，所以无法阐明最佳用途。现有数据表明，谷氨酰胺可能成为 ICU 患者的一种条件必需氨基酸。谷氨酰胺是免疫细胞和肠黏膜细胞的重要燃料，具有细胞保护特性和其他潜在的有益功能。几项临床试验表明，在 PN 中补充谷氨酰胺［L- 氨基酸或谷氨酰胺二肽的含量为 0.2～0.5g/（kg·d）］具有蛋白质合成代谢作用，增强免疫指数并减少医院感染。因此，一些专家小组建议，如果可能的话，将谷氨酰胺常规添加到 ICU 患者的 PN 中。然而，对成年重症患者进行的一项大规模 RCT 表明，同时通过肠内和肠外途径给予非常高剂量的谷氨酰胺会恶化临床结局[107]。特定 ICU 患者亚组需要进行Ⅲ期、双盲、意向性治疗 RCT，以确定临床最佳能量、蛋白质 / 氨基酸、特定维生素和矿物质需求，以及确定联合应用 EN 与 PN 对实现能量和蛋白质 / 氨基酸目标的疗效。此外，还需要进行严格的试验，以验证拟议的"药物营养"策略（如使用大剂量的补充性肠外和肠内谷氨酰胺、维生素 C 和其他抗氧化剂、硒和 / 或锌等）[108]。

其他信息来源见已出版文献[109]。

（宁势力 译）

参 考 文 献

1. Nathens AB, Neff MJ, Jurkovich GJ, et al. Randomized, prospective trial of antioxidant supplementation in critically ill surgical patients. *Ann Surg.* 2002;236:814−822.
2. Luo M, Fernandez-Estivariz C, Jones DP, et al. Depletion of plasma antioxidants in surgical intensive care unit patients requiring parenteral feeding: effects of parenteral nutrition with or without alanyl-glutamine dipeptide supplementation. *Nutrition.* 2008;24:37−44.
3. Singer P, Blaser AR, Berger MM, et al. ESPEN guidelines on clinical nutrition in the intensive care unit. *Clin Nutr.* 2019;38:48−79.
4. Barker LA, Gout BS, Crowe TC. Hospital malnutrition: prevalence, identification and impact on patients and the healthcare system. *Int J Environ Res Public Health.* 2011;8:514−527.
5. De Luis DA, López Mongil R, Gonzalez Sagrado M, et al. Nutritional status in a multicenter study among institutionalized patients in Spain. *Eur Rev Med Pharmacol Sci.* 2011;15:259−265.
6. McClave SA, Taylor BE, Martindale RG, et al. Guidelines for the

provision and assessment of nutrition support therapy in the adult critically ill patient: Society of Critical Care Medicine (SCCM) and American Society for Parenteral and Enteral Nutrition (A.S.P.E.N.). *JPEN J Parenter Enter Nutr.* 2016;40: 159−211.

7. Blaauw R, Osland E, Sriram K, et al. Parenteral provision of micronutrients to adult patients: an expert consensus paper. *JPEN J Parenter Enter Nutr.* 2019;43(1 suppl):S5−S23.

8. Giner M, Laviano A, Meguid MM, et al. In 1995 a correlation between malnutrition and poor outcome in critically ill patients still exists. *Nutrition.* 1996;12:23−29.

9. Pirlich M, Schütz T, Norman K, et al. The German hospital malnutrition study. *Clin Nutr.* 2006;25:563−572.

10. Konturek PC, Herrmann HJ, Schink K, et al. Malnutrition in hospitals: it was, is now, and must not remain a problem!. *Med Sci Monit.* 2015;21:2969−2975.

11. Allard JP, Keller H, Jeejeebhoy KN, et al. Decline in nutritional status is associated with prolonged length of stay in hospitalized patients admitted for 7 days or more: a prospective cohort study. *Clin Nutr.* 2016;35(1):144−152.

12. Kang MC, Kim JH, Ryu SW, et al. Prevalence of malnutrition in hospitalized patients: a multicenter cross-sectional study. *J Korean Med Sci.* 2018;33(2):e10.

13. Rinninella E, Ruggiero A, Maurizi P, Triarico S, Cintoni M, et al. Clinical tools to assess nutritional risk and malnutrition in hospitalized children and adolescents. *Eur Rev Med Pharmacol Sci.* 2017; 21:2690−2701.

14. Patel MD, Martin FC. Why don't elderly hospital inpatients eat adequately? *J Nutr Health Aging.* 2008;12:227−231.

15. Druyan ME, Compher C, Boullata JL, et al. Clinical guidelines for the use of parenteral and enteral nutrition in adult and pediatric patients: applying the GRADE system to development of ASPEN clinical guidelines. *JPEN J Parenter Enter Nutr.* 2012; 36(1):77−80.

16. Schneider SM, Veyres P, Pivot X, et al. Malnutrition is an independent factor associated with nosocomial infections. *Br J Nutr.* 2004; 92:105−111.

17. O'Brien Jr JM, Phillips GS, Ali NA. Body mass index is independently associated with hospital mortality in mechanically ventilated adults with acute lung injury. *Crit Care Med.* 2006;34: 738−744.

18. Zaloga GP. Parenteral nutrition in adult inpatients with functioning gastrointestinal tracts: assessment of outcomes. *Lancet.* 2006;367:1101−1111.

19. Ziegler TR. Parenteral nutrition in the critically ill patient. *N Engl J Med.* 2009;361:1088−1097.

20. Detsky AS, McLaughlin JR, Baker JP, et al. What is subjective global assessment of nutritional status? *JPEN J Parenter Enter Nutr.* 1987;11:8−13.

21. Norman K, Schütz T, Kemps M, et al. The Subjective Global Assessment reliably identifies malnutrition-related muscle dysfunction. *Clin Nutr.* 2005;24:143−150.

22. Kondrup J, Allison SP, Elia M, et al. ESPEN guidelines for nutrition screening 2002. *Clin Nutr.* 2002;22:415−421.

23. Rasmussen HH, Holst M, Kondrup J. Measuring nutritional risk in hospitals. *Clin Epidemiol.* 2010;2:209−216.

24. Heyland DK, Dhaliwal R, Jiang X, et al. Identifying critically ill patients who benefit the most from nutrition therapy: the development and initial validation of a novel risk assessment tool. *Crit Care.* 2011;15:R268.

25. de Vries MC, Koekkoek WK, Opdam MH, et al. Nutritional assessment of critically ill patients: validation of the modified NUTRIC score. *Eur J Clin Nutr.* 2018;72:428−435.

26. Jeong DH, Hong SB, Lim CM, et al. Comparison of accuracy of NUTRIC and modified NUTRIC scores in predicting 28-days mortality in patients with sepsis: a single center retrospective study. *Nutrients.* 2018;10:911.

27. Heyland DK, Drover JW, Dhaliwal R, et al. Optimizing the benefits and minimizing the risks of enteral nutrition in the critically ill: role of small bowel feeding. *JPEN J Parenter Enter Nutr.* 2002; 26(6 Suppl):S51−S57.

28. Sheean P, Gonzalez MC, Prado CM, et al. American Society for Parenteral and Enteral Nutritional Clinical Guidelines: the validity of body composition assessment in clinical populations. *JPEN J*

Parenter Enter Nutr. 2019. https://doi.org/10.1002/jpen.1669.

29. Kreymann KG, Berger MM, Deutz NE, et al. ESPEN guidelines on enteral nutrition: intensive care. *Clin Nutr.* 2006;25:210−223.

30. Mehta NM, Skillman HE, Irving SY, et al. Guidelines for the provision and assessment of nutrition support therapy in the pediatric critically ill patient: Society of Critical Care Medicine and American Society for Parenteral and Enteral Nutrition. *JPEN J Parenter Enter Nutr.* 2017;41:706−742.

31. Choban P, Dickerson R, Malone A, et al. A.S.P.E.N. Clinical guidelines: nutrition support for hospitalized adult patients with obesity. *JPEN J Parenter Enter Nutr.* 2013;37:714−744.

32. Yarandi SS, Zhao VM, Hebbar G, et al. Amino acid composition in parenteral nutrition: what is the evidence? *Curr Opin Clin Nutr Metab Care.* 2011;14:75−78.

33. Anderegg BA, Worrall C, Barbour E, et al. Comparison of resting energy expenditure prediction methods with measured resting energy expenditure in obese, hospitalized adults. *JPEN J Parenter Enter Nutr.* 2009;33:168−175.

34. Parker EA, Feinberg TM, Wappel S, et al. Considerations when using predictive equations to estimate energy needs among older, hospitalized patients: a narrative review. *Curr Nutr Rep.* 2017;6: 102−110.

35. Shaw JH, Wildbore M, Wolfe RR. Whole body protein kinetics in severely septic patients. The response to glucose infusion and total parenteral nutrition. *Ann Surg.* 1987;205:288−294.

36. Streat SJ, Beddoe AH, Hill GL. Aggressive nutritional support does not prevent protein loss despite fat gain in septic intensive care patients. *J Trauma.* 1987;27:262−266.

37. Allen K, Hoffman L. Enteral nutrition in the mechanically ventilated patient. *Nutr Clin Pract.* 2019;34:540−557.

38. Boullata J, Carrera A, Harvey L, et al. ASPEN safe practices for enteral nutrition therapy. *JPEN J Parenter Enter Nutr.* 2017;41:36−46.

39. Minard G. Enteral access. *Nutr Clin Pract.* 1994;9:172−182.

40. Pash E. Enteral nutrition: options for short-term access. *Nutr Clin Pract.* 2018;33:170−176.

41. Kozeniecki M, Fritzshall R. Enteral nutrition for adults in the hospital setting. *Nutr Clin Pract.* 2015;30:634−651.

42. Baskin WN. Acute complications associated with bedside placement of feeding tubes. *Nutr Clin Pract.* 2006;21:40−55.

43. DeLegge MH. Enteral access and associated complications. *Gastroenterol Clin N Am.* 2018;47:23−37.

44. Metheny NA, Clouse RE, Chang YH, et al. Tracheobronchial aspiration of gastric contents in critically ill tube-fed patients: frequency, outcomes, and risk factors. *Crit Care Med.* 2006;34:1−9.

45. Brown B, Roehl K, Betz M. Enteral nutrition formula selection: current evidence and implications for practice. *Nutr Clin Pract.* 2015;30:72−85.

46. Yang G, Wu XT, Zhou Y, et al. Application of dietary fiber in clinical enteral nutrition: a meta-analysis of randomized controlled trials. *World J Gastroenterol.* 2005;11:3935−3938.

47. Ford E, Hull S, Jenning L, et al. Clinical comparison of tolerance to elemental or polymeric enteral feedings in the postoperative patient. *J Am Coll Nutr.* 1992;11:11−16.

48. Mowatt-Larssen C, Brown R, Wojtysial S, et al. Comparison of tolerance and nutritional outcome between a peptide and a standard formula in critically ill, hypoalbuminemic patients. *JPEN J Parenter Enter Nutr.* 1992;16:20−24.

49. Tiengou LE, Gloro R, Pouzoulet J, et al. Semi-elemental formula or polymeric formula: is there a better choice for enteral nutrition in acute pancreatitis? Randomized comparative study. *JPEN J Parenter Enter Nutr.* 2006;30:1−5.

50. Leon-Sanz M, Garcia-Luna PP, Planas M, et al. Glycemic and lipid control in hospitalized type 2 diabetic patients: evaluation of 2 enteral nutrition formulas (low carbohydrate-high monosaturated fat vs. high carbohydrate). *JPEN J Parenter Enter Nutr.* 2005;29:21−29.

51. Pohl M, Mayr P, Mertl-Roetzer M, et al. Glycaemic control in type II diabetic tube-fed patients with a new enteral formula low in carbohydrates and high in monosaturated fatty acids: a randomized controlled trial. *Eur J Clin Nutr.* 2005;59:1121−1132.

52. Alish CJ, Garvey WT, Maki KC, et al. A diabetes-specific enteral formula improves glycemic variability in patients with type 2 diabetes. *Diabetes Technol Ther.* 2010;12:419−425.

53. Gadek JE, DeMichele SJ, Karlstad MD, et al. Effect of enteral

feeding with eicosapentaenoic acid, gamma-linolenic acid and antioxidants in patients with acute respiratory distress syndrome. Enteral nutrition in ARDS study group. *Crit Care Med.* 1999;27:1409−1420.

54. Stapleton RD, Martin TR, Weiss NS, et al. A phase II randomized placebo-controlled trial of omega-3 fatty acids for the treatment of acute lung injury. *Crit Care Med.* 2011;39:1655−1662.

55. Yeh A, Conners EM, Ramos-Jimenez RG, et al. Plant-based enteral nutrition modifies the gut microbiota and improves outcomes in murine models of colitis. *Cell Mol Gastroenterol Hepatol.* 2019;7:872−874.

56. McClanahan D, Yeh A, Firek E, et al. Pilot study of the effect on plant-based enteral nutrition on the gut microbiota in chronically ill tube-fed children. *JPEN J Parenter Enter Nutr.* 2019;43:899−911.

57. Marik PE, Zaloga GP. Immunonutrition in critically ill patients: a systematic review and analysis of the literature. *Intensive Care Med.* 2008;34:1980−1990.

58. Dupertuis YM, Meguid MM, Pichard C. Advancing from immunonutrition to pharmaconutrition: a gigantic challenge. *Curr Opin Clin Nutr Metab Care.* 2009;12:398−403.

59. Cerantola Y, Hübner M, Grass F, et al. Immunonutrition in gastrointestinal surgery. *Br J Surg.* 2011;98:37−48.

60. Rees RG, Keohane PP, Grimble GK, et al. Tolerance of elemental diet administered without starter regimen. *Br Med J.* 1985;290:1869−1870.

61. Mentec H, Dupont H, Bocchetti M, et al. Upper digestive intolerance during enteral nutrition in critically ill patients: frequency, risk, factors, and complications. *Crit Care Med.* 2001;29:1922−1961.

62. Lord LM. Restoring and maintaining patency of enteral feeding tubes. *Nutr Clin Pract.* 2003;18:422−426.

63. Roberts S, Brody R, Rawal S, et al. Volume-based vs rate-based enteral nutrition in the intensive care unit: impact on nutrition delivery and glycemic control. *Nutr Clin Pract.* 2018;33:170−176.

64. TARGET Investigators for the ANZICS Clinical Trials Group, Chapman M, Peake SL, Bellomo R, et al. Energy-dense versus routine enteral nutrition in the critically ill. *N Engl J Med.* 2018;379:1823−1834.

65. Arabi VM, Aldawood AS, Haddad SH, et al. Permissive underfeeding or standard enteral feeding in critically ill adults. *N Engl J Med.* 2015;372:2398−2408.

66. Hirai F, Takeda T, Takada Y, et al. Efficacy of enteral nutrition in patients with Crohn's disease on maintenance anti-TNF-alpha antibody therapy: a meta-analysis. *J Gastroenterol.* 2019. https://doi.org/10.1007/s00535-019-01634-1.

67. Fetterplace K, Gill BMT, Chapple LS, Presneill JJ, MacIsaac C, Deane AM. Systematic review with meta-analysis of patient-centered outcomes, comparing international guideline-recommended enteral protein delivery with usual care. *JPEN J Parenter Enter Nutr.* 2019. https://doi.org/10.1002/jpen.1725 [Epub ahead of print].

68. Brown BD, Hoffman SR, Johnson SJ, Nielsen WR, Greenwaldt HJ. Developing and maintaining an RDN-led bedside feeding tube placement program. *Nutr Clin Pract.* 2019. https://doi.org/10.1002/ncp.10411 [Epub ahead of print].

69. Di Caro S, Fragkos KC, Keetarut K, et al. Enteral nutrition in adult crohn's disease: toward a paradigm shift. *Nutrients.* 2019;(9):11. https://doi.org/10.3390/nu11092222. pii:E2222.

70. Malone AM, Seres DS, Lord L. Complications of enteral nutrition. In: Gottschlich MM, ed. *The ASPEN Nutrition Support Core Curriculum: A Case-Based Approach − the Adult Patient.* Silver Spring, MD: American Society of Parenteral and Enteral Nutrition; 2007:246−263.

71. Guenter P, Hicks RW, Simmons D, et al. Enteral feeding misconnections: a consortium position statement. *Jt Comm J Qual Patient Saf.* 2008;34:285−292.

72. Hurt RT, McClave SA. Gastric residual volumes in critical illness: what do they really mean? *Crit Care Clin.* 2010;26:481−490.

73. Torres A, Serra-Batlles J, Ros E, et al. Pulmonary aspiration of gastric contents in patients receiving mechanical ventilation: the effect of the body position. *Ann Intern Med.* 1992;116:540−543.

74. Stanga Z, Brunner A, Leuenberger M, et al. Nutrition in clinical practice—the refeeding syndrome: illustrative cases and guidelines for prevention and treatment. *Eur J Clin Nutr.* 2008;62:687−694.

75. Doig GS, Simpson F, Delaney A. A review of the true methodolog-

76. Doig GS, Simpson F, Sweetman EA. Evidence-based nutrition support in the intensive care unit: an update on reported trial quality. *Curr Opin Clin Nutr Metab Care.* 2009;12:201−206.

77. Koretz RL. Parenteral nutrition and urban legends. *Curr Opin Gastroenterol.* 2008;24:210−214.

78. Koretz RL. Enteral nutrition: a hard look at some soft evidence. *Nutr Clin Pract.* 2009;24:316−324.

79. Loss SH, Franzosi OS, Nunes DSL, Teixeira C, Viana LV. Seven deadly sins of nutrition therapy in critically ill patients. *Nutr Clin Pract.* 2019. https://doi.org/10.1002/ncp.10430 [Epub ahead of print].

80. Ziegler TR. Nutrition support in critical illness − bridging the evidence gap. *N Engl J Med.* 2011;365:562−564.

81. Fivez T, Kerklaan D, Mesotten D, et al. Early versus late parenteral nutrition in critically ill children. *N Engl J Med.* 2016;374:1111−1122.

82. Harvey SE, Parrott F, Harrison DA, et al. Trial of the route of early nutritional support in critically ill adults. *N Engl J Med.* 2014;371:1673−1684.

83. NICE−SUGAR Study Investigators, Finfer S, Chittock DR, et al. Intensive versus conventional glucose control in critically ill patients. *N Engl J Med.* 2009;360:1283−1297.

84. Kavanagh BP, McCowen KC. Clinical practice. Glycemic control in the ICU. *N Engl J Med.* 2010;363:2540−2546.

85. McMahon MM, Nystrom E, Braunschweig C, et al. A.S.P,E,N. Clinical guidelines: nutrition support of adult patients with hyperglycemia. *JPEN J Parenter Enter Nutr.* 2013;37:23−36.

86. McCulloch A, Bansiya V, Woodward JM. Addition of insulin to parenteral nutrition for control of hyperglycemia. *JPEN J Parenter Enter Nutr.* 2018;42:846−854.

87. Hoffer LJ. Parenteral nutrition: amino acids. *Nutrients.* 2017;9:257−266.

88. van Zanten AR, Hofman Z, Heyland DK. Consequences of the REDOXS and METAPLUS trials: the end of an era of glutamine and antioxidant supplementation for critically ill patients? *JPEN J Parenter Enter Nutr.* 2015;39:890−892.

89. Gabe SM. Lipids and liver dysfunction in patients receiving parenteral nutrition. *Curr Opin Clin Nutr Metab Care 16.* 2013:150−155.

90. Anez-bustillos L, Dao DT, Baker MA, et al. Intravenous fat emulsion formulations for the adult and pediatric patient: understanding the differences. *Nutr Clin Pract.* 2016;31:596−609.

91. Jones CJ, Calder PC. Influence of different intravenous lipid emulsions on fatty acid status and laboratory and clinical outcomes in adult patients receiving home parenteral nutrition: a systematic review. *Clin Nutr.* 2018;37:285−291.

92. Edmunds CE, Brody RA, Parrott JS, et al. The effects of different IV fat emulsions on clinical outcomes in critically ill patients. *Crit Care Med.* 2014;42:1168−1177.

93. Manzanares W, Langlois PL, Hardy G. Intravenous lipid emulsions in the crucially ill: an update. *Curr Opin Crit Care.* 2016;22:308−315.

94. Honeywell S, Zelig R, Radler DR. Impact of intravenous lipid emulsions containing fish oil on clinical outcomes in critically ill surgical patients: a literature review. *JPEN J Parenter Enter Nutr.* 2019;26:112−122.

95. Umpierrez GE, Spiegelman R, Zhao V, et al. A double-blind, randomized clinical trial comparing soybean oil-based versus olive oil-based lipid emulsions in adult medical-surgical intensive care unit patients requiring parenteral nutrition. *Crit Care Med.* 2012;40:1792−1798.

96. Solomon SM, Kirby DF. The refeeding syndrome: a review. *JPEN J Parenter Enter Nutr.* 1990;14:90−97.

97. Grau T, Bonet A, Rubio M, et al. Liver dysfunction associated with artificial nutrition in critically ill patients. *Crit Care.* 2007;11:R10.

98. Biesboer AN, Stoehr NA. A product review of alternative oil-based intravenous fat emulsions. *Nutr Clin Pract.* 2016;31:610−618.

99. Madnawat H, Welu AL, Gilbert EJ, Taylor DB, Jain S, et al. Mechanisms of parenteral nutrition-associated liver and gut injury. *Nutr Clin Pract.* 2020;35:63−71.

100. Byrnes MC, Stangenes J. Refeeding in the ICU: an adult and pedi-

atric problem. *Curr Opin Clin Nutr Metab Care*. 2011;14:186—192.

101. Zeki S, Culkin A, Gabe SM, et al. Refeeding hypophosphataemia is more common in enteral than parenteral feeding in adult in patients. *Clin Nutr*. 2011;30:365—368.

102. Friedli E, Stanga Z, Sobotka L, et al. Revisiting the refeeding syndrome: results of a systemic review. *Nutrition*. 2017;35: 151—160.

103. Friedli N, Stanga Z, Culkin A, et al. Management and prevention of refeeding syndrome in medical inpatients: an evidence-based and consensus-supported algorithm. *Nutrition*. 2018;47:13—20.

104. Trujillo EB, Young LS, Chertow GM, et al. Metabolic and mone-tary costs of avoidable parenteral nutrition use. *JPEN J Parenter Enter Nutr*. 1999;23:109—113.

105. Kennedy JF, Nightingale JM. Cost savings of an adult hospital nutrition support team. *Nutrition*. 2005;21:1127—1133.

106. Cong MH, Li SL, Cheng GW, et al. An interdisciplinary nutrition support team improves clinical and hospitalized outcomes of esophageal cancer patients with concurrent chemoradiotherapy. *Chin Med J (Engl)*. 2015;128:3003—3307.

107. Heyland D, Muscedere J, Wischmeyer PE, et al. A randomized trial of glutamine and antioxidants in critically ill patients. *N Engl J Med*. 2013;368:1489—1497.

108. Wischmeyer PE, Heyland DK. The future of critical care nutrition therapy. *Crit Care Clin*. 2010;26:433—441.

109. ASPEN Board of Directors and Enteral Nutrition Practice Recommendations Task Force. Enteral nutrition practice recommendations. *JPEN J Parenter Enter Nutr*. 2009;33:122—167.

第 32 章

成人和儿童危重症营养支持

Sharon Y. Irving[1], PhD, CRNP, FCCM, FAAN

Liam McKeever[2], PhD, RDN, LDN

Vijay Srinivasan[3], MBBS, MD, FAAP, FCCM

Charlene Compher[4], PhD, RD, CNSC, LDN, FADA, FASPEN

[1]University of Pennsylvania School of Nursing, Nurse Practitioner, Department of Critical Care Nursing,

Children's Hospital of Philadelphia, Philadelphia, PA, United States

[2]Department of Biostatistics, Epidemiology, & Informatics, Perelman School of Medicine,

University of Pennsylvania, Philadelphia, PA, United States

[3]Department of Anesthesiology, Critical Care and Pediatrics, Perelman School of Medicine,

University of Pennsylvania, Philadelphia, PA, United States

[4]University of Pennsylvania School of Nursing and Clinical Nutrition Support Service at the

Hospital of the University of Pennsylvania, Philadelphia, PA, United States

【摘要】 胃肠生理学涉及复杂的机械、激素和运动功能网络,包括酶的分泌和胃酸的生成,它们协同工作以确保摄入的食物消化供身体利用。危重症患者体内这种精确的相互作用被吸收功能和能量代谢的显著改变所破坏。这种综合性改变需要采取谨慎而细致的方法进行营养治疗。患者病前的营养状况决定了他们承受危重疾病状态的能力以及其存活能力。营养评估对于给患者的营养状况确定表征和定义、确定恰当的营养摄入目标以及确定营养给予的最佳模式均至关重要。本章描述了 ICU 患者营养治疗知识和证据的现状,并解释了所选择的成人和儿童 ICU 患者常见的疾病和营养的相关性。

【关键词】 成人;危重症营养;危重症;能量消耗;ICU 成人营养;ICU 儿科营养;营养评估;营养支持;儿科。

第 1 节 危重症期功能和生理改变

一、引言

危重症患者胃肠道生理和代谢的改变可能导致肠内营养不耐受和营养缺乏。在健康状态下胃肠道生理学涉及复杂的机械、激素和运动功能网络,包括酶的分泌和胃酸的生成,它们协同工作以确保摄入的食物分解以被机体利用并促进人体稳态。在危重症患者体内,这种网络的关键部分被破坏,伴有炎症变化并导致急性代谢应激。继而,这会导致碳水化合物、脂质和蛋白质代谢紊乱,并改变固有激素环境[1]。疾病或损伤改变了人体吸收生理和能量代谢——这两个关键因素在营养支持时需被充分考虑。

这些改变的表现因患者病前的营养状况而异。因此,根据患者在重症监护病房(ICU)发病时的整体健康和营养状况以及随后的疾病演变,这些破坏性过程在患者中可能有不同的表现。危重症患者营养评估是必要的,根据评估结果确定营养状况、确定适当的营养摄入目标、确定最佳的营养输送模式、监测耐受性,以及评价与患者预后的关系。

本章旨在介绍有关对 ICU 患者提供营养治疗的知识现状,并对所选择的在成人和儿科 ICU 患者中常见的疾病与营养的相关性进行描述。对危重早产儿仍在发育的胃肠道所发生的生理变化的讨论超出了本章范围。

二、急性期反应

危重症的特征是受反调节激素调控的分解代谢增加,称为急性期反应(图 32-1)。饥饿引起的分解代谢具有肌肉保护机制以维持疾病后期瘦体重，但是急性期反应会代替这种保护，导致机体进入分解代谢。分解代谢始于持续 12～24 小时的危重症"低潮期"，患者在此期间氧气利用和体温均下降。低潮期接下来是处于分解代谢状态的"高潮期"，可持续一到三周。在此期间，患者体内分泌量增加的儿茶酚胺通过脂肪分解和糖异生途径诱导内源性宏量营养素分解[1]。这些改变加之患者处于固定的卧床状态，会导致危重症患者出现严重肌肉萎缩。在 ICU 住院初期，成人瘦体重损失高达 17.7%[2]，儿童瘦体重损失超过 10%[3]。危重症患者急性期的分解代谢反应可能难以通过提供能量和蛋白质来解决。相反，在这种分解代谢状态下提供的多余能量会转化为脂肪和葡萄糖，并可能导致高血糖和高甘油三酯血症[4-6]。增加蛋白质摄入量是否可以改善瘦体重消耗尚不清楚。

急性期反应期间释放的细胞因子会导致肝脏蛋白质合成发生巨大改变。细胞因子促进急性期阳性蛋白如 C 反应蛋白（C-reactive protein，CRP）、纤维蛋白原、触珠蛋白、铜蓝蛋白、补体、α1 糖蛋白和血清淀粉样蛋白的合成，导致它们血清浓度增加。同时，抑制急性期阴性蛋白，如白蛋白、转铁蛋白、转甲状腺素蛋白和视黄醇结合蛋白，导致这些蛋白的血清浓度降低。此外，脉管系统内的胶体渗透压降低导致的毛细血管渗漏所致组织中富含蛋白质的间液积累，以及液体复苏后的稀释，都会导致以上急性期阴性蛋白血清浓度降低。这种危重症期间蛋白质合成和浓度的变化使得白蛋白、前白蛋白和视黄醇结合蛋白作为危重症急性期营养状况生物标志物的可靠性降低。这些营养生物标志物更能反映的是急性期反应状态，而不

是患者的营养状况。

危重症期间血液微量营养素含量也可能发生变化（图 32-2）。在急性期反应期间，多种维生素（A、B_6、C、D 和 E）和矿物质（铜、铁、硒和锌）受炎症影响，最好根据 CRP 浓度增加来解释其含量改变。肾衰竭的透析治疗可能导致铜、硒、锌、维生素 B_1 和维生素 B_6 的过度流失[7]。与氧自由基产生相关的氧化应激可能需要更多地使用抗炎维生素[8]。因此，这很难合理解释为什么在危重症期间血液中微量营养素聚集[1]。

在此期间补充硒（Se）和维生素 C 的研究前景广阔。补充硒可改善肾功能并减少感染性并发症[9]。给予维生素 C，特别是与维生素 B_1 和氢化可的松联合使用，可能对脓毒症治疗具有重要意义[10]。脓毒症期间，由于体内减少血浆游离铁和自由基的适应性过程，人体对维生素 C 需求增加，同时维生素 C 浓度也可能由于炎症和液体复苏而降低。在脓毒症的动物模型中，给予维生素 C 也被证明可以保持心血管的完整性和对血管收缩剂的反应性[11,12]。一项针对 26 名成人 ICU 患者的随机安慰剂对照试验表明，接受剂量为每 24 小时 200mg/kg 静脉注射（intravenous injection，iv）维生素 C 的患者，96 小时后的序贯器官衰竭评估（sequential organ failure assessment，SOFA）评分下降更快（表明器官功能障碍改善）[13]。在一项开放性研究中，为 47 名严重脓毒症的成年患者静脉注射维生素 C（1.5g/6h）、维生素 B_1（200mg/12h）和氢化可的松（50mg/6h）作为治疗组，与历史对照组比较，结果发现治疗组的死亡率为 8.5%，而对照组为 40.4%。此外，治疗组与历史对照组相比较，其摆脱血管收缩剂的时间也显著减少[10]。然而，这项

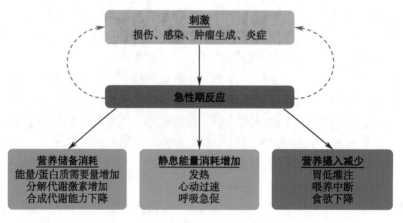

图 32-1 急性期反应的营养因素

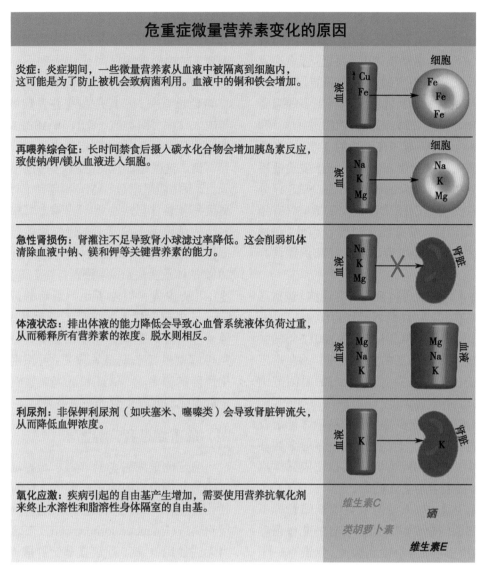

图 32-2　危重症微量营养素变化原因，Cu＝铜，Fe＝铁，Na＝钠，K＝钾，Mg＝镁

研究因其非盲法、非随机研究设计而受到批评，而且比较时还未考虑历史对照受试者具有更大的死亡风险这一因素。有其他研究检验了这种三联疗法，结果好坏参半。一项观察性研究（n＝94 名受试者）发现三联疗法（维生素 C、维生素 B_1 和氢化可的松）与任何临床结果之间没有关联[14]。一项包含 24 名患儿的随机对照试验（RCT）发现，与对照组相比，接受三联疗法的受试者血管收缩剂的使用剂量降低[15]。尽管维生素 C 或维生素 C 联用维生素 B_1 和氢化可的松的三联疗法可能具有希望，但需要在成人和儿童危重症中进行更多研究[16]。

三、营养状况及营养风险评估

危重症患者进入 ICU 时常出现营养不良，尤其是已发生并发症的患者。应对每一位进入 ICU 的患者行营养风险筛查[17]。使用营养风险评估工具识别出营养恶化风险最高的患者。对成人患者可使用危重症营养风险（nutrition risk in critically ill，NUTRIC）评分[18]和营养风险评分 2002（NRS）[19]。NUTRIC 评分侧重于疾病严重程度评分，包含急性生理与慢性健康Ⅱ评分（acute physiology and chronic health evaluation Ⅱ score，APACHE Ⅱ）和 SOFA 评分，以及年龄、入住 ICU 前的住院天数、并发症和血清白介素 6（IL-6，一种促炎细胞因子）浓度。此外还有不含 IL-6 的 NUTRIC 评分改良版本可供使用[20]。虽然在观察性研究中，NUTRIC 评分已被证明可以预测死亡率[21,22]，并确定能从营养支持中获益最多且死亡率较低的患者[20,23-25]，但一项前瞻性试验[26]并没有令人信服地证明其能够预测营养治疗对临床相关结局的影响。然而，这项试验规模相对较小（$n = 245$ 名受试者），而且尽管幸存者在第 6 天后持续摄入更多的蛋白质和能量，仍然只达到约 70% 的目标量。非存活组有更多的患者具有高 NUTRIC 评分（82% 对照存活组的 41%）和营养不良的评分（23% 对照存活组的 33%）。在两项前瞻性随机对照试验中，NRS 评分已被验证可预测营养支持对临床结果的影响[27,28]。NRS 评分的局限性是需要 APACHE Ⅱ评分大于 10，只有年龄 >45 岁以及 ICU 入院才能达到[29]。因此，仍然很难准确评估危重成年患者营养状况和识别营养风险。

确定营养不良需要进行全面营养评估，包括客观和主观相关数据。美国营养与饮食学会（AND）和美国肠外和肠内营养学会（ASPEN）2012 年的共识报告提出成人营养不良的六项标准：①在指定时间范围内能量摄入减少；②在指定的时间范围内体重减轻；③脂肪量减少；④肌肉量减少；⑤液体聚积；⑥握力降低，至少需要其中两项才能对营养不良程度进行分类[30]。但是，其中多项参数在危重症患者中不易获得，营养评估必须依靠体格评估以及熟练的营养专业人员[31]。

在危重症儿童中，入院时和住院期间营养不良是广为人知的问题[32-35]。虽然现有的儿科营养评估工具已在住院患者中得到验证，但没有一个是专门针对危重症儿童。营养评估的关键是获得准确的人体测量结果，这对危重患儿来说是一项挑战，因为体液容量状态和体重会因脱水、复苏导致的体液超负荷以及各种能够影响人体测量结果

的治疗方式而发生波动。危重症儿童营养评估以及确定能量和蛋白质需求还必须考虑患儿生长的需要，这在危重症期间往往受到不利影响。最近的一项研究表明，入住 ICU 期间生长迟缓与住院时间延长有关，尤其是在有并发症的儿童中[36]。与成人共识声明类似，AND 和 ASPEN 的儿科共识声明建议使用标准诊断指标来识别和记录儿科营养不良。这些指标包括：①身高别体重 / 身长 z- 评分；②身体质量指数（BMI）别年龄 z 评分；③身高 / 高度别年龄 z- 分数；和 / 或④上臂中围。如果有多个人体测量数据可用，建议评估营养不良的数据包括：① <2 岁儿童的体重增加速度；②2 岁至 20 岁的体重丢失；③体重别身高 / 高度 z 评分的减速；以及④营养摄入不足。目前的标准鼓励在入院时采用准确量表评估患者营养状况，以作为指导营养治疗的基础。系统的营养评估对于成人和儿科危重患者来说至关重要，可识别出有营养恶化风险的患者，并制订和适当调整营养治疗以阻止危重症期间发生营养相关并发症。

四、危重症患者营养需求

确定危重症患者营养需求最好通过分析患者对能量和蛋白质的需求来评估。目前危重成人[17]和儿科患者[37]的营养支持指南建议尽可能使用间接测热法（indirect calorimetry, IC）来确定能量需求。当无法使用 IC 时，建议在非肥胖成人（BMI <30）中使用预测公式或基于实际体重的方程[104.6～125.5kJ/（kg·d）[25～30kcal/（kg·d）]]（表 32-1）[6]。目前针对儿科危重症患者的指南建议评估能量需求时，使用 Schofield 方程[39]或世界卫生组织（WHO）

表 32-1　非肥胖和肥胖 ICU 患者喂养指南

2016 年 ASPEN/SCCM 关于成人危重症患者能量和蛋白质供应指南建议摘要			
非肥胖患者	BMI[a]: 18～30kg/m²	能量[b]	25～30kcal/kg 实际体重
	BMI: 18～30kg/m²	蛋白质	1.2～1.5/（g/kg）实际体重
肥胖患者	BMI: 30～50kg/m²	能量[b]	11～14kcal/kg 实际体重
	BMI >50kg/m²	能量[b]	22～25kcal/kg 理想体重[c]
	BMI: 30～40kg/m²	蛋白质	2/（g/kg）理想体重
	BMI >40kg/m²	蛋白质	2.5/（g/kg）理想体重

[a] BMI 是体重指数，用体重（kg）除以身高的平方（m²）计算。

[b] 当间接测热法是禁忌或不可用时，可使用这种或其他预测方程。

[c] 理想体重（kg）（男性）＝50＋6×（Ht－152.4cm）。理想体重（kg）（女性）＝45.5＋5×（Ht－152.4cm）[38]。

ASPEN，美国肠外和肠内营养学会；SCCM，重症监护医学学会。

基于体重（kg）的预测方程，不需考虑额外应激因素（当 IC 不可用时）（表 32-2）[37,40,41]。成人指南建议危重症患者蛋白质供给量为 1.2～2.0g/kg 体重[17]（表 32-1），但该建议基于有限的证据强度。在成人 ICU 患者中进行的基于临床注册的 EFFORT 试验正在确定，与通常摄入量 1.2g/（kg·d）相比，2.2g/（kg·d）蛋白质供给量是否与更低的死亡率和更短的住院时间相关[42]。相比之下，建议为危重症儿童至少提供 1.5g/（kg·d）的蛋白质，以避免蛋白质

缺乏并达到正氮平衡。这些建议值可能与更好的临床结局相关[37]。危重症儿童对蛋白质需求的证据是由于病中增加了蛋白质分解，并且蛋白质分解的增加超出了 WHO 和膳食营养参考摄入量值的建议值[37]。表 32-3 和表 32-4 提供了儿童蛋白质和脂肪摄入量的建议。目前仍需要在成人和儿童人群中进行进一步研究，以确定危重症期间更精确的蛋白质需要量。

表 32-2　危重儿童能量估算方程

公式	性别	年龄 / 岁	静息能量需要量估算
Schofield[44]	女性	0～3	$[16.252 \times Wt + 1\,023.2 \times Ht] - 413.5$
		3～10	$[16.969 \times Wt + 161.8 \times Ht] + 371.2$
		10～18	$[8.365 \times Wt + 465 \times Ht] + 200$
	男性	0～3	$[0.167 \times Wt + 1\,517.4 \times Ht] - 617.6$
		3～10	$[19.59 \times Wt + 130.3 \times Ht] + 414.9$
		10～18	$[16.25 \times Wt + 137.2 \times Ht] + 515.5$
FAO/WHO/UNU[40]	女性	0～3	$[61 \times Wt] - 51$
		3～10	$[22.5 \times Wt] + 499$
		10～18	$[12.2 \times Wt] + 746$
	男性	0～3	$[60.9 \times Wt] - 54$
		3～10	$[22.7 \times Wt] + 495$
		10～18	$[17.5 \times Wt] + 65$

Wt，体重，kg；Ht，身高，m。

FAO，世界粮农组织；UNU，联合国大学，WHO，世界卫生组织。

表 32-3　儿童膳食蛋白质供给量建议

儿童蛋白质推荐摄入量			
年龄	ASPEN/[g/（kg·d）]	WHO/[g/（kg·d）]	IOM/[g/（kg·d）]
0～6 个月	2.0～3.0	1.5	1.52[a]
7～12 个月	1.5～3.0	1.5	1.1[b]
1～2 岁	2.0～3.0	1.2	0.88
3～12 岁	1.5～2.0	0.9～1.0	0.76
13～18 岁	1.5	0.85～1.0	0.76

ASPEN，美国肠外肠内营养学会；WHO，世界卫生组织；IOM，美国国家科学院医学研究所

[a] 适宜摄入量，以一组健康人群为基础推荐的某种营养素平均每日摄入量。

[b] 平均需要量，满足群体中 50% 个体平均营养需要量的摄入水平。

摘自 Kleinman RE，Greer FR，eds，American Academy of Pediatrics，Committee on Nutrition. Pediatric Nutrition Handbook seventh edition. Elk Grove Village，IL：Academy of Pediatrics；2014；Mehta NM，Compher C，ASPEN Board of Directors。

ASPEN clinical guidelines：nutrition support of the critically ill child. JPEN J Parenter Enter Nutr，33（3）：260e276；2009. Institute of Medicine. Dietary Reference Intakes for Energy，Carbohydrates，Fiber，Fat，Fatty Acids，Cholesterol，Protein and Amino Acids. Washington，DC：National Academies Press；2002/2005。

表 32-4　儿童脂肪摄入量占总能量比例的建议

年龄	脂肪推荐摄入量
2~3 岁	占总能量 30%~40%
>4 岁	占总能量 25%~35%

改编自：健康儿童的饮食建议。https://www.heart.org/en/healthy-living/healthy-eating/eat-smart/nutrition-basics/dietary-recommendations-for-healthy-children。

五、肥胖危重症患者

提供营养支持时重要的一点是，要认识到营养不良通常伴随着肥胖并对营养支持产生影响。在全球性普通人群中肥胖率增加的情况也发生在成人和儿童 ICU 患者的群体中。美国 2015—2016 年成年人肥胖患病率约为 40%[43]。成年人过度肥胖可以掩盖由于慢性、低水平炎症导致的肌肉质量损失。危重症急性期发生的高分解代谢状态会加速瘦体重的流失速度，并存在 ICU 出院后导致肌肉质量和功能恶化的风险[1]。目前尚无高质量的基于证据的数据来指导 ICU 肥胖患者的能量需求。ASPEN[17] 专家共识指南建议在成人中采用低热量、高蛋白的策略。建议肥胖成年患者接受通过 IC 测定的 65%~70% 的能量目标。如果无法获得 IC，指南建议成年患者能量摄入量为：BMI 在 30~50kg/m² 的患者每天 46.0~59.5kJ/kg（11~14kcal/kg）实际体重，BMI > 50kg/m² 的患者为每天 92~105kJ/kg（22~25kcal/kg）理想体重（ideal body weight，IBW）[6]。成人肥胖患者推荐的蛋白质摄入量为：BMI 在 30~40kg/m² 的患者每天 2g/kg IBW，BMI > 40kg/m² 的患者每天 2.5g/kg IBW。这些能量和蛋白质摄入量的建议是基于低强度的证据。

同样，肥胖越来越多地影响大量美国儿童。2015—2016 年美国全国健康与营养调查发现，2~5 岁儿童肥胖患病率为 14%，6~11 岁为 18%，12~19 岁为 21%[43]。肥胖危重症儿童营养风险增加，并且肥胖儿童 IBW 的定义尚无标准。IC 能更准确地评估该人群能量需求，但可能无法获得。如果呼吸机设置较高或儿童需要补充氧疗，则 IC 的准确性是一个问题，而这两者都是 ICU 中的常见干预措施。

使用标准预测方程或 BMI 可能会高估或低估能量需求。预测方程应谨慎使用，并与密切监测患儿体重模式相结合，以评估营养治疗效果，经常在必要时进行调整，以达到适当的能量和体重目标[45]。目前缺乏针对肥胖患儿的特定蛋白质摄入量建议。ASPEN 发布的针对所有住院儿童的指南建议，在对非肥胖儿童使用建议时需谨慎，因为这些建议可能会高估或低估多达 20% 的需求，这取决于患儿年龄、营养状况、临床表现和疾病严重程度[37,45,46]。

总而言之，营养指南的设计并不是为了识别与进入 ICU 相关的微妙疾病状态或危重症过程中患者营养需求的变化。因此，重要的是将当前指南视为启动营养护理和监测患者对营养治疗反应的起点。实时监测临床和实验室指标必不可少，如血清电解质、血尿素氮（BUN）、血清蛋白、炎症标志物、微量营养素浓度和一系列人体测量结果，这可能是肥胖危重症患者成功营养治疗的最佳标志。

六、营养支持

（一）肠内营养

许多因素导致 ICU 患者无法自主经口进食。当危重患者存在胃肠道功能但不能口服营养时，肠内营养（enteral nutrition，EN）是首选的营养治疗模式。EN 的定义是通过鼻饲管或造口将营养素输送到口腔远端。ASPEN 和危重症医学协会（Society of Critical Care Medicine，SCCM）的成人[17] 和儿童[37] 营养支持联合指南建议入住 ICU 后 48 小时内实施 EN。危重症患者早期 EN 与高分解代谢反应的降低、胃肠道黏膜完整性和动力性的维持相关，增加能量和蛋白质摄入可刺激胰岛素分泌和蛋白质保存[47,48]。通过胃肠道提供营养物质的流动被认为可以维持肠道细胞的结构完整性和维持参与整体免疫功能的肠道相关的淋巴组织的结构完整性[49]。肠内喂养还可刺激胆囊收缩素释放，预防胆石症。提供 EN 可以显著节省住院费用。Doig 及其同事证明，由于在 ICU 住院期间实施了早期 EN，每位患者的住院成本减少了 14 000 美元以上[50]。

对于大多数成人和儿科患者，以推注方式通过胃管快速向胃内输送流质食物（胃内喂养）是合适的，并且类似于正常的胃生理学与饮食摄入。当患者胃肠道蠕动减慢或存在胃内喂养禁忌时，行幽门后喂养（胃远端）可能是合适的。直接向十二指肠或空肠行连续喂养可以提高 EN 耐受性，其次增加实现营养目标摄入量的可能性。

无法良好耐受 EN 的患者，营养缺陷很容易积累。例如延迟喂养、喂养中断且恢复不佳、饲管脱落或阻塞、照顾者对喂养做法的不适以及缺乏必要的设备（更换饲管、配方输液泵等），可导致计划的营养供应量不足，并导致在恢复期最需要营养的阶段使营养不良恶化。ASPEN/SCCM 成人和儿科危重症监护营养支持指南建议使用 EN 喂养方案作为增加 EN 喂养的策略[17,29]。

（二）成人患者

饲管的选择可基于 EN 喂养的预计持续时间。一般来说，如果预计 EN 的持续时间少于 6 周，可采用将饲管通过鼻腔插入胃、十二指肠或空肠近端的方式建立喂养途径。如果 EN 的预期持续时间大于 6 周，则需要更持久的胃肠道通路装置，并且患者需要放置胃造口术、空肠造口术或胃空肠吻合术管。使用的管的类型取决于患者的需要、安全性和舒适度。

建立适当的 EN 饲管途径，并确定患者的能量和热卡需求，即可开具适宜的配方和剂量，以满足患者的营养需要。配方的选择最好由具有 ICU 患者照顾经验的注册营养师与临床团队合作完成，以满足患者特定的营养需求。特殊配方可用于特定疾病状态，如肾脏或肺部疾病，以及免疫增强配方。但需注意，关于免疫增强配方与改善患者预后的相关性数据有限[17]。

（三）儿科患者

对于胃肠道结构完整和功能正常的危重症儿童，EN 是首选的营养给予方法。一项初步研究的结果显示，在机械通气危重症儿童中，胃内喂养时推注比持续性泵入更能改善 EN 的输送[51]。针对热损伤儿童的研究表明，早期 EN 可减少能量缺乏，保持蛋白质水平[52]。一般来说，危重症儿童 EN 与改善喂养耐受性和早期实现能量和蛋白质目标有关。除非有禁忌证，否则 EN 应在入住 ICU 后 48 小时内实施[37]。与成人患者相似，危重症患儿的配方选择要满足营养需求。此外，必须考虑患儿年龄和蛋白质来源。例如，基于乳清蛋白的配方被认为可以加速胃排空，这可能会降低胃内容物反流风险[53]。

七、肠外营养

肠外营养（parenteral nutrition，PN）是利用 iv 为患者提供营养素，包括以葡萄糖形式提供的碳水化合物、以氨基酸形式提供的蛋白质、以脂肪乳剂形式提供的脂肪以及微量营养素，适用于仅通过胃肠道无法满足营养需求或存在胃肠道喂养禁忌的患者。对于低营养风险的成人 ICU 患者，不建议在进入 ICU 一周内即实施 PN。但是，当患者存在高营养风险且 EN 无法实施时，应在进入 ICU 后尽快启动 PN[6]。在成人和儿童患者中，入住 ICU 一周后开始启动 PN 与降低感染风险、增加无呼吸机天数和缩短住院时间有关[54,55]。但是，观察到这些结果的成人试验受到批评，因为受试者属于低风险（通气 3 天），主要是心脏术后的患者，在许多临床环境中不需要喂养。成人的大型多中心 RCT 表明，PN 确实不比 EN 导致更高的死亡率[56,57]或增加感染并发症[57]。由于感染风险较低，早期建议使用 EN 而不是 PN，是基于 PN 提供的数据，当时人们尚未充分认识到过度能量供应的负面影响和高血糖引起的不良后果。相比之下，目前 PN 实践包括避免过度喂养、血糖控制和谨慎的静脉导管护理。

由于 PN 是一种依赖循环系统进行稀释的高渗溶液，因此 PN 给药需要中心静脉通路才能安全输送。虽然 PN 也可以通过外周静脉给予，但渗透压应稀释至低于 900mOsm/L 以降低外周静脉炎风险。此外，外周 PN 通常不能为危重症患者提供全部营养需求。这些患者也可能因水肿导致外周静脉通路的建立极具挑战性。综上原因，不推荐使用外周 PN。

八、再喂养综合征

再喂养综合征是与长期能量摄入不足后重新摄入能量有关的一系列症状。作为对饥饿的代谢适应，机体胰岛素分泌减少，而高血糖素和生长激素分泌增加。内源性脂肪和蛋白质是能量的主要来源，瘦体重及其相关矿物质成分随着体重减轻而减少。在再喂养期间，碳水化合物迅速引入系统，导致了从高血糖素驱动的内源性燃料氧化到胰岛素驱动的外源性葡萄糖作为燃料的突然转变。胰岛素反应的急剧增加导致葡萄糖进入细胞，同时驱动钾、磷和镁等电解质也迁移进细胞。体内钾、磷和镁的耗尽，以及这些电解质在细胞内的快速迁移，导致低钾血症、低磷血症和低镁血症，最突出的是低磷（表 32-2）。与再喂养综合征相关的潜在并发症包括心力衰竭伴心律失常、高血糖、呼吸衰竭/疲劳、贫血、红细胞溶解和免疫抑制[58]。恢复期 ICU 患者发生再喂养综合征风险增加，必须谨慎实施 EN 或 PN 的再喂养,密切监测液体和电解质状态并根据结果进行补充。

第 2 节　特殊危重疾病状态的病理生理学和营养管理

一、脓毒症与多器官功能障碍综合征

美国每年大约有 27 万人死于脓毒症,这是一种极端的、威胁生命的感染反应,以炎症、毛细血管渗漏和器官功能障碍引起的液体转移为特征。脓毒症患者在 ICU 入院时常出现营养不良,且因临床状态不稳定,发病最初几天往往得不到营养支持。由于代谢率增加和脓毒症特有的炎症反应,即使以前健康的患者也有发生营养不良的风险。多种代谢紊乱,包括碳水化合物、蛋白质和脂肪代谢的变化,是由反调节激素和炎性细胞因子介导的急性期反应驱动的。最明显的变化包括糖异生和糖原分解(早期)、蛋白质水解和脂肪分解增加,从而导致应激性高血糖和胰岛素抵抗、高甘油三酯血症和负氮平衡。在脓毒症和多器官功能障碍状态下,能量消耗变化很大,并受到可变瘦体重、疾病严重程度和 ICU 干预(包括镇静、机械通气、类固醇和血管活性药物)的影响。

脓毒症的早期阶段经常伴有器官灌注不足。随着肠道灌注不足,对经口喂养或 EN 的耐受性显著下降。肾脏低灌注的后果是急性肾损伤(acute kidney injury, AKI),这会导致含氮化合物的积累、电解质和矿物质的失衡、代谢性酸中毒和体液潴留。肾小球滤过率(GFR)降低会导致高钾血症、高磷血症和高镁血症,而体液潴留增加会导致低钠血症、低氯血症和低钙血症(表 32-2)。监测 AKI 患者电解质状态至关重要[59]。

(一)成人患者

2016 年拯救脓毒症运动[60]和 2016 年 ASPEN 成人危重症患者营养支持指南[17]均建议在复苏完成且患者血流动力学稳定后早期实施 EN。早期 EN 与更好的临床结局相关,机制可能是防止肠黏膜萎缩和细菌易位。如果不能达到足量 EN,则给予患者少量营养 / 低热量喂养。即使是滋养型 / 低热量喂养也能保持肠道的完整性,潜在地减少炎症,并在较小程度上减轻在病程早期积累的热量不足。两项指南都不建议在无法实施 EN 的最初几天内使用 PN[6,19]。但是,澳大利亚的一项 RCT 采用了目前导管护理、血糖控制和避免过度喂养的策略,证实了当早期 EN 是相对禁忌证时,早期 PN 与更差的预后无关[56]。

(二)儿科患者

最近一项关于儿童严重脓毒症的全球研究数据显示,严重营养不良状态与更高的全因 ICU 死亡率相关,而严重营养过剩 / 肥胖状态与更长的 ICU 住院时间相关[61]。针对患有严重脓毒症的危重症患儿进行的能量消耗测量研究观察到,这些儿童在患病第一周内往往存在持续的负能量平衡和负氮平衡[62-64]。然而,对于测量的时间和频率以及提供持续营养支持的挑战使得这些发现令人感到困惑。

2012 年拯救脓毒症运动儿科指南建议,尽可能使用 EN,对血流动力学稳定后但不能耐受 EN 的儿童实施 PN。有限的研究表明,在危重症儿童的普通人群中早期 EN 与死亡率降低有关。在对于 EN 完全不足(PEPaNIC)的进入 ICU 24 小时内开始使用 PN 的 ICU 患者的试验观察中得到,与对中等到高风险的 ICU 患儿延迟使用 PN 比较,多中心儿科版本的早期 PN 补充作用有着更差的临床结局[55]。脓毒症患儿经常需增加葡萄糖输注,从而导致液体量增加。为管理脓毒症期间液体失衡,可能需要进行肾脏透析治疗,并相应地调整营养治疗方案。虽然免疫增强饮食的研究并未证明其能改善危重症儿童的预后,但预先存在的免疫状态可能会影响预后。最近的研究[65,66]表明,含乳清蛋白饮食可能与免疫功能正常(无淋巴细胞减少)的危重症儿童获得性脓毒症的减少有关,而增加锌、硒和谷氨酰胺的补充似乎对免疫功能低下的危重症儿童具有保护作用。

二、急性呼吸衰竭、急性肺损伤和急性呼吸窘迫综合征

急性呼吸衰竭(acute respiratory failure, ARF)发生在呼吸肌对代谢底物和氧气输送的需求超过供应时。呼吸的能量消耗、每次呼吸的收缩持续时间、收缩速度、肌纤维的作用长度、能量供应、肌肉效率和肌肉训练状态都会影响呼吸衰竭[67]。长期营养不良会影响膈肌的结构和功能,削弱膈肌力量。急性神经肌肉无力引起的 ARF 通常与高代谢有关,随之发生肌肉萎缩和负氮平衡。长时间

的机械通气，尤其是镇静和神经肌肉阻滞的情况下，可以减少代谢消耗，也使患者容易出现呼吸肌萎缩，造成潜在有害后果。

正常情况下，吸气几乎占了全部的呼吸功。吸气期间近一半的呼吸功以热量的形式消耗，以克服对胸壁变形的摩擦阻力。剩余的吸气功作为势能储存起来以进行呼气功。气道阻力增加和呼吸顺应性降低，使呼吸肌负荷和呼吸耗氧量增加。最终，由于肌肉疲劳，可能导致呼吸衰竭。

宏量营养素的新陈代谢利用氧气产生 ATP，并通过有氧呼吸产生二氧化碳（CO_2）作为副产物，而无氧呼吸产生乳酸。这些代谢废物进入血液的碳酸氢盐/碳酸缓冲系统，以 CO_2 的形式输送到肺部呼出。该过程需要功能正常的呼吸系统。任何损害肺部这种重要气体交换的情况都会增加循环中的 CO_2，从而扰乱酸碱平衡。过量或过度喂养会破坏 CO_2 和氧气交换，增加肺部负担，并可使 ARF 恶化。无法充分清除血液中 CO_2 的患者需要机械通气来清除 CO_2 并保持酸碱平衡。

肠道功能障碍在 ARF、急性肺损伤和急性呼吸窘迫综合征（acute respiratory distress syndrome，ARDS）的发病机制中也起重要作用。根据"肠-淋巴"假说，受损的肠道允许细菌和细菌产物、细胞因子和毒素穿过受损的肠道屏障进入淋巴系统；这会激活肺泡巨噬细胞和引起 ARDS 的炎症级联反应。在"肠串扰"理论中，肠道微生物群、免疫系统和肠上皮屏障的破坏导致全身炎症和 ARDS 的发展[68]。

ARDS 患者的最佳营养的目标是调节细胞因子反应，提高抗氧化能力，保持肠道完整性，并通过最大限度地减少分解代谢和降低营养不良风险以支持患者的高代谢阶段。避免 ARDS 患者过度喂养和/或喂养不足对于避免并发症和呼吸状态进一步下降至关重要。过度喂养与呼吸机撤机延迟、脂肪生成、肝功能障碍、高血糖、死亡率增加和住院时间延长有关[68,69]。与喂养不足相关的并发症包括呼吸机撤机延迟、蛋白质合成受损、器官衰竭以及医院相关感染风险增加，特别是脓毒症[68,69]。

虽然通过 IC 测量的能量消耗可能优于确定能量消耗的预测方程，但对于任何需要高浓度吸氧（$FiO_2 \geq 60\%$）和平均气道压高的机械通气患者，IC 并不准确。ARF 的能量消耗变化很大，通常受疾病严重程度和 ICU 干预措施（包括镇静、机械通气、类固醇和血管活性药物）的影响。因此，许多

需要机械通气的 ICU 患者早期不适合使用 IC。

ARDS 和其他原因引起呼吸衰竭的危重患者很容易累积营养缺乏。ICU 护理的优先级可能需要中断喂养。出于对患者安全的考虑，ICU 中的各种测试和程序通常需要停止 EN。机械通气拔管准备可中断 EN 数小时。拔管后，患者在恢复 EN 前通常要观察一段时间（数小时至数天），以确保达到并维持稳定的呼吸状态。此外，EN 以较低的输注速率恢复并不少见，这进一步增加了营养缺乏的风险。长时间插管后可能出现吞咽障碍，需要进行吞咽评估，这可能会延迟恢复口服喂养或 EN，并使患者面临热量、蛋白质和微量营养素进一步缺乏的风险。

（一）成人患者

目前关于 ARF 和 ARDS 的营养支持的建议通常与危重症的建议相同。在没有 IC 的情况下，建议在非肥胖成人中以 $104.6 \sim 125.5 kJ/(kg \cdot d)[25 \sim 30 kcal/(kg \cdot d)]$ 体重相关的剂量和每天的量为 $1.5 \sim 2 g/(kg \cdot d)$ 的蛋白质启动营养支持[17]。在机械通气调整后，为减轻持续高 CO_2 分压患者的肺部负担，可以考虑减少碳水化合物负荷。如果患者也处于容量超负荷状态并伴有液体潴留，则使用最高至 $8.4 kJ/ml$（2kcal/ml）的高能量密度浓缩配方可能是合适的。由于低磷血症在有进一步呼吸肌无力风险的危重患者中很常见，因此应监测血清磷浓度，并根据需要补充磷[17]。

（二）儿科患者

一项回顾性研究表明，为 ARDS 患儿提供充足的能量和营养素与改善临床结局相关[52]。蛋白质的给予可能比能量的给予更重要。目前尚无证据指导 ARDS 患者 EN 的启动、加量或停止。ARDS 患者 EN 不耐受很常见，比例超过 50%，这是无法达到能量和蛋白质目标量的重要原因。许多研究报告发现，患儿 ARDS 发病后的 7 天内，只有 40%～75% 的目标热量中位数被给予。虽然 EN 优于 PN，但如果 ARDS 发病后 72 小时内未达到目标 EN，则应考虑启动 PN 以补充或替代 EN，防止营养不良恶化[68,70]。含有 ω-3 脂肪酸和抗氧化剂的免疫增强配方与炎症改善有关[71]，但这些变化并未转化为 ARDS 儿童的临床益处（与标准肠内配方相比）。

三、急性肾损伤

AKI 的特点是肾功能突然下降，导致 GFR 下

降和肾小管功能下降。AKI 的临床表现包括液体超负荷、尿量减少以及血清肌酐、BUN 浓度升高和电解质失衡。当 GFR 下降时，会出现电解质异常，如高钾血症、高磷血症和高镁血症相继发生（表 32-2）。其他并发症包括葡萄糖不耐受、氮质血症和酸中毒。限制钾和磷的摄入，同时谨慎的液体管理是 AKI 最佳管理的重要方面之一。目前的临床共识倾向于早期开始肾透析以预防并发症，支持早期启动足量营养供给 [59]。AKI 患者中体重基线和持续体重监测对于评估液体管理、指导治疗的其他方面和营养处方至关重要。AKI 患者常出现高分解代谢并改变新陈代谢。当 AKI 伴发脓毒症时，营养需求通常没有变化。液体管理，通常以限制的形式进行，需考虑营养供给所占的容量，使得患者由于营养治疗减少而面临营养不足的风险 [59,70,72-74]。

（一）成人患者

营养管理是为 AKI 患者提供最佳护理的重要组成部分。提供适宜的营养治疗有利于肾功能恢复、蛋白质分解代谢的减少和氮平衡的改善 [59]。优先考虑实现正能量平衡和中性氮平衡，同时恢复电解质和适当的液体平衡。持续的炎症可延长肾功能不全。因此，治疗基础疾病极为重要。钠、钾和磷的合理给药目标分别为 $2\sim3g/d$（$87\sim130mmol$）、$2\sim3g/d$（$50\sim80mmol$）和 $8\sim15mg/$（$kg\cdot d$）（$0.25\sim0.48mmol$）[59]。必须密切监测血清电解质浓度并根据结果调整摄入量。

（二）儿科患者

目前还没有标准可用于评估 AKI 危重患儿的营养需求或如何提供适当的营养治疗。AKI 的营养要求与基于年龄的标准建议没有变化。认识到高分解代谢、代谢和液体变化在该人群中很常见，营养治疗的主要目标是预防或减轻分解代谢。最近的一项研究表明，患 AKI 的危重儿童在生病的第 5 天，获得的能量不足目标量的 68%，蛋白质不足目标量的 35% [73]。为促进最佳营养供给，应考虑早期开始肾透析，密切监测液体状态和电解质平衡。按照慢性肾脏病患者指南，建议使用营养素密度高、低溶质和低容量配方以满足营养需求 [75]。

四、心血管疾病状态

心血管疾病是导致成年人死亡的主要原因，占死亡人数的 1/3，而心力衰竭在 40 岁以上的美国人中占 20% [67]。一般来说，心力衰竭（可累及左、右或两侧心脏）导致体循环血液不能充分循环。左侧心力衰竭引起肺循环液体充血，右侧心力衰竭引起机体循环液体充血，两种类型均构成充血性心力衰竭（congestive heart failure，CHF）。CHF 的主要症状是呼吸困难、疲劳和液体潴留。药物治疗以缓解血管充血为中心，通过扩张血管、利尿和在严重情况下使用正性肌力药物来实现。

正常心肌使用脂肪酸、乳酸和葡萄糖来满足能量需求。衰竭的心肌优先通过糖酵解途径使用葡萄糖作为一种适应性机制以保存能量和减少氧气损失。葡萄糖转运蛋白 GLUT-4 促进心肌葡萄糖摄取，并在心力衰竭的早期阶段表达上调。如果心力衰竭进展，交感神经系统的持续激活会导致脂肪分解，血浆游离脂肪酸升高，从而导致胰岛素抵抗。胰岛素抵抗导致葡萄糖氧化受损和心肌能量恶化。

（一）成人心血管疾病

营养不良在 CHF 中很常见，与液体限制和代谢需求增加导致的能量消耗增加有关。CHF 可使患者容易出现食欲减退和胃肠道功能紊乱，包括吸收不良、肝充血、肠水肿和胃食管反流。此外，这些患者还存在微量营养素缺乏的风险。更令人关注的微量营养素是镁和维生素 B_1，因为缺乏会加重 CHF 的症状。镁缺乏还会改变肾脏对钠和钾的代谢，导致钠潴留，同时肾脏钾流失导致液体潴留增加。维生素 B_1 是宏量营养素向 ATP 代谢的关键辅酶；因此，维生素 B_1 缺乏导致心脏供能下降 [76]。在 CHF 患者中，危重状态下的营养状态和代谢状态评估往往难以预测的。在 10%～15% 的 CHF 患者中，心脏恶病质会导致非液态体重下降 6%，即使通过增加营养治疗也难以控制，并伴随着瘦肌肉质量的快速下降。心脏恶病质患者 18 个月的死亡率约为 50% [76]。

（二）小儿心血管疾病

美国每年有近 4 万名新生儿患有先天性心脏病（congenital heart disease，CHD）[77]。患先心病的儿童营养不良风险增加，在 15%～65% 之间 [78]。儿童先心病营养不良由多因素引起，其原因是能量需求增加，同时营养摄入不足导致能量失衡。由于持续需要血管加压支持和液体摄入限制，营养摄入常受阻碍。此外，这些儿童肠道水肿、纳差和喂养技能不足相关的 EN 不耐受发生率很高。CHD 通常是一系列基因异常的一部分，这些基因异常可能在婴儿群体的能量平衡和营养不良中发挥作用[79]。先心病患儿,尤其是发绀患儿,与健康儿童相比,术前静息能量消耗(resting energy expenditure,REE)较高[80,81]。在手术姑息或完全治愈后,一些研究观察到 REE 的差异消失[82,83],另一些研究观察到术前和术后或发绀和非发绀婴儿之间的 REE 没有差异[84]。此外,研究表明,姑息性干预的婴儿、完全治愈的婴儿和手术干预后的健康婴儿在能量消耗方面没有差异[85,86]。由于对这一群体的大量研究结果不一,能量消耗及其与 CHD 儿童营养不良关系的问题仍然基本上没有答案。由于蛋白质代谢和更新加快,负氮平衡在该人群中很常见,这可能表明骨骼肌萎缩。然而,由于证据有限,CHD 儿童的蛋白质需求在很大程度上仍然未知。这些儿童术后营养不良的危险因素包括频繁的喂养中断、声带功能障碍和蛋白质丢失性肠病,尤其是单心室患儿。需要行 CHD 分期姑息性手术的儿童营养不良风险非常高。总的来说,CHD 婴儿和儿童的营养不良与不良临床结局(ICU 住院时间延长、机械通气时间延长、医院获得性感染风险增加)、生长障碍和神经发育受损相关[87]。

（三）成人患者

CHF 患者的能量和蛋白质建议与脓毒症和呼吸衰竭患者的建议相同,并特别强调应防止进一步的液体潴留。6.3～8.4kJ/ml(1.5～2kcal/ml)的浓缩配方可能更适合在限制液体摄入的同时提供足够营养。但是,浓缩配方的高渗透性可能会将水分引入胃肠道,增加渗透性腹泻和电解质失衡的风险。

（四）儿科患者

术后早期 EN 显示 CHD 患儿肠道并发症减少,人体测量值改善,预后更好[88]。虽然母乳是首选营养,但它通常需要添加额外的能量,以便为 CHD 婴儿提供最佳能量摄入。CHD 婴儿,尤其是单心室婴儿,通常需要肠内营养管来获得足够的能量、蛋白质和液体摄入,以满足营养需求。这些婴儿可在术前和术后早期从早期 PN 中受益,并结合肠内喂养（在可耐受的情况下）,以优化营养摄入。咨询注册营养师,为这些婴儿开具营养处方,实施喂养方案,可以提高营养输送效果[78,89,90]。同样重要的是,要认识到行为和神经发育方面的护理对成长中的婴儿是必要的,包括注意喂养准备的提示。目前还没有关于支持 CHD 婴儿和儿童心脏术后恢复以及优化术后生长的能量和蛋白质摄入量的具体建议。尽管人们认为婴儿的能量目标摄入量在 501.8～627.3kJ/(kg·d)[120～150kcal/(kg·d)]是必要的,以促进体重增长达到 30g/d,但数据表明,只有 2/3 营养良好和营养不良的儿童（包括婴儿）在心脏矫正手术后的第 7 天达到蛋白质和能量目标量[78]。系统的喂养方法,包含 ICU 集束化护理,同时优化能量和蛋白质摄入,这种方法对于支持 CHD 儿童的营养摄入至关重要。监测人体测量值和婴幼儿的整体临床状态是 CHD 患儿营养护理的最佳途径,以改善短期和长期预后。

五、创伤性脑损伤

创伤性脑损伤(traumatic brain injury,TBI)由头部的钝性或穿透性创伤引起,在美国每年致 5 万人死亡[91]。TBI 严重程度根据格拉斯哥昏迷量表(Glasgow Coma Scale)测量的意识程度进行分级,范围从轻度到重度。原发性损伤后,大脑经历了脑血流和营养代谢调节的改变。大脑中的营养氧化从有利于氧化磷酸化转变为无氧呼吸,这可能是由于缺氧,导致乳酸水平增加,从而导致水肿和 ATP 生成减少。能量的下降导致能量依赖性离子泵的活性降低,进一步失去维持正常细胞梯度的能力,导致一系列由过量谷氨酸释放驱动的事件,触发细胞内的分解代谢过程并增加氧化应激[92]。启动营养治疗的时机会影响 TBI 患者的预后,并且理论上特定的营养物质会影响 TBI 脑水肿、氧化应激和炎症等继发反应[93]。

发育中的健康大脑几乎完全使用葡萄糖作为能量需求和生物合成的代谢燃料。除了使用葡萄糖外,激活的神经元还使用乳酸作为能量底物。当葡萄糖供应有限时,大脑使用酮体、游离脂肪酸和氨基酸作为新陈代谢的替代燃料。危重症的代谢应激反应对脑代谢存在多方面影响。长期或反复出现的严重低血糖可导致神经损伤,尤其是在缺氧和缺血的情况下。由于缺乏可用的替代燃料、酮体和脂肪酸,胰岛素诱导的低血糖可能比自发性低血糖对发育中的大脑更有害。由此产生的能量衰竭通过谷氨酸诱导的兴奋性毒性、氧自由基的积累和细胞凋亡的激活介导神经元损伤。葡萄糖超载导致活性氧生成增加,血管舒张功能受损,细胞凋亡和神经功能衰竭。蛋白质代谢的改变导致谷氨酸诱导的神经毒性和脂质代谢的改变,使患者容易出现记忆丧失和认知障碍。

（一）成人患者

2016 年 ASPEN 危重症成人患者营养支持指南建议对血流动力学稳定的 TBI 患者在损伤后 24～48 小时内启动 EN，但没有提供能量和蛋白质的具体目标量。这一建议在很大程度上是基于观察性数据，这些数据表明死亡率降低与早期 EN 有关[94,95]。一项 RCT 招募了 82 名需要机械通气的头部受伤受试者，结果发现，与标准护理相比，在第 1 天满足目标能量需求的受试者感染和总体并发症更少[96]。在动物模型中，补充锌、镁和烟酰胺等与减少氧化应激、炎症和细胞凋亡等 TBI 继发反应有关[93]。

（二）儿科患者

儿童 TBI 与高代谢状态相关，比根据年龄、性别和体型的预测能量消耗高出 130%～170%[97]。癫痫发作和体温升高是 TBI 后常见的紊乱，可能会增加能量消耗。此外，肌肉张力的升高可能是能量消耗增加的重要组成部分[98]。在最初的糖代谢短暂增加后，患儿可能会经历一段较长时间的年龄依赖性葡萄糖代谢降低。在一项回顾性多中心研究中[99]，严重 TBI 儿童更有可能延迟启动 EN，这是 ICU 出院时功能状态较差的独立危险因素。基于指南的现代治疗，例如抗癫痫药物治疗、

退热疗法和使用镇静剂以及神经肌肉阻滞剂的机械通气，可以显著降低平均能量消耗。虽然成人 TBI 指南推荐早期 EN，但 2019 年儿科患者严重 TBI 治疗指南在缺乏有力证据支持这一方法的情况下，对早期 EN 采用非严格建议。2017 年的 ASPEN/SCCM 危重症儿童营养支持指南推荐危重症儿童在适当和耐受的情况下实施早期 EN[100]。

第 3 节　结　　论

最佳营养对于改善危重症患者的预后至关重要。危重症治疗期间，在进行额外治疗的同时如果缺乏对营养治疗的认真关注，可能导致成人和儿童患者出现营养不足或过剩（如果喂养过量）。此时，精确的营养评估、人体测量、确定营养需求以及营养的处方和给予都是目前治疗危重症患者时面临的挑战。然而，缺乏对患者营养需求的关注将使他们面临营养缺乏风险，从而导致病情恢复和愈合的延迟。目前迫切需要进行强有力的危重症营养研究，并完善具有循证基础的危重症营养治疗指南。同时，也需要综合的跨学科方法发展成人和儿童危重患者营养治疗的最佳实践，以减少营养治疗的障碍，提高营养治疗效果，最终改善临床结局。

研究空白

成人

2017 年，一个由知名营养研究人员组成的国际专家组，合作确定了成人重症护理营养文献中存在的不确定性和空白的领域。他们的文献综述显示[101]，在康复治疗中缺乏蛋白质 / 热量剂量、满足个体化患者需求的精细喂养疗法、不同肠内喂养方法的影响等知识（表 32-5）。

表 32-5　目前成人 ICU 营养文献的空白

研究领域	主题
蛋白质剂量	• 急性疾病后和恢复期不同水平被动和主动肢体活动的不同水平蛋白质剂量的比较 • 探讨在允许性喂养不足情况下，高蛋白剂量与低蛋白剂量的影响
能量剂量	• 急性和急性后疾病以及恢复期不同水平被动和主动肢体活动的不同水平能量消耗的比较
营养评估	• 需要随机对照试验来验证特定的营养评估工具，以探索特定营养疗法的益处 / 危害的群体特异性细微差别 • 探索床边测定骨骼肌质量和绘制 / 预测改善功能的方法
EN 输注方法	• 探讨持续性与间歇性肠内营养对肌肉保存标志物、死亡率和功能状态的影响
肠外微量营养素补充	• 探索肠外补充 100% 微量营养素需要量至完全肠内营养对功能恢复 / 死亡率影响的实用性试验
EN 耐受性	• 当患者发生 EN 不耐受时，检查促动力药物的使用

儿科

通过三轮德尔菲法，一个跨学科专家组为儿科重症护理营养支持的研究主题设计了一个 10 点域，每个域中确定主题的简要介绍如表 32-6 所示[102]。

表 32-6　目前儿科 ICU 营养文献的空白

研究领域	主题
小儿危重症的营养不良	• 营养不良定义为与儿科危重症有关 • 描述和定义危重症阶段 • 危重症对身体组成（肌肉质量）的影响
营养评估	• 危重症儿童营养评估工具 • PICU 入院时营养状况对护理和预后的影响 • 喂养不耐受改变营养状况 • 肌肉萎缩的测量方法
危重症的能量需求	• 评估能量需求的时机 • 影响能量消耗的变量 • 开发并验证基于生理学的危重症能量需求预测方程
蛋白质摄入	• 确定蛋白质目标量 • 早期给予蛋白质对保持肌肉质量的影响 • 结合蛋白给予和早期活动对机体功能的影响 • 给予蛋白质的最佳方法
药理营养学	• 微量营养素在危重症中的作用 • 药物营养对预后的影响
肠内营养	• 实施 EN 的途径 • EN 对肠道（微生物群、运动性、完整性）的影响 • 护士驱动的喂养方案对预后的影响 • 定义允许的喂养不足及其对结果的影响
喂养耐受性	• 定义 EN 不耐受 • 开发识别喂养不耐受的工具 • 小肠喂养的适应证 • 益生菌的使用
肠外营养	• 启动 PN 的最佳时机 • 补充 PN 的作用
营养治疗	• 联合目标营养策略对早期活动 / 康复的影响 • 追赶喂养体系的影响 • 出院时的营养状况和长期预后
特殊人群的营养治疗	• 确定高危人群的"喂养意愿" • AKI 和 CKD 的营养需求 • 无创通气的营养需求和最佳喂养 • 血管活性药物的最佳 EN；"安全剂量"

致谢

　　本章是对章节题目为"57. 专业营养支持"一章的更新，该章节作者是 Vivian M. Zhao 和 Thomas R. Ziegler，由 Erdman JW、Macdonald IA 和 Zeisel SH 编辑，Wiley-Blackwell©2012 国际生命科学研究所出版。本次更新的部分内容来自之前发布的章节，并感谢之前作者的贡献。

（王柯　译）

参 考 文 献

1. Mehta NM, Duggan CP. Nutritional deficiencies during critical illness. *Pediatr Clin N Am*. 2009;56(5):1143−1160.
2. Puthucheary ZA, Rawal J, McPhail M, et al. Acute skeletal muscle wasting in critical illness. *J Am Med Assoc*. 2013;310(15):1591−1600.
3. Johnson RW, Ng KWP, Dietz AR, et al. Muscle atrophy in mechanically-ventilated critically ill children. *PLoS One*. 2018; 13(12):e0207720.
4. Streat SJ, Beddoe AH, Hill GL. Aggressive nutritional support does not prevent protein loss despite fat gain in septic intensive care patients. *J Trauma*. 1987;27(3):262−266.
5. Wilmore DW. Catabolic illness. Strategies for enhancing recovery. *N Engl J Med*. 1991;325(10):695−702.
6. Ziegler TR, Gatzen C, Wilmore DW. Strategies for attenuating protein-catabolic responses in the critically ill. *Annu Rev Med*. 1994;45:459−480.
7. Blaauw R, Osland E, Sriram K, et al. Parenteral provision of micronutrients to adult patients: an expert consensus paper. *J Parenter Enter Nutr*. 2019;43(Suppl 1):S5−S23.
8. Halliwell B, Gutteridge JMC. In: Oxford, ed. *Free Radicals in Biology and Medicine*. 5th ed. United Kingdom: Oxford University Press; 2015.
9. Geoghegan M, McAuley D, Eaton S, Powell-Tuck J. Selenium in critical illness. *Curr Opin Crit Care*. 2006;12(2):136−141.
10. Marik PE, Khangoora V, Rivera R, Hooper MH, Catravas J. Hydrocortisone, vitamin C, and thiamine for the treatment of severe sepsis and septic shock: a retrospective before-after study. *Chest*. 2017;151(6):1229−1238.
11. Armour J, Tyml K, Lidington D, Wilson JX. Ascorbate prevents microvascular dysfunction in the skeletal muscle of the septic rat. *J Appl Physiol*. 2001;90(3):795−803.
12. Wu F, Wilson JX, Tyml K. Ascorbate protects against impaired arteriolar constriction in sepsis by inhibiting inducible nitric oxide synthase expression. *Free Radic Biol Med*. 2004;37(8): 1282−1289.
13. Fowler 3rd AA, Syed AA, Knowlson S, et al. Phase I safety trial of intravenous ascorbic acid in patients with severe sepsis. *J Transl Med*. 2014;12:32.
14. Litwak JJ, Cho N, Nguyen HB, Moussavi K, Bushell T. Vitamin C, hydrocortisone, and thiamine for the treatment of severe sepsis and septic shock: a retrospective analysis of real-world application. *J Clin Med*. 2019;8(4).
15. Balakrishnan M, Gandhi H, Shah K, et al. Hydrocortisone, vitamin C and thiamine for the treatment of sepsis and septic shock following cardiac surgery. *Indian J Anaesth*. 2018;62(12): 934−939.
16. Kalil AC, Johnson DW, Cawcutt KA. Vitamin C is not ready for prime time in sepsis but a solution is close. *Chest*. 2017; 152(3):676.
17. McClave SA, Taylor BE, Martindale RG, et al. Guidelines for the provision and assessment of nutrition support therapy in the adult critically ill patient: Society of Critical Care Medicine (SCCM) and American Society for Parenteral and Enteral Nutrition (A.S.P.E.N.). *J Parenter Enter Nutr*. 2016;40(2): 159−211.
18. Heyland DK, Dhaliwal R, Jiang X, Day AG. Identifying critically ill patients who benefit the most from nutrition therapy: the development and initial validation of a novel risk assessment tool. *Crit Care*. 2011;15(6):R268.
19. Kondrup J, Rasmussen HH, Hamberg O, Stanga Z, Ad Hoc EWG. Nutritional risk screening (NRS 2002): a new method based on an analysis of controlled clinical trials. *Clin Nutr*. 2003; 22(3):321−336.
20. Rahman A, Hasan RM, Agarwala R, Martin C, Day AG, Heyland DK. Identifying critically-ill patients who will benefit most from nutritional therapy: further validation of the "modified NUTRIC" nutritional risk assessment tool. *Clin Nutr*. 2016;35(1): 158−162.
21. Kalaiselvan MS, Renuka MK, Arunkumar AS. Use of nutrition risk in critically ill (NUTRIC) score to assess nutritional risk in mechanically ventilated patients: a prospective observational study. *Indian J Crit Care Med*. 2017;21(5):253−256.
22. Ata Ur-Rehman HM, Ishtiaq W, Yousaf M, Bano S, Mujahid AM, Akhtar A. Modified nutrition risk in critically ill (mNUTRIC) score to assess nutritional risk in mechanically ventilated patients: a prospective observational study from the Pakistani population. *Cureus*. 2018;10(12):e3786.
23. Compher C, Chittams J, Sammarco T, Higashibeppu N, Higashiguchi T, Heyland DK. Greater nutrient intake is associated with lower mortality in western and eastern critically ill patients with low BMI: a multicenter, multinational observational study. *J Parenter Enter Nutr*. 2019;43(1):63−69.
24. Compher C, Chittams J, Sammarco T, Nicolo M, Heyland DK. Greater protein and energy intake may be associated with improved mortality in higher risk critically ill patients: a multicenter, multinational observational study. *Crit Care Med*. 2017; 45(2):156−163.
25. Nicolo M, Heyland DK, Chittams J, Sammarco T, Compher C. Clinical outcomes related to protein delivery in a critically ill population: a multicenter, multinational observation study. *J Parenter Enter Nutr*. 2016;40(1):45−51.
26. Lew CCH, Wong GJY, Cheung KP, et al. When timing and dose of nutrition support were examined, the modified nutrition risk in critically ill (mNUTRIC) score did not differentiate high-risk patients who would derive the most benefit from nutrition support: a prospective cohort study. *Ann Intensive Care*. 2018; 8(1):98.
27. Johansen N, Kondrup J, Plum LM, et al. Effect of nutritional support on clinical outcome in patients at nutritional risk. *Clin Nutr*. 2004;23(4):539−550.
28. Starke J, Schneider H, Alteheld B, Stehle P, Meier R. Short-term individual nutritional care as part of routine clinical setting improves outcome and quality of life in malnourished medical patients. *Clin Nutr*. 2011;30(2):194−201.
29. Kondrup J. Nutritional-risk scoring systems in the intensive care unit. *Curr Opin Clin Nutr Metab Care*. 2014;17(2):177−182.
30. White JV, Guenter P, Jensen G, et al. Consensus statement of the Academy of Nutrition and Dietetics/American Society for Parenteral and Enteral Nutrition: characteristics recommended for the identification and documentation of adult malnutrition (undernutrition). *J Acad Nutr Diet*. 2012;112(5):730−738.
31. Sheean PM, Peterson SJ, Gomez Perez S, et al. The prevalence of sarcopenia in patients with respiratory failure classified as normally nourished using computed tomography and subjective global assessment. *J Parenter Enter Nutr*. 2014;38(7):873−879.
32. Pollack MM, Wiley JS, Holbrook PR. Early nutritional depletion in critically ill children. *Crit Care Med*. 1981;9(8):580−583.
33. Pollack MM, Wiley JS, Kanter R, Holbrook PR. Malnutrition in critically ill infants and children. *J Parenter Enter Nutr*. 1982;6(1): 20−24.
34. Hulst J, Joosten K, Zimmermann L, et al. Malnutrition in critically ill children: from admission to 6 months after discharge. *Clin Nutr*. 2004;23(2):223−232.
35. Pawellek I, Dokoupil K, Koletzko B. Prevalence of malnutrition in paediatric hospital patients. *Clin Nutr*. 2008;27(1):72−76.
36. Valla FV, Berthiller J, Gaillard-Le-Roux B, et al. Faltering growth in the critically ill child: prevalence, risk factors, and impaired outcome. *Eur J Pediatr*. 2018;177(3):345−353.
37. Mehta NM, Skillman HE, Irving SY, et al. Guidelines for the pro-

vision and assessment of nutrition support therapy in the pediatric critically ill patient: Society of Critical Care Medicine and American Society for Parenteral and Enteral Nutrition. *Pediatr Crit Care Med.* 2017;18(7):675–715.

38. Peterson CM, Thomas DM, Blackburn GL, Heymsfield SB. Universal equation for estimating ideal body weight and body weight at any BMI. *Am J Clin Nutr.* 2016;103(5):1197–1203.

39. Schofield WN. Predicting basal metabolic rate, new standards and review of previous work. *Hum Nutr Clin Nutr.* 1985;39(Suppl 1): 5–41.

40. World Health Organization. *FAO/WHO/UNU Expert Consultation. Energy and Protein Requirements: Technical Report Series #724.* 1985: 71–112. Geneva.

41. Carpenter A, Pencharz P, Mouzaki M. Accurate estimation of energy requirements of young patients. *J Pediatr Gastroenterol Nutr.* 2015;60(1):4–10.

42. Heyland DK, Patel J, Bear D, et al. The effect of higher protein dosing in critically ill patients: a multicenter registry-based randomized trial: the EFFORT trial. *J Parenter Enter Nutr.* 2019;43(3): 326–334.

43. Hales CMCM, Fryar CD, Ogden CL. *Prevalence of Obesity Among Adults and Youth: United States, 2015–2016.NCHS Data Brief No. 288.* October 2017.

44. Schofield WN. Predicting basal metabolic rate, new standards and review of previous work. *Hum Nutr Clin Nutr.* 1985;39C(Suppl 1): 5–41.

45. Jesuit C, Dillon C, Compher C, American Society for P, Enteral Nutrition Board of Directors, Lenders CM. A.S.P.E.N. clinical guidelines: nutrition support of hospitalized pediatric patients with obesity. *J Parenter Enteral Nutr.* 2010;34(1):13–20.

46. Bechard LJ, Rothpletz-Puglia P, Touger-Decker R, Duggan C, Mehta NM. Influence of obesity on clinical outcomes in hospitalized children: a systematic review. *JAMA Pediatr.* 2013;167(5):476–482.

47. Mehta NM, Bechard LJ, Cahill N, et al. Nutritional practices and their relationship to clinical outcomes in critically ill children—an international multicenter cohort study. *Crit Care Med.* 2012;40(7): 2204–2211.

48. Mikhailov TA, Kuhn EM, Manzi J, et al. Early enteral nutrition is associated with lower mortality in critically ill children. *J Parenter Enter Nutr.* 2014;38(4):459–466.

49. Turner JR. Intestinal mucosal barrier function in health and disease. *Nat Rev Immunol.* 2009;9(11):799–809.

50. Doig GS, Chevrou-Severac H, Simpson F. Early enteral nutrition in critical illness: a full economic analysis using US costs. *Clinicoecon Outcomes Res.* 2013;5:429–436.

51. Brown AM, Fisher E, Forbes ML. Bolus vs continuous nasogastric feeds in mechanically ventilated pediatric patients: a pilot study. *J Parenter Enter Nutr.* 2019;43(6):750–758.

52. Gottschlich MM, Jenkins ME, Mayes T, Khoury J, Kagan RJ, Warden GD. The 2002 Clinical Research Award. An evaluation of the safety of early vs delayed enteral support and effects on clinical, nutritional, and endocrine outcomes after severe burns. *J Burn Care Rehabil.* 2002;23(6):401–415.

53. Tolia V, Lin CH, Kuhns LR. Gastric emptying using three different formulas in infants with gastroesophageal reflux. *J Pediatr Gastroenterol Nutr.* 1992;15(3):297–301.

54. Casaer MP, Mesotten D, Hermans G, et al. Early versus late parenteral nutrition in critically ill adults. *N Engl J Med.* 2011;365(6): 506–517.

55. Fivez T, Kerklaan D, Mesotten D, et al. Early versus late parenteral nutrition in critically ill children. *N Engl J Med.* 2016;374(12): 1111–1122.

56. Doig GS, Simpson F, Sweetman EA, et al. Early parenteral nutrition in critically ill patients with short-term relative contraindications to early enteral nutrition: a randomized controlled trial. *J Am Med Assoc.* 2013;309(20):2130–2138.

57. Harvey SE, Parrott F, Harrison DA, et al. Trial of the route of early nutritional support in critically ill adults. *N Engl J Med.* 2014; 371(18):1673–1684.

58. Byrnes MC, Stangenes J. Refeeding in the ICU: an adult and pediatric problem. *Curr Opin Clin Nutr Metab Care.* 2011;14(2):186–192.

59. Byham-Gray LS J, Weisen K. *A Clinical Guide to Nutrition Care in Kidney Disease.* 2nd ed. 2013.

60. Rhodes A, Evans LE, Alhazzani W, et al. Surviving sepsis campaign: international guidelines for management of sepsis and septic shock: 2016. *Intensive Care Med.* 2017;43(3):304–377.

61. Irving SY, Daly B, Verger J, et al. The association of nutrition status expressed as body mass index z score with outcomes in children with severe sepsis: a secondary analysis from the Sepsis Prevalence, Outcomes, and Therapies (SPROUT) study. *Crit Care Med.* 2018;46(11):e1029–e1039.

62. Briassoulis G, Venkataraman S, Thompson AE. Energy expenditure in critically ill children. *Crit Care Med.* 2000;28(4):1166–1172.

63. Ismail J, Bansal A, Jayashree M, Nallasamy K, Attri SV. Energy balance in critically ill children with severe sepsis using indirect calorimetry: a prospective cohort study. *J Pediatr Gastroenterol Nutr.* 2019;68(6):868–873.

64. Spanaki AM, Tavladaki T, Dimitriou H, et al. Longitudinal profiles of metabolism and bioenergetics associated with innate immune hormonal inflammatory responses and amino-acid kinetics in severe sepsis and systemic inflammatory response syndrome in children. *J Parenter Enter Nutr.* 2018;42(6):1061–1074.

65. Carcillo JA, Dean JM, Holubkov R, et al. The randomized comparative pediatric critical illness stress-induced immune suppression (CRISIS) prevention trial. *Pediatr Crit Care Med.* 2012;13(2):165–173.

66. Carcillo JA, Dean JM, Holubkov R, et al. Interaction between 2 nutraceutical treatments and host immune status in the pediatric critical illness stress-induced immune suppression comparative effectiveness trial. *J Parenter Enter Nutr.* 2017;41(8):1325–1335.

67. Kasper DL, Fauci AS, Hauser SL, Longo DL, Jameson JL, Loscalzo J. *Harrison's Principles of Internal Medicine.* 19th ed. New York: McGraw Hill Education Medical; 2015.

68. Wilson B, Typpo K. Nutrition: a primary therapy in pediatric acute respiratory distress syndrome. *Front Pediatr.* 2016;4:108.

69. Krzak A, Pleva M, Napolitano LM. Nutrition therapy for ALI and ARDS. *Crit Care Clin.* 2011;27(3):647–659.

70. Wong JJ, Han WM, Sultana R, Loh TF, Lee JH. Nutrition delivery affects outcomes in pediatric acute respiratory distress syndrome. *J Parenter Enter Nutr.* 2017;41(6):1007–1013.

71. Jacobs BR, Nadkarni V, Goldstein B, et al. Nutritional immunomodulation in critically ill children with acute lung injury: feasibility and impact on circulating biomarkers. *Pediatr Crit Care Med.* 2013; 14(1):e45–56.

72. Wei Q, Xiao X, Fogle P, Dong Z. Changes in metabolic profiles during acute kidney injury and recovery following ischemia/reperfusion. *PLoS One.* 2014;9(9):e106647.

73. Kyle UG, Akcan-Arikan A, Orellana RA, Coss-Bu JA. Nutrition support among critically ill children with AKI. *Clin J Am Soc Nephrol.* 2013;8(4):568–574.

74. Sethi SK, Maxvold N, Bunchman T, Jha P, Kher V, Raina R. Nutritional management in the critically ill child with acute kidney injury: a review. *Pediatr Nephrol.* 2017;32(4):589–601.

75. Nelms CLJM, Warady BA. *Renal Disease. A.S.P.E.N. Pediatric Nutrition Support Core Curriculum.* 2nd ed. Silver Spring, MD: American Society of Parenteral and Enteral Nutrition; 2015.

76. Raymond JLaC SC. Medical nutrition therapy for cardiovascular disease. In: Mahan KaR JL, ed. *Krause's Food & the Nutrition Care Process.* 14th ed. Saint Louis, MO: Elsevier; 2017.

77. Hoffman JI, Kaplan S. The incidence of congenital heart disease. *J Am Coll Cardiol.* 2002;39(12):1890–1900.

78. Medoff-Cooper B, Ravishankar C. Nutrition and growth in congenital heart disease: a challenge in children. *Curr Opin Cardiol.* 2013;28(2):122–129.

79. Burnham N, Ittenbach RF, Stallings VA, et al. Genetic factors are important determinants of impaired growth after infant cardiac surgery. *J Thorac Cardiovasc Surg.* 2010;140(1):144–149.

80. Leitch CA, Karn CA, Peppard RJ, et al. Increased energy expenditure in infants with cyanotic congenital heart disease. *J Pediatr.* 1998;133(6):755–760.

81. Farrell AG, Schamberger MS, Olson IL, Leitch CA. Large left-to-right shunts and congestive heart failure increase total energy expenditure in infants with ventricular septal defect. *Am J Cardiol.* 2001;87(9):1128–1131. A1110.

82. Mitchell IM, Davies PS, Day JM, Pollock JC, Jamieson MP. Energy expenditure in children with congenital heart disease, before and after cardiac surgery. *J Thorac Cardiovasc Surg.* 1994;107(2): 374–380.

83. Leitch CA, Karn CA, Ensing GJ, Denne SC. Energy expenditure

after surgical repair in children with cyanotic congenital heart disease. *J Pediatr*. 2000;137(3):381—385.

84. Barton JS, Hindmarsh PC, Scrimgeour CM, Rennie MJ, Preece MA. Energy expenditure in congenital heart disease. *Arch Dis Child*. 1994;70(1):5—9.

85. Irving SY, Medoff-Cooper B, Stouffer NO, et al. Resting energy expenditure at 3 months of age following neonatal surgery for congenital heart disease. *Congenit Heart Dis*. 2013;8(4):343—351.

86. Trabulsi JC, Irving SY, Papas MA, et al. Total energy expenditure of infants with congenital heart disease who have undergone surgical intervention. *Pediatr Cardiol*. 2015;36(8):1670—1679.

87. Medoff-Cooper B, Irving SY, Hanlon AL, et al. The association among feeding mode, growth, and developmental outcomes in infants with complex congenital heart disease at 6 and 12 Months of age. *J Pediatr*. 2016;169, 154—159 e151.

88. Kaufman J, Vichayavilas P, Rannie M, et al. Improved nutrition delivery and nutrition status in critically ill children with heart disease. *Pediatrics*. 2015;135(3):e717—725.

89. Tsintoni A, Dimitriou G, Karatza AA. Nutrition of neonates with congenital heart disease: existing evidence, conflicts and concerns. *J Matern Fetal Neonatal Med*. 2019:1—6.

90. Sables-Baus S, Kaufman J, Cook P, da Cruz EM. Oral feeding outcomes in neonates with congenital cardiac disease undergoing cardiac surgery. *Cardiol Young*. 2012;22(1):42—48.

91. Vella MA, Crandall ML, Patel MB. Acute management of traumatic brain injury. *Surg Clin N Am*. 2017;97(5):1015—1030.

92. Werner C, Engelhard K. Pathophysiology of traumatic brain injury. *Br J Anaesth*. 2007;99(1):4—9.

93. Lucke-Wold BP, Logsdon AF, Nguyen L, et al. Supplements, nutrition, and alternative therapies for the treatment of traumatic brain injury. *Nutr Neurosci*. 2018;21(2):79—91.

94. Chiang YH, Chao DP, Chu SF, et al. Early enteral nutrition and clinical outcomes of severe traumatic brain injury patients in acute stage: a multi-center cohort study. *J Neurotrauma*. 2012;29(1):75—80.

95. Hartl R, Gerber LM, Ni Q, Ghajar J. Effect of early nutrition on deaths due to severe traumatic brain injury. *J Neurosurg*. 2008; 109(1):50—56.

96. Taylor SJ, Fettes SB, Jewkes C, Nelson RJ. Prospective, randomized, controlled trial to determine the effect of early enhanced enteral nutrition on clinical outcome in mechanically ventilated patients suffering head injury. *Crit Care Med*. 1999;27(11): 2525—2531.

97. Redmond C, Lipp J. Traumatic brain injury in the pediatric population. *Nutr Clin Pract*. 2006;21(5):450—461.

98. Phillips R, Ott L, Young B, Walsh J. Nutritional support and measured energy expenditure of the child and adolescent with head injury. *J Neurosurg*. 1987;67(6):846—851.

99. Balakrishnan B, Flynn-O'Brien KT, Simpson PM, Dasgupta M, Hanson SJ. Enteral nutrition initiation in children admitted to pediatric intensive care units after traumatic brain injury. *Neurocritical Care*. 2019;30(1):193—200.

100. Kochanek PM, Tasker RC, Carney N, et al. Guidelines for the management of pediatric severe traumatic brain injury, third edition: update of the brain trauma foundation guidelines. *Pediatr Crit Care Med*. 2019;20(3S Suppl 1):S1—S82.

101. Arabi YM, Casaer MP, Chapman M, et al. The intensive care medicine research agenda in nutrition and metabolism. *Intensive Care Med*. 2017;43(9):1239—1256.

102. Tume LN, Valla FV, Floh AA, et al. Priorities for nutrition research in pediatric critical care. *J Parenter Enteral Nutr*. 2019;43(7): 853—862.

第33章

癌症患者的临床营养

Asta Bye[1,2,3], RD, PhD

Ellisiv Lærum-Onsager[4], RN, PhD

[1]Department of Nursing and Health Promotion, Faculty of Health Sciences,

OsloMet-Oslo Metropolitan University, Oslo, Norway

[2]Regional Advisory Unit for Palliative Care, Department of Oncology, Oslo University Hospital, Oslo, Norway

[3]European Palliative Care Research Centre(PRC), Department of Oncology, Oslo University Hospital, Oslo, Norway

[4]Lovisenberg Diaconal University College, Oslo, Norway

【摘要】 本章的目的是描述癌症患者营养不良和恶病质的重要特征,加之评估这些患者的营养状况和影响营养状况的症状。另外,根据相关的临床指南,分别介绍正在接受抗癌治疗者和接受姑息治疗者的营养干预方法。本章特别强调了在营养不良发展过程中抗癌治疗对患者症状的影响和不良反应。建议除进行营养风险筛查外,还应进行系统性的症状评估。此外,我们建议在制订营养治疗的目标时评估身体活动能力。对癌症患者的营养支持集中在肠内营养和肠外营养上。本章涉及的是癌症的一般诊断,并且以不同的肿瘤分型为例,但没有给予详细描述。

【关键词】 癌症恶病质;营养不良;营养评估;营养治疗;患者。

第1节 癌症营养

根据欧洲临床营养和代谢学会(European Society of Clinical Nutrition and Metabolism, ESPEN)的癌症患者营养指南,目前还没有任何一种饮食方法可以治愈癌症或预防癌症复发[1]。然而,通过定期分析有关癌症预防和生存证据的国际组织世界癌症研究基金(World Cancer Research Fund, WCRF)的建议,癌症幸存者(被诊断为癌症的人,包括已经康复的人),要尽可能地遵循预防癌症的建议。遵循预防癌症的建议能够促进人体营养充足、保持健康的身体成分。因此,除非需要减重或得到医生及健康专业人员的建议,预防癌症的建议也适用于需要遵循健康饮食的癌症患者。表33-1总结了癌症预防建议,并对每项建议的相关证据基础进行了评论。其要点是,人们应该保持健康的体重,积极运动,吃全谷物、蔬菜、水果和豆类。应限制含高脂肪、高淀粉或高糖的加工食品、红肉和加工肉类、含糖饮料和饮酒。此外,除非有医学推荐,否则建议通过食物来满足营养需求,而不是膳食补充剂。最后,WCRF强调并建议尽可能母乳喂养,母乳喂养可以预防母亲的乳腺癌,并促进婴儿的正常生长[2]。

由肿瘤生长所引起的身体反应和抗肿瘤药物的不良反应而产生的症状,会使癌症患者无意识体重下降和进食情况变得复杂。重要的是确保足够的能量摄入,以防止营养状况下降[1]。癌症患者是营养不良患病率最高的人群之一[3],然而患病率往往因营养不良评估技术、环境和肿瘤患者群体的异质性等因素而有所不同。如果不进行治疗,营养不良会导致病情恶化[4],不仅对个人,而且对社会也有影响。癌症患者的营养不良与不良后果有关,如生存率降低,也可能与治疗毒性增加、免疫能力降低、社会心理压力、住院时间延长、生活质量下降及虚弱有关[5]。营养不良的社会影响包括住院时间延长,增加医疗费用[6]。

有人认为,大约25%~30%的癌症患者死于消瘦,而不是重要器官系统中的肿瘤生长[7]。尽管如此,尚未充分证明营养不良或有营养不良风险的癌症患者的营养治疗能提高生存率[1]。另一方面,有充分的证据表明,营养干预会增加食物摄入、体重增加,并改善生活质量的某些方面。因此,营养干预是癌症患者,尤其是严重营养不良患者医治的重要组成部分。

表33-1　世界癌症研究基金肿瘤预防建议及证据说明

建议 1：保持健康体重	证据说明
将体重保持在健康范围内（BMI 为 18.5～24.9），避免成年后体重增加	强有力的证据表明，健康的体重可以预防食管癌（腺癌）、胰腺癌、肝癌、结直肠癌、乳腺癌（绝经期 / 更年期）和肾癌 超重和肥胖可能是导致口腔癌、咽癌和喉癌、胃癌（贲门癌）、胆囊癌、卵巢癌和前列腺癌（晚期癌）的原因之一
建议 2：保证体力活动	**证据说明**
至少中等强度的体力活动，遵守或超过美国指南推荐运动量，避免久坐的习惯	强有力的证据表明，体力活动 ª 可以预防结肠癌 体力活动 ª 可能可以预防以下情况：绝经后乳腺癌和子宫内膜癌。剧烈的体力活动可能可以预防绝经前的乳腺癌 此外，体力活动可以防止体重增加、超重和肥胖，从而也可以预防由这些疾病导致的癌症（见建议 1）
建议 3：吃全谷物、蔬菜、水果和豆类	**证据说明**
全谷物、蔬菜、水果和干豆类（豆类如菜豆、扁豆）作为日常饮食的主要组成部分	强有力的证据表明，食用全谷物和含有膳食纤维的食物可以预防结、直肠癌
建议 4：限制快餐	**证据说明**
限制高脂肪、高淀粉或高糖的加工食品，包括快餐	强有力的证据表明，血糖负荷（glycemia load，GL）是导致子宫内膜癌的原因之一。此外，大量食用快餐会导致体重增加、超重和肥胖，从而增加患这些疾病导致的癌症的风险（见建议 1）
建议 5：限制红肉和加工肉类	**证据说明**
吃适量 ᵇ 红肉，少量加工肉	强有力的证据表明，食用红肉或加工肉是导致结直肠癌的原因
建议 6：限制含糖饮料	**证据说明**
喝水和不加糖的饮料	食用含糖饮料会导致体重增加、超重和肥胖，从而增加患这些疾病导致的肿瘤的风险（见建议 1）
建议 7：限制饮酒	**证据说明**
为了预防肿瘤，最好不要喝酒	强有力的证据表明，饮酒是导致口腔癌、咽癌和喉癌、食管癌（鳞状细胞癌）、肝癌、结直肠癌、乳腺癌（绝经前和绝经后）和胃癌的原因之一
建议 8：不使用补充剂预防癌症	**证据说明**
不建议使用大剂量的膳食补充剂来预防癌症。仅通过饮食来满足营养需求	强有力的证据表明，摄入高剂量的 β- 胡萝卜素补充剂可能会增加某些人患肺癌的风险。没有强有力的证据表明，除了钙治疗结直肠癌外，膳食补充剂还能降低癌症风险
建议 9：尽可能母乳喂养	**证据说明**
关于癌症和其他疾病的证据表明，持续的纯母乳喂养对母亲和孩子有保护作用	强有力的证据表明，母乳喂养可以预防 母亲罹患乳腺癌，促进婴儿的健康生长，预防儿童超重和肥胖及其导致的癌症
建议 10：在癌症诊断后，尽可能遵循 WCRF 的建议	**证据说明**
除非卫生人员另有建议，否则建议所有癌症幸存者（如果可能的话）在治疗急性期后尽可能遵循癌症预防建议。在某些特定情况下，癌症预防建议可能不适用，可能需要卫生专业人员的指导	目前缺乏关于营养、饮食和体力活动对癌症幸存者癌症风险影响的高质量随机对照试验（RCT）。因此，WCRF 仅回顾了这些生活方式因素对乳腺癌生存率和未来风险影响的证据。有证据表明，肥胖和体力活动等营养因素可以预测乳腺癌的重要预后

　ª 中等或高强度的，例如散步、骑自行车、园艺（中等强度）和跑步、快速游泳和有氧运动（高强度）。
　ᵇ 每周不超过三份（350～500g）。

第 2 节　与癌症相关的体重减轻和营养不良

一、病因学和病理生理学

大约 50% 的新诊断癌症的患者经历了无意识（非自愿）的体重减轻。然而，在不同的诊断中，这一比率有很大的差异。在胃癌和肠癌患者中，超过 80% 的患者在诊断时存在体重减轻[8,9]。在结直肠癌和肺癌患者中，估计患病率为 50%～60%[8-11]。在淋巴瘤、白血病和乳腺癌中，体重减轻率较低，发生率低于 50%[8]。在治疗和疾病进展期间，无论诊断如何，体重减轻的患病率都会增加，超过 80% 的晚期和不可治愈的癌症患者存在体重减轻[12]。如果在 6～12 个月内体重减轻超过正常体重的 5%，则定义为临床相关[13]。

癌症患者体重减轻的病因很复杂，但一般来说可归因于两个关键因素：饮食摄入减少和能量消耗增加[1]。摄入减少通常与食欲不佳、肠道病理变化导致的营养摄入不足和 / 或与疾病和抗癌治疗相关的症状导致的饮食问题有关[14]。因此，身体会分解自身的能量储备，主要是脂肪和蛋白质（肌肉），从而导致体重减轻。在癌症患者中，尤其是不可治愈的癌症患者，体重减轻可能是代谢变化的结果，包括能量消耗的增加[1,15]。

体重减轻是通过与肿瘤生长、代谢变化、宿主对肿瘤的反应（如激素和炎性细胞因子）等相关的多种机制而引发的。这种情况被称为癌症恶病质，与潜在疾病密切相关（见"癌症恶病质"一节）[1,16]。恶病质患者除了静息能量消耗增加外，通常饮食摄入也不足[15]。这些因素的综合作用导致患者的体重减轻速度比单靠代谢变化预期的要快[16]。在评估营养状况和制订癌症患者治疗方案时，必须考虑恶病质的可能性。

长期饮食摄入不足会影响营养状态，造成营养不良。目前还没有关于营养不良定义的普遍共识。在 ESPEN 2017 年的指南中，营养不良被定义为"一种由于摄入不足或营养缺乏使身体成分改变（无脂肪质量减少）、身体细胞量减少导致身体和精神功能下降的状态"[17]。最近的一项研究报告了在两个时间点（2012 年 1 677 名参与者，2014 年 1 913 名参与者）用主观全面评估（subjective global assessment，SGA）方法评估住院癌症患者营养不良的患病率，这两个时间点的人群选择能够代表所有治疗环境、肿瘤类型和疾病分期[18]。2012 年和 2014 年营养不良的总患病率分别为 31% 和 26%。在这两个时间点上，除内分泌和甲状腺肿瘤外，上消化道肿瘤患者营养不良的患病率最高（2012：61%，2014：48%），其次是头颈部肿瘤（2012：40%，2014：36%）和肺癌（2012：37%，2014：33%）。据报道，乳腺癌的营养不良患病率最低（2012：14%，2014：13%）。必须强调的是，在晚期癌症转移患者中，体重减轻和营养不良的患病率往往更高[19]。

由于潜在的机制，癌症相关营养不良的病理生理是复杂的，不能用单一的因素来解释[14]。因此，癌症患者营养不良的发展是一个多模式的过程，原因是多种因素共同的作用，包括减少食物摄入、能量和蛋白质需求的增加，如体力活动的合成代谢刺激减少以及不同器官或组织中代谢的改变[1]。导致食欲减退和饮食困难的癌症相关因素包括疼痛或机械障碍以及治疗毒性。癌症相关的炎症可能导致静息能量消耗增加和肌肉分解代谢增加，代谢变化影响食欲调节并导致食欲下降[9,20]。在癌症相关营养不良的发展过程中，食欲减退是非常重要的因素，而且癌症疾病的许多症状也可能影响饮食摄入而加剧食欲减退[21]。几项研究表明，癌症、症状负担和食物摄入量之间存在密切联系。目前尚不清楚哪种营养治疗能逆转体重减轻，或者某些患者群体能从特定的营养治疗中获益更多[1]。

二、症状的作用和治疗相关不良反应

症状被定义为任何疾病的主观异常状况。在癌症中，症状很少单独出现，而是多种症状共存。据报道，癌症患者平均会出现 11～13 种症状[22]。食欲减退可能是癌症患者最常见的营养相关症状，而且与生存率独立相关[23]。如前所述，它可能是由癌症本身以及其他一些导致食欲下降的疾病症状引起的。研究发现，食欲减退与恶心、呕吐、味觉变化、口干和疲劳等症状并存[24]。

与食欲减退和影响饮食摄入的相关症状通常被称为营养影响症状（nutrition impact symptoms，NIS）[10,25]。NIS 可能发生在病程早期，如胰腺癌；NIS 也可能出现在疾病的晚期，如乳腺癌和淋巴瘤。NIS 可能在治疗结束后继续存在，长期无法进食和享用食物的患者可能会感到担忧[26]。因此，

在整个疾病发展过程中，系统的症状评估和管理是必须进行的，非常重要[27]。

（一）食欲减退

人体对食欲和饱腹感的调节是一个复杂的过程，包括外周内分泌、神经元信号以及认知、感知和后天习得行为[28]。通常情况下，体内的神经信号能够提供能量消耗和近期食物摄入能量储存的信息，人体利用这些信息来维持能量平衡和体重。在癌症中，特别是在癌症恶病质中，可能有一些激素和信号分子参与了食欲的调节，包括胰岛素、瘦素、饥饿素、糖皮质激素和白介素 1 等细胞因子[29]。由细胞因子引起的炎症反应会引起食欲减退和体内能量、蛋白质储备的消耗。这是机体免疫反应和组织修复的适应性反应，与食物供应无关。

（二）疾病和治疗相关症状

口腔、咽部、食管或胃部的肿瘤会造成梗阻，造成吞咽困难[30]。患者吞咽问题的患病率因诊断、分期和治疗而异[31]，但总的来说，吞咽问题与耳、鼻、喉和食管癌有关。吞咽功能障碍也可能发生在脑转移或中枢神经系统肿瘤中[32]。除吞咽困难外，患者在进食时可能会感到疼痛，患者可能会不主动进食，而导致饮食习惯改变。如果肿瘤阻塞肠道，阻碍食物的通过，影响消化和吸收，也会出现类似的饮食问题，可能导致腹痛、恶心、呕吐和早饱。由于感官变化导致的食欲减退经常发生。由于味觉的改变，感知基本口味（甜、咸、酸、苦和鲜味）能力的变化很常见[33]。例如，在癌症晚期化疗期间和化疗后，有盐阈值升高的记录。化疗后，患者感觉有苦味、化学味或金属味的情况也很常见[30]。然而，如果肿瘤对治疗有反应，这些变化似乎是可逆的[34]。唾液腺功能减退和特殊药物（止吐药和阿片类药物）引起口腔干燥，可能会导致感觉功能障碍和吞咽困难，以及口腔黏膜细菌或真菌感染[30]。这种感染会使黏膜疼痛，引起不适或吞咽困难，从而导致食物摄入减少。除了不适之外，口腔黏膜疼痛可能会使患者难以保持良好的口腔卫生，出现口腔或牙齿并发症。

与癌症相关的手术会影响胃肠道，干扰营养物质的消化和吸收[30]。胃切除术是一个典型的例子，术后解剖结构的改变使每顿饭吃的食物不可能像以前那样多，因此导致能量不足。头颈、胸部放疗后，胃肠道（口腔、咽、食管）疼痛、黏膜炎和水肿经常发生，并导致吞咽问题[1]。放射不良反应

通常在治疗后持续数周，但对一些患者来说，这些不良反应是不可逆的[30]。在胃肠放疗时，患者可能会出现恶心、呕吐和腹泻等问题。这些不良反应通常在停止治疗几周后消失。然而有些患者可能会在停止治疗数月到数年后出现晚期不良反应。化疗通常也会产生不良反应，如味觉和嗅觉变化、恶心呕吐、腹泻、口炎和食管炎[1,30]。一些血液治疗方案会影响肠道平滑肌和黏膜功能，导致便秘和肠梗阻。对食欲和进食能力的影响取决于使用的化疗药物和靶组织[30]。一般来说，由于存在不良反应，在进行毒性更大的化疗方案期间，很难维持营养状况。这意味着接受化疗的患者经常处于饥饿状态并出现体重减轻。新的治疗方法，如免疫疗法，通常比传统化疗毒性更小，患者更舒适，但也存在影响食物摄入的不良反应[35]。免疫相关的不良事件包括结肠炎、腹泻和胃肠道出血。另外，孤独、焦虑或抑郁等社会心理状况也会导致食欲下降和食物摄入减少。然而，没有强有力的证据表明晚期癌症患者的食物摄入或营养状况与精神压力之间存在因果关系。表 33-2 概述了上述可导致癌症患者饮食问题和食欲下降的症状（不论采用何种诊断和治疗方式）。

表 33-2　肿瘤患者可能影响食物摄入和营养状况的症状（定义为疾病的任何主观异常感觉）概述

器官	症状
口腔和咽喉	味觉改变
	口干
	口腔溃疡
	吞咽疼痛
胃肠道	恶心
	呕吐
	腹泻
	便秘
	梗阻
其他疾病和 / 或治疗相关症状	疼痛
	呼吸困难
	疲劳
	抑郁
	谵妄
	烹饪和准备食物的问题
	孤独
	无味

三、癌症恶病质

恶病质这个词源于希腊单词 kakos 和 hexis，意思是"恶劣的条件"[36]。人们普遍认为，癌症恶病质是由肿瘤生长和宿主反应之间复杂的相互作用导致的。癌症恶病质导致体重逐渐减轻，是蛋白质和能量负平衡的结果，通常与全身炎症有关[37]。恶病质被称为一种综合征，即症状和体征的组合，共同代表了一种疾病过程。癌症恶病质的症状和体征包括食欲缺乏、疲劳、无意识的体重减轻和骨骼肌质量下降，伴有或不伴有脂肪重量减轻[37-39]。恶病质与癌症治疗耐受性差、体力下降、生活质量和生存率降低有关[40-42]。

根据三个不同的恶病质专家组共识，2011 年一项国际共识提出了恶病质的定义："癌症恶病质是一种多因素综合征，其特征是骨骼肌量持续减少（伴有或不伴有脂肪组织丢失），传统的营养支持无法完全逆转这种情况，并导致进行性功能损害。病理生理学的特点是由食物摄入减少、代谢异常的动态因素所导致的蛋白质和能量负平衡。"目前对癌症恶病质的定义表明，与营养不良相反，恶病质中的体重减轻不能仅通过充足的能量摄入来补偿[40,43]。此外，恶病质的代谢改变导致的肌肉量损失比营养不良更多[30,37]。代谢变化（即静息能量消耗增加和蛋白质、脂质、葡萄糖代谢加快）、激素变化（即胰岛素抵抗）、全身炎症（即细胞因子释放）和肿瘤诱导因子（即蛋白水解诱导因子）的共同作用可能加速了肌肉的消耗[37,38]。

（一）癌症恶病质的分期

虽然恶病质的发生与多种因素有关，但其潜在机制仍不清楚[44,45]。而且恶病质与广泛的临床表现相关，因此很难准确定义这种情况并建立诊断标准。这也使得准确获得癌症恶病质的患病率变得困难[46,47]。根据定义、研究设计和癌症诊断，

报告的患病率在 12%～82% 之间[16,48,49]。即使具有相同的肿瘤类型和疾病分期，一名患者可能会出现恶病质，而另一名患者可能不会。这种变异可能至少部分与患者基因型有关。为了识别、治疗和 / 或预防恶病质，并寻找潜在的治疗干预措施，恶病质需要一个能被临床医生和研究人员广泛接受的定义[15,39]。

单靠体重丢失还不足以说明恶病质的复杂性[50]。根据 2011 年的定义[43]，恶病质制订了分期标准，其中必须存在以下一项：6 个月内体重丢失超过正常体重的 5%（在没有单纯饥饿的情况下）；BMI < 20kg/m^2 和任何程度的体重丢失 > 正常体重的 2%，或四肢骨骼肌指数与肌肉减少症一致，任何程度的体重丢失 > 正常体重的 2%。需要强调的是，恶病质可以通过不同阶段逐步发展（图 33-1）。该标准指出恶病质始于恶病质前期，然后发展为恶病质期，最后发展为恶病质难治期。这种进展可能受到癌症类型和分期、系统性炎症、食物摄入减少和抗癌治疗反应等因素的调节。并非所有患者在每个阶段都有进展。传统观念上认为癌症恶病质与晚期疾病有关[47]；然而，现在已经认识到，它可能发生在病程的早期[30]。国际共识认为它是一个随时间变化的过程[43]。因此，在临床研究中验证癌症恶病质的定义和分期标准是很重要的，并且需要持续验证[36,43]。

Wallengren 等人[48] 比较了 Fearon 等人[16] 和 Evans 等人[39] 对 405 例晚期不同癌症诊断患者的共识定义和分类。结论是，体重减轻、疲劳和系统性炎症标志物与不良后果（如生活质量降低、功能下降、症状增多和生存期缩短）密切相关。根据研究结果，他们开发了另一种三因素分类方法：发病前体重减轻 > 2%；疲劳 > 3 分（按 1～10 分的标准）；C 反应蛋白（C-reactive protein，CRP）> 10mg/L。Blum 等人[51] 也在晚期癌症患者的异质样本中验

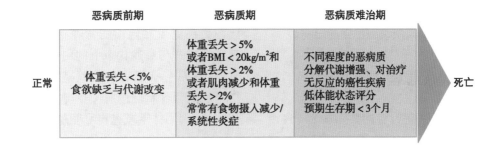

图 33-1　癌症恶病质的各个阶段 Adapted from Fearon et al., 2011 Ref.[43]{Fearon，2011#2114}

证了共识定义。他们得出结论,体重减轻(＞5% 的正常体重)和低 BMI(＜20kg/m²)与短期存活率的相关性最强。ESPEN 专家组最近的一篇综述建议,在鉴别恶病质的过程中增加对炎症生物标志物的评估,例如,基于血清白蛋白和 CRP 浓度的格拉斯哥预后评分[5](表 33-3)。

表 33-3　ESPEN 专家组关于改善肿瘤患者营养建议摘要

- 无论当前的体重指数和体重史如何,对所有肿瘤患者进行营养风险筛查,并定期重新筛查。筛查应在治疗过程的早期进行,并定期重新筛查
- 营养评估内容应包括厌食症状、身体成分、静息能量消耗、身体功能和炎症生物标志物
- 制订个性化的营养干预计划,重点是增加营养摄入和身体活动,降低高代谢应激和炎症

Arends,Baracos,et al,20175,p.1194.

考虑到癌症恶病质的特定治疗方案有限,治疗重点放在了恶病质前期阶段,在此阶段,多模式干预可能会减缓体重减轻[52]。在两项针对晚期癌症患者的研究中发现,恶病质前期的患病率存在差异,恶病质前期和恶病质期患者的生存率没有显著差异[53,54]。在 Blauwhoff-Buskermolen 等人[55]的一项研究中,对恶病质前期诊断的临床相关性提出了更多质疑,并表明使用图 33-1 所示的分期标准识别的患者非常少,即 0.5%～2%。

虽然现在对恶病质的多因素病理生理有了更多的了解,但目前还没有标准的治疗或批准的药物治疗,即使治疗恶病质是一种迫切的医疗需求。恶病质在肿瘤的进展过程中起到重要作用,其发病率高和死亡率也高,因此目前这种恶病质治疗方法进展的缺乏与需求是矛盾的。通过多模式方法和新兴疗法,有助于恶病质特征因素(全身炎症、肌肉萎缩、体力活动减少、能量和蛋白质负平衡)的逆转。目前还缺乏大型试验,但一项为期 6 周的可行性干预研究表明,在晚期肺癌或胰腺癌患者中,结合非甾体抗炎药、营养建议、口服二十碳五烯脂肪酸和运动等,对患者的体重和肌肉质量有良好的影响[56]。

第 3 节　癌症患者的营养治疗

应持续观察所有癌症患者的体重减轻、食欲下降和食物摄入情况[1]。为预防和治疗疾病和 / 或治疗引起的体重减轻和营养不良,建议采取以下

措施(表 33-3)

- 识别有营养不良风险的患者
- 评估所有具有营养不良风险患者的症状和食物摄入量
- 进行治疗,开始个性化营养治疗

一、风险筛查和营养评估

为了实现有效的营养治疗,重要的是尽早发现营养状况的下降,并通过给予适合患者具体情况的饮食防止体重进一步减轻。这不仅包括确定明显有营养不良的个体,还包括有可能发展成营养不良的个体。诊断营养不良需要两个步骤[17]。首先,必须使用经过验证的筛查工具对患者进行筛查,并确定其"存在营养风险",对有营养风险者进行进一步评估。因为没有统一的标准来诊断营养不良,所以营养诊断取决于治疗团队或研究人员选择的标准或定义。

一些指南强调营养风险筛查是早期发现营养紊乱的重要措施[1,5,57]。建议使用经过验证的营养筛查工具筛查所有癌症患者的营养风险,包括体重评估和体重变化情况。

如果患者有营养不良的风险,则需要进行更详细的评估,以确定体重减轻的可能原因,从而实施针对性的治疗。目前评估营养状况的方法和标准并不适用于癌症患者。例如,生化指标也会受到癌症的影响,因此很难解释这些值是由营养不良所导致的[58]。特别是血清蛋白,如白蛋白和转甲状腺素(即前白蛋白)已被用于确定营养状况。白蛋白是一种肝脏蛋白质,其特征为负急性期蛋白质,半衰期为 14～20 天[59]。众所周知,长期营养不良,即食物摄入不足(能量和蛋白质)后,白蛋白会下降,但在癌症患者中,低白蛋白值也可能是由于感染和 / 或分解代谢所致。因此,对于疾病进展中的营养不良住院患者(如癌症患者),白蛋白不是一种可靠的反映营养状况的血清标志物。前白蛋白的半衰期比白蛋白短 2～3 天,因此被认为比白蛋白更可靠地检测营养状况的急性变化,但其影响方式与炎症状态下的白蛋白相同[59]。一般来说,仅从癌症患者的实验室检查结果中很难获得可靠的营养状况信息[59]。这与疾病不可治愈尤其相关,因为体重减轻也可能是恶病质的结果。

在缺乏可靠的生化指标的情况下,患者 PG-SGA 可用于检测癌症患者的营养不良[59,60]。由

Ottery 等[61] 从 SGA 改良的 PG-SGA，早期由 Detsky 等开发和编写[62]。PG-SGA 用于癌症患者，涵盖了 ESPEN 对营养不良定义的所有领域[63]。该工具已被确认为是癌症人群[60,64] 的营养评估工具，并将患者分为营养良好、中度 / 疑似营养不良或严重营养不良。

在治疗癌症患者的体重减轻时，区分营养不良和恶病质很重要，以便确定治疗目标。但遗憾的是，目前仍缺乏区分营养不良和恶病质的简便方法[57]。可以用基线临床状况来分析患者的营养状况，包括评估身体功能状况。身体活动能力是癌症患者生存率的一个强有力的预测指标，并应在治疗决策中予以考虑[65]。使用两种评分系统中的一种来确定功能状态，即 Karnofsky 功能状态评分（Karnofsky Performance Status score，KPS 评分）或美国东部肿瘤协作组活动状态评分（Eastern Cooperative Oncology Group Performance Status score，ECOG 评分）[66,67]。对癌症晚期患者诊断营养不良和实施营养治疗时，重要的是考虑身体功能状态，确定可以逆转或停止的体重下降的措施，并且避免对营养治疗没有反应的体重下降的干预。

二、症状评估

患者是了解其症状的最佳信息来源。多项研究表明，医疗人员一贯性地低估了患者症状的发生频率和严重程度[68,69]。在临床实践和研究中，都建议使用患者报告的结果（patient reported outcomes，PRO）[27]。症状缓解是患者从任何营养治疗或干预中受益的先决条件。因此，全面评估与营养状况相关的疾病和治疗相关症状是营养治疗的重要组成部分[27]。通过系统的症状评估，能够了解患者的症状是由哪些生理异常所导致的，例如，肿瘤阻碍肠道而导致便秘或肠梗阻风险增高。

与癌症患者的营养有关，PRO 被用来提供有关体重变化和可能导致食欲缺乏和恶心等食物摄入减少的症状的信息。在癌症营养方面，PRO 用于提供有关体重变化和可能导致食物摄入减少的症状，如食欲缺乏和恶心[70]。然而，了解患者的症状需要全面和持续，这是以患者为中心治疗的一个重要方面[71]。多种评估工具可用于评估患者的个体化症状，例如鹿特丹症状自评量表[72] 和经改良的埃德蒙顿症状评估系统（the revised Edmonton Symptom Assessment System，ESAS-r）[73]。这些评估工具提供有关治疗效果、对特定症状干预（如营养治疗）的反应以及识别未报告的症状[71]。在癌症患者的姑息治疗中，ESAS-r 是常用的评估工具，它有九种核心症状，即疼痛、疲劳、恶心、抑郁、焦虑、嗜睡、食欲、愉悦感、呼吸急促，以及患者提供的第十种自选症状。每种症状均采用 11 分数点评分法，从 0 分（无症状）到 10 分（最差可能）不等[73]。

三、营养治疗

导致癌症患者发生营养不良的营养相关问题是复杂和多因素的。因此，治疗需要多因素和整体治疗方法，在不同的医疗学科之间进行协调，包括沟通患者的担忧、症状和偏好[74]。营养不良或有营养不良风险的患者需要制订营养计划，并根据患者的临床状况、偏好和需求提供饮食建议[1,75]。在开始任何饮食干预之前，必须妥善处理导致降低食欲的潜在因素，如恶心、便秘、吞咽困难和疼痛[75]。同样重要的是，允许患者及其亲属参与制订营养计划和设定能实现的治疗目标。如果患者的临床状况发生变化或治疗无效，必须持续评估营养计划和干预效果，以便能够对其进行调整。无法按计划进食可能会给患者带来压力，会增加患者因饥饿而对死亡的担忧。

营养不良或高危患者的饮食目标主要是确保有足够的能量（卡路里）和营养来保持或维持体重[75]。设定这些目标的预期效果是改善总体健康状况和改善免疫系统。如果患者超重，最初需要指导，以便在治疗期间保持体重，并意识到在癌症治疗期间不建议节食和减肥。假设癌症患者的总能量消耗与健康者相似，能量供给范围为 104.6～125.5kJ/（kg•d）[25～30kcal/（kg•d）][1]。此外，建议治疗期间蛋白质摄入量应高于 1.0g/（kg•d），如有可能，最高可达 1.5g/（kg•d）。

一般来说，鼓励食欲下降的患者少食多餐，并在感到饥饿时进食。食物应该是能量密集型的，即每 100g 食物含有高水平的能量或卡路里[76]。所有的饮料都应该含有能量，晚上和夜间的零食或小吃都是有益的。葡萄酒或其他含酒精的饮料既能刺激食欲又含有一定的能量。对于接受了咨询但仍无法通过食物和饮料满足营养需求的人，口服营养补充剂可能有助于他们改善饮食摄入[75]。补充剂的效果取决于患者对该产品的接受性和是否能按推荐使用。

（一）恶病质的营养治疗

有恶病质的癌症患者对营养治疗的反应不同于无恶病质的营养不良患者[77]。这归因于前面描述的代谢变化（参见癌症恶病质一节）。然而，在癌症晚期患者中，恶病质和营养不良往往同时发生，饮食摄入不足是常见的病因。这些患者的营养治疗不容忽视[15]。然而，恶病质营养治疗的目标与无恶病质的患者不同。饮食干预是个体化的，如上所述的症状和身体活动能力都需要考虑。治疗目标在恶病质的不同阶段也会有所不同。重要的是，患者及其家属要认识到治疗目标以及治疗不会增加患者已有的心理负担。

在恶病质前期，治疗目标可能是维持或增加患者的体重和身体功能，建议患者经常进食，并使用高能量密度的食物和口服营养补充剂[78]。在恶病质难治期，最重要的目标是缓解症状，包括改变食物的性状。

（二）恶病质的药物治疗

一些药物已经被研究用于癌症恶病质，以改善食欲和保持肌肉质量。系统的综述和荟萃分析总结了醋酸甲地孕酮（Megase）的作用[79,80]。证据表明，这种药物对食欲和体重有积极影响，但对肌肉质量和生活质量没有影响。然而，这些评估都是短期的（8～12周），并报告了液体潴留、血栓栓塞风险和潜在的增加死亡率的不良反应[79]。如果患者的预期寿命超过23个月，食欲不佳会影响患者的生活质量，则应考虑使用醋酸甲地孕酮。最佳剂量尚未确定，但通常每天使用160～800mg。

糖皮质激素还能增加食欲、愉悦感和身体功能[81]。体重通常不会受到显著影响。糖皮质激素有严重的不良反应，如近端肌病、免疫抑制和胰岛素抵抗。糖皮质激素对食欲的影响通常在几周后停止。因此，该疗法更适用于寿命较短且存在对类固醇可能有效的其他症状（如肝脏疾病、恶心和脑水肿）的患者。糖皮质激素用于重要的社会和生活事件，其中更好的食欲对患者很重要。

阿纳莫林[82]是一种胃饥饿素受体激动剂，即一种通过模仿胃饥饿素刺激食欲和能量正平衡的化合物[83]。在临床试验中，该药物对食欲和肌肉质量的保护显示出积极作用，对身体功能没有影响[82]。

（三）生命终末期的营养

当患者接近生命终点时，所有治疗的重点都是尽可能缓解症状，提高生活质量[84]。体重发展和营养需求不再相关，患者应该得到其想要的食物。大多数患者在这个阶段不会感到饥饿，但患者和亲属都需要关于食物和膳食管理计划和期望的信息和支持。

在终末期使用静脉输液治疗存在争议，但大多不适用[85]。如果维持基本水合作用，每天摄入500～1 000ml液体就足够了。口干症状应主要通过口服产品治疗，而不是全身治疗，因为通过肠外液体不一定能缓解口干。

（四）体力活动作为营养治疗的一部分

许多癌症患者由于疾病和治疗而感到疲劳。疲劳是一种非常麻烦的症状，会对生活质量产生不利影响。疲劳通常会使患者进入恶性循环，随着日常体力活动的减少，这反过来又会导致肌肉质量、肌力、有氧能力和身体功能下降。然而，有充分的证据建议预后良好的癌症患者进行体育活动和锻炼[86]。体育活动可以减少肌肉分解代谢，增加合成代谢，以及减少全身炎症，并可能对营养状况产生积极影响。

此外，还应建议晚期疾病患者尽可能增加活动，因为肌肉分解代谢和炎症是癌症相关恶病质病理生理的重要因素。一些研究考虑了体力活动和锻炼对晚期癌症患者的影响，并证明尽管处于病情晚期，患者仍有能力并愿意参与体力活动[87,88]。最近对晚期疾病患者的体力活动进行的系统总结显示，体力活动对身体功能、减少疲劳和维持生活质量有良好效果[89]。建议患者保持日常活动，并在休息和活动之间找到平衡[1]。在监督下进行锻炼对生活质量和身体健康的效果最好[90]，有必要根据患者之前的身体活动经历、动机和体力状态进行个性化锻炼。

四、特殊营养支持

特殊营养支持（也称为人工或治疗性营养支持），包括口服营养补充（oral nutrition supplements，ONS）、肠内营养和肠外营养[91]。在可能的情况下，与治疗性产品相比，食物是癌症患者治疗的首选[1]。然而，根据ESPEN癌症患者营养指南，"如果患者不能充分进食，例如，超过1周不进食或超过1～2周进食低于需求量的60%，则需要人工营养"[1]。与所有医疗干预一样，特殊营养需要治疗适应证、设定通过干预实现的治疗目标，以及需要患者的知情同意[92]。在开始人工营养支持之前，医务人员必须评估利弊，包括治疗的伦理。在晚期癌症患者中,重要的是要考虑人工营养是否能通过增加患者的体力、抵抗感染和降低其他与营养不良相关的并发症来改善患者的营养状况和生活质量。此外,还应讨论人工营养是否能改善情绪健康,减少对疾病的焦虑,并让患者通过对自己的身体感到满意而增强自尊。

在考虑启动特殊营养治疗是否合适时,重要的是要考虑患者的意愿,并与患者及家属共同讨论[74]。食物摄入不足可能会引起患者和家属的担忧,干预形式应为患者所希望的。患者及其亲属应包括在讨论中,但重要的是要理解,开始或终止治疗是治疗医生结合患者的意愿与患者密切沟通而决定的。

当决定给患者喂食时,ESPEN 指南建议:"虽然进行了营养干预(如咨询和口服营养补充剂),但口服营养仍不足时,则进行肠内营养;如果肠内营养不足或不可行时,则进行肠外营养[1]"。营养支持的影响往往因患者营养不良的根本原因而异,例如营养不良或恶病质[93]。最后,对于晚期癌症患者和预期生存期较短的患者,应立即重新评估是否继续或取消营养支持的决定。

（一）肠内营养

肠内营养是通过造口或管道将营养齐全的食物提供给口腔远端肠道的科学、技术和实践[91]。这种形式的营养治疗可用于所有胃肠道功能正常的患者[1]。如果胃动力有问题,也可以通过幽门后营养,如通过空肠造口术、鼻十二指肠管或鼻空肠管进行肠内营养[94]。如果存在吞咽问题,如口腔、咽或食管肿瘤生长以及自主进食摄入不足时,则应考虑肠内营养。

一些临床医生认为肠内营养是患者的负担,因此在考虑这种治疗方案时反应消极。如果卫生专业人员不认为肠内营养是一个好的选择,患者可能会做出负面反应。在这种情况下,我们应该考虑到一些患者将通过管饲或造口获得营养,并避免因疼痛、吞咽困难或其他症状而影响持续的进食不足。

接受肠内营养的患者不能吃常规食物也是一种常见的误解。相反,如果没有矛盾,应持续鼓励患者在有能力的情况下随时进食和饮水。如果患者可以吃一些常规食物,肠内营养可以作为补充,帮助维持能量摄入和体重。

（二）肠外营养

当患者没有正常的胃肠道或有瘘管时,考虑肠外营养[1]。胃肠道癌症患者最常采用肠外营养,例如胃癌、结直肠癌、胰腺癌[95]和妇科癌症[93]。有时肠外营养被用作唯一的营养来源,但更常见的是,它作为食物或肠内营养的补充。患者每天口服一些食物或给予小剂量的肠内营养是有益的,这样可以刺激胃肠道的功能。一定量的经口进食或肠内营养有助于以后过渡到常规食物,并确保最佳肠道功能。

对于晚期癌症患者和预期寿命较短的患者(低于 2～3 个月),通常不需要肠内和肠外营养,除非这些营养治疗能够明显缓解和改善症状[1]。给予患者支持的其他例外情况包括感染、手术或其他肿瘤相关治疗。肠外营养也用于预后不确定的复杂的胃肠道疾病。器官衰竭和感染的风险使得在预期寿命较短的情况下很难开始强化营养治疗。如果患者体液潴留或出现其他不良反应,营养支持液体量会减少或终止,以配合整体治疗。肠外营养可能优于肠内营养,因为接受肠外营养的患者比接受肠内营养的患者能获得更多的能量[96,97]。由于能量摄入较高,与肠内营养相比,肠外营养可能对营养不良和 / 或体重减轻的癌症患者更有效。然而,在最近的荟萃分析和系统综述中[95],对癌症患者的肠外营养和肠内营养进行了比较,结果表明,在主要并发症(如发病率)、营养支持并发症(恶心、呕吐),或者癌症患者的生存率方面,肠外营养与肠内营养无差异。肠外营养和肠内营养的唯一区别是接受肠外营养的患者感染率增加[95]。

研究空白

作者建议应就以下方面开展更多研究:

- 营养治疗和逆转体重减轻和营养不良的能力
- 哪些诊断指标比其他诊断指标更能从营养治疗中获益
- 制订和验证客观的癌症恶病质诊断标准
- 设计良好的随机对照试验,评估营养干预对营养不良的癌症患者和癌症恶病质患者的生存率、身体功能和生活质量等结果的疗效此外,根据世界癌症研究基金持续更新项目专家组的意见[2],我们强调了需要对饮食、营养、体力活动和癌症进行更多研究的六个领域:

- 饮食、营养和体力活动影响癌症进程的生物学机制
- 整个生命过程中饮食、营养和体力活动对癌症风险的影响
- 更好地描述饮食、营养、身体成分和体力活动暴露
- 更好地描述癌症相关结果
- 关于饮食、营养和体力活动对癌症幸存者预后影响的更有力证据
- 关于特定暴露和癌症的全球代表性研究

致谢

本章是 Holly Nicastro 和 John A. Milner 第 10 版《现代营养学》中《第 51 章癌症》一章的更新,由 Erdman JW、Macdonald IA 和 Zeisel SH 编辑,Wiley-Blackwell©2012International Life SciencesInstitute 出版。上一版的内容是本章的基础,感谢上一版的作者们。我们还要感谢 Nima Wesseltoft-Rao 在癌症恶病质部分的贡献。

(翟兴月 译)

参 考 文 献

1. Arends J, Bachmann P, Baracos V, et al. ESPEN guidelines on nutrition in cancer patients. *Clin Nutr*. 2017;36(1):11−48.
2. World Cancer Research Fund, American Institute for Cancer Research, Continuous Update Project. *Diet, Nutrition, Physical Activity and Cancer: A Global Perspective*. 2018.
3. Agarwal E, Ferguson M, Banks M, Bauer J, Capra S, Isenring E. Nutritional status and dietary intake of acute care patients: results from the Nutrition Care Day Survey 2010. *Clin Nutr*. 2011;31(1):41−47.
4. Chen CC-H, Schilling LS, Lyder CH. A concept analysis of malnutrition in the elderly. *J Adv Nurs*. 2001;36(1):131−142.
5. Arends J, Baracos V, Bertz H, et al. ESPEN expert group recommendations for action against cancer-related malnutrition. *Clin Nutr*. 2017;36(5):1187−1196.
6. Isabel TD, Correia M, Waitzberg DL. The impact of malnutrition on morbidity, mortality, length of hospital stay and costs evaluated through a multivariate model analysis. *Clin Nutr*. 2003;22(3):235−239.
7. Muscaritoli M, Bossola M, Aversa Z, Bellantone R, Rossi Fanelli F. Prevention and treatment of cancer cachexia: new insights into an old problem. *Eur J Cancer*. 2006;42(1):31−41.
8. Dewys WD, Begg C, Lavin PT, et al. Prognostic effect of weight loss prior to chemotherapy in cancer patients. Eastern Cooperative Oncology Group. *Am J Med*. 1980;69(4):491−497.
9. Muscaritoli M, Lucia S, Farcomeni A, et al. Prevalence of malnutrition in patients at first medical oncology visit: the PreMiO study. *Oncotarget*. 2017;8(45):79884.
10. Khalid U, Spiro A, Baldwin C, et al. Symptoms and weight loss in patients with gastrointestinal and lung cancer at presentation. *Support Care Canc*. 2007;15(1):39−46.
11. Burden ST, Hill J, Shaffer JL, Todd C. Nutritional status of preoperative colorectal cancer patients. *J Hum Nutr Diet*. 2010;23(4):402−407.
12. Tan BH, Fearon KC. Cachexia: prevalence and impact in medicine. *Curr Opin Clin Nutr Metab Care*. 2008;11(4):400−407.

13. Wong CJ. Involuntary weight loss. *Med Clin*. 2014;98(3):625−643.
14. Rock CL, Doyle C, Demark-Wahnefried W, et al. Nutrition and physical activity guidelines for cancer survivors. *Cancer J Clin*. 2012;62(4):242−274.
15. Sadeghi M, Keshavarz-Fathi M, Baracos V, Arends J, Mahmoudi M, Rezaei NJC. Cancer cachexia: diagnosis, assessment, and treatment. *Crit Rev Oncol Hematol*. 2018;127:91−104.
16. Fearon KC, Voss AC, Hustead DS, Cancer Cachexia Study Group. Definition of cancer cachexia: effect of weight loss, reduced food intake, and systemic inflammation on functional status and prognosis. *Am J Clin Nutr*. 2006;83(6):1345−1350.
17. Cederholm T, Barazzoni R, Austin P, et al. ESPEN guidelines on definitions and terminology of clinical nutrition. *Clin Nutr*. 2017;36(1):49−64.
18. Marshall KM, Loeliger J, Nolte L, Kelaart A, Kiss NK. Prevalence of malnutrition and impact on clinical outcomes in cancer services: a comparison of two time points. *Clin Nutr*. 2019;38(2):644−651.
19. Teunissen SC, Wesker W, Kruitwagen C, de Haes HC, Voest EE, de Graeff A. Symptom prevalence in patients with incurable cancer: a systematic review. *J Pain Symptom Manag*. 2007;34(1):94−104.
20. Kaysen GA. Association between inflammation and malnutrition as risk factors of cardiovascular disease. *Blood Purif*. 2006;24(1):51−55.
21. Yavuzsen T, Walsh D, Davis MP, et al. Components of the anorexia−cachexia syndrome: gastrointestinal symptom correlates of cancer anorexia. *Support Care Cancer*. 2009;17(12):1531.
22. Chow E, Fan G, Hadi S, Wong J, Kirou-Mauro A, Filipczak LJCO. Symptom clusters in cancer patients with brain metastases. *Clin Oncol*. 2008;20(1):76−82.
23. Shragge JE, Wismer WV, Olson KL, Baracos VE. The management of anorexia by patients with advanced cancer: a critical review of the literature. *Palliat Med*. 2006;20(6):623−629.
24. Barsevick A. Defining the symptom cluster: how far have we come?. In: *Paper Presented at: Seminars in Oncology Nursing*. 2016.
25. Bye A, Jordhoy MS, Skjegstad G, Ledsaak O, Iversen PO, Hjermstad MJ. Symptoms in advanced pancreatic cancer are of importance for energy intake. *Support Care Cancer*. 2013;21(1):219−227.
26. Bressan V, Bagnasco A, Aleo G, et al. The life experience of nutrition impact symptoms during treatment for head and neck cancer patients: a systematic review and meta-synthesis. *Support Care Cancer*. 2017;25(5):1699−1712.
27. Kaasa S, Loge JH, Aapro M, et al. Integration of oncology and palliative care: a lancet oncology commission. *Lancet Oncol*. 2018;19(11):e588−e653.
28. Pilgrim A, Robinson S, Sayer AA, Roberts HJN. An overview of appetite decline in older people. *Nurs Older People*. 2015;27(5):29.
29. Ezeoke CC, Morley JE. Pathophysiology of anorexia in the cancer cachexia syndrome. *J Cachexia Sarcopenia Muscle*. 2015;6(4):287−302.
30. Nicolini A, Ferrari P, Masoni MC, et al. Malnutrition, anorexia and cachexia in cancer patients: a mini-review on pathogenesis and treatment. *Biomed Pharmacothe*. 2013;67(8):807−817.
31. Schindler A, Denaro N, Russi EG, et al. Dysphagia in head and neck cancer patients treated with radiotherapy and systemic therapies: literature review and consensus. *Crit Rev Oncol Hematol*.

2015;96(2):372—384.

32. Lister R. Oropharyngeal dysphagia and nutritional management. *Curr Opin Gastroenterol.* 2006;22(4):341—346.

33. Spotten L, Corish CA, Lorton C, et al. Subjective and objective taste and smell changes in cancer. *Ann Oncol.* 2017;28(5):969—984.

34. Bernhardson B-M, Tishelman C, Rutqvist LE. Self-reported taste and smell changes during cancer chemotherapy. *Support Care Cancer.* 2008;16(3):275—283.

35. Kroschinsky F, Stölzel F, von Bonin S, et al. New drugs, new toxicities: severe side effects of modern targeted and immunotherapy of cancer and their management. *Crit Care.* 2017;21(1):89.

36. Argiles JM, Anker SD, Evans WJ, et al. Consensus on cachexia definitions. *J Am Med Dir Assoc.* 2010;11(4):229—230.

37. Ronga I, Gallucci F, Riccardi F, Uomo G. Anorexia-cachexia syndrome in pancreatic cancer: recent advances and new pharmacological approach. *Adv Med Sci.* 2014;59(1):1—6.

38. Tan CR, Yaffee PM, Jamil LH, et al. Pancreatic cancer cachexia: a review of mechanisms and therapeutics. *Front Physiol.* 2014;5:88.

39. Evans WJ, Morley JE, Argiles J, et al. Cachexia: a new definition. *Clin Nutr.* 2008;27(6):793—799.

40. de Luca C, Olefsky JM. Inflammation and insulin resistance. *FEBS Lett.* 2008;582(1):97—105.

41. Tisdale MJ. Mechanisms of cancer cachexia. *Physiol Rev.* 2009;89(2):381—410.

42. Tuca A, Jimenez-Fonseca P, Gascon P. Clinical evaluation and optimal management of cancer cachexia. *Crit Rev Oncol-Hematol.* 2013;88(3):625—636.

43. Fearon K, Strasser F, Anker SD, et al. Definition and classification of cancer cachexia: an international consensus. *Lancet Oncol.* 2011;12(5):489—495.

44. Bozzetti F, Mariani L. Defining and classifying cancer cachexia: a proposal by the SCRINIO Working Group. *J Parenter Enter Nutr.* 2009;33(4):361—367.

45. Baracos VE, Martin L, Korc M, Guttridge DC, Fearon KC. Cancer-associated cachexia. *Nat Rev Dis Primers.* 2018;4:17105.

46. Hahne F, LeMeur N, Brinkman RR, et al. FlowCore: a bioconductor package for high throughput flow cytometry. *BMC Bioinformatics.* 2009;10:106.

47. Seelaender M, Batista Jr M, Lira F, Silverio R, Rossi-Fanelli F. Inflammation in cancer cachexia: to resolve or not to resolve (is that the question?). *Clin Nutr.* 2012;31(4):562—566.

48. Wallengren O, Lundholm K, Bosaeus I. Diagnostic criteria of cancer cachexia: relation to quality of life, exercise capacity and survival in unselected palliative care patients. *Support Care Cancer.* 2013;21(6):1569—1577.

49. Thoresen L, Frykholm G, Lydersen S, et al. Nutritional status, cachexia and survival in patients with advanced colorectal carcinoma. Different assessment criteria for nutritional status provide unequal results. *Clin Nutr.* 2013;32(1):65—72.

50. Prado CM, Heymsfield SB. Lean tissue imaging: a new era for nutritional assessment and intervention. *J Parenter Enter Nutr.* 2014;38(8):940—953.

51. Blum D, Stene GB, Solheim TS, et al. Validation of the consensus-definition for cancer cachexia and evaluation of a classification model—a study based on data from an international multicentre project (EPCRC-CSA). *Ann Oncol.* 2014;25(8):1635—1642.

52. Reneman MF, Kleen M, Trompetter HR, et al. Measuring avoidance of pain: validation of the acceptance and action questionnaire II-pain version. *Int J Rehabil Res.* 2014;37(2):125—129.

53. Namazi S, Baba MB, Halaliah Mokhtar H, Ghani Hamzah MS. Validation of the Iranian version of the University of California at Los Angeles posttraumatic stress disorder index for DSM-IV-R. *Trauma Mon.* 2013;18(3):122—125.

54. Rostami M, Noorian N, Mansournia MA, Sharafi E, Babaki AE, Kordi R. Validation of the Persian version of the fear avoidance belief questionnaire in patients with low back pain. *J Back Musculoskelet Rehabil.* 2014;27(2):213—221.

55. Blauwhoff-Buskermolen S, de van der Schueren MA, Verheul HM, Langius JA. 'Pre-cachexia': a non-existing phenomenon in cancer? *Ann Oncol.* 2014;25(8):1668—1669.

56. Solheim TS, Laird BJ, Balstad TR, et al. A randomized phase II feasibility trial of a multimodal intervention for the management of cachexia in lung and pancreatic cancer. *J Cachexia Sarcopenia Muscle.* 2017;8(5):778—788.

57. Cederholm T, Jensen G, Correia M, et al. GLIM criteria for the

58. Barbosa-Silva MCG. Subjective and objective nutritional assessment methods: what do they really assess? *Curr Opin Clin Nutr Metab Care.* 2008;11(3):248—254.

59. Bharadwaj S, Ginoya S, Tandon P, et al. Malnutrition: laboratory markers vs nutritional assessment. *Gastroenterol Rep.* 2016;4(4):272—280.

60. Bauer J, Capra S, Ferguson M. Use of the scored Patient-Generated Subjective Global Assessment (PG-SGA) as a nutrition assessment tool in patients with cancer. *Eur J Clin Nutr.* 2002;56(8):779—785.

61. Ottery FD. Definition of standardized nutritional assessment and interventional pathways in oncology. *Nutrition.* 1996;12(1 Suppl):S15—S19.

62. Detsky AS, Baker J, Johnston N, Whittaker S, Mendelson R, Jeejeebhoy K. What is subjective global assessment of nutritional status? *J Parenter Enteral Nutr.* 1987;11(1):8—13.

63. Cederholm T, Bosaeus I, Barazzoni R, et al. Diagnostic criteria for malnutrition—an ESPEN consensus statement. *Clin Nutr.* 2015;34(3):335—340.

64. Thoresen L, Fjeldstad I, Krogstad K, Kaasa S, Falkmer UG. Nutritional status of patients with advanced cancer: the value of using the subjective global assessment of nutritional status as a screening tool. *Palliat Med.* 2002;16(1):33—42.

65. Leal AD, Allmer C, Maurer MJ, et al. Variability of performance status assessment between patients with hematologic malignancies and their physicians. *Leuk Lymphoma.* 2018;59(3):695—701.

66. Oken MM, Creech RH, Tormey DC, et al. Toxicity and response criteria of the Eastern cooperative oncology group. *Am J Clin Oncol.* 1982;5(6):649—656.

67. Mor V, Laliberte L, Morris JN, Wiemann MJC. The Karnofsky performance status scale: an examination of its reliability and validity in a research setting. *Cancer.* 1984;53(9):2002—2007.

68. Gravis G, Marino P, Joly F, et al. Patients' self-assessment versus investigators' evaluation in a phase III trial in non-castrate metastatic prostate cancer (GETUG-AFU 15). *Eur J Cancer.* 2014;50(5):953—962.

69. Laugsand EA, Sprangers MA, Bjordal K, Skorpen F, Kaasa S, Klepstad P. Health care providers underestimate symptom intensities of cancer patients: a multicenter European study. *Health Qual Life Outcome.* 2010;8:104.

70. Bosaeus I, Daneryd P, Svanberg E, Lundholm K. Dietary intake and resting energy expenditure in relation to weight loss in unselected cancer patients. *Int J Canc.* 2001;93(3):380—383.

71. Chang VT. *Approach to Symptom Assessment in Palliative Care.* 2017:4.

72. De Haes J, Van Knippenberg F, Neijt J. Measuring psychological and physical distress in cancer patients: structure and application of the Rotterdam symptom checklist. *Br J Cancer.* 1990;62(6):1034.

73. Watanabe SM, Nekolaichuk C, Beaumont C, et al. A multicenter study comparing two numerical versions of the Edmonton symptom assessment system in palliative care patients. *J Pain Symptom Manage.* 2011;41(2):456—468.

74. Sladdin I, Ball L, Bull C, Chaboyer W. Patient-centered care to improve dietetic practice: an integrative review. *J Hum Nutr Diet.* 2017;30(4):453—470.

75. Ravasco P. Nutritional approaches in cancer: relevance of individualized counseling and supplementation. *J Nephrol.* 2015;31(4):603—604.

76. Wallengren O, Bosaeus I, Lundholm K. Dietary energy density, inflammation and energy balance in palliative care cancer patients. *Clin Nutr.* 2013;32(1):88—92.

77. Balstad TR, Solheim TS, Strasser F, Kaasa S, Bye A. Dietary treatment of weight loss in patients with advanced cancer and cachexia: a systematic literature review. *Crit Rev Oncol-Hematol.* 2014;91(2):210—221.

78. Radbruch L, Elsner F, Trottenberg P, Strasser F, Baracos V, Fearon K. *Clinical Practice Guidelines on Cancer Cachexia in Advanced Cancer Patients.* Aachen: Department of Palliative Medicin/European Palliative Care Research Collaborative; 2010.

79. Ruiz Garcia V, Lopez-Briz E, Carbonell Sanchis R, Gonzalvez Perales JL, Bort-Marti S. Megestrol acetate for treatment of anorexia-cachexia syndrome. *Cochrane Database Syst Rev.* 2013;3(3):CD004310.

80. Yavuzsen T, Davis MP, Walsh D, LeGrand S, Lagman R. Systematic

diagnosis of malnutrition—A consensus report from the global clinical nutrition community. *Clin Nutr.* 2019;10(1):207—217.

review of the treatment of cancer-associated anorexia and weight loss. *J Clin Oncol.* 2005;23(33):8500−8511.

81. Holtan A, Aass N, Nordoy T, et al. Prevalence of pain in hospitalised cancer patients in Norway: a national survey. *Palliat Med.* 2007; 21(1):7−13.

82. Temel JS, Abernethy AP, Currow DC, et al. Anamorelin in patients with non-small-cell lung cancer and cachexia (ROMANA 1 and ROMANA 2): results from two randomized, double-blind, phase 3 trials. *Lancet Oncol.* 2016;17(4):519−531.

83. DeBoer MD. The use of ghrelin and ghrelin receptor agonists as a treatment for animal models of disease: efficacy and mechanism. *Curr Pharm Des.* 2012;18(31):4779−4799.

84. Dy SM, Apostol CC. Evidence-based approaches to other symptoms in advanced cancer. *Cancer J.* 2010;16(5):507−513.

85. Dev R, Dalal S, Bruera E. Is there a role for parenteral nutrition or hydration at the end of life? *Curr Opin Support Palliat Care.* 2012; 6(3):365−370.

86. Segal R, Zwaal C, Green E, Tomasone J, Loblaw A, Petrella T. Exercise for people with cancer: a systematic review. *Curr Oncol.* 2017; 24(4):e290.

87. Oldervoll LM. Physical exercise for cancer patients with advanced disease: a randomized controlled trial. *Oncol.* 2011;16:1649−1657.

88. Oldervoll LM, Loge JH, Paltiel H, et al. Are palliative cancer patients willing and able to participate in a physical exercise program? *Palliat Support Care.* 2005;3(4):281−287.

89. Dittus KL, Gramling RE, Ades PA. Exercise interventions for individuals with advanced cancer: a systematic review. *Prev Med.* 2017; 104:124−132.

90. Fong DY, Ho JW, Hui BP, et al. Physical activity for cancer survivors: meta-analysis of randomized controlled trials. *Br Med J.* 2012;344:e70.

91. Valentini L, Volkert D, Schütz T, et al. Suggestions for terminology in clinical nutrition. *E-SPEN J.* 2014;9(2):e97−e108.

92. Druml C, Ballmer PE, Druml W, et al. ESPEN guideline on ethical aspects of artificial nutrition and hydration. *Clin Nutr.* 2016;35(3): 545−556.

93. Orrevall Y, Tishelman C, Permert J, Lundström S. A national observational study of the prevalence and use of enteral tube feeding, parenteral nutrition and intravenous glucose in cancer patients enrolled in specialized palliative care. *Nutrients.* 2013;5(1):267−282.

94. Pearce CB, Duncan HD. Enteral feeding. Nasogastric, nasojejunal, percutaneous endoscopic gastrostomy, or jejunostomy: its indications and limitations. *Postgrad Med J.* 2002;78(918):198−204.

95. Chow R, Bruera E, Chiu L, et al. Enteral and parenteral nutrition in cancer patients: a systematic review and meta-analysis. *Ann Palliat Med.* 2016;5(1):30−41.

96. Bozzetti F, Braga M, Gianotti L, Gavazzi C, Mariani L. Postoperative enteral versus parenteral nutrition in malnourished patients with gastrointestinal cancer: a randomised multicentre trial. *Lancet.* 2001;358(9292):1487−1492.

97. Hamaoui E, Lefkowitz R, Olender L, et al. Enteral nutrition in the early postoperative period: a new semi-elemental formula versus total parenteral nutrition. *J Parenter Enteral Nutr.* 1990;14(5): 501−507.

第34章

烧伤、消耗、去适应作用和高代谢状态下的专业营养支持

Juquan Song[1], MD

Steven E. Wolf[1], MD

Charles E. Wade[2], PhD

Thomas R. Ziegler[3], MD

[1]University of Texas Medical Branch, Galveston, TX, United States

[2]University of Texas Health Science Center at Houston, Houston, TX, United States

[3]Emory University, Atlanta, GA, United States

【摘要】 严重烧伤会导致持续高代谢的肌肉萎缩和其他并发症。营养支持和其他护理管理的目标是维持烧伤患者的能量稳态。由于烧伤后的剧烈变化以及影响烧伤后时间进程的其他因素，因此必须通过监测患者状况进而不断调整营养支持计划。营养支持管理不当会影响患者的病情和进展。鼓励使用目前的护理管理原则用于严重烧伤患者，包括早期肠内喂养、1.5～2g/kg 蛋白质摄入等。然而，营养护理每个领域的细节仍在研究中。此外，目前营养支持对特定人群更加专业化。

【关键词】 能量需求；高代谢；营养成分；营养输注途径；营养监测；营养支持；严重烧伤。

第1节 正常功能和生理

新陈代谢对于维持生物稳态至关重要。世界卫生组织（World Health Organization, WHO）建议正常健康成人每天需要 8.8MJ（2 100kcal），并根据额外的医疗应激需求而增加[1,2]。能量代谢包括能量来源，例如宏量营养素和微量营养素，能量生产周期以及能量生产地点（线粒体）。

皮肤和其他附属结构构成了一道保护性屏障，以定义每个单独的生物系统。皮肤不仅仅是一道屏障，更是连接环境和信号交换的通道。总的来说，皮肤在保护、感觉、体温调节和维生素 D 合成方面起着重要作用。

第2节 严重烧伤和护理管理

一、引言

营养支持是临床患者的基础。身患重病、手术、重伤，会发生高代谢反应。烧伤代表了这种反应的极端情况，其静息能量消耗（resting energy expenditure, REE）几乎增加一倍。创伤和脓毒症也会导致 REE 增加，但幅度和持续时间较短（图 34-1）[3]。出于这个原因，目前的烧伤治疗已被用作严重受伤患者营养支持的极端例子。本章将讨论重度烧伤的营养护理，并对各种烧伤状态有所了解。

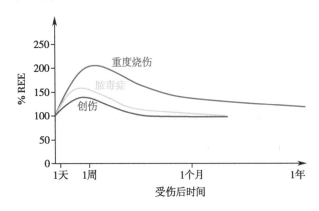

图 34-1 重度烧伤、脓毒症和创伤后的高代谢反应（Adapted from Jan BV, Lowry SF. Systemic response to injury and metabolic support. In: Brunicardi FC, Andersen DK, Billiar TR, Dunn DL, Hunter JG, Matthews JB, Pollock RE, eds. Schwartz's Principles of Surgery.9th ed.2010: 15-50）

二、烧伤的特点

（一）烧伤描述

烧伤是对皮肤或其他组织的一种创伤。大多数烧伤与高温液体有关。其他物理和化学因素也可能是原因。根据烧伤深度，烧伤分为Ⅰ度烧伤（表皮浅层）、Ⅱ度烧伤（浅Ⅱ度和深Ⅱ度烧伤）、Ⅲ度烧伤（全层），甚至更深层的其他组织，如肌肉和骨骼（Ⅳ度烧伤）。Ⅰ度烧伤仅累及表皮，可在3～4天内自愈。Ⅱ度烧伤累及整个表皮和部分真皮质，真皮乳头层至真皮网状层。深层烧伤需要切除和移植，而Ⅱ度烧伤用杆菌肽和石油基敷料治疗。总体表面积（total body surface area，TBSA）超过20%的烧伤被认为是严重的，会导致剧烈的全身代谢反应[4]。虽然全球烧伤发病率的趋势已经下降[5]，但烧伤仍然被公认为是发病率和死亡率的主要因素，部分原因在于损伤后动态的全身高代谢反应[6]。本章重点讨论严重烧伤的营养护理。

（二）严重烧伤后的高代谢反应

损伤后代谢状态被表现为"低潮"急性应激阶段和损伤后的后期"流动"高代谢反应阶段。在度过急性缺血性休克期后，新陈代谢显著增加，持续7～10天，随后是流动阶段，高代谢状态持续数年[7]。分解代谢状态为重要器官的功能维持提供能量消耗并占主导地位。烧伤总面积超过40%的患者REE增加高达40%～100%[8]。烧伤后脂肪酸和葡萄糖的底物循环大大增强。总脂肪酸循环可以增加5倍，糖酵解/糖异生循环可以增加1倍[9]。与其他类型的创伤和脓毒症相比，烧伤患者的这种高代谢状态持续的时间更长[10]。这种持续的高代谢反应随着体重减轻、免疫功能受损、伤口愈合延迟等进一步加剧[11]。

（三）严重烧伤后能量代谢与线粒体功能障碍

严重烧伤后，能量生产的效率会降低。在正常成年人中，大约80%的线粒体呼吸与ADP磷酸化结合，其余归因于质子泄漏（如产热）[12]。烧伤成人中三磷腺苷（adenosine triphosphate，ATP）的消耗反应贡献了所增加的总能量消耗的57%用于蛋白质合成、葡萄糖和脂肪酸底物循环[13]。产能增加可能是由于线粒体呼吸与ADP磷酸化的解偶联[14]。在细胞水平上，耗氧量和ATP生产周转增加，导致严重烧伤后的高代谢状态。

烧伤后高代谢的潜在机制很复杂。线粒体是产生ATP能量的细胞器。已观察到严重烧伤时引起线粒体结构和功能受损[15-18]。线粒体的这些改变可以解释为什么试图维持正常比例的宏量营养素对烧伤没有帮助，有时甚至是有害的。此外，使用可恢复线粒体功能的非营养制剂可能因此改善代谢状态。一项临床试验（NCT编号：NCT01812941）正在进行中，通过分析与多器官功能障碍综合征相关的mtDNA（血浆水平）损伤相关分子模式，来评估线粒体功能损伤，以更好地了解烧伤后高代谢反应中线粒体的变化。

三、烧伤患者的营养失调

（一）营养不良

在存在急性损伤和慢性疾病的情况下，营养不良会产生严重后果并增加死亡风险。美国肠外和肠内营养学会（American society for parenteral and enteral nutrition，ASPEN）的指南和临床资料对营养不良进行了定义，包括成人[19]和儿童患者[20,21]。在成人中出现非自主性体重改变（包括体重减轻和体重增加），在1个月内改变5%或在6个月内改变10%，被认为是体质指数（body mass index，BMI）改变（18.5kg/m^2<BMI或BMI>25kg/m^2）的营养不良。在儿童中，BMI营养不良阈值（根据年龄或性别）低于5%或大于85%，被认为存在营养不良。

（二）营养过剩/过度营养

营养过剩/过度营养相对罕见，但有风险。在20世纪70年代，烧伤患者每天接受20.9MJ（5 000kcal）作为标准护理，这导致了过度营养的发展[22]。营养过剩，加上过多的能量输入，会导致高血糖、呼吸系统超负荷和脂肪恢复。过量摄入碳水化合物会增加肝脏和全身的脂肪酸合成。在人类受试者中，过量喂养碳水化合物3周后，肝脏脂肪堆积增加了27%，但体重仅增加了2%[23]。过度喂养导致脂肪肝浸润，这与感染率的增加有关[24]。在烧伤后过度喂食的大鼠中，死亡率高出对照组3倍[25]。

（三）再喂养综合征

再喂养综合征是一种罕见的疾病，被定义为具有典型低磷血症、低钾血症和低镁血症的体液和电解质的潜在致命变化[26]。在一项小型回顾性研究中，在烧伤后2～6天观察到血磷水平低于2.5mg/dl（0.8mmol/L），在烧伤后18～20天血磷水平恢复到基线[27]。再喂养综合征是由于再喂养后由高血糖引起的内源性胰岛素分泌所致。

（四）营养不良

无论是在受伤前还是受伤后，当营养支持不足时，患者对抵抗严重损伤的能力更脆弱。人口因素也与受伤后的营养不良有关，包括年龄、慢性病，甚至社会、精神、经济和宗教（即素食）因素。未及时住院的烧伤儿童患者出现营养不良，这也增加了住院时间[28]。营养不良的患者会出现营养不足和更严重的并发症，如免疫抑制、长期依赖机械通气、愈合过程延迟以及发病率和死亡率的增加[29]。

营养支持对于烧伤患者的维持和康复至关重要。营养供应不当可能导致患者营养不良。营养不足或营养过剩都会对病情恶化的患者产生不利影响。在受伤期间，许多因素会影响不适当的营养补充。烧伤后高代谢动态变化是主要挑战，此外还与其他不适当的营养管理有关。使用单一的静态能量消耗公式可能无法完全反映患者的动态代谢状态。营养管理的定期监测对于满足患者的能量消耗至关重要。营养失调涵盖了患者从受伤前到入院后的范围。烧伤后高代谢状态仍持续数年，这与患者出院时的情况相去甚远。对患者的营养支持应延续到出院后。

四、烧伤护理管理中的营养支持概述

（一）营养管理的一般指南

烧伤重症监护营养的原则是减轻烧伤引起的高代谢程度并满足患者的能量需求。迄今为止，一般准则与烧伤重症监护中的营养管理是一致的，包括能量消耗测量、优先喂养途径和时间、营养补充剂的比例等。2013 年，欧洲临床营养和代谢学会（European Society for Clinical Nutrition and Metabolism，ESPEN）通过了严重烧伤营养支持的八项建议，包括早期肠内喂养、调整营养摄入量、适当的能量消耗评估和非营养策略（表 34-1）[30]。国际烧伤学会（international society for burn injuries，ISBI）在 2016 年也提供了类似范围的推荐标准[31]。

尽管大多数临床医生都同意营养支持指南的原则，但对于严重烧伤护理没有统一的标准程序。烧伤后营养管理的差异从地方到世界范围是不一致的，并受经济、社会等诸多现实因素的影响。

（二）营养支持的临床管理

在烧伤患者的护理中，营养支持需要多学科方法。营养师、烧伤外科医生和其他医疗团队成员一起，对患者进行个性化的营养护理是至关重

表 34-1　ASPEN 营养不良诊疗标准

1. 早期肠内喂养
2. 蛋白质摄入量[成人 1.5～2/（g/kg），儿童 3/（g/kg）]
3. 葡萄糖输送[能量需求的 55%，5mg/（kg·h）]
4. 微量元素和维生素替代
5. 非营养策略（药物和物理工具）
6. 间接测热法测定能量需要量
7. 成人应用 Toronto 公式和儿童应用 Schoffield 公式
8. 脂肪供能≤总能量的 30%

强烈推荐前五个，建议其余三个。
Adapted 2013 ESPEN recommendations. Cited from Rousseau A-F, Losser M-R, Ichai C, et al ESPEN endorsed recommendations: nutritional therapy in major burns. Clin Nutr.2013；32（4）：499-502。

要的。此外，他们应该教育患者和家属了解他们的长期代谢需求。在恢复的各个阶段，营养计划需要调整，并与治疗要求相适应。例如，切除和移植后的皮肤损失以及伤口愈合，也会因能量损失而增加代谢需求，并增加与伤口愈合相关的能量消耗。在团队的协调配合下，可达到营养支持的最佳效果。我们以烧伤护理中的营养支持管理为例进行了概述，鼓励各医院制订切实可行的程序。

第 3 节　烧伤患者的临床营养管理

一、静息能量消耗需求与测量

（一）能量测量的目标

营养支持是为了补偿高代谢烧伤患者所增加的能量需求。由于烧伤患者的代谢动态变化，计算能量是营养支持的基础，也是一项挑战。

能量消耗通常在急性期早期应激后一周内增加。许多因素影响这一总体动态能量消耗曲线，包括手术治疗、营养支持、合并症、并发症、药物、物理治疗和环境温度。重症医学会和 ASPEN 建议，在受伤后的第一周内，至少提供目标能量的 50%～60%[32,33]。

（二）间接测热法

间接测热法（indirect calorimetry，IC）是重症监护中 REE 测量的金标准[34]。IC 在动态能量预算理论的基础上已经发展了 200 多年，并在过去几十年中应用于临床营养管理[35]。IC 是一种呼吸测试，用于测量肺部氧气和二氧化碳的交换气体，从

而计算出实际的 REE。REE 是根据 Weir 公式[36]计算，该公式以实际喂养状态进行补偿。计算公式如下[37]：

$$代谢率（kcal/d）= 1.44 \times (3.94 \times VO_2 + 1.11 \times VCO_2)$$

VO_2 为耗氧量，VCO_2 为二氧化碳产生量，单位为 ml/min。

二氧化碳产生量与耗氧量之比被定义为呼吸商（respiratory quotient，RQ），它也可以用来监测或评估营养状况。在正常的进食状态下，体内储存的脂肪是能量消耗的主要来源（RQ 范围为 0.75～0.90）。当过度喂养时，RQ 大于 1.0。葡萄糖/蛋白质将成为能量来源，而代谢途径则转向脂肪合成。因此，RQ 有助于解释 REE 的结果。

（三）数学公式

基于对成本和使用者训练经验的现实考虑，IC 并不总是可用的[38]。因此，数学公式已被开发用于估算能量消耗，并得到广泛应用。与 IC 相比，数学计算的成本更低，也更容易获得。然而，当采用这些公式时，使用者应该注意到错误喂食的后果，因为这些静态的公式并不能解释烧伤患者高度可变的能量消耗情况[39]。

在这些数学公式中，Curreri 公式是最古老的，其最重要的因素是年龄、体重和烧伤面积。该公式是基于 9 名患者的有限数据，与 IC 相比，往往高估了能量消耗[40]。Davies 和 Liljedahl 的公式是最简单的，可以快速计算，但它也有高估的倾向[4]。Harris Benedict 公式确定了基础能量消耗（basal energy expenditure，BEE），然后将其乘以 1.5，以估算烧伤所需的能量。基于 BEE 的 Toronto 公式更为准确，并根据损伤进展进行调整以适应伤口愈合。对一项重要的量热法多元回归分析的研究表明，当 IC 不可用时，Toronto 公式是一个经过充分验证的替代方案[41,42]。还开发了其他一些公式以满足特殊需要，如 Ireton-Jones 公式。表 34-2 列出了当前常用的公式。儿科公式将在特殊人群中单独讨论。

二、营养成分

营养支持包括宏量营养素和微量营养素。宏量营养素包括蛋白质、碳水化合物和脂肪，为机体提供能量。微量营养素包括维持机体代谢过程的维生素和矿物质。营养师可以根据患者的能量需求为其安排食谱。营养补给的数量和比例都是经过调整的。最早烧伤患者的配方是牛奶和鸡蛋。随后通过不同的补给途径，开发出含有不同比例营养素的商业产品。专门的营养配方很方便，并

表 34-2 成年烧伤患者能量预测公式

公式名称	计算公式	估算日消耗量 /kcal	注意
Harris benedict	BEE 男性：665+(13.8×W)+(5×H)-(6.76×A) 女性：665+(9.6×W)+(1.85×H)-(4.68×A) 乘以应激系数 1.2～2.0，应激校正	BEE=1 915 由于烧伤， 1 915×1.5=2 872	估算基础能量消耗，普通烧伤乘以应激系数 1
Curreri	16～59 岁：(25×W)+(40×TBSA) >60 岁：(20×W)+(65×TBSA)	4 400	考虑到年龄因素，结果可能偏高
Davies and Lilijedahl	(20×W)+(70×TBSA)	5 800	对于严重烧伤的粗略估计，结果可能偏高
Toronto	-4 343+(10.5×TBSA)+(0.23×CI)+(0.84×BEE)+ (114×T)-(4.5×PBD)	2 782	用于复杂、连续的数据收集
Ireton-Jones	通气患者：1 784-(11×A)+(5×W)+(244×S)+ (239×T)+(804×B) 未通气患者：629-(11×A)+(25×W)-(609×O)	2 957 2 384	考虑到损伤类型和肥胖因素

对于所有公式，A，年龄（以年计）；B，烧伤（有 =1，无 =0）；BEE，基础能量消耗；CI，前一天能量摄入量；H，身高（cm）；HBE，Harrise-Benedict 估算；O，肥胖（有 =1，无 =0）；PBD，烧伤后的天数；S，性别（男性 =1，女性 =0）；T，体温（℃）；T，创伤（有 =1，无 =0）；TBSA，烧伤面积占总体表面积的百分比；W，体重（kg）；示例中的每日能量消耗估算：25A，80kg，BSA 2m²，TBSA 60%。

摘自 Saffle JR, Graves C. Nutritional support of the burned patient. In: Herndon DN, ed. Total Burn Care. 3e. Edinburgh: Saunders Elsevier, 2007: 398-419。

且含有不同数量的碳水化合物、蛋白质、脂肪和微量营养素。许多商业制备的肠内配方已经开发出来并部分列出。脂肪比例较高的饮食，如 glucerna 或 pulmocare 不适合用于烧伤。在为烧伤患者补充蛋白质时可以应用 nepro。

2007 年，ASPEN 致力于规范 PN 生产流程，以提高患者安全和临床效率[43]。预混的商业产品也可用于 PN[44]。PN 产品按混合物的成分分为脂肪乳体系（Pro）、PN 溶液体系、PN 溶液与电解质体系，以及微量元素体系[45]。PN 产品通常价格昂贵，在有严重营养需求的危重患者中可以起到补充肠内营养（enteral nutrition，EN）的作用。

在紧急情况下或在发展中国家无法获得商业制品时，就必须考虑替代品，当地的营养补充剂可能也有好处。灾难规划中应该在当地医院设置营养选项，这可以在医学机构的指导下进行[46]。世界卫生组织提供了关于当地食物和营养成分的详细信息[47]。

（一）宏量营养素（蛋白质、碳水化合物、脂类）

1. 蛋白质　在高代谢状态下，严重烧伤后以蛋白质水解为主。蛋白质被分解成肽和氨基酸，这些肽和氨基酸被重新分配以支持其他重要器官（如心脏和大脑）的功能维持。当能量有限时，氨基酸就可以转换能量。要么进一步降解为进入枸橼酸循环的中间产物的碳骨架，要么 EAA 转换为乙酰 CoA。此外，谷氨酰胺、丙氨酸和精氨酸从骨骼肌中释放，并在肝脏中转氨为 α- 酮酸，进一步转化为能量、脂肪、葡萄糖和新氨基酸。

烧伤后尿素产量增加，导致氮的排泄增加。此外，蛋白质直接通过受损的皮肤渗出，以及血管系统的渗透性增加，也会导致蛋白质的损失。烧伤患者的氮损失约为 0.2g/（kg•d），导致第 1 周体重减轻 10%。急性期蛋白质消耗与免疫功能紊乱和感染发病率有关[8]。因此，需要补充蛋白质。

目前 ASPEN 建议危重成年患者摄入 1.5～2g/（kg•d）蛋白质[33]。ISBI 建议，对于较小的烧伤，非蛋白质热卡与氮的比例应保持在 150∶1 之间，对于较大的烧伤应保持在 100∶1 之间[31]。蛋白质摄入过多尚未证明与蛋白质合成相关，也没有显示出显著的临床益处。一项针对烧伤患儿的同位素研究表明，每天 2.92g/kg 的高蛋白饮食只能促进皮肤蛋白质的合成，而不会改变全身蛋白质的分解和合成[48]。

特殊的氨基酸治疗正在研究之中。谷氨酰胺是一种条件必需氨基酸，烧伤后在血清和肌肉中迅速消耗[49]。作为一种抗氧化剂，补充谷氨酰胺可改善烧伤患者的免疫功能和临床预后[50-52]。然而，谷氨酰胺的作用并不总是一致的。服用谷氨酰胺 0.3g/（kg•d）少于 3 天对烧伤儿童没有任何益处[53]。一项纳入 1 123 名患者的多中心试验，结果表明补充谷氨酰胺 0.35g/（kg•d）的患者在 28 天后的死亡率较高[54]。目前，一项双盲、多中心随机试验正在进行中，预计全球 60 多个烧伤中心将招募 2 700 名危重烧伤患者。患者通过肠内营养给予 0.5g/（kg•d）谷氨酰胺治疗，以评估医院生存（RE-ENERGIZE 研究，NCT 编号：NCT00985205）[55]。

烧伤患者补充精氨酸已被证明可以改善伤口愈合和免疫功能[56,57]，但来自非烧伤的危重患者的数据表明，由于一氧化氮产生过多，精氨酸可能是有害的[58]。虽然目前的免疫肠内饮食配方包含了这些氨基酸，但结论仍需进一步研究。

碳水化合物：碳水化合物代谢是中枢能量代谢途径。一旦食物被消化，它就会通过机械和生物化学的方式转化为单糖单体，如葡萄糖、果糖和半乳糖。80% 的食物会分解成为葡萄糖。有氧呼吸在糖酵解阶段（2 个 ATP）、枸橼酸循环阶段（2 个 ATP）和电子传递系统阶段（32 个 ATP）后产生 36 个来自葡萄糖分子的 ATP。碳水化合物是烧伤患者的主要能量来源。

高碳水化合物饮食已被证明可以促进伤口愈合，并具有节约蛋白质的作用。特别是当通过肠外途径进行治疗时，应意识到碳水化合物摄入过量的问题。成人静脉滴注碳水化合物的最大速率为 5～7mg/（kg•min）。超过这个范围会增加肝脏休克和高血糖的风险[39]。相反，碳水化合物补充不足会导致低血糖。Van den Berghe 和 Jeschke[59,60] 分别报道了危重病患者和烧伤患者低血糖发生率为 5% 和 26%。低血糖与烧伤患儿的发病率和死亡率增加有关[61]。在严格控制血糖的情况下，碳水化合物的摄入量应足以满足总能量需求的 55%～60%。换句话说，如果每日限量为 5.9～6.3MJ（1 400～1 500kcal），碳水化合物摄入量应约为 5g/（kg•d）。严重烧伤患者的葡萄糖摄入率最高为 7g/（kg•d），因为葡萄糖可以被氧化[62,63]。

2. 脂类　脂质在小肠分解为甘油三酯，并进一步分解为脂肪酸和胆固醇。甘油三酯随脂蛋白运输，分解为甘油和脂肪酸，到达细胞，发挥代谢过程中的生物功能。甘油改变了线粒体中的糖酵解和氧化以及脂肪酸 β 氧化。一个脂肪酸分子产生的能量是葡萄糖的 3 倍之多。

烧伤后脂肪分解的基础速率增加[64]，脂肪酸的 β- 氧化增加提供了更多的燃料。然而，只有 30% 的游离脂肪酸被降解，其余的经过再酯化在肝脏中积累[65]。因此，对烧伤患者建议严格低脂肪饮食。饮食中脂肪提供能量小于总能量的 15%，对烧伤患者是有益的[66]。总脂肪摄入量达到能量需求 35% 的患者感染率更高，住院时间更长[67]。需要含有脂肪的营养补充剂来防止必需脂肪酸的缺乏。目前的商业膳食配方中脂肪提供能量占总能量的 30%～50%，因此应考虑限制脂肪摄入。所有来源的总脂肪摄入也应加以计算，以避免过量摄入脂肪。例如，成人烧伤患者通常以 15～30g/d 使用丙泊酚（丙泊酚乳状注射液）作为镇静或麻醉剂。目前的配方含有大豆油（100mg/ml）、甘油（22.5mg/ml）和鸡蛋卵磷脂（12mg/ml），因此有助于增加脂肪摄入量。在计算每天的脂肪摄入量时，需要将输注的丙泊酚等非营养性脂肪摄入量计算在每日总脂肪的计算中。

我们还应考虑所给予脂肪酸的组成。普通饮食配方中含有 ω-6 脂肪酸，如亚油酸，它可以转化为花生四烯酸，花生四烯酸是促炎细胞因子（如前列腺素 E2）的前体。另一方面，补充 ω-3 脂肪酸可以改善免疫功能[68]。在一项对 92 名患者进行的含有鱼油的低脂肠内饮食的研究中，证明 ω-3 脂肪酸对于控制脓毒症有临床益处，可以减少非脓毒症并发症，如机械通气需求和胃残留量。但死亡率没有改变[69]。烧伤患者营养支持的理想脂肪组成和数量仍有待明确。

（二）微量营养素（矿物质、维生素）

1. 维生素 维生素 A 和维生素 C 通过上皮生长和保护促进伤口愈合[70]，维生素 B 和维生素 E 等其他维生素也能提供抗氧化保护[71]。维生素 B_1 缺乏症已被发现与脚气病和 Gayet-Wernicke 脑病的发生密切相关。局部注射维生素 B_1 可减轻烧伤动物模型的疼痛[72]。最近，危重患者的维生素治疗指南已经更新，指南建议高危患者每天静脉注射 300mg 维生素 B_1，其他患者每天静脉注射 100mg[73]。维生素 C 是一种电子供体，在烧伤过程中具有多效性。维生素 C 可减轻烧伤大鼠上皮损伤和毛细血

管渗漏[74]。健康成年人每天需要 100mg 维生素 C，而烧伤和危重患者每天需要 3g[75]。烧伤后血清中维生素 D[通常定义为 25（OH）D≤20ng/ml] 及结合蛋白减少[76]。除了氧化应激下的消耗外，维生素 D_3 的产生也会因皮肤损伤而受阻。小儿烧伤患者严重缺乏钙和维生素 D[77]。维生素 D 的每日摄入量可由参考摄入量的 600～800IU 增加到 10 000IU[78]。烧伤患儿脂肪组织中的维生素 E 被消耗殆尽[79]。应用维生素 E 可避免成纤维细胞处于热应激环境中[80]。

2. 矿物质 微量元素参与许多生物合成过程，通常因烧伤而减少。锌、铜、硒等矿物质的流失由排尿和皮肤灼伤导致[81]。烧伤患者对于补充矿物质的需求增加，而矿物质的给药是根据烧伤后创面愈合时间来决定的[82]。矿物质是肠外营养的重要组成部分，由于发现了烧伤患者有某些微量元素的缺乏和对某些微量元素中毒，因此需要对患者的临床症状警惕，并及时进行适当的纠正[83]。

铜是一种参与铁代谢、造血、结缔组织形成和神经系统功能的重要辅酶因子[84]。铜缺乏的临床表现是全血细胞减少、骨和神经系统功能异常[85]。ASPEN 建议补充铜 0.3～0.5mg/d[86]。

锌对创伤愈合和淋巴细胞活动中的 DNA 复制和蛋白质合成方面具有重要作用[87]。人体锌总量的 86% 储存在骨骼肌和骨骼中，只有 0.1% 存在于血浆中，浓度为 12～18μmol/L[84]。缺锌的临床表现具有非特异性。ASPEN 推荐的锌肠外营养补充量为 2.5～5mg/d[86]。脓毒症和烧伤患者需要额外补锌[33]。烧伤患者补锌 36mg/d 可减少感染并且无毒性[88]。口服剂量超过 200mg/d 可能导致急性锌中毒并伴随胃肠道症状。

硒具有多种功能。硒可通过抑制 NF-κB 发挥抗炎作用，通过硒蛋白（如谷胱甘肽过氧化物酶）[89]发挥抗氧化作用，还具有调节甲状腺素代谢的作用[90]。最初由于克山病，缺硒走入了人们视野[91]。成人和儿童烧伤患者的皮肤和尿液中都会出现硒丢失，这导致了血清硒水平急剧下降[92]。持续的临床操作也可能引起硒缺乏，包括连续性肾脏替代治疗、高尿量、腹泻 / 瘘管排出、多次引流，以及应用糖皮质激素药物和他汀类药物[93]。因此，临床医生应密切监测患者的硒水平，并在必要时进行补硒。

铬是金属酶的一种成分，会影响血糖水平和

胰岛素抵抗[84]。铬缺乏可导致胰岛素耐药的葡萄糖耐量异常,进而导致高血糖和神经疾病[94]。铬与铁竞争转运转铁蛋白和白蛋白。过量的铬可能会扰乱铁的代谢[95]。目前 ASPEN 指南建议肠外营养补铬量为 10～15μg/d[86]。

锰是金属酶的一种成分,可参与免疫、生殖和神经功能[96]。大脑基底核区锰沉积过多会导致患者出现帕金森样症状和其他神经精神症状[97]。因家庭肠外营养的患者存在高锰血症的风险,目前锰的推荐剂量从 60～100μg/d 降至 55μg/d[86]。

铁是载氧蛋白的辅因子。英国国家饮食委员会估算,健康人每天的膳食铁摄入量为男性 13.2mg,女性 10.0mg[98]。然而,ASPEN 指南指出铁"不是常规添加的"。贫血是最常见的缺铁表现。可以通过测定血清铁蛋白和转铁蛋白来判断是否需要补铁。

目前关于铝的研究很少。Klein 等人[99]发现儿科患者铝浓度升高与烧伤后的骨病相关。这可能是由于此类患者使用抗酸剂和白蛋白、部分制动及内源性糖皮质激素的产生增加。

微量营养素包括维生素和矿物质,烧伤患者比健康人需要更多的维生素和矿物质,这是由于烧伤患者的高代谢和伤口愈合导致消耗,以及烧伤处皮肤和尿液的丢失。严重烧伤会引起重症炎症和强烈的氧化应激,导致内源性抗氧化剂的消耗。维生素和矿物质水平的降低会对免疫功能和身体稳态产生负面影响[81]。ASPEN 在 2014 年发布了肠外营养和肠内营养的微量营养素使用指南[99]。

三、营养输注途径

(一)口服

口服途径通常用于烧伤面积较小的患者。烧伤面积低于 10% 的患者不会显著增加能量需求,此类患者可以通过常规饮食满足代谢的需要。烧伤面积为 10%～20% 的患者通常能够通过增加高蛋白/高能量饮食来满足能量的需求[100]。这可以通过咨询营养师来实现。

对于严重烧伤、口腔/面部烧伤或需要机械通气的患者,口服途径不足以满足能量需求[101]。当口服能量低于每日能量需要量的 60% 时,需要实施肠内营养和/或肠外营养。在某些极端条件下,当这些途径不可用时,建议采用高蛋白食物和少量多次喂养的口服途径。根据分类治疗计划和个

体患者的耐受性,可能会允许患者尽可能进食和饮水。并且需要密切监测患者的营养状况[102]。

(二)肠内途径

肠内营养是严重烧伤患者的首选治疗方法。营养素通过刺激血液供应、保持肠黏膜完整性和减少细菌移位来维持消化生理功能的完整性[103,104]。肠内营养不仅具有生物学益处,也是一种临床上安全有效的喂养途径。

早期肠内营养更有利于患者的康复和生存。与肠外营养相比,术前的肠内营养更有益,包括更少的并发症、更短的住院时间和更低的经济成本[105]。动物研究表明,烧伤后 2 小时开始肠内喂养可改善猪的代谢[106]。伤后 6～12 小时内开始的早期肠内喂养可改善免疫和代谢功能,减少并发症[107]。早期肠内营养也被认为是有效和安全的[108]。在一项对 688 名儿童进行的随机临床试验中,报告了早期肠内营养(3～6 小时)与延迟肠内营养(>48 小时)相比死亡率的降低[109]。然而,早期肠内营养的好处并不总是显著的。英国一项针对约 2 400 名患者的研究显示,早期肠内营养与肠外营养相比,并不影响危重患者 30 天的死亡率,但肠内途径降低了低血糖和呕吐的发生率[110]。另一项研究发现,早期肠内营养并不影响烧伤后的高代谢[111]。欧洲重症医学协会的临床实践指南(clinical practice guidelines,CPG)列出了危重患者 48 小时内早期肠内营养的 17 项建议。其中有 7 例患者因休克和胃肠道症状无法控制而延迟肠内营养[112]。目前的共识是应尽早开始肠内喂养。

小口径(1.67～4mm)或大口径(71.33mm)喂食管的选择通常取决于插入位置(鼻、口、经皮)和肠内装置末端的位置(胃、十二指肠、近端小肠)[113]。胃饲具有大口径管给药的优点;然而,烧伤后往往会发生肠梗阻。较小的幽门后管容易堵塞和错位,但这种喂养方式具有更加舒适和安全的优点。鼻腔/口腔导管通常用于短期(<4～6 周)使用,而肠管造口则用于长期(≥4 周)肠内营养支持[114]。对于十分严重的烧伤患者,应首先尝试胃饲,保留幽门后途径的选择,在幽门功能障碍时,保留经皮内镜胃造口术作为备用[115]。建议在开始喂食前对盲插的管进行 X 线检查[116]。

肠内营养产品在市场上可以买到,并在前面讨论过。连续喂养更有利,误吸、感染率、死亡率更低[117-119],烧伤患者通常服用含 4.2kJ/ml(1kcal/ml)

产品及蛋白质补充剂。建议例行用水冲洗以保持管道通畅，不堵塞。2018 年 [117] 更新的 ASPEN 肠内营养治疗安全操作规程描述了一般肠内营养使用程序，其中包括以下步骤：患者的评估；制订 EN 方案；按 EN 程序有序审核并准备材料；按 EN 方案给药；监测和再评估；并对第一步患者评估的合理性进行反馈。

EN 的常见并发症为胃肠道症状，包括恶心、呕吐、腹胀、腹泻、便秘和误吸。避免这些并发症的临床管理应包括对口服插管患者使用氯己定漱口水 [33]、倾斜床 [119] 和促动力药物 [120]。

其他罕见的肠内喂养并发症有再喂养综合征和非梗阻性肠坏死。既往存在营养不良的烧伤患者发生这些并发症的风险更大。激进的肠内喂养可导致非梗阻性肠坏死。因此，初期的无纤维肠内喂养应谨慎进行，特别是对于危重患者，如休克、机械通气或正在使用麻醉和镇痛药物等。

（三）肠外途径

肠外营养（parenteral nutrition，PN）可以快速将能量和营养物质输送到身体系统，为那些无法通过其他途径获得营养或营养不足的患者提供帮助。PN 早在 20 世纪 70 年代就被常规使用；然而，由于肠内营养所声称的生物效益，现在 PN 是烧伤患者在考虑 EN 后的替代方案 [121]。静脉输注 PN 增加了导管感染机械并发症和感染性并发症的趋势，PN 溶液也比 EN 配方更贵。Van Den Berg 研究小组报告，在 2 312 名 ICU 的成年人中，与 48 小时内开始 PN 相比，8 天后开始 PN 的恢复效果更好，并发症更少 [122]。

PN 的商业配方由必需的九种氨基酸组成 [123]。对于输注 PN 的 ICU 患者，建议非蛋白质热卡的 60%～70% 由葡萄糖供能，30%～40% 由脂肪乳剂供能。脂乳剂输注的最大剂量为 1.0～1.3g/（kg·d）[124-127]。在提供这种营养时，需考虑 PN 的组成、输注速度和输液管路的护理。PN 可以通过外周静脉或中心静脉输注全部液体。通过中心静脉输注可以提供更多的高浓度葡萄糖和氨基酸，以满足 ICU 危重患者的营养需求（表 34-3）。ESPEN 建议危重患者采用 PN 治疗时 [126]，血糖水平应在 6～8mmol/L（100～150mg/dl），对于严重烧伤患者也应提倡 [30]。

以前 PN 被认为会导致过度喂养，特别是在能量需求计算不准确的情况下。在 20 世纪 80 年代后期，由于缺乏对葡萄糖的控制，过度喂养/高营养

表 34-3　肠外营养成分

组成	周围静脉 PN	中心静脉 PN
体积 /（L/d）	2～3	1～1.5
葡萄糖 /%	5	10～25
氨基酸 /%	2.5～3.5	3～8
脂质 /%	3.5～5.0	2.5～5.0
钠 /（mmol/L）	50～150	50～150
钾 /（mmol/L）	20～35	30～50
磷 /（mmol/L）	5～10	10～30
镁 /（mmol/L）	4～5	5～10
钙 /（mmol/L）	1.25～2.5	1.25～2.5
维生素	*	
微量元素 / 矿物质	**	

* 维生素通常每天添加到外周静脉和中心静脉 PN 中，由维生素 A、B_1（硫胺素）、B_2（核黄素）、B_3（烟酰胺）、B_6（吡哆醇）、B_{12}、C、D 和 E、生物素、叶酸和泛酸组成的商业化混合物。维生素 K 是根据个人情况添加的（如肝硬化患者）。特定的维生素也可以单独补充。

** 微量元素 / 矿物质通常每天添加到外周静脉和中心静脉 PN 中，由铬、铜、锰、硒和锌组成的商业化混合物。矿物质也可以单独补充。

摘自 Zhao VM，Ziegler TR. Specialized nutrition support. In：Erdman Jr，JW，Macdonald IA，Zeisel SH，eds.

Present Knowledge in Nutrition，10th edition. Oxford：Wiley-Blackwell，2012：982-999。

在 PN 患者中经常被观察到 [24]。PN 配方会引起促炎介质的增加 [128]，这与脂肪变性 [129]、免疫抑制 [24] 和死亡率升高 [130] 有关。给予 PN 的患者应密切监测，以严格控制血糖，并根据恢复期能量需求的变化调整用药。

PN 并发症与置管技术有关。不适当的置管可导致气胸、血胸和心脏压塞。留置中心静脉导管可引起出血或气栓。长期使用中心静脉输注 PN 也会增加感染风险。据报道，PN 溶液会导致代谢并发症，可能是严重到中度或常见到罕见。

EN 和 PN 是根据临床判断给出的。表 34-4 列举了三个例子，用来说明营养方案应根据营养供给途径的改变而做出调整：严重烧伤患者的典型高蛋白维持方案；减少肠内喂养以减少葡萄糖不耐受；使用高脂肪的饮食，从而减少碳水化合物的能量，特别是对于糖尿病或因烧伤而产生胰岛素抵抗的患者。

表 34-4　　不同营养供给途径的营养方案

	喂养	静脉输注葡萄糖	共计
例 1：维持喂养和静脉输注			
ml/h	100	200	300
kcal/d	2 400	680	3 080
蛋白质 /（g/d）	150	0	150
碳水化合物 /（g/d）	271	240	511
脂肪 /（g/d）	82	0	82
例 2：减少喂养，增加静脉输注			
ml/h	50	250	300
kcal/d	1 200	1 020	2 220
蛋白质 /（g/d）	75	0	75
碳水化合物 /（g/d）	136	300	436
脂肪 /（g/d）	41	0	41
例 3：将配方改为 glucerna			
ml/h	100	200	300
kcal/d	2 400	680	3 080
蛋白质 /（g/d）	100	0	100
碳水化合物 /（g/d）	229	240	169
脂肪 /（g/d）	131	0	131

摘自 Saffle JR，Graves C. Nutritional support of the burned patient. In: Herndon DN, ed. Total Burn Care, 3rdedition. Edinburgh: Saunders Elsevier, 2007: 398-419。

四、营养监测和评价

（一）营养风险筛查和监测程序

虽然在烧伤和创伤中没有明确的营养评估的临床程序，但指导方针应该到位，用来监测患者的营养状况。监测被定义为"根据实际或潜在的营养和代谢状况，疾病或手术预后改善或恶化的机会"，ESPEN 和营养风险筛查 2002 对营养风险进行了分级[131]。营养评估程序包括针对不同级别健康护理人员的几个管理步骤。预先设计的调查或程序格式应包括标准化的数据收集程序和患者住院期间的定期监测。

入院时就开始对烧伤患者进行营养评估，因为这依赖于对病史和体格检查的全面回顾。患者的个人信息（如既往史）会影响营养计划。高代谢改变了患者的营养需求，某些并发症，以及诸如感染、呼吸机支持和低蛋白血症等操作处理，进一步改变了营养需求。烧伤后高代谢状态持续多年，

患者出院后持续的营养支持和评估也很重要。考虑到环境的限制，诸如患者按照医生和营养师的指导定期称量体重和进食以维持体重，这是可行的。通常建议在出院后约一年内增加含高蛋白质成分的能量摄入。

（二）营养评估方法

临床检查和额外的实验室测量建议不仅用于初步评估，而且用于烧伤后的持续监测。血清蛋白、氮平衡、人体测量、液体摄入量和输出量、IC 和免疫功能测试可以用于系统评价烧伤后的代谢变化。一项来自北美 65 家烧伤护理机构的调查总结了评估营养支持充分性的参数顺序：前白蛋白（86% 的中心）、体重（75%）、能量（69%）和氮平衡（54%）[132]。此外，BMI 的测量也很容易获得。但在早期复苏过程中，体重值可能会受到影响。据报道，在急性期体重增加高达 10%。虽然最终通过利尿，体重增加会减少，但减少的时间取决于临床需要，因此在这一时期体重是不可预测的。利用双能 X 线吸收法对瘦体质量和骨密度进行医学成像也可以辅助患者的营养监测。

氮是氨基酸代谢的基本成分。氮平衡是评估蛋白质代谢效率的参数，而在烧伤、创伤和禁食期间，往往会出现负氮平衡，而测量需要准确收集尿液以测定尿素氮（UUN），并记录膳食氮摄入量[133]。氮平衡是指每日摄入的氮量和排出的氮量：氮平衡 =（日常蛋白质摄入 /6.25）-［1.25×（UUN＋4）］。非尿氮损失（4g）和 1.25 倍校正适用于烧伤过度损失，主要是皮肤伤口渗出的富含蛋白质的渗出物[134]。

血清肝脏蛋白水平已被用于实验室检查，但有局限性。即使在适当营养的情况下，烧伤后白蛋白也会降低，这似乎与炎症反应的关系比营养状况更密切[135]。理论上，前白蛋白对营养监测是敏感的；然而，它的半衰期超过 2 天，这缓和了它与营养状况的关系，特别是在急性烧伤后的动态阶段[136]。如果使用蛋白质标记物，应根据患者的临床状态进行解释。

（三）监测高血糖

高血糖在烧伤患者中极为常见。随着高代谢状态的出现，患者会出现胰岛素抵抗。持续高血糖与感染风险增加和其他不良结果相关。与血糖水平在 180～200mg/dl 范围内的传统对照组相比，血糖水平为 80～110mg/dl 的强化血糖控制组具有多器官衰竭发生率降低、感染率降低、住院时间缩

短和死亡率降低等效果[137]。由于严格的血糖控制已经被认可，在许多烧伤 ICU 中都采用了综合方案。由于胰岛素抵抗的特点，有效的血糖控制需要血糖监测、护理时间和大量的胰岛素剂量。

第 4 节 非营养支持剂和操作

在过去的几十年里，药物和非营养临床管理策略已经发展起来，以改善营养护理。临床操作方法，如提高周围环境温度、使用合成代谢药物、镇痛药物、物理康复等，可减轻危重烧伤患者的应激，降低分解代谢[30]。这些应用的主要目标是维持烧伤患者的代谢；因此，它们与临床营养护理管理密切相关。

一、药物治疗

氧雄龙（oxandrolone）是一种合成类固醇和合成雄激素。它已被证明能显著增加瘦体质量保留率、骨矿物质含量和密度，并缩短住院时间[138]。在儿童烧伤后 6～12 个月给予每次剂量 0.1mg/（kg·d）两剂，已被证明有明显的效果[139]。氧雄龙常在门诊被使用。转氨酶升高（ALT 超过 200U/L）是其已报道的副作用，因此应考虑肝功能检查。

普萘洛尔（propranolol）是一种非选择性 β- 肾上腺素受体阻滞剂，以前曾被证明可使因高代谢状态而心率升高的烧伤患者心率降低 20%。最近 Galveston 小组的研究表明，长期服用普萘洛尔 4mg/（kg·d）可改善瘦体重，减少骨质流失，对骨骼肌系统有好处[140]。一项来自 10 个临床试验的系统综述也表明，普萘洛尔具有减少 BEE 和中央脂肪沉积的额外效果[141]。这些研究在 2013 年得到了美国烧伤协会的一致认可[142]。对副作用的认识是心动过缓和低血压。

胰岛素影响合成代谢和减少蛋白质分解。胰岛素可降低高血糖，与高碳水化合物、高蛋白饮食配合使用，可改善伤口愈合，缩短住院时间[143,144]。然而，胰岛素的副作用是低血糖，随后会加重感染风险[145]，目前的重症监护营养指南建议血糖控制在 140～180mg/dl 的目标范围。由于低血糖的风险增加，患者必须严格控制血糖并密切监测。

二甲双胍（metformin）降低血糖，还有其他潜在的好处。几项小型临床试验表明，与胰岛素治疗相比，850mg，每日 4 次治疗 7 天[146]可有效控制烧伤患者的血糖，且低血糖发生率较低[147]。烧伤患者中的副作用是乳酸酸中毒。

其他药物对烧伤的效果也有评估。重组人生长激素的效果存在争议。它改善了烧伤患儿的瘦体重（lean body mass，LBM）积累[148]，但在危重的成人研究中，已有报道患者死亡率增加[149]。烧伤患者胰岛素样生长因子 1（insulin-like growth factor Ⅰ，IGF-1）比正常水平低 3～4 倍，多项研究表明外源性输注 IGF-1 可维持代谢状态[150]。关于这些合成代谢药物在患者中的有效性和安全性还需要更多的研究。

二、益生菌和合生元

为了恢复正常的肠道菌群（微生物群），益生菌治疗的发展已在其他类型的危重患者（乳酸杆菌和双歧杆菌）中进行了研究。然而，烧伤临床应用进展缓慢。ElGhazely 等人[151]提出，益生菌治疗对烧伤儿童有临床益处，可改善伤口愈合，缩短住院时间，且不会改变感染率。Mayes[152]报告了使用益生菌治疗烧伤患儿的非临床益处。关于益生菌治疗的临床疗效的进一步研究似乎是有必要的。

三、液体复苏

虽然它不是一种直接的营养支持，但液体复苏影响营养的输送和吸收。液体的成分和体积与营养支持有关。一些胶体和白蛋白在调节渗透压和代谢方面起双重作用。液体补充受能量营养计算以及各种宏量和微量营养素浓度的影响。

小于 15%～20% TBSA 的烧伤可通过口服补液护理，而 TBSA 大于 20% 的烧伤通常需要静脉复苏。严重烧伤患者的液体需求增加是由于血管通透性增加和受损皮肤的液体流失增加。因此，充分的液体复苏对维持机体功能十分重要。指导液体复苏最常用的公式是 Parkland、改良 Parkland、Brooke、改良 Brooke 以及 Evans 和 Monafo 公式[153]。Parkland 配方为乳酸林格液 4ml/（kg·% 烧伤 TBSA），前 8 小时给予总容量的一半，后 16 小时给予总容量的另一半，滴定以保持足够的尿量。在不造成吸入性损伤的情况下，在烧伤面积高达 40% TBSA 的烧伤中使用乳酸溶液是安全的。注意，对于既往有心脏病、大面积烧伤（>40%）或吸入性损伤的患者，用于复苏的胶体溶液的体积需要更小[154]。

第 5 节 特殊人群的烧伤营养管理

一、小儿科

由于体重与体表关系的不同,儿童与成人对烧伤的病理生理反应不同。因此,儿科患者在营养支持方面需要特殊护理,因为他们在烧伤后出现体温过低的风险增加。此外,根据烧伤后营养治疗的一般规律,确定能量消耗,当 IC 金标准不可用时,Schofield 公式适用于儿童患者(表 34-5)[155]。Schofield 公式的缺点是它是一个固定的方程,不能随时间的推移整合变化。Galveston 小组开发了一种可用于 1 岁以下儿童的公式(表 34-6)。

此外,考虑到儿童的营养管理,相比成人,他们有一个较小的能量储备和更高的能量和蛋白质需求。市面上有专门为儿科患者设计的产品。根

据生长发育的额外需要,烧伤儿童的蛋白质可增加到 2.5~4.0g/(kg·d)。在儿童幽门后管饲的营养输送比成人更容易。

二、肥胖

在过去的几十年里,全世界的肥胖率都在上升。在肥胖患者中,慢性炎症触发了影响生理反应的细胞内信号[156],尤其是代谢稳态[157]。当体重是主要参数时,肥胖会干扰最初的营养评估。虽然建议肥胖患者采用低能量喂养(低能量高蛋白饮食)来维持瘦体重,但目前支持肥胖患者护理指南的数据有限。

三、军队

军队的烧伤护理有其特殊之处。烧伤在军事领域的困境在于,烧伤常伴有多系统创伤,战场上医疗物资、设备和护理有限,治疗水平层次不同。在战斗伤亡中,2%~10% 涉及烧伤相关伤害[158]。约 20% 的战斗烧伤 TBSA 大于 30%[159]。2006 年制订了烧伤 CPG,以指导战斗烧伤伤员的医疗护理[160]。Milner 方程被用于测定烧伤 TBSA 大于 20% 患者的 REE[161]。战场上的营养护理遵循军民双方共识制订的总指导方针。建议在 24 小时内尽早进行肠内营养。EN 输注速率从 20ml/h 开始,每 4 小时增加 20ml/h,在入院后第 3 天达到能量需求的目标(100%±20%)[33]。由于军队伤员经常长途运输,在受伤后 96 小时后,待患者稳定下来,处于

表 34-5 儿童能量需要量的 Schfield 预测公式

年龄	性别	需求量
3~10 岁	男性	(19.6×体重)+(1 033×身高)+200
	女性	(16.97×体重)+(1 618×身高)+371.2
10~18 岁	男性	(16.25×体重)+(1 372×身高)+515.5
	女性	(8 365×体重)+(4.65×身高)+200

体重(kg),身高(cm)。

摘自 Rousseau A-F, Losser M-R, Ichai C, et al ESPEN endorsed recommendations: nutritional therapy in major burns. Clin Nutr 2013; 32(4): 499-502。

表 34-6 Galveston 小儿能量计算

公式名称	按年龄计算公式							
年龄/岁	0~0.5	0.5~1	1~3	3~10	10~11	11~14	14~15	15~18
**BSA/m²	0.5	—	0.6	1.1	—	1.6	—	—
BEE(WHO)	女性		(61×W)−51		(22.5×W)+499		(12.5×W)+746	
	男性		(60.9×W)−54		(22.7×W)+495		(17.5×W)+651	
推荐膳食摄入量(RDI)[3,28]	108×W	98×W	102×W	90×W	55×W	55×W	47×W	47×W
Galveston	2 100×BSA+1 000×BSA×TBSA		1 800×BSA+1 300×BSA×TBSA		1 500×BSA+1 500×BSA×TBSA			
Curreri Junior	RDA+(15×TBSA)		RDA+(25×TBSA)		RDA+(40×TBSA)		—	

BEE,基础能量消耗;CI,前一天的能量摄入量;RDA,膳食营养素推荐量;RDI,膳食推荐摄入量;TBSA,烧伤面积大小占全身表面积百分比;W,体重(kg)。

**BSA 平均 0.5m²,10kg,1 月龄;0.6m²,12kg,3 岁;1.1m²,30kg,10 岁;1.6m²,10 岁;60kg,14 岁。

摘自 Saffle JR, Graves C. Nutritional support of the burned patient. In: Herndon DN, ed. Total Burn Care, third edition. Edinburgh: Saunders Elsevier, 2007; p.398-419。

代谢流动阶段时，才可启动 EN[158]。在运输过程中，为了限制潜在的误吸风险，也延迟了 EN[162]。虽然照顾战斗中伤亡人员的环境很艰苦，但其结果与在平民人口中取得的结果相似[163]。

人道灾难情景可能在短时间内产生大量包括严重烧伤在内的复合或多重创伤类型。在资源有限的紧急情况下，营养管理受到影响，采用替代程序。2016 年，ABA 总结了严峻条件下烧伤营养指南的建议 [102]。这些建议简化了医疗专业标准，为公众制订了一般的准备计划和护理原则。然而，在发生大规模伤亡等危机情况下，有关营养护理的数据有限，研究应继续进行。

研究空白

烧伤属于创伤，在营养支持需求方面表现极端。烧伤造成代谢发生巨大改变，在受伤后会持续数年的高代谢状态。考虑到烧伤患者的独特要求，已经制订了针对营养管理各个方面的通用指南。本章介绍营养护理的机制和"物质"方面。需要建立的是医疗保健的各种"人员"方面，包括教育、管理、协调和程序植入的网络。一个充分发展的方案涉及所有为烧伤患者提供最佳营养护理的团队成员。主要由于严重烧伤的特点，治疗程序是困难和标准化的。此外，随着目前人口的变化，营养支持应该专业化。在未来的准备工作中，应考虑一个可行且广泛适用于严峻情况的烧伤护理管理程序。

如今，与医疗保健相关的高科技已经发展起来，包括云数据库、人工智能（artificial intelligence）程序、家庭营养支持的远程医疗诊断和机器人手术，所有的新技术都可以帮助管理营养的各个方面，将改变目前的营养支持设置。最近，ASPEN 的主席 McMahon 博士创建了一个名为梅奥诊所有效使用电子数据喂养（Feeding Effectively Using Electronic Data，FEED）的人工智能项目。该项目重点聚焦接受营养支持的患者的安全和质量。这样的技术将大大提高对指南的依从性，从而改善严重损伤的患者的预后和功能。

（庄成君 译）

参 考 文 献

1. World Health Organization. *The Management of Nutrition in Major Emergencies*. Geneva: World Health Organization; 2000. Available at: http://search.ebscohost.com/login.aspx?direct=true&scope=site&db=nlebk&db=nlabk&AN=91370.

2. Hanfling D, Hick J. *Committee on Crisis Standards of Care: A Toolkit for Indicators and Triggers, Board on Health Sciences Policy*. Institute of Medicine; 2013. Available at: http://www.acphd.org/media/330265/crisis%20standards%20of%20care%20toolkit.pdf.

3. Brunicardi FC, Schwartz SI. *Schwartz's Principles of Surgery*. New York, NY: McGraw-Hill Education LLC.; 2010. Available at: https://login.proxy.bib.uottawa.ca/login?url=https://accessmedicine.mhmedical.com/book.aspx?bookid=352.

4. Herndon DN. *Total Burn Care*. 5th ed. Philadelphia: Elsevier; 2017.

5. Smolle C, Cambiaso-Daniel J, Forbes AA, et al. Recent trends in burn epidemiology worldwide: a systematic review. *Burns*. 2017; 43:249−257.

6. Zavlin D, Chegireddy V, Boukovalas S, et al. Multi-institutional analysis of independent predictors for burn mortality in the United States. *Burns Trauma*. 2018;6:24.

7. Cuthbertson DP, Angeles Valero Zanuy MA, Leon Sanz ML. Post-shock metabolic response. 1942. *Nutr Hosp*. 2001;16:176−182. discussion 175−176.

8. Hart DW, Wolf SE, Mlcak R, et al. Persistence of muscle catabolism after severe burn. *Surgery*. 2000;128:312−319.

9. Wolfe RR, Herndon DN, Jahoor F, et al. Effect of severe burn injury on substrate cycling by glucose and fatty acids. *N Engl J Med*. 1987;

317:403−408.

10. Clark A, Imran J, Madni T, Wolf SE. Nutrition and metabolism in burn patients. *Burns Trauma*. 2017;5:11.

11. Williams FN, Herndon DN, Jeschke MG. The hypermetabolic response to burn injury and interventions to modify this response. *Clin Plast Surg*. 2009;36:583−596.

12. Rolfe DF, Brown GC. Cellular energy utilization and molecular origin of standard metabolic rate in mammals. *Physiol Rev*. 1997; 77:731−758.

13. Yu YM, Tompkins RG, Ryan CM, Young VR. The metabolic basis of the increase of the increase in energy expenditure in severely burned patients. *JPEN J Parenter Enteral Nutr*. 1999;23:160−168.

14. Porter C, Tompkins RG, Finnerty CC, et al. The metabolic stress response to burn trauma: current understanding and therapies. *Lancet*. 2016;388:1417−1426.

15. Padfield KE, Astrakas LG, Zhang Q, et al. Burn injury causes mitochondrial dysfunction in skeletal muscle. *Proc Natl Acad Sci USA*. 2005;102:5368−5373.

16. Porter C, Herndon DN, Sidossis LS, Borsheim E. The impact of severe burns on skeletal muscle mitochondrial function. *Burns*. 2013;39:1039−1047.

17. Szczesny B, Brunyanszki A, Ahmad A, et al. Time-dependent and organ-specific changes in mitochondrial function, mitochondrial DNA integrity, oxidative stress and mononuclear cell infiltration in a mouse model of burn injury. *PLoS One*. 2015;10:e0143730.

18. Berger MM, Pantet O. Nutrition in burn injury: any recent changes? *Curr Opin Crit Care*. 2016;22:285−291.

19. White JV, Guenter P, Jensen G, et al. Consensus statement: Academy of Nutrition and Dietetics and American Society for Parenteral and Enteral Nutrition: characteristics recommended for the identification and documentation of adult

malnutrition (undernutrition). *JPEN J Parenter Enter Nutr.* 2012;36:275—283.

20. Mehta NM, Corkins MR, Lyman B, et al. Defining pediatric malnutrition: a paradigm shift toward etiology-related definitions. *JPEN J Parenter Enter Nutr.* 2013;37:460—481.

21. Becker P, Carney LN, Corkins MR, et al. Consensus statement of the Academy of Nutrition and Dietetics/American Society for Parenteral and Enteral Nutrition: indicators recommended for the identification and documentation of pediatric malnutrition (undernutrition). *Nutr Clin Pract.* 2015;30:147—161.

22. Rodriguez NA, Jeschke MG, Williams FN, et al. Nutrition in burns: Galveston contributions. *JPEN J Parenter Enter Nutr.* 2011; 35:704—714.

23. Sevastianova K, Santos A, Kotronen A, et al. Effect of short-term carbohydrate overfeeding and long-term weight loss on liver fat in overweight humans. *Am J Clin Nutr.* 2012;96:727—734.

24. Herndon DN, Barrow RE, Stein M, et al. Increased mortality with intravenous supplemental feeding in severely burned patients. *J Burn Care Rehabil.* 1989;10:309—313.

25. Mittendorfer B, Jeschke MG, Wolf SE, Sidossis LS. Nutritional hepatic steatosis and mortality after burn injury in rats. *Clin Nutr.* 1998;17:293—299.

26. Mehanna HM, Moledina J, Travis J. Refeeding syndrome: what it is, and how to prevent and treat it. *BMJ.* 2008;336: 1495—1498.

27. Castana O, Rempelos G, Faflia C, et al. Hypophosphataemia in burns. *Ann Burns Fire Disasters.* 2009;22:59—61.

28. Dylewski ML, Prelack K, Weber JM, et al. Malnutrition among pediatric burn patients: a consequence of delayed admissions. *Burns.* 2010;36:1185—1189.

29. Schulman CI, Ivascu FA. Nutritional and metabolic consequences in the pediatric burn patient. *J Craniofac Surg.* 2008;19: 891—894.

30. Rousseau AF, Losser MR, Ichai C, Berger MM. ESPEN endorsed recommendations: nutritional therapy in major burns. *Clin Nutr.* 2013;32:497—502.

31. ISBI Practice Guidelines Committee, Steering Subcommittee, Advisory Subcommittee. ISBI practice guidelines for burn care. *Burns.* 2016;42:953—1021.

32. Taylor BE, McClave SA, Martindale RG, et al. Guidelines for the provision and assessment of nutrition support therapy in the adult critically ill patient: society of critical care medicine (SCCM) and American society for parenteral and enteral nutrition (A.S.P.E.N.). *Crit Care Med.* 2016;44:390—438.

33. McClave SA, Taylor BE, Martindale RG, et al. Guidelines for the provision and assessment of nutrition support therapy in the adult critically ill patient: society of critical care medicine (SCCM) and American society for parenteral and enteral nutrition (A.S.P.E.N.). *JPEN J Parenter Enter Nutr.* 2016;40: 159—211.

34. Turza KC, Krenitsky J, Sawyer RG. Enteral feeding and vasoactive agents: suggested guidelines for clinicians. *Pract Gastroenterol.* 2009;33, 11—12, 15—7, 21—22.

35. McClave SA, Snider HL. Use of indirect calorimetry in clinical nutrition. *Nutr Clin Pract.* 1992;7:207—221.

36. Weir JB. New methods for calculating metabolic rate with special reference to protein metabolism. *J Physiol.* 1949;109:1—9.

37. Ferrannini E. The theoretical bases of indirect calorimetry: a review. *Metabolism.* 1988;37:287—301.

38. Davis KA, Kinn T, Esposito TJ, et al. Nutritional gain versus financial gain: the role of metabolic carts in the surgical ICU. *J Trauma.* 2006;61:1436—1440.

39. Gottschlich MM, American Society for Parenteral Enteral Nutrition. *The A.S.P.E.N. Nutrition Support Core Curriculum: A Case-Based Approach - the Adult Patient.* Silver Spring, MD: American Society for Parenteral and Enteral Nutrition (A.S.P.E.N.); 2007.

40. Curreri PW. Assessing nutritional needs for the burned patient. *J Trauma.* 1990;30:S20—S23.

41. Allard JP, Pichard C, Hoshino E, et al. Validation of a new formula for calculating the energy requirements of burn patients. *JPEN J Parenter Enter Nutr.* 1990;14:115—118.

42. Royall D, Fairholm L, Peters WJ, et al. Continuous measurement of energy expenditure in ventilated burn patients: an analysis. *Crit Care Med.* 1994;22:399—406.

43. Kochevar M, Guenter P, Holcombe B, et al. ASPEN statement on parenteral nutrition standardization. *JPEN J Parenter Enter Nutr.* 2007;31:441—448.

44. Gervasio J. Compounding vs standardized commercial parenteral nutrition product: pros and cons. *JPEN J Parenter Enter Nutr.* 2012; 36:40S—41S.

45. Total Parenteral Nutrition. Drugs.com; 2019; Available at: https://www.drugs.com/cdi/total-parenteral-nutrition.html. Accessed June 3, 2019.

46. Stroud C. Institute of Medicine Forum on Medical Public Health Preparedness for Castastrophic Events. In: *Crisis Standards of Care: Summary of a Workshop Series.* Washington, D.C: National Academies Press; 2010.

47. World Health Organization, United Nations, High Commissioner for Refugees. *Food and Nutrition Needs in Emergencies.* Geneva: World Health Organization; 2004. Available at: https://apps. who.int/iris/handle/10665/68660.

48. Patterson BW, Nguyen T, Pierre E, et al. Urea and protein metabolism in burned children: effect of dietary protein intake. *Metabolism.* 1997;46:573—578.

49. Gore DC, Jahoor F. Glutamine kinetics in burn patients. Comparison with hormonally induced stress in volunteers. *Arch Surg.* 1994;129:1318—1323.

50. Souba WW. Glutamine: a key substrate for the splanchnic bed. *Annu Rev Nutr.* 1991;11:285—308.

51. Peng X, Yan H, You Z, et al. Glutamine granule-supplemented enteral nutrition maintains immunological function in severely burned patients. *Burns.* 2006;32:589—593.

52. Garrel D, Patenaude J, Nedelec B, et al. Decreased mortality and infectious morbidity in adult burn patients given enteral glutamine supplements: a prospective, controlled, randomized clinical trial. *Crit Care Med.* 2003;31:2444—2449.

53. Sheridan RL, Prelack K, Yu YM, et al. Short-term enteral glutamine does not enhance protein accretion in burned children: a stable isotope study. *Surgery.* 2004;135:671—678.

54. Heyland D, Muscedere J, Wischmeyer PE, et al. A randomized trial of glutamine and antioxidants in critically ill patients. *N Engl J Med.* 2013;368:1489—1497.

55. Heyland DK, Wischmeyer P, Jeschke MG, et al. A randomized trial of enteral glutamine to minimize thermal injury (The RE-ENERGIZE Trial): a clinical trial protocol. *Scars Burn Heal.* 2017;3.

56. Marin VB, Rodriguez-Osiac L, Schlessinger L, et al. Controlled study of enteral arginine supplementation in burned children: impact on immunologic and metabolic status. *Nutrition.* 2006;22: 705—712.

57. Wibbenmeyer LA, Mitchell MA, Newel IM, et al. Effect of a fish oil and arginine-fortified diet in thermally injured patients. *J Burn Care Res.* 2006;27:694—702.

58. Heyland DK, Samis A. Does immunonutrition in patients with sepsis do more harm than good? *Intensive Care Med.* 2003;29: 669—671.

59. Van den Berghe G, Wouters PJ, Kesteloot K, Hilleman DE. Analysis of healthcare resource utilization with intensive insulin therapy in critically ill patients. *Crit Care Med.* 2006;34:612—616.

60. Jeschke MG, Kulp GA, Kraft R, et al. Intensive insulin therapy in severely burned pediatric patients: a prospective randomized trial. *Am J Respir Crit Care Med.* 2010;182:351—359.

61. Jeschke MG, Pinto R, Herndon DN, et al. Hypoglycemia is associated with increased postburn morbidity and mortality in pediatric patients. *Crit Care Med.* 2014;42:1221—1231.

62. Sheridan RL, Yu YM, Prelack K, et al. Maximal parenteral glucose oxidation in hypermetabolic young children: a stable isotope study. *JPEN J Parenter Enter Nutr.* 1998;22:212—216.

63. Wolfe RR. Maximal parenteral glucose oxidation in hypermetabolic young children. *JPEN J Parenter Enter Nutr.* 1998;22:190.

64. Wolfe RR, Herndon DN, Peters EJ, et al. Regulation of lipolysis in severely burned children. *Ann Surg.* 1987;205:214—221.

65. Mochizuki H, Trocki O, Dominioni L, et al. Optimal lipid content for enteral diets following thermal injury. *JPEN J Parenter Enter Nutr.* 1984;8:638—646.

66. Demling RH, Seigne P. Metabolic management of patients with severe burns. *World J Surg.* 2000;24:673—680.

67. Garrel DR, Razi M, Lariviere F, et al. Improved clinical status and length of care with low-fat nutrition support in burn patients.

JPEN J Parenter Enter Nutr. 1995;19:482−491.

68. Alexander JW, Gottschlich MM. Nutritional immunomodulation in burn patients. *Crit Care Med*. 1990;18:S149−S153.

69. Tihista S, Echavarria E. Effect of omega 3 polyunsaturated fatty acids derived from fish oil in major burn patients: a prospective randomized controlled pilot trial. *Clin Nutr*. 2018;37:107−112.

70. Rock CL, Dechert RE, Khilnani R, et al. Carotenoids and antioxidant vitamins in patients after burn injury. *J Burn Care Rehabil*. 1997;18:269−278. discussion 268.

71. Al-Jawad FH, Sahib AS, Al-Kaisy AA. Role of antioxidants in the treatment of burn lesions. *Ann Burns Fire Disasters*. 2008;21: 186−191.

72. Zhang K, Pei Y, Gan Z, et al. Local administration of thiamine ameliorates ongoing pain in a rat model of second-degree burn. *J Burn Care Res*. 2017;38:e842−e850.

73. Amrein K, Oudemans-van Straaten HM, Berger MM. Vitamin therapy in critically ill patients: focus on thiamine, vitamin C, and vitamin D. *Intensive Care Med*. 2018;44:1940−1944.

74. Kremer T, Harenberg P, Hernekamp F, et al. High-dose vitamin C treatment reduces capillary leakage after burn plasma transfer in rats. *J Burn Care Res*. 2010;31:470−479.

75. Anand T, Skinner R. Vitamin C in burns, sepsis, and trauma. *J Trauma Acute Care Surg*. 2018;85:782−787.

76. Klein GL, Chen TC, Holick MF, et al. Synthesis of vitamin D in skin after burns. *Lancet*. 2004;363:291−292.

77. Gottschlich MM, Mayes T, Khoury J, Warden GD. Hypovitaminosis D in acutely injured pediatric burn patients. *J Am Diet Assoc*. 2004;104:931−941. quiz 1031.

78. Klein GL, Rodriguez NA, Branski LK, Herndon DN. Vitamin and trace element homeostasis following severe burn injury. In: Herndon DN, ed. *Total Burn Care*. 4th ed. London: Saunders Elsevier; 2012, 321−324. e322.

79. Traber MG, Leonard SW, Traber DL, et al. alpha-Tocopherol adipose tissue stores are depleted after burn injury in pediatric patients. *Am J Clin Nutr*. 2010;92:1378−1384.

80. Butt H, Mehmood A, Ali M, et al. Protective role of vitamin E preconditioning of human dermal fibroblasts against thermal stress in vitro. *Life Sci*. 2017;184:1−9.

81. Berger MM, Shenkin A. Trace element requirements in critically ill burned patients. *J Trace Elem Med Biol*. 2007;21(Suppl 1):44−48.

82. Berger MM, Cavadini C, Bart A, et al. Cutaneous copper and zinc losses in burns. *Burns*. 1992;18:373−380.

83. Jin J, Mulesa L, Carrilero Rouillet M. Trace elements in parenteral nutrition: considerations for the prescribing clinician. *Nutrients*. 2017;9:440.

84. Shils ME, Shike M, Ross AC, et al. *Modern Nutrition in Health and Disease*. 10th ed. Lippincott Williams & Wilkins; 2015.

85. Danks DM. Copper deficiency in humans. *Annu Rev Nutr*. 1988;8: 235−257.

86. Vanek VW, Borum P, Buchman A, et al. A.S.P.E.N. position paper: recommendations for changes in commercially available parenteral multivitamin and multi-trace element products. *Nutr Clin Pract*. 2012;27:440−491.

87. Selmanpakoglu AN, Cetin C, Sayal A, Isimer A. Trace element (Al, Se, Zn, Cu) levels in serum, urine and tissues of burn patients. *Burns*. 1994;20:99−103.

88. Jeejeebhoy K. Zinc: an essential trace element for parenteral nutrition. *Gastroenterology*. 2009;137:S7−S12.

89. Fessler TA. Trace elements in parenteral nutrition: a practical guide for dosage and monitoring for adult patients. *Nutr Clin Pract*. 2013;28:722−729.

90. Boosalis MG. The role of selenium in chronic disease. *Nutr Clin Pract*. 2008;23:152−160.

91. Shenkin A. Selenium in intravenous nutrition. *Gastroenterology*. 2009;137:S61−S69.

92. Dylewski ML, Bender JC, Smith AM, et al. The selenium status of pediatric patients with burn injuries. *J Trauma*. 2010;69:584−588. discussion 588.

93. Hardy G, Hardy I, Manzanares W. Selenium supplementation in the critically ill. *Nutr Clin Pract*. 2012;27:21−33.

94. Plogsted S, Adams SC, Allen K, et al. Parenteral nutrition trace element product shortage considerations. *Nutr Clin Pract*. 2016; 31:843−847.

95. Moukarzel A. Chromium in parenteral nutrition: too little or too

much? *Gastroenterology*. 2009;137:S18−S28.

96. Santos D, Batoreu C, Mateus L, et al. Manganese in human parenteral nutrition: considerations for toxicity and biomonitoring. *Neurotoxicology*. 2014;43:36−45.

97. Dickerson RN. Manganese intoxication and parenteral nutrition. *Nutrition*. 2001;17:689−693.

98. Gibson S, Ashwell M. The association between red and processed meat consumption and iron intakes and status among British adults. *Public Health Nutr*. 2003;6:341−350.

99. A.S.P.E.N. Clinical Practice Committee Shortage Subcomittee. A.S.P.E.N. parenteral nutrition trace element product shortage considerations. *Nutr Clin Pract*. 2014;29:249−251.

100. Saffle JR, Gibran N, Jordan M. Defining the ratio of outcomes to resources for triage of burn patients in mass casualties. *J Burn Care Rehabil*. 2005;26:478−482.

101. Herndon DN. *Total Burn Care*. 4th ed. London: Saunders Elsevier; 2012.

102. Young AW, Graves C, Kowalske KJ, et al. Guideline for burn care under austere conditions: special care topics. *J Burn Care Res*. 2017; 38:e497−e509.

103. Magnotti LJ, Deitch EA. Burns, bacterial translocation, gut barrier function, and failure. *J Burn Care Rehabil*. 2005;26:383−391.

104. Andel D, Kamolz LP, Donner A, et al. Impact of intraoperative duodenal feeding on the oxygen balance of the splanchnic region in severely burned patients. *Burns*. 2005;31:302−305.

105. Abunnaja S, Cuviello A, Sanchez JA. Enteral and parenteral nutrition in the perioperative period: state of the art. *Nutrients*. 2013;5: 608−623.

106. Mochizuki H, Trocki O, Dominioni L, et al. Mechanism of prevention of postburn hypermetabolism and catabolism by early enteral feeding. *Ann Surg*. 1984;200:297−310.

107. Lam NN, Tien NG, Khoa CM. Early enteral feeding for burned patients−an effective method which should be encouraged in developing countries. *Burns*. 2008;34:192−196.

108. Venter M, Rode H, Sive A, Visser M. Enteral resuscitation and early enteral feeding in children with major burns−effect on McFarlane response to stress. *Burns*. 2007;33:464−471.

109. Khorasani EN, Mansouri F. Effect of early enteral nutrition on morbidity and mortality in children with burns. *Burns*. 2010;36: 1067−1071.

110. Harvey SE, Parrott F, Harrison DA, et al. Trial of the route of early nutritional support in critically ill adults. *N Engl J Med*. 2014;371: 1673−1684.

111. Peck MD, Kessler M, Cairns BA, et al. Early enteral nutrition does not decrease hypermetabolism associated with burn injury. *J Trauma*. 2004;57:1143−1148. discussion 1148−1149.

112. Reintam Blaser A, Starkopf J, Alhazzani W, et al. Early enteral nutrition in critically ill patients: ESICM clinical practice guidelines. *Intensive Care Med*. 2017;43:380−398.

113. Minard G. Enteral access. *Nutr Clin Pract*. 1994;9:172−182.

114. Baskin WN. Acute complications associated with bedside placement of feeding tubes. *Nutr Clin Pract*. 2006;21:40−55.

115. Kreis BE, Middelkoop E, Vloemans AF, Kreis RW. The use of a PEG tube in a burn centre. *Burns*. 2002;28:191−197.

116. Metheny NA, Meert KL, Clouse RE. Complications related to feeding tube placement. *Curr Opin Gastroenterol*. 2007;23:178−182.

117. Boullata JI, Carrera AL, Harvey L, et al. ASPEN safe practices for enteral nutrition therapy [formula: see text]. *JPEN J Parenter Enter Nutr*. 2017;41:15−103.

118. MacLeod JB, Lefton J, Houghton D, et al. Prospective randomized control trial of intermittent versus continuous gastric feeds for critically ill trauma patients. *J Trauma*. 2007;63:57−61.

119. van Nieuwenhoven CA, Vandenbroucke-Grauls C, van Tiel FH, et al. Feasibility and effects of the semirecumbent position to prevent ventilator-associated pneumonia: a randomized study. *Crit Care Med*. 2006;34:396−402.

120. Nguyen NQ, Chapman M, Fraser RJ, et al. Prokinetic therapy for feed intolerance in critical illness: one drug or two? *Crit Care Med*. 2007;35:2561−2567.

121. Ireton-Jones CS, Baxter CR. Nutrition for adult burn patients: a review. *Nutr Clin Pract*. 1991;6:3−7.

122. Casaer MP, Mesotten D, Hermans G, et al. Early versus late parenteral nutrition in critically ill adults. *N Engl J Med*. 2011;365: 506−517.

123. Yarandi SS, Zhao VM, Hebbar G, Ziegler TR. Amino acid composition in parenteral nutrition: what is the evidence? *Curr Opin Clin Nutr Metab Care*. 2011;14:75−82.

124. Mirtallo J, Canada T, Johnson D, et al. Safe practices for parenteral nutrition. *JPEN J Parenter Enter Nutr*. 2004;28:S39−S70.

125. McClave SA, Martindale RG, Vanek VW, et al. Guidelines for the provision and assessment of nutrition support therapy in the adult critically ill patient: society of critical care medicine (SCCM) and American society for parenteral and enteral nutrition (A.S.P.E.N.). *JPEN J Parenter Enter Nutr*. 2009;33:277−316.

126. Singer P, Berger MM, Van den Berghe G, et al. ESPEN guidelines on parenteral nutrition: intensive care. *Clin Nutr*. 2009;28:387−400.

127. Ziegler TR. Parenteral nutrition in the critically ill patient. *N Engl J Med*. 2009;361:1088−1097.

128. Fong YM, Marano MA, Barber A, et al. Total parenteral nutrition and bowel rest modify the metabolic response to endotoxin in humans. *Ann Surg*. 1989;210:449−456. discussion 456−457.

129. Barret JP, Jeschke MG, Herndon DN. Fatty infiltration of the liver in severely burned pediatric patients: autopsy findings and clinical implications. *J Trauma*. 2001;51:736−739.

130. Herndon DN, Stein MD, Rutan TC, et al. Failure of TPN supplementation to improve liver function, immunity, and mortality in thermally injured patients. *J Trauma*. 1987;27:195−204.

131. Kondrup J, Allison SP, Elia M, et al. ESPEN guidelines for nutrition screening 2002. *Clin Nutr*. 2003;22:415−421.

132. Graves C, Saffle J, Cochran A. Actual burn nutrition care practices: an update. *J Burn Care Res*. 2009;30:77−82.

133. Graves C, Saffle J, Morris S. Comparison of urine urea nitrogen collection times in critically ill patients. *Nutr Clin Pract*. 2005;20: 271−275.

134. Konstantinides FN, Radmer WJ, Becker WK, et al. Inaccuracy of nitrogen balance determinations in thermal injury with calculated total urinary nitrogen. *J Burn Care Rehabil*. 1992;13:254−260.

135. Rettmer RL, Williamson JC, Labbe RF, Heimbach DM. Laboratory monitoring of nutritional status in burn patients. *Clin Chem*. 1992; 38:334−337.

136. Cynober L, Prugnaud O, Lioret N, et al. Serum transthyretin levels in patients with burn injury. *Surgery*. 1991;109:640−644.

137. van den Berghe G, Wouters P, Weekers F, et al. Intensive insulin therapy in critically ill patients. *N Engl J Med*. 2001;345: 1359−1367.

138. Jeschke MG, Finnerty CC, Suman OE, et al. The effect of oxandrolone on the endocrinologic, inflammatory, and hypermetabolic responses during the acute phase postburn. *Ann Surg*. 2007;246: 351−360. discussion 360−362.

139. Porro LJ, Herndon DN, Rodriguez NA, et al. Five-year outcomes after oxandrolone administration in severely burned children: a randomized clinical trial of safety and efficacy. *J Am Coll Surg*. 2012;214:489−502. discussion 502−504.

140. Herndon DN, Rodriguez NA, Diaz EC, et al. Long-term propranolol use in severely burned pediatric patients: a randomized controlled study. *Ann Surg*. 2012;256:402−411.

141. Flores O, Stockton K, Roberts JA, et al. The efficacy and safety of adrenergic blockade after burn injury: a systematic review and meta-analysis. *J Trauma Acute Care Surg*. 2016;80:146−155.

142. Gibran NS, Wiechman S, Meyer W, et al. Summary of the 2012 ABA burn quality consensus conference. *J Burn Care Res*. 2013; 34:361−385.

143. Pierre EJ, Barrow RE, Hawkins HK, et al. Effects of insulin on wound healing. *J Trauma*. 1998;44:342−345.

144. Thomas SJ, Morimoto K, Herndon DN, et al. The effect of prolonged euglycemic hyperinsulinemia on lean body mass after severe burn. *Surgery*. 2002;132:341−347.

145. Hemmila MR, Taddonio MA, Arbabi S, et al. Intensive insulin therapy is associated with reduced infectious complications in burn patients. *Surgery*. 2008;144:629−635. discussion 635−637.

146. Gore DC, Wolf SE, Sanford A, et al. Influence of metformin on glucose intolerance and muscle catabolism following severe burn injury. *Ann Surg*. 2005;241:334−342.

147. Jeschke MG, Abdullahi A, Burnett M, et al. Glucose control in severely burned patients using metformin: an interim safety and efficacy analysis of a phase II randomized Controlled trial. *Ann Surg*. 2016;264:518−527.

148. Branski LK, Herndon DN, Barrow RE, et al. Randomized controlled trial to determine the efficacy of long-term growth hormone treatment in severely burned children. *Ann Surg*. 2009;250: 514−523.

149. Takala J, Ruokonen E, Webster NR, et al. Increased mortality associated with growth hormone treatment in critically ill adults. *N Engl J Med*. 1999;341:785−792.

150. Elijah IE, Branski LK, Finnerty CC, Herndon DN. The GH/IGF-1 system in critical illness. *Best Pract Res Clin Endocrinol Metab*. 2011; 25:759−767.

151. El-Ghazely MH, Mahmoud WII, Alia MA, Eldip EM. Effect of probiotic administration in the therapy of pediatric thermal burn. *Ann Burns Fire Disasters*. 2016;29:268−272.

152. Mayes T, Gottschlich MM, James LE, et al. Clinical safety and efficacy of probiotic administration following burn injury. *J Burn Care Res*. 2015;36:92−99.

153. Haberal M, Sakallioglu Abali AE, Karakayali H. Fluid management in major burn injuries. *Indian J Plast Surg*. 2010;43:S29−S36.

154. Pham TN, Cancio LC, Gibran NS. American Burn Association practice guidelines burn shock resuscitation. *J Burn Care Res*. 2008;29:257−266.

155. Dickerson RN, Gervasio JM, Riley ML, et al. Accuracy of predictive methods to estimate resting energy expenditure of thermally-injured patients. *JPEN J Parenter Enter Nutr*. 2002;26:17−29.

156. Cave MC, Hurt RT, Frazier TH, et al. Obesity, inflammation, and the potential application of pharmaconutrition. *Nutr Clin Pract*. 2008;23:16−34.

157. McClave SA, Frazier TH, Hurt RT, et al. Obesity, inflammation, and pharmaconutrition in critical illness. *Nutrition*. 2014;30: 492−494.

158. Renz EM, Cancio LC, Barillo DJ, et al. Long range transport of war-related burn casualties. *J Trauma*. 2008;64:S136−S144. discussion S144−145.

159. Ennis JL, Chung KK, Renz EM, et al. Joint theater trauma system implementation of burn resuscitation guidelines improves outcomes in severely burned military casualties. *J Trauma*. 2008;64: S146−S151. discussion S151−152.

160. Caldwell NW, Serio-Melvin ML, Chung KK, et al. Follow-up evaluation of the U.S. Army Institute of Surgical Research Burn flow sheet for en route care documentation of burned combat casualties. *Mil Med*. 2017;182:e2021−e2026.

161. Shields BA, Doty KA, Chung KK, et al. Determination of resting energy expenditure after severe burn. *J Burn Care Res*. 2013;34: e22−28.

162. White CE, Renz EM. Advances in surgical care: management of severe burn injury. *Crit Care Med*. 2008;36:S318−S324.

163. Wolf SE, Kauvar DS, Wade CE, et al. Comparison between civilian burns and combat burns from operation Iraqi freedom and operation enduring freedom. *Ann Surg*. 2006;243:786−792. discussion 792−795.

索　引

G

H

J

T

W